W0268755

HANDBUCH DER HAUT= UND GESCHLECHTSKRANKHEITEN

BEARBEITET VON

A. ALEXANDER · G. ALEXANDER · J. ALMKVIST · K. ALTMANN · L. ARZT · J. BARNEWITZ
C. BECK · F. BERING · S. BETTMANN · H. BIBERSTEIN · K. BIERBAUM · G. BIRNBAUM · A. BITTORF
B. BLOCH · FR. BLUMENTHAL · H. BOAS · R. BRANDT · F. BREINL · C. BRUCK · C. BRUHNS · ST. R.
BRÜNAUER · A. BUSCHKE · F. CALLOMON · E. CHRISTELLER † · E. DELBANCO · O. DITTRICH
J. DÖRFFEL · S. EHRMANN † · J. FABRY · O. FEHR · J. v. FICK † · E. FINGER · H. FISCHER
F. FISCHL · P. FRANGENHEIM · W. FREI · W. FREUDENTHAL · M. v. FREY · R. FRÜHWALD
D. FUCHS · H. FUHS · F. FÜLLEBORN · E. GALEWSKY · O. GANS · C. J. GAUSS · A. GIGON
H. GOTTRON · A. GROENOUW · K. GRÖN · O. GRÜTZ · R. HABERMANN · L. HALBER-
STAEDTER · F. HAMMER · L. HAUCK · H. HAUSTEIN · H. HECHT · J. HELLER · G. HERXHEIMER
K. HERXHEIMER · W. HEUCK · W. HILGERS · R. HIRSCHFELD · C. HOCHSINGER · H. HOEPKE
C. A. HOFFMANN · E. HOFFMANN · H. HOFFMANN · V. HOFFMANN · E. HOFMANN · J. IGERS-
HEIMER · F. JACOBI · F. JACOBSOHN · E. JACOBSTHAL · J. JADASSOHN · F. JAHNEL · A. JESIONEK
M. JESSNER · S. JESSNER · W. JOEL · A. JOSEPH · F. JULIUSBERG · V. KAFKA · C. KAISERLING
C. KARRENBERG · PH. KELLER · W. KERL · O. KIESS · L. KLEEBERG · W. KLESTADT
V. KLINGMÜLLER · A. KNICK · A. KOLLMANN · H. KÖNIGSTEIN · P. KRANZ · A. KRAUS †
C. KREIBICH · L. KUMER · L. KÜPFERLE · E. KUZNITZKY · E. LANGER · R. LEDERMANN
C. LEINER · F. LESSER · A. v. LICHTENBERG · P. LINSER · B. LIPSCHÜTZ · H. LÖHE · S. LOMHOLT
O. LÜNING · W. LUTZ · A. v. MALLINCKRODT-HAUPT · P. MANTEUFEL · H. MARTENSTEIN
H. MARTIN · E. MARTINI · R. MATZENAUER · M. MAYER · J. K. MAYR · E. MEIROWSKY
L. MERK † · M. MICHAEL · G. MIESCHER · C. MONCORPS · G. MORAWETZ · A. MORGENSTERN
F. MRAS · V. MUCHA · ERICH MÜLLER · HUGO MÜLLER · RUDOLF MÜLLER · P. MULZER
O. NAEGELI · G. NOBL · M. OPPENHEIM · E. PASCHEN · B. PEISER · A PERUTZ · E. PICK
W. PICK · F. PINKUS · H. v. PLANNER · K. PLATZER · F. PLAUT · A. POEHLMANN · J. POHL
R. POLLAND · C. POSNER · L. PULVERMACHER · H. REIN · P. RICHTER · E. RIECKE · G. RIEHL
H. RIETSCHEL · J. H. RILLE · H. RITTER · H. DA ROCHA LIMA · K. ROSCHER · O. ROSENTHAL
R. ROSNER · G. A. ROST · ST. ROTHMAN · A. RUETE · P. RUSCH · E. SAALFELD · U. SAALFELD
H. SACHS † · O. SACHS † · F. SCHAAF · G. SCHERBER · H. SCHLESINGER · E. SCHMIDT
S. SCHOENHOF · W. SCHOLTZ · W. SCHÖNFELD · H. TH. SCHREUS · R. SIEBECK · C. SIEBERT
H. W. SIEMENS · B. SKLAREK · G. SOBERNHEIM · W. SPALTEHOLZ · R. SPITZER · O. SPRINZ
R. O. STEIN · G. STEINER · G. STICKER · J. STRANDBERG · H. STREIT · A. STÜHMER · G. STÜMPKE
P. TACHAU · L. TÖRÖK · K. TOUTON · K. ULLMANN · P. G. UNNA · P. UNNA jr. · E. URBACH
F. VEIEL · R. VOLK · C. WEGELIN · W. WEISE · L. WERTHEIM · J. WERTHER · P. WICHMANN
F. WINKLER · M. WINKLER · R. WINTERNITZ · F. WIRZ · W WORMS · H. ZIEMANN · F. ZINSSER
L. v. ZUMBUSCH · E. ZURHELLE

IM·AUFTRAGE
DER DEUTSCHEN DERMATOLOGISCHEN GESELLSCHAFT

HERAUSGEGEBEN GEMEINSAM MIT

G. ARNDT · B. BLOCH · A. BUSCHKE · E. FINGER · E. HOFFMANN
C. KREIBICH · F. PINKUS · G. RIEHL · L. v. ZUMBUSCH

VON

J. JADASSOHN

SCHRIFTLEITUNG: O. SPRINZ

SIEBZEHNTER BAND · DRITTER TEIL

SPRINGER-VERLAG BERLIN HEIDELBERG GMBH

1928

SYPHILIS DER LYMPHGEFÄSSE UND -DRÜSEN BLUTBILD · KNOCHEN · GELENKE · MUSKELN MALIGNE SYPHILIS · ENDEMIEN · SYPHILIS IN DEN TROPEN · DIAGNOSE · PROGNOSE

BEARBEITET VON

E. FINGER · P. FRANGENHEIM · K. GRÖN
L. HAUCK · V. HOFFMANN · P. MANTEUFEL
R. MATZENAUER · O. ROSENTHAL · E. ZURHELLE

MIT 108 ZUM TEIL FARBIGEN ABBILDUNGEN

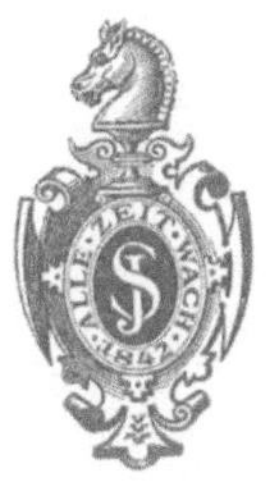

SPRINGER-VERLAG BERLIN HEIDELBERG GMBH
1928

ISBN 978-3-540-01070-8   ISBN 978-3-662-30528-7 (eBook)
DOI 10.1007/978-3-662-30528-7

Inhaltsverzeichnis.

Die Syphilis der Lymphgefäße und Lymphdrüsen.

Von Professor Dr. Emil Zurhelle-Bonn. (Mit 12 Abbildungen.)

Die Syphilis der Milz.

Von Professor Dr. EMIL ZURHELLE-Bonn. (Mit 6 Abbildungen.)

Blutveränderungen bei Syphilis.

Von Professor Dr. LEO HAUCK-Erlangen.

Die Syphilis der Knochen.

Von Professor Dr. Paul Frangenheim-Köln. (Mit 34 Abbildungen.)

Syphilis der Gelenke, Muskeln, Sehnenscheiden und Schleimbeutel.

Von Privatdozent Dr. Viktor Hoffmann-Köln. (Mit 32 Abbildungen.)

Syphilis maligna.

Von Professor Dr. Rudolf Matzenauer-Graz. (Mit 7 Abbildungen.)

Die Syphilis der Lymphgefäße und Lymphdrüsen.

Von

Emil Zurhelle-Bonn.

Mit 12 Abbildungen.

A. Syphilis der Lymphgefäße.

Einleitung.

Die Entstehung der Lymphgefäße aus den Lymphcapillaren und Lymphspalten ihres Quellgebietes bringt es mit sich, daß die Darstellung der Syphilis der Lymphgefäße bereits im Primäraffekt ihren Anfang nehmen muß, dessen Gewebsspalten in Epidermis und Cutis beteiligt sind, selbst wenn es sich um den kleinsten Schanker handeln sollte, den man sich theoretisch vorstellen kann. Es werden nun aber die Lymphspalten von dem syphilitischen Prozeß nicht nur auf dem zentripetalen Wege bei der Ansteckung ergriffen, sie sind auch sekundär beteiligt, wenn auf dem Blutwege das Virus zentrifugal in die Papillarblutgefäße gelangt ist und nun von hier aus die Lymphspalten und kleineren Lymphgefäße erreicht (bei den Sekundärerscheinungen der akquirierten Syphilis, z. B. den nässenden Papeln, aber auch bei kongenitaler Syphilis — auch hier in nässenden Papeln, ferner Pemphigusblasen usw. —). Es kann dann von hier der zentripetale Weg erneut beschritten werden und zur lokalen Drüsenschwellung im Bereich stärker ausgeprägter Sekundärerscheinungen führen. Wie das Wasser von der Quelle durch Bäche und Flüsse zum Meere strömt und auf anderen Wegen den Kreislauf vollendend wieder zur Quelle zurückkehrt, so können die Spirochäten, nachdem sie durch die größeren Lymphgefäße und den Ductus thoracicus oder auch direkt im Primäraffekt oder innerhalb seiner Drüsen in das Blut übergetreten sind, auf dem Blutwege (in der Haut durch die Papillargefäße) wieder zum Quellgebiet der Lymph- und Gewebsspalten zurückkehren, von dem aus sie bei erworbener Syphilis ihren Weg im Organismus angetreten haben.

Immerhin findet sich neben der die syphilitischen Prozesse zwanglos erklärenden Ansicht, daß die Lymphgefäße peripherwärts offen sind und mit einem im Stützgewebe befindlichen Saftkanalsystem in direkter Verbindung stehen, wie Stöhr und v. Möllendorff hervorheben, die Meinung anderer Autoren, welche die Lymphgefäße für allseitig geschlossen halten. Nach dieser zweiten Meinung würde der durch die Blutcapillarwand in das Gewebe übergetretene Gewebssaft (Parenchymsaft), soweit er nicht zur Ernährung der Gewebe verbraucht wird, durch Endosmose in die geschlossenen Lymphcapillaren eindringen, während er im ersteren Falle dagegen direkt von dem Gewebe aus durch die offenen Lymphgefäßanfänge seinen Abfluß findet.

Stöhr und v. Möllendorff bemerken weiter, daß die Saftkanälchen als „Lymphbahnen" den mit zelligen Wandungen versehenen Lymphgefäßen gegenübergestellt werden, während andere Autoren Lymphbahnen = Lymphgefäße *und* Saftkanalsystem setzen.

Syphilis der Lymphspalten (Gewebsspalten, Gewebsinterstitien).

Syphilis I. Schon vor der Entdeckung der Spirochäte hatte EHRMANN (1903) den Weg des syphilitischen Virus aus den Gewebsspalten in das Lumen differenzierter Capillaren und großer Lymphgefäße gekennzeichnet: Man muß annehmen, daß es zunächst in den Gewebsspalten vorwärtsschreitet; die ersten Veränderungen betreffen die Gewebsinterstitien an der Eintrittsstelle des Virus, in welchen eine reichliche Neubildung capillarer Blutgefäße den Infiltraten vorangeht und sie begleitet; die Infiltrate in den Bindegewebs- bzw. Lymphspalten finden sich um infarcierte Lymphcapillaren des subcutanen Gewebes. glatte Muskelfasern, Nerven, PACCINIsche Körperchen.

Der *Nachweis der Spirochäten* im Gewebe bestätigte diese Angaben. LEVADITI und MANOUÉLIAN fanden sie im Affenschanker zwischen den Epidermiszellen, BLASCHKO brachte Abbildungen massenhafter, z. T. zerbröckelter Spirochäten in den Intercellularräumen der Epidermis, EHRMANN selbst (1906) fand sie in den Interspinalräumen in der Umgebung eines erodierten Schankers. Weitere Untersuchungen lehrten, daß sie sich zunächst im Stratum basale und spinosum ansiedeln. Die alte Angabe von KRZYSZTALOWICZ (1901), welcher an der Grenze der Sklerose nicht selten *zwischen den Epithelzellen mit Leukocyten gefüllte Hohlräume gleich kleineren Abscessen* sah, konnte bestätigt und durch Spirochätenbefunde ergänzt werden. Nach EHRMANN entwickelt sich um die kleine Erosion beginnender Schanker eine Wucherung der Epidermis (Akanthose) in Form verlängerter Reteleisten, welche oft weit in die Tiefe reichen. Hierbei ist eine beträchtliche Erweiterung der interspinalen Lymphräume zu finden, welche stellenweise durch Zugrundegehen (*Ausschmelzung*) ganzer Zellkomplexe sich zu großen Hohlräumen ausdehnen. Das ganze *Lückensystem* ist von reichlichen typischen Spirochäten und von polynucleären Leukocyten durchsetzt. Auch TIÈCHE (1912) sah in den interspinalen Räumen reichlich Leukocyten.

PIRILÄ (1919) traf bereits in einem, wie er glaubt, 8 Tage nach der Infektion exzidierten Primäraffekt [1] in dem hypertrophischen Randwall der Epidermis zahlreiche mit feingranulierten Leukocyten gefüllte Hohlräume oder kleine Abscesse und läßt die Frage offen, ob diese von den meisten Forschern beschriebenen, mit „Leukocyten" oder „Wanderzellen" gefüllten kleinen Hohlräume durch reine Spirochätenwirkung oder durch die Einwirkung pyogener, zur Zeit der Excision schon zugrunde gegangener Bakterien entstanden sind. Jedenfalls spricht ihm die Tatsache, daß in diesen Abscessen Spirochäten in ungeheuren Mengen vorkommen, für die Auffassung, daß auch die Spirochaeta pallida Absceßbildung in der Initialsklerose verursachen kann. Er nimmt an, daß diese Lücken durch Nekrotisierung der Epithelzellen entstanden seien. In einigen Zellen war das Protoplasma etwas angeschwollen und trüb geworden, andere waren schon zerfallen, der Kern fragmentiert. 30—40 Tage nach der Infektion traf er zwischen den aufgelockerten Epidermiszellen oder in Hohlräumen der Epidermis Spirochäten oft in solchen Mengen, daß sie schon bei schwacher Vergrößerung als ein filzartiges Gewebe erschienen, im allgemeinen vergesellschaftet mit deutlichen *degenerativen Veränderungen* der Epidermis: Protoplasma trüb und geschwollen, evtl. pigmentierte Körner enthaltend oder Schrumpfung und Fragmentierung des Kernes und Zerfall des Zellkörpers, oft die Spirochäten in sehr engem Kontakt mit Wanderzellen in der Epidermis, mit feingranulierten Leukocyten und Lymphocyten, gleichsam um deren Zelleib geschlängelt.

Auch das weitere *Vordringen der Spirochäten in die Cutis* verläuft *auf dem Lymphwege,* wenn sie nicht schon (EHRMANN) bei der Einimpfung durch solche Hautläsionen, welche die Epidermis vollständig durchsetzen, den *direkten* Weg in die Cutis gefunden haben. So stellte TIÈCHE sie *im subepithelialen Ödem* des Primäraffektes fest. Ihr strahlenförmiges, peripheres Fortschreiten von dem Sklerosenmassiv in die umgebenden Gewebsspalten durch radienförmige Ausstrahlungen (EHRMANN), wobei die Reaktion des Organismus ihnen nachhinkt (E. HOFFMANN), ist vielfach beschrieben. Schon frühzeitig sind die Erreger

---

[1] Hier dürfte wohl eine Ungenauigkeit der Anamnese vorliegen, indem die Infektion wie so oft — auch bei Angaben über Auftreten der Wa.R. — auf den letzten Coitus fälschlich bezogen wird.

auch außerhalb der Infiltrationskolonnen, die von neugebildeten Blutcapillaren vascularisiert sind, ungemein reichlich zwischen den Bindegewebsfibrillen zu finden, wobei BERTARELLI und VOLPINO sie häufig sehr lang fanden. Auch zwischen den Muskelbündeln fehlen sie nicht. Auch in dem die *Nervenbündel* umspülenden Lymphraum und in der „blättrigen Scheide" der Nerven wurden sie von EHRMANN, E. HOFFMANN, LEVADITI und QUEYRAT, später TIÈCHE nachgewiesen. EHRMANN dachte auf Grund zweier Befunde im Nerven bei 20 Sklerosen an ein Aufsteigen im Nerven und in seinen Hüllen als Überleitung zur späteren Erkrankung des Nervensystems. *Abbildungen* von Spirochäten zwischen den *kollagenen Fasern* in der Umgebung eines Primäraffektes und den *glatten Muskelfasern* bringt E. HOFFMANN in seinem Atlas (Taf. XV, Fig. 1 und Fig. 2), ferner auch im Perineurium, Endoneurium und zwischen den Nervenfasern eines Nerven im Grunde eines genitalen Primäraffektes (XVII, 2).

Alle diese bisherigen Befunde ließen uns über die Vorgänge innerhalb der ersten Inkubationszeit im unklaren, welche sich unmittelbar an die Infektion anschlossen.

Wichtige Untersuchungen über die **erste Ansiedlung** der Spirochäten im Körper, welche berufen sind, diese Lücke unserer Kenntnisse zu schließen, haben STREMPEL und ARMUZZI durch subcutane Impfung der Scrotalhaut beim Kaninchen mit Stückchen aus Kaninchenhodenprimäraffekten angestellt. Sie fanden infolge der günstigen Resultate ihrer Gefrierschnittversilberung bereits 48 *Stunden post infectionem* an einer Stelle, wo das implantierte Stückchen einzuwachsen begann, deutliche, fischzugartige Auswanderung in angrenzendes Bindegewebe; gleichzeitig Gefäßerweiterung in gut erkennbarem Ödem schon *4 Tage p. inf.*; von der Peripherie des Stückes aus ließ sich die Auswanderung der Pallidae durch die *Gewebs- und Lymphspalten* gut verfolgen. An einer erweiterten Vene in der Nähe des eingepflanzten Stückchens in der Subcutis fanden sie die *perivasculären Lymphräume* auffallend ausgeprägt, und *überall Spirochäten, z. T. in Massen* in der Wand, z. T. bereits *im Lumen liegend*, worin man eine Erklärung für das so frühzeitige Auftreten der Spirochäten in den Drüsen erblicken muß.

7 Tage *post infectionem* fanden sie die Spirochäten in einem *erweiterten größeren subepithelialen Lymphraum* (wie auch unmittelbar um die zum Teil neugebildeten Gefäße) *in ungeheuren Schwärmen*; einzelne *Lymphräume* waren schon angefüllt mit lymphoiden Elementen, welche also schon so frühzeitig den Beginn der von EHRMANN beschriebenen Infarktbildung erkennen ließen[1].

Auch die Feststellung NEISSERs, daß die Excision der Impfstelle 8 Stunden nach der Impfung nicht mehr genüge, ist hier zu erwähnen; nimmt doch MONTGOMERY mit Recht an, daß diese Tatsache auf die Beweglichkeit der Spirochäten zu beziehen sei, die frei in den weiten, stagnierenden Lymphräumen schwimmen. Inzwischen hat KOLLE unsere Kenntnisse über die Geschwindigkeit des Vordringens der Spirochäten im Tierkörper bis in die regionären Drüsen weiter gefördert (vgl. S. 30).

Bemerkenswert ist in diesem Zusammenhang auch die Feststellung von FRÜHWALD (1922), der in einem Fall *seronegativer Syphilis I* (Primäraffekt am Penis) an einer sicher syphilisfreien Stelle am Abdomen mit Canthariden-Collodium eine Blase setzte, deren Inhalt er mit positivem Erfolge auf ein Kaninchen überimpfte. (Sp. p. +).

Syphilis II. Fischzugartig sieht man nach E. HOFFMANN (1907) in *nässenden Genital-* und *Analpapeln* die Spirochäten in großer Zahl von den Papillenköpfen

---

[1] Abbildungen zu den Befunden von ARMUZZI und STREMPEL in der ersten Inkubationsperiode siehe in dem Kapitel E. HOFFMANN und ED. HOFMANN, Morphologie und Biologie der Spirochaeta pallida. Dieses Handbuch. Bd. XV/1, S. 36ff.

aus das von Zellen und Lücken durchsetzte Rete durchwandern, wobei man den Eindruck gewinnt, als ob sie in Massen der Oberfläche zustreben *(Atlas XVII, 1)*. Gerade hier liegen die massenhaften Spirochäten manchmal netzartig in wahren intercellulären Nestern, wie sie E. HOFFMANN (Atlas XVII, 3 und XVIII, 2) in einer nässenden Genitalpapel, sowie in einer eben krustös werdenden Exanthempapel in den erweiterten und mit Leukocyten durchsetzten Interspinalräumen abbildet. Auch bei Syphilis II konnte in der Epidermis bestätigt und ergänzt werden, was KRZYSZTALOWICZ schon 1901 als kleine mit Leukocyten erfüllte Abscesse in der Epidermis gesehen hatte. EHRMANN sah wie beim Schanker auch bei krustösen Papeln und breiten Kondylomen Ausschmelzungen ganzer Zellkomplexe zu großen Hohlräumen und das Lückensystem von Spirochäten durchsetzt. Nach FRIEBOES nehmen mit fortschreitender Maceration die Wanderzellen im Epithel sehr zu; bei varicelliformen oder varioliformen Syphiliden entsteht auf der Höhe kleiner Papeln erst ein Bläschen, das serös bleibt oder sich rasch eitrig trübt und zentral genabelt ist.

Ebenso finden sich die Erreger in den tiefer gelegenen Lymphspalten des Papillarkörpers. — Einen Beweis dafür, wie sehr die Spirochäten auch bei Syphilis II die Lymphspalten allenthalben durchsetzen, erbrachten LEVADITI und PETRESCO (1905). Zum Nachweis von Spirochäten in syphilitischen Efflorescenzen hatten sie über ihnen Vesicatorblasen angelegt; bei einem Kranken mit Syphilis II (recidivans) entstanden dabei um die Papel auf völlig normaler Haut kleine Bläschen, die mit der Blase über der Papel keinerlei Verbindung aufwiesen und Spirochäten enthielten. Dasselbe gelang auch FRÜHWALD bei Syphilis II an einer sicher syphilisfreien Stelle am Abdomen.

Bei **Syphilis III** sind die Lymphspalten meist wenig verändert, bei tuberösen Syphiliden zuweilen stark erweitert (FRIEBOES).

Die **kongenitale Syphilis** läßt in nässenden Papeln gleiche Massen Spirochäten zwischen den Zellen der Epidermis sowie den Bindegewebsfibrillen des Capillarkörpers und in seinen Lymphspalten erkennen, wie bei Syphilis II; bekannt ist die besonders starke Neigung der Haut zu blasigen Efflorescenzen. An den inneren Organen sahen BABES und MIRONESCU bei Lebersyphilom eines Neugeborenen die pericellulären Räume (Lymphräume) erfüllt mit ziemlich großen Zellen mit großem, blasigen Kern und stellenweise auch Spirochäten, BUSCHKE und FISCHER bei Myocarditis syphilitica congenita Spirochäten in unzähligen Mengen zwischen den einzelnen Muskelfasern.

Auch bei kongenitaler Syphilis hat sich die künstlich gesetzte Blase als Mittel erwiesen, im Quellgebiet der Lymphspalten verborgene Spirochäten zutage zu fördern; LEVADITI und SAUVAGE (1905) konnten bei einem kongenitalsyphilitischen Kinde von zwei Monaten mit einem Blasenpflaster spirochätenhaltige Blasen sogar an scheinbar gesunden Stellen erzeugen, BUSCHKE und FISCHER dasselbe auf normaler Haut bei einem Kinde mit papulösem Exanthem (weitere Literatur s. bei FRÜHWALD). Systematische Untersuchungen über den Spirochätengehalt der durch Cantharidin-Collodium unmittelbar über syphilitischen Hautefflorescenzen gesetzten Blasen haben SOLDIN und LESSER angestellt und mit den Befunden unter der Behandlung und bei spontanem Rückgang verglichen. Auch für das biologisch so wichtige Studium, ob und wann Lymphgefäß- oder Gewebsparasiten vorliegen, kann diese Methode, systematisch angewendet, Gutes leisten.

Spirochätengehalt des Reizserums. Die Methoden zu schildern, welche vor und nach der Entdeckung der Spirochäte vornehmlich von E. HOFFMANN ausgebaut werden sind, das Reizserum für die Untersuchung zu gewinnen (Schab-, Zug-, Druck-, Saug-, Capillar- oder Stichserum), würde hier zu weit führen; sie finden sich u. a. auch bei OELZE, der auch die Angabe macht: wenn man von einem zunächst sehr spirochätenreichen Schanker eine große Zahl, vielleicht 50 Abstriche, herstellen will, so bemerkt man, daß die Abstriche immer spirochätenärmer werden. Er schließt daraus, daß die Pallida ein *Gewebsparasit* ist und die *freie Lymphe* nur *verhältnismäßig wenig Erreger* enthält. Er fährt fort: „Durch den mechanischen Reiz werden die von ihm betroffenen Pallidae in das hervorsickernde Serum gepreßt, aber offenbar nur diejenigen, die am Rande der Zellen, halb in den Zellen, an größeren Lymphräumen liegen. Ihre Zahl ist indessen auch eine beschränkte; durch fortgesetzte Reize wird das Serum nicht reicher, sondern ärmer an Spirochäten, wenigstens für eine gewisse Zeit. Die im Innern der Zellen geschützt liegenden vermehren sich und reichern die Lymphspalten wieder an, ebenso werden aus tieferen Schichten des Schankers, die dem mechanischen Reiz nicht ausgesetzt waren, neue Spirochäten mit der serösen Exsudation hinaufgeführt oder wandern vielleicht auch aktiv wieder ein.“ Die Erschöpfbarkeit der Schanker ist auch mir aufgefallen. Ich möchte das Phänomen so erklären, daß man zunächst die spirochätenhaltige Lymphe untersucht, später, aber zumal wenn mechanischer Druck hinzugekommen ist, einen *Preßsaft der Zellkomplexe* vor sich hat, in den die in den Zellen verankerten Erreger nicht mit übergegangen sind. Das *Phänomen spricht* also *nicht gegen die Natur des Syphiliserregers als Lymphparasiten*. Zur Anreicherung dient uns in der Bonner Klinik seit Jahren Kochsalzlösung, die evtl. über Nacht in Form feuchter Verbände einwirkt.

Syphilis der subcapillaren und capillaren Lymphgefäße.
(Lymphangitis syphilitica capillaris et reticularis.)

Anatomie. Wenden wir uns nach den Gewebsinterstitien den mit eigener Wandung versehenen Lymphgefäßen zu, so sehen wir bei ihren kleinsten lediglich Endothelröhren (SOBOTTA) vor uns, die neben Ausbuchtungen mit Einschnürungen versehen sein können, so daß sie an die Haustra des Darmes erinnern (EHRMANN). Die kleineren Lymphgefäße sind außerhalb des die Lichtung begrenzenden Endothels nach BRAUS lediglich durch eine dünne Schicht aus kollagenem Bindegewebe mit eingestreuten elastischen Netzen gesichert, Klappen sind sehr viel zahlreicher als in den Venen. Nach KYRLE steht das reich verzweigte Netz von Lymphspalten und kleinsten Capillaren im Papillarkörper in Verbindung mit den Zwischenzellräumen der Epidermis. Andererseits führen von hier zarte, die Blutbahn entlang verlaufende Gefäße die Lymphe zum zweiten Netz, das an der Grenze zwischen Cutis und Subcutis gebildet ist und dessen Gefäße durchweg von etwas stärkerem Kaliber sind. KYRLE erwähnt, daß einzelne Autoren den Bestand dieses tiefen Netzes leugnen; nach ihnen münden die Abflußröhrchen des oberflächlichen Netzes direkt in größere Lymphstämme der unteren Cutislagen. Schon in dem subpapillaren Lymphgefäßnetz konnte EHRMANN zwischen dem Endothel und dem elastischen Netze stellenweise eine dicke Bindegewebsschicht antreffen, in welcher er an guten Injektionspräparaten eigene, feinste Blutcapillaren nachweisen konnte, die von außen zwischen den elastischen Fasern eintreten und sich unter dem Endothel verteilen.

Historisches. Beim *Primäraffekt* sah schon v. BIESIADECKI (1867) das Lumen der Lymphgefäße erweitert, zum größten Teil mit Flüssigkeit, zum geringeren Teil mit Zellen gefüllt, die Wandung frei von Infiltration, UNNA (1878) die feineren Lymphspalten durch Kompression verschwunden, die größeren Lymphspalten und Lymphgefäße Lücken ohne Anzeichen von Gefäßobliteration bildend. LETZEL (1892) beschrieb einen Wucherungsprozeß des Endothels, während KRZYSZTALOWICZ (1901) einen aktiven Anteil der Lymphgefäße am Krankheitsprozeß noch einmal leugnete, obgleich RIEDER bereits betont hatte, daß recht oft zuerst die Lymphgefäße erkranken, dann erst die Venen und zum Schluß die Arterien.

Pathologische Anatomie. Erst EHRMANNs Untersuchungen brachten im Jahre 1903 und später Genaueres über die vorwiegend *endo-*, aber auch *meso-* und *perilymphangitischen* Veränderungen, indem er die Färbung der elastischen Fasern kombinierte mit einer Füllung der Blutgefäße mit gut filtrierter Berlinerblau-Leimmasse und der Lymphgefäße (durch subepithelialen Einstich) mit Ferrum oxydatum dialysatum.

So vermochte er besonders unter- und außerhalb des eigentlichen Sklerosenmassivs ein *inneres* Infiltrat im subendothelialen Gewebe der Lymphgefäße neben einem *äußeren* Infiltrationsmantel zu unterscheiden und fand im *subendothelialen* wie *perivasculären* Gewebe neben reichlicher Neubildung von Blutcapillaren ein chemotaktisch bedingtes Zellenexsudat und, wie später vielfach bestätigt wurde und oft zu sehen ist, *in den kleineren Lymphgefäßen* eine Anhäufung von Lymphocyten und vollständige Infarcierung ganzer Lymphgefäßverzweigungen. Ferner sah er die *capillaren Lymphgefäße* in der Sklerose selbst — mit Ausnahme der am dichtesten infiltrierten Stelle — *erweitert* und schon im subpapillaren Netze eine Wucherung der Intima, in die hinein feine Blutcapillaren, die elastische Hülle der Lymphgefäße durchbrechend, sich verzweigen. *Beides,* die intimale Wucherung *(Endolymphangitis)* und das äußere Infiltrat *(Perilymphangitis)* setzen sich nach ihm *gleichmäßig* (röhrenförmig), *diskontinuierlich oder in Knotenform* auf die großen, bereits mit einer Muskelschicht versehenen Lymphgefäße (Lymphstränge) fort.

Selbst in Infiltrationsstreifen des Bindegewebes, die anscheinend keine Lymphgefäße umschlossen, sondern in wandungslosen Gewebsspalten zu liegen schienen, vermochte er noch feinste Lymphgefäße nachzuweisen. Durchsetzt waren diese Infiltrationen von einem reichlichen, die Lymphgefäße umspinnenden Blutcapillarnetz.

Besonderes Interesse wandte Ehrmann der *Deutung* der *endolymphangitischen Veränderungen* zu. Auf dem Querschnitt erschienen ihm die Lymphgefäßlumina oft durch Vorsprünge zu einem halbmond- oder sichelförmigen Spalt verengt, welcher das halbinselförmige Gebilde des Intimagewebes so umgriff, daß dieses manchmal nur mittels einer schmalen Brücke mit dem wandständigen Intimagewebe zusammenhing. Solche Vorsprünge und Balken bekommen mitunter ein sehr reichlich entwickeltes, anscheinend in sich geschlossenes System von neuen Blutcapillaren, das von einem im Stiele verlaufenden Stämmchen gespeist wird. Auch kleinste capillare Lymphgefäße der Cutis — zuweilen infarciert — durchbrechen nach seinen Beobachtungen die Elastica der größeren Lymphgefäße und verlaufen eine kürzere oder längere Strecke in dem intimalen Gewebe, ehe sie in das Lumen des letzteren ausmünden. Im Gegensatz zu Nobl, der die Wucherungen an der Innenfläche der Lymphgefäße für ein Produkt des Endothels hält, glaubt Ehrmann, daß neben einer Schwellung und leichten Vermehrung der Endothelien das allerdings spärliche intimale Bindegewebe in erster Linie die Muttersubstanz sei, durch deren Vermehrung das Granulationsgewebe im Innern entsteht, das von reichlichen Leukocyten infiltriert, in der Folge zu faserigem Bindegewebe sich umwandeln kann. Immerhin gibt auch Ehrmann die Möglichkeit, daß Endothelzellen zu Fibroblasten sich umwandeln können, zu und hält Nobls Angabe, daß die Obliteration durch Wucherung des Endothels entsteht, für teilweise möglich. Auch *Hämosiderin* hat Ehrmann reichlich im obliterierenden Gewebe gefunden und führt es zurück auf Blutkörperchen, die durch Diapedese oder durch Zugrundegehen einzelner Capillaren in die Gewebsspalten gelangt sind. *Chromatine Kugeln,* die er gleichfalls antraf, werden nach ihm vermutlich bei Zellteilungsprozessen ausgestoßen. Ist die Obliteration sehr hochgradig, dann finden sich von dem ursprünglichen Lumen des Lymphgefäßes nur mehr spärliche oder gar keine Reste; *endothelbekleidete Hohlräume,* die sich evtl. neu bilden können, sind in erster Linie einwachsenden Capillaren zuzuschreiben. In letzter Zeit hat Watanabe bei vergleichenden Untersuchungen betont, daß der Peri- und Endolymphangitis in der Primärsklerose beim Menschen fast nur eine Perilymphangitis beim Kaninchen gegenübersteht.

Trotz zahlreicher früherer Untersuchungen war über die ersten Veränderungen der capillaren Lymphgefäße kurz nach der Infektion bis zu den Studien von Armuzzi und Strempel (s. S. 3) wenig bekannt. Pirilä fand im Lumen der Lymphgefäße angeblich schon 8 Tage nach der Infektion meistens *Lymphocyten,* daneben auch einige *Lymphoidzellen,* 15—16 Tage nach der Infektion auch einige wenige *Polyblasten* und *Übergangsformen* zwischen diesen und Lymphocyten.

Spirochätenbefunde im Lumen der Lymphgefäße (Scherber und Mucha, Blaschko, Ehrmann) erwiesen, daß die Syphiliserreger von den Gewebsspalten auch weiterhin zunächst auf dem Lymphwege fortschreiten [vgl. Abbildung in Wandung und Lumen von Lymphgefäßen bei E. Hoffmann, Atlas XV, 1 sowie XXXIII, 1, ferner bei Watanabe (a)] und die Infarkte mitunter auf das dichteste durchsetzen; meist finden sie sich am reichlichsten, wo der pathologisch-anatomische Prozeß noch wenig entwickelt ist und um so spärlicher, je dichter die Infiltration sich entwickelt hat. Die Befunde von Pirilä, welcher die Erreger in *Wand* und *Lumen* schon 17 Tage nach der Infektion nachwies, wurden in letzter Zeit von Strempel und Armuzzi (s. S. 3) überholt, denen der Nachweis bereits 4 Tage post inf. gelang. Aus eigenen Experimenten, die ich zusammen mit Herrn Prof. E. Hoffmann veröffentlicht habe, füge ich die Abbildung von Lymphgefäßinfarkten bei syphilitischer Impfkeratitis bei, die wir bereits 8 Tage nach der Infektion sahen (Abb. 2).

Bilder von *Phagocytose* wurden vielfach angetroffen, so von EHRMANN büschelförmig in jungen *Fibroblasten* der *Endolymphangitis*, in angeschwollenen *Endothelien*, *Leukocyten* und den *Zellen* der *Perilymphangitis*, von PIRILÄ auch in *Polyblasten* und *Übergangsformen*. Auch sonst sind die Spirochäten vielfach deformiert, am Ende kolbig verdickt.

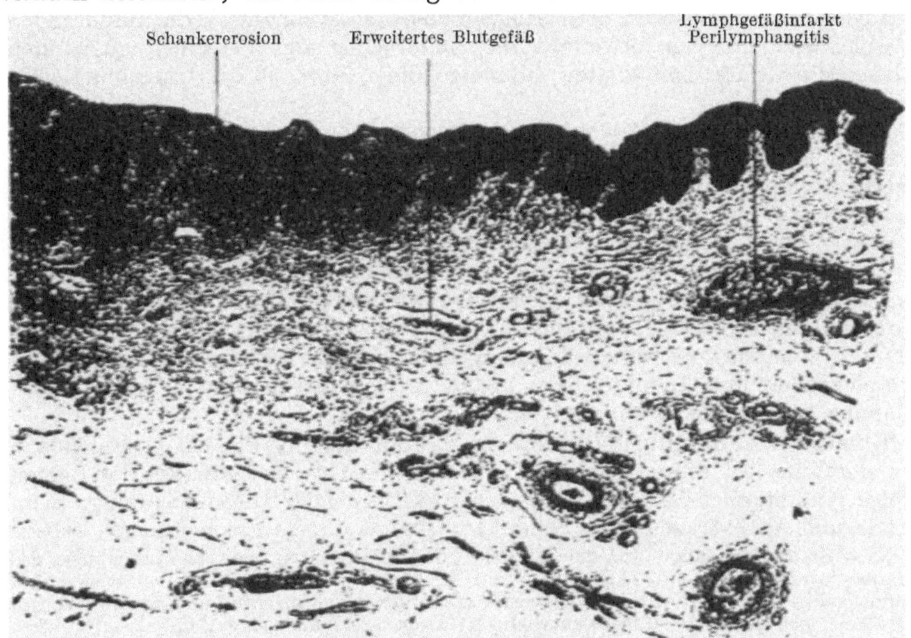

Abb. 1. Herpetischer Primäraffekt. (Klinisch: 7 Erosionen am inneren Präputialblatt.) Lymphgefäßinfarkt mit Perilymphangitis in größerer Entfernung von der Schankererosion. (Sammlung von Prof. E. HOFFMANN.)

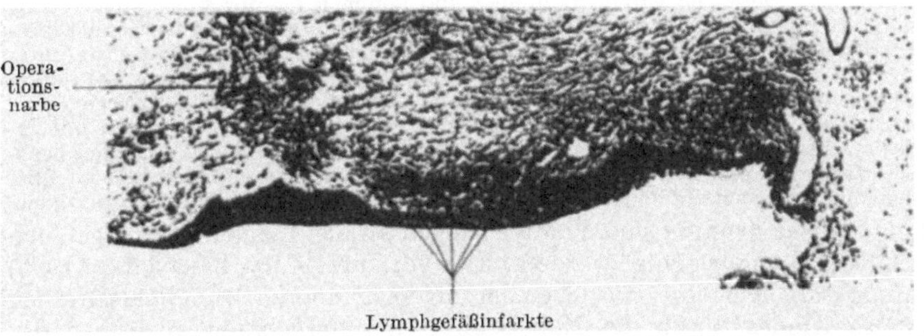

Abb. 2. Infarkte neugebildeter Lymphgefäße bei experimenteller Impfkeratitis des Kaninchens (8 Tage nach der Infektion). (Nähere Beschreibung s. bei E. HOFFMANN und E. ZURHELLE, Dermat. Z. Bd. 41, S. 252.)

Meist dürfte es schwer sein, nach dem klinischen Befunde etwas über den Grad und Umfang der Beteiligung der capillaren Lymphgefäße auszusagen; nur EHRMANN macht die Angabe, daß bei der pergamentförmigen, glatten und knopfförmigen Sklerose das Massiv des Infiltrates sich nur bis an das subpapilläre Lymphgefäßnetz erstreckt und die gröberen Stämmchen desselben schon aus dem Infiltrationsmassiv hervorragen; im übrigen fand er infarcierte Lymphgefäße mit Spirochäten nicht selten entlang den Nervenstämmen und PACCINIschen Nervenendkörperchen.

Bei Syphilis II fand bereits KRZYSTALOWICZ die Lymphgefäße in einem varicelliformen Syphilid erweitert, EHRMANN stellte dann eine Vergrößerung der Fibroblasten und Ödem der von den austretenden Spirochäten befallenen Gewebe fest.

Später erbrachte Ehrmann (1911) weitere Beiträge dazu, wie auf dem Wege der capillaren Lymphbahnen die Spirochäten bei *Sekundärerscheinungen retrograd zu den lokalen Drüsen* zurückgelangen können.

Er fand in einem spirochätenreichen *großmakulösem Syphilid* die abführenden Lymphgefäßstämmchen erweitert, die Endothelien angeschwollen, im Lumen und um die Gefäße Spirochäten; ähnliche Bilder sah er in der Umgebung eines *pustulösen Syphilids.*

Außerordentlich viel seltener sind ausgesprochene Veränderungen der kleinen Lymphgefäße bei **Syphilis III**; hier spricht Fasal (1910) von infiltrativer Peri- und Paralymphangitis mit reichlicher Neubildung von Bindegewebe in tertiär-syphilitischen Lymphomen.

Wegen der Veränderungen des **Lymphgefäßsystems** bei **Metalues** (Tabes und Paralyse) sei auf die ausgedehnte neurologische Literatur verwiesen. Über den Zustand der Lymphgefäße auch außerhalb der befallenen Organe (Rückenmark und Gehirn) sowie etwaige Erkrankung von Lymphdrüsen ist nichts bekannt; v. Monakow nimmt zwar an, daß der Subduralraum mit den tiefen Lymphgefäßen und Lymphdrüsen des Halses in Verbindung steht, die Anschauung ist aber nicht unbestritten.

Klinische Manifestationen macht die Erkrankung der kleinen Lymphgefäße in erster Linie bei Frauen als meist einseitiges *Oedema indurativum* der Labien infolge syphilitischer *Lymphcapillaritis* mit weitgehender Thrombosierung. Beim Manne und an extragenitalen Schankern sind derartige Erscheinungen selten.

Nach Zieler erkennen wir die Tatsache, daß Spirochäten, den Lymphbahnen des Gefäßbindegewebes folgend, sich vom Primäraffekt aus zunächst nach allen Seiten verbreiten, gelegentlich daran, daß in nächster Nähe des Primäraffektes und um ihn herum sich kleine, eben sichtbare Papeln entwickeln („regionäre Wanderung", mikr.: sehr dichte Einlagerung kleinerer Rundzellen um die Gefäße, ganz besonders um die sehr stark erweiterten Lymphgefäße).

Ehrmann erwähnt, daß man in manchen Fällen, besonders *hinter dem Sulcus* coronarius ein *Netz kleiner Lymphgefäße tasten kann*; manchmal gehen die Lymphgefäße in eine von ihnen gebildete *Platte von harter* Haut über und kommen aus ihr wieder hervor, um dann gegen die Lymphdrüsen als Einzelgefäße weiter zu ziehen. Ehrmann bezeichnet diese *Platte* als *capillare Lymphangitiden*, mithin als *Oedema indurativum* und fand sie *am häufigsten* am *Mons veneris* der Frau und des Mannes, *einmal* aber auch *bei einer Sklerose des rechten Nasenflügels auf der Wange* längs der Nasolabialfalte gegen die Submaxillardrüsengegend hin ziehend, *einmal* bei einer Initialsklerose des Fingers *auf dem Oberarm* zugleich mit Induration des ab- und zuführenden Lymphgefäßes. Auch Jullien (1886) hatte schon beobachtet, daß, wenn mehrere Lymphgefäße geschwollen sind, sie einzeln bleiben oder aber auch sich vereinigen können, um ein *flaches Band von mehreren Millimetern* Länge zu bilden.

Bei **kongenitaler Syphilis** sind Veränderungen an den kleinen Lymphgefäßen bisher auffallend wenig beachtet worden. Erst vor kurzem hat Rietschel (1925) darauf aufmerksam gemacht, daß neben der allgemein anerkannten hämatogenen Infektion des Kindes durch die Nabelschnur die Spirochäten auch von der Placenta durch lymphogene Infektion in der Nabelschnur vorwärts schreiten und so das Kind auch infizieren können. Er möchte die mit syphilitischem Ulcus am Nabel beschriebenen Fälle als echte Primäraffekte deuten, die auf diese Wege entstanden sind. Diese Hypothese hat Mergelsberg übernommen, zumal Thomsen bei Lues der Mutter in einigen Fällen Infiltrate der Nabelschnur fand, ohne daß die Kinder syphilitisch waren oder wurden. E. Hoffmann (Atlas XXVII, 4) sahen neben der Wand der V. umbilicalis auch spärliche Spirochäten in der Whartonschen *Sulze*; er (e) hat diese Tatsache zu einem *Ausbau der Frühdiagnose* der kongenitalen Syphilis durch Untersuchung der Nabelschnur (Gewebssaft- bzw. Geschabe-Methode, Anreicherung der Spirochäten im Brutschrank) in gemeinsamer Arbeit mit Edm. Hofmann verwandt.

An den *inneren Organen kongenital-syphilitischer* Kinder sah Löwy bei *Pneumonia alba* in den meisten Lymphgefäßwandungen der Lungen bis dicht an das Endothel heranreichend, reichliche, meist in radiärer Richtung angeordnete Spirochäten, die Lymphräume selbst meist spirochätenfrei; in einer Serie von Schnitten dagegen das Lumen eines Lymphgefäßes durch einen mit Spirochäten, Leukocyten und roten Blutkörperchen durchsetzten, blaßgefärbten Fibrinthrombus auf längere Strecken größtenteils verlegt, Fraser die interlobuläre Pleura mit erweiterten Lymphgefäßen versehen, die große mononucleäre Phagocyten und Lymphocyten enthalten.

Syphilis der großen Lymphgefäße.
(Lymphangitis truncularis syphilitica.)

Die Entzündung der großen Lymphgefäße ist nicht nur bei Schankersitz am männlichen Gliede, wo der *dorsale Lymphstrang* ihre häufigste Ausdrucksform darstellt, sondern auch bei Primärläsion an den *weiblichen Genitalien* und *extragenitalem Schanker* in Entstehung, Verlauf und Komplikation mit Knoten, welche zur Erweichung führen können, oder Ödem so mannigfaltig, daß sie schon mit Rücksicht auf die Differentialdiagnose eine ausführliche Darstellung verdient. Hierzu kommen *Lymphangitiden* in der *sekundären* und *tertiären* Periode, welche oft, andersartig lokalisiert, durch ihren Verlauf und ihre Differentialdiagnose sowie elephantiastische Folgezustände unser Interesse gleichfalls in Anspruch nehmen.

Anatomie. Die dreischichtige Wandung der größeren Lymphgefäße besteht aus *Intima*: Endothelbelag mit feinem elastischem Längsfasernetz, *Media*: zirkulär verlaufende, glatte Muskelfasern und einige feine elastische Längsfasern, *Adventitia* mit longitudinalen elastischen Fasern und längsgerichteten Bündeln von Bindegewebe und glatten Muskelfasern. In den größeren Lymphgängen weist die Intima ebenso wie im Ductus thoracicus kissenartige Verdickungen auf, welche an Stellen besonderer Belastung der Wand als Verstärkungen gegen Überdruck funktionieren (Braus).

Syphilis I. *Historisches.* Eine ausführliche geschichtliche Darstellung der syphilitischen Lymphstrangentzündung gibt Nobl. Nach ihm finden sich die ersten Andeutungen über die Lymphgefäßversorgung der Genitalorgane und der Beziehungen der Lymphwege zu venerischen Erkrankungen in dem anatomischen Bilderwerk Govert Bidloos aus Amsterdam in der von William Cooper (1698) erläuterten Ausgabe. Cooper äußert sich bereits sehr deutlich, wie Nobl hervorhebt, über den Weg, welchen das venerische Gift zum inguinalen Drüsengebiete vom Genitale aus zu nehmen pflegt; auch die sympathische Erkrankung der Lymphdrüsen bei peripheren Prozessen ist ihm bekannt. Genauere Angaben hierüber gibt Astrub, der bereits eine strangartige Lymphbahninduration beschreibt. Auch Morgagni (1706 sowie 1767) hat diese Kenntnisse wesentlich erweitern können. Von Klinikern sind John Andree und John Hunter zu nennen, die zwar beide noch an Hunters Identitätslehre glauben, aber doch den genau geschilderten Lymphgefäßprozeß bald von „venerischem Tripper", bald von „Schanker" abhängig machen. So sagt Andree bei Schanker: „a long, hard cord like swelling arises upon the dorsum of the penis in some of these cases: it is usually about the thickness of a crows quill, extends obliquely from the swelled prepuce to near the pubis, and is in some instances not painful, or tender to the touch."

Außer Soemmering, Vacca Berlinghieri, Ricord, Bassereau und Rollet beschrieb Sigmund (1859) Verhärtungen von der Stelle des primären Geschwürs bis zur Einmündung des ein- oder mehrfachen Stranges in die Drüse. Verson (1869) fand die Lymphgefäßwandung von kleinzelliger Infiltration durchsetzt, in faseriges Bindegewebe umgewandelt, Biesiadecki (1872) bei Untersuchungen an exzidierten Vorhäuten von zwei Selbstmördern das Lumen teils durch Fibrinkoagula und in denselben eingestreute Lymphzellen, teils durch Epithelien der Intima verengt, die Lymphgefäßwandung von Zellen infiltriert, welche vorwiegend um die Blutgefäße gelagert sind. Am meisten verdickt erwies sich die Muscularis, geringer die Intima, am wenigsten die Adventitia. Er sieht in der Verengung oder selbst Verstopfung der subcutanen Lymphgefäße eine Erklärung, warum die innerhalb der Induration gelegenen Lymphgefäße eine bedeutende Erweiterung erlitten haben. Auspitz und Unna (1877) nahmen noch einmal an, daß weniger eine Lymphgefäßentzündung als eine von der Blutgefäßadventitia ausgehende Induration vorläge, worauf Bumm (1883) abermals feststellte, daß eine wirkliche Lymphgefäßentzündung vorhanden ist, während Arterien und Venen sich gar nicht an dem Prozeß beteiligen. Neumann (1885) bewies dann durch Einführen des Drahtes einer Pravazspritze in das Lumen und nachfolgende histologische

Untersuchung, daß der Strang von der *Lymphbahn* abstammt. Es folgten SALLE (1884) und KOULNEFF (1889); letzterer hielt erneut die Beteiligung der Blut- und Lymphgefäße für wahrscheinlich. Um die Wende des Jahrhunderts haben dann AUDRY, RIEDER und NOBL ausführliche Beiträge zur syphilitischen Lymphangitis gebracht.

Beginn. Wenige Tage nach Auftreten des Primäraffektes werden die größeren Lymphgefäße, z. B. in der Kranzfurche, und der „dorsale Lymphstrang" gefühlt (ZIELER). Der syphilitische Lymphstrang bildet sich aus 15—20 Tage post. inf. (BASSEREAU), einige Tage (LESSER), 1—2 Wochen (ZIELER), etwa in der 3. Woche (JOSEPH) nach Auftreten des Schankers, ist also in der 5.—6. Woche post inf. deutlich (ZIELER). Er schwillt nach NEUMANN einige Tage vor den regionären Drüsen an, zuweilen aber schwellen auch diese vorher an, sogar die allgemeine Drüsenschwellung kann vorher eintreten.

Häufigkeit. BASSEREAU sah auf 222 Fälle von Sklerosen 41 Fälle von Lymphangitis (also auf 5 Fälle 1 Fall), NEUMANN auf 903 84, davon 40 mit Bubonulis, EHRMANN auf 632 Sklerosen 89 tastbare Lymphangitis indurativa (80 mal Lymphangitis dorsalis), dabei gelang es ihm in 18 Fällen durch Anspannung der Stränge einen zeltartigen Anteil der Leistendrüsenkapsel emporzuheben.

Klinik, Verlauf, Dauer. An der Stelle, wo der Primäraffekt leicht umgriffen werden kann, z. B. am Praeputium, fühlt man oft eine strangförmige Fortsetzung des Infiltrates sich in proximaler Richtung erstrecken (LESSER); die Sklerose hängt mit dem Strang mitunter wie der Hut eines Pilzes mit seinem Strunk zusammen (EHRMANN). Der Strang ist derb, perlschnurartig, eingekerbt (NEU-MANN); er verläuft bis zur Symphyse und von dort bisweilen bogenförmig bis zu den Lymphdrüsen, so daß durch Spannung des Stranges ein oder mehrere Lymphdrüsen aus ihrer Nische hervorgehoben werden können (NEUMANN). Der Strang ist hart, nicht schmerzhaft, unter der Haut verschieblich; seine Stärke wird verschieden angegeben: stricknadeldick (LESSER, ZIELER), stroh-halmdick (PINKUS), federkieldick (JOSEPH), raben- (AUSPITZ, BUSCHKE) bis gänsefederkieldick (AUSPITZ), bleistiftdick (TIÈCHE), in einem Fall KOCHS war er bis in die Mitte des Gliedes reichend, knapp kleinfingerdick. Bei mehreren Schankern kann von jedem ein Lymphstrang ausgehen (MAURIAC). Er ver-schwindet meist gleich mit dem Primäraffekt (AUSPITZ), nach 3 oder 4 Wochen, kann bis 6 oder 8 Monate bestehen (JULLIEN), wird in einigen Wochen resorbiert, eventuell resultiert gewisser Grad eines passiven Ödems der Stelle, welche der Ausbreitung seines Quellgebietes entspricht (FOURNIER). Auch BUMM gibt eine Dauer von 3—4 Monaten, eventuell 6—8 Monate an. Das neugebildete Gewebe wird nach ihm gewöhnlich resorbiert, nur in seltenen Fällen bildet sich ein Absceß im Verlauf des Gefäßes, nach dessen Aufbruch Fisteln zurück-bleiben, aus denen sich klar seröse Flüssigkeit entleert und die sehr geringe Tendenz zur Schließung zeigen.

Genitale (beim Manne). Die hochgelegenen Lymphgefäße des Penis, deren Injektion besonders gut vom Praeputium und von der Raphe penis aus gelingt (BRUHNS), verlaufen über der Fascia penis. Selten sind es 1—2, meist 4—5, nach BRUHNS manchmal aber bis über 10 Stämme, sowohl auf der Rückenfläche wie auf den Seiten. Daß nur ein unpaarer Stamm in der Mitte des Penis verläuft, will BARTELS nie gesehen haben; auch BRUHNS, KÜTTNER, CUNEO und MARCILLE (zit. nach BARTELS) bezeichnen das als selten. Die Mög-lichkeit der Kreuzung (s. auch S. 33), wodurch bei lateralem Schankersitz am Penis die Drüsenschwellung auf der entgegengesetzten Seite auftreten kann, war bereits BASSEREAU bekannt. Nach HOROWITZ und M. v. ZEISSL steigen zwei Stämmchen, je eines rechts und links von der Frenularfläche des Penis nach dessen Dorsalfläche, wo sie sich oft zu einem Stamme vereinigen oder getrennt zum Schamberg verlaufen. Nach ihnen ver-einigen sich die seitlichen Lymphgefäße entweder mit den medianen am Schamberg oder miteinander und ziehen dann als selbständige Stämme zu den Inguinalknoten. Die *tiefen* Lymphgefäße des Penis erhalten ihre Zuflüsse aus dem Corpora cavernosa und lassen sich durch Einstich von der Glans penis aus, allerdings schwieriger injizieren (BARTELS). Sie können eine Infektion des Organismus unter Umgehung von außen tast-barer Drüsen vermitteln.

NEUMANN sah von seinen 84 Lymphangitiden bis zur Symphyse verlaufen 22, bis zur rechten Leiste 2, bis zur linken Leiste 12, bis zu beiden Leisten 5, mit Lateralgefäßen rechts 2, links keine, mit rechtem Lateral- und Dorsalgefäß an der Symphyse zusammenkommend und von da auseinandergehend einen Fall. Nach JULLIEN und NEUMANN bildet sich bei Schanker des Orificium externum urethrae die Lymphgefäßinduration zuerst im Frenulum aus, verläuft dann in der Kranzfurche, wo die Lymphgefäßentzündung einen Wulst unter der Schleimhaut bildet, um auf dem Rücken oder in den Seitensträngen des Gliedes weiterzuziehen. Sind die Lymphgefäße des Praeputiums stark induriert, so kann eine Phimose entstehen.

Genitale (bei der Frau). Die wesentlich selteneren syphilitischen Lymphangitiden der Frau stellte BERGH (1905) bei 1260 syphilitischen Prostituierten, die er im Laufe von 18 Jahren untersuchte, 5 mal in den großen Schamlippen, darunter einmal als 2 gesonderte Schnüre, fest. Er vermutet aber, daß labiale Lymphangitiden auch bei ihnen viel häufiger in der Tiefe der an Lymphgefäßen so reichen großen Schamlippen versteckt vorkommen, indem solche die ursprüngliche und wesentliche Grundlage des indurativen labialen Ödems bilden. Solch hartes Ödem fand er bei 119 der 1260 Untersuchten (= 9,7%); bei 20 Personen bestand es noch mit frühzeitig aufgetretenem ersten und zweiten Rezidiv (sonst mit Induration oder Papeln).

Auch nach NEUMANN sind die Lymphangitiden in den kleinen und besonders großen Schamlippen verborgen; sie können von hier als harte, rabenkieldicke Stränge zu den Leistendrüsen ziehen (BUSCHKE). Nach AUSPITZ finden sie sich meist· sehr nahe der Genito-Cruralfurche, oberhalb und unterhalb derselben, gewöhnlich in Form kleiner knotiger Schnüre (den „ficelles" FOURNIERs), die sich bisweilen zu einem Strang vereinigen und nach FOURNIER gegen die Leiste konvergieren. Noch seltener sind sie im Mons veneris als knotige Massen (JULLIEN), erbsen-, bohnengroße, sehr harte Anschwellungen oder Knoten, die man infolge ihrer Härte leicht in dem fetthaltigen Gewebe durchfühlen kann (FOURNIER). AUSPITZ vermutet, daß ein geschwollenes Lymphdrüschen solchen Befund an dieser Stelle vortäuschen kann.

Bei *extragenitalem Sitz* des Schankers sind Lymphangitiden noch wesentlich seltener; das uns bisher durch kasuistische Mitteilungen überlieferte Material zeichnet sich aber durch besondere Mannigfaltigkeit aus: BIZZOZERO sah bei einem seit einem Monat *auf der Stirne* bestehenden Schanker zwei durch normale Haut getrennte Züge vom äußeren Augenwinkel zum Ohrläppchen verlaufen: einen im Zuge des Lymphgefäßes vom Schanker zur Präaurikulardrüse, den zweiten unter dieser Drüse. Er nimmt an, daß eine Veränderung des elastischen Gewebes vorlag, da es sich um einen alten Mann handelte, und eine Erweiterung der Blut- und Lymphgefäße bewirkte. BASSEREAU beobachtete einen Primäraffekt der Wange über dem Jochbein (pommette) mit Lymphstrang zur Inframaxillardrüse, FINGER an der Unterlippe mit Lymphstrang zur Submaxillardrüse, MRAČEK konnte bei Lippenschanker mehrfach einen Lymphstrang, unweit des Lippenwinkels beginnend, über die Kante des Unterkiefers zu den geschwollenen Lymphdrüsen verfolgen, DELAUNAY bei Sklerose an der Unterlippe (etwas rechts von der Medianlinie) hiermit korrespondierend, einen kleinerbsengroßen, nicht schmerzhaften Knoten oberhalb der Commissur durch die Lippenschleimhaut durchtasten (Lymphangitis nodularis intralabialis). Auch wir sahen derartige Stränge am Kiefer. LIEVEN erwähnt bei tiefen ulcerierten Primäraffekten der Zunge harte Lymphstrangsklerosen auf dem Zungenrücken, die nach hinten verlaufen. v. ZEISSL fand bei Sklerose im äußeren, oberen Quadranten der rechten Mamma in der Tiefe ihres subcutanen Fettgewebes einen geschwellten Lymphknoten, 5 cm hinter dem Primäraffekt liegend und mit diesem durch einen deutlichen Lymphstrang verbunden. LANG sah einige Male Lymphstränge von den Leistendrüsen nach aufwärts unter der Haut des Bauches verlaufen, ohne daß am Abdomen Veränderungen vorhanden waren. Er denkt an eine progrediente Gefäßwanderkrankung entgegen dem Lymphstrom. KÖBNER beobachtete bei Primäraffekt am Finger einen prallen, daumendicken Strang von der Cubitaldrüse zu den Achseldrüsen ziehen, FOURNIER bei Digitalschanker (Zeigefinger) Lymphstrang am Oberarm (obere Dreiviertel des Armes); er weist auf die auffallende Tatsache hin, daß nicht die ganze Strecke des Lymphstranges, sondern nur ein Teil befallen. LELOIR sah einen Primäraffekt am Handrücken mit zwei Lymphgefäßsträngen am Vorderarm. Über entzündliche Veränderungen s. S. 14.

Pathologische Anatomie. Das *historisch* Wichtige wurde bereits oben (S. 9) erörtert. Schon RIEDER (zit. nach JOSEPH) fand *sämtliche Schichten der Lymph-*

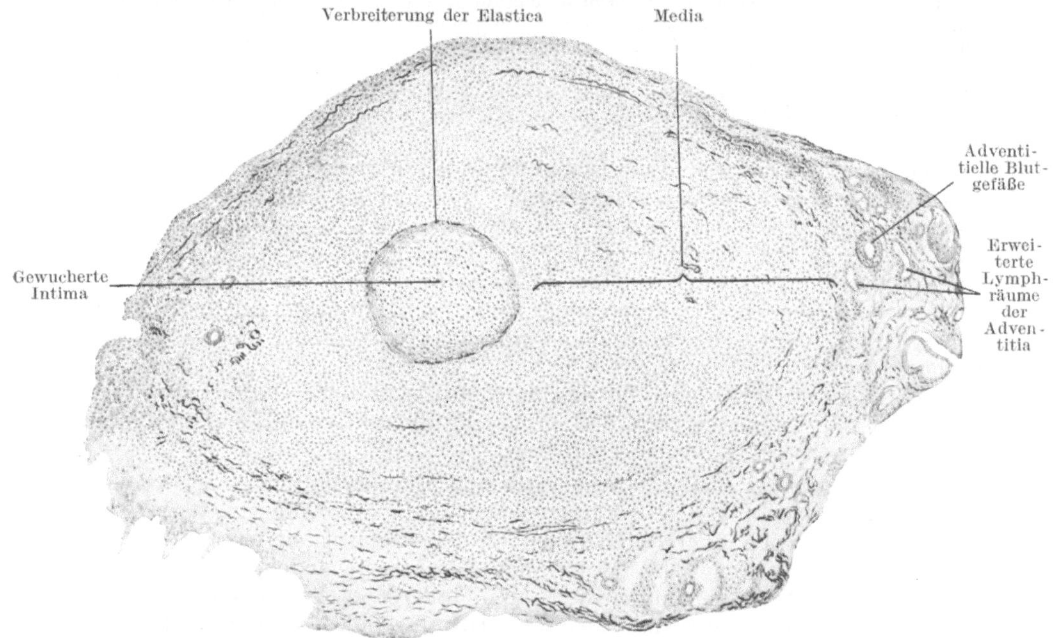

Abb. 3. Lymphangitis dorsalis penis. Lues I seropositiva. (Phimosis inflammatoria seit 14 Tagen. Drüsenpunktat: Sp. p. +.) Boraxcarmin (WEIGERT). Endolymphangitis obliterans, starke Verbreiterung der Media, Infiltration der Adventitia. Vergrößerung 33fach. (Eigene Beobachtung, Univ.-Hautklinik Bonn.)

gefäßwände von der Zellinfiltration betroffen. Noch darüber hinaus zeigte das *periadventitielle Gewebe* häufig eine massige Bindegewebsneubildung in Gestalt von dicht gelagerten Fasern rings um das verstopfte Lymphgefäß herum. Auch das benachbarte Gewebe enthielt Zellanhäufungen. Die Venenwandungen waren verdickt und in einigen Fällen bestand eine fibröse Endophlebitis, die mitunter sogar zu Obliteration führte. Im Gegensatz dazu erwiesen sich die Arterien fast immer normal. Mit Recht hebt JOSEPH hervor, daß die Dicke am meisten in der Muscularis, in geringerem Grade in der Intima, am wenigsten in der Adventitia zugenommen hat (vgl. auch meine nebenstehende Abbildung). Im Lumen selbst konnte NOBL eine *Endolymphangitis obliterans* feststellen, während EHRMANN die *Wucherung des intimalen Bindegewebes* oft in Form von Gerüstwerken und Vorsprüngen in den Vordergrund stellt. NOBLs Annahme, daß multiple kleine Lumina innerhalb eines großen Lymphgefäßes als *Neovas-*

cularisation (Neubildung von Lymphgefäßbahnen in einem früher verschlossenen Lymphgefäß) zu betrachten seien, wird von EHRMANN nicht geteilt; er weist darauf hin, daß schon normaliter im Praeputium Septierung der Lymphgefäßlumina vorhanden ist und die Infiltration innerhalb des Lumens des Lymphgefäßes von präformierten Blutgefäßen ausgeht. Die Unterscheidung EHRMANNs zwischen *äußerem* und *inneren Infiltrat* wurde bei den kleineren Lymphgefäßen bereits erwähnt. In ihrem Bau zeigen die in den äußeren Hüllen der alterierten Lymphgefäße und den umgebenden Schichten eingelagerten derben Infiltrate den gleichen Bau wie die initiale Sklerose (JOSEPH), als deren direkte Fortsetzung sie auch anzusehen sind (EHRMANN), und bestehen nach meinen Untersuchungen aus Lymphocyten und Plasmazellen in wechselndem Verhältnis zueinander. Die Abbildung eines großen, von dichtem, mit erweiterten Capillaren durchsetzten Rundzelleninfiltrat umgebenen Lymphgefäßes gibt E. HOFFMANN (Atlas XVI, 1). Das Infiltrat ist nach EHRMANN bald kontinuierlich, bald zeigt es Unterbrechungen; in beiden Fällen können jedoch an verschiedenen Stellen desselben knotenförmige und spindelförmige Anhäufungen von Infiltrat sich bilden, welche die Lymphgefäße bald in der ganzen Circumferenz, bald nur einseitig halbmondförmig umgeben, oft auch rankenförmig eine Strecke des Lymphgefäßes einhüllen. Als besonderes Unterscheidungsmerkmal hat er schon darauf hingewiesen, daß das Infiltrat bei den Lymphgefäßen bis an das Endothel, bei den Arterien und Venen nicht einmal bis an die Muskulatur reicht.

Spirochätenbefund. Wie E. HOFFMANN (Atlas Taf. XVI, Abb. 1 u. 2) neben wohlerhaltenen Exemplaren Spirochäten fand, die *keine deutlichen Windungen* und *leicht körnige Beschaffenheit* zeigten, sahen auch HERXHEIMER und OPIFICIUS in einem großen Lymphgefäß eines Primäraffektes zwei nahe beieinander liegende, voll entwickelte *Agglomerationsstadien.* EHRMANN fand Spirochäten teils in typischen, teils in *degenerierten* Formen sowohl im endolymphangitischen Gerüstwerk wie im perilymphangitischen Infiltrat, sowie im Momente des Durchtrittes durch die Muscularis, ferner im Innern der Nervenscheiden. Die eine Hälfte solcher Erreger war typisch, etwas dick, die anderen kolbenförmig; andere waren krümelig. In Blutgefäßen konnte er solche *eigentümlichen Degenerationsformen* nicht finden. Manchmal waren die Spirochäten angelagert an die Lymphocyten im Lumen; auch *intracelluläre Spirochätenbüschel* innerhalb der Lymphgefäße sowohl in Bindegewebszellen als auch in Leukocyten wurden angetroffen. Vielfach ist der Spirochätengehalt sehr ungleich. Der mehrfach erhobene Befund von *Degenerationsformen* läßt daran denken, daß wir nunmehr in ein Stadium eingetreten sind, in dem im Serum vorhandene Antikörper die Erreger schädigen, so daß sie ihre Zuflucht in den Geweben suchen und aus Lymphgefäßparasiten mehr Bindegewebsparasiten werden. Der massenhafte Befund von Spirochäten in den Lymphräumen nässender Papeln spricht dafür, daß später in dem Verhalten des Serums zu den Spirochäten wenigstens vorübergehend wieder eine Änderung eintritt (Rezidivstammbildung ?).

Elephantiastische Veränderungen, wie sie die tertiärsyphilitischen Lymphangitiden begleiten, sehen wir in der primären Periode nicht. Trotzdem ist nach FOURNIER ein gewisser Grad von *passivem Ödem* das Symptom einer Lymphgefäßentzündung, welches sich am Ende ihres Lymphgefäßnetzes zeigt und zu einer serösen Anschwellung des Praeputiums (häufige Ursache der Phimose), der kleinen und großen Schamlippen (dem Oedème dur) führt. LÉVY-BING und GERBAY haben über elephantiastische Verdickung einmal des Scrotums auf das Doppelte $2\frac{1}{2}$ Wochen nach dem Auftreten von zwei erosiven Schankern des Scrotums, dann über ein Ödem des Scrotums mit Lymphdrüsenschwellung und positiver Wassermannreaktion bei einem Senegalneger berichtet; sie erblickten die Ursache in Endo- und Perilymphangitis, vollkommenem Verschluß der Lymphgefäße, schließlich Plasmaexsudation. Auch MICHELSON beschrieb eine erhebliche Elephantiasis von Penis und Scrotum 3 Monate nach dem Schanker. WIENER sah in zwei Fällen *knopfförmiges Ödem* des Lippenrotes nach Primäraffekt, einmal sogar ein Jahr nach Abheilen des Schankers; das andere Mal mußte wegen der kosmetischen Störung eine Excision vorgenommen werden.

Knotenbildung und Erweichung. Daß Neumann unter 84 syphilitischen Dorsallymph-strängen 40 mal Bubonuli (manchmal 4—5) sah, ist bereits erwähnt. Gewöhnlich erschienen sie in der Mitte des Dorsum penis, nicht selten auf der Wurzel, endlich auch über der Symphyse, gerade an jenen Stellen, wo die Lymphgefäße ein dichtes Geflecht bilden oft in nuß-großen Anschwellungen; ausnahmsweise bilden sich derbe Knoten an jenem Teil des Stranges, welcher von der Symphyse aus zu den nächsten Lymphdrüsen umgebogen ist.

Schon Bassereau (1852) konnte bei Autopsie eines Falles mit Fistelbildung fest-stellen, daß Arterie und Vene intakt waren. Außer ihm hatten im Anschluß an Lymph-gefäßentzündung Knoten mit Erweichung, Perforation und Fistelbildung bereits Vacca Berlinghieri, Ricord, Horteloup, Laillier, Jullien (1879), Mauriac (1883), Leloir (1888) beschrieben. In dem Falle P. Horteloups vereiterte die haselnußgroße Geschwulst; es entstand ein schankerförmiges Geschwür mit steilen Rändern und leicht violetter Um-gebung, von dem aus sich der Lymphstrang nach beiden Seiten katheterisieren ließ; es erinnerte an einen krustösen Schanker, der seiner Kruste beraubt war. Nach v. Zeissl (1888) schwinden die knotigen Auftreibungen fast immer durch Resorption; Suppuration und Durchbruch sind sehr selten. Auch von Keyes (1888), Lang (1885), du Castel (1891) wird diese Seltenheit hervorgehoben.

Zwar konnte Neumann (1885) bei einem eröffneten abscedierten Bubonulus durch einen feinen Draht (aus der Lichtung einer Pravazschen Kanüle) das Lumen sondieren und mikroskopisch eine mit Endothel bekleidete Lichtung feststellen, wobei eine Beteiligung von Vene und Arterien gänzlich aus-geschlossen und sogar an den Venen der Wandung des Bubonulus und des Stranges keine Wucherungen festgestellt werden konnten. Trotzdem machte die Erkenntnis ihrer Pathogenese Schwierigkeiten, bis entgegen der Ansicht Kochs (1895), daß es sich um Bildungen handele, die den gummösen Er-weichungen an die Seite zu stellen seien, Ehrmann (1903) nachwies, daß die Knoten zunächst nicht von der Lymphgefäßwand als solcher ausgehen, sondern *stärkere Anhäufungen des äußeren Infiltrats des frei durchgängigen, injizierten oder infarcierten Lymphgefäßes* darstellen und daß die Erweichung keine Nekro-biose, kein molekulärer Zerfall, keine Verkäsung wie beim Gumma, sondern eine *Involution durch Verfettung* (Fettfärbung) ist, eine *regressive Metamorphose* des Infiltrates selbst, beginnend mit einem Schwund der neugebildeten Capillaren und endend mit Bildung peripherer, dem Lymphgefäß aufsitzender Höhlen, entsprechend dem nekrotischen Zerfall an der Oberfläche der Sklerose. Sie entstehen nach ihm hauptsächlich an Einmündungsstellen kleinerer Capillaren und subcapillarer Lymphgefäße in größere Lymphgefäßstämmchen und er-scheinen durch ihr Vordringen bis an die Muscularis des Lymphgefäßes mit diesem fest verbunden. So bilden sich klinisch ganz umschriebene Knoten, die meist resorbiert werden. Bisweilen bilden sich fluktuierende, cystenartige Tumoren (Joseph), oder es tritt Zerfall ein und es bildet sich ein Geschwür mit derben aufgeworfenen Rändern (Neumann). Schleichende Entwicklung, Mangel jeder Empfindlichkeit, jeder Entzündungserscheinungen, Auftreten im Verlauf des Lymphstranges, cystenartige Begrenzung, spät eintretende Be-teiligung der Haut nennt Jadassohn (1894) als Merkmale des syphilitischen Bubonulus gegenüber dem des Ulcus molle.

Eine bemerkenswerte Beobachtung über sekundäre Beteiligung der Haut konnte E. Hoffmann machen. Er sah im Jahre 1913 einen 24 jährigen Mann mit primärer Lymph-angitis am Penis ohne sichtbaren Primäraffekt, begleitet von charakteristischen derb-knotigen und typischen indolenten Inguinaldrüsen (Spir. pall. im Drüsenpunktat positiv). Darauf bildete sich eine Verlötung der Haut am Lymphstrang mit oberflächlichem zwei-markstückgroßen, schankriformen Geschwür (Spir. pall. +), das also von unten her nach Art eines Bubonulus entstanden war. Etwas später bildete sich ein großes Infiltrat der linken Leiste, vom Bubo auf die Haut übergreifend und durch geschwürige Prozesse an der Oberfläche an Riesenschanker erinnernd. W.R. positiv (Bonner Moulage Nr. 133).

Die entzündliche Lymphangitis, bei welcher der Lymphstrang Rötung, Adhärenz an der Haut, Empfindlichkeit zeigt, eventuell Fieber sich einstellt, ist am Genitale selten und wird hier nach Fourniers Schüler Salle (1884) durch lokale Reize hervorgerufen: Mangel an Pflege und Reinlichkeit, Scheuern der Kleider, Gebrauch reizender Salben, Berührung mit Feuchtigkeit (Eiter, Urin, besonders zuckerhaltigem Urin), unzeitgemäße Kauterisierung. Er berichtet über einen Fall, wo Patient sich selbst mit einer Zigarette kauterisierte; es folgte hier Entzündung und Vereiterung der linken Leistendrüsen. Rieder (1898) sah durch Mischinfektion akut entzündliche Prozesse zu der chronisch indurierenden Lymphangitis hinzutreten, so bei einem mit gangränösem Zerfall einhergehenden harten Schanker, wo akut entzündliches Ödem des Praeputiums und des Penis bestand und ein dicker Lymphstrang vor der Symphyse mit der geröteten Haut bereits verwachsen, sich vorfand. In erster Linie treten derartige Mischinfektionen extragenital auf. Blaschko (1904), Ullmann (1916) und O. Müller (1922) haben zwei bzw. je einen derartigen Fall von Digitalschanker mit gerötetem Lymphstrang, zum Teil auch mit Fieber, beschrieben. Fast in allen Fällen war zunächst eine Fehldiagnose gestellt worden und hatte zu Auskratzungen (Blaschko) oder mehrfachen Incisionen (Ullmann) geführt. Blaschko sah dabei mehrere übereinander liegende Bubonuli am Vorderarm. Die Achseldrüsen verhielten sich verschieden: sie sind wie der Primäraffekt sehr schmerzhaft (Ullmann), oder aber kleinapfelgroß, indolent (im Falle O. Müllers). Aus der Bonner Klinik hat Huels (1923) einen Primäraffekt am linken Zeigefinger eines Dentisten beschrieben mit breiter, entzündlicher Lymphangitis an der Streckseite der Hand und dem Unterarm. In diesem Falle, der lange Zeit für Tuberkulose gehalten und geröntgt worden war, bestand neben kleiner Cubitaldrüse und Axillardrüse eine pflaumengroße, indolente und indurierte linksseitige Supraclaviculardrüse. Außer dieser Moulage (Nr. 659) besitzt die Bonner Klinik noch eine weitere (Nr. 527) mit Primäraffekt am linken Mundwinkel und Lymphangitis in Form einer daumengliedgroßen geröteten Schwellung, welche vom Mundwinkel schräg nach abwärts zieht, $4^{1}/_{2}$ cm lang, 2 cm breit ist und ein haselnußgroßes Geschwür der Oberfläche aufweist.

Lymphangitis im Tierexperiment sah Bergel (1925) schon ganz zu Beginn der experimentellen syphilitischen Infektion, und zwar bereits zu einer Zeit, wo noch gar keine oder jedenfalls eine nur ganz geringgradige entzündliche Infiltration im Gewebe vorhanden war und fand die Spirochäten, wie er abbildet, oft in ungeheueren Mengen frei in den Lymphgefäßen.

Differentialdiganose. Eine mit spezifischer Lymphangitis zu verwechselnde *Phlebitis* im Bereiche des Primäraffektes dürfte selten vorkommen; ebenso selten dürfte eine *rein entzündliche Lymphangitis* für eine syphilitische gehalten werden. Wichtiger sind die *entzündlichen syphilitischen Lymphangitiden* bei Mischinfektion vorwiegend extragenitaler Schanker; den Arzt bestärkt gerade die ihm meist ungewohnte entzündliche Röte der echten syphilitischen Lymphangitis in der Fehldiagnose, daß es sich um eine eitrige, nicht syphilitische Erkrankung handelt. Zieler nennt die *verhältnismäßig geringe Schmerzhaftigkeit* solcher „Zellgewebsentzündung" auch bei bestehender akuter Lymphgefäßentzündung *recht auffällig.* E. Hoffmann hat aufmerksam gemacht auf eine knotige *Lymphangitis gonorrhoica*, die mit einem harten Knoten an der Gabelungsstelle im Sulcus coronarius einhergehen kann; die Fehldiagnose eines syphilitischen Schankers liegt dann besonders nahe, wenn der derbe Knoten mit der Vorhaut verlötet und von einer balanitischen Erosion überdeckt wird. Neben fehlendem Spirochätennachweis nennt Hoffmann von klinischen Merkmalen: mehr längliche, tief gelegene Härte, entzündliches, eher etwas schmerzhaftes Ödem, nicht plastisch indurierten und perlschnurartig beschaffenen, d. h. also der kleinen, derben, knotigen Schwellungen bei Syphilis entbehrenden, zuweilen von geröteter Haut überzogenen, etwas dickeren Lymphstrang. Die Leistendrüsenschwellung sei weniger hart und nicht so charakteristisch. Auch Buschke, Havas, Jadassohn und Riecke haben auf die Täuschungsmöglichkeit hingewiesen. Bei stark eiternder *Balanitis erosiva circina* sah ich einmal neben stark geschwollenen, indolenten, nicht sehr harten Leistendrüsen einen lymphangitischen Strang vom Penis zur rechten Leistenbeuge ziehen, auf den der Kranke selbst aufmerksam machte. Über die Abgrenzung der *Lymphangitis sporotrichotica* (in manchen Fällen gummosa) gegen die *Lymphangitis tuberculosa* (meist im Anschluß an Verletzungen der Extremitäten, wobei im Verlaufe der Lymphbahn Knoten und Abscesse entstehen) hat Farber (1914) in seiner Dissertation aus der Bonner Klinik berichtet. Über die *Lymphangitis sporotrichotica* liegt ferner eine ausführliche Arbeit von Arndt (1910) vor; auch Stein hat sich mit ihrer Differentialdiagnose gegenüber Syphilis und Tuberkulose beschäftigt. Bei *Tuberkulose* findet sich langsam chronischer Verlauf, evtl. im Gegensatz zu *Sporotrichose* (Stein) Fieber und geringe Schmerzhaftigkeit, die bei *Sporotrichose* meist fehlt (de Beurmann), so daß de Beurmann und Gougerot direkt von indolenten Knoten sprechen, die untereinander durch dicke, lymphatische Stränge verbunden sind. Auch bei *Malleus* kann es im Anschluß an das Inokulationsgeschwür zur Entwicklung von Lymphangitiden mit erweichenden Knoten kommen. Diese Knoten zeigen die starke Neigung schnell zu erweichen und zu zerfallen (Farber). Endlich sind von Bloch und Vischer mehr oder minder symmetrische, längs verdickter Lymphstränge angeordnete, knotenförmige Herde von papillär-verrukösem Aussehen beschrieben worden bei *Cladiose*, einer Erkrankung, als deren Erreger sie einen Pilz *(Mastigocladium)* fanden. Es würde zu weit führen, hier noch weiter auf die *Unterscheidungsmerkmale der Geschwüre* einzugehen, welche sich *nach der Perforation* der Knoten vorstehend genannter Prozesse bilden (Näheres s. bei Farber). Ausschlaggebend sind in allen diesen Fällen, bei denen man nur selten auf Grund des klinischen Bildes die Diagnose mit Sicherheit stellen kann, die bakteriologischen, kulturellen und tierexperimentellen Untersuchungen bzw. der Spirochätennachweis.

Syphilis II. Von den Lymphgefäßen in der sekundären Periode bzw. zur Zeit der allgemeinen Drüsenschwellung wußte schon Sigmund (1853), daß sie Sitz einer gleichen „Exsudatbildung" wie die Drüsen sein und bis zur Dicke einer Gansfederspule anschwellen können, am deutlichsten die Lymphgefäße zu beiden Seiten der großen Schenkelvenen sowie zwischen den einzelnen Leistendrüsen, so daß die Drüsen hier häufig sich an derbe, strangförmige Schwellungen anreihen, die wohl nichts anders sind als die verbindenden Lymphgefäße. In selteneren Fällen sah er solches auch an den Lymphgefäßen der hinteren Halsdrüsen; hier wie dort ging bei längerer Dauer die Gefäßschwellung zurück, so daß die Drüsenschwellung allein übrig blieb. Auch Bazin hat frühzeitig auftretende sekundäre Lymphangitiden beschrieben. Salle (1884) unterscheidet bei sekundärer Syphilis Lymphangitiden in der Nachbarschaft und unter dem Einfluß des Schankers, sowie unabhängig davon, über den Körper verstreute, auf die syphilitische Diathese zu beziehende. Diese sekundären Lymphangitiden können nach M. v. Zeissl leichten Schmerz und subinflammatorische Entzündung des peripheren Zellgewebes hervorrufen, die Stränge können, an der Haut adhärent werdend, an ihr rote Streifen erzeugen.

Sáinz de Aja (1912) hält die Lymphangitiden im Sekundärstadium nicht für selten, besonders sah er sie bei Genitalerscheinungen des Mannes an den Beinen lokalisiert, wo sie fast immer doppelseitig auftreten; im Gegensatz zu traumatischer Lymphangitis schreiten sie von oben nach unten fort, finden sich im mittleren Drittel der Oberschenkel, heilen in 14 Tagen ab. Er sah auch *Endoperilymphangitis* mit Beteiligung der äußeren Haut und des benachbarten Zellgewebes, sowie durch sie hervorgerufen, spindelförmige Schwellung, Rötung der Haut, Schmerzhaftigkeit bei Bewegung, Ausgang mit diffuser schmerzhafter, reichlicher Schwellung, woraus der allmählich weicher werdende Lymphstrang hervorgeht. So unterscheidet er *zwei Formen der Lymphangitis* außerhalb der Penisregion: Die *einfache Lymphangitis* ist gewöhnlich bilateral an der unteren Extremität lokalisiert und kommt zu gleicher Zeit mit dem Genitalschanker vor. Es handelt sich um leicht schmerzhafte, den Kranken teilweise am Gehen hindernde Verdickungen der Lymphgefäße, welche als violinsaitenartige, harte Stränge gewöhnlich an der Innenseite des Beines bis zum Malleolus verlaufen. Von der *zweiten* Form *(Endoperilymphangitis)* fand er bei einem Sekundärsyphilitiker mit florider Roseola am Oberschenkel eine spindelförmige, schmerzhafte, an der geröteten Haut adhärente Geschwulst, welche durch einen harten, dünnen Strang mit einer oberflächlichen Inguinaldrüse verbunden war. Heilung durch Hg. Fournier betont mehr die Ausnahmestellung dieser Affektion; er sah sie außer an den Genitalorganen auch an den Extremitäten, seltener in der Cervical- oder Submaxillargegend; dabei waren die Lymphgefäße an den Extremitäten auf 10, 15—20 cm Länge in harte Stränge wie Violinsaiten oder gespannte, dünne Kordeln umgewandelt, mitunter bis zu Rabenfederkieldicke, darin eingelagert zuweilen eine oder mehrere Anschwellungen von Obstkern- oder Olivengröße. Die *Dauer* gibt er auf mehrere Wochen oder mehrere Monate an. Auch nach seiner Erfahrung beeinflußt spezifische Behandlung sie schnell.

Mikroskopisch nennt WINKLER bei Syphilis II eine fibröse Degeneration des Gefäßrohres und eine starke Bindegewebsentwicklung an den äußeren Wandschichten.

Die unter Umständen große Schwierigkeit der *Differentialdiagnose* zeigt ein Fall von symmetrischer syphilitischer Lymphangitis der Beine, den CASAL demonstrierte. SÁINZ DE AJA dachte dabei an Phlebitis der äußeren V. saphena, auch SICILIA möchte die Diagnose Phlebitis-Lymphangitis offen lassen; deshalb empfahl SÁINZ DE AJA Punktion (Blut spräche für Phlebitis).

Im einzelnen sind bei *Syphilis II* an den Armen, Beinen und Genitalien folgende Bilder beschrieben:

Arme. H. v. ZEISSL erwähnt, daß bei hochgradigen papulösen Syphiliden der Hohlhände öfters an den Handwurzelgelenken beginnende, gegen die innere Fläche des Vorderarmes fortlaufende Lymphangitis zu finden sei. SALLE beschreibt einen Fall mit drei lymphangitischen Herden, einem an jedem Vorderarm und einem dritten in der linken Submaxillargegend, wo man nackenwärts mehrere indurierte lymphangitische Stränge fühlt. FINGER sah bei einem 53jährigen Manne mit zwei großen, phagedänischen Geschwüren in der Eichelrinne bzw. an der Eichel 7 Wochen post infect. eine walnußgroße, harte Lymphdrüsengeschwulst über dem linken Condylus internus humeri, von dort war ein praller, daumendicker, verschieblicher, zylindrischer, überaus harter Strang mit geringer Druckschmerzhaftigkeit an der Innenseite des Oberarmes bis nahe an die Achselgrube fühlbar. WECHSELMANN demonstrierte einen lymphangitischen Strang am rechten Oberarm, der durch eine daneben liegende, blau durchschimmernde Vene mit einer Phlebitis verwechselt werden konnte. Nach JOSEPH fühlt man mitunter die Cubitaldrüse sich auf 1—2 cm in einen dicken, harten Strang fortsetzen, der wieder von einer knotenförmigen Auftreibung begrenzt ist. Eine pralle, daumendicke, strangförmige Verbindung zwischen Cubital- und Achseldrüsen rechnet er zu den Seltenheiten.

Beine. Außer den genannten (SÁINZ DE AJA und CASAL) konnte MAURIAC in einigen Fällen harte, knotige Stränge vom Fuß bis zur Leiste verfolgen; bei bestehender Roseola hat er derartige Stränge sich ausbilden sehen, ohne dem Kranken andere Beschwerden zu verursachen als Schwere, Beeinträchtigung der Bewegung und ein wenig Schmerz bei Druck. Auch JULLIEN sah eine Frau, die 3 Monate post infect. allgemeine Drüsenschwellung und Schwellung aller Lymphstränge oben an den Oberschenkeln und an den Armen aufwies, FOURNIER nach Roseola Lymphangitis in der unteren Hälfte des Oberschenkels von der Kniescheibe bis zur halben Höhe.

Genitale. Hier ist FOURNIERs Darstellung der „*Lymphangite secondaire genitale*" (gegenüber der „Lymphangite symptomatique du chancre") unübertroffen: Sie findet sich wenig häufig, ohne beim Manne selten zu sein; bei der Frau seltener. Prädilektionsort beim Manne ist die *Kranzfurche,* wo sich zwei Formen finden, *einmal* kirsch-, johannisbeer-, mandel- oder bohnengroße, kugelige, halbkugelige oder flache, knorpelharte *Knoten* in der Einzahl, seltener in der Mehrzahl, kaum kürzer als mehrere Monate bestehen bleibend, *ferner bandförmige Gebilde wie Gefäßausgüsse* (en coulée), halbmondförmige Verhärtungen in der Kranzfurche, die 2, 3, 4 cm und mehr lang werden können. Bei einem Patienten waren $^2/_3$ der Kranzfurche durch eine kreisförmige Induration dieser Art ausgefüllt. PICK (1924) sah bei einem 24jährigen Latentluetiker, wo nach 3 kombinierten Kuren die Wassermannreaktion seit $^1/_2$ Jahr negativ war, rechts vom Frenulum einen solchen 3 cm langen, geschlängelten, derben Lymphstrang von Federkieldicke. Auf der *Eichel* kommt vor eine scheibenförmige, kleine, harte, kreisförmige Platte von der Größe eines 20 oder 50 Centimesstückes. An der *Vorhaut* bilden sich 2—3—4 cm lange, dünne Stränge mit erbsengroßen Knoten, nicht selten im verdichteten Präputialgewebe moniliforme Stränge. Meist verlaufen die Erscheinungen nach FOURNIER ohne Symptome und ohne Reaktion; kompliziert können sie werden durch reizende Einflüsse: Coitus, Unreinlichkeit, Schleimhautplaques unter dem Praeputium usw. Dann kann mehreres eintreten: *Ödematöse Schwellung* des Praeputiums, ferner eine weiche *Schwellung des Organs ohne eigentliches Ödem,* ohne Spannung, ohne Entzündung, bemerkenswert durch lange Dauer und Widerstand gegen jede Behandlung. Endlich führt FOURNIER eine *präputiale Rigidität* als selteneren Folgezustand an, die eine Phimosis scheinbar skleröser Art hervorruft, die in Wirklichkeit chronisch ist oder wenigstens lange persistiert (prépuce en cuirasse). Wenn die Lymphangitis unter der Schleimhaut ihren Sitz hat, entzündet sich, ebenso wie E. HOFFMANN es bei der gonorrhoischen Lymphangitis genauer beschrieben hat, ihre Oberfläche wird rot, erodiert. Mit der Angabe „Docteur, mon chancre m'est revenu" (FOURNIER) kann der Kranke erneut zum Arzt kommen, der den *lymphangitischen Pseudoschanker* manchmal für eine Reinfektion hält.

Eine Herxheimer*sche Reaktion* von *lymphangitischem Typus* haben Dufour und Thiers (1913) beschrieben: Bei einem jungen Manne traten nach Injektion von 0,3 Neosalvarsan am Abend Schüttelfrost und Kopfschmerzen auf, sowie Jucken und Brennen an den Efflorescenzen des Sekundärexanthems. Am nächsten Tage war jede Papel turgescent, von einem entzündlichen, druckschmerzhaften Hof umgeben; von dort aus zogen sich lymphangitische Streifen zu den regionären Lymphdrüsen, die geschwollen und dolent waren. Nach 4 Tagen waren die Erscheinungen verschwunden.

Die *Pathogenese* der *sekundären* Lymphangitiden dürfte am Schlusse vorstehender Kasuistik dahin zu deuten sein, daß das syphilitische Virus *meist aus dem Quellgebiet* der Lymphspalten und Lymphcapillaren, *aber auch aus den Lymphdrüsen* stammend, *zentripetal* das größere Lymphgefäß erreicht, daß aber *auch eine zentrifugale Erkrankung* desselben (durch kontinuierliche Wanderkrankung) möglich erscheinen muß.

Elephantiasis. Gewisse Schwellungsprozesse auch im Laufe der sekundär-syphilitischen Lymphangitiden wurden bei den Genitalerkrankungen bereits vermerkt. Duhot (1901) sah 3 Monate post infect. bei einem 19 jährigen Manne Glied und Scrotum in elephantiastischer Weise anwachsen. Das Scrotum bekam den Umfang eines Kinderkopfes, wurde total hart und mit unzähligen kleinen Tumoren versehen, die bei Einstich seröse Flüssigkeit entleerten und sich zum Teil als wahre Lymphangiome herausstellten. Unter spezifischer Behandlung kehrte der Umfang des Hodensackes fast zur Norm zurück, während der Penis noch hart blieb. Auch Audry sah eine Frau mit sehr vernachlässigten Syphiliden. Unter der Behandlung heilte alles gut ab. Nur am Zungenrande, wo die stärkste syphilitische Wucherung gesessen, blieb ein haselnußgroßer, rundlicher, gestielter Tumor übrig, der mikroskopisch aus ganz jungem, embryonalen Gewebe bestand, das von zahlreichen Lymphgefäßen durchsetzt war (Lymphangiectasie syphilitique).

Differentialdiagnose. E. Hoffmann (1905), Frieboes (1913) und Förster (1916) haben die in der Sekundärperiode der Syphilis vorkommenden *Phlebitiden* näher beschrieben, E. Hoffmann auch die dabei akut auftretenden Knoten. Schon 1905 konnte er mit seinen eigenen Fällen über 39 Fälle aus der Literatur berichten, wo von den subcutanen Venen meist die V. saphenae, selten Armvenen oder auch Arm- und Beinvenen *ohne* Fieber schmerzhaft erkrankten. Nicht selten bilden sich dabei rote Streifen von 1—2 cm Breite, unter der Haut mehr oder minder dicke, harte, zylindrische, in gewissen Abständen knotige Verdickungen zeigende Stränge. Ein von Fournier angegebenes Zeichen, wonach bei Umschnürung die erkrankte Vene, welche Sitz der Phlebitis ist, stärker anschwillt, hat sich auch ihm als brauchbar erwiesen. Auch zwei Diskussionsbemerkungen zu der oben erwähnten Demonstration Picks (Lymphangitis der Kranzfurche) haben differentialdiagnostische Bedeutung: Pokorny sah im Anschluß an Coitus häufig ein ähnliches klinisches Bild sich entwickeln, das er als *Lymphstauung* deutete, die nach 1—14 Tagen restlos schwand und Waelsch konnte in der Nachbarschaft des Frenulums zwischen den Präputialblättern *Lymphangitiden* feststellen, ohne deren Ursache finden zu können.

Syphilis III. *Tertiärsyphilitische Lymphgefäßentzündungen* sind ganz besonders selten; sie bilden sich nach Buetterlin meist spät, 3 Jahre post inf. oder später, nach Salle auch noch 30 Jahre post inf. meist an den Genitalien, manchmal dort wo der Schanker saß, seltener an anderen nicht befallenen Stellen. Nach Buetterlin handelt es sich um dicke, harte, leicht unregelmäßige, häufiger zylindrische als moniliforme Stränge. Sehr häufig, aber nicht immer sind die korrespondierenden Drüsen dick, hart, nicht entzündet. Oft verhindert hartes Ödem die Lymphgefäße zu palpieren. Auf diesen Strängen können Knoten erscheinen, die ulcerieren; die Ränder dieser Geschwüre sind nicht unterminiert, scharfrandig, der Grund gelb, von einer jauchigen Masse gebildet. Subjektiv macht sich ein Ziehen bemerkbar. Am Glied kann eine Verkürzung auftreten, die sich besonders bei Erektion nach der Seite des Lymphgefäßes störend bemerkbar macht (Salle). Buetterlin unterscheidet 1. eine *ulcero-gummöse* Form, charakterisiert durch harte, leicht palpable Stränge, die sich im Verlaufe der Lymphgefäße entwickeln, auf denen sich gummöse Knoten bilden und die Haut durchbrechen können, 2. eine *elephantiastische* Form mit hartem, sklerösen Ödem, woran sich das diffuse hypertrophische Syphilom anschließt, das nur eine Abart der chronischen Lymphangitis darstellt. Die Resolution erfolgt nach Salle immer in einigen Wochen oder Monaten.

MAURIAC sah in einem Falle spezifisch verdickte und verhärtete Lymphgefäße
als indolente, bewegliche Stränge in eine tertiär erkrankte Drüse münden und
daraus hervorgehen. Schon er fand zuweilen eine mehr oder weniger ausgedehnte
Zone ödematös-skleröser, teigiger Schwellung der Haut. Für die Entstehung
durch *Metastasierung* von tertiärluetischen Prozessen aus spricht ein Fall von
BUETTERLIN, bei dem sich Narben auf der Glans fanden, nachdem diese durch
Rückgang des elephantiastischen Schwellungsprozesses wieder sichtbar geworden
war. *Mikroskopisch* ist nach WINKLER die Grundlage der höckerig knoten-
förmigen Verdickungen eine *„Endolymphangitis proliferans gummosa"*, diffuse
Verdickungen der Wände mit starker Bindegewebsentwicklung an den äußeren
Wandschichten und Bildung gummöser Knoten.

LUSTGARTEN sah bei Rückgang einer faustgroßen Schwellung der *Regio
parotideo-masseterica* beiderseits unter Behandlung mit Jodkali größere und
kleinere Knollen hervortreten, die zum Teil durch knotige Lymphstränge
verbunden erschienen. GAUCHER und BRIN sahen kleine Hautgummata an
beiden *Vorderarmen* neben einer tertiären Lymphangitis syphilitica am rechten
Vorderarm. In einem Falle KROMAYERs entwickelten sich nach einer Quetschung
des linken Daumens 14 Monate post inf. im Verlaufe von 14 Tagen Gummen
im Verlaufe der subcutanen Lymphgefäße des *Vorderarmes*, welche sie als
straffe, stricknadeldicke Stränge miteinander verbanden. JULLIEN fand auf
der oberflächlichen Aponeurose des *Oberschenkels* flache, ellipsoide Tumoren in
dicke, runde, sehr harte Stränge auslaufend.

Eine *Lymphangitis gummosa auf dem Rücken des Gliedes* sahen GAUCHER
und M. v. ZEISSL, letzterer mit deutlichem Übergang des gänsefederkieldicken
Stranges in den gummösen Tumor. BUETTERLIN beobachtete 16 Jahre post inf.
bei fehlender Leistendrüsenschwellung Knoten- und später typische tertiärsyphilitische Geschwürsbildung am Glied, das ödematös, dick, hart wurde,
ohne Zeichen einer Entzündung zu zeigen. Auf dem Rücken des Gliedes feder-
kieldicker, unregelmäßiger, moniliformer, gut verschieblicher Strang von der
Kranzfurche bis zur Gliedwurzel, an den Seiten andere kleinere Stränge. Diese
wie jener in deutlichem Zusammenhang mit den Ulcerationen auf der Mitte
des Gliedes, im Winkel der Peniswurzel und an seiner linken Seite.

Die *Differentialdiagnose* hat zu berücksichtigen, was bei Syphilis I und II gesagt wurde.
SALLE und BUETTERLIN heben ferner die *tertiäre Phlebitis* am Glied hervor, die bei der
Entwicklung fast immer schmerzhaft, eine fieberhafte Erkrankung darstelle, allerdings
auch völlig ohne Entzündung verlaufen könne. Im übrigen handele es sich nur um ein oder
zwei harte, sehr dicke Stränge, die *nicht* in Lymphdrüsen enden, während nach ihrer Angabe
bei den Lymphgefäßen immer eine große Zahl von Strängen vorkämen, die in die Drüsen
auslaufen. Auch bestünde bei Phlebitis immer ein sehr intensiver Kollateralkreislauf, der
bei Lymphangitis völlig fehle.

Elephantiasis syphilitica. Ebenso wie das Oedema indurativum bei Syphilis I und
gewisse Schwellungszustände bei Syphilis II in erster Linie mit spezifischen Veränderungen
an den Lymphgefäßen in Zusammenhang gebracht werden müssen, gilt das auch von der
Elephantiasis bei Syphilis III. Ohne das große Kapitel der syphilitischen Elephantiasis
erschöpfen zu wollen, möchte ich sie der Vollständigkeit halber hier in meinen Ausführungen
kurz einbeziehen. Schon MRAČEK (1888) erwähnt, daß das *Oedema indurativum* der primären und sekundären Periode die sie veranlassenden Formen der Syphilis (Sklerose und
Papeln) überdauern kann und die bindegewebige Hyperplasie eine bleibende pathologische
Veränderung darstellt, für die in manchen Fällen der von BIDON zuerst gebrachte Name
eines *Syphiloma hypertrophicum diffusum* zutrifft, während PICK dafür die Bezeichnung
„sklerotisches Ödem" vorschlug und sie mit Erkrankungen der Lymphgefäße und Drüsen
in Zusammenhang brachte. Gummen der Weichteile, periostale und ostale Affektionen
der Unterschenkelknochen führen nach ihm zur Elephantiasis.

Über elephantiastische und ulcerative Veränderungen des äußeren Genitales und Rectum
hat BANDLER (1899) bei Prostituierten berichtet, er fand daneben fast stets floride oder
abgelaufene syphilitische Prozesse, konnte vielfach die Erkrankung vom Primäraffekt
bis zur Entstehung der Affektion beobachten, fand Fälle, bei denen keine Mitbeteiligung der
Lymphdrüsen anzutreffen war und erzielte durch antiluetische Behandlung eine entschieden

günstige Beeinflussung des Prozesses. Auch Waelsch (1902) kam zu der Ansicht, daß bei Entstehung der Elephantiasis vulvae der Syphilis eine große Rolle zufalle; Vorbedingung schien ihm zu sein, daß bei totaler Verlegung der gesamten Lymphbahnen auch die Venen (durch Endo- und Mesophlebitis) so hochgradig verändert sind, daß sie die Funktion der Lymphabfuhr nicht übernehmen können. Winiwarter, ferner Tschlenow (1903) wiesen darauf hin, daß die Hauptrolle eher den Venen zufalle. Mraček sah diese Zustände 6 bis 23 Jahre, Balzer und Deshayes sogar 35 Jahre post infectionem. Sie können an den verschiedensten Körperstellen auftreten, wenn auch die Genitalien bei beiden Geschlechtern wohl wegen der dort von Anfang an reichlicher vorhandènen Spirochäten bevorzugt sind.

    Schwellungen der Lippen sah Mraček in mehreren Fällen, Eichhorst [5 Jahre post. inf., seit 1 Jahr bestehend, Syphilis allerdings nicht sicher erwiesen (Jessner)], Whitfield (14 Jahre post infect., seit 2 Jahren bestehend, gleichzeitig mit Schwellung des Praeputiums, das zum Teil entfernt werden mußte, später Geschwüre am Mundwinkel), zuletzt (1925) Freudenthal (24 Jahre post infect. neben lymphstrangähnlicher Infiltration längs der Mandibula). Auch Pusey erwähnt eine solche spezifische *Makrocheilia*, die sich auf antisyphilitische Behandlung bessert. Sie verdankt nach Pusey ebenso wie die Elephantiasis der Zunge *(Makroglossia)* ihre Entstehung einer Verlegung der Lymphgefäße infolge spezifischer Lymphangitis oder einer sekundären Lymphangitis im Anschluß an offene Syphilide. Pringle beschrieb eine syphilitische Elephantiasis eines *Armes* ohne sichtbare Läsion der Oberfläche. An den *Beinen* beobachtete Adamson beiderseitige enorme Verbreiterung mit tertiären Prozessen, Sáinz de Aja rechtsseitiges Ödem infolge Schwellung der Inguinaldrüsen (6 Jahre post infect.), Lintz 3 Fälle von einseitiger Elephantiasis (Filarien negativ, Wa.R. positiv, Besserung unter spezifischer Behandlung). Lintz mahnt, überall, wo Filarien nicht gefunden werden, an Syphilis zu denken. Enorme Verbreiterungen der Beine durch diffus-gummöse Erkrankungen sind ja bekannt, auch die Bonner Klinik besitzt eine solche Moulage; trotzdem wird die Affektion von chirurgischer Seite nicht selten für maligne gehalten und als Indikation zur Amputation angesehen.

    Über *tertiärsyphilitische Elephantiasis des männlichen Gliedes* mit oder ohne tertiärsyphilitische Ulcerationen bzw. klinisch wahrnehmbare Lymphangitiden hat Buetterlin (1908) näher berichtet. Ein Fall Whitfields wurde schon (bei den Lippen) erwähnt. *Kombination einer solchen Elephantiasis mit derjenigen des Scrotums* sahen Balzer und Deshayes (35 Jahre post inf., „oedème scléreux chronique"), Emery und Glantenay (25 Jahre post inf., Glied auf das Dreifache seines ursprünglichen Volumens vergrößert; denselben Kranken sahen 5 Jahre später Hallopeau und Jomier), ferner Fournier und Milian (6 Jahre post inf., 6 Monate nach gummöser Perforation des Scrotums), Ravogli (bei Ulcerationen der Leistengegend), derselbe (2 Jahre nach Geschwür auf der Glans, am Penis beginnend und innerhalb von 3 Jahren zu diffusem Syphilom des Scrotums führend), Donagh (Umfang des Scrotums 67 cm, gegenüber 31 cm nach der spezifischen Behandlung), Villapadierna (9 Jahre post inf. bei Penisnarbe eines ulcerierten Gummas) und Schwank (strangförmige Infiltration auf dem Dorsum penis — entsprechend dem Lymphgefäß —; walnußgroße Schwellung der Inguinaldrüse, darin mikroskopisch miliare Gummen mit dichter bindegewebiger Infiltration, die völlig das adenoide Gewebe verdrängt hatte). Auch *isolierte syphilitische Elephantiasis* des *Scrotums* (mit warzigen, meist wohl auf dem Boden von Lymphangiektasien entstandenen Papeln) kommt vor (Marshall).

    Bei *Frauen* sind *elephantiastische Verdickungen der Labien* noch häufiger; sie wurden gesehen von Terzaghi (mit Beteiligung der Urethra), von Gravagna in 3 Fällen; er konnte in einem Falle 7 Jahre nach dem an der Schamlippe gelegenen Primäraffekt und 5 Jahre nach Ausbildung des chronischen harten Ödems Spirochäten versilbern und nennt als weitere Beobachtungen mit syphilitischer Ätiologie die Fälle von Mazniotti, Jarner, Lanais, Winckel, Veh und Castelnuovo. Auch die Bonner Klinik besitzt die Moulage (Nr. 210) einer 49 jährigen Frau, die seit 4—5 Monaten eine Vergrößerung des rechten großen Labiums mit Geschwürsbildung aufwies. Archangelskaja sah eine enorme Zunahme der Elephantiasis der äußeren Geschlechtsorgane bei einer Patientin, die vor 3 Jahren Syphilis erworben hatte, während der Gravidität. P. W. Howle sah bei einer Negerin eine Vergrößerung beider Labien, die bis zu den Knien hingen, ulceriert waren und Lymphe austreten ließen (Wa.R. positiv). Nach Excision Rezidiv, nach zwei Salvarsaninjektionen rasche Heilung. Oft ist die *Elephantiasis der weiblichen Genitalien kombiniert mit einer solchen des Afters* [Bandler, Ravogli (Abb.)]. Gravagna nennt als die verbreitetste und gesichertste Ursache dieser Verdickungen *Syphilis*, daneben Gonorrhöe, Schwangerschaft, Filaria, Streptococcus Fehleisen, Anämie und geschlechtliche Betätigung. Wie weit eine solche *differentialdiagnostisch* wichtige Erkrankung allein vorliegt oder verschlimmernd in Betracht kommt, muß von Fall zu Fall entschieden werden.

    Histologisch fand Tschlenow bei Elephantiasis die Lymphgefäße erweitert, das Epithel gequollen, Ravogli die Lymphgefäße durch Fibrinkoagula verschlossen; beide erwähnen Veränderungen der Blutgefäße. Gravagna fand eine Hyperplasie des Bindegewebes, zum Teil Obliteration der Blutgefäße, Mac Donagh neugebildete Bindegewebszellen im

Corium und in den tieferen Lagen, weite Lymphräume mit einfacher Epithellage und peri-lymphangitischer Infiltration kleiner Rundzellen, Lymphocyten und wenig Plasmazellen: also *syphilitische Lymphangitis*, ADAMSON ein dichtes Netzwerk fibrösen Gewebes mit zahlreichen Bindegewebszellen, Plasmazellen, Pigmentzellen. Starke Gefäßveränderungen, nicht nur der Lymphgefäße, und beträchtliche perivasculäre Infiltrationen stehen meist im Vordergrunde des histologischen Bildes. Später kommt es zu zunehmender Organi-sation mit Verdichtung des Bindegewebes unter gleichzeitiger Verminderung der anfänglich vorhandenen, oft zahlreichen und bis zur Lymphangiektasenbildung ausgebildeten Lymph-gefäßerweiterungen. Nach neueren Arbeiten JERSILDS entspricht das *Anorectalsyphilom* FOURNIERS (perianale wulstige, zylindrische Infiltration der Rectumschleimhaut, evtl. elastisches Ödem der großen Schamlippen) einer *Elephantiasis*, die sich auf *syphilitischer* Grundlage, aber auch durch anderweitige Infektionen (Ulcus molle) entwickelt und durch Narbenbildung in den erkrankten Leistendrüsen und Verlegung der Lymphwege bedingt wird.

Tertiärsyphilitische Lymphangitis innerer Organe. Die tertiärsyphilitische Lymph-gefäßentzündung an den inneren Organen ist bisher lediglich als pathologisch-anatomischer Nebenbefund gesehen worden. W. MOXON bzw. CORNIL fanden bei Sektionen Syphilitischer mit Gummen in Leber bzw. Magen ähnlich wie bei Magencarcinom eine beträchtliche Aus-dehnung der Lymphgefäße der Lunge. Auch HOMOLLE (zit. nach MAURIAC) kennt bei Pneumosyphilosen bereits eine „*lymphangite pulmonaire*". Die Bedeutung solcher Obduk-tionsbefunde wird von SALLE als „*surprise d'amphithéâtre*" gekennzeichnet. CORNIL sah bei einer 39 jährigen Frau mit syphilitischen Magen- und Leberveränderungen alle Drüsen am Tripus coeliacum voluminös und sehr hart, mit bloßem Auge an der Oberfläche und in der Tiefe beider Lungen knotige Stränge, erfüllt von opaker, graugelblicher Substanz. Der Inhalt dieser Lymphgefäße war halbflüssig, dicklich, an käsigen Eiter erinnernd. *Mikro-skopisch* waren die den Drüsen benachbarten Lymphgefäße geschwollen, dick und erfüllt mit Endothelien, auch in den Lymphgefäßen der Lungen fanden sich Endothelien und Lymphocyten, so daß CORNIL von einer *katarrhalischen Lymphangitis* spricht, die er als Folge der Bronchialdrüsenbeteiligung ansieht.

Behandlung tertiärsyphilitischer Lymphgefäßprozesse. Schon früher, wo nur Hg mit Jodkali zur Anwendung kam, war die Behandlung der *ulcero-gummösen Prozesse erfolgreich*, während die *elephantiastischen* sich *oft refraktär* verhalten oder nach anfänglicher Besserung einen Stillstand erreichen, der durch Hyper-plasie des Bindegewebes bedingt ist. Nunmehr würde man je nach Lage des Falles Salvarsan und Wismut mit der Jodtherapie kombinieren.

Kongenitale Syphilis. Bei der angeborenen Syphilis ist über Veränderungen großer Lymphgefäße wenig bekannt; was bisher gesehen wurde verlief ähnlich wie bei Spätlues.

Nach DOYEN bildeten die subperitonealen Lymphgefäße auf der Leber in einem Falle opaline Züge und schienen der Sitz einer gewissen Reizung zu sein (bei gleichzeitiger Ver-größerung aller Lymphdrüsen); mikroskopisch waren die Endothelien geschwollen, das Lumen vollgepfropft mit weißen Blutkörperchen und großen epithelialen Zellen; auch in einem zweiten Falle waren die Lymphstränge der Leber nach ihm sehr sichtbar, die Endo-thelien zeigten mikroskopisch vorspringende Kerne. Nach einer Beobachtung von SALLE bildete sich bei einem *22 jährigen Patienten* mit Hutchinsonzähnen im Anschluß an ein leichtes Trauma ein tertiärsyphilitisches Ulcus am Bein mit kleinen, knotigen, wenig schmerzhaften, harten, peripheren Lymphsträngen aus. Es blieben Haut und Zellgewebe wochenlang ödematös, ehe langsame Resolution eintrat.

B. Syphilis der Lymphdrüsen.

Einleitung.

Wenn im folgenden die alte Bezeichnung *Lymphdrüsen (Lymphoglandulae)* gegenüber der richtigeren *Lymphknoten (Nodi lymphatici)* bevorzugt wird, so geschieht dies deshalb, weil in allen Sprachen bei der Pathologie der Syphilis die Bezeichnung Lymphdrüsen so vorherrscht, daß ich mich nicht entschließen kann, sie heute schon — etwa bei regionärer Drüsenschwellung, allgemeiner Drüsenschwellung, Drüsenpunktion, Drüsenpunktat, Drüsen-erkrankungen — durch Lymphknoten zu ersetzen.

Eingedenk des von VIRCHOW (1859) geprägten Satzes: „Was an den eigent-lichen Lymphdrüsen geschieht, das findet sich auch an den ihnen verwandten

Teilen, insbesondere an den Follikeln der Zungenwurzel, des Pharynx und der Tonsillen", sei daran erinnert, daß neben den *hochorganisierten Lymphorganen (Nodi lymphatici)* einfacher gebaute, lymphbildende Organe, *einfache Lymphorgane (Noduli lymphatici)* in Frage kommen.

Nach Braus kommen im Netz weißliche Flecken vor, welche wegen ihrer äußerlichen Ähnlichkeit mit Flecken verschütteter Milch als Milchflecken (Tâches laiteuses) bezeichnet werden und Anhäufungen von Lymphocyten im retikulären Bindegewebe darstellen. In vielen Schleimhäuten findet man ferner Anhäufungen von Lymphocyten, welche die Form einer Kugel oder einer Pyramide haben, *Noduli lymphatici solitarii* oder Follikel. Sie alle haben gemeinsam, daß sie im Zentrum eine helle Stelle, das Keimzentrum, besitzen können. Größere Knötchen wölben die Oberfläche der Schleimhäute etwas vor, besonders wenn sie entzündlich geschwollen sind. So weist Braus darauf hin, daß man nicht selten an der hinteren Rachenwand vom Munde aus die Schleimhaut körnig verdickt sieht wie die Oberfläche einer Erdbeere, weil dort zahlreiche einzelne Knötchen sitzen, welche in den Zwischenräumen zwischen den Gaumenmandeln und der Rachenmandel oder an der Stelle der letzteren den lymphatischen Schlundring vervollständigen. Man glaubt, daß die einzelnen Follikel vorübergehende Gebilde sind, entstehen und vergehen. Von gehäuften Lymphfollikeln (*Noduli lymphatici aggregati*) sind am bekanntesten die Peyerschen Flecken im Dünndarm; auch im Wurmfortsatz finden sich Anhäufungen dieser Art. Desgleichen werden die mantelförmigen Umhüllungen der Krypten beider Mandeln als Herde von Lymphfollikeln betrachtet.

Endlich gehören Ansichten hierher, die, von Ribbert ausgesprochen, auch bei der Leukämie Beachtung gefunden haben: Wenn man die *Haut in normalem Zustande* sorgfältig untersucht, so kann man in der Umgebung größerer Gefäße streckenweise kleine und deshalb nur wenig hervortretende *Bezirke lymphoider Substanz* nachweisen, die oft nur durch etwas retikuläres, mit vereinzelten Lymphocyten versehenes Gewebe angedeutet sind. Diese Stellen sind es, welche bei Entzündungen zu *lymphoiden Herdchen* anschwellen. Die sog. kleinzellige Infiltration hat seiner Meinung nach die Bedeutung eines lymphatischen Gewebes. Sie bildet sich hauptsächlich heraus durch Größenzunahme in der Norm bereits vorhandener, oft nur sehr wenig entwickelter Herdchen lymphoider Substanz. Aschoff (b) hat letzthin das *lymphatische Gewebe* (keimzentrenhaltige Follikel) und das *lymphoide Gewebe* (Gewebe aus Lymphocyten *ohne* Keimzentren) genauer präzisiert und unterscheidet auch in den Lymphknoten neben dem *retikulo-endothelialen lymphatisches* und *lymphoides Gewebe*.

Die *syphilitischen Veränderungen der einfachen Lymphorgane* sind mit Ausnahme der Hauterscheinungen wenig studiert und gehören streng genommen nicht zu meinem Abschnitt. Trotzdem sei kurz auf sie hingewiesen. Teils haben sie durch Veränderung der Rachenstruktur klinisches Interesse, teils durch den Nachweis der Syphiliserreger im Latenz- oder Sekundärstadium auf den anscheinend unveränderten Tonsillen (E. Hoffmann und Krulle, Guszmann, Campbell) diagnostischen Wert; auch bei *spezifischer Peritonitis*, wie sie in letzter Zeit von L. F. Meyer, Lomholt, Korach und Davigo mit fibrinösen oder diffusen adhäsiven Veränderungen beschrieben worden ist, wird man auf sie achten müssen.

Anatomie der Lymphdrüsen.

Die meist bohnenförmig gestalteten Lymphdrüsen besitzen an der Oberfläche eine Kapsel, von der ausgehend Trabekel das eigentliche lymphatische Gewebe (Rinden- und Marksubstanz) durchsetzen; hierzu kommen Lymphsinus, die, unter der Kapsel beginnend, gleichfalls ins Innere ziehen. Die bindegewebige Kapsel besteht aus zwei Schichten, einer äußeren aus lockerem und einer tiefen aus dichterem Bindegewebe; daneben besteht ein wechselnder Gehalt an elastischen Fasern, denen gelegentlich auch glatte Muskelfasern beigemengt sein können. Die klappenführenden Vasa afferentia treten an der Konvexität ein, die Vasa efferentia an der Konkavität (dem Hilus) aus. Das Lumen der Vasa afferentia erweitert sich zu dem Rand- oder Marginallymphsinus, in welchen das Endothel übergeht. Von hier aus dringen im Fetalleben vor die Intermediärsinus, welche das eigentliche Drüsenparenchym durchsetzen und die Zellmasse in der Nähe des Hilus in „Markstränge", entfernt vom Hilus in kugelige „Sekundärknötchen" (Follikel) teilen. Das im Innern der Drüse gelegene adenoide Gewebe ist durch ein von der Kapsel ausgehendes trabekuläres Maschenwerk durchsetzt und in seiner Lage fixiert. Mit diesem Maschenwerk in Zusammenhang steht ein retikuläres, aus sternförmigen Zellen, den sog. Reticulumzellen, entstehendes (cytogenes) Gewebe. Es bildet ein feines Netzwerk, vermag Bindegewebsfibrillen zu entwickeln und stellt gleichsam das Stroma der Lymphdrüsen dar, während das Parenchym von Lymphzellen gebildet wird. Soweit die Trabekel die Lymphsinus — wie ein kompliziertes Reusensystem (BRAUS) — durchsetzen, sind sie ebenso wie nach Ansicht der meisten Autoren das retikuläre Gewebe, von Endothel überzogen. Ob die sog. Endothelzellen der Sinus nur plattgedrückte Reticulumzellen sind, oder ob die Bildung des retikulären Gewebes den Sinusendothelien zuzuschreiben ist, ist noch strittig; wahrscheinlich sind sie gleicher Abstammung (BRAUS). Die Endothelien und retikulären Elemente der Drüse stellen ebenso wie in anderen Organen (der Milz) den *sog. retikulo-endothelialen Apparat* dar. Alle Zellen dieses Systems können durch Phagocytose an der Reinigung der Lymphe teilnehmen.

An den Stellen, wo der Endothelbelag eine Unterbrechung erleidet, steht dem Lymphstrom der Eingang in das eigentliche adenoide Gewebe offen.

Die *Rindenschicht* besteht aus Inseln heller, großer Zellen (der Lymphoblasten), welche — von den Endothelzellen der Blutcapillaren oder wie man neuerdings annimmt den Mesenchymzellen der Umgebung der Gefäße abgeleitet — die Keimzentren, nach FLEMMING die Bildungsstätte der Lymphocyten, darstellen. Zahlreiche Mitosen begleiten die Zellneubildung in den Keimzentren der Rinde, während ihre Menge in der *Marksubstanz* geringer ist; hier finden sich vorwiegend Lymphocyten. Die *Arterien* treten am Hilus ein und verlaufen ebenso wie die Venen zunächst in dem manchmal sehr breiten und derben Hilusstroma, dann weiter in den Trabekeln, von wo aus ihre capilläre Auflösung erfolgt zur Versorgung der follikulären Substanz der Knoten und Stränge. Die *Nerven* treten gleichfalls am Hilus ein und bilden Geflechte um die Gefäße. *Einzelne kleinere Blutgefäße* treten *auch an der konvexen Oberfläche* ein.

Es gelang JADASSOHN und v. MARSCHALKO auch in normalen Drüsen vereinzelte *Plasmazellen* nachzuweisen; ferner finden sich spärliche *eosinophile* und *Mastzellen* daselbst, endlich *Lymphocyten*, die keinen runden, sondern einen gelappten Kern besitzen und deswegen als „*leukocytoide Lymphocyten*" bezeichnet werden (STÖHR-SCHULTZE).

Eine eingehende Beschreibung ist von jeher FLEMMINGS *tingiblen Körperchen* zuteil geworden. Man glaubt in ihnen die Reste von Kernen zerfallener Zellen vor sich zu haben, welche karyolytisch zugrunde gegangen sind. Demgegenüber stellen die RUSSEL*schen Körperchen* Protoplasmareste dar.

Physiologie und Pathologie der Lymphdrüsen.

Die physiologische Bedeutung der Lymphdrüsen besteht in der mechanisch zweckmäßigen Anlage des feinen Maschenwerkes als *Filterapparat*, die *ergänzt* wird *durch* die

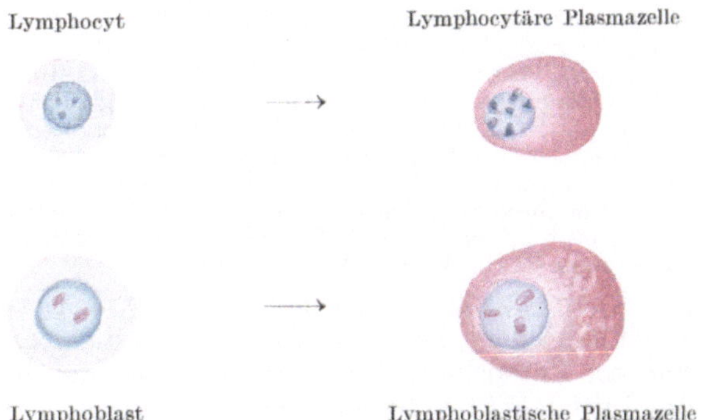

Abb. 4.
(Aus E. ZURHELLE: Rezente Syphilis der Lymphdrüsen. Arch. f. Dermat. u. Syph. Bd. 138, S. 368.)

phagocytäre Tätigkeit ihres *retikulo-endothelialen Apparates*. Ferner sind die Lymphknoten die *Bildungsstätte der Lymphocyten*, welche aus den Lymphoblasten der Keimzentren hervorgehen. HELLMANN, später HEIBERG haben versucht, diese Theorie FLEMMINGs über die Sekundärfollikel als Hauptbildungsstätte der Lymphocyten anzugreifen. Ersterer hat statt dessen die „Arbeitshypothese" aufgestellt, daß die Sekundärfollikel Reaktionsherde — „*Reaktionszentren*" — gegen in das lymphoide Gewebe eindringende Reizstoffe (Bakterien und andere toxische Körper und Stoffe) darstellen; die kleinen Lymphocyten der Randzone stammen nach diesen Autoren nicht von den großen Zellen der Keimzentren ab, sondern werden als Reaktionserscheinung seitens der Umgebung aufgefaßt. Ob diese neuartigen Anschauungen sich werden behaupten können, steht zur Zeit noch aus.

Die Reaktion der Lymphdrüsen auf entzündungserregende Reize ist außerordentlich verschieden. Ich habe diese verschiedenen Entzündungsformen mit den dabei auftretenden, bei Syphilis so besonders wichtigen *lymphocytären* und *lymphoblastischen Plasmazellen* in einer früheren Arbeit (1921) genau beschrieben. Die morphologischen Unterschiede der letztgenannten Zellarten sind aus dem vorstehenden Schema (Abb. 4) zu ersehen. Über die Funktion und den Zweck der Plasmazellen ist fast nichts bekannt; sie stellen wohl eine funktionelle Zustandsänderung der Lymphocyten dar. Schridde setzt *die lymphoblastischen Plasmazellen* als Fortentwicklungsstadium der *Lymphoblasten* in Parallele mit *den lymphocytären Plasmazellen* als entsprechende Stadien der *kleinen Lymphocyten.* Bei *syphilitischen Erkrankungen* liegt eine chronische, zur Bildung von Lymphocyten führende Entzündung vor, welche wir heute als *chronisch produktive Entzündung* bezeichnen würden, die zu einer *funktionellen Hyperplasie des Drüsengewebes führt.*

In letzter Zeit hat Bergel die *chemisch-funktionelle Gegenwirkung* der Lymphdrüsen in den Vordergrund gestellt; nach ihm sollen, wie wir später noch genau besprechen werden, *lipolytische* und *andere fermentartige Stoffe* wirksam sein.

Die regionäre Drüsenschwellung.
(Primäre bzw. regionale Skleradenitis syphilitica.)

Die *regionäre Drüsenschwellung* ist ein bis auf seltene Ausnahmen (s. S. 25) obligatorischer Begleiter jeden Primäraffektes, geeignet, durch ihr Vorhandensein das Augenmerk auf auch versteckte Infektionspforten zu lenken, durch den Grad ihrer Entwicklung die Dauer der Infektion anzudeuten, durch die Punktion in schwierigeren Fällen des Spirochätennachweises die Diagnose zu sichern, sowie durch ihre Beeinflussung durch die Therapie Anhaltspunkte für die Heilung zu geben.

Historisches. Alle Beobachtungen älterer Zeit, ehe bei venerischer Geschwürsbildung der Genitalien mit nachfolgender Leistendrüsenschwellung die Möglichkeit zwei ganz verschiedener Erkrankungen erkannt war, haben heutzutage nur mehr geringen Wert; eine ausführliche Darstellung davon geben Virchow und Neumann. Danach findet der Ausdruck „Bubo" sich schon bei Hippokrates und bezeichnet hier die Leistendrüsen selbst, oder höchstens eine Geschwulst derselben. Galen wandte den Ausdruck für Geschwülste der *verschiedensten* Lymphdrüsen an. Seit der Verbreitung der Syphilis erkannte man, daß der sog. *Bubo venereus* (Virchow fügt hinzu: vulgo poulain) ein Hauptzeichen der Krankheit sei, wie auch der *spanische Name* derselben *las bubas* andeutet. Immerhin blieb die klare Abgrenzung der regionären Drüsenschwellung vom Ulcus molle-Bubo Fallopia, Thierry de Hery (1552), Astruc (1754), Hunter (1756) und Benjamin Bell (1794) unbekannt; den hohen diagnostischen Wert der multiplen indolenten Drüsenschwellung zu erkennen, blieb Ricord, Rollet und Sigmund (1859) vorbehalten, an die sich weitere Beiträge von Salneuve, Delpech, Rebout, Musset, Robert, Bärensprung (1864), A. Fournier (1866) u. a. anschlossen. Man kam zu der These: „pas de chancre infectant sans bubon (Ricord)". Der Bubo folgt dem Schanker wie ein Schatten, er ist sein konstanter Begleiter (Ricord: constant, „fatal"). Ohne Lymphdrüsenschwellung hat die Verhärtung eines Geschwürs oder einer Narbe keinen Wert (Sigmund).

Pathogenese. Schon Bärensprung konnte 1860 aussprechen: Was sich in dem indolenten Bubo bildet, ist genau dasselbe wie die spezifische Schankerinduration. Schon vor Entdeckung der Spirochäte erkannte man, daß der Bubo als Metastase des Initialaffektes aufzufassen sei (Finger, 1885), d. h. als auf demselben pathologisch-anatomischen Vorgang wie der Initialaffekt beruhend, nicht als sympathisch oder symptomatisch einfach entzündliche Miterkrankung der Drüse. Die weiteren Untersuchungen lehrten dann, daß, wenn auch der makroskopische Weg vom Primäraffekt zur regionären Drüse meist nicht zu verfolgen ist, mikroskopisch fast immer eine *Lymphangitis* besteht (Citron), daß, wie im Tierexperiment (vgl. S. 30) zu beweisen gelang, die Erreger zur Zurücklegung des Weges bis zur Drüse nur äußerst kurze Zeit, nach Kolle sogar nur wenige Minuten benötigen.

Häufigkeit. Immerhin wird die begleitende Drüsenschwellung („bubon satellite") bisweilen nicht festgestellt; viel zitiert ist die Tatsache, daß Bassereau unter 380 Fällen 25 mal, Fournier bei 265 Männern 5 mal, bei 223 Frauen 3 mal,

Turati unter 493 Fällen 4 mal (im ganzen also unter 1361 Fällen 37 mal = 2%)
ihre Anwesenheit vermißten.

Das seltene **Fehlen der regionären Drüsenschwellung** sah außer Ehrmann (2 Fälle)
Einis (1903) in 6 Fällen von jugendlichen Personen, die während des 1. und 2. Stadiums
nicht die geringste Beteiligung des Lymphsystems aufwiesen. Ebenso wie Lane (1912)
und J. und E. Kottmaier (1916) auf Grund weiterer Beobachtungen neigt er der Ansicht
zu, daß die Syphilis in solchen Fällen, wo die älteren Kliniker von einem „Überspringen"
der Lymphbahn sprechen, besonders schwer verläuft. Kottmaier denken daran, daß die
Spirochäten direkt ins Blut gelangen und immunisatorische Stoffe sich nicht bilden können.
Auch Bergel hebt bei theoretischer Betrachtung über den schädigenden, virulenzab-
schwächenden Einfluß der Lymphdrüsen bzw. der lymphocytären Infiltration auf die
Syphiliserreger die alte Erfahrungstatsache hervor, daß diejenigen Fälle, die ohne Lymphdrüsenschwellung einhergehen oder die Fälle von Syphilis d'emblée ebenso wie die angeborene
Syphilis, wo die Spirochäten unmittelbar in den Blutkreislauf gelangen, gewöhnlich einen
sehr bösartigen Verlauf nehmen. Nach seiner Ansicht werden eben infolge des Ausbleibens
der lymphatischen Reaktion oder der Unwirksamkeit bzw. Unspezifität der Lipase keine
Antistoffe gegen das luetische Lipoid gebildet und die Wassermannreaktion bleibt oft
negativ. Endlich hat Almkvist Fälle von Schanker an der Unterlippe, den Augenbrauen,
der Zunge, Nase, Mitte des Rückens und zweimal von typischem Riesenschanker am inneren
Vorhautblatt ohne fühlbare regionale Drüsenschwellung gesehen. Über ein verzögertes
Auftreten und schnelles Verschwinden einer primären „syphilitischen" Leistendrüsenschwellung berichtet Arealis. Er sah einen Kranken mit einer kleinen oberflächlichen
Erosion der Glans, die er erst seit 24 Stunden bemerkt hatte. Erst 8 Tage nach Beginn der
Behandlung (nachdem Pat. bereits 0,15, 0,3 sowie 0,45, d. h. zusammen 0,9 g von 914 und
3 Injektionen Muthanol erhalten hatte) trat eine charakteristische Leistendrüsenschwellung
auf, die nach 48 Stunden wieder abklang, ehe der Schanker ganz verheilt war. Verf. denkt
daran, daß das Virus bereits durch die Behandlung verloren hatte und dadurch eine Schwellung erzeugte, deren Dauer von der Norm abwich. Nach E. Hoffmanns Erfahrung ist bei
genauester Palpation ein Fehlen der regionären Drüsen *sehr* selten; sie sind fast immer
vorhanden, manchmal allerdings gering entwickelt.

**Die regionäre Drüsenschwellung als erste Manifestation der Syphilis (Syphilis
à bubon d'emblée).** Auspitz (1873) erwähnt bereits, ebenso wie Mauriac (1878),
die sog. *„bubons d'emblée"*, die von Hunter beschrieben, von Ricord geleugnet,
von Mauriac selbst nicht gesehen, als indolente Tumoren auftreten und allgemeine
syphilitische Erscheinungen nach sich ziehen.

Hutchinson berichtet über einen Arzt mit geschwollenen Cubitaldrüsen, von denen
eine vereiterte. Geschwüre an der Hand waren auch bei genauester Untersuchung nicht
zu finden; auch der Kranke selbst hatte solche nicht bemerkt. Kurz danach trat ein sekundäres Exanthem auf. Hutchinson denkt an einen Nietnagel als Eingangspforte, zumal
Entbindung einer syphilitischen Frau vorhergegangen war. Mühlens (1906) punktierte
einen aus unbekannter Ursache entstandenen Bubo der linken Leiste und konnte nach
Giemsa Spirochäten färben. Sonst fand sich nichts. Kurz nach Einleitung einer Spritzkur
traten blasse Roseola und kleine Papeln am Oberkörper auf. Marcuse erwähnt 5 Fälle
von erweichten syphilitischen Bubonen ohne andere sichere Zeichen von Syphilis; die
Diagnose wurde durch den Erfolg der Therapie bestätigt. Audry und Chatellier (1921)
konnten sogar in 5 Monaten 5 Fälle beobachten, wo die erste Manifestation der Syphilis
durch eine vereiterte oder erweichte Leistendrüsenschwellung dargestellt wurde. Ein
Patient hatte eine völlig unbedeutende Erosion bemerkt, ein anderer hatte eine typische
Balanitis erosiva gehabt. Bei den drei anderen blieb die Eintrittspforte völlig unbemerkbar.
Im nächsten Jahre konnte Chatellier zwei weitere Fälle hinzufügen, wovon einer wegen
incarcerierter Hernie aufgenommen worden war. E. Hoffmann sah gelegentlich *Arzt-
infektion durch Stich ohne Primäraffekt*, aber mit harten Drüsen. Auch Behaegel sah
einen Fall.

Gougerot glaubt, daß die Spirochäten durch Haut und Schleimhaut eindringen können ohne Spuren ihres Weges zu hinterlassen. Er unterscheidet
drei Formen ohne Schanker: einmal *vereiterten Bubo* ohne Streptobacillen, im
Ausstrich Spir. pall.: positiv; dann *typische, harte, bewegliche, indolente Drüsenschwellung,* im Punktat Spir. pall.: positiv; endlich *vereiterten Bubo mit Streptobacillen,* nach dem üblichen Zeitraum Sekundärexanthem. May gibt die Anzahl
der ignorierten Syphilis, d. h. ohne sichtbaren Schanker aufgetretenen Syphilisfälle nach Ricord und Fournier auf 10% für die männlichen und 30% für die

weiblichen Fälle an, nach seinen eigenen Erfahrungen auf $8^0/_0$ resp. $20^0/_0$. Es entwickelt sich dann entweder eine Syphilis d'emblée oder eine *kryptogenetische Syphilis*. Unter letzterer versteht Verfasser diejenige Syphilis, bei der der Schanker übersehen wurde und rechnet zu dieser Kategorie auch jene Fälle, wo kurze Zeit nach einer schmerzlosen Drüsenschwellung Sekundärerscheinungen eintreten, ohne daß ein Schanker vorhanden war. Er empfiehlt deshalb ebenso wie Audry und Chatellier bei schmerzloser Drüsenschwellung die Hoffmannsche *Drüsenpunktion* zur Diagnose.

Regionäre Drüsenschwellung bei experimenteller Syphilis. Neisser, Bärmann und Halberstaedter fanden eine Entwicklung deutlicher primärer Drüsen bei höheren *Affen* (Schimpansen und Gibbons), weniger deutlich bei Orang-Utans und nur ganz ausnahmsweise und unvollkommen bei niederen Affen, konnten aber hin und wieder von ihnen abimpfen, wenn sie sie nach dem Tode herauspräparierten. Bei *Kaninchen* wurde eine regionäre Schwellung nach *Skrotum*impfung von Ossola und Truffi gefunden, nach *Hoden*impfung von Uhlenhuth und Mulzer. Mühlens und Tomasczewski konnten positive Überimpfungen vornehmen; Graetz und Delbanco trafen bei *Kaninchen* eine markige *Hyperplasie,* hatten aber große Schwierigkeiten, Spirochäten zu finden. Auch E. Hoffmann und ich konnten bei Kaninchen bei Impfkeratitis eine geschwollene Präaurikulardrüse bei der Sektion stets herauspräparieren. Bergel sah bei *Kaninchen* in Fällen ausgedehnter Hautinfiltration öfters 2—3 bis fast bohnengroße, ziemlich harte Leistendrüsen, bei geringerer Beteiligung der Haut linsen- bis höchstens erbsengroße, später auftretend, sich weicher anfühlend. Auch Frei sah Anschwellungen der Leistendrüsen meist in Fällen, bei denen sich starke, zur Verklebung mit dem Scrotum führende, diffuse Orchitiden entwickelten und nur vereinzelt bei circumscripter Orchitis. Eberson konnte in Lymphdrüsen von *Kaninchen* 7 Tage nach der Hodenimpfung, 26 Tage vor Auftreten des Primäraffektes, Spirochäten durch Überimpfung nachweisen (im Dunkelfeld: negativ). Brown und Pearce (1920) fanden bei Untersuchungen 2, 5 und 7 Tage nach der Infektion von *Kaninchen* unter die Scrotalhaut nach 5 und 7 Tagen deutliche Vergrößerung und Verhärtung der Inguinaldrüsen, die gewöhnlich dem Auftreten des Primäraffektes voraufgingen, während in den ersten 48 Stunden kaum oder gar keine Alteration der Lymphdrüsen festzustellen war. Zweimal fanden sie nach 7 Tagen Spirochäten im Dunkelfeld, in den übrigen Fällen, auch wo die Infektion nur 48 Stunden zurücklag und noch keine deutliche Veränderung der Drüse selbst bestand, war immer positive Überimpfung auf weitere Versuchstiere möglich. Eine Entfernung des Hodensackes mit dem Testikel 48 Stunden nach der Impfung konnte die Generalisierung nicht mehr aufhalten. Diese wichtigen Ergebnisse wurden zwei Jahre später durch größere Versuchsreihen ergänzt (s. Pearce und Brown, 1922).

Nach Abschluß des vorstehenden Beitrages über Syphilis der Lymphdrüsen im Tierexperiment im Januar 1926 hat die Bedeutung der Drüsen in der experimentellen Syphilisforschung im Gegensatz zu früher ganz unvergleichlich zugenommen. Zum großen Teil sind die Ergebnisse von Mulzer in Band XV dieses Handbuches (Experimentelle Syphilis) bereits ausführlich an verschiedenen Stellen dargestellt worden. Ich kann mich deshalb unter Hinweis darauf in dem folgenden Nachtrag kurz fassen.

Insbesondere hat die von Brown und Pearce sowie die von Chesney eingeführte Methode der Verimpfung der Poplitealdrüsen die experimentelle Forschung gefördert.

Nachdem Nichols und Walker durch erfolgreiche Weiterverimpfungen festgestellt hatten, daß es bei perscrotaler Verimpfung des Nicholsstammes zu einer Infektion der regionären Drüsen in 87,5$^0/_0$ kommt, was MANTEUFEL und WORMS an anderen Spirochätenstämmen bestätigen konnten, gelang KOLLE und EVERS der Nachweis, daß es sogar eine ganz *symptomlos verlaufende Syphilis-infektion* der *Kaninchen* gibt, und daß bei ganz symptomlosen Versuchstieren (Kaninchen und auch Meerschweinchen), den sog. „Nullern" KOLLEs, ein Haften der Spirochäten in den makroskopisch meistens unveränderten Drüsen zustande kommt. Ihre Anwesenheit in den Drüsen läßt sich durch Weiterverimpfung klarstellen; die von ihnen verimpften Poplitealdrüsen waren in 100$^0/_0$ infektiös, selbst wenn sie 80 oder gar 200 Tage nach der scheinbar ergebnislos verlaufenen Hodenimpfung exstirpiert wurden. Auch bei *intravenös* geimpften, scheinbar noch völlig gesunden Tieren konnte UHLENHUTH (ebenso wie MANTEUFEL und RICHTER) 139, 162 und 188 Tage nach der Infektion positive Resultate mit Poplitealdrüsenverimpfung erzielen; UHLENHUTH fand mit GROSSMANN sogar Spirochäten in den Poplitealdrüsen nach bloßem Einträufeln von Hodenemulsion in die Vagina unter Vermeidung einer Verletzung. MANTEUFEL und RICHTER haben nun geprüft, ob bei Kaninchen, die *nach intravenöser Infektion* zwar durch Drüsenverimpfung ein Vorhandensein der Spirochäten in den Drüsen, sonst aber niemals manifeste Erscheinungen gezeigt hatten, eine Infektions-immunität, d. h. ein Schutz der Haut gegen Reinfektion oder Superinfektion bestünde. Sie erzielten noch nach Ablauf von 86 Tagen eine *typische Super-infektion,* also nach einer Zeit, wo bei erfolgreicher Scrotal- oder Hodeninfektion eine Nachimpfung Erscheinungen an der Impfstelle nicht mehr erzeugt, und führten dies auf die Unterdrückung oder „Abdrosselung" der normalen Ablaufs-erscheinungen der experimentellen Syphilisinfektion beim Kaninchen zurück. Beim *Affen* konnte WORMS eine symptomlose Syphilis durch Weiterverimpfung von Drüsenmaterial feststellen.

Eine gleiche *symptomlose Syphilisinfektion* vermochten KOLLE und EVERS durch Drüsenverimpfung von Kaninchen zu erweisen, die *unter der Wirkung von Wismutdepots* standen und ergänzten dadurch ihre früheren Versuche, nach denen es erst nach Exstirpation der Wismutdepots zur Schankerbildung kam.

In derselben Weise konnten KOLLE und SCHLOSSBERGER dartun, daß es auch *bei Mäusen und Ratten,* Tierarten, die bisher als absolut refraktär gegenüber Syphilis galten, zu einer *symptomlosen Syphilisinfektion* kommt, wobei sie noch nach 4 Monaten Spirochäten auf Kaninchen überimpfen konnten. Auch die Möglichkeit einer *symptomlosen Superinfektion syphilitischer Kaninchen* mit Syphilisspirochäten eines heterologen Stammes konnte durch Verimpfung der Poplitealdrüsen festgestellt werden (KOLLE und SCHLOSSBERGER), ja selbst die Möglichkeit homologer Superinfektion bei bestehender Schankerimmunität durch Verimpfung von Inguinaldrüsen. KOLLE und SCHLOSSBERGER verimpften die genannten Drüsen von Tieren, die mit einem zweiten (heterologen) Stamm symptomlos superinfiziert waren auf solche Tiere, die nur mit dem einen oder anderen Stamme (NICHOLS, TRUFFI, KUZNITZKY usw.) einfach infiziert waren und konnten durch das Haften bzw. Nichthaften der neuen Impfung die Stammes-zugehörigkeit der aus der Drüse gewonnenen Spirochäten feststellen. [Genaueres darüber findet sich bei PRIGGE (a)]. Sie kamen in der *Frage der Syphilisimmunität* zu der nicht unbestrittenen (MANTEUFEL und WORMS) Auffassung, daß auch bei denjenigen Versuchstieren, bei denen die Infektionsimmunität zur Ver-hinderung der Schankerbildung tatsächlich vollkommen ausreicht, bei denen also eine „*Schankerimmunität*[1] (KOLLE) besteht, doch nur eine *Scheinimmunität*

---

[1] Im Gegensatz dazu konnte nachgewiesen werden, daß, wie das schon aus den Resul-taten von MANTEUFEL und RICHTER bei intravenöser Infektion hervorging, *symptomlos infizierte Tiere* eine *Schankerimmunität* gegen Nachimpfung mit dem homologen Stamm *nicht erwerben,* mindestens nicht immer (PRIGGE und ROTHERMUNDT).

vorhanden ist und ein Eindringen und eine Verbreitung der neu eingebrachten
Erreger, sowie deren Vermehrung in den Drüsen neben den von der Erstinfektion
her vorhandenen Spirochäten stattfinden kann. Erfahrungen mit Weiter-
impfungen solcher Drüsen ließen Kolle (c) beim Kaninchen eine „*Mono-
immunität*" gegen den erstmalig zur Impfung benutzten Stamm annehmen
gegenüber einer „*Panimmunität*" gegen alle Stämme, wie sie wohl beim Menschen
anzunehmen sei.

Auch zur *Lösung sonstiger Immunitätsfragen* wurde die Drüsenverimpfung
benutzt. So konnten Pearce und Brown (b) nachweisen, daß die experimentelle
Kaninchensyphilis in ein latentes Stadium übergeht, in dem das Lymphdrüsengewebe noch infektiös bleibt und mit Erfolg weiter verimpft werden kann;
nach Manteufel und Worms bleibt die von Pearce und Brown gefundene
latente Drüseninfektion, die sie in 80% ihrer Kaninchen antrafen, ziemlich
lange bestehen und heilt vielleicht überhaupt im Laufe eines Kaninchenlebens
nur ausnahmsweise restlos aus. Ferner glaubten Nichols und Walker, sowie
Worms (d) bei der Bewertung *prophylaktischer Maßnahmen*, Pearce und
Brown sowie Chesney und Kemp und später Grossmann bei der *Beurteilung
einer Ausheilung bei Syphilis von Versuchstieren an Stelle der früheren Organbrei-
verimpfung* eine *Drüsenverimpfung* (der Poplitealdrüsen) im wesentlichen mit
gleichen Resultaten vornehmen zu können. Vergleichende Untersuchungen
mit der früheren Methode der Reinokulation einerseits und der Methode der
Drüsenverimpfung andererseits wurden von Voegtlin und Dyer angestellt.
Sie kamen zu dem Schluß, daß die Methode der Drüsenverimpfung vorzuziehen
sei, verhehlten sich aber nicht die Schwierigkeiten bei negativem Ausfall (Notwendigkeit einer Wiederholung der Verimpfung usw.). Frei fand in allen Fällen
Übereinstimmung zwischen den beiden Methoden. Die Drüsenverimpfung
wurde zur Beurteilung des Resultates einer Früh- bzw. Spätbehandlung (in
der „Drüsenlatenzperiode") vielfach angewandt, besonders auch zwecks Abgrenzung des Zeitraumes, wie lange nach der Infektion eine Heilung überhaupt
noch möglich sei (nach Kolle regelmäßig innerhalb der ersten 45 Tage, aber
nicht mehr nach 90 Tagen). Trotz völliger Heilung (negative Drüsenverimpfung)
negativ verlaufende Reinfektionsversuche bei *spätbehandelten* Tieren führten
zu der Schlußfolgerung einer *aktiven* (humoralen) *Immunität* bei Syphilis [Ches-
ney und Kemp (c), Manteufel und Worms]. Sie wurde von Kolle und Prigge
bestritten, welche trotz Bestehens der Schankerimmunität ein Eindringen
der zur Superinfektion verwendeten Spirochäten in die Inguinaldrüsen und
Poplitealdrüsen, d. h. also eine neue Durchseuchung des Körpers mit Spirochäten nach Behandlung in der Spätperiode fanden.

In letzter Zeit haben auch Chesney und Kemp (d) bei Kaninchen, die zuerst
mit Nichols-*Virus* geimpft, dann über 150 Tage nach der Infektion mit Arsphenamin behandelt worden waren, Reinfektionsversuche mit demselben Virus
vorgenommen und durch Poplitealdrüsenverimpfung eine *kryptogenetische
Reinfektion nachgewiesen.*

Insbesondere haben nun Kolle und Prigge, während auch Grossmann die
Möglichkeit einer Heilung durch Spätbehandlung annimmt, darauf hingewiesen,
daß das Fehlen der Spirochäten in den Lymphdrüsen noch nicht beweist, daß
nun auch in allen übrigen Organen keine Spirochäten enthalten sind. Prigge
hat Versuche angestellt, die zeigen, daß bei behandelten aber nicht sterilisierten
Tieren die Lymphdrüsen *vorübergehend* frei von Spirochäten werden können,
daß aber die Spirochäten *nach einiger Zeit wieder in die Lymphdrüsen eindringen.*
Er bezeichnet deshalb die Methode der Drüsenverimpfung, die sich bei unbehandelten Tieren ausgezeichnet bewährt hat, bei chemotherapeutisch behandelten
Tieren zur Feststellung einer gelungenen Sterilisierung als unzuverlässig und

läßt für diesen Zweck nur das *Reinfektionsverfahren* gelten. Schließlich konnte
WORMS (c) sogar mitteilen, daß auch bei unbehandelten experimentell-syphili-
tischen Kaninchen in der Latenz die verschiedenen Drüsen ein und desselben
Tieres keineswegs immer übereinstimmende Verimpfungsresultate ergeben.

MULZER (b) hatte sogar bei Tieren mit manifesten Erscheinungen mit der
Poplitealdrüsenverimpfung mehrfach keinen Erfolg und rät bei „Nuller"-
Tieren mehrere Methoden (Hoden-, Drüsen-, Blut-, Organbreiverimpfungen,
Liquoruntersuchung) vorzunehmen, wenn man daraus Schlüsse auf das Nicht-
vorhandensein von Syphilis bzw. auf Heilung derselben beim Menschen als
Spender des Ausgangsmaterials ziehen will.

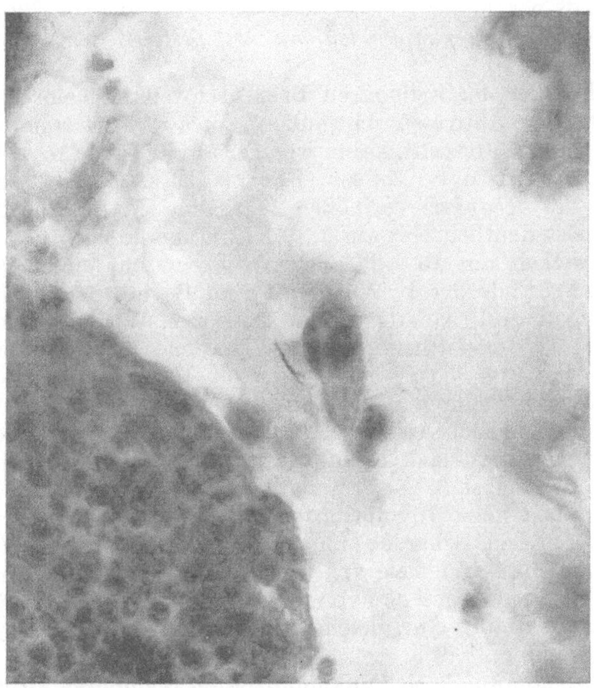

Abb. 5. Versilberte Spirochäte (Teilungsform?) im Randsinus der Leistendrüsen eines Kaninchens,
24 Stunden nach der Infektion (subscrotale Taschenimpfung mit Schankerstückchen).

Weiterhin nötigt die Kenntnis der symptomlosen Syphilis dazu, bei negativem Ausfall einer Versuchsreihe zu oben genannten Zwecken Drüsenüber-
impfungen von den negativ gebliebenen Tieren auf weitere Tiere vorzunehmen,
um in der 2. oder 3. Tierpassage erst zu manifesten Erscheinungen zu gelangen.

Auch die *Gewinnung neuer Spirochätenstämme* konnte durch die Drüsenverimpfung wesentlich gefördert werden, da die zunächst nicht seltene symptomlose Infektion nunmehr im Gegensatz zu früher zur Weiterzüchtung Verwendung
findet, bis nach einigen Tierpassagen eine größere Regelmäßigkeit in der Schanker-
entwicklung erreicht ist. Als Beispiel konnten PRIGGE und ROTHERMUNDT die
Impfergebnisse bei einem neugewonnenen Syphilisstamm in Form eines Stamm-
baumes darstellen.

Über *die Geschwindigkeit des Eindringens der Spirochäten von der Impfstelle
in die Lymphdrüsen* wurden Tatsachen aufgedeckt, welche für die früher so weit-
gehende Bewertung lokaler prophylaktischer Maßnahmen stark einschränkende

Gesichtspunkte ergaben. Die bisherigen Befunde von Brown und Pearce, welche 48 Stunden nach der Impfung positive Weiterverimpfungen aus der Drüse vorgenommen hatten, wurden durch Kolle und Evers überholt, die bei Kaninchen 30 Minuten, bei Meerschweinchen bereits 5 Minuten nach der percutanen Impfung am Scrotum durch Weiterverimpfung Spirochäten in den regionären Lymphdrüsen (Inguinal- bzw. Poplitealdrüsen) nachweisen konnten; dabei handelte es sich beim Meerschweinchen um eine Strecke von etwa 5 cm Weglänge. Ich (c) selbst konnte Spirochäten (darunter Teilungsformen?) demonstrieren, die ich 24 Stunden nach der Impfung *im Randsinus der Inguinaldrüsen* von Kaninchen im *Gefrierschnitt* darstellen konnte. Die Frage, wann die Barriere der Lymphdrüsen überstiegen wird, konnten Strempel und ich (d) dadurch beantworten, daß wir in zwei Fällen bereits *1 Tag und 18 Stunden* nach der Impfung positive *Weiterverimpfungen mit Milzpreßsaft* der Versuchskaninchen vornehmen konnten.

Beginn und Dauer der regionären Drüsenschwellung beim Menschen. Die Zeitangaben über ihr Auftreten schwanken: *Nach der Infektion* verlaufen mitunter nur 8—14 Tage (Joseph), kaum weniger als 10 Tage (M. v. Zeissl), meist 3—4 Wochen (H. und M. v. Zeissl, Finger, Ehrmann, Citron), *nach dem ersten Auftreten des Schankers* verfließen 2—3 Tage (Mauriac), die Schwellung ist nach ihm meist deutlich erst am 7., 9., 12. Tage, hinsichtlich Volumen und Härte voll entwickelt am 15.—25. Tage. Sie entsteht einige Tage (Joseph, Auspitz, Finger), Ende der 1. Woche oder zu Beginn der 2. Woche nachher (Fournier, Jeanselme), Anfang oder Mitte der 2. Woche (Jesionek), in der 1. oder 2. Woche (Wolff-Mulzer, Zieler), in den nächsten drei Wochen nach dem Schanker (Pinkus). Bärensprung und Hebra (zit. nach Jesionek) sahen die Drüsenschwellung nach Inokulationsversuchen mit Syphilisvirus schon am 8.—11. Tage nach Auftreten der Impfpapel. *Die Dauer* der regionären Drüsenschwellung beträgt nach Fournier in minimo einige Wochen, im Mittel 2 Monate, zuweilen selbst 3, 4—5 Monate; sie erhält sich auch bis 6 Monate, mitunter scheint fast keine Involution einzutreten (Bergh, zit. nach Joseph). Sie überdauert oft den Schanker und wie sie vorher einen Wegweiser zum Primäraffekt darstellte, zeugt sie von seiner Existenz, selbst wenn keine Spur mehr von ihm besteht. Abgesehen von der Behandlung spielen wohl individuelle Verhältnisse für die Dauer eine gleiche Rolle wie für die Schnelligkeit und den Grad der Entwicklung.

Die klinischen Merkmale der unkomplizierten regionären Drüsenschwellung sind *Beweglichkeit, Härte* und *Schmerzlosigkeit* (mobilité, dureté, indolence); im übrigen gilt das Wort Ricords „une des adénopathies les moins inflammées, les moins importantes comme accidents, les plus pauvres en complications". Das gewöhnliche Bild ist das, daß die Drüsen in der ihnen eigenen Form vergrößert, hart, derb, verschieblich, rosenkranzartig und gut voneinander abgrenzbar aneinandergereiht sind. Die *Beweglichkeit* ist darauf zurückzuführen, daß gegenüber der die einzelne Drüse, entsprechend ihrer ursprünglichen Form, zur Schwellung bringenden Hyperplasie das periadenitische Gewebe nur in geringem Grade erkrankt; so bleiben die Lymphknoten einzeln und backen nicht zusammen (Wolff-Mulzer). Die charakteristische *Härte* ist knorpelartig (chondroide), stellt sozusagen eine Übertragung der Schankerhärte auf die Drüse dar (Ricord). Immerhin kommen Schwankungen vor, nicht immer besteht Übereinstimmung mit dem Schanker (Mauriac). So spricht Finger (zit. nach Joseph) von einer eigentümlichen prall-elastischen, einem prallgefüllten Luftpolster ähnlichen Konsistenz, aber auch von Steinhärte. Die *älteren Drüsen* dagegen schrumpfen zusammen, da sich die kleinzellige Infiltration in Bindegewebe umwandelt, und fühlen sich spindelförmig glatt, lederartig derb an (JOSEPH). Das dritte Merkmal, die *Schmerzlosigkeit* der „indolenten" Drüsen weist nur wenig Ausnahmen auf. Sie entspricht dem Mangel an akuten Entzündungserscheinungen (état aphlégmasique, froid). Nur im ersten Beginn wird gelegentlich über leichten Schmerz (LESSER, ZIELER) oder dumpfes Ziehen oder Spannung (SIGMUND) geklagt. Die *Fingersklerosen* sind manchmal verbunden mit sehr schmerzhaftem Achselbubo, also ganz wie ein Panaritium (PINKUS); in seltenen Fällen entstehen bei Primäraffekt im Gesicht große, brettharte, schmerzhafte, mit der Haut und der Umgebung verwachsene Geschwülste, die aber meist nicht durch Spirochäteneinwirkung allein, sondern durch Mischinfektion (ZIELER) bedingt sind. Besonders Primäraffekte am Mund neigen zu schmerzhafter Schwellung der Submaxillardrüsen. Sonst sah nur VÖRNER noch starke

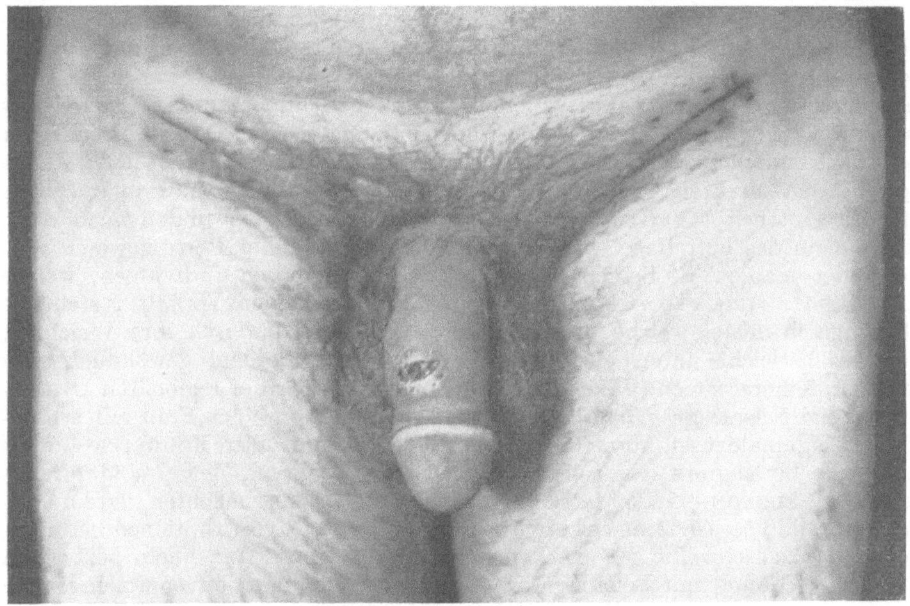

Abb. 6. Exstirpation syphilitischer Drüsen wegen falscher Diagnose.
P. H., 26 jähriger Mann. Letzter Coitus ca. Mitte Oktober. Am 4. 11. 1927 wegen geschwollener Leistendrüsen rechtsseitig, am 17. 11. linksseitig operiert. Einige Tage nach der ersten Operation bemerkte Patient ein Geschwür am Penis (P. A.). Am 20. 12. Einweisung in die Medizin. Klinik wegen Diphtherie-Verdacht (kulturell: keine Diphtheriebacillen). Am 22. 12. Verlegung zur Hautklinik (Syphilis II: Angina specifica, Psoriasis syphilitica palmaris etc.). Photographie vom 24. 12.

Schmerzen. MAURIAC sucht für *vorübergehende Schmerzen* eine Erklärung in Exzessen, Ermüdungen, reizenden Verbänden, Vulvitiden, Urethritiden, herpetischen Ulcerationen. Endlich kann durch Druck einer geschwollenen Drüse auf den Samenstrang und seine Nerven eine Schmerzhaftigkeit der Drüsenaffektion vorgetäuscht werden (JESIONEK). Die *Zahl* der geschwellten Drüsen schwankt nach der Lokalisation und der Anzahl der anatomisch vorhandenen Drüsen. Meist besteht eine polyglanduläre Schwellung : 2, 3, 4, 5, 6 oder mehr Drüsen sind befallen (*pléjade* RICORDS); FOURNIER konnte bei Autopsie einer Frau 11 Drüsen zählen. Meist entsteht ein syphilitischer Rosenkranz vergrößerter Drüsen, vergleichbar einer Gruppe von Haselnüssen, die unter die Haut gebracht sind. So schwellen an etwa die sämtlichen, als eigentliche Inguinaldrüsen bezeichneten Lymphdrüsen, die unmittelbar unterhalb des Ligamentum Pouparti auf der Fascia lata liegen (*panganglionäre Drüsenschwellung nach* AUSPITZ). Zuweilen sind sie durch Lymphgefäße miteinander verbunden, wie BASSEREAU durch Autopsie nachgewiesen hat. Mitunter besteht eine *adénopathie mono-ganglionnaire* (Jullien), es ist dann lediglich die Drüse betroffen, wohin die Lymphgefäße vom Schanker sich direkt wenden (Mauriac). Die *Größe* der ohne Komplikation geschwollenen wird mit Linsen, Erbsen, Bohnen, Haselnüssen, Walnüssen, selbst einem Taubenei (Finger) verglichen, während Anwachsen bis zur Größe eines Hühnereies zur Ausnahme gehört (Joseph). Meist finden sich große und kleine, gut voneinander abgrenzbare Drüsen nebeneinander, die bei mageren Individuen deutlich sichtbar vorspringen; diejenige Drüse, wo die vom Schanker kommenden Lymphgefäße münden, ist, wie Ricord schon beobachtete, häufig besonders groß *(ganglion direct ou ganglion anatomique de la pléjade)*. Schon Ricord, später Fournier, machte darauf aufmerksam, daß bei *phagedänischem Schanker manchmal keine Drüsenschwellung* zu finden sei. Neumann (zit. nach Jesionek) erklärt dies so, daß die infolge der Heftigkeit des Entzündungsprozesses eintretende Obliteration der Lymphgefäße die Schwellung der Lymphdrüsen hintan zu halten vermöchte. Über eine derartige Beobachtung der Bonner Klinik berichtet Frings. Andererseits erwähnt Citron große, teigigweiche und etwas schmerzhafte Drüsen, die nur bei phagedänischem Schanker vorkämen. Abweichungen von dem nach Vajda bestehenden direkten Verhältnis zwischen der Extensität des Primäraffektes und der Intensität der dazu gehörigen Drüsenerkrankung finden auch dann statt, wenn das betreffende Drüsengebiet Sitz anhaltender Reize gewesen war. So findet man z. B. bei ekzematösen oder pruriginösen Individuen, welche später Lues akquirieren, enorme, zum Primäraffekt in keinem Verhältnis stehende Drüsengeschwülste, welche aber von den syphilitischen durch ihre Weichheit und Größe leicht unterschieden werden können, außerdem gewöhnlich subinguinal, femoral sitzen (Joseph). Auf die *geringe Größe* der regionären Lymphdrüsen bei *Schwangeren* hat Emery bei Demonstration einer Frau mit erbsengroßen Inguinaldrüsen aufmerksam gemacht; vor ihm hatte Fournier auf die schwache Beteiligung des Lymphdrüsensystems während der *Gravidität* hingewiesen, Augagneur, später Grivet, auch E. Lesser machten darauf aufmerksam, daß *bei Greisen* schwere Schanker und intensive Eruptionen bei minimalen Drüsenschwellungen vorkommen. Nach Fournier blieb bei einem 62jährigen Manne mit Schanker am Glied und nur einer olivengroßen Drüse die Diagnose bis zum Auftreten der Sekundärerscheinungen zweifelhaft.

Sitz der regionären Drüsenschwellung. Die regionäre Drüsenschwellung ist bei dem häufigen *genitalen Schanker* in der Leistengegend lokalisiert, welche auch für einige andere Infektionsstellen (untere Bauchhaut, Anus und Umgebung) in Betracht kommt; für den *extragenitalen Schanker* sollen die verschiedenen Möglichkeiten der Lokalisation weiter unten erörtert werden.

Auspitz unterscheidet *neben den Femoraldrüsen sowie neben der* — als letzter Ausläufer der längs der Art. und Vena iliaca gelegenen 3—5 Gland. iliacae unter der Fascia lata gelegenen — Rosenmüller*schen Drüse* in der Lacuna vasorum (zwischen dem halbmondförmigen Rande des Lig. Gimbernati und der Vena cruralis) *drei Gruppen oberflächlicher Inguinaldrüsen.* Eine *Gruppe unter der Mitte des* Poupart*schen Bandes,* bestehend aus einer größeren Drüse und 2—3 kleineren, daran *medialwärts anschließend eine zweite Gruppe,* bestehend aus einer größeren Drüse und einer veränderlichen Zahl kleinerer Drüschen, welche sämtlich in der innersten Partie der Schenkelfurche gegen die Schamgegend hin ihren Sitz haben, und endlich eine *dritte Gruppe* von meist kleineren Drüsen (1—4), welche an der unteren Grenze der Schenkelfurche, etwa an der Übergangsstelle des zweiten in das dritte Drittel derselben genau der Fossa ovalis der Fascia lata entsprechen und die Grenze der Leistendrüsen gegen die Schenkeldrüsen darstellen. Er bespricht auch *Varianten,* welche durch Zusammenfließen zweier, zu verschiedenen Gruppen gehöriger Drüsen entstehen können. Nach ihm *münden* die *Lymphgefäße* der unteren Extremität vom Fuße an in die Femoraldrüsen oder in die dritte Gruppe, diejenigen der unteren Bauchwand, ebenso wie von Gesäß und Mittelfleisch in die erste und zweite Gruppe, der Genitalien in die zweite, aber auch in die erste und dritte Gruppe. Horowitz und v. Zeissl lassen die Lymphgefäße des *Penis* in die am meisten medial, diejenigen des *Scrotums* in die mehr lateral und unten liegenden inguinalen Knoten einmünden. BRUHNS unterscheidet nach Untersuchungen an 56 Leichen mit der GEROTAschen Injektionsmethode von Farbenmischungen *fünf Gruppen von Leisten-drüsen*: 1. eine obere, in der Leistenfurche gelegene, 2. eine untere, unterhalb der Einmündungsstelle der V. saphena in die V. femoralis, 3. eine innere, um diese Einmündungsstelle herum, 4. eine äußere (außerhalb der V. saphena), 5. eine mittlere, oft nur aus einer Drüse bestehend im Zentrum der ersten vier Gruppen. Er selbst nennt die drei erstgenannten Gruppen die konstantesten. Er fand stets Verbindungsäste zwischen diesen Gruppen, die auch HOROWITZ und v. ZEISSL erwähnen.

Nach diesen anatomischen Verhältnissen ist es verständlich, daß der *Sitz* der sog. *anatomischen Drüse* der *Plejade* je nach der Zutrittsstelle des zuführenden Lymphgefäßes in das oberflächliche Drüsengebiet der Leiste in weitem Maße wechselt. So können Primäraffekte an den *Beinen,* der *unteren Bauchwand,* den *Genitalien,* dem *Anus* und *Umgebung* übereinstimmend und doch in anatomisch bedingter Verschiedenheit die *Leisten-* und auch *Femoraldrüsen* in Form der regionären Drüsenschwellung beteiligen, bei seitlichem Sitz des Schankers zunächst auf derselben Seite, dann auch auf der gegenüberliegenden, bei medianem Sitz gleichzeitig auf beiden Seiten (MULZER). Da, wie v. ZEISSL und HOROWITZ nachgewiesen haben, Lymphgefäße von der linken oder rechten Seite des Penis auch zu Lymphknoten der entgegengesetzten Seite führen können, so kann auch in Ausnahmefällen eine *Kreuzung* zustande kommen und ein Lymphknoten oder eine Lymphknotengruppe auf der entgegengesetzten Seite anschwellen (v. ZEISSL, FOURNIER). KYRLE nimmt als Erklärung an, daß das ganze Lymphgefäßsystem in diesem Abschnitt bei der Anlage eine abnorme Drehung erfahren hat. Endlich erwähnen WOLFF-MULZER ein kleines, am *Mons veneris* gelegenes Lymphdrüschen, das man nicht selten gleichfalls syphilitisch erkrankt findet. JESIONEK weist darauf hin, daß die Lymphgefäße, besonders die tieferen des Penis, deren Wurzelgebiet die *Glans* ist, eventuell direkt zu den tieferen Lymphknoten im Becken führen und dann unter Umständen außen keine Drüsen zu fühlen sind. Er zitiert M. v. ZEISSL und HOROWITZ, wonach die Lymphgefäße des äußeren Genitales sich teilen können in einen Ast zu den Leistenknoten und einen anderen zu den Beckenknoten, so daß also auch die *Iliacaldrüsen* in den Bereich der regionären Drüsen bezogen werden können. Vornehmlich ist das der Fall bei Primäraffekt an der *Portio vaginalis uteri,* der häufig auch Lymphdrüsenschwellungen in den breiten Mutterbändern zur Folge hat (JESIONEK); die Erkrankung der Inguinaldrüsen in solchen Fällen, die nach BUSCHKE meistens auch befallen werden, entsteht nach ihm erst sekundär durch anastomosierende Lymphgefäße von dem zuerst erkrankten Abdomen. Auch wir halten diese Schwellung nicht für eine primäre, regionäre Erkrankung, sondern für eine Anteilnahme dieser Drüsen an der allgemeinen Schwellung. LOUSTE, DUCOURTIOUX und LOTTE erörtern ausführlich im Anschluß an einen Fall von Ulcus molle im Gebärmutterhalse mit vereitertem Bubo in der Leistenbeuge die Möglichkeit, daß auch der syphilitische Schanker der Cervix Leistendrüsenschwellungen hervorruft und führen entsprechende Beobachtungen von MAURIAC und FOURNIER an. Letzterer bemerkt ausdrücklich, daß mehrfach Leistendrüsenschwellungen beobachtet worden sind, wenn auch theoretisch eine solche der Beckendrüsen vorwiegen muß, die naturgemäß unbemerkt verläuft. Sie erwähnen auch den Einwand, den man erheben könnte, daß nämlich kleine Schanker der Vulva unbemerkt blieben. Außer den *Glandulae iliacae externae,* welche vom hinteren Schenkelring bis zur Arter. iliac. commun. zu beiden Seiten der Vasa iliaca externa liegen, und den *Gl. sacrales* kommen die *gl. hypogastricae* hier noch in Betracht (JOSEPH), die bei Vaginalschanker zuerst anschwellen können.

Bei **extragenitalem Sitz** des Schankers am Kopf ist Sitz der regionären Schwellung die nächstgelegene regionäre Drüse, so für die *Stirne,* wie PAUTRIER und ZIMMERLIN vor kurzem sahen, die *präaurikuläre* Drüse, ebenso für die Augenlider (und Conjunctiva; Simon sah bei Schankererosion der Conjunctiva starke Schwellung der Präaurikular-, Submaxillar- und Cervicaldrüse); für die *Nase* hier und da die *präaurikulare,* sonst die *submaxillare* Drüse (Seifert). Die Schwellung hier ist verhältnismäßig häufig schmerzhaft und läßt *differentialdiagnostisch* sogar an Angina Ludovici denken (Seifert). Bei Schanker am *Ohr* sind die benachbarten Drüsen *(aurikuläre, cervicale, submaxillare)* meist geschwollen, nicht druckschmerzhaft (Kühne). Entsprechend den *Lippen* sind die *Submaxillardrüsen* geschwollen, jedoch erwähnt Jesionek neben diesen häufig intensive Beteiligung der *Präaurikulardrüsen.* Dasselbe gilt nach ihm auch für das *Zahnfleisch.* Bei Sitz des Schankers an der *Unterlippe* oder dem dieser benachbarten Zahnfleisch ist auch die *Submentaldrüse* zuweilen geschwollen. Für die *Zunge* wird neben der *Gl. suprahyoidea* (Mauriac, Fournier) auch die *Gl. submaxillaris* (Power und Murphy) angegeben. Für die *Tonsille* gibt E. Hoffmann die unter dem vorderen Rande des M. sternocleidomastoideus, in der Höhe des Kieferwinkels gelegene Drüse an, Jesionek nennt auch hier neben der *Submaxillaris* als häufig die *Praeauricularis,* Gager sah bei linksseitigem Tonsillarschanker regionär zunächst die linksseitige, dann die rechtsseitige *Nackendrüse* geschwollen. Für das *Kinn* kommt die *Submaxillar-* und *Submentaldrüse* in Betracht. Die seltene *regionäre retropharyngeale Lymphdrüsenschwellung* konnte Gottron in zwei Fällen in Taubeneigröße bei Lippenschanker beobachten. Diese *Lymphadenitis retropharyngealis* hat zur Voraussetzung eine Persistenz der meist atrophierenden Drüse zwischen Musculus constrictor pharyngis superior und Fascia praevertebralis. Bei Primäraffekt des *Halses* kommen die seitlichen *Cervical-* und *Supraclaviculardrüsen* in Betracht, für die *obere Hälfte des Rumpfes* die *Axillardrüsen,* für die *untere* die *Leistendrüsen.* Für die *mittlere Rumpfgegend* nennt Fournier *Axillar-* und *Leistendrüsen,* so daß ein *vierfacher Bubo* zustande kommen kann. Er nennt den *Nabelschanker* „célèbre par ses quatre bubons" und sah selbst zwei Fälle mit vierfachem Bubo. Oelze denkt daran, daß unter Berücksichtigung der *Infraclaviculardrüsen* ein *sechsfacher,* sowie der *Paramamillardrüsen* sogar ein *achtfacher Bubo* für diese Gegend möglich und zu beachten sei. Bei Schanker der *Mamma* schwellen an die Axillardrüsen und diejenigen am vorderen Rande des M. pectoralis (Mauriac), die Gl. subpectorales (Fournier) oder Gl. sternales, die etwa in der Mitte zwischen Mamilla und vorderer Achsellinie (Joseph) bzw. etwa handbreit unter der vorderen Achselfalte neben der Brustdrüse (Pinkus) gelegen sind, mitunter auch die über dem M. pectoralis gelegenen Drüsen (Citron). Für den *Arm* kommen die *Axillardrüsen* in Betracht, für den 3., 4. und 5. Finger meist schon die *Cubitaldrüse,* häufig unter gleichzeitiger Beteiligung der Axillardrüsen. Huels konnte 17 Fälle von Schanker am *Zeigefinger* zusammenstellen, wo die *Axillar-* und *Cubitaldrüsen* achtmal gleichmäßig befallen waren, fünfmal die *Axillardrüsen,* viermal die *Cubitaldrüsen* stärker (die Axillardrüsen in den 17 Fällen also nur einmal mehr). Auch nach den Erfahrungen der *Bonner Klinik* (Kesternich) sind die *Axillardrüsen häufiger* befallen. Für das *Bein* nennt Fournier neben den *Femoraldrüsen* auch die *Drüsen der Kniekehle.*

Der Sitz der regionären Drüsenschwellung ist in vielen Fällen ein *Führer zum Auffinden versteckter Primäraffekte* in der Nähe der stärksten Schwellung und nach Abheilung des Schankers oft der *einzige Wegweiser für den Infektionsmodus.*

Die Mitbeteiligung benachbarter Drüsen auf dem Lymphwege kann unter Umständen weithin zu verfolgen sein; so sah Fournier bei Primäraffekt des Oberlides Schwellung der präaurikularen Drüse („bubon normal"), zwei Drüsen im Gebiet der Parotis und vier weitere aneinandergereiht vom Kieferwinkel bis in die Nähe der Clavicula. Auch wir konnten solche *etappenweise Schwellung* von Drüsengruppen beobachten.

Eine Fortsetzung der Drüsenschwellung in das Körperinnere ist bei Autopsien seit langem bekannt. Von den *oberflächlichen Leistendrüsen* aus werden allmählich in der Stärke abnehmend (Vajda) ergriffen die *tiefen Inguinaldrüsen,* die *Iliacaldrüsen* bis zu Mandel- und Olivengröße in übereinander, die Iliacalgefäße entlang gelagerten Gruppen, von denen z. B. die eine aus 5, die zweite aus 6 Drüsen bestehen kann (Fournier), einer *echten Plejade der Iliacaldrüsen* (Fournier, 5 Fälle), und die *Retroperitonealdrüsen* (Finger, 3 Beobachtungen) in Haselnuß- bis Walnußgröße.

An der *Bifurkation der Aorta* sah Fournier zwei Drüsen aufgelagert, welche zusammen die Größe einer Aprikose besaßen. Auch Buschke und Fischer sahen eine Beteiligung der *Retroperitonealdrüsen,* allerdings bei Komplikation mit Puerperalsepsis. Sogar *prävertebrale Drüsenschwellungen* unterhalb und oberhalb des *Zwerchfells* sind 7 Tage nach Auftreten des Schankers beschrieben (Gastou, zit. nach Dentillac). Eine Schwellung der *Gl. bronchiales* dürfte wohl schon zu den pathogenetisch andersartigen allgemeinen Drüsenschwellungen zu rechnen sein.

Der experimentelle Nachweis des syphilitischen Virus aus regionären Drüsen wurde bereits vor Entdeckung der Erreger durch positive Übertragung auf den Menschen (BUMM), sowie auf Affen (METSCHNIKOFF und ROUX, sowie NEISSER) erbracht. E. HOFFMANN konnte durch Impfung eines Affen mit Drüsenpunktat eine unklare Diagnose sicher stellen; er bildet (*Atlas*, Taf. II, 1 sowie III, 2) Überimpfungserfolge beim Affen mit Drüsenpunktionssaft ab. Auch MÜHLENS konnte in seinem erwähnten Falle von *Syphilis à bubon d'emblée* die durch Punktion gestellte Diagnose durch Überimpfung von Drüsensaft auf Affen und Kaninchen (letzteres intracorneal) experimentell stützen. Weitere positive Übertragungen erzielten NEISSER, BÄRMANN und HALBERSTAEDTER, sowie THIBIERGE, RAVAUT und BURNET. Auch ZABOLOTNY bevorzugte den Drüseninhalt gegenüber nässenden Papeln und hartem Schanker, weil das Virus darin am reinsten enthalten ist; deshalb ist nach negativen Kulturversuchen von BERTARELLI und VOLPINO die Lymphdrüse später für Kulturversuche bevorzugt worden, die zuerst MÜHLENS (1909) durch Einbringen eines Drüsenstückchens in erstarrtes Pferdeserum eine Spirochäte ergab, die morphologisch von der Spirochaeta pallida nicht zu unterscheiden war.

Die Punktion der regionären Drüsenschwellung (HOFFMANN*sche Drüsenpunktion*). Die von E. HOFFMANN empfohlene Punktion [1] hat uns unter genauer Beachtung der von ihm angegebenen Kunstgriffe (weite Kanüle, 10 ccm-Spritze, Untersuchung der peripheren Teile, Massage und Bohren in der Drüse, eventuell mehrere Drüsen punktieren, nicht nur die größte) so gute Resultate ergeben, daß wir Modifikationen, wie sie von SCHULZ, OELZE und SHIMODA (Zusatz von NaCl-Lösung) sowie SUTTON (Aq. dest.) zum besseren Ausspülen der Spirochäten bevorzugt werden, glauben entbehren zu können.

Schon in ihrem vorläufigen ersten Bericht haben F. SCHAUDINN und E. HOFFMANN zwei spezifisch erkrankte Leistendrüsen erwähnt, die exstirpiert und im Ausstrichpräparat untersucht worden waren. Am 4. Mai 1905 konnten sie (b) über 6 weitere Fälle berichten, wo die Drüsenpunktion indolenter Leistendrüsen jedesmal den Spirochätennachweis gestattete und gaben die genaue Technik an, wobei E. HOFFMANN hervorhob, daß der so gewonnene Drüsensaft auch zu Impfversuchen wohl geeignet sei. Am 17. Mai konnte E. HOFFMANN bereits 10, am 26. Oktober 30 positive Resultate vorweisen und nach wie vor bei unklaren Fällen die Methode als evtl. diagnostisch wichtig bezeichnen (gut ziehende Spritze, weite Kanüle, Massieren der Drüse zwischen den Fingern vorausgesetzt).

Gegenüber *negativen* Resultaten der Punktion von WECHSELMANN und LOEWENTHAL, HERXHEIMER und HÜBNER (3 Fälle), OPPENHEIM und SACHS (9 Fälle, davon 2 exstirpiert), SCHOLTZ, BERTARELLI und VOLPINO (4 Punktionen, 2 Exstirpationen), SOBERNHEIM und TOMASZEWSKI, BERTARELLI, VOLPINO und BOVERO, GALLI, VALERIO und LASSUEUR, sowie den negativen Ausstrichpräparaten durch RITTER und der negativen Versilberung durch SAKURANE mehrten sich schnell die *erfolgreichen Nachprüfungen* der Punktionsmethode durch PIELICKE (24. Mai, von 3 Punktionen 2 positiv), NOBL (24. Mai, 8 Fälle: 1 mal positiv), PLOEGER (3 Fälle: 1mal pos.), LIPSCHÜTZ (7 Fälle: 1 mal pos.), VOLK (14 Fälle: 1 mal pos.), RISSO und CIPOLLINA (4 Fälle: 1 mal pos.), ROSCHER (38 Fälle: 30 mal pos.), JENSEN (1 Fall: 1 mal pos.), RECKZEH (3 Fälle: 3 mal pos.), SIOLI (10 Fälle: 7 mal pos.), MENDOZA (6 Fälle: 6 mal pos.), DE SOUZA und PEREIRA (5 Fälle: 5 mal pos.), TSCHLENOW (3 Fälle: 3 mal pos.), MUCHA und SCHERBER (5 Fälle: 4 mal pos.), BANDI und SIMONELLI (1 Fall: 1mal pos.), BAYET und JACQUÉ (9 Fälle: 9 mal pos.), CORNELIUS (6 Fälle: 6 mal pos.), GROUVEN und FABRY (2 Fälle: 1 mal pos.), MÜHLENS (7 Fälle: 6mal pos.). *Weitere positive Befunde* erhielten WOLTERS, RILLE und VOCKERODT, FINGER und LANDSTEINER, FRAENKEL, GREEF und CLAUSEN, NICOLAS, FAVRE und ANDRÉ, ROTHE, KRZYSTALOWICZ und SIEDLECKI, ZABOLOTNY.

Eine Abbildung des nach GIEMSA gefärbten Punktionssaftes einer syphilitischen Leistendrüse bei frischer sekundärer Syphilis vgl. in E. HOFFMANNs Atlas (IX, 2).

---

[1] Vgl. auch E. HOFFMANN und EDM. HOFMANN: Morphologie und Biologie der Spirochaeta pallida. Dieses Handbuch Bd. XV/1, S. 60 und 61.

Weitere Literaturangaben macht Frühwald; von ihm ist auch ebenso wie von Mauelshagen der Versuch unternommen, die Autoren nach dem Stadium der Syphilis zu ordnen, in welchem die Punktion vorgenommen wurde.

Trotz Empfehlung der Punktion zur Diagnose durch v. Düring (3. Dez. 1905), K. Preis (1908) und Pontoppidan (1917) vermochte sich die Methode zunächst nicht ihrer Bedeutung entsprechend durchzusetzen.

Zum Teil lag das an der *Unsicherheit der Resultate*; so fanden Campbell bei 8 Fällen von Syphilis I nur 3 mal Spirochäten, Philipps und Clyne bei 14 Fällen von Syphilis I und II nur 2 mal, Buschke nur in einem kleinen Prozentsatze.

Systematische Untersuchungen an der Hoffmannschen *Klinik* wiesen nach, daß bei *sorgfältiger Technik* unter Beachtung der zu Beginn aufgezählten Kunstgriffe höhere Prozentzahlen erzielt werden können. So fand Mauelshagen unter 43 Fällen von Syphilis I 39 mal Spirochäten ($= 90\%$), in 17 Fällen von Syphilis II 11 mal ($= 65\%$).

Auch sonst wurde die Beobachtung gemacht, daß die Drüsenpunktion *um so ergiebiger* ist, *je frischer die Infektion* ist. So gelang Preis vom Momente der typischen Verhärtung der Regionaldrüsen bis zur ersten Eruption, also 6—10 Wochen hindurch, der Nachweis der Pallida im Drüsensafte immer.

Es fanden Spirochäten Pontoppidan bei Syphilis I seronegativa unter 13 Fällen: 5 mal, bei Syphilis I seropositiva unter 23 Fällen: 15 mal, bei Syphilis II unter 20 Fällen 14 mal, bei Syphilis II recidivans unter 61 Fällen 6 mal; Frühwald bei Syphilis I unter 24 Fällen: 20 mal, bei Syphilis II unter 18 Fällen: 7 mal, bei älterer Syphilis II unter 27 Fällen: 7 mal, bei Syphilis III unter 4 Fällen: 0 mal; Syphilis latens unter 14 Fällen: 3 mal (im ganzen 89 Punktionen an 83 Kranken); Sedlak bei Syphilis I unter 52 Fällen 50 mal, bei Syphilis II unter 21 Fällen 18 mal; Bagnoli bei Syphilis I unter 42 Fällen 19 mal ($= 45\%$), bei Syphilis II unter 19 Fällen 9 mal ($= 47\%$); Tilling bei Syphilis I in 96%, bei Syphilis II in 60%; *positive Drüsenpunktion bei Primäraffekten* erzielten Fejtö unter 25 Fällen 11 mal, Brunnetti unter 28 Fällen 15 mal gleichzeitig mit positivem Befund im Schanker, 9 mal nur in der Drüse, 3 mal nur im Schanker ($= 64\%$ im Schanker, 85% in der Drüse), Droop unter 50 Fällen 38 mal (14 mal Diagnose nur durch Drüse zu stellen: 9 mal Phimose, 5 mal Schankerabstrich negativ).

Ziegler untersuchte 76 Primäraffekte (19 seronegative, 38 seropositive, 9 mit fraglicher Wassermannreaktion, 10 ohne Wassermannreaktion). Unter den seronegativen war die Punktion in 64% positiv, unter den seropositiven in 87%. Dies spricht nach Ziegler dafür, daß während des primären Stadiums die Spirochätenbefunde häufiger werden. In 21 dieser Fälle ergab bei der ersten Untersuchung nur die Drüsenpunktion ein positives Resultat. Er erhielt $84,2\%$ positive Resultate in der Drüse gegenüber $65,8\%$ im Schanker. Auch er fand Verminderung bei Syphilis II: unter 21 Fällen 9 mal positiv ($= 43\%$). Shimoda hatte unter 30 Fällen der Primärperiode bei seronegativer Syphilis 11 mal einen positiven, 7 mal einen negativen, bei seropositiver Syphilis 10 mal einen positiven und nur 2 mal einen negativen Befund. Weitere vergleichende Untersuchungen nahmen Serper und Christer vor.

Das von mir zusammengetragene Material läßt also im Verlauf der syphilitischen Infektion eine *kurvenmäßige Zu- und Abnahme der in der freien Lymphe vorhandenen Spirochäten* erkennen, welche uns an die Degenerationserscheinungen denken lassen, die ich im Lumen der großen Lymphgefäße beschrieben habe.

In neuester Zeit haben Audry und Chatelier die Drüsenpunktion nach E. Hoffmann, der auch Quattrini sehr großen diagnostischen Wert beilegt und die er vor der Behandlung in $88,24\%$ mit positivem Erfolg anwandte, *für Syphilis à bubon d'emblée* empfohlen, wo der minimale Schanker unbemerkt verläuft. In der Diskussion bemerkte Queyrat, daß die Punktion sehr häufig negative Resultate ergibt und selbst eine exstirpierte Drüse im Schnitt nur spärliche Spirochäten zeigt. Demgegenüber fanden Audry und Chatelier unter 12 Fällen 4 mal Spirochäten im Punktat, immer bei Beginn des Schankers, vor den Sekundärerscheinungen, nach deren Auftreten sie sich schnell verringern oder verschwinden.

Endlich hat Podestà unter 52 Fällen von sekundärer Syphilis in 10 Fällen in Primäraffekten und Drüse, in 11 Fällen nur in der Drüse Spirochäten gefunden, was ungefähr einem positiven Befund in 40% entspricht. Bruhns fand die Drüsenpunktion in 70% positiv; 19 mal war die Diagnose nicht anders zu erhalten (14 mal entzündliche Phimose, sonst bereits Behandlung eingeleitet, Sp. —).

Die *Indikationen zur Punktion der regionären Schwellung* sind also: Phimose, vorhergegangene Behandlung des verdächtigen Ulcus, intraurethrale oder intrarectale Lage des Geschwürs, kenntlich durch gonokokkenfreie Eiterabsonderung, Syphilis à bubon d'emblée und eingetretene Vernarbung des Schankers (LAURA).

Ein *ganz besonderer Vorteil der Drüsenpunktion* beruht darin, daß die Syphilisspirochäten meist *rein* gewonnen werden. Nur einmal wurden Spirochaeta pallida und Spirochaeta refringens in den Lymphdrüsen eines Orang nach NEISSERs Bericht an HERXHEIMER (zit. nach HERXHEIMER und OPIFICIUS) von BÄRMANN bei ulceriertem Impfschanker in der Drüse gefunden. NEISSER konnte aber damals in den Tropen Pallida und Refringens nicht sicher unterscheiden, so daß dieser Befund ungewiß bleiben muß.

Ein *weiterer Vorteil* besteht darin, daß man mit dem Punktat sonstige Untersuchungen vornehmen kann. So fanden wir in der Submaxillardrüse Tuberkelbacillen bei einem tuberkulösen Geschwür am Zahnfleisch, das uns mit angeblich positivem Spirochätenbefund zur Bestätigung der Diagnose zugesandt worden war. Ferner sind *Leprabacillen* (von MATSUMOTO und TAKENATA bei $^2/_3$ ihrer Leprakranken in den Inguinaldrüsen), *Spiroch. pertenuis* bei *Framboesie* (von QUATTRINI, CASTELLANI in $50^0/_0$), sowie grobe Spirochäten bei *Lungengangrän* in den lokalen Drüsen (ARNHEIM) im Punktat gefunden worden.

Pathologische Anatomie der regionären Skleradenitis.

VIRCHOW (1859) unterschied im wesentlichen drei Stadien: ein sehr frühes, verhältnismäßig selten, bei weniger stark veränderten Drüsen zu beobachtendes Stadium mit irritativer Schwellung und Hyperämie, sowie stärkerer seröser Durchfeuchtung und Vergrößerung der Lymphzellen; er bezeichnet es als das *einfach irritative (fluxionäre, kongestive, hyperämische) Stadium*. Das *zweite, markige Stadium* ist gekennzeichnet durch eine starke zellige Hyperplasie, bedingt durch eine, in der Regel durch Teilung erfolgte Vermehrung der Zellen mit Vergrößerung der Follikel, während gleichzeitig auch in dem Stroma eine Wucherung der Bindegewebselemente stattfindet.

Das *dritte, käsige Stadium* ist charakterisiert durch eine käsige, oder besser unvollständige, fette Metamorphose mit Eindickung (Eintrocknung, Inspissatio). Es geht ein Teil der neugebildeten Elemente wieder zugrunde, die Zellen zerfallen, sterben ab, wobei es zu einer eigentümlichen Form der anämischen Nekrose kommen kann. Es bilden sich käsige Einsprengungen wie bei den gummösen Neubildungen.

Demgegenüber brachten auch die Untersuchungen von CORNIL (1878) und MAURICE (1890) nichts wesentlich Neues. VAJDA (1875) untersuchte systematisch syphilitische Drüsen in frühen Stadien der Erkrankung. Sein Material stammte von Leichen an interkurrenten Krankheiten Verstorbener und wurde durch diese Tatsache in seinem Wert stark beeinträchtigt. Weitere systematische Untersuchungen an 9 unkomplizierten Fällen (4 Inguinal-, 2 Femoral-, 4 Cubital- und 2 Mastoidaldrüsen) wurden von JESIONEK (1901) vorgenommen, das Material durch Biopsie gewonnen. Zuletzt habe ich (1921) die Histopathologie der syphilitischen Drüsen an 12 Fällen (Inguinaldrüsen) studiert.

Der Übersicht halber seien zunächst die Veränderungen an den einzelnen Bestandteilen der Drüsen unter Berücksichtigung der historischen Entwicklung unserer Kenntnisse geschildert (eine kürzere Zusammenfassung der gesamten Drüsenveränderungen s. S. 43).

Keimzentren und Markstränge. CORNIL und MAURIAC führen das Stadium der markigen Infiltration auf eine Hypertrophie der Follikel zurück. Der Versuch CORNILs, die Zellformen (im Abstrichpräparat des Drüsendurchschnittes) zu bestimmen, führte zu wenig brauchbaren Angaben. RINDFLEISCH (1886) fand eine sehr gleichmäßige Produktion in allen Teilen der Drüsen. JESIONEK beschreibt eine Schwellung und Vergrößerung der Rindenknoten und Markstränge, beruhend auf einer Vermehrung der endothelialen Zellen, als deren Abkömmlinge er die Lymphocyten auffaßt. Auch RAVOGLI (1902) fand die Drüsenfollikel erweitert und hypertrophisch. Ebenso fiel E. HOFFMANN und BEER bei der Untersuchung einer Inguinaldrüse bei einer $6^1/_2$ Monate alten, noch unbehandelten syphilitischen Erkrankung die Größe und Zahl der

Sekundärknötchen (Keimzentren) auf und deren Reichtum an großen, vakuolisierten Zellen (Makrophagen). Erst Graetz und Delbanco (1914) wiesen darauf hin, daß bei der regionären Drüsenschwellung im Anschluß an experimentelles Hodensyphilom beim Kaninchen eine markige Hyperplasie besteht,

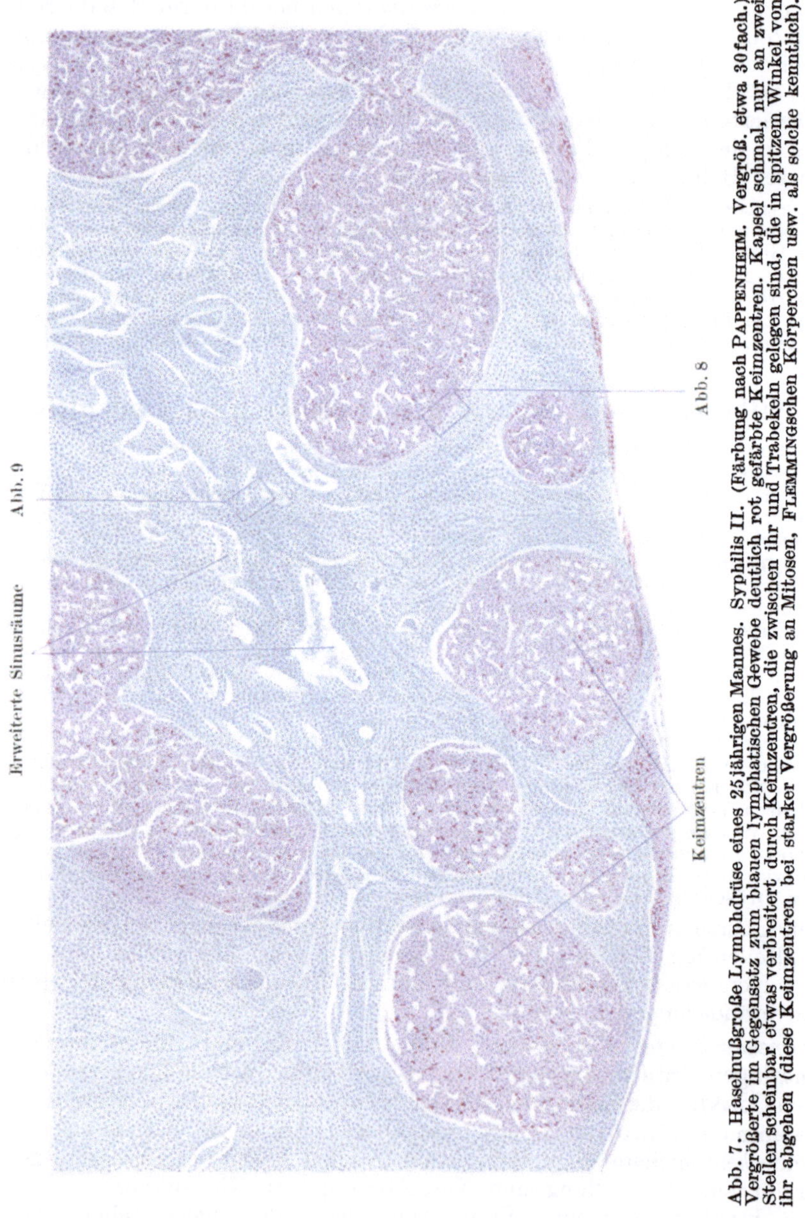

Abb. 7. Haselnußgroße Lymphdrüse eines 25jährigen Mannes. Syphilis II. (Färbung nach Pappenheim. Vergröß. etwa 30fach.) Vergrößerte im Gegensatz zum blauen lymphatischen Gewebe deutlich rot gefärbte Keimzentren. Kapsel schmal, nur an zwei Stellen scheinbar etwas verbreitert durch Keimzentren, die zwischen ihr und Trabekeln gelegen sind, die in spitzem Winkel von ihr abgehen (diese Keimzentren bei starker Vergrößerung an Mitosen, Flemmingschen Körperchen usw. als solche kenntlich).

bei der *Lymphoblasten* und *Plasmazellen* überwiegen. Hirschfeld (1918) erwähnt bei der Hyperplasie des Lymphadenoidgewebes eine Vermehrung der Plasmazellen in den regionären Drüsen. Plasmazellen in solcher Menge, daß man stellenweise von Plasmomen sprechen könnte, sah Finsterlin (1920).

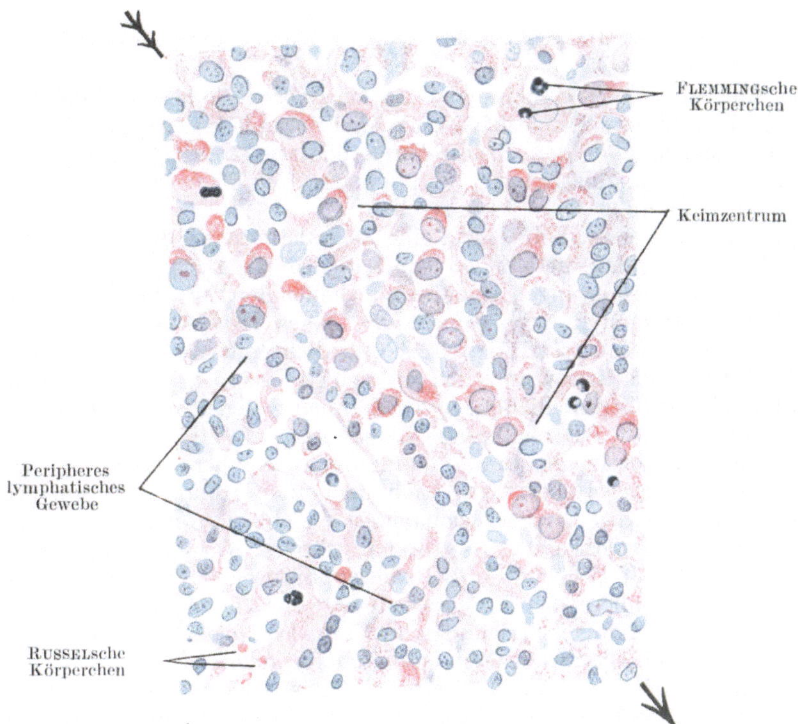

Abb. 8. Die in Abb. 7 durch Rechteck ☐ bezeichnete Randpartie eines regionären Keimzentrums. Typische lymphoblastische Plasmazellen, hauptsächlich im Keimzentrum, aber auch vereinzelt zwischen den Lymphocyten außerhalb des Keimzentrums. Flemmingsche Körperchen (Kernreste). Russelsche Körperchen (kugelig degeneriertes Zellprotoplasma). Vergr. 400fach.

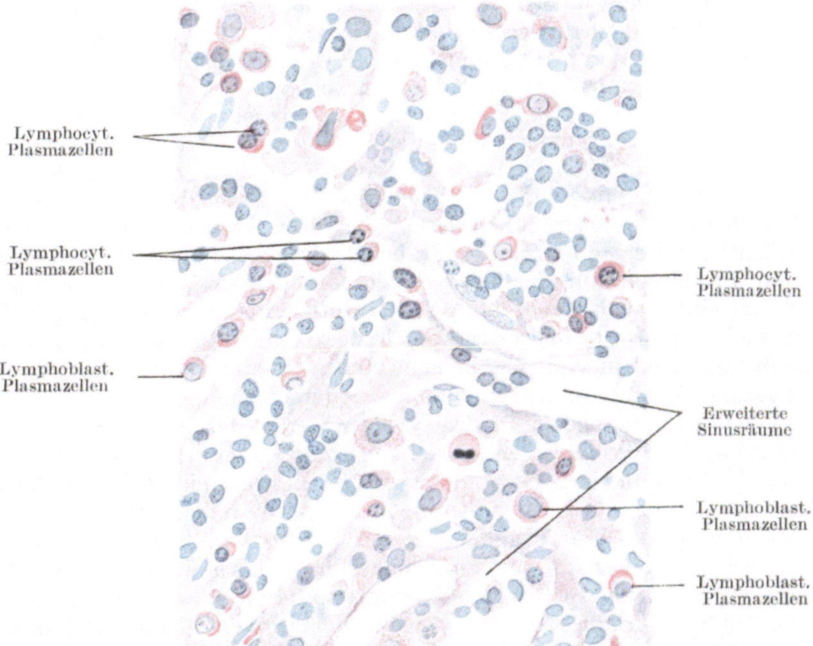

Abb. 9. Die in Abb. 7 durch Rechteck ☐ bezeichnete Partie des kleinzelligen lymphatischen Gewebes zwischen den Keimzentren. Typische lymphocytäre neben lymphoblastischen Plasmazellen, ferner eine Mitose als Beweis für die Schriddesche Ansicht, daß die hier vorhandenen lymphatischen Plasmazellen aus dem auch hier außerhalb der Keimzentren vorkommenden Teilungsstadium der Lymphocyten, dem Lymphoblasten, entstehen. Erweiterte Lymphsinus mit zelligem Inhalt. Verg. 400. (Aus E. Zurhelle: Histopathologische Studien an syphilitischen Lymphdrüsen. Dermat. Z. Bd. 34, S. 41. 1921.)

Ich habe dann durch Untersuchungen an 12 Drüsen (3 bei Syphilis I seronegativa, 4 bei Syphilis I seropositiva und 5 bei Syphilis II) festgestellt, daß die
starke Zellvermehrung in den Keimzentren einhergeht mit frühzeitiger Umwandlung der Lymphoblasten in lymphoblastische Plasmazellen sowie der
Lymphocyten in lymphocytäre Plasmazellen.

Lymphsinus. Als erster hob Vajda eine Zellanhäufung in den Lymphgängen
hervor und nahm an, daß diese Zellen von außen in die Drüse importiert seien.
Cornil beschrieb Veränderungen an den Endothelien der Lymphsinus, bestehend
in einer Vergrößerung und Kernvermehrung. Nach Hoffmann und Beer ist
der periphere Lymphsinus stark erweitert und dicht mit Lymphocyten erfüllt,
die Endothelien und Reticulumzellen in seinem Bereich sind geschwollen.
Ehrmann fand die oberflächlichen Lymphbahnen vollgepfropft mit Lympho-
cyten, so daß er die Bezeichnung *Lymphgefäßinfarkte* anwendet. Auch
Citron (1919) erwähnt in den Lymphbahnen eine reichliche Ansammlung von
Rundzellen und zitiert Hirschfeld, nach dem diese Rundzellen zum großen
Teil die *Oxydasereaktion* zeigen, wonach sie nicht Lymphocyten, sondern
Lymphoidocyten (Myeloblasten Naegelis) wären. Demgegenüber rechnet
Hirschfeld in seinem Lehrbuch (1918) die syphilitischen Lymphomatosen zu
den infektiösen, granulierenden Lymphomatosen und findet dabei eine Hyper-
plasie des Lymphadenoidgewebes und eine Vermehrung der Plasmazellen; den
positiven Ausfall der Oxydasereaktion erwähnt er nicht.

Kapsel und *Trabekel.* Bereits Virchow hatte erkannt, daß im Stadium
der markigen Schwellung die Zwischenräume zwischen. den vergrößerten
Follikeln sich in manchen Fällen noch besonders dadurch verwischen, weil
in dem Stroma eine Wucherung der Bindegewebselemente stattfindet. Vajda
konnte an der Drüsenkapsel nur eine geringe Störung der Faserlagen feststellen,
die er für passiv bedingt hielt. Im Gegensatz zu dieser Unversehrtheit der
Kapsel fand er an und in den Septis zwischen den peripheren Lymphfollikeln
in der Regel Zellen, die dem Bestandteil des Drüsensaftes glichen. Auch Cornil
erwähnt eine mäßige Verdickung und Sklerosierung des bindegewebigen Gerüstwerkes (hochgradig ist letztere nach ihm nur bei den sog. strumösen Bubonen
der Syphilis), Obraszow eine Verdickung der Kapsel, der Trabekel und des
feinen Reticulums, Rindfleisch eine Verhärtung und Vergrößerung des Reticulums, Birch-Hirschfeld ebenso wie Neumann eine Verdickung der trabekulären Bindegewebszüge, die von Spindelzellen durchsetzt seien. Mauriac
verzeichnet bei Lues I ausdrücklich das Fehlen einer Kapselverdickung, dagegen
eine beträchtliche Verbreiterung der Trabekel. Demgegenüber ist nach Rieder
bereits im Primärstadium der normal schmale, bindegewebige Überzug der
Drüse durch ein chronisch entzündliches Infiltrat um das vier-, ja achtfache
verdickt und verbreitert, und es setzt sich diese Infiltration entlang den in die
Drüsensubstanz eindringenden, bindegewebigen Septen und Trabekeln fort.
Erst Jesionek gelang es, diese einander widersprechenden Ansichten dahin
zu klären, daß die Vorgänge am bindegewebigen Gerüst durch die Verschiedenheit
ihrer Intensität die Verschiedenheit in der zeitlichen Dauer der Drüsenerkrankung
verraten. Zunächst bleiben die bindegewebigen Bestandteile der Lymphdrüsen
frei; erst später kommt es zu zunehmender bindegewebiger Hyperplasie. In
der Kritik der Vajdaschen Angaben bespricht Jesionek das lymphadenoide
Gewebe, welches innerhalb der aufgelockerten, bindegewebigen Massen der
Trabekel sich bildet und sich in der Zusammensetzung seiner morphologischen
Elemente ähnlich verhält wie das Gewebe der Rindenfollikel „und das Bild
der spezifischen Veränderungen im eigentlichen Lymphdrüsengewebe in kleinem
Maßstabe wiederholt". Ravogli (1902) sah das Bindegewebe mit kleinzelliger
Infiltration versehen, die Fibrillen verdickt mit Proliferationsvorgängen.

Hoffmann und Beer fanden neben den Trabekeln auch die Kapsel verdickt und mit Rundzelleninfiltraten versehen, zumal in der Umgebung der Gefäße. Ebenso erwähnt Ehrmann eine Durchsetzung der Kapsel mit mononucleären Leukocyten bei Schwellungen der regionären Lymphdrüsen. Power und Murphy haben in einer regionär geschwellten Cubitaldrüse zur Zeit des Auftretens der Sekundärerscheinungen *Riesenzellen* gefunden und abgebildet; auch Rieder (zit. nach Joseph) fand häufiger *Riesenzellen*. Meine Untersuchungen zeigten mir, daß, den Veränderungen des lymphatischen Gewebes folgend, eine ödematös entzündliche Schwellung der Kapsel und der Trabekel mit Infiltration durch Lymphocyten, lymphocytäre Plasmazellen und Fibroblasten sich ausbildet. Dabei kommt für die lymphocytäre Plasmazelle des bindegewebigen Gerüstwerkes eine Einwanderung aus dem lymphatischen Gewebe in Frage und eine Entstehung in loco aus sehr wenig entwickelten Herdchen lymphoider Substanz (im Sinne Ribberts).

Veränderungen an den Gitterfasern. Rössle und Yoshida fanden in den Drüsen eine Wucherung und Vermehrung der Gitterfasern unter der Einwirkung des syphilitischen Prozesses. Sie stellten fest, daß die ruhenden Reticulumzellen (Gitterfaserbildungszellen) von Endothelien der Lymphräume nicht zu unterscheiden sind und ferner die wuchernden identisch sind mit den sog. epitheloiden Zellen (bei Tuberkulose) und mit Fibroblasten, weiterhin, daß das Hyalin ein Sekretionsprodukt der Gitterfaserbildungszellen sei.

Ich habe nachgewiesen, daß die Bildung von Gitterfasern eine regelmäßige Begleiterscheinung subakuter und chronisch verlaufender syphilitischer und auch nicht syphilitischer Infiltrationen darstellt; sie vermögen sich später kollagen umzuwandeln. Es stellt deshalb ihr Auftreten den Beginn der späteren, bindegewebigen Rückbildungsprozesse dar.

So kommt es, daß Orsos [zit. nach Aschoff (b)] die Quelle für die vermehrte Gerüstsubstanz bald in dem retikulären, bald in dem die Gefäße begleitenden Bindegewebe sucht und daher eine lymphovasculär-retikuläre und hämovasculär-fibröse Induration unterscheidet.

Blutgefäßveränderungen. Die beschriebenen infiltrativen Prozesse des trabekulären Systems lassen bereits vermuten, daß zum mindesten die Adventitia und Media der Blutgefäße, deren Träger ja die Trabekel sind, sich an diesen Veränderungen beteiligen. Darüber hinaus ist aber auch die Intima in manchen Fällen beteiligt.

Nach Vajda sind die Gefäße zur Zeit der markigen Infiltration sehr stark erweitert. Gleichzeitig fiel ihm auf, daß die Endothelkerne derselben in der Regel stark prominent sind und oft mehrere Körperchen enthalten. In der Adventitia der Gefäße innerhalb der Markstränge beschrieb er bereits eine Infiltration mit zahlreichen ein- bis zweikernigen Zellen. Desgleichen erwähnen Birch-Hirschfeld und Neumann eine Infiltration der Media und Adventitia mit Rundzellen.

Auch Obraszow fand die Blutgefäßwände verdickt. Rieder beschreibt ausführlich die mit der zunehmenden Infiltration der Septen Hand in Hand gehende hochgradige Erkrankung der Venen, während die Arterien meist intakt bleiben. Nach ihm kommt es schließlich zur *Endophlebitis obliterans*. Das Freibleiben der Arterien soll nach Sanguineta und Risso (zit. nach Herxheimer) so charakteristisch sein, daß sie die bei Drüsengummen gefundene echte Endo- und Periarteriitis obliterans als Unterscheidungsmerkmal der gummösen Form der Erkrankung gegenüber den Adenopathien des sekundären Stadiums anführen.

Immerhin fand Ravogli bei syphilitischem Bubo die ersten Anzeichen einer früh auftretenden *Endarteriitis*. Auch Jesionek fand eine Quellung und Vergrößerung der Endothelien der Capillaren, manchmal bis zu kubischen Formen, so daß unter Umständen das Bild von Knäueldrüsen vorgetäuscht wurde. Verdickung der Wand und eine durch Endothelschwellung und Wucherung bedingte Verengerung des Lumens konnten ferner Hoffmann und Beer an den kleineren und mittleren Blutgefäßen bei Syphilis II beobachten. Finsterlin fand bei *spezifischer Drüsenerweichung* im Frühstadium Mesarteriitis aller Gefäße mit Ausnahme der feinsten Capillaren.

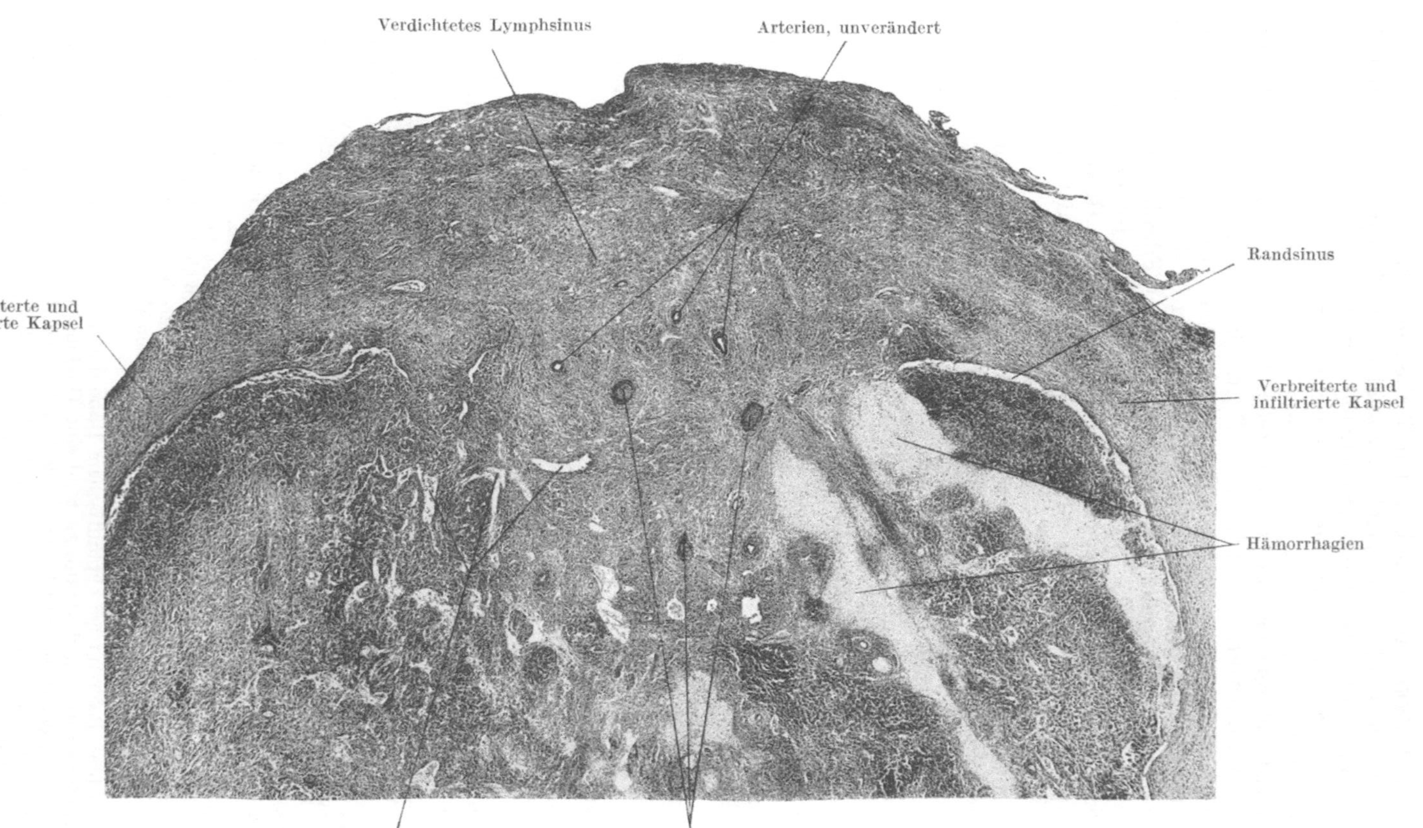

Abb. 10. Lues I seropositiva. Haselnußgroße Leistendrüse eines 27jährigen Mannes. (Alaun-Karmin, WEIGERT.) Vergrößerung 20fach. Im stark verbreiterten gewucherten Hilusstroma zahlreiche durch endophlebitische Prozesse fast verschlossene Venen neben Arterien mit klaffendem Lumen. Kapselverbreiterung sehr hochgradig. Die beiden hellen Streifen in der rechten Hälfte der Drüse stellen Blutungen dar.

Periadenitische Prozesse. RIEDER fand im Primärstadium sehr ausgesprochene periadenitische Prozesse, die sich — wie ich bestätigen kann — bereits makroskopisch durch die Schwierigkeiten beim Versuch eines Herausschälens der Drüse kundtun und mikroskopisch in einer Infiltration mit Epitheloid-, Lymphoid- und auch Riesenzellen bestehen. Daneben fand er eine hochgradige Erkrankung der Venen in Form einer ausgesprochenen Venensklerose, ohne deutliche Intimawucherungen und meist auch ohne ausgesprochene Zellinfiltration der Wand; ferner eine mächtige Verbreiterung der Muskulatur der Lymphgefäße, deren Lumen stellenweise von retikulärem Gewebe manchmal bis zu zum völligen Verschluß erfüllt ist, innerhalb der Muskulatur der größeren Lymphgefäße auch rundliche Zellinfiltrate mit retikulärem Bau, Epitheloid- und Lymphoidzellen, entsprechend dem Bilde von Gummen. Nach seiner Ansicht können die Arterien erst nach geschehener Allgemeininfektion endarteriitisch erkranken.

Degenerative Veränderungen. RINDFLEISCH, BIRCH-HIRSCHFELD folgen VIRCHOW in seiner Angabe, daß die zellige Hyperplasie schließlich zu einer unvollständigen, fettigen Metamorphose mit Eindickung, zu einer käsigen Metamorphose führt. JESIONEK sah die Zeichen beginnender fettiger Degeneration an endothelialen Zellen (den Lymphoblasten der Rindenfollikel und Markstränge). Es ist leicht verständlich, daß die enorme Hyperfunktion der Keimzentren sich mit Zerfallserscheinungen der neugebildeten Zellen in solchen Fällen kombinieren muß, wo der Abfluß derselben stockt. So hält auch EHRMANN die in seltenen Fällen vorkommende Erweichung der syphilitischen Drüsen für eine durch fettige Degeneration beginnende, gewöhnliche Involutionserscheinung analog dem nekrotischen Zerfall an der Oberfläche der Sklerose. Deshalb haben wir an den Stellen stärkster Zellvermehrung auch degenerative Bildungen zu erwarten, soweit sie die Kernreste betreffen, als FLEMMINGs tingible Körperchen, soweit das Protoplasma in Frage kommt, als kugelig degeneriertes Zellprotoplasma in Form der RUSSELschen Körperchen, die sich mit Kernfarbstoffen nicht färben, sondern bei Eosinfärbung als helle, rote, hyaline Körperchen erscheinen.

Bereits früher hatte E. HOFFMANN darauf hingewiesen, daß sich im Lymphdrüsensaft eigenartige, kleinere und größere, mit Giemsalösung sich blau färbende Kügelchen finden, welche oft deutliche Chromatinkörnchen enthalten und mitunter vakuolisiert sind. Er konnte an ihnen im frischen Präparat eine oft lebhaft amöboide Bewegung feststellen und glaubte, daß sie durch Abschnürung aus Endothelien oder vielleicht aus Lymphocyten hervorgehen. BEJARANO fand, wenn auch im allgemeinen die syphilitische Drüsenschwellung eine einfache lymphatische Hyperplasie darstellt, gelegentlich auch *nekrotische* Herde mit Riesenzellen, Epitheloid- und Plasmazellen. Auch GRAETZ und DELBANCO sahen bei Kaninchen beginnende *Gummibildung* mit spärlichen Riesenzellen vom LANGHANSschen Typus in der Randzone.

Kurz zusammengefaßt verlaufen die pathologisch-anatomischen Veränderungen in den regionären Drüsen etwa folgendermaßen:

Unter der Einwirkung der Spirochäten oder ihrer Toxine werden die Keimzentren (Lymphoblasten) zu starker Zellvermehrung angeregt. Dabei wandeln sich die Lymphoblasten bereits frühzeitig in lymphoblastische Plasmazellen um. Im lymphatischen Gewebe erfolgt eine analoge Umwandlung von Lymphocyten in lymphocytäre Plasmazellen. In der Umgebung der Keimzentren finden sich auch im lymphatischen Gewebe Zellen vom Typus der lymphoblastischen Plasmazellen, die entweder durch Wanderung dorthin gelangt sind oder dort bei Teilungsvorgängen der Lymphocyten aus dem Teilungsstadium der Lymphoblasten entstehen. In der Peripherie der Follikelstränge werden die lymphoblastischen Plasmazellen selten, finden sich aber auch in den Trabekeln und in der Kapsel. Diesen Veränderungen des lymphatischen Gewebes folgt eine ödematös entzündliche Schwellung der Kapsel und der Trabekel mit Infiltration durch Lymphocyten, lymphocytäre Plasmazellen und Fibroblasten. Die Entzündung an diesen Stellen bildet sich in späteren Stadien von Lues II fibrös zurück. Entsprechend der Annahme Schriddes, daß lymphoblastische Plasmazellen niemals in lymphocytäre Plasmazellen übergehen, ist die Bildung beider Formen als koordiniert zu betrachten. In den hyperplastischen Keimzentren findet auf der Höhe der Entwicklung ein weitgehender Zerfall neugebildeter Zellen statt unter Bildung Russelscher Körperchen (aus dem Protoplasma) und Flemmings tingibler Körperchen (aus den Kernen). Für letztere bilden sich besondere Freßzellen mit charakteristischem Kern und Kernkörperchen; in ihnen finden sich keine Spirochäten. Einem zunächst desquamativen Sinuskatarrh folgt eine celluläre Emigration von Lymphocyten und Plasmazellen in die Lymphsinus. Bei zunehmender Hyperplasie der Drüsen tritt eine zunehmende Verschmälerung der Sinusräume ein. Bereits frühzeitig entwickeln sich endo- und periphlebitische Prozesse in den Drüsen, ihrer Kapsel und Umgebung, die als chronisch produktive Entzündung zum Verschluß des Lumens führen können.

Spirochätenbefunde. Entsprechend ihrem Eintritt durch die Vasa afferentia werden die meisten Spirochäten bei regionären Lymphdrüsen in den peripheren Lymphsinus gefunden; sie bevorzugen zunächst das Lumen und die Wände der Lymphbahnen (E. Hoffmann).

So konnte Ehrmann Spirochäten in den oberflächlichen und in den tiefen Lymphbahnen finden. Hoffmann und Beer fanden nur vereinzelte Spirochäten in dem Randsinus einer walnußgroßen oberflächlichen Inguinaldrüse bei $6^1/_2$ Monate alter unbehandelter Syphilis mit annulärer Roseola und orbikulärem Syphilid (vgl. Abbildung einer Spirochaeta pallida im Lumen eines erweiterten Lymphgefäßes bei E. Hoffmann, Atlas, Taf. XIX, wobei E. Hoffmann hervorhebt, daß ähnliche Bilder sich an mehreren Stellen der untersuchten Schnitte finden, und zwar stets in der Tiefe der Drüse, nicht nahe der Kapsel). Wie E. Hoffmann, empfahl Lipschütz, um positive Untersuchungsresultate zu erzielen, die Punktion der *peripheren* Drüsenanteile, wobei eine fast rein seröse Flüssigkeit gewonnen wird, während er bei Punktion des Drüsenzentrums und Herausbeförderung eines reichlich zellhaltigen Materials die Spirochaeta pallida vermißte. Er befolgte dabei die schon in den ersten Angaben E. Hoffmanns hervorgehobene Maßnahme, sich möglichst dicht unter der konvexen Drüsenoberfläche zu halten, um dem Anstechen größerer Gefäße in der Hilusgegend zu entgehen. In dem *kleinzelligen Randgewebe* der Follikel fanden Hoffmanns und Beer stellenweise zwischen den Zellen gelegene, fast stets wohlgeformte Spirochäten, auch Ehrmann fand sie zwischen den Lymphzellen, Mucha und Scherber spärlich zwischen den Leukocyten, Frohwein spärlich, aber wohl ausgebildet nahe der Kapsel in den Lymphspalten zwischen den Zellen. Die *Keimzentren* scheinen nach allen Autoren frei zu bleiben. In den von der Kapsel zwischen die Corticalelemente greifenden *Bindegewebsbalken* sah Ehrmann veränderte Formen der Spirochäten, Finger bringt die Abbildung eines solchen bindegewebigen Septums mit zahlreichen, teils wohl erhaltenen, teils etwas deformierten und zerfallenen Spirochäten. Mucha und Scherber wiesen die Erreger in der Rindenschicht und in den zentralen Teilen der Drüse in der Umgebung der größeren Gefäße nach.

Genaueres bringen Hoffmann und Beer: „Außerordentlich zahlreich sind die Spirochäten in der Wand der das lymphoide Gewebe der Follikel und Trabekel durchziehenden kleinen Blutgefäße nachzuweisen, wo sie sowohl in den geschwollenen und mehrfache

Schichten bildenden Endothelien als auch im adventitiellen Bindegewebe meist mehr oder
weniger parallel der Längsachse, mitunter aber auch senkrecht dazu liegen. Das trabekuläre
Bindegewebe, zumal nahe dem Randsinus, enthält an einzelnen Stellen äußerst zahlreiche,
oft parallel in Zügen zwischen den Fibrillen angeordnete Spirochäten." Aus derselben
Drüse bildet E. HOFFMANN (Atlas XIV, 3) Spirochäten in der *Wand* von *Blutgefäßen* ab,
den Endothelien einer *Capillare* und *kleinsten Vene* in großer Zahl dicht angeschmiegt,
teilweise auch in ihrem Protoplasma liegend. Im übrigen ist die Verteilung mehr unregelmäßig: am reichlichsten in der Rinde unweit der Randsinus, wo besonders die Wandungen
kleinerer Blut- und Lymphgefäße und die Trabekel stellenweise ganze Schwärme von
ihnen enthalten. In den *Blutgefäßwänden* sind sie so zahlreich und zum Teil senkrecht
zum Lumen gerichtet, daß eine Einwanderung in die Blutbahn angenommen werden muß.
STENCZEL sah die Spirochäten fast ausschließlich an den Gefäßwänden der Capillaren,
Venen oder Lymphgefäße und in deren unmittelbarer Nähe.

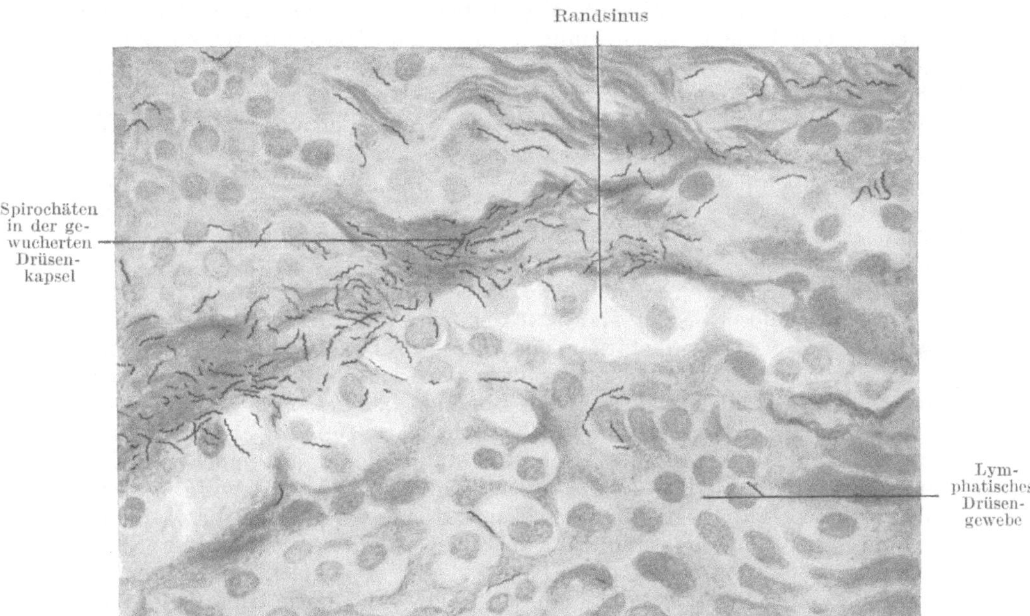

Abb. 11. Syphilis II. Bohnengroße Leistendrüse bei 29jährigem Mann. Vergrößerung 400fach.
Versilbert nach JAHNEL. Charakteristischer Befund: enormer Spirochätenreichtum in der Kapsel,
zum Sinus hin zunehmend. Zahlreiche Spirochäten im Sinus (zum Teil phagocytiert).
Geringer Spirochätenbefund im lymphatischen Gewebe.

Nach meinen Untersuchungen erfüllen die Spirochäten zunächst die Lymphspalten, das lymphoide Gewebe, die aufgelockerten Trabekel und die Kapsel,
sowie die Wandung der Blutgefäße; ihr Übertritt in die venösen Bahnen kann
ebenso wie im Primäraffekt auch innerhalb der Drüse und im Granulationsgewebe der Umgebung erfolgen. Die Keimzentren sind auch von mir stets
spirochätenfrei gefunden worden. Die Spirochäten finden sich in späteren
Stadien der Sekundärperiode vorwiegend in der Wandung der Gefäße und in
den Trabekeln, ohne im lymphatischen Gewebe und in den Lymphgefäßen
gänzlich zu fehlen. Durch die spätere fibröse Rückbildung der Trabekel werden
die Spirochäten mechanisch festgehalten. So müssen erneute Entzündungs-
prozesse im trabekulären Gerüstwerk auf die dort fixierten Spirochäten mobili-
sierend wirken. Die sehr unregelmäßige Zahl und Lagerung der Spirochäten
in den verschiedenen Fällen deutet darauf hin, daß bereits in den Frühstadien
der Syphilis wechselnde Immunitätsverhältnisse eine Rolle spielen. Eine klare
Einsicht in die zeitliche Folge der Veränderungen und des dabei eventuell

wechselnden Spirochätengehaltes im frühen und späten Primär- und Sekundärstadiums besitzen wir noch nicht. Über die in der ersten Inkubationsperiode
etwa vorhandenen ersten Zeichen der Erkrankung fehlen uns noch die Kenntnisse.

Anomalien und Komplikationen der regionären Drüsenschwellung. Im
allgemeinen weist die regionäre Drüsenschwellung die charakteristische gut
abgrenzbare indolente Form auf. Einen *akuten oder subakuten Charakter*
nehmen nach Fournier, Lesser die Submaxillar-, Submental-, Cubital- und
Axillardrüsen viel häufiger an als die Inguinaldrüsen, wobei erhebliche Dimensionen erreicht werden. So ist es nach Lesser nicht ungewöhnlich, daß bei
Mundsklerosen und überhaupt Sklerosen im Gesicht die Submaxillardrüsen zu
walnußgroßen *brettharten, mit der Haut verlöteten, schmerzhaften Tumoren* anschwellen, ja manchmal *phlegmoneartige, diffuse Schwellungen* auftreten. Diese
stärkeren entzündlichen Erscheinungen sind auf Mischinfektionen zurückzuführen. Einen *entzündlichen Bubo* der Leistengegend *(Bubon inflammatoire)*
sah Fournier unter dem Einfluß verschiedener *irritierender Ursachen* wie
Märsche, Ermüdung, Exzesse, Unreinlichkeit, fehlender oder reizender Verbände, Kauterisierung, Reizung des Schankers durch Urin oder Kot, *ferner*
durch *komplizierende Erkrankungen* an Urethritis, Vulvitis, Balanoposthitis,
Phimose, Paraphimose. Auch bei ulcerierten Primäraffekten mit Sekundärinfektion sah Buschke die Merkmale der deutlich voneinander abzugrenzenden
Drüsen häufig verwischt.

Bei den früher sog. „strumösen" *Bubonen* denken Arning und Ritter
heute an Tuberkulose. Nach Lancereaux sind die Drüsen bei Individuen
mit *strumöser* Konstitution stärker und weicher; Exzesse in coitu, forcierte
Märsche führen zu solcher Änderung der spezifischen Bubonen, Vereiterung
ist aber selten. Fournier sah *strumöse* Bubonen bei Personen mit „lymphati-
schem" Temperament, geschwächter Konstitution, Neigung zu Skrofulose,
spricht von skrofulöser Manifestation, die aufgepfropft auf eine spezifische
Läsion, und erinnert an Ricords *scrofulate de vérole*. Wenn der Bubo sich in
der Weise umwandelt, verliert er seine spezifischen Charakteristica, um diejenigen der strumösen Schwellung anzunehmen. Jesionek zitiert Brunelle,
wonach *konstitutionelle Momente* bei Tuberkulösen, in schlechtem Ernährungs-
zustande Befindlichen und Potatoren zu ungewöhnlichem Umfange führen.
M. v. Zeissl schildert die *strumösen Bubonen* als höckerige, gelappte, gleichsam
an mehreren Punkten abgeschnürte Geschwülste. Die Haut lötet sich sehr bald
an die darüber liegenden Lymphdrüsentumoren an, rötet sich allmählich mehr
oder weniger, ein selbst mäßiger Druck auf die Geschwulst wird schmerzhaft
empfunden. Trotz der inflammatorischen Erscheinungen kommt es selbst nach
längerem Zuwarten nicht zu durchgreifender eitriger Einschmelzung. Hier und
da pralle Fluktuation. Bei Einschnitt nur geringe Menge Flüssigkeit und sehr
viel Blutserum. Schon Mauriac betont, wenn der syphilitisch-strumöse Bubo
vereitert und ulceriert, müsse man das auf die *Skrofulose* und nicht auf die
Syphilis (im Gegensatz zu tertiär-luetischen Drüsenprozessen) beziehen.

Komplikation mit Tuberkulose; Provokation tuberkulöser Lymphome.
Wie Schädigungen aller Art die Entwicklung syphilitischer Manifestationen
begünstigen, setzt auch die Syphilis einen Locus minoris resistentiae, der einen
tuberkulöse Prozesse fördernden Boden darstellt. Danlos (1908) stellte einen
Patienten vor, bei dem 7 Monate nach Beginn eines syphilitischen Bubo in der
linken Leiste noch zwei Fistelgänge von 2—3 cm Tiefe bestanden. Dieses Verhalten wurde von einigen Diskussionsrednern auf Symbiose von Spirochaeta
pallida und Tuberkelbacillen zurückgeführt. Zwei besser untersuchte Fälle
(17 jähriges Mädchen, 24 jähriger Mann) brachte Ritter (1924), bei denen
durch luetische Infektion der Haldsrüsen durch Lippenschanker bei Patienten,

wo weder anamnestisch noch klinisch Tuberkulose vorhanden war, eine *isolierte Lymphdrüsentuberkulose* ausgelöst wurde.

Bei beiden kam es unter der spezifischen Behandlung zunächst zum Rückgang, dann Stillstand, dann Fluktuation (Meerschweinchenversuch auf Tuberkulose positiv); Heilung durch Röntgen. R. nimmt an, daß in beiden Fällen eine latente Tuberkulose der Drüsen zum Aufflammen gebracht wurde und erinnert an eigene Untersuchungen, wonach auch in klinisch als geheilt bezeichneten tuberkulösen Lymphdrüsen von Meerschweinchen *virulente Tuberkelbacillen* in festes, narbiges Bindegewebe eingeschlossen gefunden wurden. Daß er und ARNING bei den früher sog. „strumösen" Bubonen an eine analoge Pathogenese denkt, wurde erwähnt.

Komplikationen mit Ulcus molle. MAURIAC unterscheidet zwei Arten von dieser nicht gerade häufigen Komplikation *(Bubon mixte):*

1. *Adénopathie chancrello-syphilitique. Beginn mit Ulcus molle-*Bubo; lebhafte Entzündung, schnelle Eiterbildung wie bei weichem Schanker. Später, wenn der harte Schanker seine Drüsenschwellung zeigt, keine große Änderung des schankrösen Bubo, seine Ränder können Sitz eines harten Ödems, ähnlich der wahren Sklerose, werden. In seiner Umgebung schwellen die anderen Drüsen der Plejade an. So kommt es zu einer syphilitischen Hyperplasie in der Umgebung und in der Tiefe, neben dem bestehenden Drüsentumor mit Ulceration und Absonderung des autoinokulablen weichen Schankereiters. 2. *Bubon mixte syphilitico-chancrelleux. Zuerst multiple syphilitische Drüsenschwellung.* An einer dieser Drüsen entwickelt sich dann der entzündliche Ulcus molle-Bubo. MAURIAC bezeichnet den Vorgang als selten, aber verschiedentlich authentisch beobachtet. Auch BUSCHKE erwähnt, daß die Merkmale der deutlich voneinander abzusondernden Drüsen (Plejade) bei *Chancre mixte* mit Entwicklung eines *syphilitischen und Ulcus molle-Bubo* sich verwischen; hierdurch treten mehr oder weniger akute Entzündungserscheinungen an den Drüsen auf, wodurch der syphilitische Bubo verdeckt werden kann.

Vereiterung und Erweichung. Da beide Formen früher nicht streng geschieden wurden, bespreche ich sie zusammen.

Immerhin wies schon MAURIAC (1890) darauf hin, daß die Erweichung mit rein entzündlicher Vereiterung nicht zu verwechseln sei und die erstere sich spontan oder unter dem Einfluß spezifischer Behandlung resorbiere. Nach einer älteren Statistik sah BASSEREAU unter 368 regionären Drüsenschwellungen 16mal Drüsenvereiterung, ROLLET unter 320 17mal, ROBERT unter 33 5mal, A. FOURNIER unter 265 bei Männern 3mal, unter 204 bei Frauen 5mal, TURATI unter 493 3mal, zusammen unter 1683 49mal (= 2,9%). Später gab FOURNIER an, unter 500 syphilitischen Schankern bei stationärer Behandlung 8mal (= 1,6%), bei ambulanter Behandlung 3mal (= 0,6%) vereiterte Bubonen gefunden zu haben, jedesmal bei banaler Reizung oder prädisponierender Diathese. Nach BERGHs Beobachtungen an Frauen trat Eiterung in 1,2% ein. Schon PATOIR hatte die Erweichung als *aseptische Nekrobiose durch mangelhafte Blutzufuhr* gedeutet. Weitere Beobachtungen machten BOSSART (2 Fälle), KOCH (bei 2 von 3 Kranken mit Bubonulis syphil.), MARCUSE (21 Fälle, 11 bei noch vorhandenem Primäraffekt, 5 ohne sonstige Lueserscheinungen), MONTGOMERY (1917) und zuletzt FINSTERLIN (1920). Nach *letzterem* wurden in Frankfurt in 24 Jahren 80 reine Fälle von syphilitischer Drüsenerweichung beobachtet.

Die Charakteristica sind nach FINSTERLIN und MARCUSE: walnuß-, taubenei- bis mannsfaustgroße, harte, diffuse Vorwölbung fast ausnahmslos der Inguinalgegend, ein- oder doppelseitig. Haut meist, aber nicht immer hochrot. Geschwulst schmerzlos und gegen Druck unempfindlich. Im Zentrum schwammige, polsterartige Erweichung inmitten eines scharf abgegrenzten, deutlich fühlbaren Ringes aus induriertem Drüsengewebe. *Punktat:* spärliche, nicht purulente, grünlich-gelblich schillernde, zähe, fadenziehende (KOCH: dünne, gelatinöse, fadenziehende, gelbrötliche) Flüssigkeit. *Kulturell:* immer steril, keine Mischinfektion. *Histologisch* (FINSTERLIN): *Mesarteriitis* aller Gefäße mit Ausnahme der feinsten Capillaren, *Neubildung von Capillaren, gehäuftes Auftreten von Plasmazellen,* zahlreiche, fast makroskopisch große *Erweichungsherde* in den zentral gelegenen Partien des Drüsenparenchyms.

Der Befund der *Mesarteriitis* stützt die bisherigen Vermutungen einer zugrunde liegenden Zirkulationsstörung. FINSTERLIN denkt an eine besondere Intensität der toxischen Noxe (Spirochäteneinwanderung) oder besondere biologische Aktivität (infolge Änderung der lokalen Antikörperproduktion in der Drüse?), sowie an individuelle Faktoren und Disposition. STENCZEL konnte keine Spirochäten nachweisen und glaubt, daß sie unter dem

Einfluß der beginnenden *Gewebsnekrose* zugrunde gegangen oder ausgewandert seien. Schon Mannino und Lamanna (1909) hatten darauf hingewiesen, daß der klassische Verlauf der Syphilis aufgehalten sei, wenn aus irgendeinem Grunde eitrige Bubonen sich entwickeln. Lokalisation am Halse sahen Rusch und Bejarano; *nach unzweckmäßiger Behandlung* (Auskratzung oder Incisionen) von *Digitalschankern* erwähnt Huels nekrobiotischen Zerfall bzw. eitrige Einschmelzung in den regionären Drüsen, welche nach Nobl, der allerdings auch an Sekundärinfektion denkt, der Gewebsschädigung zuzuschreiben sei. Letzthin hat Zieler die Mitbeteiligung von Eitererregern bei den Erweichungen sehr betont. So hat auch Finsterlin die Möglichkeit der Komplikation von ursprünglich rein luetischer Drüsenerweichung mit sekundärer pyogener Infektion (oder mit Tuberkulose) zugegeben. Der Rückgang unter spezifischer Behandlung ist meist prompt, nur bereits entstandene Ulcerationen dauern länger (Marcuse). *Differentialdiagnostisch* wichtig sind nach Finsterlin: Ulcus molle Bubo, gonorrhoische und gewöhnliche Lymphadenitiden, tuberkulöse und aktinomykotische Drüsenerweichungen.

Involution der regionären Drüsenschwellung. Die entsprechend den mikroskopischen Vorgängen *nach mehreren Wochen bis Monaten schrumpfenden Drüsen* werden als spindelförmig und glatt, später als *lederartig derb* geschildert. Ohne chemotherapeutische Mittel (mit Lichtbädern oder nach Naturheilverfahren) behandelte Syphilis zeigt nach unseren Erfahrungen oft starke, besonders lang bestehenbleibende regionäre und allgemeine Drüsenschwellung.

Die Spirochätenabwehr innerhalb der regionären Drüsen und Lymphe. *Rein mechanisch* stellen die von Ehrmann vielfach demonstrierten *Leukocyteninfarkte* der zuführenden Lymphgefäße, wie er selbst annahm, eine Schutzvorrichtung gegen das Vordringen des Virus dar, die allerdings nach Ergänzung der früheren Ansicht E. Hoffmanns, daß die Reaktion des Gewebes den Spirochäten nachhinkt, durch die neuen Untersuchungen von Armuzzi und Strempel, sowie den Nachweis des syphilitischen Virus in Drüsen geimpfter Versuchstiere bereits nach wenigen Minuten durch Kolle meist wohl zu spät in Funktion treten dürfte. Hierzu käme die zunächst rein desquamative, später entzündlich celluläre Ausfüllung der Sinusräume, später die Verlegung der Sinusräume durch Kompression bei zunehmender Hyperplasie des lymphatischen Gewebes, endlich die chronisch produktive Endophlebitis mit Einengung und schließlich Verlegung des Venenlumens. Eine *Phagocytose* innerhalb der Lymphdrüsen wird von de Amicis beschrieben und ist an die Zellen des *retikulo-endothelialen* Apparates (die Sinusendothelien) gebunden. Die *lipolytische, fermentative Abbaufunktion* der Lymphocyten, ihrer Abkömmlinge (der Plasmazellen) und ihrer Bildungsorgane auf die lipoiden Syphilisspirochäten wird von Bergel als *chemisch-funktionelle* Gegenwirkung (auf lipatischer Amboceptorwirkung beruhende Antikörperbildung) in den Vordergrund gestellt. Gegen die von ihm gesehenen körnigen Einschlüsse in den Lymphocyten, die er für Spirochäten hält, haben sich Aschoff und Kamiya mit dem Hinweis gewandt, daß schon Metschnikoff betonte, daß *Lymphocyten* niemals Fremdkörper inkorporieren. Eine gleich *scharfe Ablehnung* erfährt von ihnen, denen sich Marchand und Lubarsch anschließen, die Bergelsche Theorie über die lipoidspaltende Funktion der Lymphocyten; dabei wird auch mangelnde Unterscheidung zu Zellen histiocytären Charakters zum Vorwurf gemacht. Immerhin drängt sich nach den Versuchen Bergels und den Spirochätenbefunden in syphilitischen Drüsen der Gedanke auf, daß den Lymphocyten sowie lymphocytären und lymphoblastischen Plasmazellen — zumal die Keimzentren immer spirochätenfrei, das adenoide Gewebe spirochätenarm befunden wurde — eine die Spirochäten *schädigende* Fernwirkung zukomme, wobei daran erinnert sei, daß nach Unna das Granoplasma aller Plasmazellen ein ganz hervorragender *sekundärer Sauerstoff* ist. Auch das *Blut* bietet der anaeroben Spirochaeta pallida keine günstigen Existenzbedingungen (E. Hoffmann), was Montgomery darauf zurückführt, daß das *Blut* durch die Erythrocyten außerordentlich *sauerstoffreich* ist, während die *Lymphe sauerstoffarm* ist.

Schon MANFREDI (1899) hatte gefunden, daß den Drüsen neben der *filtrierenden* und *abschwächenden* Wirkung, indem die Bakterien, ehe sie absterben, in dem adenoiden Gewebe ihre Virulenz ganz oder teilweise verlieren, eine *immunisatorische Wirkung* zukomme, welche darin bestehe, daß der Organismus unter dem Einfluß der beiden ersten Prozesse mehr oder weniger verschiedene Zustände der Immunität erlangen kann.

E. HOFFMANN bemerkte, daß auch außerhalb der Zellen und in den Gefäßlumina zerfallende Spirochäten oder Spirochätengruppen vorkommen; zur Erklärung dieser Erscheinungen kann nach ihm nur *die Wirkung im Serum vorhandener Antikörper* herangezogen werden. *Experimentell* konnte (nach KOLMER, BROADWELL und MATSUNAMI sowie NOGUCHI, welcher fand, daß Serum Syphiliskranker Kulturspirochäten zerstöre) EBERSON *in 18 Seren von Personen mit latenter Syphilis* (3—35 Jahre post inf.) *spirochätocide Eigenschaften* für verschiedene Stämme der Spirochaeta pallida feststellen; wo Latenz nicht bestand, bei Frühsyphilis, in latentem Stadium bei *frischer* Infektion oder bei noch vorhandenem aktivem Herd schien diese Eigenschaft zu fehlen. Bei Kaninchen war sie im Laufe von 6 Monaten bis 1 Jahr post inf. ausgebildet. BERGEL denkt auf Grund seiner Versuche an *Bakteriolysine*, die zum großen Teil wenigstens *von den lymphocytären Elementen und ihren Bildungsorganen, besonders den Lymphdrüsen* geliefert werden.

Ihnen am nächsten kommend, aber weniger wirkungsvoll, erwies sich ihm Milzextrakt und lymphocytenreiches Bauchhöhlenexsudat mehrfach vorbehandelter Tiere, während *Blutserum* zuweilen *fast wirkungslos* war. Brachte er derartige Extrakte zum Reizserum etwa eines Primäraffektes, so blieben Begleitbakterien in ihrer Beweglichkeit und in ihrem Aussehen ganz oder fast gänzlich unbeeinflußt, während die Spirochäten ihre Beweglichkeit einbüßten.

Agglutination oder Agglomeration. Im Untergang begriffene Spirochäten, teils in gekörnter Form, teils direkt verklumpt, konnten ZABOLOTNY und MASLAKOWETZ in Nachprüfung früherer Befunde von E. HOFFMANN und v. PROWAZEK in Gegenwart von Serum solcher Personen, welche längere Zeit an Syphilis litten, beobachten und sprachen von *Agglutination*. Als Beobachter verknäuelter und zu sternförmigen Figuren zusammengeballter Spirochäten bei Syphilis acquisita und congenita nennt KISSMEYER weiter MULZER, LEVADITI, METSCHNIKOFF-ROUX, BRÖNNUM-ELLERMANN. Ob *echte Agglutination oder bloß Agglomeration* vorliegt, ist nach ihm nicht mit Sicherheit zu entscheiden. EHRMANN sah in den Lymphdrüsen zwei verschiedener Fälle in den oberflächlichen Lymphbahnen, zwischen den Lymphzellen und in den Bindegewebsbalken veränderte Spirochäten mit verschiedenartigsten Verdickungen, auch ich fand in dem homogenen Inhalt einer großen Vene des perikapsulären Gewebes im Untergang begriffene Spirochäten teils in gekörnter Form, teils verklumpt und habe Knickung und Schwund der Windungen, Schleifenbildung, Verlängerung, Verdünnung und körnigen Zerfall abgebildet. *Experimentell* fand NAKANO (1913) im Serum von Kaninchen, die mit abgetöteten Spirochätenkulturen vorbehandelt waren, *Agglutination*; BERGEL sah durch *Mesenterialdrüsenextrakt* mit Spirochätenmaterial mehrfach vorbehandelter Kaninchen, der auf dem Objektträger auf lebende, gut bewegliche Spirochäten einwirkte, *Agglutinationsbildung*, deren bakteriolytische Einwirkung je nach der Konzentration schon nach 1—2 Minuten begann.

Schon TOURRAINE (1912) hatte im Laboratorium JEANSELMES Stückchen nässender Papeln in syphilitisches und nichtsyphilitisches Serum gelegt. Während die Spirochäten im nichtsyphilitischen Serum mehrere Stunden beweglich blieben, wurden sie im syphilitischen *sternförmig agglutiniert* unbeweglich. Auch KISSMEYER (1915) konnte im Serum von Syphilitikern *aller Stadien,* wenn auch nicht konstant, *agglutinierende Wirkung* auf eine *Reinkultur von Spirochaeta pallida* nachweisen. Durch intravenöse Injektion von Kulturen der Spirochaeta pallida konnte er bei Kaninchen eine kräftige Agglutininbildung ($^1/_{2000}$ bis $^1/_{200\,000}$) in deren Blut erzeugen. Beim Menschen bedeutet nach ihm Agglutination in der Verdünnung 1 : 100 positive Reaktion; in der Verdünnung 1 : 50 konnte er hin und wieder die Entstehung einer schwachen Agglutination beim Nichtsyphilitiker beobachten; bei positiver Reaktion ist die Agglutination meist auch in Verdünnung 1 : 200 deutlich. Auftreten sehr früh, schon in zweiter Inkubationsperiode, einmal vor positiver Wassermannreaktion. Scheinbar auch bei kongenitaler Syphilis.

Nach Erfahrungen von Blum bei Kaninchen ist die Ausbildung der *Agglutination* abhängig von dem Alter der Erkrankung und von dem Grade der klinischen Manifestationen.

Die Antikörperbildung wird nach Stühmers Untersuchungen dadurch kompliziert, daß es wohl bei Syphilis analog zu Trypanosomenerkrankungen zur Bildung von Rezidivstämmen kommt, so daß zunächst spärliche Erreger biologisch als Angehörige des Ausgangsstammes im Blut und in der Lymphe auftreten, dann unter der Einwirkung von Antikörpern aus dem Blute verschwinden und erst mit Ausbildung eines serumfesten Rezidivstammes die Generalisierung der Erkrankung in der Sekundärperiode ihren Anfang nimmt. Kranz hat diese Vorstellungen durch experimentelle Studien mit *Recurrens* ergänzt.

Ferner kann die Infektion von der Infektionsquelle her (etwa nässende Papeln) bereits mit Rezidivstämmen erfolgt sein. Dadurch erscheint es erklärlich, daß Ansteckungen aus ein und derselben Quelle in ihrem biologischen Ablauf Analogien aufweisen können.

So wird es verständlich, wenn die Spirochäten in allen Fällen zunächst im Serum einen guten Nährboden finden und reichlich in den Lymphspalten und kleinen Lymphgefäßen anzutreffen sind, dann aber unter der Einwirkung von Antikörpern im Serum verschwinden und sich geradezu in das Gewebe außerhalb der Lymphgefäße (Blut-, Lymphgefäßwandung, Bindegewebe) flüchten. Trotzdem gibt es auch später noch Stadien, wie ich es z. B. bei einer Drüse am Tage vor Auftreten des Sekundärexanthems nachgewiesen habe, wo wieder massenhafte Spirochäten (Rezidivstamm?) sich überall in der Lymphe finden.

So komplizieren sich bei längerer Dauer der Infektion die Verhältnisse von Vermehrung und Untergang der Spirochäten in einer Weise, daß wir nur *wechselnde Immunitätsverhältnisse* bezüglich der An- und Abwesenheit der Spirochäten im Serum bzw. ihrer mehr oder weniger starken Fixierung im Gewebe annehmen können, wobei Trauma und Infektionskrankheiten durch Auflockerung der Gewebe günstigere Ausbreitungsbedingungen schaffen. Dieses Verhalten der Spirochäten in der Lymphe ist um so wichtiger, als ihre Menge nach Versuchen von W. Kraus (zit. nach Bartels) etwa $^1/_3$ des Körpergewichtes beträgt.

Jedenfalls bestehen genug Gründe, in den Lymphreservoiren der Lymphknoten eine spirochätenvernichtende Wirkung anzunehmen, die Haan, Cao und Jullien auch zur Erklärung heranziehen, als nach Vereiterung der Lymphdrüsen einer Seite in ihren Fällen eine besonders starke Roseola- bzw. Papelbildung gerade dieser Seite gegenüber der anderen auftrat. Trotzdem vermochten ebenso wie E. Hoffmann u. a. Brown und Pearce bei Inokulation von Leistendrüsen in den Hoden von Kaninchen konstant gleiche charakteristische Veränderungen zu erzielen bei ebenso langer Inkubationszeit wie bei Inokulation von Schleimhautplaques. Immerhin konnte Neisser bei Lymphdrüsenspaltung und Einreiben der auf diese Weise freigelegten Fläche mit Virusmaterial in zweimaligem Versuche kein Resultat erzielen. Daß das *Fehlen* der *regionären Drüsenschwellung* einen schweren Verlauf der Syphilis zur Folge haben soll, wurde erwähnt, auch das Fehlen der allgemeinen Drüsenschwellung gilt als Signum mali ominis, worauf wir noch (bei der malignen Lues) zurückkommen.

Differentialdiagnose der regionären Drüsenschwellung. Obgleich die *multiple, harte, indolente Drüsenschwellung* ein sehr charakteristisches Merkmal darstellt und selbst bei atypischem Geschwür klinisch bereits die Diagnose Syphilis zu stellen gestattet, die natürlich heutzutage durch Spirochätennachweis gesichert werden muß, ehe man zur Behandlung schreitet, sind differentialdiagnostisch erörtert worden Drüsen bei Ekzem der Genitalien (Auspitz), bei Prurigo, vernachlässigten Urethritiden kachektischer Individuen und Circumcisionswunden, sowie weichem Schanker Syphilitischer (Finger), Gonorrhöe, medikamentöser Reizung der Urethralschleimhaut, anhaltender Balanitis, atypischem Herpes, Tuberkulose. Wegen der Lymphogranulomatosis inguinalis sei auf FISCHL sowie FREI und HOFFMANN verwiesen. Am Halse kann bei Mischinfektionen an Aktinomykose, Angina Ludovici gedacht werden, auch Hodgkin, Leukämie und gar Sarkom wurde bei Primäraffekt der Tonsille (Diskussion zu GAGER) in Betracht gezogen. Wo Zweifel bestehen, ist die syphilitische Komponente durch die Drüsenpunktion meist leicht zu klären.

Therapie. Die regionäre Drüsenschwellung geht unter maximaler Frühbehandlung mit Salvarsan und Wismut so prompt zurück, daß jede lokale Therapie (etwa starke Kalomelsalbe) sich meist erübrigt. Eine ihr von MUTSCHLER beigelegte Bedeutung, daß nach ihrer Ausbildung die gewöhnliche Abortivbehandlung auszuscheiden habe, kommt ihr nach unseren Erfahrungen nicht zu, da unter dieser Voraussetzung fast keine Fälle für die Abortivbehandlung mehr übrig blieben.

Die allgemeine Drüsenschwellung.
(Lymphadenitis, Polyscleradenitis universalis.)

Die etwa 6 Wochen nach der Infektion auftretende charakteristische harte Schwellung aller tastbaren Drüsen (besonders der Axillar-, Cubital-, Paramamillar-, Submaxillar-, Mastoidal-, doch auch Nuchal-, Cervicaldrüsen) war vor der Entdeckung der Wa.R. ein besonderes wichtiges Zeichen zur Erkennung der syphilitischen Infektion, leistet uns aber auch heute noch immer wieder wertvolle Dienste für die Erkennung der Erkrankung und ihres Ablaufs unter der Behandlung.

Schon 1853 konnte SIGMUND darauf hinweisen, daß sich eine Andeutung der Drüsenerkrankung bei sekundärer Syphilis in den *ältesten Schriften der Syphilidologen* fände; während aber bis dahin nur die *Leisten-, Nacken-* und *hinteren Halsdrüsen* beachtet wurden, machte er darauf aufmerksam, daß sehr oft alle, oder doch eine Mehrzahl der übrigen Lymphdrüsen beteiligt seien, so namentlich die *Unterkiefer-* und *Zungendrüsen,* die *Achsel-, Oberarm-, Schenkel-* und *Kniekehlendrüsen,* endlich eine kleine Drüse auf dem Lig. acromioclaviculare.

Pathogenese. Frühzeitig war bekannt, daß die allgemeinen Drüsenschwellungen pathogenetisch wesentlich anders zu bewerten seien als die auf dem Lymphwege vom Virus erreichten regionären Bubonen. Bereits 1870 wandte sich H. LEE (zit. nach NEUMANN) gegen die Lehre HUNTERS, daß das syphilitische Virus zur Infizierung des ganzen Organismus die Lymphbahnen benutze und behauptete, daß die Drüsen zweiter Ordnung, d. h. solche, welche die Lymphe erst von anderen Drüsen beziehen (die metastatischen Drüsen nach VIRCHOW, die Infektionsbubonen nach AUSPITZ), nie durch direkte Resorption vom Syphilisvirus angegriffen werden, sondern dasselbe erst vom *Blute* in sich aufnehmen, welches in der Eingangspforte der Syphilis zirkuliert hat.

Dieser ohne lokale Affektionen einhergehenden, also essentiellen oder idiopathischen, nach LEE hämatogen entstandenen Adenopathie des Sekundärstadiums stellte FOURNIER 1872 andere Drüsenschwellungen gegenüber, die sich unter Unständen *neben* der allgemeinen Drüsenschwellung in besonders ausgeprägter Weise *im Lymphstromgebiet von Sekundärläsionen* ganz ähnlich entwickeln, wie der Bubo unter dem Einfluß des Schankers. AUSPITZ (1873) nahm noch einmal an, daß die Drüsenschwellung erst infolge sekundärsyphilitischer Efflorescenzen entstehe, von denen die Drüsen ihre Lymphe beziehen; dagegen konnte FINGER (1885) darauf verweisen, daß die Teilnahme des Lymphdrüsensystems bereits *vor* Ausbruch der sekundären Symptome als feststehend zu betrachten sei. Tatsächlich gelang es nach der Entdeckung der Spirochäte, auch für den hämatogenen Weg den noch fehlenden Beweis zu erbringen. E. HOFFMANN vermochte durch positive Affenimpfung bereits frühzeitig im primären Stadium syphilitische Krankheitserreger im kreisenden Blute nachzuweisen. Die Tatsache wurde oft bestätigt. So konnte Lesser es als *nicht wahrscheinlich* hinstellen, daß die einzelnen Drüsen ohne Vermittlung des Blutweges *nur* im Anschluß an entsprechend lokalisierte syphilitische Eruptionen affiziert werden. Daß der *Lymphweg* zur regionären Drüse tatsächlich beschritten wird, konnte Ehrmann (1911) durch übereinstimmende Spirochätenbefunde in den abführenden Lymphbahnen einer großmakulösen Roseola und den Lymphbahnen der zugehörigen Drüse beweisen. Dafür spricht auch der Solitär-Sekundäraffekt mit syphilitischen Drüsen. Immerhin dürfte der *Blutweg in erster Linie* in Betracht kommen, wenn wir in kurzer Zeit alle Drüsen des Körpers schwellen sehen.

Der **Zeitpunkt,** wo die allgemeine Drüsenschwellung deutlich wird, liegt wohl frühestens 6 Wochen nach der Infektion (Sigmund, Finger, Ehrmann, Wolff-Mulzer, E. Hoffmann); Joseph und Zieler nennen 7—8 Wochen. Darier gibt für die Cervical-, Subclavicular-, Suboccipitaldrüsen 12—15 Tage nach dem Schanker an, wogegen die Cubitaldrüsen gegen den 18. Tag, also 3—6 Tage *nach* den anderen fühlbar würden.

Häufigkeit. Bergh fand bei 1260 syphilitischen Prostituierten geschwollen die Noduli lymphat. inguinales 1245 mal (fast $100^0/_0$), die Cervicales post. 1047 mal (ein wenig über $83^0/_0$), die Submaxillares 536 mal (gegen $42,8^0/_0$), die Axillares 419 mal (ein wenig über $33,4^0/_0$), Cubitaldrüsen 195 mal — davon 16 mal 1—3 auf geschwollenen Schnüren — (gegen $15,6^0/_0$), Mastoidei und Auriculares post. 126 mal (etwa $10^0/_0$), Cervicales ant. (supraclaviculares) 106 mal (wenig mehr als $8,4^0/_0$), Occipitales 55 mal (etwas über $4,4^0/_0$), Paramamillares 38 mal (etwa $3^0/_0$), Submentales 34 mal ($3^0/_0$), Praeauriculares 15 mal (gegen $1,2^0/_0$), Poplitei 8 mal (etwas über $0,7^0/_0$). Kleinere, ältere Statistiken stammen von Campana und Dietrich. Friedländer suchte bei 190 Syphilitikern und Nichtsyphilitikern zu diagnostischen Zwecken festzustellen, bei welchen Drüsen das Verhalten am deutlichsten differiere; er fand geschwollen die Cubitaldrüsen in $77^0/_0$ bei Syphilitikern (gegen $27^0/_0$ bei Nichtsyphilitikern), die Occipitaldrüsen in $77^0/_0$ (gegen $45^0/_0$), die Cervicales post. in $80^0/_0$ (gegen $47^0/_0$). Ungünstig zur Diagnose erwiesen sich die Inguinaldrüsen mit $97^0/_0$ (gegen $85^0/_0$), die Axillardrüsen in $78^0/_0$ (gegen $65^0/_0$), die Submaxillardrüsen in $87^0/_0$ (gegen $70^0/_0$) usw.

Ein Fehlen der allgemeinen Drüsenschwellung sah Bergh unter 1260 Fällen 7 mal. Einis berichtete über 6 Fälle von schwer verlaufender Syphilis bei jugendlichen Personen, die während des 1. und 2. Stadiums nicht die geringste Beteiligung des Lymphsystems aufwiesen, und führt den schweren Verlauf darauf zurück, daß von seiten der Drüsen jede Reaktion gefehlt hat.

Zahl und Sitz. Es können hier nicht die 600—700 Drüsen des Körpers aufgezählt werden, welche Zahl Montgomery bei der allgemeinen Drüsenschwellung angibt. Anderes wird der Darstellung der *Klinik* (Größe, Dauer usw.) vorbehalten bleiben. Nach Lesser schwellen neben den Gl. inguinales und femorales am häufigsten die Gl. submaxillares, cervicales, occipitales, nuchales; weiter auch cubitales (1—2—3, nach de Amicis in $^1/_4$ seiner 2119 Fälle), axillares, paramamillares. Fournier unterscheidet bei den *Cervicales post.* die Suboccipitales, ferner die eigentlichen Cervicales post. am Rande des M. trapezius und Mastoideae, bei den *Cervicales anter.* die Peripharyngeae (an den Seiten des Pharynx, vor dem M. sternocleidomastoideus), Suprahyoideae (in Höhe des os hyoideum), Cervicales inf. und Submaxillares (meist symptomatisch bei Munderscheinungen). Joseph teilt die *20—30 Cervicaldrüsen* in 2 Gruppen, die eine von der Schädelbasis bis zur Teilungsstelle der Art. carotis communis, die andere bis zum Schlüsselbein (besonders beachtenswert bei Primäraffekt des Gesichts). Am vorderen Rande des M. sternocleidomastoideus nennt er die Pharyngeal- und Jugulardrüsen, welche besonders bei Affektion der Rachenschleimhaut stark anschwellen. Hinzugefügt seien die Gl. praeauriculares, retroauriculares, supra- und infraclaviculares und die 2 kleinen praevertebrales (in Höhe des 2. oder 3. Halswirbels), erkennbar durch kleine, submuköse Geschwulst (innere Drüsen s. S. 54).

Klinik *(Größe, Dauer)*. Die Knoten der allgemeinen Drüsenschwellung sind kleiner als die der regionären, hart, indolent, unter der Haut verschieblich und gehen spontan zurück (FOURNIER: aphlegmasiques, indolents, spontanément résolutives). Die Schwellung betrifft immer die ganze Drüse, daher ist auch die Form der Schwellung jener der einzelnen erkrankten Drüse gleich: also glatt-rundlich, oval oder bohnenförmig (SIGMUND). Sie sind erbsengroß, haselnuß-, evtl. olivengroß, halbwalnuß- oder gar walnußgroß, selten und nur unter bestimmten Bedingungen, z. B. die Halsdrüsen bei kleinpapulösem, follikulären Exanthem (PINKUS), werden die Drüsen taubeneigroß (BUSCHKE). VERROTTI sowie BOGOLEPOW sahen multiple Schwellungen unter dem Bilde der lymphatischen Pseudoleukämie, BALZER und BELLOIR etwas Ähnliches, dazu taubeneigroße paramammale Drüsenschwellungen. Die allgemeinen Drüsenschwellungen bleiben mehrere Wochen oder Monate, 2—3 Jahre (RAVOGLI), oft mehrere Jahre (LESSER) bestehen, verlieren dann ihre Härte und verkleinern sich, SIGMUND war sogar der Ansicht, daß bei Personen, die er vor 20 Jahren behandelt und vorher genau gekannt hatte, jede einzelne Drüse größer und härter geblieben war. Früher spielten die strumösen Formen eine große Rolle. Zuerst entwickelten sich die Knoten wie sonst, wurden dann haselnuß-, kastanien- oder hühnereigroß, bildeten sich zurück oder entzündeten sich, wurden in letzterem Falle schmerzhaft, verlöteten, es bildeten sich Abscesse, Fisteln, die kleine Mengen eines dünnen, krümeligen Eiters entleerten. Sehr häufig befallen waren die Gl. cervicales ant., submaxillares, perimaxillares, suprahyoideae, inguinales, iliacae ext., verschont die Gl. cervicales post., mastoideae, epitrochleares (FOURNIER). Was bei der regionären Drüsenschwellung über die früher angenommene lymphatische oder skrofulöse Disposition sowie die wahrscheinliche Beziehung zur Tuberkulose gesagt wurde, gilt auch hier. LESSER betont, daß stärkere Entzündungserscheinungen und Vereiterung, abgesehen von Mischinfektionen, niemals vorkämen. Ein allerdings seltenes *Fieber* bei Entwicklung der allgemeinen Drüsenschwellung findet sich schon bei SIGMUND (1853) erwähnt. Spontane *Schmerzen* und starke Empfindlichkeit bei Berührung sah VÖRNER in 2 Fällen. Die *Stärke* der Ausbildung schwankt: im *Entwicklungsalter* sind die Drüsenschwellungen *enorm* und *langdauernd,* der Verlauf der erworbenen Syphilis im allgemeinen sehr gutartig (AUGAGNEUR); bei *Negern* viel intensiver, häufiger und generalisierter als bei der weißen Rasse (BEJARANO, HAZEN). Auch die körperliche Konstitution spielt eine gewisse Rolle. Bei Skrofulösen, Tuberkulösen, Anämischen sind die Drüsenpakete umfangreicher, ausgedehnter, härter und länger dauernd (SIGMUND). Dagegen hatte FOURNIER auf die *schwache* Beteiligung bei *Graviden* hingewiesen, wozu EMERY eine weitere Beobachtung mit erbsengroßen Leistendrüsen brachte; auch bei *Greisen* sind die Drüsen im Gegensatz zu den oft großen, stark ulcerierenden Primäraffekten unbedeutend (AUGAGNEUR).

Die Bewertung bei der Diagnose hat jetzt, wo uns Spirochätennachweis, Wa.R. und Lumbalpunktion zur Verfügung stehen, nicht mehr die frühere Bedeutung. Trotzdem werden wir in den geschwollenen Drüsen, wenn sie deutlich prall, hart, elastisch und groß sind und jede sonstige örtliche oder allgemeine Ursache fehlt, mit LESSER ein Symptom hochhalten, dem nicht die schnelle Vergänglichkeit der meisten anderen sekundären Erscheinungen anhaftet. Nach ihm ist stets das Auftreten multipler Lymphdrüsenschwellungen im Verlaufe weniger Wochen, für die eine andere Ursache nicht gefunden wird, von erheblicher Bedeutung für die Diagnose der Syphilis.

Am seltensten schwellen durch andere Ursachen die *Paramamillardrüsen,* die daher am charakteristischsten, fast pathognomonisch für Syphilis sind (Lesser, Buschke, Zieler), aber (leider!) auch bei Syphilis verhältnismäßig selten sind. Auch die *Gl. mastoideae* und *auriculares post.* schwellen nur selten infolge anderer Ursache an (Sellei, der sie 9—10 Jahre post infect. sah, Lesser, Nicolle, Joseph). Andere Drüsen haben geringeren Wert: Friedländer fand die *Occipitaldrüsen* bei Syphilitikern in 82%, bei Nichtsyphilitikern auch in 45% geschwollen, Dietrich (zit. nach Zeissler) bei 437 gesunden Personen 97 mal deutlich angeschwollene Drüsen (in 82% Cubitaldrüsen, 73% Inguinaldrüsen, 29% Cervical- und Supraclaviculardrüsen). Vor den *Submaxillar-* und *Cervicaldrüsen* warnt Lesser besonders wegen chronischer Entzündungen des Rachens und der Tonsillen, Sigmund auch wegen Erkrankungen am behaarten Kopf sowie der Nase. So kam Jessner (in seinem Referat zu Zeissler) zu dem Schluß, daß ein *negativer Befund eher von Wert,* da Luetiker mit normalen Drüsen doch selten sind. In letzter Zeit hat Oelze den diagnostischen Wert der *Infraclaviculardrüsen* betont, die auch Campana (zit. nach Jullien) schon bei Syphilis gesehen hatte. Er fand sie meist mandelförmig, bei 535 syphilitischen Männern 26 mal, bei 1108 nicht syphilitischen 4 mal. Auf den Wert der *Cubitaldrüsen* machten aufmerksam Ricord (1831), Sigmund („Sigmund*sche* Drüse"), Bäumler, de Amicis, de Dominicis, Lévy-Fränkel, Bejarano und H. Yamada. de Amicis beobachtete einen Fall, wo nach abgeheilter Erosion die Cubitaldrüsenschwellungen alleiniges Zeichen der Infektion waren, bis 3 Wochen später Roseola auftrat. Rulison fand sie bei Untersuchung mit 4 Fingern (Vorderarm zur Muskelentspannung unterstützt) bei Syphilis in 79% (in den ersten 14 Tagen nach Auftreten des Schankers in 50%). Nach ihm sind die Cubitaldrüsen inkonstant angelegt, fehlen oder sind rudimentär bei 15—20% der Menschen. Er hält sie für ein frühzeitiges, persistierendes und häufiges Zeichen von Haut- und Visceralsyphilis, weniger Nervensyphilis, das aber nicht *pathognomonisch* ist und vorkommen kann bei Aktinomykose, Blastomykose, Mycosis fungoides, Lepra, Carcinom, Status lymphaticus, akut exanthematischen Krankheiten, Leukämie, Lymphogranulom, Rachitis, Tuberkulose, Infektionen von Händen und Vorderarmen (besonders bei Handwerkern, Lesser).

Innere Drüsen. Die Fortsetzung der Drüsenschwellungen von der regionären ins Körperinnere wurde bereits besprochen. Außerdem wurden bei Sektionen geschwollen gefunden die *bronchialen* Drüsen, *mediastinalen, mesenterialen,* ferner solche an der *Porta hepatis,* welche durch Druck auf den Ductus choledochus zu Ikterus führen können. Mit *Röntgenstrahlen* konnten Schein, Baló und Karácsonyi (1912) bei sonst starker syphilitischer Skleradenitis *Vergrößerung der Drüsen um den Hilus pulmonum nicht* finden.

Die **pathologische Anatomie** der allgemeinen Lymphadenitis entspricht vollkommen derjenigen der regionären (Jesionek). Ich konnte diese Angabe bestätigen und fand auch die Kapsel auffallend verbreitert, was sich schon bei der Exstirpation bemerkbar macht. Auch hinsichtlich der **Spirochätenbefunde** sind keine Abweichungen vorhanden. Systematische Untersuchungen über die Lokalisation der Erreger bei allgemein geschwollenen Drüsen verdienen mit Rücksicht auf die andersartige Pathogenese Interesse, werden aber durch die offenbar geringere Zahl derselben erschwert. *Spirochäten* wurden nachgewisen zuerst von Lewandowsky (Saft einer exzidierten Cubitaldrüse bei genital akquirierter Syphilis), Frühwald (in 4 Fällen 2mal), Frei und Spitzer (in 4 Fällen 4mal), Oelze (in 8 Infraclaviculardrüsen 5mal, 10 Cubitaldrüsen 6mal, 1 Paramamillardrüse: 4 Spirochäten in 100 Gesichtsfeldern, alles bei Punktion). **Positive Überimpfungen** *auf Affen* gelangen Finger und Landsteiner (2 mal mit Cubitaldrüsen einer 7—9 Monate alten Syphilis; Primäraffekt am Penis) sowie Mucha und Scherber (trotz negativen Befundes im Schnitt). Bei **syphilitisch infizierten Tieren** beschrieb E. Hoffmann das Auftreten von metastatischen Lymphdrüsen bei Kaninchen, desgleichen Bergrl (in der Achselhöhle und Kniekehle); E. Hoffmann und Löhe fanden allgemeine Drüsen bei Affen (Cercocebus), Zabolotny desgleichen (2 Monate bis 1 Jahr dauernd), Neisser auch, aber unregelmäßig (Cynomolgi meist nicht). Uhlenhuth und Mulzer erzielten durch intravenöse Injektion spirochätenreichen Materials allgemeine Syphiliserscheinungen mit allgemeinen Drüsenschwellungen ohne Schanker, Tomasczewski erzeugte mit vergrößerten Halsdrüsen eines Kaninchens (nach subscrotaler Infektion) Schanker bei anderen Tieren. In letzter Zeit hat sich KOLLE die von CHESNEY eingeführte Methode der Verimpfung der Poplitealdrüsen bei experimenteller Kaninchensyphilis außerordentlich bewährt. Bei Kaninchen, die experimentell mit Syphilis infiziert waren, erwisen sich KOLLE die Poplitealdrüsen von einem bestimmten Zeitpunkt nach der Infektion ab in 100% infektiös. Auch bei einer Anzahl Tiere, bei denen nach der Verimpfung von pallidahaltigem Material keine Primäraffekte aufgetreten waren (sog. „Nullern") erwiesen sich die Poplitealdrüsen — auf frische Tiere verimpft — als infektiös, als einzig nachweisbares Zeichen einer *Lues asymptomatica* (Näheres siehe vorne bei experimenteller Syphilis S. 26).

Vereiterung. SIGMUND (1859) erwähnt in seltenen Fällen Entzündung und Abszeßbildung, sah bei künstlicher Eröffnung die Drüsen selbst fast immer unversehrt. Nach v. ZEISSL kommt die *Vereiterung durch Mischinfektion* zuweilen bei feuchten Papeln, syphilitischen und nichtsyphilitischen pustulösen Efflorescenzen und Geschwüren sowie bei Panaritien vor. JULLIEN spricht bei sekundären Drüsenschwellungen von ausnahmsweiser syphilo-strumöser Bildung und Vereiterung („écrouelles secondaires") der Gl. submaxillares, suprahyoideae, cervicales ant. et post., retropharyngeales. BERGH fand unter 1260 syphilitischen Prostituierten Suppuration 15 mal = 1,2% (darunter 8 mal der Inguinal-, 1 mal Cubital-, 1 mal Axillar-, 1 mal Submandibulardrüsen). Schon 1874 stellte FOURNIER (zit. nach BERGH) die Vermutung auf, daß eine evtl. vorhandene indolente *Adenitis retropharyngealis* zur Vereiterung kommen und Veranlassung zu retropharyngealen Abscessen und Phlegmonen abgeben könnte; ihm pflichtete DARBOUET (1886; 2 Fälle) bei.

Kombination mit Tuberkulose. Wenn ein oder mehrere Drüsen bei Syphilitikern in vorgerücktem Stadium anschwellen, Periadenitis auftritt, die Haut sich vorwölbt, rötlich-violette Erhebungen erscheinen, darunter bald Fluktuation auftritt, Ulcerationen und Fisteln sich bilden, handelt es sich nach LELOIR (zit. nach BRUNELLE) 1. um skrofulöse Geschwüre auf syphilitischem Boden oder 2. um echte syphilitische Geschwüre, echte syphilitische Gummen oder 3. um gemischte Geschwüre: Syphilis und Skrofulose (die spezifische Behandlung entscheidet dann den syphilitischen Anteil; Tierversuch). Nachdem LELOIR mehrere Fälle von gleichzeitig skrofulo-tuberkulösen und syphilitischen Lymphdrüsen bei Syphilitikern in der Dissertation von BRUNELLE (1896) hatte veröffentlichen lassen, folgten weitere Beobachtungen von ÉTIENNE (1889), PATOIR (1901), HALLOPEAU und FOUQUET (1901; „Syphilis wirkt wie ein Peitschenhieb auf die latente Tuberkulose"), BALZER und GALUP (1908; an Mumps erinnernde Erkrankung der Präaurikulardrüsen), DANLOS (1908; multiple Drüsenvereiterung, 5 Monate nach Beginn der Syphilis), BERING (1912, 2 Fälle $\frac{1}{2}$—1 Jahr p. inf.), MILIAN (1925). Eine eingehende Schilderung der Koinzidenz von Syphilis und Tuberkulose, ihrer Symbiose in den Lymphdrüsen brachten FREI und SPITZER (1922): 2 Fälle mit zweifellos schon lange vor der luetischen Infektion bestehender, manifester Halsdrüsentuberkulose (Sp. p. in beiden Fällen, Tierversuch auf Tuberkulose 1 mal positiv), ferner taubeneigroße, weiche Cubitaldrüsenschwellung bei einem Fleischer (Sp. p. +. Tierversuch auf Tuberkulose positiv, angenommen Tuberkelbacillen vom Typus bovinus). Einen weiteren Fall stellte ARON vor (Halsdrüsenpakete, Wa.R. positiv. Besserung durch spezifische Behandlung kam zum Stillstand; nach Röntgenbehandlung erneute Abnahme). Die schnell wirkende Salvarsantherapie läßt derartige Komplikationen wohl seltener entstehen als es bei den früheren langdauernden, anstrengenden und schwächenden Hg-Kuren der Fall war.

Rückwirkung auf die cellulären Bestandteile des Blutes. In meiner früheren Arbeit habe ich die Veränderungen des Blutbildes bei rezenter Syphilis an Hand der Literatur (s. dort) besprochen und selbst im sekundären Stadium Untersuchungen vorgenommen, wobei eine *Zunahme der Leukocyten* auf 9—13 000 und eine manchmal bedeutende *relative Lymphocytose* sich fand; beide Veränderungen gingen auf wenige Salvarsaninjektionen prompt zurück, die Gesamtzahl der Leukocyten allerdings regelmäßiger als der prozentual vermehrte Anteil an Lymphocyten. Spiethoff fand neuerdings die weißen Blutkörperchen in den unkomplizierten Fällen von Früh- und Spätlues nicht vermehrt, wohl aber eine *prozentuale Zunahme der Lymphocyten.*

Da gleichzeitig mit der regionären und allgemeinen Drüsenschwellung, wobei die vermehrt gebildeten Zellen auf zwei Wegen: durch die Lymphsinus und Vasa lymphatica efferentia, sowie, ebenso wie in der Milz, durch die Blutcapillaren und Venen in das Blut abgegeben werden können, eine Vergrößerung der Milz eintritt und auch eine hyperplastische Reizung des Knochenmarks in Frage kommt, handelt es sich bei dem Zustandekommen des veränderten Blutbildes bei Syphilis um einen sehr komplizierten Vorgang, bei dem der Anteil der Drüsen je nach der Reaktion des Individuums und ihrem Schwellungsgrade, sowie der Verteilung der Spirochäten wechselt.

Ich muß mich damit begnügen, darauf hinzuweisen, daß in *allen Stadien* die Drüsenschwellungen Blutveränderungen im Gefolge haben, die meist gleichzeitig auch von anderen durch die Syphilis bedingten Faktoren abhängen. (Neuere Untersuchungen darüber siehe bei Spiethoff.)

Beziehungen zu serologisch nachweisbaren Veränderungen des Blutes. Nach Bergel enthält das luetische Serum ein gegen das lipoide Luesantigen bzw. seinen lipoiden Anteil spezifisch eingestelltes, aus den in allen entzündlichen Herden vorhandenen Lymphocyten bzw. Lymphdrüsen stammendes, amboceptorartiges, lipatisches Proferment, das beim Zustandekommen der Wa.R. durch das Komplement aktiviert wird und an das Lueslipoid herantritt. Danach geht die Wa.R. also klinisch weder parallel dem Vorhandensein von Spirochäten im Gewebe, noch auch, wie angenommen worden, dem Lecithingehalt des Serums, sondern ist der biologische Ausdruck der entzündlich lymphocytären Reaktion gegen das Lueslipoid, mag diese äußerlich nachweisbar oder im Innern des Körpers verborgen sein.

In Verfolgung ähnlicher Gedankengänge hat Gennerich zur weiteren Klärung der Wa.R. mit wässerigen Lymphdrüsenextrakten (1 Teil Drüse auf 4 Teile physiologischer NaCl-Lösung) eine Reihe von Versuchen durchführen lassen, bei denen die Extrakte im toxischen System an Stelle des Luetikerserums als Antikörper verwendet wurden. Nach seiner Ansicht handelt es sich bei der lymphocytären Abwehrreaktion des Organismus nicht um einen einheitlichen Antikörper gegenüber der syphilitischen Infektion, sondern um lipoidspaltende, fermentative Gruppenreaktionen, bei denen die Fermentlipoidreaktion einen wesentlichen Bestandteil bildet; bei der Wa.R. handelt es sich um einen Teil einer Gruppenreaktion des spezifischen fermentativen Abwehrorgans, der in Lymphocyten präformiert ist und bei Zerfall derselben bei verschiedenartigen pathologischen Prozessen (Carcinom, tuberkulöse Drüsen) frei wird.

Auch ich habe dem Gewebszerfall im lymphatischen Gewebe für das Zustandekommen der Wa.R. eine bedeutsame Rolle zusprechen zu müssen geglaubt, die durch das zeitliche Zusammenfallen des Auftretens der positiven Wa.R. und der allgemeinen Drüsenschwellung, durch das gleichzeitige Fehlen der allgemeinen Drüsenschwellung und der positiven Wa.R. bei manchen Fällen von Syphilis maligna sehr wahrscheinlich wird. Ich habe dabei nicht nur an ein Zustandekommen der positiven Wa.R. in den syphilitischen Drüsen gedacht, wie es nach der Darstellung Brucks in seinem Handbuch der Serologie den Anschein haben könnte; das isolierte Auftreten der positiven Wa.R. im Reizserum, Kammerwasser, Liquor sprechen dafür, daß, wie ich das früher betont habe, auch im übrigen Körper das lymphatische Gewebe durch seinen Zerfall die Reaktion auszulösen vermag.

Wie kompliziert die Verhältnisse liegen, kann man daraus entnehmen, daß v. Wassermann und Lange bei 12 von 13 Liquorproben von Taboparalyse und Paralyse nach Brutschrankautolyse der Liquorlymphocyten eine Verstärkung der Wa.R. im Liquor fanden, eine Erscheinung, die bei der Autolyse von Lymphocyten, die von Dementia- und Meningitisfällen stammten, ausblieb. Sie schlossen aus diesen Verhältnissen auf eine besondere Bedeutung der Lymphocyten bei Luetikern, die die Herkunftsstätte der positiven Reaktion des Liquors sei.

In neuester Zeit hat sich in der Frage, ob Antikörperreaktion oder rein symptomatische Blutveränderung bei dem Zustandekommen der Wa.R. vorliegt, auf Grund anders gearteter Versuche SACHS (1925) dahin ausgesprochen, daß die syphilitische Blutveränderung die Folge einer Autoantikörperbildung nur gegen Gewebszerfallprodukte lipoider Art sein kann, daß aber diese Autoantikörperbildung nicht einfach beim Gewebszerfall stattfindet, sondern nur dann, wenn die freigewordenen Lipoide sich mit bestimmten Antigenen, insbesondere denjenigen der Treponemen paaren können.

Bedeutung der allgemeinen Drüsenschwellung für die Beurteilung der Heilung. Wenn auch pathologisch-anatomisch noch nach sehr langer Zeit eine Verdichtung des Bindegewebes zu erwarten ist, sind sich doch die Autoren (E. HOFFMANN, JESIONEK, CRONQUIST, BUSCHKE) darin einig, daß das Vorhandensein verstreuter spezifisch und auffallend geschwellter Lymphknoten oft genug das einzige Zeichen dafür ist, daß das Gift seine Virulenz noch nicht eingebüßt hat und wir mit der Behandlung nicht eher aufhören dürfen, bis die Drüsen auf ihre normale Größe zurückgebracht sind, d. h. bis man sie, wie wir das auch nach starken Kuren an den Inguinal- und Axillardrüsen zuweilen sehen, nicht mehr tasten kann (CRONQUIST). Sollte eine gewisse Vergrößerung noch nachweisbar sein, raten wir lieber zu einer Sicherheitskur, auch wenn die Wa.R. schon negativ geworden ist, ziehen aber auch eine Liquoruntersuchung zu Rate.

Differentialdiagnose. DIETRICH fand bei 437 gesunden Personen, Soldaten und Schülern, in $99^0/_0$ palpable Drüsen, und zwar die Occipitaldrüsen in $2,2^0/_0$, Cervical- und Supraclaviculardrüsen in $79,4^0/_0$, Axillardrüsen in $72,4^0/_0$, Cubitaldrüsen in $82,6^0/_0$, Inguinaldrüsen in $92,9^0/_0$. Nach ihm haben fast alle gesunden Menschen in irgendeiner Körperregion palpable Drüsen. Schon SIGMUND (1853) wußte, daß sehr einfache Reizungen der Hautdecke genügen: Senfteich, leichte Verletzung, Erkrankung von Kopf, Gesicht, Mund-, Nasenhöhle, einfache Haut-, Zellgewebsentzündung, Periostitis, schadhafte Zähne, Zahnfleischfisteln, Speichelsteine, chronischer Rachenkatarrh, nicht syphilitische Erkrankungen an Genitalien, Hodensack, Mastdarm, Vagina, Uterus, ferner Tuberkulose (Gl. cervicales, axillares, pectorales), chronischer Rotz, Malaria. Nach LARREY (zit. nach BAER) genügt bei Soldaten das bloße Wetzen des Halskragens oft, um Halsdrüsenschwellungen zu erzeugen. Bei den Cubitaldrüsen kommen einfach entzündliche Affektionen ihres Quellgebietes, besonders bei der arbeitenden Bevölkerung (LESSER, BUSCHKE), sowie Lepra und Tuberkulose (DE AMICIS) in Betracht. Auch die neuerdings vielfach studierte *Lymphogranulomatosis inguinalis* kann zu allgemeinen, nicht vereiternden Drüsenschwellungen führen (CHEVALLIER und BARREAU).

Syphilitische Drüsen im Stadium der Latenz.

Die Drüsenschwellung im Stadium der Latenz richtet sich nach der vorausgegangenen Behandlung und ist am stärksten bei nicht spezifisch Behandelten. Nachdem E. HOFFMANN, später ROSCHER auf die Möglichkeit hingewiesen hatten, im Stadium der Latenz durch Drüsenpunktion eine sichere Diagnose zu erhalten, gelang BUSCHKE und FISCHER der Nachweis von Spirochäten in der Leistendrüse einer Frau ohne sonstige Zeichen von Syphilis, die, seit $2^1/_4$ Jahren verheiratet, 2 mal abortiert hatte und ein gesundes Kind zur Welt brachte, das 2 Monate später an syphilitischen Erscheinungen erkrankte. E. HOFFMANN und BEER konnten dann weiter 3 Wege zur Untersuchung derartiger Fälle angeben, 1. mikroskopische Untersuchung des Punktats frisch und gefärbt, 2. Überimpfung des Punktates auf empfängliches Tier, 3. Excision und Versilberung. FRÜHWALD erhielt unter 14 Fällen von Syphilis latens 3 mal Spirochäten nach Abheilen der syphilitischen Erscheinungen.

BROWN und PEARCE suchten Spirochäten bei 6 latent syphilitischen Kaninchen durch Verimpfung von deren Poplitealdrüsen auf je zwei andere Kaninchen nachzuweisen; diese Drüsen enthielten bei mindestens schon 3 Monate (einmal sogar 6 Monate) lang symptomloser Syphilis (einmal 51 Monate, sonst 7—9 Monate post infect.) konstant im Tierversuch noch virulente Spirochäten. Brown und Pearce sehen deshalb das Lymphdrüsengewebe oder das Gewebe der perivasculären Lymphgefäße als dasjenige an, in dem die Spirochäten überdauern, wenn sie im Blute verschwunden sind. Es ist das eine experimentelle Stütze für die alte Ansicht (Virchow, Kirchoffer, Billroth, Jullien), daß das Virus in den Drüsen bleibt, von hier aus das Blut erneut erreichen und Rezidive verursachen kann. Eberson und Engmann überimpften 14 Inguinaldrüsen von latenten Syphilitikern intratestal auf Kaninchen und erzielten dreimal einen positiven Ausfall: von den betreffenden Patienten hatte ein Mann ein Jahr vorher einen Schanker gehabt, bei einem 19 jährigen Mädchen war von Syphilis nichts bekannt und bei einer 33 jährigen Frau lediglich 11 Jahre vorher ein Abort erfolgt.

Maligne Syphilis.

Die *geringe Entwicklung* oder das *Fehlen der allgemeinen Drüsenschwellung* ist von vielen beobachtet worden; außer Bennati seien Augagneur, Eméry, Landouzy (zit. nach Finger), Baumann, Seiffert, Zuriaga, Minassian, Haslund (bei 8 von 39 Fällen, zit. nach Hecht) genannt. Es fanden Bartel und Stein in ihren Fällen eine Destruktion des Lymphdrüsengewebes. Bennati, Lesser, Herxheimer und Cohn haben daran gedacht, daß das Fehlen der Lymphdrüsenschwellungen und der Ausfall ihrer Abwehrtätigkeit mit dem schwereren Verlaufe, der rascheren und intensiveren Überschwemmung des Organismus in Zusammenhang stehen könne. Hecht machte sogar die Beobachtung, daß bei einem Umschwung zum Besseren multiple Drüsenschwellung auftrat, so daß er das An- und Abschwellen der Lymphdrüsen mit den Schwankungen eines Manometers vergleicht, welches das Steigen und Sinken der Schutzkraft des Organismus anzeigt, wobei das Versagen des Lymphapparates vor allem bei Luetikern mit geschwächter Konstitution beobachtet wird. Immerhin sind auch starke Lymphdrüsenschwellungen beobachtet worden von Dreyer, Dühring, Sandmann, Bonnet, Frühauf, Sparks, Vallentin, Minassian (zit. nach Hecht); um eine regelmäßige Erscheinung handelt es sich bei dem Fehlen also nicht.

Tertiärsyphilitische und gummöse Lymphome.
(Lymphoma oder Bubo tertiarius s. gummosus.)

Für die Pathologie der Syphilis ist es von besonderem Interesse, daß die Drüsen, in denen die Abwehrkräfte des Körpers, wie aus dem Vorhergegangenen erhellt, zu besonderer Stärke angesammelt und befähigt sind, in der Tertiärperiode noch erkranken können, sei es, daß schlummerndes, meist wohl in den Trabekeln eingeschlossenes Virus durch Traumen, Entzündungen oder ohne erkennbare Ursache mobilisiert wird, sei es, daß von tertiärsyphilitischen Prozessen anderer Organe eine katarrhalische oder spezifische Miterkrankung der Drüse als Metastasierung auf dem Lymphwege erfolgt; endlich kann es zu Erkrankungen allgemeiner Art unter dem Bilde eines Lymphogranuloms kommen.

Historisches. Infolge der *großen Seltenheit* einer Beteiligung der Drüsen bei Syphilis III sind die ersten Mitteilungen kasuistischer Art gewesen — Potier (1842: orangegroßer Inguinalbubo), Salneuve (1852), des Ruelles (1852), Sarrhos (1853), Cahen (1859). Die allgemeine Aufmerksamkeit wurde erst durch Virchow (1860) auf sie und die frühzeitig einsetzende Leukocytose gelenkt. Lancereaux (1866), auch Potain (1860), Gosselin (1864), Rollet beschäftigten sich mit den tiefliegenden Drüsen des Abdomens, des Lungenhilus und Mediastinums. Ein Fall Verneuils (1871) mit Arrosion der Art. femoralis unterhalb einer gummösen Drüsenschwellung der linken Leiste mit Tod durch Verblutung wird uns noch beschäftigen. Weitere Fälle und Beobachtungen brachten R. Campana (1871), Auspitz (1872), Bourdon (1872—1873), Billroth, Gonnet (1873), Mauriac (1878, betont Ähnlichkeit mit schankrösem Bubo), Cornil (1878, mikroskop. Beschreibung), Homolle (1878), Ramage (1880, mit Fällen von Quinquaud sowie Foy), Bier (1880), Cunningham (1880), Langenbeck (1881), Cooper, Sanguineta (1888—1889), Lannois und Lemoine (1890), Esmarch (1890), Lustgarten (1890, eingehende Arbeit aus Kaposis Klinik), Busch (1891), Carusi (1892), Gold (1893), v. Zeissl (1894), Guttmann (1894), Montgomery

(1894), CLARKE (1896), NEUMANN (1896), FOURNIER (1899), LÖWENBACH (1899), FASAL (1910, histologische Untersuchungen), MONTGOMERY und CULVER (1910), MÉNARD DE BERCK (1912), NANTA (1913), HAZEN (12 mal Drüsengummata, alle bei Negern) u. a.

Häufigkeit. Die Seltenheit erhellt daraus, daß FOURNIER unter 3429 Fällen tertiärer Lues keinmal, GOLD unter 533 Fällen nur einmal einen Bubo gummosus sah. NOBL (1909) sah unter 1500 bis 1800 Luesfällen jährlich in 5 Jahren nur 3 Fälle von gummöser Ulceration der Lymphdrüsen. Bis 1912 schätzt WILE die Zahl aller bekanntgewordenen Fälle auf weit unter 100. Immerhin werden tertiäre Drüsenerkrankungen auch heute noch oft verkannt, wie es auch früheren Autoren gelang, den syphilitischen Charakter nach anderweitig gestellten Fehldiagnosen darzutun [ESMARCH, BILLROTH bei Sarkomen (durch Jodkali), LANGENBECK bei bösartigen Tumoren; WAGNER äußert die Vermutung syphilitischer Ätiologie bei einem von WUNDERLICH für Lymphosarkom gehaltenen Fall]. HAZEN machte darauf aufmerksam, daß *Neger* sehr viel häufiger befallen seien als Weiße; er sah unter 12 Fällen nur 4 mal Frauen betroffen.

Pathogenese. Zuweilen wird das in einer Drüse schlummernde syphilitische Virus infolge eines chirurgischen Eingriffs (wie im Falle VERNEUILs, vgl. S. 62), eines Traumas (GUTTMANN Fall 4: Auffallen eines schweren Brettes), einer entzündlichen Erkrankung der Drüse (LUSTGARTEN, Fall 3: Ulcus molle-Bubo; Incision) mobilisiert. EHRMANN vergleicht diesen Vorgang mit der Bildung jener Gummen, welche an Stelle eines alten Primäraffektes oder eines früher indurierten Lymphgefäßes aus Resten eines Infiltrates entstehen. Oder aber metastatisch wie bei bösartigen Tumoren werden auf dem Lymphwege von anderen tertiärsyphilitischen Herden aus auch die Drüsen ergriffen (näheres siehe S. 62). Seltener ist, daß umgekehrt von einer tertiärsyphilitischen Drüse aus die weitere Umgebung erkrankt (S. 63). Nicht selten gelangt man zu dem Eindruck, daß ein ganzes Lymphgefäßgebiet ergriffen wird und zentripetal und zentrifugalwärts das Virus sich unter Beteiligung der Drüse ausbreitet (vgl. Erklärung zu Abb. 12).

Die **Stadien** des gummösen Lymphoms entsprechen nach LUSTGARTEN dem von VIRCHOW für Gummen aufgestellten Schema: 1. *Stadium einfacher Irritation* (MAURIAC: stade irritatif oder fluxionnaire). Die Zwischensubstanz bleibt gelatinös und bewahrt eine gewisse Kohärenz. Ähnlichkeit mit hyperplastischem Verlauf. 2. *Medulläres Stadium* (MAURIAC: stade médullaire = erstes Stadium des Gumma). Die Zellproliferation nimmt überhand, die Zwischensubstanz erweicht, die Masse des Tumors schmilzt puriform. Ähnlichkeit mit heteroplastischen Prozessen wie Medullarkrebs und Sarkom. 3. *Käsiges Stadium*. Die Zellproliferation wenig reichlich. Die Intercellularsubstanz vermehrt sich, die Zellen behalten den Charakter der Bindegewebs- oder Granulationszellen, verfetten, es kommt zur Bildung der trockenen, gelben Knoten der inneren Organe. LUSTGARTEN nennt als Beispiel seinen 4. Fall. *Daneben hat MAURIAC weitere Formen abgegrenzt:* die *katarrhalische,* wie CORNIL sie in einem Falle von Magen- und Lebergummen in einer ausgedehnten Schwellung der Drüsen am Tripus coeliacum antraf (auf Schnitt: puriforme Flüssigkeit; histologisch: alle Lymphgefäße in der Umgebung und Sinus von runden, epitheloiden Zellen angefüllt); die *skleröse*: der Prozeß ergreift besonders das Bindegewebe (dégénerescence cirrhosique). Kapsel wenig verändert. Inmitten des Bindegewebes können gummöse Infiltrate vorkommen. *Gummöse* (mit Schwellung, Erweichung, Fluktuation, Durchbruch, Ulceration: véritable écrouelle; wohl zum Teil identisch mit VIRCHOWs *käsiger*) und *skleröse* finden sich vermischt und *schließen* sich *nicht aus.* MAURIAC hält sogar eine *sklero-gummöse Mischform* für die häufigste: die Drüsen werden zuerst voluminös und konsistent, verkleinern sich dann, verhärten, ulcerieren nicht. *Klinisch* unterscheidet MAURIAC neben der *sklerösen* oder *sklero-gummösen* Form ohne Ulceration oder Suppuration mit allmählicher Resorption eine *gummös-ulceröse,* die zuweilen anstatt dem Reparationsprozeß zu folgen, sei es in die Breite, sei es in die Tiefe, phagedänisch werden und schwere Folgen nach sich ziehen kann.

Sitz. Von subcutanen Drüsen sind *vorwiegend* die *Inguinaldrüsen* betroffen; es hängt dies nach WINTERNITZ wohl mit den größeren Mengen der durch die Genitalherde hineingelangten und daselbst zurückgebliebenen Spirochäten zusammen. Solche Erkrankungen wurden gesehen von VIRCHOW (Fall 7), LANGENBECK, M. v. ZEISSL, VERNEUIL, RAMAGE, LUSTGARTEN (Fall 2), GUTTMANN (Fall 1, 3, 4), FINGER, GOLD, EHRMANN, LANNOIS und LEMOINE, CARUSI,

CLARK, PETZHOLD, SÁINZ DE AJA, WILE, MILIAN u. a. *In zweiter Linie* ist die *Halsgegend* befallen, was sich aus der häufigen Lokalisation von Sekundärerscheinungen im Munde erklärt. Die *submaxillaren* und *supraclavicularen* Drüsen sahen ergriffen LANGENBECK, HOMOLLE, RAMAGE, LUSTGARTEN (Fall 1, 4), GUTTMANN (Fall 2), BUSCH, VEROTTI, EHRMANN, LACAPÈRE und RAVAUT, CUNNIGHAM, FASAL (Fall 1 bis 4), GOLAY (unter dem Bilde der Pseudoleukämie), COVISA, WILE, CAMPANA, MILIAN, SAUPHAR und LELONG, BEJARANO (zu Trismus führend), u. a., die *clavicularen* QUINQUAUD, die *subclavicularen* MAJERCZAK, MONTGOMERY. Seltener sind die *cervicalen* beteiligt: FOY, CLARKE (Fall 1 und 2), THAYSSEN, BIER, BILLROTH (3 Fälle), GUTTMANN (2 Fälle), MONTGOMERY, VEROTTI, KREIBICH (zuerst von chirurgischer Seite operiert, dann typisch syphilitische Ulceration), BRAUSER, MONTGOMERY und CULVER, COUES, MILIAN, SAUPHAR und LELONG, HAZEN (b. Negern) u. a. Noch seltener befallen sind die *Axillar*drüsen (CUNNIGHAM, CLARKE, M. v. ZEISSL, LÖWENBACH, MONTGOMERY, VEROTTI, MAJERCZAK, MILIAN, SAUPHAR und LELONG, auch von WILE u. a. erwähnt). *Cubitaldrüsen:* HOMOLLE, FINGER (beiderseits, links organgengroß, rechts bis Mitte des Oberarmes hinaufreichend), DE AMICIS (8 Beobachtungen in 2 Jahren an der Klinik in Neapel, zum Teil begleitet von Osteoperiostitis desselben Armes, vom 4. Jahre post inf. ab). *Nacken:* BEJARANO (2 Fälle). *Präaurikulare* Drüsen sahen verändert: MAJERCZAK, KREIBICH, *submammare:* HAZEN (Abbildung von Neger aus Sammlung GILCHRIST), *paramamillare:* ITO, *intercostale* MAJERCZAK. Eine Beteiligung der Drüsen in der *Kniekehle* wurde bisher nicht beobachtet (MAJERCZAK) im Gegensatz zu den *Femoraldrüsen,* die neben den Inguinaldrüsen erkranken.

Vergrößerung verschiedener Drüsengruppen unter dem Bilde des Lymphogranuloms beschrieben BIRCH-HIRSCHFELD, LUSTGARTEN, v. ZEISSL (Inframaxillar-, Axillar-, Inguinaldrüsen taubeneigroß; unter spezifischer Behandlung Rückgang). CITRON (1919) bemerkt, daß weder klinisch noch anatomisch, sondern nur durch Wa.R. und Erfolg der spezifischen Behandlung die Differentialdiagnose sich stellen läßt. Diese Bedingungen sah GOLAY (1922) erfüllt.

Klinik (Auftreten, Verlauf, Zahl, Größe, Komplikationen, Dauer). *Die Zeit nach der Infektion* schwankt zwischen 6 Monaten, die WILE als frühestes angibt, wobei er im seropurulenden Punktat noch spärliche Spirochäten antraf, 1 Jahr (häufig nach RAMAGE, in letzter Zeit von MIANI beobachtet), 3, 9, 16 Jahren (FASAL), 17 Jahren (BEJARANO), 20 Jahren (MAJERCZAK), 22 Jahren (CARUSI, zit. nach LUSTGARTEN); auch mehr dürfte im Bereich der Möglichkeit liegen. Das Lebensalter beträgt nach LUSTGARTEN zwischen 30—40 Jahren, aber auch mit 11 und 53 Jahren sind nach ihm tertiäre Drüsenschwellungen gesehen worden. KAUFMANN erwähnt gummöse Lymphdrüsen an der Leberpforte bei multiplen Lebergummen einer 75jährigen Frau mit Amyloidose. Die Angabe HAZENs (zwischen 20 und 35 Jahren) scheint etwas früh zu liegen. Die *Dauer* beträgt mehrere Monate, 2 bis mehrere Jahre (LUSTGARTEN); RIVINGTON (zit. nach JEANSELME) sah multiple Schwellungen, die 14 Jahre bestanden hatten. Selten ist nur eine Drüse Sitz der Erkrankung (LUSTGARTEN), in der Regel sind die Drüsen einer oder mehrerer Drüsengruppen befallen. Häufig bestehen andere syphilitische Krankheitserscheinungen daneben. Aber auch *isolierte Drüsenerkrankung* kommt vor; schon LUSTGARTEN (1890) zählte mit 4 eigenen 20 Fälle dieser Art. Die Größe ist die einer Kirsche bis Orange, die Mehrzahl hat Walnußgröße, auch gänseeigroße (FASAL), faustgroße (LANGENBECK, FINGER), doppeltfaustgroße (FASAL, Fall 1), kinderkopfgroße (CLARK) Schwellungen sind beschrieben. Neben indurierten, cirrhotischen, sklerosierten Drüsen (CORNIL) kommen rundliche, ovale, derb elastische bis harte Tumoren (LUSTGARTEN) vor. Zunächst sind sie auf der Unterlage und untereinander verschiebbar, dann erst treten schwielige und narbige Verwachsungen ein. Die Haut ist über den zunächst uneben höckerigen Drüsen mäßig verschiebbar, verwächst aber an anderen mit der Kapsel der prominentesten Teile. Die Schwellungen sind in der Regel indolent oder bei Druck empfindlich; dann und wann tritt dumpfer oder durchschießender Schmerz auf (LUSTGARTEN). Selten exzessive Schmerzhaftigkeit wie bei bösartigen Tumoren (Fall LANGENBECK). Auch LESSER betont die sehr auffallende Schmerzlosigkeit trotz manchmal ziemlich akuter Entwicklung. Erweicht oder verkäst die Drüse, so wird die

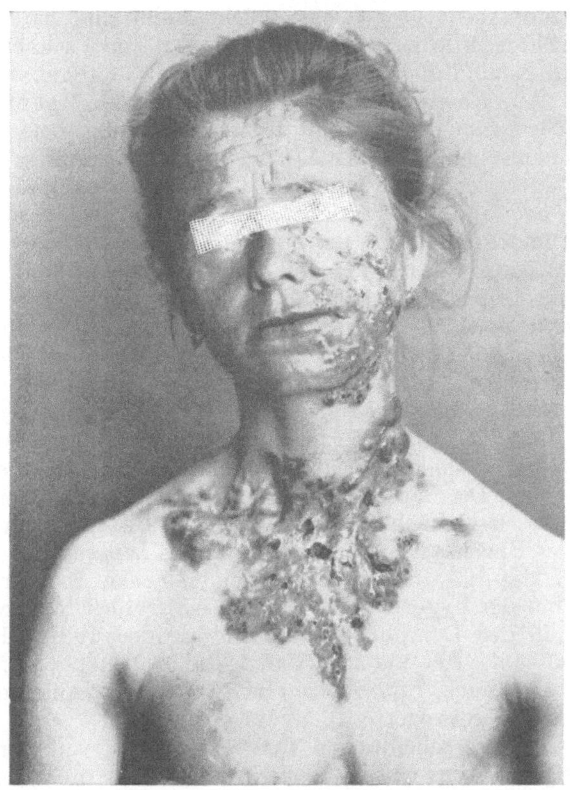

Abb. 12. 39jährige Frau. Befund bei der Aufnahme am 29. 7. 1925 (tertiärsyphilit. Haut-, Drüsen- und Muskelerkrankung; vom Warzenfortsatz links bis zum medialen Ansatz des M. sternocleidom. unter der Haut eine Reihe unregelmäßiger knolliger taubeneigroßer Drüsenpakete, die in der Tiefe mit dem Muskel verwachsen sind). Syphilit. Ansteckung zu Beginn der zweiten Ehe 1915. 3 Fehlgeburten 1917—1919. Beginn der jetzigen Erkrankung vor 5 Jahren mit Hautveränderungen in der Gegend der Fossa jugularis. Seit 2 Jahren zunehmende gummöse Erkrankung.

Haut meist einbezogen, rötet und infiltriert sich, wird dunkelrot, gespannt, glänzend, verdünnt sich und läßt nach der *Perforation* eine honigartige, Gewebstrümmer führende, klebrige oder eine mehr puriforme, graugelbliche Masse zutage treten (LUSTGARTEN). Selten gangränesciert die Haut, um charakteristische luetische Drüsengeschwüre mit steil abfallenden Rändern, speckig belegtem Grund (ZIELER) zu bilden [Écrouelles ganglionnaires gommeuses ulcérées (BESNIER)]. Knotige bis federkieldicke Lymphstränge konnte LUSTGARTEN in einem Falle bei Rückgang des Drüsenpaketes unter der Behandlung zwischen verschiedenen Drüsen nachweisen. Neben der durch Fluktuation eingeleiteten Erweichung kann es zur Verkäsung kommen, die nach CAMPANA meist in der Kapsel beginnt. Lustgarten, der sie in seinem Fall 4 beobachtete, bezeichnet sie bei subcutanen gummösen Drüsen gegenüber den visceralen als selten. Multiple Lymphdrüsengummen in colliquativer Nekrose sah Saphier.

Mitunter entwickelt sich die Durchbruchsstelle unter Einschmelzung des Randes zu einem *serpiginösen Geschwüre* (Verneuil, Mauriac, Ehrmann, Winterntiz). Neben einem Fortschreiten auf die Haut ist ein solches auf die Muskeln (Gummen der Halsmuskeln) schon von Jullien beschrieben (vgl. auch Abb. 12). Fehlen die typischen Geschwüre, so kann die *Ähnlichkeit mit Tuberkulose* eine recht große sein; solche Fälle sind häufig, Jeanselme nennt als Beobachter Finger, Cornil, Ranvier, mit schnellem Rückgang unter spezifischer Behandlung Rivington, Ménard, Lacapère und Ravaut, Danlos, Cowes. Auf *Kombination mit Tuberkulose* wies Mauriac hin (Fisteln überwiegen vor Ulceration. Antisyphilitische Behandlung bessert, heilt nicht). Von **Komplikationen** sahen Sainz de Aja Ödem und Varizen der entsprechenden Extremität bei sklerosierenden Inguinaldrüsen, Lannois und Lemoine eine *Phlegmasia alba dolens* der V. femoralis, Bejarano bei rasch wachsendem submaxillarem Tumor *Trismus*, Verneuil (1871) *Phagedänismus* (vielzitierter Fall: chronische Affektion des linken Fußes mit Sequesterbildung und Eiterung des Calcaneus bei einem 53jährigen Mann; Extraktion des Sequesters, dann Amputation unter dem Knie — also doppeltes chirurgisches Trauma — gummöse Drüsenschwellung in linker Leiste mit Arrosion der Art. femoralis und tödlicher Blutung). Endlich beobachtete Lustgarten (Fall 3), wie ein apfelgroßer, akut vereiterter *Ulcus molle-Bubo* sich nach der Incision in einen gummösen Tumor umwandelte, der unter spezifischer Behandlung zurückging. Milian, Sauphar und Lelong sahen bei tertiären Drüsenschwellungen eine Vergrößerung von Milz und Leber. Die Wa.R. ist entsprechend ihrem sonstigen Verhalten bei tertiären Prozessen vielfach negativ, was auch Bejarano hervorhebt. Die Einwirkung auf das Blut hat Virchow *zu Beginn* als *Leukocytose* gekennzeichnet, wobei er annahm, daß das Blut von lymphoiden Zellen überschwemmt werde, so lange der Abfluß der hypertrophischen Drüsen frei sei, während Nekrobiose und Hindernisse in der Lymphbahn die Bildung der weißen Blutkörperchen verlangsamten; so zählte Majerczak (Fall 1) 14000 Leukocyten. Bei längerem Bestande bilden sich nach Lustgarten (Fall 1 bis 3) Anämie, Chloranämie und bis zur Kachexie gesteigerte Oligämie aus.

Den **Metastasierungserscheinungen** durch Transport auf dem Lymphwege nach Art bösartiger Geschwülste hat Engel-Reimers in seinen Vorlesungen einen besonderen Abschnitt gewidmet. Delbanco sah in $4\frac{1}{2}$ Jahren 5 Fälle, wo auf pseudo-chancre redux des Penis (also primäres Gumma des Penis) sekundäres Gumma der Weiche folgte; dabei schloß er jedesmal aus: zufälliges Nacheinander zweier Gummata sowie Mischinfektion, welche, von der Oberfläche des primären Gumma ausgehend, in der Leistendrüse auf vorbereitetem Boden ein zweites Gumma auslöst, wie ein Trauma solches auch vermag. Ähnliches sahen Sainz de Aja (periostitisches Gumma der Stirn; Lymphom der Präaurikulardrüse), Mulzer (Periostitis mandibulae mit erweichenden Drüsengummen der Halsgegend), Fournier (ulceröses Syphilid der Lippe und Wange; submaxillare Bubonen), Nicolas, Massia, Haté und Pillon (3 Fälle mit krebsähnlichen, tertiärsyphilitischen Affektionen von Zunge bzw. Lippen mit regionären Drüsenschwellungen), Campana (ulceriertes Gumma unter dem Kinn; zwei walnußgroße Drüsen am Halse), Homolle (Gumma der Tonsille; supraclaviculare Adenitis), Gonnet (Fall Besniers: Ulcerationen des Gesichtes, der Nase und Perforation des Gaumens; Gummen der Supraclaviculardrüsen), Jeanselme (Perforatio veli palatini; teils frische, teils abgeheilte „Skrofeln" (écrouelles im Verlaufe der linken Art. carotis), VOLK (scrofulodermartig exulcerierte Gummen der linken Wange mit Lymphomen am Halse), VIRCHOW (Fall 9: syphilitische Larynxstenose; markige Schwellung der Jugular- und Bronchialdrüsen), MAURIAC (Fall 8: Ulcerationen in Larynx und Trachea; Schwellung der Halsdrüsen), BUDAY (Lymphadenitis gummosa mesenterii in Faustgröße bei gummösen Ulcerationen), DE AMICIS (Osteoperiostitis mit Cubitaldrüsen gumma), HOMOLLE (Gummen des Vorderarmes mit Gumma der Cubitaldrüse), MAJERCZAK (gummösen Tumor vor Sternum; Vereiterung der Axillar- und Submaxillardrüsen). LÖHE konnte einen 27jährigen Patienten 8 Jahre nach der Infektion demonstrieren. Er zeigte auf dem Dorsum penis eine Gruppe von 5 erbsengroßen scharf umschriebenen das Niveau überragenden Knoten, von denen 2 zentrale Erweichung zeigten. In beiden Leistenbeugen fanden sich völlig indolente Geschwülste mit kirsch- bis hühnereigroßen, zum Teil erweichten und durchgebrochenen Drüsen. Unter spezifischer Behandlung erfolgte Rückgang. Ich selbst konnte an der Bonner Klinik zwei Fälle beobachten: 44jährige Frau mit faustgroßer Granulationsgeschwulst an der Vorderseite des rechten Unterschenkels und fast walnußgroßer rechtsseitiger Femoraldrüse; beides ließ zunächst an malignen Tumor denken. Wa.R. positiv. Auf spezifischer Behandlung prompter Rückgang. Der 2. Fall betraf eine Frau, die 7 Jahre nach ungenügend behandelter Syphilis II mit einem talergroßen tertiärsyphilitischen Ulcus der rechten großen Schamlippe zu uns kam, das infolge einer darunter gelegenen elephantiastischen Verdickung wie ein walnußgroßer Tumor aussah und von mehreren haselnußgroßen Inguinaldrüsen begleitet war, wovon einer untersucht wurde (s. S. 64). Wa.R. positiv. Auch *Metastasierung, nachdem der ursprüngliche Herd abgeheilt* war, ist beschrieben: CLARKE (Fall 1: früher tertiäre Syphilis am Kopf; danach Vergrößerung der linken Cervical- und Axillardrüsen).

Metastasierungen von primärer Drüsenerkrankung sind auch beschrieben: von LANGENBECK (Fall 2, zit. nach LUSTGARTEN: hühnereigroße Gummigeschwulst der rechten Halsseite. Nach Exstirpation Rezidiv: 2 Jahre später Ulceration der Zunge und des Gaumensegels), ferner von v. ZEISSL (taubeneigroße Lymphome der Inframaxillar-, Axillar- und Inguinaldrüsen, 17 Jahre post inf. Unter spezifischer Behandlung Rückgang. $1^1/_2$ Jahre später neuerdings gummöse Infiltrate an der Unterlippe, linkem Nasenflügel, weichem Gaumen).

Pathologische Anatomie. *Makroskopisch* beschreibt KAUFMANN auf der Schnittfläche gelbliche, dichte, elastisch-derbe und etwas prominente, rundlich-eckige Knoten. Sie haben wenig Neigung zur Erweichung, wohl aber zu trockenem, fettigen Zerfall, brechen daher nur selten durch, sondern schrumpfen eher ein. FINGER hatte kleine, durch fibröse Reaktion abgegrenzte Käseherde beschrieben. LÖWENBACH spricht von derben, grauen, markig-homogenen, von fibröser Kapsel überzogenen Knoten.

Histologisch konnte VIRCHOW einen Unterschied zwischen sekundären und tertiären Drüsenprozessen nicht feststellen, wenn er auch bei der Hyperplasie der letzteren *käsige Eindickungen* wie bei sonstigen gummösen Knoten beschrieb. CORNIL (1878) fand bei Lebergummen und syphilitischem Magengeschwür eine chronisch *katarrhalische Entzündung* der Bronchial- und Retroperitonealdrüsen *(Sinuskatarrh:* alle periganglionären und kapsulären Lymphwege, Sinus in Rinde und Zentrum von epitheloiden Zellen erfüllt). LÖWENBACH sah ein Zurücktreten oder völliges Fehlen normaler oder hyperplastischer Drüsensubstanz; nach ihm besteht die Hauptmasse der Knoten aus Bindegewebsfibrillen und *Zellen äußerst verschiedener Natur* in wechselndem Verhältnis zueinander (Lymphocyten, Endothelien, Plasmazellen, Fibroblasten, junge Bindegewebszellen, aus den epitheloiden Zellen hervorgehende Zellen bedeutender

Größe und verschiedenster Form mit bis zu 6 sehr großen Kernen). Nach Fasal bestehen die Infiltrate — teils diffus, teils circumscript um die Gefäße und Septa angeordnet — aus ein- und mehrkernigen Rundzellen, daneben kleinen epitheloiden Zellen und auffallend reichlichen Plasmazellen, sehr spärlichen Riesenzellen. Es kann also ein tuberkuloider Bau auch die mikroskopische Diagnose erschweren. *Leukocyten-Infiltrate* sahen Sanguineta und Risso, Löwenbach (letzterer in unmittelbarer Nähe einer käsig-nekrobiotischen Zone des übrigen Gewebes mit Lymphocyten, epitheloiden Zellen, großen Zellen), ferner Campana. Das Vorkommen einer *Endo-* und *Periarteriitis,* deren Vorhandensein in zweifelhaften Fällen für gummöses Lymphom spricht, nennen Sanguineta und Risso, Löwenbach, Fasal, Jesionek, Kaufmann. In dem von mir untersuchten, bereits erwähnten Falle (s. S. 63) hatte die Affektion der Schamlippe vor 4 Monaten begonnen. Ich fand in einer der zugehörigen Lymphdrüse einen großen Gehalt an lymphocytären und lymphoblastischen Plasmazellen, das Bild einer Hyperplasie wie bei Syphilis II. In den Sinusräumen reichlichen kleinzelligen Inhalt aus Lymphocyten und Plasmazellen. Kapsel- und Trabekel verbreitert und frisch zellig infiltriert. Gefäßwandverdickung mäßigen Grades. Nach den bisherigen Befunden ist eine hyperplastische Mitbeteiligung der Drüse mit später fibröser Rückbildung häufiger als das Vorliegen charakteristischer tertiärsyphilitischer Gewebsveränderungen in ihr. Sonst kann die *histologische Differentialdiagnose* in den verschiedenen Stadien sehr schwer sein gegenüber Lymphadenitis hyperplastica simplex acuta (Löwenbach), einfach chronischem Lymphadenom, hyperplastischem Lymphom (Löwenbach: hier überwiegt die Zunahme der lymphoiden Zellen), käsiger, der Ätiologie nach tuberkulös-skrofulöser Lymphadenitis (Löwenbach, Kaufmann, Coues), leukämischen oder typhösen Drüsenschwellungen (Guttmann), großzelligem Sarkom oder Endotheliom, malignem Lymphom, malignem, aleukämischen Lymphadenom, Lymphogranulomatosis (Löwenbach). Nach Fasal kommt bei tuberkulösen Lymphdrüsen die Tendenz zur Bildung von jungem Bindegewebe viel weniger zum Ausdruck. *Miliare Gummiknötchen* sahen Schwank (bei Elephantiasis der Genitalien in einer walnußgroßen Inguinaldrüse) und Schridde (in den Inguinal- und Retroperitonealdrüsen bis hinauf zum Zwerchfell); bei beiden fehlten typische Langhanssche Riesenzellen.

Tertiärsyphilitische Drüsenerkrankungen des Körperinnern sind sozusagen die obligate Begleitung der tertiärsyphilitischen Visceralerkrankungen (Lancereaux, 1873); aber auch *isolierte Drüsenerkrankungen* kommen vor. Entweder handelt es sich um *rein katarrhalische Miterkrankung bzw. chronische Entzündung* (Cornil, Lesser, ferner Boas bei syphilogenen Erkrankungen des Magens), einen Zustand der Hyperplasie (Wile) oder um gummöse Veränderungen. Am meisten befallen sind von den Abdominaldrüsen die prävertebralen, lumbalen, iliacalen, femoralen, dann die bronchialen und mediastinalen, seltener die mesenterialen (Lancereaux). *Leber-* oder *Magengummen* können zugrunde liegen, die zu Drüsengummen an der Porta hepatis (Kaufmann) führen oder solchen der mesenterialen Drüsen (Buday: doppeltfaustgroße Schwellung bei zerfallenen Magengummen). Eine gummöse Erkrankung der *Mesenterialdrüsen* sah Petersen dreimal (zweimal tödliche *Peritonitis* nach Zerfall des Drüsengewebes), Quincke (zit. nach Herxheimer) neben gummösen Veränderungen des Retroperitonealraumes und der Porta hepatis; Ehrmann demonstrierte bei kleinpapulösem Syphilid und Drüsentumoren der Supraclaviculargegend gummöse, retroperitoneale Lymphdrüsen (?), Majerczak (Fall 1) sah bei gummöser Erkrankung des Beines (10 Jahre post inf.) bei der Sektion enorme Massen vergrößerter Lymphdrüsen im Leibe. Syphilitische Lumbaldrüsenpakete, welche durch Kompression schwere Nervenstörungen verursachten, beschrieb Sáinz de Aja bei Lungensyphilis. Auf eine Erkrankung der Drüsen des Mediastinums (Mediastinitis syphilitica) machten Seidel (Tumorbildung mit Recurrenslähmung und Kachexie, Besserung durch Jodkali), Rosenthal (2 Fälle), Tillgren (Diskussion zu Jacobaeus) und Jeanselme aufmerksam. Petersen fand Gumma der Bronchialdrüsen bei *gesunden* Lungen; Mauriac zitiert einen Fall Hanots: umfangreiche, steinharte Drüsenmassen am Hilus der Lunge bei gummös-sklerotischen Prozessen in der linken Lunge; Mac Callum fand große gummöse Massen in den Bronchialdrüsen bei Lungensyphilis. Nach Lécureuil ruft die Drüsenerkrankung zu Anfang kaum Symptome hervor, führt auf der Höhe der Entwicklung zu Dyspnoe und Husten, in einem Falle nach Rumpf (zit. nach Jesionek) zu Usur der Trachea, nach Neumann zu Durchbruch in den Oesophagus wie ein Carcinom, nach Beutler zu Erstickung nach Einbruch einer taubeneigroßen, derben, gelbweißen Käsemasse in das Tracheallumen nach Usur mehrerer Knorpelringe; Nixon (zit. nach Jesionek) beschrieb eine Strukturierung der Trachea und Bronchien durch gummöse Erkrankung der bronchialen Drüsen. Unter Hg- und Jodtherapie hatten sich die gummösen Massen mehr und mehr retrahiert und den Kranken schließlich zu Tode stranguliert. Außerdem können in den Körperhöhlen Gefäße, Nerven und Drüsenausführungsgänge (z. B. der Ductus choledochus) in Mitleidenschaft gezogen werden und zu schweren Folgeerscheinungen führen (Mauriac, Lesser).

Die **Differentialdiagnose** hat neben Muskelgummen und den bei der histologischen Differentialdiagnose genannten Erkrankungen (s. S. 64) zu beachten: *primäres Drüsencarcinom* (große Seltenheit, auffallende Härte), *metastatisches Carcinom,* wie es bei Oesophagus-, Bronchuscarcinom zahlreiche Halsdrüsen ergreifen kann, *Enchondrom* (langsame Entwicklung), *Lymphogranulomatosis* [hier oft Drüsenschwellung im Mediastinum, Milztumor, Haut völlig unbeteiligt, nie schmerzhaft, nie Verwachsungen (Naegeli); daran erinnernde Fälle syphilitischer Art sahen Birch-Hirschfeld, Lustgarten, v. Zeissl, worauf Lachronique, Citron, ferner Weill, Bertoye und Bernheim hinweisen]. Nach Naegeli sind *inguinale Formen des Lymphogranuloms offenbar recht selten;* so glaubt auch Milian, daß viele als *Lymphogranulomatosis inguinalis* angesehene Leistendrüsenvereiterungen tertiäre Syphilis seien. Er macht darauf aufmerksam, daß von den 23 Kranken, bei welchen Ravaut, Boulin und Rabeau „*Poradénolymphite*" oder „*Lymphogranulomatose inguinale subaigue* (Nicolas und Favre)" annahmen, 7 Kranke positive Wa.R. aufwiesen und viele sich auf Jodbehandlung besserten. Bei *tuberkulösen Lymphomen* ist nach Zieler die Haut in der Umgebung weich, bläulich verfärbt, unterhöhlt und unregelmäßig zerfressen, sie brechen nach Winternitz rascher durch, geben einen serös-krümeligen Eiter (abgesehen vom bakteriologischen Nachweis). Auch *Aktinomykose, Sporotrichose, Blastomykose* (Montgomery und Culver) sowie Mikuliczsche *Krankheit* sind zu nennen.

Für die *Diagnosenstellung* ist die — auch bei syphilitischen Symptomen manches Mal negative Wa.R. nur beschränkt zu verwenden; auch die Drüsenpunktion läßt bei Syphilis III im Stich. Wesentlich eindeutiger ist ein Rückgang nach *Jodkali* [nachdem vor der Anwendung Sporotrichose ausgeschlossen (Bejarano)] oder dem prompter wirkenden Salvarsan. Auch die *Lumbalpunktion* ist in unklaren Fällen heranzuziehen. Wenn auch nach Naegeli ein deutlicher *Milztumor* nicht zu fehlen pflegt und die *Leber* groß und manchmal druckempfindlich ist (luetische *Perihepatitis*), möchte ich diese Zeichen diagnostisch nicht zu hoch bewerten. Greift die Drüsenerkrankung auf die Haut über, so können charakteristische Ulcerationen die Diagnose schnell klären. Verdächtig muß es auch erscheinen, wenn nach der Exstirpation eines Drüsentumors von dieser Stelle eine schwere fortschreitende Ulceration eintritt. In der Privatpraxis von Herrn Prof. Hoffmann konnte ich eine derartige Patientin beobachten, die in England bei negativer Wa.R. eine schwere Halsoperation durchgemacht hatte und nunmehr die Hilfe von Garré aufsuchte; unter spezifischer Behandlung trat prompte Heilung ein.

Kongenitale Syphilis.

Befunde beim Fetus. Im Fetalleben ist, wie sich das auch in der Milz zeigt, das lymphatische Gewebe wenig entwickelt; eine erheblichere Hyperplasie kann ausbleiben, die Zahl der Spirochäten vermag hier — im Gegensatz zum lymphatischen Gewebe beim Erwachsenen — sehr groß zu sein. In totfaulen Früchten des 7.—8. Monats fand Hecker die *Mesenterialdrüsen* vergrößert; Feuillié konnte in den Mesenterialdrüsen, Sabrazès und Dupérié in den Submaxillardrüsen Spirochäten in enormen Mengen nachweisen, während Versé die verhältnismäßig spärlichere Zahl auffiel (Phagocytose?). Kurz fand einmal in den stark erweiterten Sinusräumen mesenterialer und bronchialer Lymphdrüsen sehr reichliche, meist stark verfettete Endothelien sowie Lymphocyten und Leukocyten, das Zentrum dieser Zellhaufen nekrotisch, so daß das Bild *miliarer Gummen* zustande kam; spärliche Spirochäten. Gitterfasern nicht vermehrt. Es unterlag in seinem Falle keinem Zweifel, daß die nekrotischen Herde direkt aus den gewucherten Endothelzellhaufen, Lymphocyten usw. hervorgegangen waren, wobei Trümmer von Spirochäten auch in den solchermaßen entstandenen Nekroseherden liegen können.

Säuglingsalter. *Mikropolyadenitis* beim syphilitischen Neugeborenen — schon Lamauve (1804), Bertin (1810), Sigmund, Campana, Parrot (1878), Sevestre, Henoch (1881), Doyen (1883), Potier, Carles, Miller (bei 1000 syphilitischen Säuglingen in 29%) bekannt — führt zu beweglichen, erbsen- oder bohnengroßen, harten Schwellungen der Nacken-, Suboccipitaldrüsen (Blechmann und Delaplace: 1—3, meist 2, meist unmittelbar unter der Linea occipitalis obliqua in Höhe der Insertion des M. sternocleidomastoideus und M. trapezius), Mastoidaldrüsen (Blechmann und Delaplace: meist 2, liegen dem unteren Rande des M. auricularis post. an und ruhen auf dem Warzenfortsatz), Hals-, Axillar-, seitlichen Thorakal-, Inguinal- und Poplitealdrüsen (Jesionek). Bei Autopsie wurden die mesenterialen und abdominalen Drüsen vergrößert gefunden. Die Cubitaldrüsen sollen nachher gesondert besprochen werden. Nach Heubner ist es fraglich, wieweit eine spezifische Anschwellung vorliegt oder dieselbe auf Rechnung einer Erkrankung der Quellgebiete zu setzen ist; jedenfalls finden sich periphere Drüsenschwellungen nach ihm auch an Stellen, wo das Quellgebiet nicht auffällig affiziert ist.

Nach Lesser (Heubner, Baer) ist die allgemeine Drüsenschwellung keine so konstante Erscheinung wie bei erworbener Syphilis. Bednar, Zappert, Davidsohn bezeichnen sie direkt als selten, Blechmann und Delaplace fanden die Suboccipital- und Mastoidaldrüsen in 30% der sicheren und wahrscheinlichen Syphilisfälle vergrößert. Der *diagnostische Wert* der Mikropolyadenitis darf nicht überschätzt werden; nur bei anderweitigen Erscheinungen von Syphilis (nach Blechmann und Delaplace auch bei habituellem Erbrechen, Athrepsie, verschiedenen Störungen endokriner Drüsen) kommt ihr, ohne daß sie pathognomonisch ist, eine unterstützende Bedeutung für die Diagnose zu.

Die *Differentialdiagnose* hat zu berücksichtigen bei *allgemeinen Drüsenschwellungen*: Hautkrankheiten (Ekzem, Prurigo bzw. Strofulus, infizierte Miliaria, Pyodermien, Ulcerationen), Infektionskrankheiten, Magendarmstörungen, die letzteren ganz besonders infolge Rachitis (Fröhlich, Baer); *am Kopf*: chronische Katarrhe der Nase und des Nasenrachenraumes, chronische Otitiden, Blepharitis, ausgesprungene Lippen, Insektenstiche (Jacobi, Baer), Zahnen (Read, zit. nach Baer), bei älteren Kindern auch Zahnwechsel (Bergmann, zit. nach Baer), Zahncaries (Jordan, zit. nach Baer), ferner adenoide Vegetationen (Jessen, zit. nach Baer); bei *Mastoidal*drüsen stärkeres Schwitzen, z. B. bei Rachitis (Marfan); bei *Supraclavicular-* und *seitlichen Thoraxdrüsen* evtl. Tuberkulose. Van Arsdale (zit. nach Baer) fand bei nicht syphilitischen Kindern in 77%, bei Erwachsenen nur in 23% eine allgemeine Drüsenschwellung, auch Valland (zit. nach Baer) konstatierte bei 2506 Untersuchungen im Alter von 7—24 Jahren ein Herabgehen der Häufigkeit mit zunehmendem Alter: zwischen 7—9 Jahren 96,6%, zwischen 19 und 24 Jahren nur 68,3%. Drüsenschwellungen sind also beim Kinde diagnostisch weniger zu verwerten als bei Erwachsenen.

Die Tatsache, daß die *Cubitaldrüsen* bei Syphilis nicht konstant tastbar vergrößert sein können, andererseits aber auch sonst vorkommen, also nicht pathognomonisch zu sein brauchen, hat eine große Literatur zur Folge gehabt. Wie beim Erwachsenen handelt es sich um meist eine, aber auch zwei und selbst drei Drüsen; sogar durch Schwellungen, welche im mittleren oder oberen Drittel des Armes ihren Sitz haben, können sie ersetzt sein (Grenier). Nachdem Henoch als erster, Hochsinger, Heubner und Hess den Cubitaldrüsen eine spezifische Bedeutung zugesprochen hatten und in ihnen bei längerem Bestande der syphilitischen Infektion manchmal das einzige Zeichen derselben sahen, haben Reiche, Grosser und Dessauer, denen sich Citron, Rulison, Mensi, Fabris, Grenier, Marfan, Nelken, Slawik anschlossen, diese hohe Wertschätzung eingeschränkt. *Pathogenetisch* haben die *deutschen* Autoren (Hochsinger, Goldreich, Götzky) syphilitische Erkrankungen des Quellgebietes (Haut-, Nagel-, Knochenveränderungen) in den Vordergrund gestellt, Reyher den Zusammenhang mit Osteochondritis röntgenologisch nachgewiesen, während die *französischen* Autoren (Reichenecker) demgegenüber in erster Linie an den Blutweg denken.

Bei *kongenitaler Syphilis* fanden *Cubitaldrüsenschwellungen* Reiche bei Säuglingen in 69%, Grosser und Dessauer unter 1 Jahr in 66%, über 1 Jahr in 28,6%, Goldreich bei recenter Syphilis in 99%, bei latenter in 80%, REICHENECKER bei Säuglingen in 59%, über 1 Jahr in 60%, FABRIS unter 1 Jahr mit und ohne Hauterscheinungen in 32—33%; nach RULISON ist die Schwellung in $^1/_5$ der Fälle einseitig.

Aber auch bei *Tuberkulose* sind sie vorhanden: unter 1 Jahr in 7,4%, über 1 Jahr in 22,6% (GROSSER und DESSAUER), 37% bzw. 50% (REICHENECKER), 7% resp. 9% (FABRIS), 11% (GRENIER), d. h. also in zunehmendem Maße mit dem Alter des Kindes; ebenso bei *Rachitis*: unter 1 Jahr in 41%, über 1 Jahr in 27,5% (GROSSER und DESSAUER), 15,9% resp. 27% (GOLDREICH), 13% resp. 6% (REICHENECKER), 7% resp. 11% (FABRIS), 11—15% (GRENIER).

Umfangreiche Statistiken von HESS, REICHE, GOLDREICH, GÖTZKY, MENSI, REICHENECKER, FABRIS, GRENIER haben festgestellt, daß die Cubitaldrüsen bei Kindern häufig geschwollen sind und diese Schwellung nur in etwa der Hälfte der Fälle (GRENIER bei 700 Kindern) auf kongenitale Syphilis zurückzuführen ist; REICHE fand bei 184 nicht syphilitischen *lebensschwachen Säuglingen* oder solchen mit *Ernährungsstörungen* Schwellungen 40 mal. Auch hier sollte man mehr als bisher versuchen, den Nachweis der Syphilis durch Punktion der Drüse zu erbringen, was bei Benutzung einer feinen Nadel, Massieren, Bohren unter Drehbewegungen, evtl. Injektion einer geringen Menge NaCl-Lösung Erfolg verspricht.

Differentialdiagnostisch auszuschließen sind ferner Erkrankungen der Wurzelgebiete (GOLDREICH): Akute Exantheme, Erythrodermia desquamativa Leiner, Lichen urticatus, Prurigo, Spina ventosa, Tuberkulide. Auch davor, den N. cubitalis oder N. radialis falsch zu deuten, wurde gewarnt (GRENIER). Eine *Wahrscheinlichkeit für Syphilis* ist nach MARFAN nur gegeben, wenn 1. die Schwellung beiderseits vorliegt, 2. keine lokale Infektion der Hand, des Vorderarmes oder des Ellenbogens besteht, 3. Pirquet negativ ist.

Pathologische Anatomie. Die Drüsen sind mäßig vergrößert, auf dem Durchschnitt rötlich-weiß, mäßig derb; bei Ausbildung *myeloischen Gewebes* erscheint dieses *tief kirschrot*. *Mikroskopisch* finden sich starke *Hyperämie* und *Gefäßdilatation*, stellenweise Bilder wie ein Lymphangiom (HECKER), die *Umgebung der Lymphdrüsen* sowie deren Kapsel ist oft stark *ödematös*, sowie fast regelmäßig von Lymphocyten mehr oder weniger infiltriert. Nach BARTEL und STEIN sind die *Vasa afferentia* und *efferentia* oft stark dilatiert, vielfach von Lymphocyten dicht erfüllt, auch reichlich seröser Inhalt wurde bei spärlicherem Lymphocytengehalt gefunden; die *Randsinus* enthalten neben spärlichen Lymphocyten meist reichlich abgestoßene protoplasmareiche Endothelien mit phagocytierten Lymphocyten und Trümmern von solchen, hier und da auch Erythrocyten, ferner netzförmig angeordnetes Fibrin, die *tiefen Lymphbahnen* sind meist sehr weit, an Lymphocyten arm, vielfach reichliche, große, geschwollene Endothelien mit ein oder mehreren Kernen enthaltend. Die *zellige Hyperplasie* des adenoiden Gewebes tritt gegenüber den Befunden beim Erwachsenen zurück; sie ist von KIMLA angegeben worden. BARTEL und STEIN sahen nur spärliche Lymphfollikel, wenig Lymphocyten, Verschmälerung der Markstränge, sprechen direkt von einem Zurücktreten der Follikel gegenüber der Zunahme des Bindegewebes, wie es auch PARIS und SALOMON deutlich sahen, einem Abbau des lymphatischen Gewebes mit Wucherung des Stützgerüstes; sie konnten gelegentlich polynucleäre Leukocyten und eosinophile Zellen nachweisen. Auch PARIS und SALOMON beschreiben nur eine leichte Vergrößerung der Drüsen. Als Erklärung für diese mangelnde Reaktion nimmt HOCHSINGER (zit. nach KURZ) eine geringe Ausbildung des Lymphdrüsenapparates in dieser Entwicklungsperiode an; wir werden im Kapitel der Milz noch darauf zurückkommen, wo reichliche Spirochäten sogar innerhalb der Follikel gesehen wurden (s. S. 107). Wieweit Plasmazellbildung analog meinen Befunden bei erworbener Syphilis auch bei angeborener Syphilis vorkommt, bedarf unter den Umständen noch eingehender Klärung. Sicherlich kann es neben analogen Veränderungen in Leber, Nieren, Nebennieren, Milz, Pankreas, Thymus (Lit. s. bei SOUZA CAMPOS) zu myeloischer Umwandlung kommen, einer *hämatopoïetischen Tätigkeit,* bestehend in extravasculärer Neubildung von Blutzellen, in erster Linie myeloiden Charakters. In der Marksubstanz treten eosinophile Myelocyten und

Polynucleäre, polynucleäre Neutrophile auf, in späteren Stadien hauptsächlich Macrophagen jeder Größe, meist mit Eisenpigment, neutrophile und eosinophile Polynucleäre (Paris und Salomon). Souza Campos fand diese myeloiden pathologischen Veränderungen in den Lymphdrüsen bei drei Fällen von kongenitaler Syphilis: in zwei Fällen intensive und diffuse Proliferation von Myeloblasten oder Hämocytoblasten und eosinophilen und neutrophilen Myelocyten (Giemsafärbung, Oxydasereaktion); im dritten Falle neben diesen unreifen myeloiden Formen zahlreiche Megakaryocyten im ganzen Drüsengewebe verstreut, dabei waren die myeloiden Infiltrate der Drüsen so bedeutend, daß fast nichts vom lymphatischen Gewebe übrig geblieben war, wenn auch Rinden- und Marksubstanz strukturell erhalten waren. Carlès (zit. nach Reichenecker) fand neben Sklerose von Kapsel und Trabekeln *Endo-* und *Perivasculitis*; Auflockerung der Blutgefäßwandung und Durchsetzung mit Lymphocyten sahen Bartel und Stein. *Nekrotische Partien* sind von Bartel und Stein (teils diffus, teils neben erhaltenen Zellen) gesehen und mit dem käsigen Stadium nach Virchow verglichen worden.

Spirochätenbefunde: Bereits frühzeitig nach Entdeckung der Spirochäten gelang es E. Hoffmann (b) (in Inguinaldrüsen), Babes und Panea, Siebert (in Mesenterialdrüsen) die Erreger bei syphilitischen Neugeborenen nachzuweisen, gegenüber negativen Befunden von Brönnum, Versé, Levaditi und neuerdings Weill und Bernheim. Buschke und Fischer konnten sie in Drüsen des Körperinnern zwischen den Blut- und Lymphgefäßen und Capillaren, sowie Bindegewebssepten, spärlicher im Zentrum des Organs beschreiben, und darauf hinweisen, daß die Durchsetzung gleichmäßiger sei als die mehr herdweise bei erworbener Syphilis. Schlimpert fand sie in Mesenterialdrüsen in großer Zahl in der Kapsel, weniger zwischen den Lymphocyten liegend in der Drüse selbst, Frohwein spärlich, aber wohl ausgebildet in den Lymphspalten nahe der Kapsel zwischen den Zellen. Ein körniger Zerfall im Gewebssaft scheint nach Buschke und Fischer ein regelmäßiger und häufiger Vorgang zu sein. Wir sehen also, daß mit zunehmender Entwicklung des lymphatischen Gewebes und längerer Dauer der Infektion Kapsel und Trabekel auch bei kongenitaler Syphilis zur bevorzugten Ansiedlungsstätte der Erreger werden.

Das frühe Kindesalter. Nach einem symptomlosen Intervall (Davidsohn) von verschieden langer Dauer leitet die auch als „Rezidivperiode" bezeichnete Zeit der ersten Lebensjahre von *der Mikropolyadenitis* des Säuglingsalters, die allmählich schwindet, über *zu den tertiärsyphilitischen Lymphomen* der Syphilis congenita tarda. Ein besonderes Merkmal der Syphilis dieser Epoche ist die Neigung zur Latenz (Husler). Die somit seltenen Erscheinungen an den Drüsen verlaufen unter dem Bilde der syphilitischen Skrofulose. Es kommt allmählich, selten akuter, zu tumorartigen Schwellungen in erster Linie der Nacken- und Kieferwinkeldrüsen (Zappert, Davidsohn). Fieber und Schmerzen fehlen meist; Neigung zur Vereiterung ist selten und muß deshalb, wenn vorhanden, an Tuberkulose denken lassen. Auch multiple Drüsenschwellungen nach Art der Polyadenitis sind selten. So ist auch eine Cubitaldrüsenschwellung seltener als beim Säugling auf kongenitale Syphilis zurückzuführen [Grenier: bei Kindern über 1 Jahr nur mehr in der Hälfte der Fälle kongenitaler Syphilis und Tuberkulose (zu gleichen Teilen), in der anderen Hälfte Rachitis oder andere Affektionen]. Heubner fand bei einem $3^1/_2$jährigen Kinde mit Visceralsyphilis die retroperitonealen und pankreatischen Drüsen stark geschwollen. *Histologisch* vermerkt Grenier (Cubitaldrüse, $3^1/_2$jähr. Kind) perivasculäre Infiltrate. Eine *Kombination mit Tuberkulose* glaubt Patoir bei einem 22 Monate alten kongenital syphilitischen Kinde gesehen zu haben.

Syphilis congenita tarda. Die Späterkrankungen der Drüsen bei angeborener Syphilis entsprechen denen bei erworbener Syphilis; wie dort kann man zwischen *lokalisierten Symptomen* und *allgemeinen Schwellungen unter dem Bilde des Lymphogranuloms* unterscheiden.

Skrofuloide Drüsenschwellungen. Skrofuloide Drüsenschwellungen, deren häufig syphilitische Natur schon BAZIN und FOURNIER erkannt hatten, sind im späten Kindesalter, gegen die Pubertät, im Jünglings- oder selbst Mannesalter zu beobachten; immerhin ist ihre Häufigkeit gering. Wie übereinstimmend angegeben, finden sie sich in erster Linie an den Seitenteilen des Halses und in der Submaxillargegend, können aber auch in den Leistenbeugen und Achselhöhlen oder im Nacken (HUGHES) vorkommen. Mehrfache Lokalisation sah letzthin JACOVONE. Zuweilen werden auch die Mediastinal- und Mesenterialdrüsen (FOURNIER, HEUBNER) bzw. Retroperitonealdrüsen (Fall STILLS mit Milzgummen) befallen.

Die Schwellungen können zuerst minimale, isolierte Knoten darstellen und oft verhältnismäßig klein, hart, indolent bleiben, oder zu großen, harten Paketen anwachsen und eine diffuse Schwellung (etwa vom Kieferwinkel bis zur Clavicula) hervorrufen; sie können erweichen, durchbrechen, wobei es zu einfacher Fistelbildung kommt („écrouelles" der französischen Autoren) oder zu einer Kombination mit ulcerösen Syphiliden in der umgebenden Haut. Es kann die Drüsenmasse wie bei Tuberkulose an vielen Stellen fisteln oder die Haut in ganzer Dicke ergriffen, nekrotisch und ulcerös werdend, gummöse Drüsen (oder Muskulatur) bloßlegen, wobei die Geschwürsränder charakteristisch bogig und scharfrandig, wenig unterminiert und steil sind, und bei weiterem Verlauf eine Rötung und Infiltration der benachbarten Haut neue ulceröse Läsionen einleitet. So kann *mit und ohne Erweichung große Ähnlichkeit mit Tuberkulose* bestehen. Neben Blässe, Appetitlosigkeit, Abmagerung bis zum tuberkulösen Habitus (FAVRE und BERNHEIM), starker Gewichtsabnahme (WEILL und BERNHEIM), Temperatursteigerungen können drei Formen von tuberkulösen Drüsen durch die Syphilis nachgeahmt werden (WEILL und BERNHEIM): 1. harte Drüsen ohne Periadenitis und Neigung zur Erweichung, 2. harte Drüsenschwellung mit Umwandlung in kalten Absceß, 3. Drüsenvereiterung mit Unterminierung der Haut, d. h. also sowohl das Stadium der Härte, wie dasjenige der Erweichung und Fistelbildung (BERNHEIM). Die syphilitischen Hauterscheinungen werden als umfangreicher, schneller verlaufend, phagedänischer geschildert (FAVRE und BERNHEIM), daher kommt es in der Umgebung zu gelblich belegten Ulcerationen, während bei Tuberkulose die Haut meist nicht im weiteren Umfange, sondern nur an den Fistelöffnungen beteiligt ist. Bei eingehender Prüfung auf *syphilitische Stigmata* (Keratitis parenchymatosa, Zahn-, Gaumenmißbildungen, Knochen-, Periosterkrankungen, Wa.R. und krankhaften Liquor) dürften viele auf Tuberkulose verdächtigen Fälle (bei negativem Meerschweinchenversuch) als rein syphilitisch erkannt und durch den Erfolg der spezifischen Behandlung als solche erwiesen werden.

Ein besonders umfangreiches Ulcus, das vorher für Tuberkulose gehalten worden war, konnten FAVRE und BERNHEIM durch spezifische Behandlung in 4 Wochen zur Abheilung bringen: Es hatte sich bei einem 13 jährigen Jungen seit 2 Jahren in der Halsdrüsengegend entwickelt und reichte vom Processus mastoideus bis zur Mitte der Unterlippe, wovon die Hälfte zerstört war; darunter fanden sich Infiltrationen bis zur Clavicula.

Von einer *Kombination mit Tuberkulose* konnte MERCIER DES ROCHETTES (1922) aus der Literatur 15 Fälle zusammenstellen, wovon aber FAVRE und BERNHEIM nur 4 Fälle (von LELOIR, DANLOS, MERRY und TERRIER, ÉTIENNE) als bewiesen ansehen. Sie zitieren ferner einen Fall JEANSELMEs, wo die Syphilis den Boden für Tuberkulose vorbereitet hatte: gummöse Läsionen der hinteren Pharynxwand, später käsige Halsdrüsenschwellungen (Meerschweinchenversuch positiv). Die von den älteren Autoren angenommenen kombinierten syphilo-skrofulösen Erkrankungen bedürfen heutzutage von Fall zu Fall einer Nach-prüfung mit exakteren Methoden, als sie früher angewendet wurden; schon jetzt schließen sich erfahrene Autoren (VIGNOLO-LUTATI, WEILL und BERNHEIM) dem von MÉNARD auf dem französischen Kongreß für Chirurgie (1912) geprägten Satze an: bien des „*scrofulates de vérole* (RICORD)" ne sont que des „*vérolates de vérole*". Diagnostisch am schwierigsten sind die Drüsenschwellungen, wenn sie — was häufig ist — *monosymptomatisch* vorkommen; außer den oben genannten syphilitischen Stigmata wurden sie neben syphilitischer Sattelnase, Zwergwuchs (VIGNOLO-LUTATI), Milzvergrößerung, fehlendem Patellar- und Achillessehnen-reflex, Orchitis (FAVRE und BERNHEIM) beobachtet; auch *regionär* im Gefolge von spezifischen Affektionen des Rachens und Mundes treten sie auf (ZAPPERT, DANLOS). Nach unkomplizierten Knochenerkrankungen pflegt man sie nach ZAPPERT nicht zu sehen. *Histologisch* fanden FAVRE und BERNHEIM im Zentrum homogenes Gewebe ohne deutliche Struktur mit zahlreichen obliterierten Gefäßen und stellenweise Riesenzellen ohne scharfe Zeichnung; an der Peripherie deutliche Riesenzellen. Sie bemerkten dazu, daß alles einschließlich der Gefäß-veränderungen auch bei Tuberkulose vorkommen kann. So bleiben für die *Diagnosenstellung* die oben genannten klinischen Merkmale (neben Wa.R., die zuweilen auch negativ sein kann, Liquorbefund und Meerschweinchenversuch) ausschlaggebend, ganz besonders aber der Erfolg antisyphilitischer Behandlung (Beobachtungen von ABADIE und RIVINGTON, KARCHER, NEU, zit. nach ZAPPERT), die FAVRE und CONTAMIN eine Gewichtszunahme von sogar 25 kg brachte, nachdem Heliotherapie, Seeklima usw. versagt hatten. Heutzutage wäre die therapeutische Probe zwecks Diagnosenstellung mit Jod und Salvarsan vor-zunehmen.

Allgemeine Drüsenschwellungen unter dem Bilde des Lymphogranuloms (WEILL). Während die multiplen Drüsenschwellungen bei *erworbener* Syphilis bekannt sind, bleibt die *kongenitale* Syphilis auf bestimmte Gegenden, meist die Cervicalregion beschränkt und ergreift das Drüsensystem nur selten in stärkerer Ausdehnung. Immerhin kannten multiple Drüsenschwellungen schon FOURNIER, RIVINGTON (Hals, Achseln, Leisten), WUNDERLICH (Pseudoleukämie bei $6^{1}/_{2}$jährigem Kinde, unter Jodkali bedeutend gebessert; bei Autopsie: Syphilome der Leber, Milz, Lymphdrüsen), ROTHE (HODGKINsche Erkran-kung auf kongenital-syphilitischer Basis; Heilung durch spezifische Behandlung), POTT (Bild der Anaemia splenica oder HODGKINsche Krankheit mit Blässe, Anämie, Vergrößerung der Leber, Milz und peripheren Drüsen). WEILL hat dann 1922 und 1924 an Hand zweier Fälle im Alter von 13 bzw. 14 Jahren (einen analogen Fall beschrieb MARIANO-R. CASTEX) dieses Krankheitsbild genauer abgegrenzt: es besteht aus schleichend beginnenden, zu-nächst lokalisierten, dann allgemeinen, den Hals, die Subclaviculargruben, die Achseln und Leisten ergreifenden Lymphdrüsenschwellungen, die tumorartig hart, durch Konfluenz mehrerer Drüsen zu einem Paket entstanden, nicht zur Perforation führen. An ihnen beteiligen sich auch die Mesenterialdrüsen (Palpation!) und Mediastinaldrüsen (Röntgen!). Ferner findet sich eben tastbare Milzschwellung und leichte Anämie (lediglich durch verminderten Hämoglobingehalt), geringe Leukocytose ohne abnorme Leukocytenformen. WEILL sah bis Kindskopfgröße in den Leisten. Unter spezifischer Behandlung erfolgt Rückgang, jedoch erfordert völlige Heilung eine intensive und lange Behandlung. *Pathologisch-ana-tomisch* sind die Drüsen mehr oder minder verlötet, auf dem Durchschnitt hart, speckig, von erweichten, aber klein bleibenden Herdchen (= Nekrosen) durchsetzt. *Histologisch* finden sich Proliferation der Endothelien, Bildung LANGHANSscher Riesenzellen, Endo-phlebitis und Endarteriitis bis zur Obliteration der Gefäße. Degenerative Erscheinungen in Form gummöser Herdchen. Die Bilder tuberkulöser Drüsenschwellung können diesen Befunden bis auf Tuberkelbacillen im Schnitt völlig ähneln. *Differentialdiagnostisch* ist in erster Linie *Hodgkin* auszuschließen (durch das Fehlen STERNBERGscher Riesenzellen und zahlreicher eosinophiler Zellen), ferner *aleukämische Lymphadenose* und *Tuberkulose* (Meerschweinchenversuch).

So treten auch die Drüsenspäterkrankungen der kongenitalen Syphilis unter sehr mannigfaltigen Bildern auf, welche in Zukunft häufiger als bisher eine therapeutische Probe (mit Salvarsan und Jod) angezeigt erscheinen lassen.

Literatur.

A. Syphilis der Lymphgefäße.

(Ältere Literatur vgl. Handbuch der Geschlechtskrankheiten von E. FINGER. Bd. 3, Tl. 2, S. 1960—1978. 1916.)

ADAMSON: Elephantiasis associated with tertiary syphilis. Brit. journ. of dermatol. Vol. 22, p. 161. 1910. — ARCHANGELSKAJA: Demonstration in der Moskauer vener.-dermatol. Ges. Sitzung vom 25. Septbr. 1919. Ref. Dermatol. Wochenschr. Bd. 73, S. 881. 1921. — ARNDT, G.: Beitrag zur Kenntnis der Sporotrichose der Haut mit besonderer Berücksichtigung der Lymphangitis sporotrichotica. Dermatol. Zeitschr. Bd. 17. 1910. — AUDRY, CH.: (a) Du rôle de la stase lymphatique dans la pathogénie du syphilome ano-rectal. Journ. des maladies cutanées et syph. 1903. p. 91. Ref. Arch. f. Dermatol. u. Syphilis. Bd. 74. S. 452. 1905. (b) Histologische Untersuchung einer syphilitischen Lymphangitis. Klinik f. Dermatol. u. Syphilis d. Univ. Toulouse. 1897—1899. H. 4. Ref. Dermatol. Wochenschr. Bd. 29, S. 577. 1899. (c) Über ein polypenartiges Zungensyphilid. Lymphangiectasia syphilitica. Journ. des maladies cutannées et syph. 1895. H. 10 u. 11. Ref. Dermatol. Wochenschr. Bd. 22, S. 198. 1896.

BABES, V. und TH. MIRONESCU: Über Syphilome in Organen Neugeborener und ihre Beziehungen zur Spirochaeta pallida. Berl. klin. Wochenschr. 1906. Nr.-34, S. 1119. — BALZER et DESHAYES: Syphilides tertiaires avec éléphantiasis des organes génitaux et glossite hypertrophique. Ann. de dermatol. et de syphiligr. 1906. p. 196. — BERGH, R.: Über das Verhältnis des Lymphgefäßsystems bei (primärer) syphilitischer Infektion bei Weibern. Dermatol. Wochenschr. Bd. 41, S. 614. 1905. — BERTARELLI, E. und G. VOLPINO: Weitere Untersuchungen über die Gegenwart der Spirochaeta pallida in den Schnitten primärer, sekundärer und tertiärer Syphilis. Zentralbl. f. Bakteriol., Parasitenk. u. Infektionskrankh., Abt. I, Orig. Bd. 40, S. 74. 1906. — BIESIADECKI, A. v.: Beiträge zur pathologischen Anatomie der Haut. Sitzungsber. d. K. Akad. d. Wiss., Abt. 2. Juniheft 1867. — BIZZOZERO, E.: Forme particulière de lymphangite consécutive à un syphilome initial du front. Giorn. ital. d. malatt. vener. e d. pelle. Fasc. 5, p. 1109. 1923. Ref. Ann. de dermatol. et de syphiligr. 1925. Nr. 1, p. 72. — BLOCH, BR. und AD. VISCHER: Die Kladiose, eine durch einen bisher nicht bekannten Pilz (Mastigokladium) hervorgerufene Dermatomykose. Arch. f. Dermatol. u. Syphilis. Bd. 108, S. 477. 1911. — BRAUS, H.: Anatomie des Menschen, Eingeweide. Bd. 2. Berlin 1924. — BRUHNS, C.: Über die Lymphgefäße der äußeren männlichen Genitalien und die Zuflüsse der Leistendrüsen. Mit 2 Tafeln. Arch. f. Anat. u. Entwicklungsgeschichte. Jg. 1900. Schlußheft. — BUETTERLIN, L.: Les lymphangites tertiaires de la verge. Considérations sur quelques états éléphantiasique, en particulier de syphilome hypertrophique diffus. Thèse de Paris. 1908. — BURNET, E. et C. VINCENT: Topographie du spir. pall. dans les coupes de chancre syphilitique. Cpt. rend. des séances de la soc. de biol. Tome 57. 1905. — BUSCHKE: In RIECKE, Lehrbuch der Haut- und Geschlechtskrankheiten. — BUSCHKE, A. und W. FISCHER: (a) Über die Beziehungen der Spirochaeta pallida zur kongenitalen Syphilis. Arch. f. Dermatol. u. Syphilis. Bd. 82. 1906. (b) Ein Fall von Myocarditis syphil. bei hereditärer Lues mit Spirochätenbefund. Dtsch. med. Wochenschr. 1906. Nr. 19, S. 752.

CASAL: Symmetrische syphilitische Lymphangitis der Beine. Demonstration i. d. Sitzung d. Ges. f. Dermatol. u. Syphilis i. Madrid v. 3. Febr. 1922. Ref. Arch. of dermatol. 1922. p. 814.

DANLOS: Syph. héréd. et tuberculose ganglionnaire. Ann. de dermatol. et de syphiligr. 1903. p. 958. — DELAUNAY: Lymphangite nodulaire intralabiale au cours d'un chancre syphil. de la lèvre inférieure. Ann. de dermatol. et de syphiligr. 1904. p. 1087. — DOYEN: Des altérations du système lymphatique ganglionnaire chez les enfants atteints de syphilis héréditaire. Arch. génér. de méd. 1883. — DUFOUR: HERXHEIMERsche Reaktion mit lymphangitischer Form. Soc. méd. des hôp. 28. Nov. 1913. Ref. Dermatol. Wochenschr. Bd. 60, S. 227. 1915. — DUFOUR et THIERS: HERXHEIMERsche Reaktion von lymphangitischem Typus. Bull. méd. 1913. Nr. 95. Ref. Dermatol. Wochenschr. Bd. 60, S. 228. 1915. — DUHOT, R.: Bemerkungen über einen Fall von Pachydermia lymphangiectatica chronica des Penis und Hodens auf syphilitischer Basis. Ann. policl. centr. 1901. p. 107. Ref. Dermatol. Wochenschr. Bd. 34, S. 100. 1902.

EHRMANN, S.: (a) Die Phagocyten und die Degenerationsformen der Spirochaeta pallida im Primäraffekt und Lymphstrang. Wien. klin. Wochenschr. 1906. Nr. 27, S. 828. (b) Über Spirochaeta pallida im syphilitischen Gewebe. Verhandl. d. dtsch. Dermatol.-Ges., 9. Kongr. in Bern. 1906. S. 295. (c) Über die Peri- und Endolymphangits syphilitica. Arch. f. Dermatol. u. Syphilis. Bd. 81, S. 179. 1906. (d) Über die Beziehungen der Spirochaeta pallida zu den Lymph- und Blutbahnen sowie über Phagocytose im primären und sekundären Stadium. Zentralbl. f. Bakteriol., Parasitenk. u. Infektionskrankh. Abt. Orig. Bd. 44,

S. 223. 1907. — Eichhorst: Elephantiasis syphilitica der Lippen. Virchows Arch. f. pathol. Anat. u. Physiol. Bd. 131, H. 3. Ref. Dermatol. Wochenschr. Bd. 17, S. 295. 1893.

Farber, J.: Die Abgrenzung der Lymphangitis sporotrichotica gegen die Lymphangitis tuberculosa. Diss. Bonn 1914. — Förster, K. P.: Ein Fall von Thrombophlebitis syph. Bonn 1916. — Fournier, A.: Traité de la syphilis. Paris 1906. — Fraser, Fr.: The visceral changes in congenital syphilis. Journ. of the Americ. med. assoc. Vol. 77, Nr. 21. 1921. — Freudenthal: Lues III sclerogummosa; Makrocheilie. Demonstration in der schles. Dermatol.-Ges. Sitzung v. 20. Juni 1925. Ref. Zentralbl. f. Haut- u. Geschlechtskrankh. Bd. 18, S. 752. — Frieboes, W.: (a) Zwei Fälle von Phlebitis und Periphlebitis syph. faciei. Dermatol. Zeitschr. Bd. 20, H. 2. 1913. (b) Grundriß der Histopathologie der Hautkrankheiten. 2. Aufl. Leipzig 1924. — Frühwald, R.: Spirochätenbefunde an syphilisfreien Stellen der Haut. Dermatol. Wochenschr. Nr. 36, S. 878. 1922.

Gaucher, E.: Lymphangitis gummosa. La syphilis. Tome 4, p. 5. Ref. Dermatol. Wochenschr. Bd. 43, S. 86. 1906. — Gaucher, E. et L. Brin: Lymphangite syph. tert. Bull. de la soc. franç. de dermatol. et de syph. Tome 1, p. 337. 1909. — Gravagna: Die Elephantiasis der Schamlippen. Arch. f. Dermatol. u. Syphilis. Bd. 139, S. 210. 1922. — Grintschar: Demonstration in der Moskauer vener.-dermatol. Ges. Sitzung v. 6. März 1921. Ref. Dermatol. Wochenschr. Bd. 73, S. 882. 1921.

Hallopeau et Jomier: Sur un cas d'éléphantiasis des organes génitaux externes et une récidive in situ de syphilides papulo-tuberculeuses. Ann. de dermatol. et de syphiligr. 1903. p. 251. — Heidingsfeld, M. L.: Elephantiasis cutis penis. Americ. journ. of urol. Vol. 8, p. 263. 1912. — Hoffmann, E.: (a) Venenerkrankungen im Verlauf der Sekundärperiode der Syphilis. Arch. f. Dermatol. u. Syphilis. Bd. 73, S. 39, 245. 1905. (b) Die Ätiologie der Syphilis. Dermatol. Zeitschr. Bd. 16. 1909. (c) Beitrag zur Frage des akuten nodösen Syphilids (Erythema nodosum syphiliticum). Arch. f. Dermatol. u. Syphilis. Bd. 113, S. 437. 1912. (d) Vortäuschung primärer Syphilis durch gonorrhoische Lymphangitis (gonorrhoischer Pseudoprimäraffekt). Münch. med. Wochenschr. 1923. Nr. 37, S. 1167. (e) Zur Frühdiagnose der angeborenen Syphilis durch Spirochätennachweis in der Nabelschnur. Klin. Wochenschr. 1924. Nr. 6, S. 229. — Horowitz, M. und M. v. Zeissl: Beitrag zur Anatomie der Lymphgefäße der männlichen Geschlechtsorgane, nebst Bemerkungen über ihr Verhältnis zum Syphilisprozeß. Wien. med. Presse. 1897. Nr. 24 ff. — Howle, P. W.: Report of a case simulating elephantiasis. Journ. of the Americ. med. assoc. Vol. 1, p. 548. 1914. — Huels, A.: Über Primäraffekte am Zeigefinger mit besonderer Berücksichtigung von Infiltrationen am Handrücken und Vorderarm. Diss. Bonn 1923.

Jadassohn: Schles. Ges. f. vaterl. Kultur in Breslau. Sitzung v. 16. Febr. 1894. Dermat. Wochenschr. Bd. 19, S. 677. — Jersild, O.: Note supplémentaire sur l'éléphantiasis ano-rectal (syphiloma ano-rectal de Fournier). Ann. de dermatol. et de syphiligr. Tome 2, Nr. 11, p. 433—449. 1921. Zentralbl. f. Haut- u. Geschlechtskrankh. Bd. 4, S. 183. — Jesionek, A.: Biologie der gesunden und kranken Haut. Leipzig 1916. — Jordan: Über die Tuberkulose der Lymphgefäße der Extremitäten. Beitr. z. klin. Chirurg. Bd. 19. 1897.

Köbner: Über syphilitische Lymphgefäßerkrankungen. Abhandl. d. schles. Ges. f. vaterl. Kultur, Abt. f. Natur u. Medizin. H. 3, S. 1862. — Kromayer, E.: Multiple subcutane Hautgummata längs der Lymphgefäße im Anschluß an ein Trauma. Dermatol. Zeitschr. Bd. 4, H. 6. 1897. — Krzysztalowicz, F.: Die histologischen Merkmale der syphilitischen Exantheme im Vergleich mit den klinisch ähnlichen Dermatosen. Dermatol. Wochenschr. 1901. S. 205. — Kyrle, J.: Vorlesungen über Histobiologie der menschlichen Haut und ihrer Erkrankungen. Wien-Berlin 1925.

Lang: Verhandl. d. Wien. dermatol. Ges. Sitzung v. 10. Febr. 1897. Arch. f. Dermatol. u. Syphilis. Bd. 39, S. 241. — Lesser, E.: Lehrbuch der Haut- u. Geschlechtskrankheiten. 13. Aufl. Berlin 1914. — Letzel: Zit. nach Krzysztalowicz. — Levaditi et Manouélian: (a) Histologie pathol. du chancre syph. du singe dans ses rapports avec le spir. pall. Cpt. rend. des séances de la soc. de biol. Tome 2, p. 529. 1905. (b) Histologie pathol. des accidents syphil. prim. et sec. chez l'homme dans ses rapports avec le spir. pall. Cpt. rend. des séances de la soc. de biol. Tome 2, p. 527. 1905. — Levaditi et Petresco: Passage du spir. pall. dans le liquide du vésicatoire. Presse méd. 1905. — Levaditi et Sauvage: Sur un cas de syph. héréd. avec présence du spir. pall. dans les viscères. Bull. Cpt. rend. des séances de la soc. de biol. Tome 2, p. 344. 1905. — Lévy-Bing und Gerbay: Zwei Fälle von syphilitischer Elephantiasis der Geschlechtsorgane. Ann. des maladies vénér. 1918. H. 10. Ref. Dermatol. Wochenschr. Bd. 68, 69, S. 824. 1919. — Lieven, A.: Syphilis der oberen Luftwege, in E. Meirowsky, und F. Pinkus: Die Syphilis. Fachbücher für Ärzte. Bd. 9. Berlin: Julius Springer 1923. — Lintz, J.: Elephantiasis with reference to syphilis. New York med. journ. a. med. record. Vol. 113, Nr. 11, p. 535—538. 1921. Ref. Zentralbl. f. Haut- u. Geschlechtskrankh. Bd. 1, S. 585. 1921. — Löwy, K.: Beiträge zur Spirochätenfrage. Arch. f. Dermatol. u. Syphilis. Bd. 81, S. 107. 1900.

Marshall, C. H.: Syphilitic elephantiasis of the scrotum. Journ. of the Americ. med. assoc. Vol. 85, p. 875. 1915. Ref. Dermatol. Wochenschr. Bd. 5, S. 315. 1926. — McDonagh:

Case of syphilitic elephantiasis of scrotum. Brit. journ. of dermatol. Vol. 24, p. 24. 1912. — MERGELSBERG, O.: Über Lues congenita. Klin. Wochenschr. 1925. Nr. 30, S. 1457. — MICHELSON: Elephantiasis of the penis and scrotum. Arch. of dermatol. a. syphilol. Vol. 13, Nr. 4, p. 585—586. 1926. Ref. Zentralbl. f. Haut- u. Geschlechtskrankh. Bd. 21, S. 114. — v. MONAKOW: Der Kreislauf des Liquor cerebrospinalis. Schweiz. Arch. f. Neurol. u. Psychiatrie. Bd. 8. 1921 u. Bd. 10. 1922. — MRAČEK, FR.: (a) Die Elephantiasis infolge von Syphilis und das Syphiloma hypertrophicum diffusum. Wien. klin. Wochenschrift 1888. S. 269 ff. (b) Syphilisansteckung in der Mundhöhle. In KRAUS: Die Erkrankung der Mundhöhle und der Speiseröhre in NOTHNAGEL, Handbuch der speziellen Pathologie und Therapie. Bd. 16, I, S. 1. 1897. — MÜLLER, O.: Über ungewöhnlich lokalisierte extragenitale Primäraffekte. Dtsch. med. Wochenschr. 1922, Nr. 24, S. 803.

NEUMANN, J.: Neuere Untersuchungen über die histologischen Veränderungen der Hautsyphilide, deren Verlauf und über das indur. Dorsallymphgefäß. Arch. f. Dermatol. u. Syphilis. Bd. 17, S. 219. 1885. — NOBL, G.: Pathologie der blennorrhoischen und venerischen Lymphgefäßerkrankungen. Wien u. Leipzig 1901.

PETRESCO, G. Z.: Imprégnation au nitrate d'argent des spirochaetes dans les coupes. Cpt. rend. des séances de la soc. de biol. Tome 2, p. 680. 1905. — PICK: Indurierter Lymphstrang am Innenblatte des Praeputiums. Dtsch. dermatol. Ges. i. d. tschechoslow. Republik. Sitzung v. 3. Febr. 1924. Ref. Zentralbl. f. Haut- u. Geschlechtskrankh. Bd. 12, S. 13. 1924. — PIRILÄ, P. W.: Zur Kenntnis der luetischen Primäraffekte mit besonderer Berücksichtigung der dabei auftretenden Zellformen und der Spir. pall. Arb. a. d. pathol. Inst. d. Univ. Helsingfors. Bd. 2, S. 187. 1919. — POWER, D. A. and J. K. MURPHY: A system of syphilis. Vol. 1. London 1908. — PRINGLE: Case of syphilitic elephantiasis of arm. Brit. journ. of dermatol. Vol. 22, p. 163. 1910. — PUSEY, W. A.: Syphilis of the mouth. Common tendency of the mouth and skin to the same pathologic processes. Journ. of the Americ. med. assoc. Vol. 79, Nr. 16, p. 1285—1289. 1922. Ref. Zentralbl. f. Haut- u. Geschlechtskrankh. Bd. 8, S. 279.

RAVOGLI, A.: (a) Die histo-pathologischen Veränderungen der Lymph- und Blutgefäße bei Syphilis. Cincinnatti. Lancet-Clinic. 17. Oct. 1903. Ref. Dermatol. Wochenschr. Bd. 39, S. 358. 1904. (b) Elephantiasis of penis and scrotum due to syphilis. Journ. of cut. dis. 1907. p. 61. — RIEDER: Histologische Untersuchungen im Primärstadium der Syphilis. Dtsch. med. Wochenschr. 1898. S. 143. — RIETSCHEL, H.: Das Problem der Übertragung der angeborenen Syphilis. Dermatol. Wochenschr. 1925. Nr. 3, S. 91.

SÁINZ DE AJA, A.: (a) Ein Fall von Lungen- und Drüsensyphilis. Lymphangiektasien am Oberschenkel. Actas dermo-sifiliogr. 1910. Nr. 3. Ref. Dermatol. Wochenschr. Bd. 51, S. 424. 1910. (b) Linfangitis y perilinfangitis sifiliticas secundarias. Actas dermosifiliogr. 1912. p. 300. Ref. Ann. de dermatol. et de syphiligr. 1916—1917. p. 273. — SALLE, P.: Essai sur quelques altérations des vaisseaux lymphatiques dans le cours de la syph. Thèse de Paris. 1884. — SCHWANK, R.: Elephantiasis of genitals due to lues. Ceska dermatol. Vol. 1, p. 33. 1920. Ref. Arch. of dermatol. a. syphilol. Vol. 4, p. 98. 1921. — SCHWENKER, G.: Spirochätose des vorderen Bulbusabschnittes bei Lues congenita. Klin. Monatsbl. f. Augenheilk. Bd. 69, S. 9—19. 1922. Ref. Zentralbl. f. Haut- u. Geschlechtskrankh. Bd. 7, S. 219. 1923. — SOLDIN, M. und FR. LESSER: Beobachtungen am Reizserum syphilitischer Säuglinge. Dtsch. med. Wochenschr. 1925. Nr. 44, S. 1817. — STEIN, R.: Die Sporotrichosis DE BEURMANN und ihre Differentialdiagnose gegen Syphilis und Tuberkulose. Arch. f. Dermatol. u. Syphilis. Bd. 98, S. 3. 1909. — STÖHR, PH. und W. v. MÖLLENDORFF: Lehrbuch der Histologie. 20. Aufl. Jena 1924. — STREMPEL, R. und G. ARMUZZI: Experimentelle Untersuchungen über die erste Ansiedlung und Verbreitung der Syphilisspirochäte beim Kaninchen. Vortrag mit Demonstrationen auf dem 14. Dtsch. Dermatologenkongreß in Dresden, 1925. Arch. f. Derm. u. Syph. 151 (Kongreßbericht) sowie Derm. Zeitschr. Bd. 46. S. 267. 1926.

TERZAGHI, R.: Elephantiastisches Syphilom der Vulva und Urethra. Clinica dermosifilopatica della Re. università di Roma. Vol. 31, Nr. 2. 1913. Ref. Dermatol. Wochenschrift. Bd. 57, S. 1101. 1913. — TIÈCHE: Untersuchungen über die Spirochaeta pallida im Gewebe bei primärer und sekundärer Syphilis. Arch. f. Dermatol. u. Syphilis. Bd. 111, S. 223. 1912. — TOURAINE, A.: Les anticorps syphilitiques. Essais de séro-agglutination de la syphilis. Paris: Steinheil 1912. Ref. Ann. de dermatol. et de syphiligr. 1912. p. 666. — TSCHLENOW, M.: Über die Beziehungen zwischen Elephantiasis vulvae und Syphilis. Arch. f. Dermatol. u. Syphilis. Bd. 65, S. 187. 1903.

ULLMANN: Demonstration i. d. Wien. dermatol. Ges. Sitzung v. 14. Dezbr. 1916. Ref. Arch. f. Dermatol. u. Syphilis. Bd. 125, S. 35. 1920. — UNNA, P. G.: Ein weiterer Beitrag zur Anatomie der syphilitischen Initialsklerose. Arch. f. Dermatol. u. Syphilis. Bd. 10, S. 543. 1898.

VERSÉ, M.: Die Spirochaeta pallida in ihren Beziehungen zu den syphilitischen Gewebsveränderungen. Med. Klinik. 1906. S. 626. — VILLAPADIERNA, MANNUECO: Elefantiasis del scroto y pene consecutiva à sifilis. Actas dermo-sifiliogr. 1915. p. 266. Ref. Ann. de dermatol. et de syphiligr. 1916—1917. p. 137.

Waelsch, L.: Über die Beziehungen zwischen Rectumstriktur, Elephantiasis vulvae und Syphilis. Arch. f. Dermatol. u. Syphilis. Bd. 59, S. 359. 1902. — Watanabe, S.: (a) Über die histologische Untersuchung der Primärsklerose. Acta dermatologica. Bd. 7, H. 5, S. 565—643 u. dtsch. Zusammenfassung. 1926. S. 644—648 (japanisch). (b) Über die Verteilung der Spirochäten in der Primärsklerose. Acta dermatologica. Bd. 7, H. 6, S. 701. 1926. (c) Über die Lymphangitis dorsalis penis. Acta dermatologica. Bd. 8, H. 1, S. 67 bis 91 u. dtsch. Zusammenfassung. 1926. S. 92—94 (japanisch). Ref. Zentralbl. f. Haut- u. Geschlechtskrankh. Bd. 22, S. 905. (d) Vergleichende Histopathologie der syphilitischen Primärsklerose der Menschen und Kaninchen. Acta dermatologica. Bd. 9, H. 3, S. 241 bis 251 u. dtsch. Zusammenfassung. 1927. S. 251—252 (japanisch). Ref. Zentralbl. f. Haut- u. Geschlechtskrankh. Bd. 24, S. 402—403. — Wechselmann: Demonstration. Berl. dermatol. Ges. Sitzung v. 13. Dezbr. 1904. Ref. Dermatol. Wochensch. Bd. 40, S. 26. 1905. — Whitfield: Demonstration. Proc. of the roy. soc. of med., Dermatol. Abt., Sitzung vom 18. März 1909. Ref. Arch. f. Dermatol. u. Syphilis. Bd. 97, S. 352, sowie in Dermatol. Wochenschr. Bd. 49, S. 405. 1909. — Wiener: Knopfförmiges Ödem des Lippenrots nach Primäraffekt. Demonstr. in d. schles. dermatol. Ges., Sitzung v. 28. Febr. 1925. Ref. Zentralbl. f. Haut- u. Geschlechtskrankh. Bd. 19, S. 357. — Winkler, K.: Lymphgefäße. In F. Henke und O. Lubarsch: Handbuch der speziellen pathologischen Anatomie und Histologie. Bd. 2 (Herz und Gefäße). Berlin 1924.

Zeissl, M. v.: Erkrankungen des Lymphapparates während der verschiedenen Phasen der Syphilis. Wien. med. Wochenschr. 1902. Nr. 20. — Zieler, K.: Lehrbuch und Atlas der Haut- und Geschlechtskrankheiten. Berlin 1924.

B. Syphilis der Lymphdrüsen.

(Ältere Literatur vgl. Handbuch der Geschlechtskrankheiten von E. Finger, Bd. 3, Tl. 1, S. 446—448, 1913, sowie Bd. 3, Tl. 2, S. 1960—1978. 1916.)

Almkvist, J.: Deux cas d'infection syph. sans bubon satellite. Acta dermato-venerol. Tome 4, Nr. 1, p. 141—142. 1913. Ref. Zentralbl. f. Haut- u. Geschlechtskrankh. Bd. 10, S. 293. — Amicis, de: (a) Dell' adenopatia epitroclea in rapporto alla sifilide, suo valore semiologico e pronostico. Ann. di med. navale. p. 941—988. Roma 1896. (b) Über die angebliche, defensive, phagocytäre Bedeutung des Lymphdrüsensystems gegenüber dem syphilitischen Virus und den semiologischen Wert, der bei der Syphilis den verschiedenen Adenopathien zukommt. Giorn. internaz. delle scienze med. 1901. Nr. 2. Ref. Dermatol. Wochenschr. Bd. 33, S. 545. 1901. — Arealis, E.: Apparition retardée et disparition rapide d'une adénite „syphilitique" inguinale primitive. (Verzögertes Auftreten und schnelles Verschwinden einer primären „syphilitischen" Leistendrüsenschwellung.) Rev. franç. de dermatol. et de vénéréol. Jg. 2, Nr. 3, p. 115—156. 1926. — Aron: Kombination von Lues und Tuberkulose. Demonstration in der schles. dermatol. Ges. Sitzung v. 25. Juli. 1925. Ref. Zentralbl. f. Haut- u. Geschlechtskrankh. Bd. 18, S. 756. — Aschoff, L.: (a) Das reticulo-endotheliale System (Lit.). Ergebn. d. inn. Med. u. Kinderheilk. Bd. 26, S. 1. 1924. (b) Die lymphatischen Organe. Beihefte z. Med. Klinik. 1926. H. 1. — Aschoff, L. und H. Kamiya: Über die „lipoidspaltende" Funktion der Lymphocyten. Dtsch. med. Wochenschr. 1922. Nr. 24. — Audry, Ch. et S. Chatelier: Syphilis à bubon d'emblée. Bull. de la soc. franç. de dermatol. et de syph. 1921. Nr. 6, p. 292—299. Ref. Zentralbl. f. Haut- u. Geschlechtskrankh. Bd. 6, S. 181. — Augagneur: Signification et pronostic de l'adénopathie syph. à la période sec. Ann. de dermatol. et de syphiligr. Tome 6, p. 130. 1895.

Bagnoli, N.: Dell' importanza della puntura ghiondolare per la diagnosi dell' infezione luetica. Giorn. ital. d. malatt. vener. e d. pelle. Vol. 64, p. 174—178. Mai 1923. Ref. Bull. de l'inst. Pasteur. 1923. p. 762. — Balt, A.: Zur Schwellung der peripheren Lymphdrüsen im Säuglingsalter. Jahrb. f. Kinderheilk. Bd. 56, S. 814. 1902. — Balzer et Belloir: Bull. de la soc. franç. de dermatol. et de syph. Sitzung vom 2. Mai 1912. — Balzer und Galup: Doppelseitige Adenopathia praeauricularis duplex. Bull. de la soc. franç. de dermatol. et de syph. Sitzung vom 27. April 1908. Ref. Dermatol. Wochenschr. Bd. 47, S. 22. 190. — Bandi, J. und Fr. Simonelli: Über das Vorkommen der Spirochaeta pallida im Blute und in den sek. Erscheinungen der Syphiliskranken. Zentralbl. f. Bakteriol., Parasitenk. u. Infektionskrankh. Bd. 40, S. 64. 1906. — Bartels, P.: Das Lymphgefäßsystem in K. v. Bardelebens Handbuch der Anatomie des Menschen. (Lit.!) Jena 1909. — Bayet et Jacqué: La spir. pall. Rev. prat. des maladies cut. syph. et vénér. Sept. 1905. — Behaegel: (a) Un cas de syphilis cryptogénétique. Bruxelles méd. 1923. 29 mars. (b) Pléjade ganglionnaire de nature syph. sans chancre apparent. Soc. belge de dermatol. 1923. 11 févr. — Bejarano, J.: (a) Zum Studium der Drüsensyphilis. Actas dermo-sifiliogr. Jg. 15, Nr. 3, S. 106—115. 1923. (Spanisch.) Ref. Zentralbl. f. Haut- u. Geschlechtskrankh. Bd. 10, S. 293. 1924. (b) Zum Studium der Drüsensyphilis. Progr. de la clin. Vol. 25, Nr. 4, p. 77—85. 1923. (Spanisch.) Ref. Zentralbl. f. Haut- u. Geschlechtskrankh. Bd. 8, S. 415. 1923 und Arch. of dermatol. a. syphilol. Vol. 8, p. 89. 1923. — BENNATI, A.: Ein Fall von Syphilis maligna praecox ohne Drüsenanschwellung. Ann. de dermatol. et de syphiligr. 1898. H. 12. Ref. Dermatol. Wochenschr. Bd. 28, S. 207. 1899. — BERGEL, S.: (a) Experimentelle Beiträge zum Wesen der WNB-Reaktion. Münch. med. Wochenschr. 1912. Nr. 20. (b) Die Lymphocytose, ihre experimentelle Begründung und biologisch-klinische Bedeutung. Berlin: Julius Springer 1921. (c) Die biologisch-klinische Bedeutung der Lymphocyten für die Syphilis und die Wa.R. Münch. med. Wochenschr. 1921. Nr. 36. (d) Die Lymphocytose, ihre experimentelle Begründung und biologisch-klinische Bedeutung. Ergebn. d. inn. Med. u. Kinderheilk. Bd. 20, S. 36. 1921. (e) Die biologisch-klinische Bedeutung der Lymphocyten für die Syphilis. Dermatol. Zentralbl. Bd. 35, H. 5. 1922. (f) Die Syphilis im Lichte neuer experimentell-biologischer und immun-therapeutischer Untersuchungen. Jena: G. Fischer 1925. — BERING, FR.: Beitrag zur Symbiose der Syphilis und Tuberkulose. Med. Klinik. 1910. Nr. 39, S. 1529. — BERNHEIM: M.: Contribution à l'étude des réactions ganglionnaires au cours de l'hérédo-syphilitique tardive. Thèse de Lyon. 1923. Ref. Ann. de dermatol. et de syphiligr. 1924. Nr. 10. p. 605. — BERTARELLI, E. und S. VOLPINO: Untersuchungen über die Spirochaeta pallida Schaudinn bei Syphilis. Demonstr. in Turin am 16. Juni 1905. Zentralblatt f. Bakteriol., Parasitenk. u. Infektionskrankh., Abt. Orig., Bd. 40, S. 1. 1905. — BERTARELLI, E., G. VOLPINO e R. BOVERO: (a) Zentralbl. f. Bakteriol., Parasitenk. u. Infektionskrankh., Abt. Orig., Bd. 40. (b) Ricerche sulla spir. pall. Schaudinn nella sifilide. Riv. d'ig. et San. pubbl. anno 16, Nr. 16, p. 561—572. 1905. Ref. Bull. de l'inst. Pasteur. 1905. p. 881. — BEUTLER, A.: Erstickung durch Sequesterdurchbruch einer gummösen Lymphdrüse in die Trachea. Zeitschr. f. Hals-, Nasen- u. Ohrenheilk. Bd. 9, H. 1, S. 11—15. 1924. Ref. Zentralbl. f. Haut- u. Geschlechtskrankh. Bd. 16, S. 254. 1925. — BLECHMANN, G.: Mikropolyadénopathies externes dans l'hérédo-syphilis. La méd. 1923. Nr. 8. août. — BLECHMANN, G. et Mme. S. DELAPLACE: L'adénite rétro-mastoidienne. Sa valeur diagnostique dans la syphilis héréd. du nourisson. Nourrisson. Jg. 11, Nr. 6, p. 383—392. 1923 sowie Bull. de la soc. de pédiatr. de Paris. 1923. 19 juin. — BLUM, K.: Untersuchungen über die Agglutination der Spirochaeta pallida. Zeitschr. f. Immunitätsforsch. u. exp. Therapie, Orig. Bd. 5, S. 491. 1924. — BOGOLEPOW: Dermatologia. (Russ. Monatsschr.) Bd. 4, Nr. 11 u. 12. 1914. Ref. Dermatol. Wochenschr. Bd. 66 u. 67, S. 779. 1918. — BOSSART: Lymphdrüseneiterungen in der Leiste nach Ulcus indurat. Midi méd. 1893. Juli. Ref. Dermatol. Wochenschr. Bd. 19, S. 268. 1894. — BOURDON, L.: Gommes inguinales syphilitiques. Ann. de dermatol. et de syphiligr. 1872 bis 1873. — BRAUS, H.: Anatomie des Menschen. Bd. 2. Eingeweide. Berlin 1924. — BROWN, W. H. siehe auch unter L. PEARCE. — BROWN, W. H. and LOUISE PEARCE: (a) A note on the dissemination of Spirochaeta pallida from the primary focus of infection. Arch. of dermatol. a. syphilol. 1920. oct. p. 470—472. (b) Latent infections with the demonstration of spirochaeta pallida im lymphoid tissues of the rabbit. Americ. journ. of syphilis. Vol. 5, Nr. 1, p. 1—8. 1921. Ref. Zentralbl. f. Haut- u. Geschlechtskrankh. Bd. 3, S. 305. 1922, sowie Journ. of exper. med. p. 722 u. 749. 1920. Ref. Ann. de dermatol. et de syphiligr. 1921. p. 476. (c) Animal resistance and the endocrine system of the rabbit in experimental syphilis. Proc. of the soc. f. exp. biol. a. med. Vol. 20, p. 476—480. 1923. — BRUCK, C.: Handb. der Serodiagnose der Syphilis. Berlin 1924. BRUNELLE: Atypische Leistendrüsenerkrankung bei Syphilis. Diss. Lille 1889. — BRUNETTI: Über die Auffindbarkeit des Treponema pall. im Drüsensekret zwecks Diagnose des Primäraffekts. Minerva med. 1923. Ref. Zentralbl. f. Haut- u. Geschlechtskrankh. Bd. 11, S. 234. 1924. — BRUHNS, A.: Erfahrungen über Heilaussichten bei Frühbehandlung der Syphilis. Dermatol. Wochenschr. 1924. S. 662. — BUDAY, V.: Über einen ungewöhnlichen Fall von Syphilis. Virchows Arch. f. pathol. Anat. u. Physiol. Bd. 141. 1895. — BUSCHKE, A. und W. FISCHER: Über die Beziehungen der Spirochaeta pallida zur kongenitalen Syphilis nebst einigen Bemerkungen über ihre Lagerung im Gewebe bei akquirierter Lues. Arch. f. Dermatol. u. Syphilis. Bd. 82, S. 63. 1906.

CAMPANA, R.: Lymphadenitis gummosa. Clin. dermosifilopat. della R. Università di Roma. Febr. 1914. Ref. Dermatol. Wochenschr. Bd. 59, S. 854. 1914. — CAMPBELL: Journ. of the Americ. med. assoc. 1910. p. 924. — CARLÈS: Zit. nach REICHENECKER. La micro-polyadénopathie périphérique généralisée dans l'hérédo-syphilis. Thèse de Bordeaux 1907. — CHATELLIER, L.: Sur la syph. à début ganglion. à bubon d'emblée et la recherche du spir. dans le suc ganglion. Ann. de dermatol. et de syphiligr. 1922. p. 174. — CHESNEY, A. M. and J. E. KEMP: (a) Exp. observations on the „cure" of syphilis in the rabbit with arsphenamine. Journ. of exp. med. Vol. 39, Nr. 4, p. 553—564. 1924. Ref. Zentralbl. f. Haut- u. Geschlechtskrankh. Bd. 15, S. 225. (b) Observations in the possibility of cure of experimental syphilis in the rabbit. Transact. of the assoc. of Americ. physic. Vol. 40, p. 189—194. 1925. Ref. Zentralbl. f. Haut- u. Geschlechtskrankh. Bd. 20, p. 599. (c) Studies in experimental syphilis. III. Further observations on the possibility of cure of syphilis in the rabbit with arsphenamine. Journ. of exp. med. Vol. 42, Nr. 1, p. 17. 1925. Ref. Zentralbl. f. Haut- u. Geschlechtskrankh. Bd. 21. S. 630. (d) Studies in exp. syphilis. VI. On variations in the responce of treated rabbits to reinoculation; and on cryptogenetic reinfection with syphilis. Journ. of exp. med. Vol. 44, Nr. 5, p. 589—606. 1926. Ref. Zentralbl. f. Haut- u. Geschlechtskrankh. Bd. 23. S. 85. — Chevallier, P. et P. Barreau: Adénopathies inguinales vénériennes non suppurées avec généralisation transitoire etc. Bull. de la soc. franç. de dermatol. et de syphil. 1925. p. 176. — Citron, J.: Die Syphilis in Kraus-Brugsch: Spez. Pathol. u. Therapie inn. Krankh. Bd. 2, 1, S. 1101. 1919. — Clark, O.: Gummöse Lymphomata (2 Fälle). Brazil-med. Vol. 2, Nr. 51, p. 400—402. 1922. (Portugiesisch.) — Clarke, J. J.: Syphilitic lesion of lymphatic glands. Transactions of the pathol. soc. of London. Vol. 47, p. 257. 1896. — Coerper, C.: Über die Palpation peripherer Drüsen und deren klinische Bedeutung bei Kindern der ersten 2 Lebensjahre. Monatsschr. f. Kinderheilk. 1916. S. 458—476. — Cornelius: Arch. gén. de méd. 1905. — Cooper, A.: Bemerkungen über Leistendrüsenschwellungen, namentlich in bezug auf die Diagnose der primären Syphilis. Lancet. 1901. 13. April. Ref. Dermatol. Wochenschr. Bd. 34, S. 100. 1902. — Covisa, J. S.: Demonstr. Actas dermo-sifiliogr. 4. Jg., Nr. 1. 1911. Ref. Dermatol. Wochenschr. Bd. 55, S. 683. 1912. — Coues, W. P.: (a) Boston med. a. surg. journ. 1915. p. 71. Nov. 8. (b) Gummatous cervical adenitis. Boston med. a. surg. journ. Vol. 187, Nr. 2, p. 65—69. 1922. Ref. Zentralbl. f. Haut- u. Geschlechtskrankh. Bd. 6. S. 378. 1922. — Cronquist, C.: Über die Bedeutung der Skleradenitiden bei der Beurteilung der Heilung der Syphilis. Dermatol. Zeitschr. Bd. 23, S. 288. 1916.

Danlos: Ecrouelles syph. inguinales. Bull. de la soc. franç. de dermatol. et de syphilis. 1908. p. 133. — Darbouet, E.: Über retro-pharyngeale Drüsenanschwellung syphilitischen Ursprungs. Thèse de Paris. 1886. Ref. Dermatol. Wochenschr. Bd. 7, S. 430. 1888. — Darier, E.: Précis de dermatologie. Paris 1923. — Davidsohn, H.: Kongenitale Syphilis in E. Meirowsky und F. Pinkus: Die Syphilis. Fachbücher f. Ärzte. Bd. 9. Berlin: Julius Springer 1923. — Davigo, F.: La péritonité syphil. et ses formes cliniques. Presse méd. 1925. Nr. 69. p. 1162. Ref. Dermatol. Wochenschr. 1926. S. 315. — Delaplace, Mme. S.: L'adénite retromastoidale. Thèse de Paris 1923. — Doerr: Zit. von R. Kraus. Wien. klin. Wochenschr. 1905. Nr. 22, S. 592. — Dominicis, de: Die latente Syphilis als ätiologisches Moment für die Entstehung alltäglicher Erkrankungen; diagnostische Wichtigkeit der cubitalen Drüsenanschwellungen. Wien. med. Wochenschr. 1904. Nr. 17 u. 18. Ref. Dermatol. Wochenschr. Bd. 39, S. 605. 1904. — Doumer, A.: Les adénopathies sus-épitrochléennes. Thèse de Paris 1919/20. — Doyen: Arch. gén. de méd. 1883. p. 679. — Droop, H.: Syphilisdiagnose und Drüsenpunktion. Dermatol. Zeitschrift. Bd. 32, S. 336. 1921. — Durand, M. Nicolas et Favre: Lymphogranulomatose inguinale subaiguë à foyers purulents intraganglionnaires. Bull. et mém. de la soc. méd. des hôp. de Paris. 1913. p. 274.

Eberson, F.: (a) Dissemination of spir. pall. in exp. syph. Arch. of dermatol. a. syphilol. 1921. p. 111. (b) Immunity studies in exp. syph. Arch. of dermatol. a. syphilol. 1921. p. 490. — Eberson, F. and M. F. Engmann: An experimental study of the latent syphilitic as a carrier: Preliminary communication. Journ. of the Americ. med. assoc. Vol. 76, Nr. 3. Jan. 1921. — Ehrmann, S.: (a) Demonstration in der Wiener dermatol. Ges. Sitzg. v. 30. April 1902. Ref. Arch. f. Dermatol. u. Syphilis. Bd. 63, S. 378. 1902. (b) Demonstrationen. Verhandl. d. Wien. dermat. Ges. Sitzg. v. 8. Februar 1905. Ref. Dermatol. Wochenschr. Bd. 40, S. 397. 1905. (c) Über Spirochaeta pallida im syphilitischen Gewebe. Verhandl. d. dtsch. dermatol. Ges. 9. Kongr. Bern 1907. (d) Über die Entstehung der sekundären syphilitischen Drüsenschwellung nebst Bemerkungen über Neuritis des Sekundärstadiums. Arch. f. Dermatol. u. Syphilis. Bd. 106. S. 211. 1911. — Eicke und E. Schwabe: Über die Ausbreitung der syphilitischen Infektion auf dem Lymphwege in der seronegativen Periode des Primärstadiums. Münch. med. Wochenschr. 1921. Nr. 22, S. 671. — Emery: Inguinale Mikropolyadenopathie nach einem Schanker der Vulva bei einer Gravida. Französ. Ges. f. Dermatol. u. Syphilis. Sitzg. v. 7. Juli 1898. Ref. Dermatol. Wochenschr. Bd. 27, S. 346. 1898. — Engel-Reimers: Die Geschlechtskrankheiten. Vorlesungen, herausgegeben von Hahn und Maes. Hamburg: Lucas Gräfe und Sillem 1908. — Etienne, G.: Association de la syph. et de la tubercul. adénopathie caséeuse généralisée, consécutive à l'adénopathie généralisée de la syph. sec.; évolution suraiguë. Ann. de dermatol. et de syphiligr. 1896. p. 712.

Fabris, St.: Adenite epitrocleare nel lattante e suoi rapporti con la sifilide ereditaria. Pediatria. Vol. 29, H. 5, p. 193—199. 1921. Ref. Zentralbl. f. Haut- u. Geschlechtskrankh. Bd. 1, S. 518. 1921. — Favre, M. et M. Bernheim: Le diagnostic des formes scrofuloides de la syph. ganglionnaire. Paris méd. Jg. 15, Nr. 10, p. 230—237. 1925. — Favre, M. et N. Coutamin: Remarques cliniques à quelques cas de syph. fébrile. Journ. de méd. de Lyon. 1920. 20 mai. — Fejtö, M.: Der Nachweis der Spirochaeta pallida in den Lymphdrüsen. Börgyogyászati urol. és vénerol. szemle. Jg. 1, Nr. 9/10, p. 174.

1923. (Ungarisch.) Ref. Zentralbl. f. Haut- u. Geschlechtskrankh. Bd. 10, S. 451. 1924. — FERNET, CH.: Des adénopathies en général et de leur valeur diagnostique. Journ. de méd. et de chirurg. prat. Tome 38, p. 161—170. 1917. — FEUILLIÉ, E.: Bull. de la soc. méd. des hôp. de Paris. 15 mars 1906. p. 275. Ref. Ann. de dermatol. et de syphiligr. 1907. p. 205. — FINKELSTEIN, H.: Zur Diagnose und Therapie der peripheren Lymphdrüsenschwellungen im Kindesalter. Therapie d. Gegenw. Jg. 65, H. 1, S. 12. 1924. — FINSTERLIN, A.: Über die Histopathologie der Drüsenerweichung im Frühstadium der Lues. Dermatol. Wochenschr. Bd. 70, S. 97. 1920. — FISCHL, FR.: (a) Lymphogranulomatosis inguinalis. Zentralbl. f. Haut- u. Geschlechtskrankh. Bd. 16, S. 1. 1915. (b) Lymphogranulomatosis inguinalis. Dieses Handb. Bd. 21. 1927. — FOURNIER, A.: Traité de la syph. 1906. — FREI, W.: Zur Pathologie und Therapie der Impfsyphilis und spontanen Spirochätose des Kaninchens. Arch. f. Dermatol. u. Syphilis. Bd. 144, S. 365—439. 1923. (b) Diskussion zu WORMS. Ref. Zentralbl. f. Haut- u. Geschlechtskrankh. Bd. 21. S. 696. — FREI, W. und H. HOFFMANN: Experimentelles und Klinisches zum Lymphogranuloma inguinale. Arch. f. Dermatol. u. Syphilis. Bd. 153, S. 179. 1927. — FREI, W. und R. SPITZER: Zur Koinzidenz von Syphilis und Tuberkulose. Symbiose in Lymphdrüsen. Klin. Wochenschr. 1922. Nr. 1, S. 15. — FRIEDLÄNDER, J.: The value of lymphatic glans examination as a factor in the diagnosis of syphilis. Journ. of cut. dis. Vol. 30, p. 14—19. 1912. — FRINGS, L.: Über einen Fall von großen, Lupus pernio ähnlichen syphilitischen Primäraffekten der Gesichtshaut. Inaug.-Diss. Bonn 1920. — FRAENKEL: Über das Vorkommen der Spirochaeta pallida bei Syphilis. Münch. med. Wochenschr. 1905. S. 1129—1330. — FRÜHWALD, R.: Über Spirochätenbefunde in Lymphdrüsen. Wien. klin. Wochenschr. 1920. Nr. 46, S. 999.

GAGER, E. G.: Initial lesion of left tonsil. Primary adenopathy of glands of neck. Secondary syph. Minnesota dermatol. soc. 6. 2. 1924. Ref. Arch. of dermatol. a. syph. Vol. 10, Nr. 1, p. 124—125. 1924. Ref. Zentralbl. f. Haut- u. Geschlechtskrankh. Bd. 15, S. 94. 1925. — GALLI, VALERIO et LASSUEUR: Rev. méd. de la Suisse romande. 1905. Nr. 7. Ref. Arch. f. Dermatol. u. Syphilis. Bd. 80. — GASSMANN, A.: Die erweichten idiopathischen Bubonen bei frischer Syphilis. Rev. méd. de la Suisse romande. 1905. Nr. 12. Ref. Dermatol. Wochenschr. 1906. Nr. 43, S. 202. — GAUJOUX, E.: Adénopathies scrofuloides non bacillaires de la sec. enfance et de l'adolescence. L'Art méd. 1924. 31. Juli. — GENNERICH, W.: Die Lymphdrüsenfermente als Träger der Wassermannschen Reaktion. Münch. med. Wochenschr. 1921. Nr. 20, S. 603. — GEORGI, F. und J. STEINFELD: Zur Serodiagnose der Kaninchensyphilis. Klin. Wochenschr. 1923. S. 2312. GÖTZKY: Über die klinische Bedeutung der Cubitaldrüsenschwellungen. Zeitschr. f. Kinderheilk. Bd. 7, S. 113—132. 1913. — GOLAY, J.: Sur un cas d'adénie d'origine syph. Rev. méd. de la Suisse romande. Jg. 42, p. 296. 1922. — GOLDREICH, A.: Zur klinischen Diagnostik der latenten Lues hereditaria (mit besonderer Berücksichtigung der Cubitaldrüsen). Zeitschr. f. Kinderheilk. Bd. 4, S. 406. 1912. — GONNET: Essai clinique sur l'adénopathie tertiaire. Thèse de Paris. 1878. — GOTTRON, H.: Zwei Fälle von primärer und sekundärer Lues mit regionärer retropharyngealer Lymphdrüsenschwellung. Dermatol. Wochenschrift. Bd. 71, S. 769. 1920. — GOUGEROT: (a) Syphilis acquise sans chancre, syphilis sans chancre avec adénite indurée, syphilis sans chancre à bubon suppuré syph. Soc. méd. des hôp. Sitzg. 18. Nov. 1921. (b) Chancrello-syphilis sans chancre mixte porte d'entrée. Soc. méd. des hôp. 18. Nov. 1921. Ref. Ann. de dermatol. et de syphiligr. 1923. p. 675 bis 676. — GOUGEROT, H. et P. DA SILVA DE RIO BRANCO: Ann. des maladies vénér. 1915. Aug. Ref. Dermatol. Wochenschr. Bd. 63, S. 684. 1916. — GRAETZ, FR. und E. DELBANCO: Weitere Beiträge zum Studium der Histopathologie der experimentellen Kaninchensyphilis. Dermatol. Wochenschr. Bd. 58, Erg.-H. S. 6. 1914. — GREEF und CLAUSEN: Spirochaeta pallida bei experimentell erzeugter interstitieller Hornhautentzündung. Dtsch. med. Wochenschrift. 1905. S. 1454—1455. — GRENIER, J.: (a) Contribution à l'étude anat. et clinique des adénites sus-épitrochléennes et humerales chez l'enfant. Thèse de Paris. 1923. (b) Nouvelles recherches sur l'adénite sus-épitrochléenne du nourrisson et de l'enfant. Nourrisson. Jg. 11, Nr. 6, p. 369—382. 1923. — GRIVET, A.: Signification de l'adénopathie syphilitique primaire et sec. Thèse de Lyon. 1895. — GROSSER, P. und A. DESSAUER: Über die diagnostische Bedeutung fühlbarer Cubitaldrüsen bei Kindern. Münch. med. Wochenschr. 1911. Nr. 21, S. 1130. — GROSSMANN: Diskussion zu WORMS: Ref. Zentralbl. f. Haut- u. Geschlechtskrankh. Bd. 2, S. 696. — GUTMANN, A.: MIKULICZsche Krankheit in ihrer Beziehung zur Lues. Berlin. klin. Wochenschr. 1907. Nr. 36.

HABERMANN, R. und F. MAUELSHAGEN: Die Bedeutung der HOFFMANNschen Drüsenpunktion für die Früherkennung der Syphilis. Dtsch. med. Wochenschr. 1919. Nr. 21. — HALLOPEAU und FOUQUET: Schübe von Lymphdrüsen- und Hauttuberkulose nach einer syphilitischen Infektion. Franz. Ges. f. Dermatol. u. Syphilis. Sitzg. v. 15. April 1901. Ref. Dermatol. Wochenschr. Bd. 33, S. 89. 1901. — HAZEN, H. H.: Practical observations on syphilis. II. Americ. journ. of syphilis. Vol. 6, Nr. 2, p. 204—231. 1922. Ref. Zentralbl. f. Haut- u. Geschlechtskrankh. Bd. 7, S. 100. 1923. — HECHT, H.: Syphilis maligna in Handb. d. Geschlechtskrankh. Bd. 3, 3, S. 2328. 1916. — HEDRÉN, G.: Untersuchungen über Spirochaeta pallida bei kongenitaler Syphilis. Zentralbl. f. Bakteriol., Parasitenk. u. Infektionskrankheiten. Bd. 46, S. 232. 1908. — HEIBERG, K. A.: 6 Arbeiten. Zit. bei ASCHOFF (b). — HELLMANN, T. J.: Studien über das lymphoide Gewebe. Die Bedeutung der Sekundärfollikel. Beitr. z. pathol. Anat. u. z. allg. Pathol. Bd. 68, S. 333—363. 1921. — HERXHEIMER, G.: Pathol. Anat. der kongenitalen Syphilis. Ergebn. d. allg. Pathol. u. pathol. Anat. Jg. 12, S. 509. 1908. — HERXHEIMER, K. und H. HÜBNER: Über Darstellungsweise und Befund der bei Lues vorkommenden Spirochaeta pallida. Dtsch. med. Wochenschr. 1905. Nr. 26, S. 1023—1025. — HERXHEIMER, K. und M. OPIFICIUS: Weitere Mitteilungen über die Spirochaeta pallida. Münch. med. Wochenschr. 1906. S. 311. — HESS: Enlargement of the epitrochlear and other lymph nodes in infant. Arch. of pediatr. Vol. 24, p. 602. 1907. — HEUBNER, O.: (a) Die Syphilis im Kindesalter. In C. GERHARDTs Handb. d. Kinderkrankh. 1896. (b) Lehrbuch d. Kinderheilk. 3. Aufl. 1911. — HEUDORFER, K.: Über den Bau der Lymphdrüsen (anat. Lit.!). Zeitschr. f. d. ges. Anat., Abt. 1: Zeitschr. f. Anat. u. Entwicklungsgesch. Bd. 61, H. 5/6, S. 365—401. 1921. Ref. Zentralbl. f. Haut- u. Geschlechtskrankh. Bd. 3, S. 211. 1921. — HIRSCHFELD, H.: Lehrb. d. Blutkrankheiten. 1918. — HOCHSINGER: Die Schicksale der kongenital-syphilitischen Kinder. Verhandl. d. 7. Vers. d. Ges. f. Kinderheilk. in Heidelberg 1889. Wien. med. Wochenschr. 1889. Nr. 45—48. — HOFFMANN, E.: (a) Spirochaeta pallida bei einem mit Blut geimpften Makaken. Berlin. klin. Wochenschr. 1905. (b) Nachtrag zu der Arbeit von F. SCHAUDINN und E. HOFFMANN über die Spirochaeta pallida bei Syphilis. Berlin. klin. Wochenschr. 1905. Nr. 23, S. 726. (c) Über die Spirochaeta pallida. Dtsch. med. Wochenschr. 1905. S. 1710. (d) Weitere Mitteilungen über Spirochaeta pallida mit Demonstrationen. Dermatol. Zentralbl. Bd. 13, S. 224. 1906. (e) Die Ätiologie der Syphilis. Verhandl. d. dtsch. Dermatol. Ges., 9. Kongr., Bern 1907. (f) Münch. med. Wochenschr. 1911. Nr. 13. (g) Ätiologie der Syphilis. Handb. d. Geschlechtskrankh. Bd. 2, S. 845. 1912. (h) Die Behandlung der Haut- und Geschlechtskrankheiten. Bonn 1922. — HOFFMANN, E. und A. BEER: Weitere Mitteilungen über den Nachweis der Spirochaeta pallida im Gewebe. Dtsch. med. Wochenschr. 1906. Nr. 22, S. 869. — HUELS, A.: Über Primäraffekte am Zeigefinger unter besonderer Berücksichtigung von Infiltrationen an Handrücken und Vorderarm. Inaug.-Diss. Bonn 1923. — HUGHES, LAURENCE H.: A case of syphilitic adenitis of the neck. Roy. Prince Alfred hosp., a. roy. Alexander hosp. f. children, Camperdown, Sydney. Med. journ. of Australia. Vol. 1, Nr. 14, p. 340—341. 1925. — HUSLER, J.: Kongenitale Syphilis in P. MULZER: Die syphilitischen Erkrankungen in der Allgemeinpraxis. München 1922. — HUTCHINSON, J.: Syphilis. Deutsche Übersetzung von KOLLMANN. Leipzig 1888.

ITO, F.: Ein Fall von Gumma der Paramamillardrüsen. Japan. Zeitschr. f. Dermatol. Urol. Bd. 2, H. 2. 1904. Ref. Dermatol. Wochenschr. Bd. 39, S. 747. 1904.

JACOVONE, NICOLA: Linfo-granuloma da sifilide ereditaria. Rinascenza med. Jg. 2, Nr. 20, p. 483. 1925. Ref. Zentralbl. f. Haut- u. Geschlechtskrankh. Bd. 19, S. 80. — JEANSELME, E.: (a) La syph. ganglionnaire. Gaz. des hôp. civ. et milit. Jg. 97, Nr. 19, p. 321—323. 1924. (b) La syphilis. Paris 1925. — JENSEN: Hospitalstidende. 1905. Nr. 25. — JESIONEK, A.: Syphilis der Lymphdrüsen. Handb. d. Geschlechtskrankh. Bd. 3, Teil 1, S. 419—446. 1913. — JULLIEN: Die Rolle der Lymphdrüsen bei tuberkulöser und syphilitischer Infektion. Bull. et mém. de la soc. méd.-chirurg. de Paris 1901. Nr. 3. Ref. Dermatol. Wochenschr. Bd. 35, S. 345. 1902.

KAUFMANN, E.: Lehrb. d. spez. pathol. Anat. — KESTERNICH, J.: Über syphilitische Primäraffekte an den Fingern. Inaug.-Diss. Bonn 1920. — KIMLA, R.: Kongenitale latente Hypoplasie der drüsigen Organe bei der kongenitalen Syphilis. Wien. med. Wochenschrift. 1905. S. 1511. — KISSMEYER, A.: Agglutination der Spirochaeta pallida. Dtsch. med. Wochenschr. 1915. Nr. 11, S. 306. — KOLLE, W.: (a) Experimentelle Untersuchungen über die Abortivheilungen der Syphilis. Dtsch. med. Wochenschr. 1922. Nr. 39. S. 1301. (b) Weitere Studien über Heilung der experimentellen Kaninchensyphilis. Dtsch. med. Wochenschrift 1924. Nr. 39, S. 1235. (c) Diskussion zu MEIROWSKY. 14. Kongr. d. dtsch. Dermatol. Ges. in Dresden 1925. Ref. Zentralbl. f. Haut- u. Geschlechtskrankh. Bd. 18, S. 488, sowie Arch. f. Dermatol. u. Syphilis. Bd. 151, S. 224. (d) Experimentelle Studien über Syphilis- und Recurrens-Spirochätose. I. Über biologische Unterschiede verschiedener Syphilisstämme, Infektionsimmunität und wahre Immunität bei Syphilis. Dtsch. med. Wochenschr. 1926. Nr. 1, S. 11—13. (e) Beiträge zur Syphilisimmunität. Vortrag a. d. 15. Kongr. d. dtsch. Dermatol. Ges. in Bonn 1927. Arch. f. Derm. u. Syph. 155 (Kongreßbericht). — KOLLE, W. und E. EVERS: Experimentelle Studien über Syphilis und Recurrensspirochätose. IV. Über die Geschwindigkeit des Eindringens der Spirochaeta pallida von der Infektionsstelle in die regionären Lymphdrüsen. Dtsch. med. Wochenschr. 1926. Nr. 26. — KOLLE, W. und R. PRIGGE: Experimentelle Studien mit Syphilis und Rekurrensspirochätose. VI. Untersuchungen zur Frage der aktiven Immunität und Infektionsimmunität bei Syphilis. Dtsch. med. Wochenschr. 1927. Nr. 36, S. 1499. — KOLLE, W.

und H. Schlossberger: Experimentelle Studien über Syphilis und Recurrensspirochätose. V. Über symptomlose Infektion von Mäusen und Ratten, sowie symptomlose Superinfektionen syphilitischer Kaninchen mit Spirochaeta pallida. Dtsch. med. Wochenschr. Jg. 52, Nr. 30, S. 1245—1247. 1926. — Kolmer, Broadwell and Matsunami: Zit. nach Eberson. Journ. of exp. med. Vol. 24, p. 333. 1916. — Kottmaier, J. und E.: Zwei beachtenswerte Fälle von Syphilis im Hinblick auf extragenitale Infektion und deren Prognose. Arch. f. Dermatol. u. Syphilis. Bd. 121, S. 296. 1916. — Kranz: Über Immunitätsvorgänge bei Spirochätenkrankheiten. Köln. dermatol. Ges. Sitzg. v. 31. Oktober 1924. Zentralbl. f. Haut- u. Geschlechtskrankh. Bd. 16, S. 871. — Kreibich, C.: Med. Klinik. 29. Dez. 1907. — Kühne, O.: Syphilis des Ohres in E. Meirowsky und F. Pinkus, Die Syphilis. Fachbücher für Ärzte. Bd. 9. Berlin: Julius Springer 1923. — Krzysztalowicz, Fr. et M. Siedlecki: Spirochaeta pallida Schaudinn dans les lésions syph. Przeglad lekarski. 1905. Nr. 31, p. 497. Ref. Bull. de l'inst. Pasteur. 1905. p. 880. — Kurz, H.: Zur pathol. Anat. der Syphilis congenita der Lymphdrüsen. Schweiz. med. Wochenschr. Jg. 54, Nr. 34, S. 776—777. 1924. — Kyrle, J.: Über den derzeitigen Stand der Lehre von der Pathologie und Therapie der Syphilis. Wien 1924.

Lachronique: Adénopathies syph. Thèse de Lyon. 1912—1913. — Lancereaux, E.: Traité de la syph. Paris 1873. — Landsteiner, K.: Experimentelle Syphilis. Handb. d. Geschlechtskrankh. Bd. 2, S. 873. 1912. — Lane, J. R.: Syphilis d'emblée. Lancet. p. 1605. 1912. — Lannois, M. et G. Lemoine: Des adénopathies superficielles dans la syph. tert. Rev. de méd. Tome 7, p. 257—269. 1887. — Larat: Étude sur le bubon syph. suppuré. Thèse de Paris. 1881. — Laura, E. G.: Diagnostico precoz de la sifilis. (Investigacion ultramicroscopica del treponema palladium en el jugo ganglionar.) Diss. Santiago de Chile 1890. Ref. Ann. de dermatol. et de syphiligr. 1923. p. 639. — Lécureuil: Étude clinique de l'adénopathie péritrachéale syphilitique et de la syphilis tertiaire de la trachée. Thèse de Paris. 1890. Ref. Arch. f. Dermatol. u. Syphilis. Bd. 24, S. 167. 1892. — Lesser, E.: Lehrb. d. Haut- u. Geschlechtskrankheiten. 13. Aufl. Berlin 1914. — Levaditi: Semaine méd. 24 mai 1905. — Levaditi et Manuélian: Histologie pathol. de la syph. exp. du singe dans ses rapports avec le Spir. pall. Cpt. rend. des séances de la soc. de biol. Tome 1, p. 304. 1906. — Lévy-Fränkel: Ann. des maladies vénér. Tome 9, Nr. 7. 1914. Ref. Dermatol. Wochenschr. Bd. 59, S. 1236. 1914. — Lipschütz, B.: (a) Untersuchungen über die Spirochaeta pallida Schaudinn. Dtsch. med. Wochenschr. 1905. S. 1832. (b) Zur Kenntnis der Spirochaeta pallida im syphilitischen Gewebe. Wien. klin. Wochenschr. 1906. Nr. 37, S. 1110. — Löhe: Lymphadenitis gummosa inguinalis. Demonstr. in d. Berlin. dermatol. Ges. Sitzg. v. 23. Nov. 1926. Ref. Dermatol. Wochenschr. 1927. Nr. 4, S. 149. — Louste, Ducourtioux et Lotte: Adénopathies inguinales et affections du col uterin. Bull. de la soc. franç. de dermatol. et de syph. 1927. p. 66.

Mac Callum, W. G.: A text-book of pathology. 1918. — Majerczak, Mlle D.: De la lymphadénie chez les syphilitiques. Thèse de Paris. 1902. — Manfredi, L.: Über die Bedeutung des Lymphgangliensystems für die moderne Lehre von der Infektion und der Immunität. Versuche und Schlußfolgerungen. Virchows Arch. f. pathol. Anat. u. Physiol. Bd. 155, S. 335. 1899. — Mannino und Lamanna: Über die Verzögerung, welche die Syphilis in ihrem Verlauf durch die suppurative Entzündung der dem Initialsyphilom benachbarten Lymphdrüsen erleidet. Zusammenkunft d. ital. Ges. f. Dermatol. u. Syphilis. 20.—23. Dez. 1909. Ref. Dermatol. Wochenschr. Bd. 51, S. 412. 1910. — Manteufel, P.: Diskussion zum Vortrage von W. Kolle auf d. 15. Kongr. d. dtsch. Dermatol. Ges. in Bonn 1927. — Manteufel, P. und A. Richter: Beiträge zur experimentellen Syphilisforschung. C. Superinfektion an der Scrotalhaut und am Hoden bei Kaninchen nach vorausgegangener „stummer" Erstinfektion. Dtsch. med. Wochenschr. 1926. Nr. 50, S. 2113. — Manteufel, P. und W. Worms: (a) Arch. f. Schiffs- u. Tropenhyg. Bd. 29 (Beih. 1), S. 225. 1925. (b) Beiträge zur experimentellen Syphilisforschung. Zentralbl. f. Bakteriol., Parasitenk. u. Infektionskrankh., Abt. Orig. Bd. 102, S. 23. 1927. — Marcuse, M.: Über erweichte Bubonen der Frühlues. Münch. med. Wochenschr. 1903. Nr. 26, S. 1121. — Marfan, A. B.: Diagnostic de la syphilis congenitale des nouveau-nés et des nourrissons. Signes cliniques de probabilité. La réaction de Wassermann. Presse méd. Jg. 31, Nr. 36, p. 405—407. 1923. Ref. Zentralbl. f. Haut- u. Geschlechtskrankh. Bd. 10, S. 100. 1923. — Mariano-R. Castex: Sifilis hereditaria tardia. Buenos Aires 1920. (Libreria „Las Ciencias".) — Matsumoto, S. and S. Takenata: Studies in lymph glands; demonstration of lepra bacilli by puncture of lymph gland. Acta dermatol. Vol. 4, H. 1, p. 115 bis 121. 1924. Zentralbl. f. Haut- u. Geschlechtskrankh. Bd. 16, S. 653. 1925. — Mauelshagen, F.: Über Punktionsmethoden zur Erbringung eines positiven Spirochätennachweises bei Lues. (Hoffmannsche Drüsen- und Sklerosenpunktion.) Inaug.-Diss. Bonn 1920. — Mauriac, Ch.: (a) Du bubon d'emblée. Gaz. des hôp. civ. et milit. 1878. (b) Leçon sur les lympho-adénopathies symptomatiques de la syphilis. Journ. de méd. de Bordeaux. 1880. Ref. Ann. de dermatol. et de syphiligr. 1881. p. 125. (c) Syphilis primitive et syphilis secondaire. 1890. (d) Syphilis tertiaire et syphilis héréditaire. 1890. — May, J.: Syphilis mit Beginn in den Drüsen. An. de la fac. de méd. Tome 7, Nr. 6, p. 353—357. 1922. (Spanisch.) Ref. Zentralbl. f. Haut- u. Geschlechtskrankh. Bd. 8, S. 47. — Ménard: La syph. tert., acquise au congénitale, des ganglions du cou. Congr. franç. de chirurg. Paris 1912. Ref. Zeitschr. f. Kinderheilk. 1912. — Ménard, V. et M. Mozer: Récherche de la syphilis dans les affections ganglionnaires et ostéo-articulaires. Journ. de méd. de Paris. Jg. 42, Nr. 26, p. 523—528 et Nr. 29. p. 587—590. 1923. Ref. Zentralbl. f. Haut- u. Geschlechtskrankh. Bd. 14, S. 404. — Mendoza, A.: Sobre la existencia del spir. pall. en la sifilis. Bol. del instit. de sueroterapia. 30. sept. 1905. Madrid. Ref. Bull. de l'inst. Pasteur. 1906. p. 28. — Mensi, E. (zit. nach Reichenecker): Application des méthodes clinico-biologiques au diagnostic précoce de la syph. héréd. dans ses rapports avec la présence du ganglion épitrochléen. Pediatria. 1913. — Mercier des Rochettes: Contribution à l'étude des rapports de la tuberculose et de la syph. héréd. Thèse de Paris 1922. — Miani, Giacinto: Caso di linfoma gommoso della regione laterale sinistra del collo. Arch. ital. di dermatol. sif. e ven. Vol. 1, H. 1, p. 81—83. 1925. Ref. Zentralbl. f. Haut- u. Geschlechtskrankh. Bd. 19, S. 65. — Milian, M.: (a) Adénopathie inguinale suppurée. Syphilis tertiaire. Bull. de la soc. franç. de dermatol. et de syphil. p. 466. 1924. (b) La syphilide acnéiforme, dite encore lichenoide miliaire, est une symbiose syphilitica-tuberculose. Bull. de la soc. franc. de dermatol. et de syphil. 1925. p. 60. — Milian, Sauphar et Lelong: Gommes ganglionnaires. Syphilomes en nappe de la peau. Hépatosplénomegalie syph. Bull. de la soc. franç. de dermatol. et de syphil. Jg. 1922, Nr. 7, p. 310—314.·1922. Ref. Zentralbl. f. Haut- u. Geschlechtskrankh. Bd. 7, S. 512. 1923. — Mitchell, J. H.: Diskussionsbemerkung. Journ. of the Americ. med. assoc. Vol. 79, p. 882. 1922. — Montgomery, D. W.: (a) Pacific med. journ. Febr. 18. 1891. (b) The behaviour of the lymphatic system in syphilis. Americ. journ. of syphilis. Vol. 1, H. 4. 1917. — Montgomery, D. W. and G. D. Culver: Luetic lymphoma in late syphilis. Journ. of the Americ. med. assoc. Febr. 19. 1910. p. 605—607. — Moro, E. in Feer: Lehrb. d. Kinderheilk. Jena. — Mucha und Scherber: Über den Nachweis der Spirochaeta pallida im syphilitischen Gewebe. Wien. klin. Wochenschr. 1906. Nr. 6, S. 145. — Mühlens, P.: (a) Untersuchungen über Spirochaeta pallida und einige andere Spirochäten- arten, insbesondere in Schnitten. Zentralbl. f. Bakteriol., Parasitenk. u. Infektionskrankh., Abt. Orig. Bd. 43, S. 586. 1907. (b) Reinzüchtung einer Spirochäte (Spirochaeta pallida?) aus einer syphilitischen Drüse. Dtsch. med. Wochenschr. 1909. Nr. 29. S. 1261. — Mulzer, P. (a) Syphilitische Erkrankungen der Haut und Schleimhäute in P. Mulzer: Die syphilitischen Erkrankungen in der Allgemeinpraxis. München 1922. (b) Kann das Tierexperiment zur Diagnose der menschlichen Syphilis verwendet werden? Münch. med. Wochenschr. 1926. Nr. 38, S. 1555—1558. (c) Syphilis III. Demonstration in dermatol. Ges. Hamburg-Altona. Ref. Zentralbl. f. Haut- u. Geschlechtskrankh. Bd. 21. S. 559. — Mutschler, R.: Zur Frage der „Abortiv- bzw. Frühbehandlung" der Syphilis. Arch. f. Dermatol. u. Syphilis. Bd. 147. S. 107. 1924.

Naegeli:, O.: Blutkrankheiten und Blutdiagnostik. Berlin und Leipzig 1919. — Nakano, H.: Über Immunsisierungsversuche mit Spirochätenreinkulturen. Arch. f. Der- matol. u. Syphilis. Bd. 116, S. 265. 1913. — Neisser, A., G. Baermann und Halber- städter: Versuche zur Übertragung der Syphilis auf Affen. Dtsch. med. Wochenschr. 1906. Nr. 1. — Nelken, C.: Bemerkungen zur Klinik der Lues congenita. Med. Klinik. 1924. Nr. 42, S. 1462. — Nichols, H. J. and J. E. Walker: (a) Journ. of exp. med. Vol. 37, p. 525. 1923. (b) Exp. observations on the prophylaxis and treatment of syphilis. Journ. of exper. med. Vol. 37, p. 525—542. 1923. Ref. Zentralbl. f. Haut- u. Geschlechts- krankh. Bd. 9, 424. — Nicolas, Favre et André: Syph. et spir. pall. de Schaudinn et Hoffmann. Syphilis. 3. p. 917—930. — Nicolas, Massia, Gaté et Pillon: Lyon méd. 1914. Nr. 19. — Nicolau, S.: Auto-superinfection syph. à point de départ ganglionnaire. Ann. des maladies vénér. Jg. 17, Nr. 9. p. 641—648. 1922. Ref. Zentralbl. f. Haut- u. Geschlechts- krankh. Bd. 7. S. 54. — Nobl: (a) Wien. dermatol. Ges. 24. Mai 1905. Arch. f. Dermatol. u. Syphilis. Bd. 77, S. 173. (b) Diskussionsbemerkungen. Dermatol. Wochenschr. Bd. 49, S. 446. 1909. — Noguchi: Zit. nach Eberson. Journ. of exp. med. Vol. 25, p. 765. 1917.

Oelze, F. W.: (a) Infraclaviculardrüsen bei Syphilitischen. Arch. f. Dermatol. u. Syphilis. Bd. 140, S. 325. 1922. (b) Zur Lymphdrüsenpunktion bei Syphilitischen. Dtsch. med. Wochenschr. Jg. 49, Nr. 3, S. 86—87. 1923. (c) Untersuchungsmethoden und Diagnose der Erreger der Geschlechtskrankheiten. München 1923. — Oppenheim, M.: Praktikum der Haut- u. Geschlechtskrankheiten. 2. Aufl. 1920. — Oppenheim, M. und O. Sachs: Über Spirochätenbefunde in syphilitischen und anderen Krankheitsprodukten. Wien. klin. Wochenschr. Nr. 45, 1905. S. 1177.

Paris, A.: Syphilis des Ganglions lymphatiques in Gaucher: Précis de syphiligraphie. p. 386. — Paris, A. et M. Salomon: Étude histologique des organes hématopoiétiques chez l'enfant syph. héréd. Arch. de méd. expér. Tome 16. 1904. — Patoir: Syphilis et tuberculose; influence de la syphilis sur certaines formes de la tuberculose (scrofulo-tuber- culose). Presse méd. 16 juin 1901. p. 25. Ref. Ann. de dermatol. et de syphiligr. 1901.

p. 817. — PAUTRIER, L. M., RIETMAN et HABABOU: Polyadénite inguinale, à type de lymphogranulomatose et à Nocardia. Bull. de la soc. franç. de dermatol. et de syphil. 1924. Nr. 7, p. 133—139. — PEARCE, L. and W. H. BROWN: A study of the relation of treponema pallidum to lymphoid tissues in experimental syphilis. Journ. of exp. med. Vol. 35, p. 39. 1922. Ref. Zentralbl. f. Haut- u. Geschlechtskrankh. Bd. 4, S. 508. — PHILIPPS and CLYNE: Brit. med. journ. 1911. p. 1282. — PINKUS, F.: Syphilis der Haut in E. MEIROWSKY und F. PINKUS: Die Syphilis. Fachbücher f. Ärzte. Bd. 9. Berlin: Julius Springer 1923. — PLOEGER, H.: Die Spirochäte bei Syphilis. Münch. med. Wochenschr. 1905. Nr. 29, S. 1381. — PODESTA, G. B.: Osservazioni sulla ricera del treponema pallidum mediante la puntura delle linfoglandole e dei tessuti. Policlinico, sez. prat. Jg. 30, H. 9, p. 273—274. 1923. Ref. Zentralbl. f. Haut- u. Geschlechtskrankh. Bd. 8, S. 409. 1923, sowie Dermatol. Wochenschr. 1923. S. 881. — PONTOPPIDAN, B.: Om Paavisningen af Spirochaetea pallida ved Glandel punktur. Hospitalstidende. 1917. Nr. 50. Ref. Dermatol. Wochenschr. 1919. S. 314. — POUZIN, Y.: Les adénopathies cervicales chroniques chez les enfants hérédosyphilitiques. Thèse de Paris. 1915. — POWER, D. A. and J. K. MURPHY: A system of syphilis. London. Vol. 1, p. 157. 1908. — PREIS, K.: Über den praktischen Wert der diagnostischen Drüsenpunktion bei Syphilis. Pest. med. chirurg. Presse 1908. — PRIGGE, R.: (a) Neue Ergebnisse der experimentellen Syphilisforschung und ihre Beziehungen zur Syphilis des Menschen. Med. Klinik. 1926. Nr. 36/37. (b) Die Bewertung der Lymphdrüsenverimpfung für die Beurteilung der Therapia sterilisans bei experimenteller Syphilis. Vortrag a. d. 15. Kongreß d. dtsch. dermatol. Ges. Arch. f. Derm. u. Syph. 155 (Kongreßbericht.) — PRIGGE, R. und M. ROTHERMUND: Über symptomlose Syphilisinfektion. Dermatol. Zeitschr. Bd. 50, S. 169. 1927. — PROESCHER und WHITE: Über das Vorkommen von Spirochäten bei pseudoleukämischen Lymphdrüsenhyperplasien. Münch. med. Wochenschr. 1907. S. 1868.

QUATTRINI: L'esame ultra microscopico del materiale ottenuto dalla puntura delle ghiandole linfatiche come sussidio diagnostico della sifilide. Boll. d. soc. med.-chirurg. di Pavia. 1922. Nr. 4. Ref. Ann. de dermatol. et de syphiligr. 1924. Nr. 1, p. 60.

RAVOGLI, A.: Einige Bemerkungen über den syphilitischen Bubo. Med. News. 26. Juli 1902. Ref. Dermatol. Wochenschr. 1903. Nr. 36, S. 467. — REICHE, A.: Über den diagnostischen Wert tastbarer Cubitaldrüsen bei Säuglingen. Monatsschr. f. Kinderheilk. Bd. 6, S. 511—517. 1908. — REICHENECKER, Mlle. M.: L'adénite sus-épitrochléenne. Thèse de Paris. 1914. — REYHER: Das Röntgenverfahren in der Kinderheilkunde in BAUER, H.: Bibliothek der physik.-med. Techniken. Bd. 4, 1912. — RIBBERT, H.: Beiträge zur Entzündung. Virchows Arch. f. pathol. Anat. u. Physiol. Bd. 150, S. 391. 1897. — RISSO und CIPOLLINA: Das Vorkommen der SCHAUDINN-HOFFMANNschen Spirochäten in den Lymphdrüsen bei sekundärer Syphilis. Rif. med. Nr. 31. Ref. Dermatol. Wochenschr. 1905. S. 1367. — RITTER, E.: (a) Beiträge zum Nachweis der Spirochaeta pallida in syphilitischen Produkten. Münch. med. Wochenschr. 1906. Nr. 41, S. 2004. (b) Über den Zusammenhang von Lues und Tuberkulose. Dermatol. Wochenschr. Bd. 79, S. 1578. 1924. — ROSCHER: (a) Untersuchungsmethoden über das Vorkommen von Spirochaeta pallida bei Syphilis. Berlin. klin. Wochenschr. 1905. S. 1382, 1418, 1447. (b) Spirochaeta pallida und Syphilis. Med. Klinik. 1906. S. 5, 35, 62. — ROSENTHAL: Dermatol. Zeitschr. 1911. Erg.-H. — RÖSSLE, R. und T. YOSHIDA, T.: Das Gitterfasergerüst der Lymphdrüsen unter normalen und pathologischen Verhältnissen. Beitr. z. pathol. Anat. u. z. allg. Pathol. Bd. 45, S. 110. 1909. — ROTHE in KOLLE: Syphilisübertragung auf Kaninchen. Med. pharm. Bez.-Ver. Bern 18. Jan. 1910. S. 241. — RULISON, R. H.: Epitrochlear adenopathy in syphilis. Americ. journ. of syphilis. Vol. 5, Nr. 4, S. 643—669. 1921. — RUSCH: Erweichende Drüsen im Primärstadium der Lues. Wien. dermatol. Ges. Sitzg. v. 23. Nov. 1922. Ref. Zentralbl. f. Haut- u. Geschlechtskrankh. Bd. 7. S. 452.

SABAREAU: Zit. nach BERGH. Chancres syph. successifs. Paris 1905. p. 556. — SACHS, H.: Die Entstehung der syphilitischen Blutveränderung. Sitzg. d. südwestdtsch. Dermatologen in Frankfurt am 7. u. 8. März 1925. Ref. Dermatol. Wochenschr. 1925. Nr. 27, S. 1010. — SAINZ DE AJA, A.: Tertiäre Lymphdrüsensyphilis. Actas dermosifiliogr. 4. Jg. Nr. 1. 1911. Ref. Dermatol. Wochenschr. Bd. 55, S. 683. 1912. — SALNEUVE, E.: De la valeur sémiol. des affect. gangl. Thèse de Paris. 1852. — SAPHIER: Multiple Lymphdrüsengummen in kolliquativer Nekrose. Münch. dermatol. Ges. Sitzg. v. 4. März 1921. Ref. Zentralbl. f. Haut- u. Geschlechtskrankh. Bd. 1, S. 463. 1921. — SCHAUDINN, FR. und E. HOFFMANN: (a) Vorläufiger Bericht über das Vorkommen von Spirochäten in syphilitischen Krankheitsprodukten und bei Papillomen. Arb. a. d. kaiserl. Gesundheitsamte. Bd. 22, S. 527—534. 1905. (b) Über Spirochätenbefunde im Lymphdrüsensaft Syphilitischer. Dtsch. med. Wochenschr. 1905. Nr. 18, S. 711. (c) Über Spirochaeta pallida bei Syphilis und die Unterschiede dieser Form gegenüber anderen Arten dieser Gattung. Vortrag v. 17. Mai 1905. Berlin. klin. Wochenschr. 1905. Nr. 22, S. 673. — SCHEIN, M., S. BALÓ und L. KARÁCSONY: Die Drüsen um den Hilus pulmonum in der 2. Periode der Lues. Budapesti Orvosi Ujsag 1912. Nr. 49. Ref. Arch. f. Dermatol. u. Syphilis. Bd. 117, S. 161. 1914. — SCHERBER: Durch Syphilisimpfung erzeugte Keratitis parenchym. beim Kaninchen. Wien. klin. Wochenschr. 1906. S. 726 bis 727. — Scholtz: Dtsch. med. Wochenschr. 1905. Nr. 37. — Schneider, P.: Zur pathogenetischen Einheitlichkeit der Miliarsyphilome. Verhandl. d. dtsch. pathol. Ges. 1921. — Schridde, H.: Die blutbereitenden Organe in L. Aschoffs: Lehrb. d. pathol. Anat. — Schultz, E. W.: A method for demonstrating spirochaeta pallida in regional lymph glands. Journ. of the Americ. med. assoc. Vol. 75, p. 176. 1920. — Schwank, R.: Elephantiasis of genitals due to lues. Česka Dermatologie. Vol. 1, p. 33. 1920. Ref. Arch. of dermatol. a. syphilol. Vol. 4, p. 98. 1921. — Sedlak, V.: Drüsenpunktion und ihre Bedeutung in der Diagnose der Syphilis. Česka Dermatologie. Vol. 3, p. 201. 1922. Ref. Arch. of dermatol. a. Syphilis. 1922. p. 641. — Seidel, A.: Mediastinalsarkom oder Mediastinallymphdrüsengumma? Der ärztl. Prakt. 1895. Nr. 6. Ref. Dermatol. Wochenschr. Bd. 22, S. 101. 1896. — Seifert, O.: Syphilis der Atmungsorgane. Handb. d. Geschlechtskrankh. Bd. 3, 1, S. 489. 1913. — Sergent, E.: Die skrofuloiden Formen der Syphilis. Bull. méd. 1913. Nr. 42. Ref. Dermatol. Wochenschr. Bd. 57, S. 1487. 1913. — Serper und Schister: Zur Frage der Drüsenpunktion als Methode zur Frühdiagnose der Syphilis. Russki Westnik Dermatologii. Bd. 2. Aug. 1924. Ref. Dermatol. Wochenschr. 1924. Nr. 46. S. 1500. — Shimoda, T.: Über die Lymphdrüsenpunktion bei Syphilis. Acta dermatol. Vol. 6, H. 3, p. 418. 1925. — Siebert, C.: Über die Spirochaeta pallida. Dtsch. med. Wochenschr. 1905. Nr. 41, S. 1642. — Sigmund, A.: (a) Die Schwellung der Lymphdrüsen am Oberarm als diagnostisches Zeichen der sekundären Syphilis. Wien. med. Wochenschr. 1853. S. 481. (b) Die chronische Schwellung der Lymphdrüsen in pathologischer und therapeutischer Beziehung. Wien. med. Wochenschr. 1859. S. 350. — Simon, Cl.: Chancre professionel de la conjonctive chez un médecin. Bull. de la soc. franc. de dermatol. et de syphil. 1925. p. 170. — Sioli, E.: Die kongenitale Lues. Med. Klinik. 1915. Nr. 23 u. 24. — Sobernheim, Th.: Syphilisspirochäte in Kolle-Wassermann, Handb. d. pathogenen Mikroorganismen. Bd. 7, S. 795. 1913. — Souza Campos, Ernesto de: Sur la transformation myéloïde des ganglions lymphatiques dans la syphilis congenitale. Cpt. rend. des séances de la soc. de biol. Tome 93. Nr. 20, p. 32—33. 1925. — Spiethoff, B.: Blutbefunde bei Syphilis. Vor, unter und nach der Behandlung. Dermatol. Zeitschr. Bd. 53, S. 592. 1928. — Stenczel, A.: Untersuchungen über die Spirochaeta pallida in den Krankheitsprodukten der erworbenen Syphilis. Wien. klin. Wochenschr. 1906. Nr. 52, S. 1586, — Stern, M.: Beitrag zur Entstehung der luetischen Reagine in der Lumbalflüssigkeit. Klin. Wochenschr. 1922. Nr. 31. — Sternberg, C.: Lymphknoten in F. Henke und O. Lubarsch, Handb. d. spez. pathol. Anat. u. Histol. Bd. 1 (Blut, Knochenmark, Lymphknoten, Milz), 1. Teil. Berlin 1926. — Stühmer, A.: (a) Die Abgrenzung der I. von der II. Krankheitsperiode bei der Syphilis auf Grund experimenteller Trypanosomenstudien. Dtsch. med. Wochenschr. 1921. Nr. 6 u. 7. (b) Fragen des Syphilisablaufs im Lichte experimenteller Trypanosomenforschung. Arch. f. Dermatol. u. Syphilis. Bd. 132, S. 329. 1921. — Sutton, J. C.: A new method for demonstrating spirochetes by lymph gland puncture. Journ. of the Americ. med. assoc. Vol. 77, Nr. 24, p. 1889. 1921.

Thibierge, Ravaut et Burnet: Spir. de Schaudinn et syph. exp. Cpt. rend. des séances de la soc. de biol. Tome 1, p. 299. 1906. — Tillgren: Diskussionsbemerkung zu H. C. Jacobaeus: Die Syphilis der Bauch- und Brustviscera. Acta med. scandinav. Suppl.-Bd. 3, p. 25—45 u. 48—92. 1922. Ref. Zentralbl. f. Haut- u. Geschlechtskrankh. Bd. 16, S. 235. 1925. — Truffi, M.: Pathologica. 1913. Nr. 110. Ref. Dermatol. Wochenschr. Bd. 57, S. 1301. 1913. — Tschlenow, M. A.: (a) Russki Wratsch. 1905. Nr. 24. Ref. Münch. med. Wochenschr. 1905. S. 1698. (b) Spir. pall. trouvé par Schaudinn et Hoffmann dans la syph. Russki Wratsch. 1905. p. 769—770. Ref. Bull. de l'inst. Pasteur. 1905. p. 883.

Uhlenhuth, P.: Zur experimentellen Kaninchensyphilis. Vortrag a. d. Versamml. d. südwestdtsch. Dermatologen zu Freiburg. i. B. 24. April 1926. Zentralbl. f. Haut- u. Geschlechtskrankh. Bd. 20, S. 538. — Uhlenhuth, P. und H. Grossmann: (a) Experimentelle Untersuchungen zur Frage der chemo-therapeutischen Ausheilung der Kaninchensyphilis. Dtsch. med. Wochenschr. 1927. Nr. 7, S. 265. (b) Weitere Untersuchungen zur Frage der latenten (symptomlosen) Infektion bei der experimentellen Syphilis des Kaninchens. Klin. Wochenschr. 1927. Nr. 7, S. 292.

Verrotti: Ein Fall von multipler Lymphdrüsenschwellung infolge von verkannter Syphilis verlaufend unter dem klinischen Bilde einer lymphatischen Pseudoleukämie. Giorn. intern. delle scienze med. 1905. Nr. 12. Ref. Dermatol. Wochenschr. Bd. 42, S. 117. 1906. — Vignolo-Lutati, K.: Beitrag zum Studium der skrofuloiden Adenopathien hereditärsyphilitischer Individuen. Arch. f. Dermatol. u. Syphilis. Bd. 120, S. 376. 1914. — Voegtlin, C. and H. A. Dyer: Reinoculation as a criterion of cure of experimental syphilis, with reference to arsphenamine, neoarsphenamine and sulpharsphenamine. Publ. health reports. Vol. 40, Nr. 46. p. 2511—2513. 1925. Ref. Zentralbl. f. Haut- u. Geschlechtskrankh. Bd. 19, S. 880.

Wassermann, A. v.: Neue experimentelle Forschungen über Syphilis. Berlin. klin. Wochenschr. 1921. Nr. 9. — Wassermann, v. und Lange: Zur Frage der Entstehung der Reaktionsprodukte bei der Serodiagnostik auf Lues. Berlin. klin. Wochenschr. 1914. Nr. 11, S. 527. — WEILL, E.: Lymphadénie et syphilis héréditaire. Soc. méd. des hôp. de Lyon. 1921. Journ. de méd. de Lyon. 20 janv. 1921. — WEILL, E. et M. BERNHEIM: Les manifestations ganglionnaires de l'hérédo-syphilis. Journ. de méd. de Lyon. Jg. 5, Nr. 99, p. 75—85. 1924. — WEILL, BERTOYE et BERNHEIM: Un nouveau cas de lymphadénie hérédo-syphilitique tardive. Lyon méd. Tome 132, Nr. 20, p. 933—936. 1923. — WILE, U. J.: Gummata of the superficial lymph glands, with report of a case. Arch. f. Dermatol. u. Syphilis. Bd. 113, S. 1193. 1912. — WOLFF, MAURICE R.: Regional gland puncture in the early diagnosis of syphilis. Urol. a. cut. review. Vol. 30, Nr. 8, p. 454 bis 456. 1926. — WORMS, W.: (a) Erscheinungslos verlaufende experimentelle Syphilisinfektion beim Kaninchen und Affen. Dtsch. med. Wochenschr. 1927. Nr. 19. S. 784. (b) Beiträge zur experimentellen Syphilisforschung. Örtliche Prophylaxe. Drüsenkontrollverimpfung bei Menschen-, Kaninchen-, Affen-, Meerschweinchen-, Ratten- und Mäusesyphilis. Versuche mit Lamaserum. (Bakteriol. Abt., [serol. Laborat.], Reichsgesundheitsamt, Berlin-Dahlem.) Dtsch. med. Wochenschr. Jg. 53, Nr. 23, S. 959—962. 1927. (c) Diskussion zum Vortrag von KOLLE. 15. Kongr. d. dtsch. dermatol. Ges. in Bonn 1927. Arch. f. Dermatol. u. Syphilis, Bd. 155. (d) Beiträge zur experimentellen Syphilisforschung. Vortrag a. d. 89. Vers. dtsch. Naturf. u. Ärzte in Düsseldorf 1926. Ref. Zentralbl. f. Haut- u. Geschlechtskrankh. Bd. 21, S. 695.

YAMADA, H.: Diagnostischer Wert der Cubitaldrüsenschwellung bei Syphilis. Japan. Zeitschr. f. Dermatol. u. Urol. Bd. 7, H. 3 u. 4. 1907. Ref. Dermatol. Wochenschr. Bd. 46, S. 351. 1908.

ZABOLOTNY: (a) Les Spirochètes dans la syphilis. Russki Wrastch. 11. Juni 1905. p. 741—742. Ref. Münch. med. Wochenschr. 1905. S. 1698. und Bull. de l'inst. Pasteur. 1905. p. 883. (b) Zur Frage der Syphilispathogenese. Verhandl. d. dtsch. dermatol. Ges. 9. Kongr. Bern 1907. — ZABOLOTNY und MASLAKOWETZ: Beobachtungen über Beweglichkeit und Agglutination der Spirochaeta pallida. Zentralbl. f. Bakteriol., Parasitenk. u. Infektionskrankh., Abt. Orig. Bd. 44, S. 532. 1907. — ZAPPERT, J.: (a) Die Klinik der hereditären Lues in Handbuch d. Geschlechtskrankh. Bd. 3, T. 3, S. 2185. 1916. (b) Syphilis in PFAUNDLER und SCHLOSSMANN: Handb. d. Kinderheilk. Bd. 2, S. 476—576. 1923. — ZEISSL, M. v.: Erkrankungen des Lymphapparates während der verschiedenen Phasen der Syphilis. Wien. dermatol. Wochenschr. 1902. Nr. 20. — ZEISSLER, J.: Die Beziehungen der Lymphdrüsen zur Syphilis. North Americ. Pract. März 1893. Ref. Dermatol. Wochenschrift. Bd. 17, S. 627. 1893. — ZIEGLER: Lymphdrüsenpunktion bei primärer Lues. Med. Klinik. 1921, Nr. 11, S. 318. — ZIELER, K.: Lehrb. u. Atlas d. Haut- u. Geschlechtskrankh. Berlin 1924. — ZURHELLE, E.: (a) Histopathologische Studien an syphilitischen Lymphdrüsen des primären und sekundären Stadiums. Dermatol. Zeitschr. Bd. 34, 1921. Dtsch. med. Wochenschr. Nr. 38, 1921 sowie 12. Kongr. d. dtsch. dermatol. Ges. Arch. f. Dermatol. u. Syphilis. Bd. 138. (b) Über den Anteil feinster Bindegewebsfibrillen, der sog. Gitterfasern am Aufbau syphilitischer und anderer Hautefflorescenzen, gleichzeitig ein Beitrag zu ihrer Konsistenz, insbesondere zur Härte des Primaraffektes. Dermatol. Zeitschr. Bd. 35, S. 251. 1922 u. Dtsch. med. Wochenschr. 1922. Nr. 2. (c) Frühbefunde von Syphilisspirochäten in Lymphdrüsen. Demonstration in der Kölner Dermatologenversamml. v. 28. Mai. 1926. Ref. Zentralbl. f. Haut- u. Geschlechtskrankh. Bd. 21, S. 137, sowie in der niederrhein. Ges. f. Natur- u. Heilk. Sitzg. v. 14. Juni 1926. Ref. Med. Klinik. 1926. Nr. 35, S. 1357. (d) Diskussion zu WORMS. 89. Versamml. dtsch. Naturf. u. Ärzte in Düsseldorf. 1926. Ref. Zentralbl. f. Haut- u. Geschlechtskrankh. Bd. 21. S. 697.

Die Syphilis der Milz.

Von

EMIL ZURHELLE - Bonn.

Mit 6 Abbildungen.

Einleitung.

Das beigefügte Schema (Abb. 1 u. 2) möge den großen Unterschied zwischen Bau und Funktion der Milz gegenüber den oft mit ihr verglichenen Lymphdrüsen veranschaulichen: Kapsel, Trabekel und Septen (in der Milz alle reich an elastischen Fasern) finden sich hier wie dort, daneben übereinstimmend ein Netzwerk feinster Fäserchen, das Reticulum. Das *lymphatische Gewebe* (mit Kapsel, Trabekeln die *weiße Pulpa* bildend) ist in der Milz auf umschriebene kleine Bezirke (Milzfollikel, Noduli lymphatici lienales, MALPIGHIsche Körperchen) beschränkt, die *intra*trabekulär gelagert, meist aus hellem Zentrum (Lymphoblasten) und Lymphocyten am Rande bestehen. Statt des reichen Lymphraumsystems der Drüse sind in der Milz nur einige subkapsuläre Lymphgefäße beschrieben, deren Existenz nicht unbestritten ist. Dementsprechend besteht statt der Lymphströmung eine Zirkulation des Blutes in der *roten Pulpa*; zwischen dem Gerüstwerk der weißen Pulpa liegend, setzt sie sich zusammen aus dem venösen Sinus und dem Pulpaparenchym (= Pulpasträngen), einer äußerst zellreichen Anhäufung kleiner einkerniger Lymphocyten, vereinzelter Erythrocyten und neutrophiler Granulocyten und Pulpazellen = Splenocyten (BRAUS). Auch heute noch ist der Weg des Blutes nicht ganz geklärt. Die mit den Trabekeln sich verästelnden Arterien durchsetzen als Zentralarterie die kugeligen, oft länglich gestalteten Milzfollikel und erleiden eine Aufsplitterung (Penicillus) unter gleichzeitiger Verdickung der Wand durch eigenartiges, aus Endothel und einem Syncytium von Zellen bestehenden Gewebe (Hülsenarterie). Für den weiteren Weg des Blutes aus den Arterienzweigen (Endarterien) bestehen (wie BRAUS das sehr instruktiv abbildet) mehrere Möglichkeiten, von denen als wichtigste genannt seien die geschlossene Blutbahn von der Arterie zum venösen Sinus, die freie offene Blutbahn in der Pulpa (aus ovalen Endkammern der Arterien), sowie die Möglichkeit der Zuordnung einer Arterie zu einer Vene (geordnete offene Blutbahn in der Pulpa). Wegen der zum Verständnis notwendigen Kenntnis des Wandbaues des venösen Sinus (innen: gefenstertes Syncytium, bestehend aus Längsstäben mit in das Lumen vorspringendem Kern, außen: faßreifenähnlich gelagerte, mit dem Reticulum in Verbindung stehende Reifenfasern) sei auf MOLLIER, STÖHR-v. MÖLLENDORFF, SOBOTTA, BRAUS verwiesen. Zum *reticulo-endothelialen System* rechnet ASCHOFF die Reticulumzellen der Milzpulpa und die Reticuloendothelien der Blutsinus, im weiteren Sinne die Splenocyten und farbstoffspeichernden Monocyten (Endothelioleukocyten, Bluthistiocyten), welche von den Histiocyten und den Reticuloendothelien ihren Ursprung nehmen, wie KIYONO auf Grund seiner Tierversuche (mit Carminspeicherung) annehmen mußte, der deshalb die Sinusendothelien und fixen Reticulumzellen der Milz (ebenso wie der Lymphdrüsen) als „fixe Stammzellen der freien Histiocyten" bezeichnete. So ist die Zahl und Mannigfaltigkeit der Zellen, welche eine phagocytäre Tätigkeit entfalten können, recht groß. Unter pathologischen Verhältnissen kommen in der Pulpa Plasmazellen, eosinophile Leukocyten, neutrophile Myelocyten und Mastzellen vor (SCHRIDDE).

Das Organ weist *physiologisch* neben einer *lymphoblastischen* eine *erythrocytenzerstörende* Funktion auf. Während die roten Blutkörperchen, welche die Milz auf gebahnten Wegen durchströmen, die Milz unversehrt verlassen, zerfallen diejenigen, welche ungebahnte Wege einschlagen und länger mit den Pulpazellen in Berührung bleiben, in Atome (EPPINGER), sie werden durch länger dauernden Kontakt mit dem Milzgewebe infolge erythrotoxischer Stoffe, deren Wirkungsweise wir nicht kennen, in ihrer Integrität beeinflußt und fallen so der Phagocytose anheim (SCHMINCKE). Eine gesteigerte Erythrolyse kann einmal durch primäre Milzschädigung und gesteigerte Milztätigkeit, sodann durch toxisch geschädigte

Blutkörperchen gegeben sein (EPPINGER), nach SCHMINCKE entsteht sie nur sekundär dadurch, daß ein leichter zerstörbares, durch und durch minderwertiges Material den zerstörenden Kräften anheimfällt. Zur *Erklärung* der *syphilitischen Anämie* möchte HEINE-MANN der Theorie EPPINGERs folgen, zumal die toxische Einwirkung auf die Milz möglich wäre durch syphilitische Gefäßerkrankung, die das Blut zwingt, seinen Weg über die Pulpazellen zu nehmen und ja die Syphilis in allen Stadien in erster Linie eine Gefäßkrankheit ist,

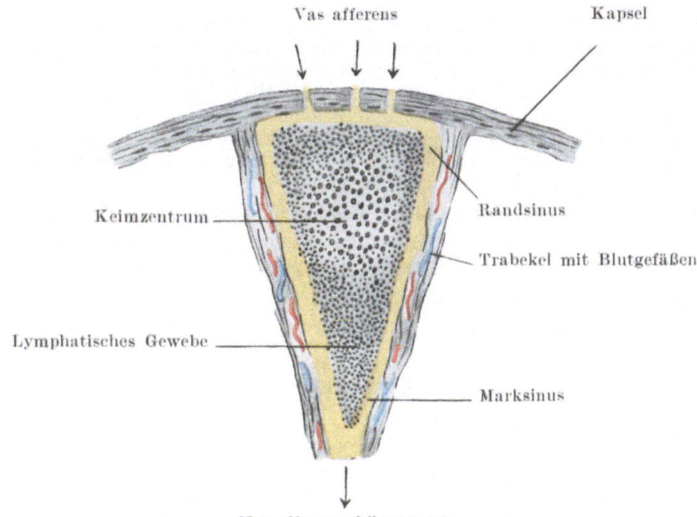

Abb. 1. Lymphzirkulation der Lymphdrüse.

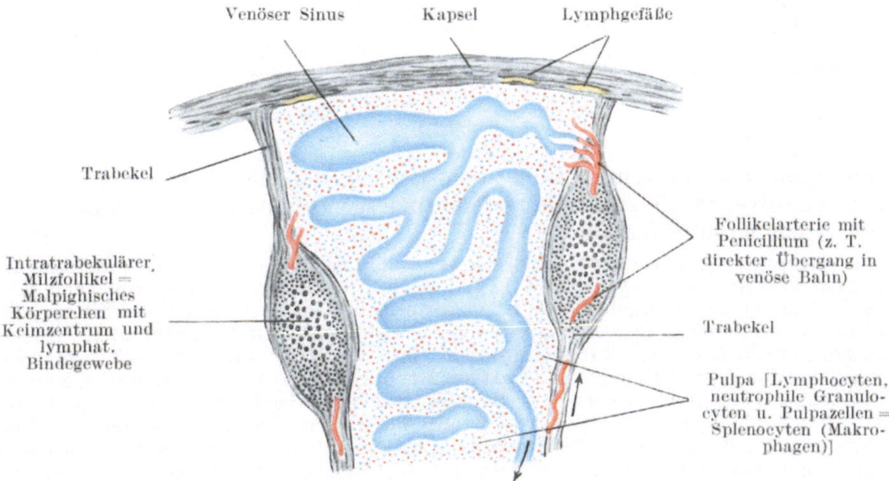

Abb. 2. Blutzirkulation der Milz.

die auch bei den Organerkrankungen zuerst an den kleinsten Gefäßen angreift. Es kann bekanntlich durch eine gesteigerte hämolytische Tätigkeit zu Anämie kommen, wenn die Neuproduktion nicht standhält mit der Zerstörung der roten Blutkörperchen, d. h. der Erhöhung der normalen Einschmelzung; bei solcher Anämie findet sich dann eine Anhäufung von eisenhaltigem Material in der Milz.

Von den embryonalen Funktionen der Milz, der *Erythropoëse* und *Myelopoëse* finden sich die *erstere* im Entwicklungsalter (Literatur bei ABDERHALDEN), sowie nach SCHMINCKE neben anderen pathologischen Prozessen bei Syphilis, der *myeloische Gewebscharakter*, wie wir noch sehen werden, zuweilen bei kongenitaler Syphilis. Wie Bakterien, welche von der *Lymphe* weggeschwemmt werden, in den *Lymphdrüsen* hängen bleiben, werden diejenigen, welche in das *Blut* eingedrungen sind, in der Milz *festgehalten* und phagocytiert. Man hat deshalb die Milz als „*regionäre Lymphdrüse*" des Blutes bezeichnet, die ebenso wie die Lymphdrüsen durch ihren reticulo-endothelialen Apparat neben ihrer phagocytotischen Tätigkeit auch beim Stoffwechsel eine Rolle spielt (Aschoff, Landau). Wieweit das reticulo-endotheliale System der Milz neben demjenigen von Lymphdrüsen, Knochenmark und Leber als Entstehungsort von Serumantikörpern bei Syphilis in Frage kommt, bedarf noch der Klärung. Versuche, experimentell durch Blockade dieses Systems und Milzexstirpation das Problem anzugreifen (Uhlenhuth), verliefen bisher ergebnislos (im Gegensatz zu Untersuchungen von Kritschewski und Meersohn, welche Zusammenhänge zwischen dem therapeutischen Effekt und dem reticulo-endothelialen Apparat bei Salvarsanbehandlung einer Infektion von Mäusen mit Spirochaeta Duttoni nachweisen konnten: während von normalen Mäusen nur etwa 9,6% nicht zu sterilisieren waren, stieg diese Zahl nach vorhergegangener Milzexstirpation auf 77%).

Die Häufigkeit der Milzschwellung in allen Stadien der Syphilis ist, wie es nach den vorhergegangenen Ausführungen verständlich erscheint, eine recht große. Eine Statistik, die nur hinsichtlich der Frühsyphilis einer Ergänzung (s. S. 87) bedarf, bringt Heinemann.

Sie untersuchte das Krankenmaterial der I. medizinischen Klinik in München vom 1. 10. 1912 bis 1. 1. 1921 und fand bei

		2522	Aufnahmen	142	mit Milztumor =	5,6%
davon	Lues I.	11	,,	0	,, ,, =	0 ,,
	Lues II	102	,,	10	,, ,, =	9,8 ,,
	Lues latens	777	,,	15	,, ,, =	1,9 ,,
	Aortenerkrankungen.	255	Aufnahmen	36	mit Milztumor =	14,1%
davon	Aneurysma aortae .	40	,,	2	,, ,, =	5 ,,
	Aorteninsuffizienz .	43	,,	3	,, ,, =	6,9 ,,
	Aortitis luetica . . .	172	,,	31	,, ,, =	18,0 ,,
	Luetisch. Pseudobanti	2	Aufnahmen	2	mit Milztumor =	100,0%
	Leberlues	14	,,	14	,, ,, =	100,0 ,,
sonstige Formen der Lues III		421	,,	18	,, ,, =	4,2 ,,
	Tabes	530	Aufnahmen	33	mit Milztumor =	6,2%
					(davon 14 gleichzeitig mit Aortitis)	
	Progressive Paralyse	61	,,	4	mit Milztumor =	6,5%
					(davon 3 gleichzeitig mit Aortitis)	
	Lues cerebri	253	,,	7	mit Milztumor =	2,7%
	Meningomyelitis luet.	96	,,	3	,, ,, =	3,1 ,,

Zusammenfassend kommt sie zu dem Schluß, daß die Beteiligung der Milz um so intensiver ist, je mehr die anderen inneren Organe und insbesondere das Gefäßsystem mitergriffen sind.

Bei *Autopsien* fand Haslund (1882) bei 44 syphilitischen Erwachsenen 14 mal gesunde Milz, 27 mal (= in 61,4%) Hyperplasie (11 mal weich, 6 mal fester), darunter 6 mal eine Perisplenitis, 3 mal amyloide Degeneration (bei gleichzeitig bestehenden chronischen Eiterungen), 2 mal zerstreute Verdickungen der Kapsel, 4 mal Verwachsungen mit benachbarten Organen. Mierzecki (1924) traf unter 21645 Autopsien 155 (= 0,71%) Individuen (83 männliche, 72 weibliche) mit sicherer Syphilis und zwar mit Syphilis I 0, Syphilis II 8 weibliche, 2 männliche, Syphilis III 90, Syphilis nervos. 34, Syphilis latens 21; dabei fand sich Milzvergrößerung in 37% (bei Syphilis II in 70%); in der Tertiärperiode waren die Frauen häufiger befallen, was Mierzecki mit den Lebererkrankungen, die bei ihnen häufiger sind, in Zusammenhang bringt. Auch das Alter von 21—30 Jahren unterschied sich bei ihnen von demjenigen, das beim Manne bevorzugt war (41—50 Jahre).

Die Milzerkrankung der Frühsyphilis.

Nachdem Biermer (1862) eine Schwellung der Milz (8 Monate post infect., zusammen mit Lebervergrößerung und Ikterus) beschrieben und Moxon Walter (1871) die Aufmerksamkeit auf die *akute Milzschwellung der Frühperiode* gelenkt hatte, folgten einer ausführlichen Arbeit A. Weils [1874, 25 Fälle, darunter 3 mal (= 12%) Milzvergrößerung, die auf antisyphilitische Behandlung in 5—10 Wochen zurückging; 2 mal 21 bzw. 24 Tage *vor* Auftreten der Roseola, beim 3. Fall Exanthem voll ausgebildet] zahlreiche weitere

Beobachtungen: BESNIER [1874, Hypertrophie in sekundärer Periode (von FOURNIER bestritten), zuweilen mit *Splenodynie*], WEWER [1876, unter 79 Fällen 6 mal (= 7,59%); Dauer zwischen 30 und 65 Tagen]; GOLD (1880, 10 Sektionsbefunde, darunter auch Gummen), HASLUND (1882, s. oben), NOLTE [1884, unter 50 Fällen mit Syphilis II 2 mal (= 4%)], AVANZINI [1884, unter 30 Fällen frischer Syphilis 8 mal (= 26,6%) — 4 mal Malaria vorausgegangen —], QUEIROLO [1885, unter 19 Fällen frischer Syphilis 15 mal (= 78,9%)], SCHUCHTER [1886, 22 Fälle frischer Syphilis: 6 mal (= 27,27%)], SCHNELLER (1887, 22 Fälle: 6 mal, darunter 3 mal mit Anämie, beides durch antisyphilitische Behandlung beseitigt), BIANCHI (1888, 100%), WOLFERT [1890, unter 490 Fällen 16 mal (= 3,27%), davon 15 im Sekundärstadium, von diesen 10 im Eruptionsstadium; geringe Zahl, da er palpatorischen Nachweis verlangt], QUINQUAUD und NICOLLE (1892, im Anfang der sekundären Periode, einige Zeit nach dem Schanker, oft vor dem Exanthem beginnend in 100%), MRACEK (1893, 1 Fall), COLOMBINI (1895, bei 65 Fällen sekundärer Syphilis konstant, zur Zeit des Primäraffektes nur ausnahmsweise), SOUKERNIK [1895, unter 61 Fällen von Syphilis II 37 mal (= 60,65%), 6 mal auch Splenodynie], NEUMANN (1896), LITTEN (1898), BRUHNS [1899, unter 60 Fällen frischer Syphilis (meist 2—4 Monate, nicht über 7—10 Monate post infect.) 4 mal (= 6,6%), darunter 2 mal bei Syphilis maligna (4 Fälle)], COLOMBINI (2. Arbeit 1900, unter 48 Fällen nur 3 Fälle, wo Milztumor noch nicht zur Entwicklung gekommen oder bereits abgelaufen war), CHAMAÏDES (1900 bei 14 Kranken mit rezenter Syphilis 2 mal, bei 14 Kranken mit Syphilisrezidiv 3 mal Milz infolge Syphilis palpabel), DE BEURMANN und DELHERME (1900), DENTILLAC (1901, 46 Beobachtungen im 2. und 3. Monat der Infektion; nur einmal bei Schwangerschaft nicht vergrößert), SORRENTINO (1903, in den ersten Monaten der Sekundärperiode sozusagen konstant), WILE und ELLIOTT (1915, bei Palpation in 36% der Frühsyphilis), CITRON (1919, nach den bisherigen Arbeiten in 60%), WILE (1921), DE GENNES (1921), FURNO (1922, in 80%). ARTOM (1926) fand bei 62 verschieden alten Primäraffekten der 2. Inkubationsperiode 9 mal eine deutliche Milzschwellung, wobei 7 mal die Wa.R. positiv war.

Im Gegensatz zu den vorstehend aufgeführten Autoren, welche die Häufigkeit betonen, konnte PEISER (1922) trotz wöchentlich wiederholter genauer Untersuchung unter 152 Fällen von Syphilis I und II neben 4 Fällen mit Ikterus als Zeichen einer Leberschädigung nur 4 Fälle (= 2,74%) finden, wo er die Milzschwellung auf Syphilis beziehen konnte; wenn er auch zugibt, daß ein Milztumor häufiger vorhanden sein kann, hält er doch ebenso wie BRUHNS und CHAMAÏDES den einwandfreien Nachweis desselben bei Syphilis für selten. Er konnte in allen Fällen, wo die Perkussion eine über die Norm verbreiterte Milzdämpfung ergab, auch palpatorisch den unteren Pol unter dem Rippenbogen feststellen.

Hinsichtlich der **Untersuchungsmethoden der Milz** herrscht Übereinstimmung, daß die Palpation nicht ausreicht, sondern in rechter Halbseitenlage leise Perkussion bei möglichst ausgeschalteter Atmung zu Hilfe zu nehmen ist. Anamnestisch sind Malaria, Typhus, Lebererkrankungen, wolhynisches Fieber (PEISER) auszuschließen; da weit über die normalen Milzgrenzen sich erstreckende Dämpfungen durch zufällige Anfüllungen des Magens oder Colons hervorgerufen sein können, sind die Dämpfungsbefunde erst bei wiederholter Untersuchung zu verwerten (PEISER).

Als normaler Breitendurchmesser in der mittleren Axillarlinie werden 5—5$^1/_2$ cm (JOSEPH), 5$^1/_2$—6$^1/_2$ cm (BRUHNS) oder 2—3 Querfinger (QUINQUAUD und NICOLLE) angegeben; die Dämpfung des vorderen Milzpoles liegt normalerweise in der Linea costoarticularis, d. h. in der Verbindungslinie der Spitze der 11. Rippe und der Articulatio sternoclavicularis links (KRAUSE).

Pathogenese. Wenn wir die Milz als *„regionäre Lymphdrüse"* des Blutes betrachten, ist die Beteiligung des in ihr vorhandenen *reticulo-endothelialen Apparates* sowie eine *Hyperplasie ihres lymphatischen* Gewebes in Analogie zu den Vorgängen in syphilitischen Lymphdrüsen verständlich, sobald die Spirochäten in den Blutkreislauf übergetreten sind, was ja, wie E. HOFFMANN u. a. nachgewiesen, schon sehr frühzeitig vom Primäraffekt aus erfolgt. Je nachdem die Spirochäten sich in dem Organ auf gebahnten oder ungebahnten Wegen fortbewegen, muß ihre Einwirkung mehr auf die Gefäßwandung oder die Pulpaelemente gerichtet sein. Die Erreger aber dürften kaum allein die akute Milzschwellung der Frühperiode bedingen, vielmehr ist die Annahme berechtigt, daß ihr Kontakt mit den roten Blutkörperchen auch im übrigen Körper geeignet ist, der Milz „minderwertige" Erythrocyten zuzuführen und so einen *spodogenen Milztumor* [1] zu erzeugen. Als Zeichen einer gesteigerten Tätigkeit der Milz konnte Eppinger hohe Farbstoffwerte in der Galle und im Stuhl nachweisen. Wahrscheinlich kommen mehrere Momente in Betracht. So konnten gegen Chevalliers Ansicht, der Milztumor ginge proportional dem Untergang der roten Blutkörperchen, Jeanselme und Schulmann einwenden, daß auch bei nur drei Millionen Erythrocyten eine Milzvergrößerung fehlen könne; ebenso lehnen sie Fourniers Auffassung, die Schwellung als „thermomètre de l'infection" zu betrachten, ab.

Der **Beginn** der Milzschwellung liegt nach den meisten Autoren in der Primärperiode (Quinquaud und Nicolle, Soukernik: einige Zeit nach dem Schanker, Weil: 21 bzw. 24 Tage vor Auftreten der Roseola, Jesionek: gleichzeitig mit den Drüsenschwellungen, Colombini: den Drüsenschwellungen folgend, niemals umgekehrt). de Beurmann (zit. nach Robert) und Dentillac glauben den Anfang bereits in der 1. Inkubationszeit (also innerhalb der ersten drei Wochen nach der Infektion) annehmen zu dürfen, wenn sie es auch für schwer halten, das zu beweisen. Pathogenetisch sind jedenfalls die Vorbedingungen für eine celluläre Abwehr der „regionären Lymphdrüse" des Blutes sehr frühzeitig durch das Eindringen der Erreger gegeben. Wir wissen aber von den regionären Lymphdrüsen, daß das Eindringen der Erreger und die klinisch wahrnehmbare Reaktion dieser oberflächlichen Gebilde sehr lange (3 Wochen) voneinander getrennt sein können. Auch Fehler in der Angabe des Infektionstermines sind zu berücksichtigen.

Klinik *(Größe, Dauer)*. Es wurde schon hervorgehoben, daß die Vergrößerung sehr oft geringgradig und nur durch Perkussion nachweisbar sein kann. Sogar subjektive Beschwerden allein, wie Druckschmerzhaftigkeit der Milzgegend ohne nachweisbare Milzvergrößerung, sind als nur mutmaßliches Zeichen einer Beteiligung der Milz an der Allgemeininfektion angesehen worden (Peiser). Der Höhepunkt der Entwicklung ist 2—3 Wochen nach Entstehung des Exanthems erreicht und fällt mit dem Höhepunkt desselben zusammen (Peiser). Die Ausbildung ist neben der Schwere der Infektion (de Beurmann, Dentillac: besonders bei Erschöpfung und syphilitischer Anämie) auch wohl — ebenso wie bei den Drüsen — individuellen Schwankungen unterworfen (Robert). Die Milz überschreitet fast nicht, jedenfalls nicht wesentlich, den Rippenbogen. Nach Hubert ist die Flächenausdehnung oft überhaupt nicht vermehrt, dagegen fiel ihm die Intensität der Dämpfung bei mittelstarker Perkussion auf; er schließt daraus auf eine Vermehrung des Tiefendurchmessers des Organs. Im Gegensatz zu den anderen Autoren haben nur Wile und Elliott ein Überragen des Rippenbogens um zwei Querfinger beschrieben. Wile fand unter 36 Fällen 19 mal die Milz weich, den Rippenbogen überragend, ähnlich wie bei Typhus, sonst fest, kaum palpabel und ähnlich interstitieller Splenitis bei chronischer Malaria. Power (zit. nach Osler) beschrieb einen Fall, wo die vergrößerte Milz beweglich wurde, so daß man sie entfernte. Erheblichere *Schmerzen* fehlen meist; *Splenodynie* (Schwere und geringes Druckgefühl) fanden Soukernik 6 mal, Dentillac 2 mal, Wile 6 mal. Wile und Elliott beobachteten eine auffallende Häufigkeit der Milzvergrößerung bei Erscheinungen von seiten des Zentralnervensystems (Basalmeningitis, Meningomyeloencephalitis, Neuroretinitis, Koordinationsstörungen, Trägheit der Pupillenreaktion, Facialislähmung). *Klinisch*

---

[1] σποδός Asche; spodogener Milztumor, d. h. Milztumor, der durch zerfallene rote Blutkörperchen entsteht.

findet sich die Milzvergrößerung im Verein mit allgemeinen Krankheitserscheinungen, von denen HEINEMANN Müdigkeit, Kopfschmerz, psychische Depression, Herzklopfen, Zirkulationsstörungen, leichte Fiebererscheinungen bis 38°, außerdem Anämie und Ikterus nennt; HEINEMANN bemerkt dazu, daß Anämie und Ikterus Folgeerscheinungen des Milztumors und der durch die Infektion bedingten Blutveränderungen seien, während die allgemeinen Krankheitserscheinungen durch den toxisch-infektiösen Zustand erklärt werden. Ebenso wie bei den allgemeinen Drüsenschwellungen möchte ich hier auf die cellulären Blutveränderungen nicht eingehen, da zu viele Komponenten (in Drüsen, Knochenmark) außerhalb der Milz an ihrem Zustandekommen beteiligt sind. WILE fand unter 27 Fällen, die er prüfte, 14 mal eine Leukocytose über 10 000. Die *Dauer* der Milzschwellung wird meist auf 4—10 Wochen (JOSEPH, CITRON, HEINEMANN) angegeben, aber auch 6—8 Monate (ROBERT) und länger (QUINQUAUD und NICOLLE: bis Ende des 1. Jahres) sind beschrieben, trotz starker Behandlung in wenigen Fällen sogar über 1 Jahr (WILE). Unter der Behandlung geht die Milzschwellung mit Abklingen der Sekundärerscheinungen (PEISER) zurück; WILE und ELLIOTT hoben die wie bei Polyskleradenitis zu beobachtende Langsamkeit hervor (nach sogar erst 8 Salvarsaninjektionen) und fanden, daß die weichen Schwellungen sich schneller zurückbildeten, während die harten in die interstitielle Milzschwellung der Spätsyphilis übergingen. SCHLESINGER erwähnt, daß man nach einer Quecksilberinjektion bei der syphilitischen Milzschwellung eine Herdreaktion beobachten kann: Das kranke Organ schwillt weiter an, wird für kurze Zeit (ein bis zwei Tage) stärker empfindlich. Die Reaktion geht dann aber bald vorbei; ihr folgt eine Besserung des lokalen Zustandes. Wie bereits COLOMBINI in dem Bestehenbleiben eines Milztumors ein Zeichen dafür erblickt hatte, daß ein aktives Stadium der Krankheit noch in kräftiger Weise fortbesteht und von Zeit zu Zeit wieder Veranlassung zum Auftreten neuer und schwerer Erscheinungen geben könne, sieht auch WILE in den Fällen chronisch syphilitischer Splenitis ein Depot für weitere Verteilung der Spirochäten. Wir sehen bei unserer maximalen Frühbehandlung Milzschwellungen fast nie, wie ja auch die Drüsen meist sehr gut zurückgehen.

Pathologische Anatomie und Spirochätenbefunde.

Die pathologische Anatomie der Frühschwellung ist wenig erforscht, da Syphilitiker in diesem Stadium kaum zur Sektion kommen, ohne daß komplizierende Erkrankungen die Deutung der Befunde erschweren (PEISER: Leberatrophie oder schwere toxische Exantheme mit allgemeiner Sepsis und ausgedehnten parenchymatösen Veränderungen an den inneren Organen und infektiösem Milztumor). Meist wird Hyperämie (JOSEPH, HEINEMANN, HUBERT) und Hyperplasie (HIRSCHFELD, HEINEMANN, HUBERT), auch Vermehrung der zelligen Elemente der Pulpa (JOSEPH) angenommen. Der zur Autopsie gelangte Fall von OMELTSCHENKO (zit. nach CITRON) (Selbstmörder, im Beginn der zweiten Inkubationsperiode) zeigte Proliferation der Lymphocyten und fettige Degeneration. Bei einem Fall von GOLD heißt es: Milz nur ein geringes vergrößert, blaß, locker. Allgemein wird eine Reizung des Parenchyms angenommen, einhergehend mit einer gesteigerten hämolytischen Tätigkeit, die sich in *Anämie* und *Urobilinurie* kundtut. Verminderung der roten Blutkörperchen, Pleiochromie und Hämoglobinabnahme wurden bei dieser Anämie vielfach gefunden. „Die Blutveränderungen tragen den Charakter einer hämo-myelotoxischen Anämie durch primär vermehrten toxischen Untergang und myelotoxische Alteration der primären Blutzellbildung und sekundäre Blutregeneration; es ist eine direkt sekundäre Blutgiftanämie bedingt durch erythrorektische Blut-

gifte" (Pappenheim, zit. nach Heinemann). Aber auch an syphilitische Veränderungen der Capillaren ist gedacht worden (Eppinger, Pfaundler), welche
das Blut rein mechanisch hindern in die Milzsinus zu treten und so in die ungebahnten Wege der Pulpa treiben, dadurch also dem Zerfall zuführen und die
normale hämolytische Tätigkeit der Milz steigern. *Spirochäten* vermochte
F. Schaudinn und E. Hoffmann schon 1905 in dem durch Punktion gewonnenen
Milzblut nachzuweisen; auch Prowazek sah einmal eine kurze, nicht sehr
deutliche Spirochäte im Milzausstrich. Erst Stoeckenius (1921) gelang es, an
Hand von vier zur Sektion gelangten Fällen von Syphilis II (bei allen bestand
Salvarsan-Dermatitis, nur bei einem waren Darmerscheinungen im Vordergrunde) unsere Kenntnisse wesentlich zu vermehren. Er vermochte allerdings
Spirochäten nicht nachzuweisen. In allen seinen Fällen war die Milz stark
geschwollen und blutreich. Im Vordergrunde standen Schädigungen der Wandung
kleiner und kleinster Gefäße. In den Balkenvenen Zellvermehrung in Gestalt
von Lymphocyten und Plasmazellen in der Wandung. Oft umgeben und durchsetzen dichte Zellmäntel kleinste Gefäße in der Pulpa, deren Endothelien manchmal stark geschwollen sind. Am stärksten sind nach ihm in allen Fällen die
Zentralarterien mit dem Capillarsystem ihres Follikels verändert; hier findet
sich Quellung der Wand oder aber Auftreten von reichlichem Exsudat und
Bildung thrombusähnlicher Massen in der Wandung bei unregelmäßiger Durchsetzung mit lymphocytären Elementen. Im Anschluß an die Aufsplitterung
der mittleren und äußeren Schichten können richtige Knötchen entstehen,
in denen nicht selten Andeutungen von Riesenzellen, selbst großen, echten
Langerhansschen Formen sich finden; niemals jedoch sah er vollständige
Verkäsung wie bei Tuberkulose. Statt dessen fand er diese Wucherungen der
Adventitiazellen ausgezeichnet durch die Beimischung plasmazellartiger Formen
und Lymphocyten. Die Bälkchen fand er meist deutlich von einem Saum
lymphocytärer Zellen und eosinophiler Leukocyten umgeben, wobei er die
eigenartigen Bilder erwähnt, wenn sich ein eosinophiler Leukocyt mit seinem
Kern den Spalten des Bindegewebes anpaßt und längliche, stäbchenförmige
Gestalt annimmt. So kommt er zu dem Schluß, daß, wie in allen Organen auch
in der Milz der Reiz im Gefäßbindegewebsapparat, d. h. im Zwischengewebe
angegriffen hat. Diese Gefäßwandschädigung ist bei der Milz meist nur in
Bruchstücken vorhanden und besonders an der Zentralarterie sinnfällig. Er
warnt ausdrücklich davor, diese an der Grenze des Sichtbaren stehenden Gebilde
als miliare Gummen zu bezeichnen. Lubarsch (b) konnte in *zwei Fällen,* wo
Syphilitiker im *Sekundärstadium* (Schleimhautsyphilis) *Selbstmord* verübten,
die Milz untersuchen, fand aber weder Spirochäten noch sonstige besondere
Veränderungen, wenn man von einer Vergrößerung der Lymphknötchen mit
Lipoidablagerungen und einer gelegentlich ziemlich starken Ansammlung von
Plasmazellen absieht.

Experimentell konnten Neisser, Bärmann und Halberstätter mit Milz
von *niederen Affen* Überimpfungen — allerdings nicht so regelmäßig wie mit
Knochenmark — erzielen; die Versuche mißlangen mit Milz von höheren Affen.
Später (1911) gab Neisser bei Organ-Überimpfungen allgemeinsyphilitischer
Affen bei 46 Versuchen die positiven Resultase mit Milz auf 30 an (gegenüber
40 mit Knochenmark, 4 mit Drüsen, 6 mit Hoden). Bei *Kaninchen* sahen Truffi
(zit. nach Sobernheim) sowie Uhlenhuth und Mulzer die Ansiedlung des
Virus in der Milz; Neisser verimpfte Milz (und Knochenmark) von Kaninchen,
die 7—8 Wochen vorher mit syphilitischem Material in den Hoden geimpft
worden waren, mit positivem Resultat auf Affen. Weitere positive Überimpfungen
mit Milz von Kaninchen gelangen Graetz und Delbanco. Immerhin stehen
nach Neisser in auffallendem, nicht ganz geklärten Gegensatz zu der großen

Zahl positiver Organverimpfungen die äußerst spärlichen Befunde von Spirochäten in den Organen, wie auch LEVADITI und MANOUELIAN sie darin nicht fanden. Ich selbst konnte sie bei meinen syphilitisch infizierten Kaninchen im Block nicht versilbern, vermochte auch keine Regelmäßigkeit in pathologisch-anatomischen Befunden der Milz festzustellen. Ich nehme in Analogie zu den Drüsenveränderungen an, daß es zunächst zu einer Hyperplasie der Follikel und Pulpazellen mit entzündlichen Erscheinungen in den Trabekeln kommt, denen regressive Veränderungen mit fibröser Umwandlung in den Trabekeln folgen. ZABOLOTNY konnte Spirochäten in den Strängen stark gewucherten Bindegewebes in der Milz von Cynocephalus babuin finden und auf dem Berner Kongreß 1907 demonstrieren; EBERSON fand sie in der Milz (noch über 2 Monate nach Abheilung des geimpften Testikels). In letzter Zeit gelang es STREMPEL

und mir in zwei Fällen bereits 1 Tag und 18 Stunden nach der subscrotalen Stückchenimpfung eines Kaninchens positive Weiterverimpfungen mit Milzpreßsaft anzustellen. Dieses Ergebnis gibt einen geradezu erstaunlichen Hinweis darauf, wie ungeahnt früh bereits die Generalisierung des Virus einsetzt.

Eine **Milzschwellung bei syphilitischer Leberschädigung** wurde schon von PLEISCHL und KLOB (1860) sowie BIERMER (1862) gesehen und von OPPOLZER (1863), FRERICHS, LANCEREAUX (1866) als ihr konstanter Begleiter betrachtet, als der er auch heute noch (HUBERT, PEISER) gilt, mag es sich um einen *Icterus simplex* (Icterus syphiliticus praecox) handeln oder um *akute gelbe Leberatrophie* oder die Form des *hämolytischen Ikterus,* wie die französischen Autoren GAUCHER und GIROUX, TEISSET und BEURMANN, BITH und CAIN sie beschrieben

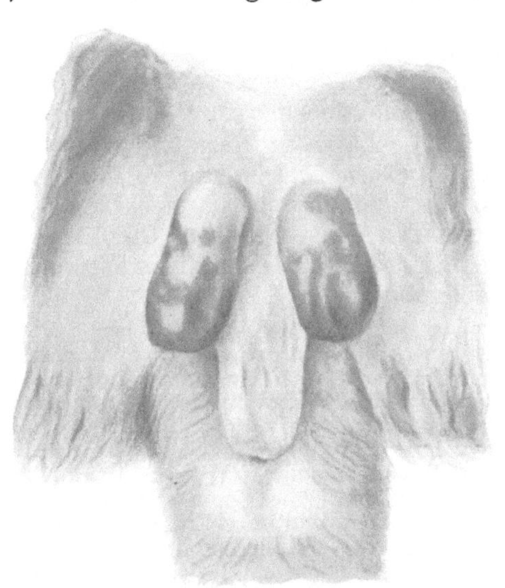

Abb. 3. Knotige syphilitische Orchitis nach Injektion von Milzemulsion, die 1 Tag 18 Stunden nach subcrotaler Stückchenimpfung gewonnen wurde (vgl. Zentralbl. f. Haut- u. Geschlechtskrankh., Bd. 21, S. 697). (Befund von STREMPEL und ZURHELLE.)

haben (EPPINGER und HIRSCHFELD hatten nie Gelegenheit, solche Formen von hämolytischem Ikterus zu sehen). Sicherlich beruht die Milzschwellung bei solcher Komplikation nicht allein auf örtlicher Spirochäteneinwirkung, wenn auch allerdings die Beziehungen zwischen Lebererkrankung und Milztumor noch sehr der Klärung bedürfen; manche denken auch hier an eine hämolytische Natur des Milztumors, so EPPINGER (infolge syphilitischer Gefäßveränderungen), ferner JANNOVIC und PICK (zit. nach HEINEMANN), sowie FURNO; immerhin kann bei fieberhafter visceraler Syphilis (Lebersyphilis) der Milztumor auch fehlen (FLATER).

Die Milzschwellung im Stadium der Latenz.

Sie ist ohne sonstige syphilitische Erscheinungen selten (DENTILLAC); immerhin nennt HUBERT sie neben anderen mehr allgemeinen Symptomen und will sie bei der von ihm näher beschriebenen sog. „okkulten Lues" in 55 Fällen festgestellt haben. Auf ihre diagnostische Bedeutung ist von ROMBERG, HUBERT,

Heinemann aufmerksam gemacht worden; sie wird durch das Vorhandensein einer Perisplenitis erhöht. Meines Erachtens dürfte die Vergrößerung meist zu gering sein, um sichere Schlüsse zu erlauben.

Syphilitische Späterkrankungen der Milz.

Pathogenese. Die Zahl der Spirochäten, welche im Frühstadium der Syphilis die Milz passieren, muß von der Intensität der Spirochätensepsis abhängen, die Zahl der Spirochäten, welche in der Milz (speziell den Trabekeln und Gefäßwandungen eingeschlossen) erhalten bleiben, außerdem auch von dem angetroffenen Funktionszustande der phagocytierenden Elemente, also des reticuloendothelialen Apparates sowie dem Erfolge der sonstigen cellulären (durch nicht phagocytierende Zellen, z. B. Lymphocyten) und humoralen Abwehr. Analog den Lymphdrüsen bilden auch in der Milz die Trabekel die Schlupfwinkel. Wile und Elliott glauben sogar, daß von diesem „*Reservoir*" aus eine Reinfektion des Blutstromes eher zu tertiären Manifestationen führt, als daß diese Läsionen Rezidive in loco seien, von einer früheren Aussaat aus. *Erkrankungen,* welche die Milz zu einem *Locus minoris resistentiae* machen, dürften syphilitische Späterkrankungen begünstigen (so sahen François-Dainville und de Benne Gummen nach Malaria). Diese Beobachtung steht im Gegensatz zu der günstigen Wirkung der mit Salvarsantherapie kombinierten Impfmalaria.

Die **Häufigkeit** der syphilitischen Späterkrankungen der Milz wird sehr verschieden angegeben; während pathologisch-anatomische Befunde häufig sind (ich selbst habe an dem großen Material einer Kriegsprosektur bei syphilitischen Erkrankungen als Todesursache oder als Nebenbefund Milzvergrößerungen oder Kapselverdickungen nur selten vermißt), ist der klinische Befund einer Milzerkrankung wesentlich seltener; Fournier sah sie keinmal, Petersen fand unter 88 Fällen (52 eigene von visceraler Syphilis unter 2808 Sektionen, 22 Fälle von Lancereaux, 3 von Iwanowsky, 11 von Reimer) die Milz 33mal betroffen (die Leber 79mal, die Nieren 34mal), und zwar am häufigsten (17mal) Amyloid der Milz, das er auf die syphilitische Erkrankung zurückführte, 7mal Narben, 4mal Gummen, außerdem mehrfach Vergrößerung der Milz und Verdickung der Kapsel; Haslund (s. auch S. 86) sah eine Beteiligung in 61,4%, Mierzecki (s. auch S. 86) in 37%. Dentillac glaubte in 27 Fällen eine Milzschwellung 1—12 Jahre post infect. fast immer nachweisen zu können, wenn noch deutliche syphilitische Läsionen bestanden.

Meist ist die Milzerkrankung *mit anderen syphilitischen Erkrankungen kombiniert,* in erster Linie, wie es schon Oppolzer, Frerichs und Lancereaux angaben, der konstante Begleiter syphilitischer Lebererkrankungen; so sah Schlesinger eine syphilitische Megalosplenie, wobei der Tumor die ganze linke Bauchseite einnahm. Die Leber war auch bedeutend geschwollen. Es bestand kein Ascites; auch waren keine Drüsenschwellungen vorhanden. In drei Monaten bildeten sich unter antiluetischer Therapie die Schwellungen beider Organe zurück. Aber auch an Magen, (Danel u. a.), Darm, Pankreas, Nieren, Herz und Aorta sowie Nervensystem können syphilitische Läsionen von Milzbeteiligung begleitet sein. Immerhin betont Lubarsch (b), daß er bei Spätsyphilis (Aortitis productiva, syphilitischem Aortenaneurysma, progressiver Paralyse und Tabes dorsalis) besondere Veränderungen der Milz trotz systematischer Untersuchungen nicht habe finden können. Er schließt sogar aus der Seltenheit gummöser Veränderungen darauf, daß für die Syphilisspirochäten (im Gegensatz zu den Recurrensspirochäten) die Milz kein günstiger Ansiedlungs- und Vermehrungsort sei. Korach sah Milzvergrößerung bei diffuser, adhäsiver, indurativer Peritonitis, die er als luetische Peritonitis ansah. Auch eine isolierte Milzschwellung als einziges deutliches Zeichen, also *monosymptomatisch* kommt — allerdings selten — vor; hierauf haben Robert (syphilis tertiaire à prédominance splénique), Jeanselme und Schulmann, Galliard,

QUEYRAT, TIMBAL aufmerksam gemacht. Neben dieser isolierten Spätsyphilis der Milz nennt HEINEMANN als Symptome chronischer Infektion rasche Ermüdbarkeit, Leistungsunfähigkeit, Reizbarkeit, Verstimmung, häufig schlechten Ernährungszustand, Abmagerung, grau-blasses Aussehen; im Blutbild sekundäre Anämie mit relativer oder absoluter Lymphocytose.

Pathologisch-anatomisch ist zwischen diffusen (interstieller und parenchymatöser Splenitis sowie Milzatrophie) und circumscripten Prozessen (gummösen Veränderungen) zu unterscheiden; weiter kommen Amyloid der Milz als Nachkrankheit bei Syphilis, die syphilitische Milzvergrößerung unter dem Bilde des BANTIschen Symptomenkoplexes, sowie der thrombophlebitische Milztumor in Betracht.

Splenitis interstitialis.
(Fibröser oder indurierter Milztumor.)

Die von VIRCHOW gegenüber der parenchymatösen, weichen Form abgegrenzte Splenitis interstitialis ist von beiden Formen die bei weitem häufigere Milzerkrankung im tertiären Stadium; sie kann die oben genannten syphilitischen Organerkrankungen, insbesondere cirrhotische Prozesse der Leber, begleiten oder isoliert auftreten. Auch die Möglichkeit eines unmittelbaren Überganges aus der Frühschwellung wird angenommen. Ganz ähnlich den fibrösen Rückbildungen im Trabekelwerk der Lymphdrüsen führt nach einem anfänglichen hyperämischen und hyperplastischen Stadium zunehmende Bindegewebsbildung in der Milz, einhergehend mit Gefäßveränderungen (bedeutender Verdickung der Arterien mit Verengung des Lumens) zu einer *fibrösen Induration* (BIRCH-HIRSCHFELD) des Organs, die allmählich die Follikel verkleinert und die Pulpa zurückdrängt. In einem Falle NEUMANNs ist sogar nekrotischer Zerfall infolge der Obliteration beobachtet worden. Auch die Kapsel beteiligt sich mit partieller oder diffuser Perisplenitis: zunächst fibrösen Auflagerungen, später Verdickungen, Synechien mit Nachbarorganen, Einziehungen und selbst Schrumpfungen, welche die Oberfläche gelappt erscheinen lassen. Die Konsistenz erscheint vermehrt, derb, auf dem Durchschnitt springen die Trabekel als grau-weiße Stränge strahlig vor, die Pulpa ist blaß, anämisch, spärlich, manchmal dunkel pigmentiert (NEUMANN). Die Volumzunahme ist meist unbedeutend, die Härte auch klinisch nachweisbar. Immerhin sind auch hohe Gewichte (bis 1900 g von LOMHOLT) bei interstitieller Splenitis verzeichnet. *Mikroskopisch* ist das Pulpagewebe fast völlig geschwunden, LOMHOLT sah es durch zellarmes teleangiektatisches Gewebe ersetzt. Die Trabekel weisen zahlreiche Bindegewebszellen, Gefäßwandverdickungen und auch Thrombosen (LOMHOLT) auf. Der pathologisch-anatomische Befund läßt eine Restitutio ad integrum fortgeschrittener Stadien als möglich erscheinen.

Splenitis parenchymatosa.
(Weiche oder schlaffe Milzschwellung nach VIRCHOW.)

Die Splenitis parenchymatosa ist wesentlich seltener als die Splenitis interstitialis; sie beginnt in der Pulpa mit massenhafter Zellproliferation. Auch bei ihr besteht Blässe und Anämie neben starker Vermehrung der lymphoiden Zellen. Später kommt es zu regressiver Metamorphose und hyaliner Degeneration dieser Zellen; auch Induration mit Übergang in festes, zellarmes Narbengewebe ist möglich. So ist eine Kombination von parenchymatöser und interstitieller Splenitis beschrieben worden (CHAMAÏDES: $2^1/_2$ Jahre post infect. Vergrößerung der Milz auf das Vierfache bei gleichmäßiger Hyperplasie der Pulpa und des interstitiellen Gewebes, Vermehrung der lymphoiden Zellen).

Atrophie der Milz.

Die Atrophie der Milz ist immer die Folge hochgradiger Gefäßerkrankungen, sie wurde von Neumann, Kundrat, Birch-Hirschfeld als Ausgang einer Splenitis interstitialis beschrieben und geht oft mit Nekrosen einher. Ducrey sah Atrophie der Leber und Milz mit Endarteriitis in beiden Organen bei schweren gummösen Ulcerationen des weichen Gaumens und Pharynx sowie Glossitis gummosa.

Gummöse Prozesse der Milz.

Großknotige Gummen.

Entsprechend der geringen Häufigkeit der gummösen Prozesse der Milz sind es kurze, teils nur kasuistische Mitteilungen, denen wir unsere ersten Kenntnisse verdanken: Virchow (1858), Pihan Dufeillay (1862), Forster und Rees (1862), Biermer, Wagner (1863), Samuel Wilks, A. Beer (1867), Alling (1869), Gregoric (1870), Zenker, Birch-Hirsch-feld (1876), Hutchinson und Jackson, Deguy, Gold (1880), Haslund (1882). Im Jahre 1899 schätzte Bruhns die Zahl der bisherigen Fälle auf 20.

Die **Größe** wird auf Hanfkorn-, Erbsen-, Haselnuß-, Walnußgröße und darüber angegeben; die kleineren miliaren Gummen sollen besonders abgehandelt werden. Die Zahl der größeren ist meist gering; sechs, wie Biermer sie fand, sind schon selten.

Die Gummen sind fast immer scharf begrenzt und rund. Die frischen Knoten sind graurötlich, falls dicht unter der Oberfläche gelegen auch als gelblichweiße Buckel vorspringend, die älteren grau, graugelblich, trocken, im Zentrum weich, opak, gelb, käsig zerfallend mit derber, schwartiger, grau-glasig aussehender Hülle. Bei zunehmendem nekrotischen Zerfall und Resorption tritt vom Rande aus strahlig vordringend (und auch strahlig in die Umgebung ziehend) fibröses Narbengewebe an ihre Stelle; es kommt zu strahlig eingezogenen Narben, meist mit Kapselverdickungen in der Umgebung, die sogar zur Einkerbung und Lappenbildung der Milz führen können; auch Verwachsungen der Kapsel kommen vor.

Subjektive Beschwerden treten erst auf, wenn *Perisplenitis* sich zu der Knotenbildung hinzugesellt (Hubert). *Klinisch* ist dann eine mäßige Vergrößerung des Organs nach allen Seiten festzustellen; Vorsprünge und Furchen (Jeanselme und Schulmann) sind selten durchzufühlen. Nach Schlesinger kann die Splenitis gummosa auch mit Fieberbewegungen verlaufen. Dann kann es vorkommen, daß eine Suppuration angenommen wird, während nur eine gummöse Erkrankung vorhanden ist. So zitiert Schlesinger einen Fall von Ehrmann, wo erst durch die Laparotomie die luetische Natur einer mächtigen Milzschwellung ermittelt wurde, die als Milzabsceß imponiert hatte.

Histologisch entsprechen die Knoten in ihrer Randzone dem sonstigen Aufbau der Gummen; man findet dichtgestellte kleine Rundzellen, die gegen das Zentrum zu fettig degeneriert sind. Im Vordergrunde stehen Veränderungen an den Arterien (Arteriitis und Endarteriitis), die den pathologisch-anatomischen Vorgang als ischämische Degeneration infolge Obliteration durch Endarteriitis klären. Auch Endophlebitis obliterans und Periphlebitis wurden gesehen. Spirochäten wurden bisher nicht beschrieben.

Von begleitenden syphilitischen Erscheinungen wurden gesehen: pustulöse und knotige Syphilide an der Haut (Pihan Dufeillay), Syphilis der Leber (Cirrhose, Gummen), des Magens (Boas: bei Ulcus syphil. multiforme ventriculi), der Nieren (Sklerose), des Peritoneums (chronische Peritonitis, Neumann) oder sonstiger Eingeweide. Auch fasutgroße Halsdrüsen (Oppenheim) wurden gleichzeitig gesehen.

In der Milz selbst sind die *Gummen,* wenn sie auch allein vorkommen können, häufig mit *Splenitis interstitialis kombiniert* (Forme mixte scléro-gommeuse);

bei solcher Kombination kann das Gewicht sehr hohe Grade erreichen (Neumann: 1700 g bei 24jährigen Taglöhner, der an Visceralsyphilis starb; in der
Milz scharf begrenzter, gelber, derber, gummöser Tumor von 5 cm Länge,
4 cm Breite, 3 cm Tiefe. Deguy: 1700 g bei altem Syphilitiker, die enorme
Milz bis in die linke Beckenschaufel, medialwärts bis zum Nabel reichend (Quer-
durchmesser 20 cm); auf dem Durchschnitt gelbliche Gummen von Haselnuß-
bis Walnußgröße, die auch an der Oberfläche durchschimmerten). In manchen
Fällen wird, wie in dem letztgenannten Falle, die bedeutende skleröse Durchsetzung des ganzen Organs erst bei *mikroskopischer Untersuchung* gefunden.
Eine genauere Beschreibung solcher Mischformen bringen François-Dainville
und de Benne, die in der spärlichen Pulpa viel gelbes Pigment fanden (in den
Maschen des Reticulums, frei im Lumen der Gefäße und im Protoplasma der
Makrophagen). Auch mit *Amyloid-Erkrankung* kann die Gummenbildung ver-
gesellschaftet sein.

Differentialdiagnostisch kämen schließlich die allerdings seltenen *Geschwulst-
bildungen* in Betracht; auch die Diagnose *Milzabsceß* hat in einem Falle Ehrmanns einmal, wie bereits erwähnt, zur Laparotomie geführt. *Pathologisch-
anatomisch* sind Infarkte, die zunächst rötlich, später weiß aussehen und keil-
förmig, unregelmäßig zackig gebildet sind, sowie knotige, verkäste Tuberkulose auszuschließen.

Miliare Gummen.

Von den miliaren Gummen ist am bekanntesten geworden ein Fall Baumgartens aus dem Jahre 1884:

28jährige Puella publica, die früher an sekundärer Syphilis litt. Sie bekam typische
parakraniale Gummen und starb unter der Erscheinung der Hirnlues (rechtsseitige Lähmung, Sprachstörung). Die Milz war auf das 3—4fache vergrößert, von brettartiger Härte.

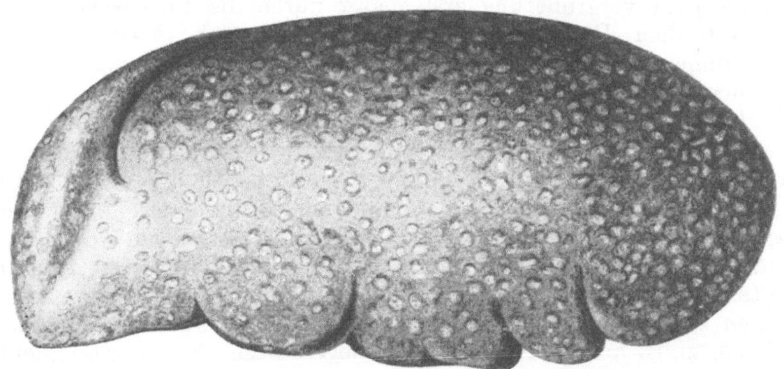

Abb. 4. Miliare Gummigeschwülste der Milz.
(28jähr. Mädchen mit parakranialer Gummibildung. Exitus unter apoplektischen Erscheinungen
der Hirnlues.) [Aus Baumgarten: Virchows Arch., Bd. 97, H. 1. 1884.]

Unzählige hirsekorngroße und etwas größere, strohgelbe Herdchen, im Zentrum puriform
erweicht, schimmerten bereits durch die Kapsel durch und durchsetzten auf dem Durchschnitt das blaßrötliche, wachsartig trockene Milzgewebe, das zwischen den Knötchen
Amyloidreaktion gab (diffuse Speckmilz). *Histologisch* fand Baumgarten als Ausgangs-
stätte dieser Gummen hauptsächlich die Septen und kleinen Pulpavenen. Gegenüber
Tuberkeln hebt er hervor die Abwesenheit charakteristischer Tuberkelstruktur sowie das
Erhaltenbleiben mit intakten Blutkörperchen erfüllter Gefäße innerhalb der käsig-nekrobiotischen Gewebszone der Syphilome. Auch die *retrograde Metamorphose* (direktes Absterben zu einer zähschleimigen, baumgummiähnlichen, gelben Masse) verläuft anders als
bei Tuberkulose, wo es zu festen, trockenen, gelben Massen kommt, die sekundär erweichen
und eine dünnflüssige, meist mit „käsigen Bröckchen" untermengte Substanz bilden.

Weiter sahen *miliare Gummen* Wagner (ohne zentrale Erweichung und Höhlenbildung) sowie Vallat, in Kombination mit großknotigen Gummen Schlagenhaufer.

Die Milzvergrößerung unter dem Bilde des Bantischen Symptomkomplexes.

Für den von Banti (*Florenz* 1894) abgegrenzten Symptomenkomplex wurde neben Tuberkulose, Malaria, Dysenterie, tropischen Infektionskrankheiten (Kala-Azar), gastrointestinalen Störungen, Intoxikationen u. a. ätiologisch in einzelnen Fällen von Chiari (1902), Marchand (1903), denen weitere Beobachter folgten, *Syphilis* nachgewiesen im Gegensatz zu Banti, der Syphilis ebenso wie Malaria ausgeschlossen hatte und als primäre Ursache eine Schädigung des Verdauungsapparates angenommen hatte.

Um Wiederholungen zu vermeiden, sei hier die *kongenitale Syphilis* mitberücksichtigt, deren Anteil am Zustandekommen des Krankheitsbildes denjenigen der erworbenen Syphilis übertrifft.

Die Erkrankung — Splenomegalie mit konsekutiver Lebercirrhose — verläuft nach Banti in *drei Stadien*: einem ersten (5—6, auch 10—11 Jahre dauernd), bestehend in *starker Milzschwellung* und *Anämie* — dem Bilde der *Anaemia splenica* —, einem darauf folgenden, mehrere Monate dauernden Übergangsstadium mit *Verdauungsstörungen* und Ausscheidung von Uraten, Urobilin, Urobilinogen, zuweilen auch Gallenfarbstoffen im Urin, sowie einem dritten mit *Lebercirrhose* und *Ascites*, das in 5—12 Monaten zum Tode führt. Pathologisch-anatomisch besteht nach Banti starke Sklerose der Milzgefäße, Untergang der Milzfollikel, Induration der Pulpa, starke Pfortadersklerose, atrophische Lebercirrhose. Als *Ausgangspunkt* sieht Banti die Milzvergrößerung an, betrachtet die Anämie als Folgeerscheinung der chronischen Milzerkrankung; während die Lebervergrößerung erst später durch die chronische Zufuhr von Toxinen auf dem Pfortaderweg hervorgerufen wird (Marchand erkennt diesen Zusammenhang nicht an und gibt eine andere Deutung). Auf Grund seiner pathogenetischen Anschauungen empfahl Banti Splenektomie als einzig sicheres Heilmittel. Spirochätenbefunde liegen bisher nicht vor.

Senator fügte als weitere Merkmale hinzu: Leukopenie, Oligochromämie, Oligocythämie, hämorrhagische Diathese; Luce beobachtete Fieberanfälle.

So entstanden verschiedene Beschreibungen; insbesondere widerspricht die von Senator und Osler hervorgehobene Hämatemesis dem von Banti aufgestellten Krankheitsbilde, der gerade auf das Fehlen dieser Hämatemesis Wert legte. Dadurch kommt es, worauf Eppinger und Hirschfeld hinwiesen, nicht selten zu Verwechslungen des von Banti präzisierten Krankheitsbildes mit anderen, z. B. auch mit der Splenomegalie, die als thrombophlebitischer Milztumor (s. S. 97) ihre Selbständigkeit zu wahren hat. Eppinger betont besonders, daß eine Pfortaderthrombose nicht als Folge einer Banti-Milz zu betrachten sei, sondern in solchen Fällen die Thrombose das Primäre sei, während der Milztumor sich nur als deren Folge ausbildet.

Die syphilitische Ätiologie der echten Banti-Erkrankung ist durch so viele Einzelbeobachtungen gesichert, daß die Berechtigung fraglich erscheint, bei Syphilis nur von *Pseudo*banti zu sprechen. Die ersten. vier Fälle von Chiari betrafen 18—23 jährige, höchstwahrscheinlich kongenital-syphilitische Kranke; weitere Beobachtungen bei Syphilitikern folgten von Hocke (20 jähriges kongenital-syphilitisches Mädchen, Milzgewicht 700 g), Marchand (16 jähriger Knabe, Milztumor schon lange vor dem 13. Lebensjahr), Hess (erworbene Syphilis bei 28 jähriger Puella publica), W. Schmidt (14 jähriger Knabe, Abbildung: Milz reicht über Nabel weit in Bauchhöhle hinein. Sehr guter Erfolg durch Salvarsan, Milz überragt später nur mehr wenig den Rippenbogen). Auch SCHMITT und CATTORETTI (zit. nach WOLFF-MULZER), sowie URRUTIA konnten Bantische Erkrankungen durch Salvarsan günstig beeinflussen; L. CASPER eine 23jährige kongenital-syphilitische Patientin mit schweren, auch durch Sectio alta nicht stillbaren Blasenblutungen durch antisyphilitische Behandlung prompt zur Heilung bringen. Über einen auffallend guten therapeutischen Erfolg bei erworbener Syphilis unter dem Bilde des BANTISCHEN Symptomen- komplexes berichtet WÖLFING:

45jähriger Goldarbeiter, 1892 harter Schanker, 1905 Anschwellung des Knies, gleich- zeitig starke Milzvergrößerung. 1915 wegen allgemeiner Schwäche und Schmerzen im Knie erneut Aufnahme: Leichter Ikterus, Milz drei Querfinger breit unterhalb des Nabels pal- pabel, kein Ascites, kein Caput medusae. Hämoglobin 71%, weiße Blutkörperchen 3 300, rote 3 030 000. Anisocytose, Poikilocytose, Oligochromämie, keine Normoblasten. Unter kombinierter Hg-Salvarsankur schneller Rückgang der Milzschwellung, der an vier instruk- tiven Skizzen dargestellt ist. Hämoglobin stieg auf 90%, weiße auf 7000, rote auf 5 500 000.

Über einen als BANTISCHEN Symptomenkomplex gedeuteten Fall machen CAUSSADE und LEVI-FRANCKEL folgende Angaben: 36jähriger Mann mit positiver Wassermann- reaktion, Anämie und starker, schmerzhafter Milzschwellung, die bereits vor 5 Jahren konstatiert worden war. Im Laufe der Beobachtung — die Erkrankung führte in 6 Monaten zum Exitus — Rückgang der roten Blutkörperchen von 3 500 000 auf 2 000 000, der weißen von 4500 auf 1800. Es traten Fieber (37,5—39,8), Ikterus, Kollateralkreislauf auf dem Bauch, Ascites auf, später auch hartnäckige Schleimhautblutungen. Hg-Behandlung völlig unwirksam. Sektionsbefund: Außer 7 (!) Liter Ascitesflüssigkeit perisplenitische Verwachsungen mit Pankreas, linker Niere, Colon, Milzgewicht 1420 g, harte Konsistenz. Mikroskopisch: Intensive Sklerose — besonders an den Arterien (Periarteriitis und End- arteriitis) — Keimzentren der Milzfollikel im Bereich derartiger Arterienveränderungen fibrös umgewandelt. Auffallende Zellarmut der roten Pulpa, keine Makrophagen, kein Eisenpigment. Vereinzelte herdförmige Nekrosen um völlig obliterierte Arterien. Skleröse Veränderungen des Pankreas, Nekrosen in der Leber, typische Aortensyphilis.

CAUSSADE und LEVI-FRANCKEL weisen bei der Gelegenheit darauf hin, daß nur zu Anfang der Erkrankung durch spezifische Behandlung eine Besserung zu erzielen sei, daß aber die fibröse Umwandlung bereits zu weit dafür fort- geschritten sei, wenn schon die Leber ergriffen sei. Sie schlagen, wenn Hg- Behandlung nichts nützt, die Leber aber noch genügend funktionstüchtig ist, Splenektomie vor.

Endlich hat GIFFIN über drei Fälle von ausgesprochener sekundärer Anämie mit Splenomegalie und positiver Wa.R. berichtet, bei welchen antisyphilitische Behandlung ohne Erfolg war, während sich nach Splenektomie sehr bedeutende Besserung zeigte.

Weitere kasuistische Beiträge brachten HOCHHAUS, PERUSSIA, MONASCHKIN, VOGEL, STEINHAUS, NEUBERG, FUSS, SEILER, RIDDER, WEBER und STEINBRINCK; letzterer sah einen Fall bei kongenitaler Syphilis neben spezifischen Ulcera cruris, Chorioretinitis und Hypophysenveränderungen. Eine weitere ausführliche Publikation stammt von FURNO. In letzter Zeit ist RESIO für die syphilitische Ätiologie der Bantierkrankung eingetreten, nachdem er weitere drei eindeutige Fälle sah.

Die *Differentialdiagnose* muß neben thrombophlebitischem Milztumor Lebercirrhose mit Splenomegalie, ferner hereditären und erworbenen hämo- lytischen Ikterus vom Typus MINKOWSKI-CHAUFFARD berücksichtigen. Je sorgfältiger dies geschieht, um so spärlicher werden die Fälle eines syphilitischen echten Banti.

Der thrombophlebitische Milztumor.

Primäre Pfortaderthrombose mit sekundärer Splenomegalie (EPPINGER und HIRSCHFELD: Splenomegalie spleno- bzw. pyelothrombotischen Ursprungs) führt bei dem seltenen Krankheitsbilde klinisch zu der Trias Splenomegalie, Anämie und Varicen im Bereich der Ösophagealvenen mit varikösen, eventuell tödlichen Blutungen. Der Milztumor, durch Stauung und wohl auch spezifische Prozesse entstehend, bildet sich schnell aus (EPPINGER: einmal in 5 Wochen von kleinem, kaum tastbaren bis zu mächtigem Gebilde, das bis zum Nabel reichte); Perisplenitis meist nicht vorhanden. Für das Zustandekommen der zur Thrombose führenden Endophlebitis wird neben Fortleitung chronischer Peritonitis, Pankreatitis und tuberkulösen Prozessen von LOSSEN, SIMMONDS, BENDA *Syphilis* in Betracht gezogen. EPPINGER sah unter 5 Fällen die Wa.R. einmal positiv. Weitere Fälle, denen Syphilis zugrunde lag, sahen EWALD, BENDA (30jähriger Mann, bei der Sektion ließ sich etagenweises Fortschreiten des thrombophlebitischen Prozesses von primärer, leichter luetischer Lebercirrhose nachweisen), SCHLICHTHORST (zit. nach MARCHAND, 22jähriger Mann, kongenitale Syphilis). Während nach EPPINGER zu Anfang der Milztumor nach Blutungen kleiner werden kann, ist das bei längerem Bestande der Erkrankung nicht mehr so deutlich zu verfolgen.

Die Amyloid-Erkrankung der Milz.

Die Amyloid-Erkrankung der Milz [*umschrieben* und an die Follikelwandungen und kleinen Arterienwände gebunden als *Sago-Milz*; *diffus* in der Pulpa (von den Capillaren auf das Reticulum, später auch die Pulpazellen übergehend) und den Follikeln, oder in der Pulpa allein als *Schinken-* oder *Speckmilz*] ist bekanntlich keine syphilitische Erkrankung, sondern das Zeichen einer Stoffwechselstörung, die auch sonst im Gefolge von chronischen, insbesondere mit langdauernden Eiterungen einhergehenden Infektionskrankheiten auftritt. Die Volum- und Konsistenzvermehrung ist bei der Speckmilz bedeutender; bei beiden Formen ist die Kapsel gespannt, fleckweise oder mehr diffus getrübt. Die Erkrankung wurde von DITTRICH (1849), FRIEDREICH (1857) und ALRITH LJUNGGRÉN (1870) beschrieben, von PETERSEN (1888) unter 33 Fällen von Milzbeteiligung bei visceraler Syphilis 17mal gefunden.

Die Milz ist häufig bei erworbener und angeborener Syphilis das von der Amyloiderkrankung zuerst ergriffene Organ; deshalb ist auch die große Häufigkeit ihrer Beteiligung bei Amyloidose zu erklären, verglichen mit anderen Organen. So fand LITTEN unter 100 Fällen amyloider Degeneration die Milz 98, Nieren 97, Leber 63, Darmschleimhaut 65mal beteiligt. Durch die von DAVIDSOHN gefundene Tatsache, daß Mäuse nach Milzexstirpation kein Amyloid mehr bilden, erscheinen die Beziehungen der Milz zur Amyloidbildung noch enger. Daß die Amyloidentartung sich zu interstitiellen Prozessen und gummösen (miliaren im Falle BAUMGARTENs) hinzugesellen kann, wurde erwähnt.

Die hyaline Degeneration in der Milz.

Wie sonst Beziehungen zwischen Hyalinablagerungen und Amyloidose angenommen werden, kann auch in der *Speckmilz* (NEUMANN) neben der amyloiden auch die hyaline Degeneration bestehen. TSUNODA (zit. nach G. HERXHEIMER) verglich an der Hand von 380 Milzen die amyloide und hyaline Degeneration der Milzgefäße und -follikel und bezeichnete die hyaline als häufig, die er als Folge marantischer Krankheiten (neben Carcinom und Tuberkulose auch Lues) auffaßt. G. HERXHEIMER selbst sah derartige Veränderungen in über der Hälfte seiner 1140 Fälle und hält sie für physiologisch.

Differentialdiagnose der syphilitischen Milzvergrößerung.

Es würde zu weit führen, alle akuten und chronischen Krankheiten aufzuzählen, deren vergrößerte Milz differentialdiagnostisch hier in Betracht käme; eine ausführliche und moderne Übersicht darüber geben NAEGELI und SCHLESINGER. Größere Schwierigkeiten können entstehen, wenn der Milztumor atypisch lokalisiert ist. So sahen GRENET und PEIGNAUX eine mächtige Milzvergrößerung in der ganzen linken Seite bis zur Wirbelsäule, wobei sie zuerst an einen Nierentumor dachten. Wa.R. positiv. Auf spezifische Behandlung wesentliche Verkleinerung. Wichtig erscheint auch die Angabe HUBERTs, daß bei Knoten in der Leber die Feststellung eines Milztumors gegen Carcinom, wo er stets vermißt wurde, und für Syphilis (Lebergummen) spräche, wo er konstant nachweisbar wäre. Bei allen unklaren Fällen ist an Syphilis zu denken und neben der serologischen Reaktion eventuell auch die Liquoruntersuchung zu Hilfe zu nehmen; manchmal klärt eine therapeutische Probe (Salvarsan und Jod) die Diagnose.

Therapie.

Die syphilitischen Erkrankungen der Milz sind — bis auf die Amyloiderkrankung und hyaline Degeneration — durch spezifische Therapie gut zu beeinflussen. Bei den *Früherkrankungen* kommt an der Bonner Klinik das Kursystem der maximalen Frühbehandlung mit Wismut und Salvarsan zur Anwendung, bei *Späterkrankungen* empfehlen wir gleichfalls mehrere derartige Kuren unter Zuhilfenahme von Jod, wobei zu Beginn ein milderes Vorgehen gewählt werden kann. Meist erfolgt der Rückgang der Milzschwellung schnell; nur bei interstitieller Splenitis nimmt die Beeinflußbarkeit mit fortschreitender Dauer der Erkrankung ab. Sind bereits ausgedehnte fibröse Umwandlungen vorhanden, so ist bei den sklerösen und sklerös-gummösen Formen eine Restitutio ad integrum nicht mehr möglich. Es kommt zu einem Rückgang der Milzschwellung bis zu einer bestimmten Größe, die dann nicht mehr zu ändern ist und von QUEYRAT als „sclérose résiduelle" bezeichnet wurde. Zuweilen bleibt die Behandlung völlig erfolglos.

Kongenitale Syphilis.

Befunde beim Fetus.

Die Spirochätensepsis führt beim Fetus frühzeitig zu Durchsetzung und Veränderungen der Milz, wenn es auch noch aufzuklären bleibt, wann im Fetalleben frühestens diese Vorgänge sich vollziehen können. Vor dem 6. Monat fand ich keine positiven Angaben; SAKURANE vermißte Spirochäten bei einem faultoten Fetus von $4^1/_2$ Monaten. Später wurden sie außer von ihm zum Teil in enormen Mengen beschrieben von GROUVEN und FABRY, QUEYRAT, LEVADITI und FEUILLIÉ, BRÖNNUM und ELLERMANN, SIMMONDS, BEITZKE, BUSCHKE und FISCHER, BERTARELLI und VOLPINO, SABRAZÈS und DUPÉRIÉ, HEDRÉN, STERN. Die Milz ist, wie bereits LOMER 1884 bei 8 Feten mit einem Körpergewicht unter 1000 g fand, vergrößert, meist auf das Doppelte der Norm (HEUBNER); BIRCH-HIRSCHFELD fand bei 21 syphilitischen Feten ein Durchschnittsgewicht von 0,76% des Körpergewichtes gegenüber 0,33% bei 20 nicht syphilitischen Neugeborenen. Neben spezifisch syphilitischen Veränderungen wird auch das Bestehen einer nicht spezifischen Hyperplasie („infektiöser Milztumor") von HEUBNER für möglich gehalten. Kapsel, Trabekel und Gefäßwandung (Endarteriitis, HECKER) sind verdickt, zu Anfang auch zellig infiltriert und reich an mononucleären Zellen. LUBARSCH (b) fand Kapselverdickungen durch fibrinöse Perisplenitis schon bei Feten im 7. Monat. Die Angaben über die Pulpa wechseln (wohl je nach dem Alter der Erkrankung) zwischen Zellvermehrung und Zellarmut mit Ödem (SAKURANE). Auf die Dauer kommt es zu einer Wucherung des Mesenchyms und zu Erstickung des Parenchyms (PFAUNDLER). ZAPPERT erwähnt als nicht selten Herde entzündlicher Koagulationsnekrose. Bei fortgeschrittener Maceration wird das Bild der Follikel undeutlich. Die Spirochäten sind vorwiegend lokalisiert in der Kapsel und den Trabeln; hier in den und um die Gefäßwandungen, wo E. Hoffmann sie in seinem Atlas (XXIII, 2) mit schönen, regelmäßigen Windungen, aber auch mit kugelförmigen Endkörperchen, hantelförmig oder in Zerfall begriffen aus einem macerierten Fetus abgebildet hat. Weniger reichlich sind sie in der Pulpa gefunden worden, wo Beitzke sie parallel zur Richtung der Bindegewebsfasern sah. Recht abweichend von den sonstigen Befunden ist eine Beobachtung Beitzkes, wonach sie besonders stark in den Lymphknötchen der Milz angehäuft waren, so daß diese teilweise schon bei schwacher Vergrößerung durch ihre schwärzliche Farbe hervortraten; sie ist vielleicht so zu deuten, daß bei dem Fetus die sonst vorhandene Abwehrfunktion des lymphatischen Apparates versagte. Gerade in diesem Falle waren so ungeheuere Mengen von Spirochäten vorhanden, daß besondere Beziehungen zu Gewebselementen nicht mehr zu erkennen waren; auch sonst dürfte wohl öfters eine postmortale regellose Vermehrung, worauf E. Hoffmann (4) neuerdings aufmerksam gemacht hat, in dem funktionsuntüchtig gewordenen Organ toter Feten vor der Ausstoßung Platz greifen. Daß der Spirochätengehalt der Leber größer sei (vgl. S. 104) wurde beim Fetus von Queyrat, Levaditi und Feuillié sowie Bertarelli und Volpino erwähnt. Bei Lokalisation der Erreger in den Septen oder Gefäßwandungen kann ein Abstrichpräparat negativen Befund (Beitzke) ergeben.

Säuglingsalter.

Historisches. Eine Milzvergrößerung bei kongenital-syphilitischen Kindern wurde schon von Bednar erwähnt. v. Bärensprung (1864) wies auf die dabei vorkommende fibrinöse Perisplenitis hin; S. Gee fand die Vergrößerung in $1/4$ seiner Fälle, zuweilen neben Vergrößerung der Leber und Drüsen, C. Hecker unter 17 Fällen 5 mal, Hintzen (1869) unter 14 Fällen jedesmal. Weiter seien genannt Rendu (1870, Milzgummen), Parrot (1872, 2 Formen: chronische Hyperämie bei Stauungen im Pfortadergebiet und wirkliche Splenitis mit Bindegewebsvermehrung), Eisenschitz (1873, sehr häufig schon vor der ersten Eruption, sowie fortbestehend in den latenten Stadien zwischen den einzelnen Eruptionen), Birch-Hirschfeld (1875 und 1880, unter 124 Fällen 121 mal), Barlow (unter 28 Fällen 24 mal), Cornil (1879), Haslund (1882, Näheres s. S. 86), R. Müller (1883, unter 28 Fällen 14 mal = in der Hälfte der Fälle), Tissier (1885), Sevestre (1888), Chauffard (1891, Häufigkeit einer Kombination mit Hypertrophie der Leber und der Drüsen: spleno-hepatische Form), Baginsky (1892), Albers-Schönberg (1896, unter 39 Fällen 32 mal), R. Hecker (1898, unter 29 Fällen in 61%), Surico (1900), Robert (1905).

Häufigkeit. Die Häufigkeit einer bereits klinisch nachweisbaren Milzschwellung ist so groß, daß sie von manchen Autoren (Parrot, Jullien, Birch-Hirschfeld) als *nahezu konstant* betrachtet wird. Andere nehmen die Hälfte an; so nennt Robert neben Giacoma di Lorenzo (45%) und Starr (48%) Marfan mit 50%. Castens (zit. nach Herxheimer) sah unter 791 Sektionen kongenital-syphilitischer Kinder die Milz von den inneren Organen am häufigsten charakteristisch verändert, nämlich 384 mal (= 48,55%); 383 mal bestand interstitielle Splenitis, 7 mal daneben Perisplenitis bzw. Folge derselben, außerdem 84 mal weicher Milztumor, den er als infektiös auffaßt und von der syphilitischen indurierten Splenitis scharf trennt. Still fand die Milz leicht palpabel in 45% der Fälle, mindestens fingerbreit unter dem Rippenbogen in 22%. Einen *Mittelwert* nennt Gaucher mit 77%, ferner auch Coutts (zit. nach Still), der unter 100 Fällen die Milz 62 mal vergrößert fand und sie in 19 weiteren Fällen für wahrscheinlich vergrößert hielt. In seiner genauen Statistik über 154 kongenital-syphilitische Kinder fand Haslund (1882) die Milz 93 mal gesund, bei den übrigen 58 bestand 55 mal (= 36,4%) Hyperplasie (14 mal mit normaler Konsistenz), 31 mal hart (interstitielle Splenitis nach Virchow), 10 mal weich (Hyperplasie der Pulpa). Außerdem fanden sich 1 mal Infarkt, 2 mal frische resp. ältere Perisplenitis. Bei den genannten 55 Hyperplasien sah er 19 mal fibrinöse Beläge an der Oberfläche der Milz, 4 mal Verdickung der fibrinösen Kapsel, 1 mal Verwachsungen mit den nächstgelegenen Organen. Keine Gummen, keine amyloide Degeneration. Nach Lubarsch (b) war unter 392 Fällen angeborener Syphilis seines Materials die Milz 345 mal beteiligt, davon unter 52 Kieler Fällen 44 mal. Seine Zahlen kommen, wie er betont, mit 88% (85% für das Kieler Material) denen von Birch-Hirschfeld am nächsten und jedenfalls ist die Milz nach seinen Erfahrungen ungefähr ebenso oft, wenn nicht öfter, beteiligt als die Leber.

Nach Pfaundler deuten konsistente Milztumoren bei Säuglingen, die noch keine sinnfällige infektiöse oder dystrophische Störung durchgemacht haben, in 80% auf kongenitale

Syphilis hin. Diese Angabe stimmt überein mit Zahlen von MARFAN (1903): Bei 376 Kindern unter 2 Jahren fand er 40 mit Milzvergrößerung, und zwar 36 ohne Anaemia pseudoleucaemica (11 mit sicherer Syphilis, 8 mit wahrscheinlicher Syphilis, 4 mit Rachitis, 6 mit Rachitis und sicherer Syphilis, 4 mit Rachitis und wahrscheinlicher Syphilis, 1 mit Tuberkulose allein, 2 ohne bekannte Ursachen), ferner 4 mit Anaemia pseudoleucaemica (2 mit Rachitis, 1 mit Rachitis und sicherer Syphilis, 1 mit Rachitis und wahrscheinlicher Syphilis).

Pathogenese: Die vom Blutwege ausgehende Durchsetzung der kongenital-syphilitischen Frucht besteht beim Neugeborenen oft schon so lange, daß auch der pathologisch-anatomische Befund Zeichen dieses langen Bestehens aufweist, die in fortgeschrittenen interstitiellen und sogar gummösen Bildungen oder myeloider Umwandlung zum Ausdruck kommen sowie darin, daß die Erreger von reaktivem Gewebe eingeschlossen sind.

Untersuchungsmethoden: Die Vergrößerung der Milz ist meist so ausgesprochen, daß die Palpation völlig ausreicht sie festzustellen. Sie wird als die Methode der Wahl bei Neugeborenen bezeichnet, welche bei ihnen den Oberflächenzustand, Änderungen der Ränder und des unteren Poles, Beweglichkeit und Verlagerung des Organes zu konstatieren erlaubt. MARFAN empfiehlt, das Kind auf die rechte Seite zu legen, seinen linken Oberschenkel mit der linken Hand zu nehmen und auf den Bauch zu bringen, während die rechte Hand (mit leicht hakenförmig gebeugten Fingern) im linken Hypochondrium in Richtung der mittleren Axillarlinie eindrückt. JEANSELME und SCHULMANN empfehlen bei Säuglingen sogar, dem Kinde die linke Brust reichen zu lassen, wodurch Abwehrreflexe vermieden werden, und dann den linken Schenkel gegen den Bauch zu beugen.

Klinik. Die Palpation der Milz gelingt häufig vor der ersten Eruption, meist während derselben und auch in den latenten Stadien zwischen den einzelnen Eruptionen (PEISER). Fehlt der Milztumor in den ersten Tagen, so taucht er nach Ansicht von MORO doch früher oder später einmal — wenn auch nur für kurze Zeit — auf, so daß er einem aufmerksamen Beobachter wohl kaum jemals entgeht. Schon GEE (1867) hatte darauf hingewiesen, daß ohne Haut-, Schleimhaut- oder Knochenerscheinungen die syphilitische Infektion sich allein durch Milzhypertrophie und Anämie manifestieren könne; JEANSELME und SCHULMANN haben diese *monosymptomatische Milzvergrößerung* (MARFAN: forme spléno-mégalique de la syph. héréd.) bei Kindern, die schlecht gedeihen, besonders hervorgehoben. Meist ist sie allerdings mit universeller Drüsenschwellung (Polyadenitis) vergesellschaftet, oft auch mit Leberschwellung (CHAUFFARD: syph. héréd. à forme spléno-hépathique). Die begleitende Anämie kann zuweilen den ausgesprochenen Charakter einer Anaemia pseudoleucaemica annehmen. In letzter Zeit hat L. F. MEYER die *Perisplenitis* als gut verwertbares Frühzeichen der Syphilis angegeben, die PARROT (1879) und BAGINSKY (1879) bekannt war und anatomisch aus frischen fibrinösen Auflagerungen auf der Milzkapsel besteht, die sich in der Palpation durch ein eigenartiges, feines Knirschen und Knistern (*Schneeballknistern*) kundtun. Unter 46 Fällen gelang MEYER in den letzten Jahren 12mal der klinische und öfters auch anatomisch bestätigte Nachweis der Perisplenitis. Einen weiteren Fall von fühlbarem Pergamentknittern am unteren Milzpol und hörbarem Reibegeräusch (neben PARROTscher Pseudoparalyse, Drüsenschwellungen, Milztumor) sah SOUCEK.

Nach MEYER ist dieses Symptom nur *wenige Tage* hindurch nachzuweisen: es tritt meist gleichzeitig mit der Eruption des Exanthems oder mit den ersten wahrnehmbaren spezifischen Veränderungen auf, aber es verschwindet sehr rasch, gewöhnlich schon nach 3—4 Tagen, spätestens nach 10 Tagen, lange bevor die übrigen Zeichen der Syphilis geschwunden sind. Das Auftreten der knisternden Reibegeräusche ist eng gebunden an den anatomischen Vorgang der fibrinösen Exsudation auf der Milzkapsel; sobald regressive Veränderungen eintreten und eine fibröse Schwarte sich bildet, lassen sich die Reibegeräusche nicht mehr wahrnehmen. Die palpierende Hand muß eingestellt sein auf Wahrnehmung eines Reibens oder Knisterns, das ungefähr dem bei Hautemphysem entspricht und auch durch Auskultation wahrnehmbar sein kann.

Der Milztumor allein wird als wichtiges Zeichen kongenitaler Syphilis angesehen. Marfan nahm ihn früher allein als Indikation zu spezifischer Behandlung. Nach Moro kommt, von seltenen Zufällen abgesehen, bei einem gut palpabeln harten Milztumor in den ersten drei Monaten vor der Blütezeit der Rachitis kaum etwas anderes in Betracht als Syphilis oder Tuberkulose. Auch uns muß er mahnen, alle modernen Mittel der Syphilisdiagnose anzuwenden (Wa.R., eventuell Lumbalpunktion der Mutter. Wa.R. des Kindes zu wiederholten Malen, Drüsenpunktion, Lumbalpunktion).

Gewicht. In dem Maße wie das Gewicht der Milz steigt, nimmt sein Anteil am Körpergewicht zu. Zeppel hatte diesen Anteil auf 1 : 97,2 bei syphilitischen Neugeborenen gegenüber 1 : 346,3 bei gesunden angegeben. Nach Parrot beträgt das Verhältnis bei einem syphilitischen Kinde von 6 Tagen 1 : 83, von 3 Monaten 1 : 92, von 10 Monaten 1 : 116, von 12 Monaten 1 : 56. Er gibt folgende Tabelle:

Mittelgewicht (in Gramm)	bei Gesunden	bei Syphilis
5—10 Tage nach der Geburt .	7,1	38,—
10—20 ,, ,, ,, ,, .	9,3	34,18
40—45 ,, ,, ,, ,, .	—	21,30.

Das Gewicht wird demnach bei Syphilis allmählich kleiner; nach ihm beträgt das Milzgewicht bei Syphilis vom 10.—20. Monat nur mehr 34 g. Zu bemerken ist, daß seine Anfangszahlen auffallend hoch erscheinen. Eine noch größere Tabelle über das Verhältnis des Milzgewichtes zum Körpergewicht bei syphilitischen und nichtsyphilitischen totgeborenen bzw. macerierten Früchten gab Ruge. Birch-Hirschfeld (1880) fand bei 92 syphilitischen Neugeborenen ein mittleres Milzgewicht von 14 g (statt normal 9 g) bei einem mittleren Körpergewicht von 2027 g, also ein Milzgewicht von 0,7% (statt normal 0,3%) des Körpergewichtes. Die Extreme bewegten sich bei ihm zwischen 0,4 und 1,5%. Als bedeutendstes Gewicht fand er 40 g. Lubarsch stellte Gewichte von 55—60 g fest, Hickel 60 g, Ziegler 100 g. Ich konnte bei einem 7 Wochen nach der Geburt verstorbenen Kinde mit einem Gewicht von 3620 g ein Milzgewicht von 115 g feststellen. R. Hecker berechnete das Gewichtsverhältnis bei syphilitischen Neugeborenen auf 1 : 108 statt 1 : 360 (bei normalen Totgeborenen), bei Kindern, die gelebt hatten, fand er den Unterschied nicht so ausgesprochen, 1 : 198 statt 1 : 325. Heutzutage wird meist eine Gewichtserhöhung auf das Doppelte angenommen; Lubarsch (b) fand als Durchschnittsgewicht der syphilitischen Milzen 22 g. Als *normale Gewichte* nennt Frerichs beim Neugeborenen 8 g, nach 8 Tagen 9 g, nach 4 Monaten bis zu einem Jahr 20 g, nach 5 Jahren 100 g, Robert bei der Geburt 10 g, nach 6—12 Monaten 20 g, bis 5. Jahr 80—100 g, bei Erwachsenen 200 g. Schridde hat darauf hingewiesen, daß das Milzgewicht schon bei normalen Säuglingen in weiten Grenzen schwankt (Hermann: zwischen 4 und 27 g). Nach ihm können deshalb, falls nicht eine sehr starke Vergrößerung vorliegt, allein die *mikroskopische Untersuchung* und andere sichere syphilitische Organveränderungen entscheiden, ob tatsächlich syphilitische Milzvergrößerung vorliegt. Endlich ist auf Status thymo-lymphaticus zu achten.

Pathologische Anatomie. Wenn auch eine Vergrößerung auf das Doppelte die Regel bildet, kommen doch Ausnahmen vor (so vermißte Hochsinger in 2 Fällen jede Spur einer Vergrößerung). Die Konsistenz ist vermehrt, die Beschaffenheit derb, hart. Vielfach besteht Hyperämie. Die Follikel sind klein (R. Hecker, Gierke), häufig durch eine Zunahme des Follikelbindegewebes eingeengt, in einem Falle Hickels waren sie in der 60 g schweren Milz eines Neugeborenen mit Fibroblastose und myeloischer Reaktion verschwunden. Paris und Salomon sahen neben Fällen mit kleinen Follikeln verschiedene mit Hyperplasie; auch Kimla sah hyperplastische Follikel mit ungewöhnlich großen Proliferationszentren. Die Abbildung, welche Hellmann von einem Sekundärfollikel aus der Milz eines unmittelbar nach der Geburt an kongenitaler Syphilis verstorbenen Kindes bringt, zeigt vorwiegend Zellzerfall und Ödem. So gewinnt man in Übereinstimmung mit den Fetalbefunden den Eindruck, daß ebenso wie bei den Lymphdrüsen kongenital Syphilitischer der lymphatische Apparat oft schwächer reagiert als bei Erwachsenen, daß aber diese Reaktion individuellen Schwankungen unterliegt. Daß ganz allgemein die eigentlichen Lymphknötchen der Milz von echten Plasmazelleneinlagerungen so gut wie frei bleiben, selbst bei ausgebreiteten Plasmazellenanhäufungen der Pulpa, hat letzthin ASCHOFF (b) als allgemein bekannt noch einmal hervorgehoben. Nach meinen Untersuchungen an allerdings formalinfixiertem Material möchte ich in der Außenzone der Follikel bei kongenitaler Syphilis ihre Anwesenheit nicht ablehnen und weitere Nachprüfung empfehlen. Das Gerüstwerk zeigt die Zeichen einer diffusen interstitiellen, zunächst zelligen Entzündung (PARIS und SALOMON: mit Bildung von Makrophagen), später einer mehr fibrösen Entzündung; es ist verbreitet, deutlich vorspringend (PARROT: sclérose diffuse). YOKOO fand eine Proliferation der verdickten und geschlängelten *Gitterfasern*. Auch die *Gefäßwandung*, besonders der Follikelarterien, ist verdickt, zunächst zellig infiltriert, später fibrös; das Lumen eingeengt bis zur *Endarteriitis obliterans* (schon R. MÜLLER, PAULOW bekannt; letzterer sah Hämorrhagien infolge Gefäßwandschädigung). KIMLA sah ausgedehnte und multiple *Infarktnekrosen* submiliarer und miliarer Größe neben florider Syphilis des Mundes. In einem der keilförmigen Infarktherde fand sich an der Spitze in der Wand der zugehörigen Arterie eine begrenzte Nekrose mit einer mächtigen entzündlichen Reaktion, die bis in die Intima reichte, und im Lumen an derselben Stelle eine Thrombose. KIMLA hält solche infarktförmigen Herde mit Perisplenitis für charakteristisch für Syphilis. Die Pulpa ist zunächst zellreich, hyperplastisch, zeigt bei längerer Infektion (PARIS und SALOMON) *myeloide Umwandlung* (kernhaltige rote Blutkörperchen, Myelocyten), die nach SCHRIDDE stets in geringerer oder größerer Ausdehnung anzutreffen ist. Die Sinusendothelien sind gequollen und gewuchert (PARIS und SALOMON, KIMLA). In den Pulpazellen (Makrophagen) ist vielfach und seit langer Zeit eine Anhäufung von körnigem braunen Pigment (R. HECKER, BIRCH-HIRSCHFELD, PARIS und SALOMON) neben Fettentartung (BIRCH-HIRSCHFELD) beschrieben worden. STEPHANI wies nach, daß es sich um *Hämosiderin* handelt, das sie bei Syphilis congenita unter 12 Fällen 10 mal sah, am reichlichsten in 2 Fällen von Frühgeburt und 2 weiteren, die durch Ernährungsstörungen kompliziert waren. Sie läßt die Frage offen, ob diese hochgradige Hämosiderinablagerung durch erhöhten Blutzerfall oder zellschädigende Momente bedingt ist, die der Zelle die Fähigkeit nehmen, die Blutzerfallsprodukte wieder abzugeben. Nach LUBARSCH (b) sind Hämosiderinablagerungen nicht selten auch in den Lymphknötchen der Milz nachzuweisen. Ich fand zuweilen reichlich Pigment, auch ohne Eisenreaktion. Schließlich kommt es zu einer Verringerung der lymphocytären Elemente und der Pulpa. Immerhin dürfte keine schematische Darstellung der großen Mannigfaltigkeit entsprechen, welche die Vorgänge in der Pulpa in ihrem oft bunten Nebeneinander aufweisen. So hebt auch LUBARSCH (b) hervor, daß es durchaus nicht richtig sei, die so häufige Vergrößerung der Milz bei Syphilis auf eine Bindegewebswucherung zurückzuführen, geschweige denn von einer „interstitiellen" (oder produktiven) Splenitis zu sprechen. Er unterscheidet unter den Veränderungen der Milz bei angeborener Syphilis folgende Gruppen: 1. Vergrößerungen und Verhärtungen der Milz, denen deutliche Wucherungsvorgänge am Stützgewebe der Milz *nicht* entsprechen, sondern wo höchstens eine *Zunahme der lymphatischen Bestandteile* und *eine ausgesprochene Stauungsblutüberfüllung* besteht. 2. *Milzvergrößerungen* und *-verhärtungen*, bei denen *Verdickungen der Reticulumfasern und Verbreiterungen des Trabekelbindegewebes* vorhanden sind, bald verbunden mit Kapselverdickungen, bald ohne diese, aber *ohne irgendwelche Anzeichen entzündlicher Vorgänge*, so daß auch keine starke Ansammlungen oxydasehaltiger Zellen in Pulpa oder gar Lymphknötchen bestehen. Hiermit sind öfters auch Veränderungen der Blutgefäße verbunden [HECKER: „kleinzellige Infiltration" der mittleren Arterien und Venen, BAUMGARTEN: granulierende Meso- und Endoarteriitis, LUBARSCH selbst: granulierende oder produktive Veränderungen vorwiegend an den Trabekelarterien und -venen, wobei besonders Vermehrungen des perivasculären Bindegewebes beobachtet werden und die neugebildeten Spindelzellen oft Sitz von Lipoidablagerungen sind (s. Abb. dort)]. Die sog. kleinzelligen Infiltrate wie sie Hecker beschreibt, fand Lubarsch fast immer auf die Adventitia der Lymphknötchenarterien beschränkt und möchte sie schon deswegen nicht für „kleinzellige Infiltrate" im Sinne entzündlicher Veränderungen halten, sondern lediglich für eine stärkere Lymphocytenwucherung *in den Knötchen,* die bis an die Arterienwand reicht. Ausgesprochene syphilitische oder gar obliterierende Endarteriitis hat Lubarsch nur ganz außerordentlich selten gefunden (einmal mit anämischem Infarkt mit stark hämorrhagischer Randzone). Lubarsch unterscheidet 3. *Milzvergröße- rungen mit starker Beteiligung der Lymphknötchen* (früher von Beer als „follikel- artige Hyperplasie" beschrieben und als „beginnende Syphilome" gedeutet). Lubarsch hat unter seinem Material nur 35 ausgesprochene derartige Fälle gefunden, ganz vorwiegend bei solchen Kindern, die einen Monat und darüber gelebt hatten, nur 9 mal bei solchen, die tot zur Welt kamen oder 1—16 Tage nach der Geburt gestorben waren. Die Herde waren durchaus nicht immer nachweisbare Lymphknötchen mit Arterien, sondern großzellige Herde, die am meisten wohl Keimzentren ähnelten, aber öfters ganz unregelmäßig und ohne Beziehung zu Arterien eingesprengt waren. Nach Lubarsch enthalten die großen protoplasmareichen Zellen häufig Lipoide, zwischen ihnen sind auch, wenn meist auch nur in geringer Menge, Leuko- und Lymphocyten eingelagert, während Reticulumzellen meist fehlen. Daneben sind oft breite und zellreiche Trabekel vorhanden. Die 4. von Lubarsch abgegrenzte *gummöse Form* soll weiter unten ihre Besprechung finden. *Amyloid* der Follikel (Sagokornform), sowie der Pulpa (diffuse Infiltration) sah Fraser je einmal. Robert beschrieb bei einem 18 Monate alten Kinde beginnende Amyloidbildung in der Adventitia der Arterien. An der *Oberfläche* findet sich oft eine mit Leukocyten durch- setzte lockere, fibrinöse *Perisplenitis* mit mehr oder minder fortgeschrittener Organisation (Lubarsch: nur wenn die Kinder länger als 8 Tage gelebt haben), später kommt es zu festeren schwartigen Verdickungen, eventuell mit Ver- wachsungen zwischen der Milz und den benachbarten Organen [näheres darüber bringen L. F. Meyer und Lubarsch (b)]. Nach Lubarsch (b) ist die fibrinöse Perisplenitis mitunter nur eine Teilerscheinung einer allgemeinen fibrinösen Bauchfellentzündung, so daß man auch zwischen und auf den Darmschlingen gleichartige fibrinöse Beschläge und einige Kubikzentimeter mit Fibrinflocken und -fäden untermischter ziemlich klarer Flüssigkeit in der Bauchhöhle findet. Ein subkapsuläres Hämatom wurde von Bartel und Stein (Fall 1) gesehen.

Spirochätenbefunde. Der Nachweis des syphilitischen Virus, wie er tier- experimentell durch Neisser, Siebert und Schucht (1 Monat altes kongenital- syphilitisches Kind, Primäraffekt bei Cynocephalus babuin), später von Saku- rane geführt worden war, gelang kurz nach der Entdeckung der Spirochäten durch Färbung der Erreger im Ausstrich (Buschke und Fischer, Levaditi, E. Hoffmann und Brönnum). Immerhin scheint der Mangel an Lymphgefäßen in der Milz es zu bedingen, daß die Ergiebigkeit im Ausstrich hier weit mehr als in anderen Organen von dem Zustand der Spirochätenverteilung im Blut abhängt. Ist die Spirochätensepsis abgeklungen, dann finden die Spirochäten in der Pulpa ihren Untergang und sind nur mehr im Gewebe verankert zu finden: der Ausstrich bleibt oft negativ. So fanden im Ausstrich wenige oder keine Spirochäten gegenüber reichlichen der Leber Reischauer, Huebschmann, Babes und Panea (3 Spirochäten in der Milz auf 10 in der Leber bzw. den Drüsen), Beitzke (Ausstrich der Leber in 9 Fällen positiv, in 7 negativ, dagegen in der Milz nur in 4 positiv und in 12 negativ), Levaditi und Sauvage sowie HEDRÉN (bei 8 Fällen Leber bei Versilberung und im Ausstrich 8 mal positiv, Milz bei Versilberung 7 mal, im Ausstrich 5 mal). An Hand eines Falles hatten BUSCHKE und FISCHER diese Überlegenheit der Schnittmethode frühzeitig hervorgehoben. Eingehendere Untersuchungen über die Beziehungen der Ergiebigkeit der Abstrichmethode zu dem Vorliegen infektiöser Manifestationen an Haut und Schleimhäuten stehen noch aus, dürften aber, soweit die bisher vorliegende Kasuistik Schlüsse erlaubt, das Gesagte bestätigen. Meist findet man in Silberpräparaten die Erreger in der größten Menge in der *Wand der Blutgefäße* (VERSÉ, LEVADITI und SALMON, GIERKE, LÖWY), dabei sind die *Follikelarterien*, vielleicht aus Gründen des leichteren mechanischen Hängenbleibens, zuweilen bevorzugt (LEVADITI). Ihr Vorkommen im *Lumen der Blutgefäße* ist aus den angeführten Gründen beschränkter, von BUSCHKE und FISCHER (Abb.), LEVADITI und LÖWY beschrieben. Auch die weitere Umgebung der Gefäße, die *Trabekel* sind oft spirochätenhaltig, zeigen mitunter sogar eine außerordentlich starke Spirochäteninvasion (BUSCHKE und FISCHER). Zwischen den *Lymphocyten eines Follikels* sind Spirochäten nur von VERSÉ beschrieben worden. Kreisen die Spirochäten im Blute, dann sind sie selbstversändlich auch in den Sinusräumen der Milz und in den ungebahnten Blutwegen der Pulpa zu finden. Lange scheinen sie sich dort aber nicht zu halten, so daß ihre Zahl dort nur beschränkt ist (GIERKE, HEDRÉN); nur FROHWEIN fand sie auch hier zahlreich. Auch körnig zerfallene Untergangsformen (HEDRÉN, E. HOFFMANN, Abbildung bei WERSILOWA), Fragmente in Leukocyten (FROHWEIN) und Makrophagen sind beschrieben und deuten darauf hin, daß Phagocytose und sonstige Veränderungen der Spirochäten vorkommen. HEDRÉN, der seine Erfahrungen an 15 Fällen totgeborener syphilitischer Kinder sammelte (in 12 Fällen Spirochäten, 3 mal äußerst zahlreich, 4 mal sehr reichlich, nur 2 mal spärlich), hebt auch in der Milz die *herdweise Anordnung* hervor, wenn sie hier auch nicht so ausgesprochen sei wie in der Leber. Auch RIBADEAU-DUMAS und POISOT fanden bei einem 13 Tage alten Kinde die Spirochäten in der Leber diffus, in der Milz nur stellenweise in embolischen Herden. Ausbreitung, Vermehrung und Untergang aller Erreger sind ja in der Milz ganz besonders wechselnden Bedingungen unterworfen, die mit dem Immunitätszustande zusammenhängen und innerhalb des Gewebes verschieden sind, d. h. also zeitlich und örtlich sich ändern. In den zunächst fibrinösen, später bindegewebigen Milzkapselauflagerungen wurden Spirochäten bisher nicht gefunden. Nur *unter* der Kapsel fanden sich, wie LUBARSCH (b) erwähnt, in einigen Fällen am stärksten im Gebiete der herdförmigen Auflagerungen reichliche Spirochätenansammlungen. Aber auch nach ihm bestand im ganzen *kein* Parallelismus zwischen Spirochätenbefunden und Perisplenitis, wenn er auch annimmt, daß die Kapselentzündungen mit einer uns noch unbekannten Lebenstätigkeit der Spirochäten in Zusammenhang steht.

Gummöse Prozesse.

Größere Gummen.

Gummöse Knoten in der Milz syphilitischer Neugeborener sind ausgesprochen selten; HASLUND fand sie unter 154 Fällen, CASTENS sogar unter 791 Fällen je einmal. LUBARSCH (b) unter 502 Fällen nur in 2 Fällen, von denen der eine nicht ganz sicher ist. LUBARSCH macht darauf aufmerksam, daß wie in den meisten anderen Organen bei der *angeborenen* Syphilis die Gummen zellreicher zu sein pflegen als bei Erwachsenen und eine richtige aus kollagenem faserreichen Bindegewebe bestehende Kapsel zu fehlen pflegt. Mit zunehmendem Alter (s. S. 110) scheinen umschriebene gummöse Herde nicht ganz so selten mehr zu sein.

Miliare Gummen.

Unter dieser Bezeichnung werden in der Literatur Veränderungen beschrieben, die an Größe sehr wesentlich voneinander abweichen. Einmal handelt es sich um die linsen- bis erbsengroßen Bildungen, wie sie von Virchow (1865) als miliare Gummata bezeichnet worden sind und von Baumgarten (1884) genauer beschrieben wurden. Andererseits werden hierunter die miliaren, nur mikroskopisch wahrnehmbaren Herdbildungen verstanden, die von sehr geringer

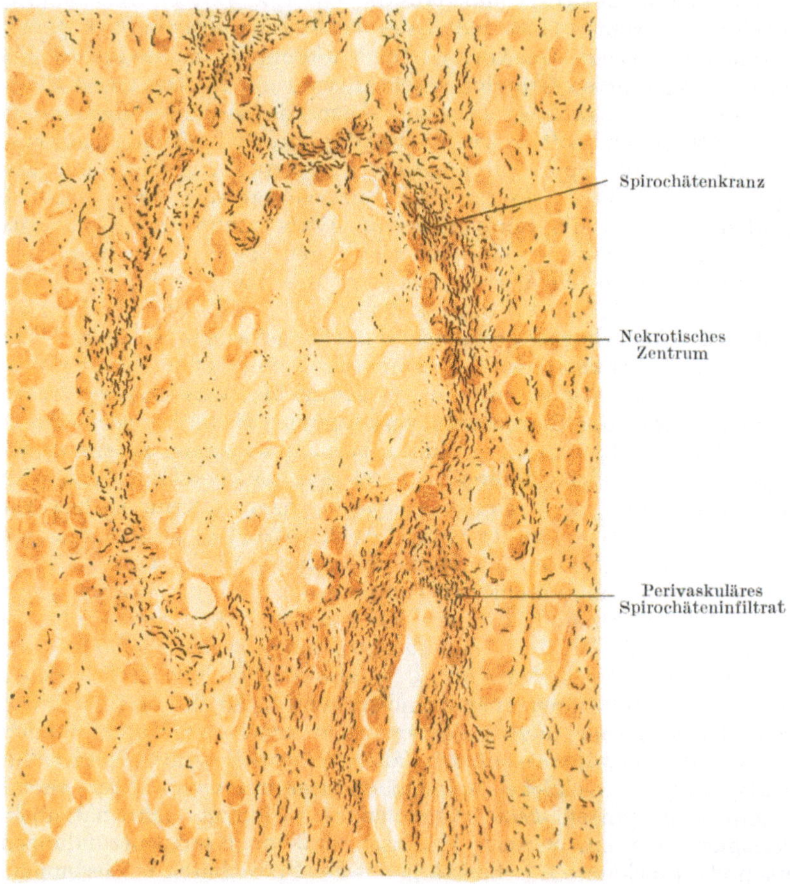

Abb. 5. Milz eines 1jährigen kongenitalsyphilitischen Kindes. (Material von Herrn Geh.-Rat Aschoff überlassen. Von mir nach Jahnel versilbert. Vergrößert 570fach.) Spirochätenkranz um nekrotisches Zentrum (Miliarnekrose, „miliares Gumma" Virchows, „Miliarsyphilom" Wagners).

Größe sind und das befallene Milzgewebe so dicht durchsetzen, daß sie in jedem Schnitt eines etwa linsengroßen Bezirkes zu mehreren zu finden sind. Die erstere Form sah Rendu (1870) bei einem Kinde von $1^1/_2$ Monaten (erbsengroße Miliargummata, die an der Oberfläche durchschimmerten; mikroskopisch runde und granulierte Zellen); Baumgarten fand diese halblinsengroßen submiliaren Knötchen bei einem am Ende des 8. Monats geborenen, wenige Tage nach der Geburt verstorbenen Kinde neben Epiphysensyphilis und miliaren Lebersyphilomen; die Milz war auf 12 g (statt 5—6 g) vergrößert, von entschieden vermehrter Konsistenz, ohne Amyloid. Im Gegensatz zu Birch-Hirschfeld, welcher miliare Syphilombildung von einer umschriebenen Wucherung in den Milzarterienscheiden ableitete, möchte BAUMGARTEN eine gleichzeitig vorhandene granulierende Meso- und Endarteriitis der mittelgroßen Arterien mit der miliaren Syphilombildung nicht in Zusammenhang bringen, zumal die Gummen in der Milzpulpa lagen. Die Follikel bei dem nicht ausgetragenen Kinde waren nicht völlig entwickelt.

In letzter Zeit sind die nur mikroskopisch wahrnehmbaren Herdbildungen vorzugsweise untersucht worden. Nachdem ASCHOFF (1913) zeigte, daß die spezifisch miliaren Herdbildungen der kongenitalen Syphilis häufig einen akut entzündlichen abszeßartigen Charakter haben, während echte Granulome, wie sie die VIRCHOWsche Definition verlangt, viel seltener sind, und MARCHAND (1896) eine von SIMMONDS und LUBARSCH bestätigte Form besonderer miliarer Nekrosen ohne wesentliche Rundzellenanhäufungen abgrenzte, hat SCHNEIDER (1921) zu zeigen versucht, daß diese drei Formen spezifisch syphilitischer miliarer Herdbildungen 1. die Miliarnekrose, 2. die abszeßartigen Miliarherde, 3. echte Miliargranulome pathogenetisch auf die gleiche Ursache zurückzuführen sind und hat deshalb als zusammenfassende Bezeichnung für sie auf die alte WAGNERsche Benennung aus dem Jahre 1864 der „*Miliarsyphilome*" zurückgegriffen. Es entstehen nach ihm diese Bildungen aus einer Verdichtung perivasculärer Spirochätenschwärme zu zentralen Spirochätennestern mit Ausläufern in die Umgebung und einer Gewebsreaktion wechselnder Art, wobei an der Peripherie der Spirochätenrasen Lymphocyten und Leukocyten sich sammeln und es zu einer Nekrose im Zentrum kommen kann. Im Innern einsetzende Degeneration und körniger Spirochätenzerfall führen zu Bildern von Spirochätenkränzen im Schnitt, wie ich es aus der Milz eines einjährigen Kindes abgebildet (Abb. 5) habe. Die Mehrzahl der Fälle betrifft schwere Syphilisinfektionen, besonders häufig syphilitische Totgeburten. SCHNEIDER konnte den Befund in 50% seiner Fälle erheben, am häufigsten in der Leber, demnächst Nebennieren, Milz, Knochenmark, Lungen, Lymphdrüsen. Auch E. HOFFMANN, der diese Miliarsyphilome in der Leber fand, hält sie nicht für echte Gummen. Die Auffassung SCHNEIDERs blieb nicht unbestritten; STERNBERG, später KURZ wandten ein, daß die Spirochäten meist ziemlich diffus verteilt seien, was meinen obigen Ausführungen über ihr herdweises Auftreten widerspricht, sowie daß sie häufig, auch bei vorhandenem Miliarsyphilom, Spirochäten kaum gefunden hätten; auch dieser Einwand gegen den Zusammenhang von Spirochätennestern und Miliarsyphilomen erscheint mir wenig stichhaltig.

Die Anaemia pseudoleucaemica infantum.

Wegen der von v. JAKSCH (1889), HAYEM (1889) und seinem Schüler LUZET abgegrenzten Anaemia pseudoleucaemica infantum (HIRSCHFELD: Anaemia splenica infantum, Anaemia gravis cum leucocytosi, Anaemia pseudoperniciosa infantum) sei auf die hämatologischen Lehrbücher (NAEGELI, HIRSCHFELD) verwiesen. Hier soll nicht näher auf die dabei vorkommenden Änderungen des Blutbildes (Normoblasten, Megaloblasten und Megalocyten, Leukocytose) eingegangen werden; sie sind Zeichen dafür, daß intensive Reizwirkungen auf die blutbildenden Organe zu starker erythropoetischer Funktion (Erythroblastose) und intensiver leukopoetischer Tätigkeit (Leukocytose) geführt haben (NAEGELI). Meist entwickeln sich in den ersten Lebensmonaten hochgradige gelbliche Blässe, Zeichen schwerer Anämie und Zunahme des Leibesumfanges; neben einer geringeren Schwellung der Leber steht der größere, mitunter ganz enorme Milztumor im Vordergrunde des klinischen Bildes. Ätiologisch kommen Rachitis, Syphilis, gastrointestinale Störungen, Ernährungsfehler in Betracht, so daß, wie Naegeli es ausdrückt, durch verschiedene Reize dieselbe biologische Reaktion der blutbildenden Organe wachgerufen werden kann; er hält die Anaemia pseudoleukaemica infantum für eine biologische, in dieser Weise nur in den ersten Lebensmonaten mögliche Variante einer beliebigen sekundären Anämie. Für die syphilitische Ätiologie sprechen Fälle von Baginsky (mit intensiver Eisenreaktion in Milz, Knochenmark, Leber, Lymphdrüsen), Loos, Bloch; schon 1905 nannte Robert weiter diejenigen von Chauffard, Epstein, Fischl, Ehrlich, Laqueur und Pinkus, M. E. Lenoble, Marcel Labbé und A. Delille. In letzter Zeit fand de Stefano (1922) als Ursache der kindlichen lienalen Anämie 13 mal Syphilis, 6 mal Syphilis und Tuberkulose und nur 2 mal Tuberkulose. Er denkt bei Syphilis entweder an Lokalisation in den hämopoetischen Organen oder an hereditäre Dystrophien des hämopoetischen Systems. *Pathologisch-anatomisch* wird die große Milz als ziemlich derb, dunkelrot geschildert, die Malpighischen Follikel sind nicht deutlich zu erkennen oder reduziert; auch zahlreiche, tief kirschrote, vergrößerte Lymphknoten sind wiederholt beschrieben. *Histologisch* handelt es sich um eine Wucherung von erythropoetisch-myeloischem Gewebe unter Veränderung der Follikel der Milz; sie entspricht dem myeloischen Gewebe, das in den befallenen Lymphdrüsen gefunden wurde und stellt eine wiedererwachte Tätigkeit myelogener Herde dar, wie sie nur dem jugendlichen Organismus eigen ist und außer in der Milz und Leber in Pankreas, Thymus, Nieren, Nebennieren und anderen Organen gefunden wurde. Ausstrichpräparate der Organe zeigen Normoblasten, Megaloblasten, neutrophile und eosinophile Myelocyten. Lubarsch (b) bezeichnet das Vorkommen *myeloischer Veränderungen,* oxyphil gekörnter Leukocyten und Plasmazellen in der Milz, verglichen mit Nieren und Nebennieren bei angeborener Syphilis als recht selten.

Eine Verminderung der myeloischen Reaktion unter der Behandlung sahen Brunart und Lemoine sowie Marcel Labbé (zit. nach Robert). Ich habe die Erkrankung bereits hier bei der Syphilis der Neugeborenen besprochen; meist entwickelt sie sich aber erst in den ersten oder nach den ersten Lebensmonaten. Kaufmann beschreibt sie mit Rücksicht auf die mit der Anämie einhergehenden Ödeme als *Hydrops universalis congenitus,* wobei die normale Struktur der Milz verloren geht, die diffuse oder aus größeren und kleineren Herden zusammengesetzte Zellmasse, ohne Follikel, aus myeloischem Gewebe besteht und viel Blutpigment (feinkörnig ohne Eisenreaktion) enthält.

Kombination von Syphilis und Tuberkulose.

Da Gummen in der ersten Lebenszeit kongenital-syphilitischer Kinder entsprechend dem gewöhnlichen Verlauf der Syphilis zu den Seltenheiten gehören, ist bei käsigen Knoten auf das genaueste auf Tuberkelbacillen zu fahnden. Hochsinger sah in 4 Jahren 3 Fälle einer angeborenen Doppelinfektion von Syphilis und Tuberkulose; er selbst hatte in einem Falle (bei einem 3 Wochen alten Mädchen) irrtümlich nach der Sektion die teils knotenförmigen, teils diffus ausgebreiteten verkästen Granulationsherde in den Lungen, der Leber, Milz als syphilitische Produkte demonstriert. Erst die histologische und bakterielle Untersuchung ergab ihm mit unzweifelhafter Sicherheit das ausschließliche Vorhandensein von Tuberkulose in den betreffenden Präparaten (die Milz war auf das 4 fache vergrößert, darin fanden sich ein die untere Hälfte einnehmender großer und zahlreiche im Milzgewebe verstreute kleine Knoten: Tuberkelbacillen positiv, Lymphoid- und Riesenzellentuberkel). In einem anderen Falle verkäsender Mesenterialdrüsentuberkulose (bei einem 11 Wochen alten Mädchen) sah er in der Milz mehrere linsengroße Herde neben einem zentralen haselnußgroßen, käsigen Knoten.

HASLUND zählte unter 154 Kindern mit kongenitaler Syphilis 8 mal neben Hyperplasie mehr oder weniger reichliche Einlagerung miliarer Tuberkel, immer begleitet von Tuberkulose der inneren Organe.

Differentialdiagnose.

Die Differentialdiagnose hat neben den *lymphatischen Leukämien und Pseudoleukämien* die große Zahl *akuter Infektionskrankheiten* zu berücksichtigen, deren Diagnose meist leicht gelingt. Von chronischen Erkrankungen wäre frühzeitig erworbene *Malaria* zu nennen und *Tuberkulose,* die meist keine wesentliche Milzvergrößerung hervorruft. Eine *rachitische* Milzhyperplasie kommt erst in späterem Alter in Betracht; bei dieser Erkrankung kann der deformierte Thorax ein Herabsteigen der Milz (Ptosis) bedingen, weshalb bei der Deutung des Palpationsbefundes Vorsicht am Platze ist. Auch die *seltenen familiären Formen* seien hier erwähnt: die *Splenomegalie* GAUCHERs (Systemerkrankung des reticulo-endothelialen bzw. histiocytären Apparates der blutbildenden Organe, charakterisiert durch das Auftreten großer endothelartiger Zellen, deren Nachweis durch Milzpunktion gelingt), sowie die *Splenomegalie beim familiären und kongenitalen Ikterus (Typus* MINKOWSKI); hier sei ein von EPPINGER und HIRSCHFELD abgebildeter Stammbaum genannt, der auch für diese hereditäre Erkrankung *Syphilis* als möglicherweise bedeutungsvoll erkennen läßt. Auch FURNO hat letzthin die ätiologische Bedeutung der Syphilis hierfür unter Berufung auf HAYEM, E. FOURNIER, CHAUFFARD, HUBER stark betont. Endlich vermag *Kala-Azar* (Nachweis der LEISHMANschen Körperchen im punktierten Milzsaft) eine Splenomegalie hervorzurufen. Ein Fall von *Sarkom* wurde von CLARK beschrieben; im übrigen sind Tumoren äußerst selten. Der BANTIsche Symptomenkomplex kommt erst in späterem Alter vor. Neuerdings glaubt HUSLER gelegentlich *unerklärliche* Milzschwellungen *nichtsyphilitischer gesunder* Säuglinge und Neugeborener beobachtet zu haben.

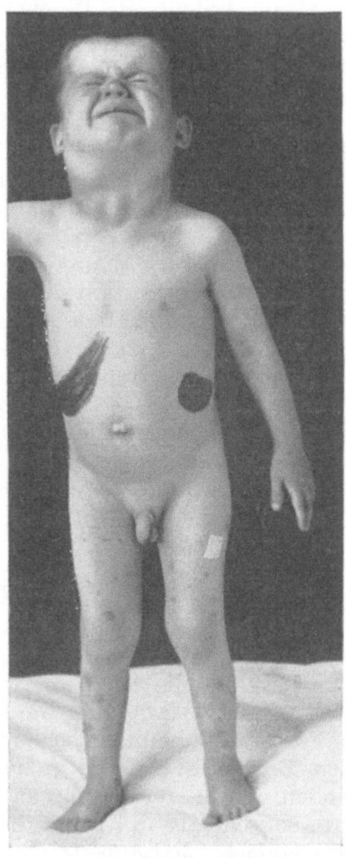

Abb. 6.
Drüsen-, Leber-, Milzschwellung bei S.congenita, zuerst eine Leukämie vortäuschend. Caput natiforme (3 jähr. Knabe).
(Aus FEER: Diagnostik der Kinderkrankheiten. 3. Aufl. Berlin: Julius Springer 1924.)

Das frühe Kindesalter.

Die kongenital-syphilitische Milzschwellung nimmt allmählich ab; zwar scheint es etwas früh gegriffen, wenn PARROT angibt, die Splenomegalie sei bei Kindern nach 4—6 Monaten selten. Immerhin gibt auch MARFAN, der sie mehrmals bei Kindern über einem Jahr sah, zu, daß man sie nach 2 Jahren kaum mehr finde. Wie nun eine Neigung zu Rezidiven durch das ganze frühe Kindesalter bis zum 4., 5. Jahre sich findet, kann auch eine Milzschwellung in diesem Stadium sich ausbilden (HEUBNER). Das ursprünglich in diesem Organ deponierte Virus sowie spezifische Intestinalerkrankungen können diese Rezidiverkrankung hervorrufen und es kann zu diffusen Infiltrationen, Gummen und Endarteriitis kommen. Wie Husler hervorhebt, ist der Beweis für die syphilitische Genese solcher für Syphilis nicht immer charakteristischen Erkrankungen innerer Organe ihre namentlich im Frühstadium sehr deutliche Beeinflußbarkeit durch antiluetische Behandlung. Heubner sah ein $3^1/_2$ jähriges Kind mit Visceralsyphilis in desolatem Zustande mit hochgradigem Ikterus, großem Ascites ($1^1/_2$ Liter entleert) in die Klinik kommen. Bei der Sektion fand sich eine ganz bedeutende Wucherung kleinzelligen Gewebes in den Trabekeln der Milz. Tyson sah bei einem 2jährigen Kinde eine Milzvergrößerung, die bis zum Os iliacum und Nabel reichte. Nach Hg-Behandlung war durch genaueste Perkussion keine Dämpfung mehr festzustellen. Die bei Neugeborenen so seltenen, umschriebenen *gummösen Herde* scheinen im 1. oder 2. Lebensjahre häufiger zu werden und sind in größerer Menge vorkommend als miliare, vereinzelt auftretend als großknotige (bis walnußgroße) Bildungen beschrieben worden. So sah Robert bei einem 18 Monate alten Kinde Stauung und Hämorrhagien der Pulpa, Infiltration und Schwellung der Follikel mit beginnender gummöser Bildung (hanfkorngroße, weiße, opake Knötchen) und leichtem Grad amyloider Degeneration der Adventitia neben skleröser Perisplenitis. Die Entstehung dieser miliaren Syphilombildung wurde ja bereits erörtert. Größere Knoten können *Perisplenitis* hervorrufen, die sich durch eine Schmerzhaftigkeit kundtut, die bei Druck zunimmt; auch Reibegeräusche bei tiefer Inspiration wurden beschrieben. Im Gegensatz zu den Rezidivsymptomen der erworbenen Syphilis wiegen also die Merkmale mit deutlich tertiärem Charakter (Gummen, Gefäßerkrankungen) vor (Zappert). Eine enorme Milzvergrößerung bei *erworbener* Syphilis eines 3jährigen Kindes (Sekundärerscheinungen mit nässenden Papeln) beschrieb Goubeau; unter spezifischer Behandlung trat langsamer Rückgang ein.

Syphilis congenita tarda.

Die im ersten Lebensjahre so häufige syphilitische Milzerkrankung bleibt ebenso wie im frühen Kindesalter auch im Spätstadium selten. Fournier sah nur 15 Fälle, die ein Alter von 7—23 Jahre betrafen, hält aber nur 3 dieser Fälle für sehr beweisend. Die Erkrankung kann sich vom 5. Jahre an entwickeln; das zweite Dezennium scheint bevorzugt zu sein, eine obere Altersgrenze für den Beginn ist schwer anzugeben. Gleichzeitige syphilitische Erkrankungen finden sich in erster Linie an der Leber, ferner an den Nieren, auch die Hutchinsonsche Trias, Infantilismus, Lymphome sind damit vergesellschaftet. Als *einfache Milzhypertrophie*, welche sehr beträchtlich sein kann, aber oft auf entsprechende Behandlung zurückgeht, nennt Zappert die Fälle von A. Fournier, Bartels, Byrom-Bramwell, Calslaw, Mosler, Sand, de Saegher. Oft handelt es sich hier um eine fibröse Induration der Milz; Tissier (1885) fand bei enormer Hypertrophie der Milz und Leber eines 19jährigen Kranken chronisch diffuse, mit reichlicher Bindegewebswucherung verknüpfte interstitielle Entzündung der Leber und Milz. Bellingham-Smith sah einen solchen, die ganze linke Bauchseite einnehmenden Milztumor neben Leberschwellung und positiver Wa.R. bei syphilitischem Infantilismus eines 17jährigen Mädchens von dem Aussehen eines 11—12 Jahre alten Kindes. Neuerdings haben Buttenwieser und Biberfeld über fieberhafte Lebererkrankungen bei Lues tarda im Alter von 10—11 Jahren berichtet, wo die Milz den Rippenbogen um ein bis zwei Querfinger überragte und Fieber bis 40° bestand; sie zitieren analoge Beobachtungen von Mannaberg (Milz überragte den Rippenbogen um 4 Querfinger), Gluschinsky sowie Bär. Unter spezifischer Behandlung erfolgte rasche Entfieberung und Rückgang der Schwellung. Die *Milzgummen* treten klinisch selten in die Erscheinung; sie wurden von GREGORIC bei einem 36jährigen Manne mit kongenitaler Syphilis neben multiplen Gummen, Gaumenperforation usw. in einer durch narbige Einziehungen um das Dreifache verkleinerten Milz gefunden. Als STILL (1898) weitere Befunde von Milzgummen bei einem 6- bzw. 11jährigen Knaben erhob, fand er nur 4 andere (deutsche) Beobachtungen bei Kindern zwischen wenigen Tagen und 7 Jahren.

Amyloid — meist bei schwer kachektischen Individuen — wurde von DOWSE, LASCHKEWITZ, BARTELS, STILL (in einem seiner beiden Fälle), WHITE, CARR gefunden. Endlich kann eine diffuse gummöse Infiltration eine Amyloidosis vortäuschen (LANGWEAD, zit. nach ZAPPERT 1916). Der BANTIsche *Symptomenkomplex* wurde bereits ausführlich bei der erworbenen Syphilis (S. s. 96) besprochen; es wurde die Möglichkeit seiner verschiedenartigen Ätiologie hervorgehoben. Bei der *Syphilis* besitzt die *kongenitale Form* zweifellos die größere Bedeutung. Nach v. PFAUNDLER beginnt die Erkrankung spät, nach dem 5. Lebensjahr und gehört nach seinen Beobachtungen durchweg der kongenitalen Syphilis an. (Alles Nähere s. S. 96—97.)

Schluß.

Am Ende vorstehender Betrachtungen über die Syphilis der Lymphgefäße, Lymphdrüsen und Milz drängt sich die Erkenntnis auf, daß der Abwehrkampf, den der infizierte Organismus gegen den eingedrungenen Feind entfaltet, außerordentlich weitgehend gerade in diesen Organen sich abspielt. Zum Teil beruht das darauf, daß die Spirochäten zunächst Lymphgefäßparasiten (E. HOFFMANN) sind, zum Teil darauf, daß die Milz berufen ist, die in den Blutkreislauf gelangten Erreger zu vernichten, indem sie die „regionäre Lymphdrüse" des Blutes darstellt. STREMPEL und ich konnten zeigen, daß diese ihre Tätigkeit bereits sehr frühzeitig, nach subscrotaler Stückchenimpfung im Tierversuch bereits im Laufe des zweiten Tages eintritt. Wir haben gesehen, wie der Körper — nicht selten in seiner Reaktion um Wochen nachhinkend — immer neue Verteidigungsmittel ins Feld führt: *Verlegung des Weges* (Endothelwucherung bis zur Obliteration), *Phagocytose* (durch Leukocyten, Makrophagen, den reticulo-endothelialen Apparat), biologisch immunisierende *Gegenmittel* (BERGEL) als Zellfunktion der Lymphocyten, Lymphoblasten, lymphocytären und lymphoblastischen Plasmazellen — dafür spricht auch die Keimfreiheit der Keimzentren in den Lymphdrüsen — sowie *serologisch* das lipolytische Ferment, die Agglomeration, Agglutination. Nur selten gelingt es dem Organismus durch Erweichung und Perforation nach außen eine auch nur teilweise Elimination zu erzielen.

Die Gegenwehr der Spirochäten besteht in Massenaufgebot, Bildung von Rezidivstämmen, Abwanderung in die Gefäßwandung und das Bindegewebe mit dem Erfolge, daß sie so sichere Schlupfwinkel erreichen, daß auch das Rüstzeug unserer modernen Therapie (Sa, Bi, Hg, Malaria) ihnen nur schwer zu folgen vermag. Von dort aus vermögen sie den Körper bei günstiger Gelegenheit wie sie Trauma, Entzündung, tuberkulöse und sonstige infektiöse Erkrankungen bieten, von neuem oft mit besserem Erfolge zu überfallen. Wenn es auch dem Körper oft gelingt, die Späterkrankung in unschädlicher Weise zu lokalisieren, so haben wir doch gerade bei den Erkrankungen der Milz gesehen, daß den Spirochäten in der langen Zeitdauer, der zeitlich lange währenden Einwirkung (bei BANTI 8—10 Jahre!) noch ein wirkungsvolles Mittel zu Hilfe kommen kann, dem der Körper auf die Dauer doch noch erliegt. So bestätigt und ergänzt das vorstehende Kapitel für eine Anzahl von Fällen den alten Satz:

Die Syphilis schläft, aber sie stirbt nicht. Für die Zukunft ist zu erwarten, daß die maximale Frühbehandlung es ermöglichen wird, solche Erkrankungen weit häufiger als bisher zu vermeiden oder zu verhüten. Auch ihre Therapie ist durch Wismut und Salvarsan und die Zusammenlegung oder schnelle Folge mehrerer maximaler Kuren weit günstiger gestellt.

Literatur.

(Ältere Literatur vgl. Handbuch von E. Finger, Bd. III, Teil 1, S. 418—419. 1913.)

Abderhalden, E.: Lehrbuch der Physiologie. 1. Teil. 1925. S. 134—139. — Acuña, Mamérto und Raúl Maggi: Bantis kongenitale luetische Ätiologie. Semana méd. Jg. 32, Nr. 30, S. 165—169. 1925. (Spanisch.) Ref. Zentralbl. f. Haut- u. Geschlechtskrankh. Bd. 19, S. 80. — Artom, M.: Le splenomegalie del periodo preroseolico della sifilide. Il dermosifilografo. Jg. 1. April 1926. Ref. Dermatol. Wochenschr. 1926. Nr. 48, S. 1750. — Aschoff, L.: (a) Das reticulo-endothel. System (Lit.). Ergebn. d. inn. Med. u. Kinderheilk. Bd. 26, S. 1. 1924. (b) Die lymphatischen Organe. Beihefte z. Med. Klinik. 1926. H. 1.

Babes, V. und Th. Mironescu: Über Syphilome innerer Organe Neugeborener und ihre Beziehungen zur Spirochaeta pallida. Berl. klin. Wochenschr. 1906. Nr. 34, S. 1119. — Bär: Zit. nach Butterwieser und Biberfeld. Münch. med. Wochenschr. 1920. Nr. 20. — Banti, G.: (a) La splénomégalie avec cirrhose de foie. Semaine méd. 1894. p. 318—319. (b) La splénomégalie hémolytique. Semaine méd. 1912. Nr. 23, p. 265—268. — Barthélémy, T.: (a) Die visceralen Formen der Syphilis hereditaria tarda. Vierteljahrsschr. f. Dermatol. u. Syphilis. Bd. 16, S. 388. 1884. (b) Autopsie de mort-nés syph. hérédit. Soc. de dermatol. et de syphil. 1890. — Beitzke, H.: Über Spirochaeta pallida bei angeborener Syphilis. Berl. klin. Wochenschr. 1906. Nr. 24, S. 781. — Benda: Zit. nach Heinemann. — Benjamin, E.: Erkrankungen des Blutes und der blutbereitenden Organe in M. v. Pfaundlers u. A. Schlossmanns Handbuch der Kinderheilkunde. Bd. 1, S. 783. 1923. — de Beurman et Delherne: L'état de la rate dans la syphilis acq. XIII. congr. internat. de méd. 1900. Section de dermatol. et syph. Paris. — Bloch, R.: Hämatopoëse (vorwiegend Erythropoëse) der Niere bei kongenitaler Syphilis. Virchows Arch. f. pathol. Anat. u. Physiol. Bd. 228, S. 285. 1920. — Boas, K.: Syphilogene Erkrankungen des Magens im Lichte moderner Forschungsergebnisse. Zentralbl. f. Haut- u. Geschlechtskrankh. Bd. 13, S. 51. 1924. — Borrmann: Beiträge zur Thrombose der Pfortader. Arch. f. klin. Med. Bd. 58, S. 283. 1897. — Brönnum: Hospitalstidende. 19. Juli 1905. Zit. nach Brönnum und Ellermann. Dtsch. med. Wochenschr. 1905. S. 1757. — Brönnum, A. u. V. Ellermann: (a) Spirochaeta pallida in der Milz einer syphilitischen Frucht. Hospitalstidende. Nr. 39. Ref. Dtsch. med. Wochenschr. 1905. S. 1730. (b) Spirochaeta pallida in den inneren Organen bei Syphilis hereditaria. Dtsch. med. Wochenschr. 1905. Nr. 44, S. 1757. — Buschke, A. und W. Fischer: (a) Über die Beziehungen der Spirochaeta pallida zur kongenitalen Syphilis nebst einigen Bemerkungen über ihre Lagerung im Gewebe bei akquirierter Lues. Arch. f. Dermatol. u. Syphilis. Bd. 82, S. 63. 1906. (b) Über die Lage der Spirochaeta pallida im Gewebe. Berl. klin. Wochenschr. 1906. Nr. 1, S. 6. (c) Weitere Beobachtungen über Spirochaeta pallida. Berl. klin. Wochenschr. 1906. Nr. 13, S. 383. — Buttenwieser, S. und H. Biberfeld: Fieberhafte Lebererkrankungen bei Lues tarda im Kindesalter. Med. Klinik. 1924. Nr. 47, S. 1649 bis 1653.

Carr: Zit. nach Zappert. 1916. — Casper, L.: Schwere Blasenblutung und Bantische Krankheit. Verhandl. d. dtsch. Ges. f. Biol., 5. Kongr. in Wien. Sitzung vom 29. Septbr. bis 1. Oktbr. 1921. 1922. S. 165—168. Ref. Zentralbl. f. Haut- u. Geschlechtskrankh. Bd. 8, S. 67. — Castens: Zit. nach Herxheimer. Inaug.-Diss. Kiel 1898. — Cauchois: Splénomégalie chronique d'origine pyéthrombosique. Thèse de Paris. Steinheil 1908. — Caussade, G. et G. Levi-Franckel: Un cas de syphil. ayant évolué sous la forme du syndrome de Banti. Bull. et mém. de la soc. méd. des hôp. de Paris. p. 1030—1047. Tome 37, sér. 3, p. 194. — Ceelen: Münch. med. Wochenschr. 1921. S. 666. — Chauffard, A.: Syph. héréd. à forme spléno-hepatique. Semaine méd. 1891. p. 265. — Citron, J.: Die Syphilis. In Kraus u. Brugsch, Spezielle Pathologie und Therapie innerer Krankheiten. Bd. 2. 1919. — Clark: Zit. nach Hazen. Brazil-med. Vol. 30, p. 33. 1916.

Danel, L.: Syph. gastrique ulcéreuse avec splénomégalie. Journ. des sciences méd. de Lille. 5. Déc. 1922. Ref. Ann. de dermatol. et de syphiligr. 1914. Nr. 4, p. 244. — David, A. M. A.: Étude clinique de la splénomégalie dans la syphilis héréditaire précoce. Thèse de Lille. 1903. — Deguy: Zit. nach Robert. — Dentillac, L.: Étude sur la splénomégalie dans les différentes périodes de la syphilis acquise. Thèse de Paris. 1901. — Ducrey: Über einen seltenen Fall von Pharynxstenose infolge konstitutioneller Syphilis nebst einem patholog.-anatomischen Beitrag zur Syphilis der Leber und Milz. Riv. clin. e terapeut. Napoli. 1886. Nr. 11, 12. Ref. Dermatol. Wochenschr. Bd. 6, S. 186. 1887. EBERSON, F.: Dissemination of spir. pall. in experimental syphilis. Arch. of dermatol. a. syphilol. 1921. p. 111. — EISENSCHITZ: Zit. nach HERXHEIMER. Wien. med. Wochenschrift 1873. — ENTZ, B.: Über das Vorkommen der Spirochaeta pallida bei kongenitaler Syphilis. Arch. f. Dermatol. u. Syphilis. Bd. 81, S. 79. 1906. — EPPINGER, H.: Die hepato-lienalen Erkrankungen in Enzyklopädie der klinischen Medizin. Berlin: Julius Springer 1920. — EPSTEIN, E.: Die generalisierten Affektionen des histocytären Zellensystems (Histiocytomatosen). Med. Klinik. 1925. Nr. 40, S. 1501. — EWALD, C. A.: Syphilitische Pfortaderthrombose. Berl. klin Wochenschr. 1906. Nr. 27, S. 911.

FAHR: Zit. nach HERXHEIMER. Studien über Schrumpfnieren und Arteriosklerose der kleinen Organarterien. Frankfurt. Zeitschr. f. Pathol. Bd. 9. 1911. — FEUILLIÉ, E.: Bull. et mém. de la soc. méd. des hôp. de Paris. p. 275. 15. mars 1906. Ref. Ann. de dermatol. et de syphiligr. 1907. p. 205. — FINKELSTEIN: Lehrbuch der Säuglingskrankheiten. Berlin 1921. — FISCHL, R.: Zur Pathogenese der Anaemia infantum pseudoleucaemica Jaksch. Med. Klinik. 1925. Nr. 29, S. 1077. — FLATER, A.: Fieberhafte Leberlues. Med. Klinik. 1926. Nr. 44, S. 1684. — FOURNIER, A.: Syph. héréd. tarda. Übersetzt von K. KÖRBL u. M. v. ZEISSL. Leipzig u. Wien 1894. — FRANÇOIS-DAINVILLE, E. et R. DE BENNE: Tumeurs syphilitiques de la rate. Bull. et mém. de la soc. anat. de Paris. Vol. 18, Nr. 6, p. 280—288. 1921. Ref. Zentralbl. f. Haut- u. Geschlechtskrankh. Bd. 4, S. 285. 1922. FRASER, FR.: The visceral changes in congenital syphilis. Journ. of the Americ. med. assoc. Vol. 77, Nr. 21. 1921. — FROHWEIN, F.: Spirochätenbefunde im Gewebe. Med. Klinik. S. 439. 29. April 1906. — FURNO, A.: Sulla sifilide della milza. Policlinico, sez. med. Jg. 29, H. 3, p. 123—143. 1922. Ref. Zentralbl. f. Haut- u. Geschlechtskrankh. Bd. 5, S. 172. 1922.

GAUCHER et GROUX: Note préliminaire sur l'ictère hémolytique de la syph. sec. Ann. des maladies vénér. 1900. p. 481. — DE GENNES: (a) Syphilis acquise de la rate. Ann. des maladies vénér. Jg. 17, Nr. 9, p. 694—695. 1921. (b) Syphilis acquise de la rate. Thèse de Paris. 1922. — GIERKE, E.: Das Verhältnis zwischen Spir. und den Organen kong.-syph. Kinder. Münch. med. Wochenschr. 1906. Nr. 9, S. 393. — GIFFIN, H. Z.: The treatment by splenectomy of splenomegaly with anaemia associated with syphilis. Americ. journ. of the med. sciences. Vol. 152, p. 5. 1916. Ref. Brit. journ. of dermatol. 1917. p. 67. — GLUSCHINSKY: Zit. nach BUTTENWIESER und BIBERFELD. Lemberger Klinik. Polska gazeta lekarska. 1912. p. 332. — GOUBEAU: Diskussion zu QUEYRAT. Bull. de la soc. franç. de dermatol. et de syph. 1921. — GRENET, H. et J. PEIGNAUX: (a) Presse méd. 1923. p. 101. Ref. Med. Klinik. 1924. Nr. 13, S. 428. (b) Sur un cas de syphilis de la rate. Bull. et mém. de la soc. méd. des hôp. de Paris. Jg. 39, Nr. 37. p. 1756—1762. 1921. Ref. Zentralbl. f. Haut- u. Geschlechtskrankh. Bd. 12. S. 308. — GRENIER: La foie syph. hypersplénomégalique (Lebersyphilis mit starker Vergrößerung der Milz). Thèse de Paris. 1906. Ref. Dermatol. Wochenschr. Bd. 44, S. 149. 1907. — GROUVEN, C. und J. FABRY: Spir. bei Syphilis. Dtsch. med. Wochenschr. S. 1469. 14. Sept. 1905.

HASLUND, A.: Das Verhalten der Milz bei der Syphilis. Hospitalstidende. 1882. Nr. 2 u. 3. Ref. Dermatol. Wochenschr. Bd. 1, S. 58. 1882, sowie Arch. f. Dermatol. u. Syphilis. Bd. 14, S. 346. 1882. — HAZEN, H. H.: (a) Practical observations on syphilis III. Americ. journ. of syphilis. Vol. 6, Nr. 3, p. 425—460. 1922. Ref. Zentralbl. f. Haut- u. Geschlechtskrankh. Bd. 7, S. 101. 1923. (b) Syphilis. St. Louis. 1919. — HEINEMANN, LOTTE: Über den syphilitischen Milztumor mit besonderer Berücksichtigung der internen syphilitischen Erkrankungen. Inaug.-Diss. München 1922. — HELLMANN, T. J.: Studien über das lymphoide Gewebe. Die Bedeutung der Sekundärfollikel. Beitr. z. pathol. Anat. u. z. allg. Pathol. Bd. 68, S. 333, 363. 1921. — HERXHEIMER, G.: (a) Zur Ätiologie und pathologischen Anatomie der Syphilis. Ergebn. d. allg. Pathol. u. pathol. Anat. Bd. 11. 1907. (b) Zur pathologischen Anatomie der Lues congenita (Lit.). Ergebn. d. allg. Pathol. u. pathol. Anat. Bd. 12. 1908. (c) Über das Verhalten der kleinen Gefäße der Milz. Berl. klin. Wochenschr. 1917. Nr. 4. S. 82. — HESS: Zit. nach WÖLFING. — HEUBNER, O.: (a) Die Syphilis im Kindesalter. C. GERHARDT, Handbuch der Kinderkrankheiten. 1896. (b) Lehrbuch der Kinderheilkunde. 3. Aufl. 1911. — HICKEL, P.: Hémopoïèse dans la cortico-surrénale d'un nouveau-né hérédo-syphilitique. Cpt. rend. des séances de la soc. de biol. Tome 1, 1, p. 676. 1921. — HIRSCHFELD, H.: (a) Lehrbuch der Blutkrankheiten. Berlin 1918. (b) Die Erkrankungen der Milz. Berlin 1920. (c) Bluterkrankungen. F. KRAUS u. TH. BRUGSCHS, Spezielle Pathologie und Therapie innerer Krankheiten. Bd. 8. Berlin 1920. — HOCKE, E.: Über ein an den BANTISCHEN Symptomenkomplex erinnerndes Krankheitsbild, wahrscheinlich hervorgerufen durch kongenitale Lues. Berl. klin. Wochenschr. 1902. Nr. 16, S. 359. — HOCHSINGER, C.: (a) Studien über die hereditäre Syphilis. In Beiträgen zur Kinderheilkunde. Neue Folge. Bd. 5. 1898. (b) Über kongenitale Syphilis und Tuberkulose. 4. Kongreß d. dtsch. dermatol. Ges. zu Breslau. 14.—16. Mai 1894. Ref. Wien. med. Presse. 1894. S. 960. —

Hoffmann, E.: (a) Venenerkrankungen im Verlaufe der Sekundärperiode der Syphilis. Arch. f. Dermatol. u. Syphilis. Bd. 73, S. 39, 245. 1905. (b) Nachtrag zu der Arbeit von F. Schaudinn und E. Hoffmann, Über Spirochaeta pallida bei Syphilis. (Berl. klin. Wochenschr. Nr. 22. S. 673. 1905.) Berl. klin. Wochenschr. Nr. 23. S. 726. 5. Juni 1905. (c) Über Syphilisinfektion mit Leichenmaterial. Münch. med. Wochenschr. 1926. Nr. 5, S. 185. — Hubert, G.: (a) Ein weiterer Beitrag zur Häufigkeit der Lues. Münch. med. Wochenschr. 1919. Nr. 13, S. 344. (b) Über die klinischen Grundlagen der latenten und okkulten Syphilis. Münch. med. Wochenschr. 1919. Nr. 13, S. 344. (c) Syphilis der Eingeweideorgane in E. Meirowsky und F. Pinkus: Die Syphilis. Fachbücher für Ärzte. Bd. 9. Berlin: Julius Springer 1923.

Jaksch, v.: Über Leukämie und Leukocytose im Kindesalter. Prager med. Wochenschr. 1890. Nr. 22—23. — Jeanselme, E. et E. Schulmann: (a) Les splénomégalies syphilitiques monosymptomatiques. Journ. méd. franç. Tome 11, Nr. 12, p. 497—500. 1922. Ref. Zentralbl. f. Haut- u. Geschlechtskrankh. Bd. 8, S. 147. 1923. (b) Syphilis tertiaire à prédominance splénique. Bull. et mém. de la soc. méd. des hôp. de Paris. 20 mai 1914. — Jesionek, A.: Syphilis der Milz. Handbuch der Geschlechtskrankheiten. Bd. 3, Teil. 1, S. 411—419. 1913.

Katz, Th.: Über einen Fall von Lebersyphilis mit hochgradiger Verengerung der Vena cava inf. nebst Bemerkungen über den histologischen Nachweis des Salvarsans. Inaug.-Diss. Bonn 1912. — Kaufmann, E.: Lehrb. d. spez. pathol. Anat. — Kimla, R.: Kongenitale latente Hypoplasien der drüsigen Organe bei der kongenitalen Syphilis. Wien. med. Wochenschr. 1905. S. 1541 ff. — Kimura, T.: (a) On the chronic spleen tumor (splenitis fibrosa chronica) due to syphilis. Transact. of the Japan. pathol. soc. Vol. 12, p. 83—86. 1922. Ref. Zentralbl. Bd. 11, S. 158. 1924. (b) On the histological features of chronic spleen tumors due to syphilis. Transact. of the Japan. pathol. soc. Vol. 13, p. 78—80. 1923. Ref. Zentralbl. f. Haut- u. Geschlechtskrankh. Bd. 17, S. 566. 1925. — Kiyono: Zit. nach Epstein. — Kleinschmidt, H.: Der Milztumor in der pädiatrischen Diagnostik. Jahreskurse f. ärztl. Fortbildung. 1926. Nr. 6, S. 13. — Korach, S.: Über viscerale Lues (luische Peritonitis) und luisches Leberfieber. Dtsch. med. Wochenschr. 1924. Nr. 41, S. 1402. — Krause, P.: Diagnostik der Erkrankungen der Verdauungsorgane in P. Krause, Lehrb. d. klin. Diagnostik innerer Krankheiten. — Kritschewski, J. L. und J. S. Méersohn: Über die Zusammenhänge zwischen dem therapeutischen Effekt und dem reticuloendothelialen Apparat. Zeitschr. f. Immunitätsforsch. u. exp. Therapie, Orig. Bd. 47, S. 407—422. 1926. Ref. Zentralbl. f. Haut- u. Geschlechtskrankh. Bd. 22. S. 551.

Labbé, M. et A. Delille: Syph. héréd. précoce avec anémie splénomégalique. Soc. méd. des hôp. 6 févr. 1903. — Le Scornet: Étude clinique de la mégolosplénie dans la première enfance. Thèse de Paris. 1912. — Levaditi, C.: (a) Syph. cong. et Spir. pall. Schaudinn. Cpt. rend. des séances de la soc. de biol. Tome 1, p. 845. 1905. (b) L'histologie pathologique de l'hérédosyphilis dans ses rapports avec le spir. pall. Schaudinn. Cpt. rend. des séances de la soc. de biol. Tome 2, p. 342. 1905. (c) L'histologie pathol. de la syph. héréd. Ann. de l'inst. Pasteur. Tome 20, p. 41. 1906. — Lomer: Zit. nach Heubner. — Lomholt: Ein Fall von visceraler Syphilis mit starker Milzvergrößerung. 4. nordischer Dermatol.-Kongr. in Kopenhagen. 10.—12. Juni 1919. Ref. Dermatol. Wochenschr. Bd. 73, S. 1021. 1921; sowie Zentralbl. f. Haut- u. Geschlechtskrankh. Bd. 2, S. 94. — Loos, Joh.: Die Anämie bei hereditärer Syphilis. Wien. klin. Wochenschr. 1892. Nr. 20. S. 291. — Lossen: Zur Kenntnis des Bantischen Symptomenkomplexes. Mitt. a. d. Grenzgeb. d. Med. u. Chirurg. Bd. 13, S. 753. 1904. — Löwy, K.: Beiträge zur Spirochätenfrage. Arch. f. Dermatol. u. Syphilis. Bd. 81, S. 107. 1906. — Lubarsch, O.: (a) Die Entzündung in L. Aschoff, Lehrb. d. pathol. Anat. 6. Aufl. 1923. (b) Pathol. Anat. der Milz. Handb. d. spez. pathol. Anat. u. Histol. Bd. 1, 2. Berlin: Julius Springer 1927. — Lustgarten, S.: On the subcutaneous glandular affections of the late stage of syphilis (gummous or tertiary bubo or lymphoma). Med. record. 1890. Nr. 2, p. 29. — Luzet: Études sur les anémies de la première enfance etc. Paris: Steinheil 1891.

Macé: La rate du nouveau-né. Thèse de Paris. 1897. — Malaguti, Antonio: Sopra una forma di lue splenica. Giorn. di clin. med. Parma. Jg. 6, H. 10, p. 370—381. 1925. Ref. Zentralbl. f. Haut- u. Geschlechtskrankh. Bd. 19. S. 65. — Mannaberg: Zit. nach Buttenwieser und Biberfeld. Wien. med. Wochenschr. 1902. Nr. 13 u. 14. — Marchand: Zur Kenntnis der sog. Bantischen Krankheit und der Anaemia splenica. Münch. med. Wochenschr. 1903. Nr. 11, S. 463. — Marfan: De l'hypertrophie chronique de la rate dans la syphilis héréd. et de sa haute valeur pour le diagnostic de cette maladie. Rev. mens. des mal. de l'enfance. mai 1903. Ref. Ann. de dermatol. et de syphiligr. 1903. p. 770. — Mauriac, Ch.: Syphilis tertiaire et syphilis héréditaire. Paris 1890. — Menetrier, P.: Foie syph. Gomme et cirrhose, avec hypersplénomégalie. Soc. méd. des hôp. de Paris. 28 juin 1900, Nr. 22, p. 767. — Meyer, L. F.: Die Perisplenitis als praktisch brauchbares Symptom der kongenitalen Lues. Berlin. klin. Wochenschr. 1921.

Nr. 39, S. 1157. — MIERZECKI, H.: La syphilis sur la table d'autopsie. Ann. de dermatol. et de syphiligr. 1924. Nr. 1, p. 14. — MOLLIER: Über den Bau der capillaren Milzvenen (Milzsinus). Arch. f. mikroskop. Anat. 1910/1911. — MORAWITZ, P.: Blut und Blutkrankheiten in E. v. BERGMANN und R. STAEHELIN, Handb. d. inn. Med. 2. Aufl. Bd. IV/1. 1926. — MORO, E.: In L. FEER, Lehrb. d. Kinderheilk. — MÜHLENS, P.: Untersuchungen über Spirochaeta pallida und einige andere Spirochätenarten, insbesondere im Schnitt. Zentralbl. f. Bakteriol., Parasitenk. u. Infektionskrankh., Abt. I, Orig. Bd. 93, S. 675. 1907. — MÜLLER, R.: Beiträge zur pathol. Anat. der Syphilis hereditaria der Neugeborenen. Virchows Arch. f. pathol. Anat. u. Physiol. Bd. 92, S. 532. 1883.

NAEGELI, O.: (a) Blutkrankheiten und Blutdiagnostik. (b) Das Lymphogranulom. Jahreskurse f. ärztl. Fortbildung. 1925. Märzheft, S. 31. — NEISSER, A.: (a) Bericht über die Expedition nach Batavia. Berlin 1911. (b) Die experimentelle Syphilisforschung nach ihrem gegenwärtigen Stande. Verhandl. d. dtsch. dermatol. Ges. 9. Kongr. in Bern 1907. — NEISSER, A., SIEBERT und SCHUCHT: Versuche zur Übertragung der Syphilis auf Affen. Dtsch. med. Wochenschr. 1906. Nr. 13. S. 493. — NEUBERG: Zit. nach HAZEN. New York med. journ. a. med. record. 1912. Jan. 13. — NEUMANN, J.: Syphilis. In H. NOTHNAGEL, Spez. Pathol. u. Therapie. Bd. 23, S. 396. 1896. — NOBÉCOURT, LEVADITI et DARRÉ: Syph. cong. et spir. pall. Schaudinn. Cpt. rend. des séances de la soc. de biol. Tome 1, p. 1021. 1905. — NOLTE, A.: Über das Verhalten der Milz bei Syphilis. Inaug.-Diss. Greifswald. 1883.

OMELTSCHENKO: Journ. russe des mal. cutan. et syph. 1901. Nr. 10. Zit. nach CITRON 1919. — OPPENHEIM: Gummata hepatis, lienis, glandularum lymphaticarum colli. Wien. dermatol. Ges. Sitzg. v. 23. 3. 1922. Zentralbl. f. Haut- u. Geschlechtskrankh. Bd. 5, S. 211. 1922. — OSLER, W.: In D. A. POWER and J. K. MURPHY, A system of syphilis. London 1908.

PARIS, A. et M. SALOMON: Étude histologiques des organes hématopoïétiques chez l'enfant syph. héréd. Arch. de méd. expér. Tome 16. 1904. — PEHU: La mégalosplénie dans la syph. héréd. des nourissons. La méd. 1923. août. Ref. Ann. de dermatol. et de syphiligr. 1925. p. 627. — PEISER, B.: Über Milzschwellung im Frühstadium der Syphilis. Med. Klinik. 1922. Nr. 29, S. 925. — PELLISSIER, L.: La syphilis de la rate. Gaz. des hôp. civ. et milit. 1924. Nr. 100, p. 1653—1657 et Nr. 102, p. 1685—1687. — PETERSEN, O.: Versuch einer pathol.-anat. Statistik der visceralen Syphilis. Monatsh. f. prakt. Dermatol. Bd. 7, S. 116. 1888. — PFAUNDLER, M. v.: (a) Über kongenitale Lues. Münch. med. Wochenschrift. 1918. Nr. 45, S. 1271. (b) In E. FEER, Lehrb. d. Kinderheilk.

QUEYRAT, L.: Mégalosplénie d'origine syphilitique. (Présentation de malade.) Bull. de la soc. franç. de dermatol. et de syphil. 1921. p. 29—32. — QUEYRAT, LEVADITI et FEUILLIÉ: Bull. de la soc. franç. de dermatol. et de syphil. Sitzg. v. 8. Dez. 1905.

REISCHAUER: Ein weiterer Spirochätenbefund bei hereditärer Lues. Dtsch. med. Wochenschr. 1905. 24. Aug., S. 1350. — RESIO, L. L.: Syphilis und BANTISCHE Krankheit. Pr. méd. argentina. Jg. 12, Nr. 12, p. 443—445. 1925. (Spanisch.) Ref. Zentralbl. f. Haut- u. Geschlechtskrankh. Bd. 20, S. 219. — ROBERT, F. A. H.: Syphilis de la rate. Thèse de Paris. 1905.

SABRAZÈS, J. et DUPÉRIÉ: Spirochètes et lésions syph. d'un foetus de six mois. Cpt. rend. des séances de la soc. de biol. 1908. p. 452. — SAEGHER, DE: Le diagnostic clinique précoce de l'hérédo-syphilis. Scalpel. 1909. Nr. 37. Ref. Monatsschr. f. Kinderheilk. 1910. S. 150. — SAKURANE, K.: Histologische Untersuchungen über das Vorkommen der Spirochaeta pallida im Gewebe. Arch. f. Dermatol. u. Syphilis. Bd. 82, S. 227. 1906. — SAND: Lésions hérédo-syphilitiques du foie et de la rate. Clinique Bruxelles. Tome 25, p. 200. 1911. Ref. Monatsschr. f. Kinderheilk. 1911. S. 416. — SCHLAGENHAUFER: Zit. nach NEUMANN. — SCHLESINGER, H.: Syphilis und innere Medizin. 2. Teil. Wien: Julius Springer 1926. — SCHMIDT, W.: Über BANTISCHE Krankheit bei hereditärer Lues und ihre Behandlung mit Salvarsan. Münch. med. Wochenschr. 1910. Nr. 12, S. 625. — SCHMINCKE, A.: Über die normale und pathologische Physiologie der Milz. Münch. med. Wochenschr. 1916. S. 1005. — SCHNEIDER, P.: Zur pathogenetischen Einheitlichkeit der Miliarsyphilome. Verhandl. d. dtsch. pathol. Ges. 1921. — SCHRIDDE, H.: (a) Über Regeneration des Blutes unter normalen und krankhaften Verhältnissen. Zentralbl. f. allg. Pathol. u. pathol. Anat. Bd. 19, S. 865. 1908. (b) Die blutbereitenden Organe in L. ASCHOFF, Lehrb. d. pathol. Anat. — SCHWIMMER: Zit. nach G. HERXHEIMER, Pester med. chirurg. Presse. 1877. Nr. 43. — SEVESTRE: Manifest. précoce de la syph. cong. Progr. méd. 1888. — SIMMONDS, M.: (a) Zur Frage der BANTISCHEN Krankheit. Münch. med. Wochenschrift. 1905. S. 772. (b) Über den diagnostischen Wert des Spirochätennachweises bei Lues congenita. Münch. med. Wochenschr. 1906. Nr. 27, S. 1302. (c) Über Pfortadersklerose. Virchows Arch. f. pathol. Anat. u. Physiol. 1912. Bd. 207, S. 360. — SMITH, E. BELLINGHAM: Syphilitic infantilism with splenomegaly. Proc. of the roy. soc. of med. Vol. 15, Nr. 4, sect. f. the study of the dis. in children. 1922. p. 3. Ref. Zentralbl. f. Haut- u. Geschlechtskrankh. Bd. 7, S. 66. 1922. — SOBOTTA, J.: Anatomie der Milz. In

K. v. Bardeleben, Handb. d. Anat. d, Menschen (Lit.) Jena 1914. — Sorrentino: Die Splenomegalie bei der erworbenen Syphilis. Giorn. intern. delle scienze med. 1903. Nr. 12. Ref. Dermatol. Wochenschr. Bd. 38, S. 54. 1904. — Souzek: Demonstration. Wien. klin. Wochenschr. 1911. S. 472. — Stanziale, R.: Zwei Fälle von Splenitis gummosa. Giorn. ital. delle malatt. vener. e d. pelle. 1896. H. 2. Ref. Dermatol. Wochenschr. Bd. 23, S. 379. 1896. — Stefano, de S.: Contributo allo studio dell' etio patogenesi delle anemie spleniche infantili. Pediatria. Vol. 30, Nr. 9, p. 385—407. 1922. Ref. Zentralbl. f. Haut- u. Geschlechtskrankh. Bd. 5, S. 513. 1922. — Steinbrinck, W.: Weitere Beiträge zur Pathologie der Blutkrankheiten. Dtsch. med. Wochenschr. 1925. Nr. 45, S. 1870. — Stephani, E.: Pathologisch-anatomische Befunde bei Ernährungsstörungen der Säuglinge. Jahrb. f. Kinderheilk. Bd. 101. — Stern: Über den Nachweis der Spirochaeta pallida im Gewebe. Dtsch. med. Wochenschr. 1906. S. 124. — Still, G. F.: (a) Kongenitale Syphilis. In D. A. Power and J. K. Murphy, A system of syphilis. London 1908. (b) Congenital gumma of spleen. Pathol. Soc. of London. Ref.: Lancet a. Brit. med. journ. 1898. 8. Mai. Ref. Arch. f. Dermatol. u. Syphilis. Bd. 50, S. 313. 1899 und Dermatol. Wochenschr. Bd. 27, S. 364. 1898. — Stoeckenius, W.: Beobachtungen an Todesfällen bei frischer Syphilis. Beitr. z. pathol. Anat. u. z. allg. Pathol. Bd. 68, S. 185. 1921. — Stöhr, Ph. und M. v. Möllendorff: Lehrb. d. Histol. Jena 1924. — Surico: Contributo allo studio della sifilide congenita. Giorn. ital. d. malatt. vener. e d. pelle. 1900. — Swart, G.: Vier Fälle von pathologischer Blutbildung bei Kindern. (Bantische Krankheit? Syphilis?) Virchows Arch. f. pathol. Anat. u. Physiol. Bd. 182, S. 419. 1905.

Teisset: De l'ictère hémolytique syph. Thèse de Paris. 1911. — Tissier: Lésions de la rate. Soc. de dermatol. et syphil. 1885. — Tsunoda: Zit. nach G. Herxheimer. 1917. Japan. pathol. Ges. 1912.

Uhlenhuth, P.: Zur experimentellen Kaninchensyphilis. Vortrag auf d. Vers. südwestdtsch. Dermatol. in Freiburg i. B. 24. 4. 1926. Ref. Zentralbl. f. Haut- u. Geschlechtskrankh. Bd. 20, S. 539. — Urrutia: Sindroma de Banti de origen sifilitico. Rev. clin. de Madrid. Tome 9, Nr. 9, p. 399. 1913. Ref. Ann. de dermatol. et de syphiligr. 1914—1915. p. 105.

Vallat: Zit. nach Baumgarten. — Vallée, Ch.: Contribution à l'étude de la rate chez l'enfant. Thèse de Paris. 1892. — Versé, M.: Die Spirochaeta pallida in ihrer Beziehung zu den syphilitischen Gewebsveränderungen. Med. Klinik. 1906. S. 627.

Weil, A.: Über das Vorkommen des Milztumors bei frischer Syphilis nebst Bemerkungen über die Perkussion der Milz. Dtsch. Arch. f. klin. Med. Bd. 13, S. 317. 1874. — Wersilowa, Marie: Zur Lehre der hereditären Syphilis. Zentralbl. f. Bakteriol., Parasitenk. u. Infektionskrankh., Abt. I, Orig. Bd. 42, S. 513. 1906. — West, S.: Hypertrophie splénique de l'enfance. Brit. med. journ. 1900. 1. Sept. — White: Zit. nach Zappert 1916. — Wile, U. J.: Visceral syphilis, syphilis of the spleen. Arch. of dermatol. a. syphilol. Vol. 3, H. 2, p. 117—121. 1921. — Wile, U. J. and J. A. Elliott: A study of splenic enlargement in early syphilis. Americ. journ. of the med. sciences. Vol. 150, p. 512. Okt. 1915. — Winterfeld, H. K. v.: Lues und perniziöse Anämie. Arch. f. Dermatol. u. Syphilis. Bd. 143, S. 298. 1923. — Wölfing, Fr.: Über einen unter dem Bilde der Bantischen Krankheit verlaufenden Fall von erworbener Syphilis. Inaug.-Diss. Heidelberg 1916.

Yokoo, A.: Über die Gitterfasern der Leber und Milz der Kinder bei Lues congenita. Transact. of the Japan. pathol. soc. Vol. 12, p. 82. 1922. Ref. Zentralbl. f. Haut- u. Geschlechtskrankh. Bd. 10, S. 457. 1924.

Zappert, J.: (a) Die Klinik der hereditären Lues. Handb. d. Geschlechtskrankheiten. Bd. 3, 3, S. 2185. Wien u. Leipzig 1916. (b) Syphilis in Pfaundler und Schlossmann, Handb. d. Kinderheilk. Bd. 2, S. 476—576. 1923. — Zieler, K.: Lehrb. u. Atlas d. Haut- u. Geschlechtskrankheiten. — Zieler, K. und G. Birnbaum: Exantheme und Ikterus bei Salvarsanbehandlung. In W. Kolle und K. Zieler, Handb. d. Salvarsantherapie. Bd. 2. 1925. — Zurhelle, E.: Diskussion zu Worms. 89. Vers. dtsch. Naturf. u. Ärzte in Düsseldorf 1926. Ref. Zentralbl. f. Haut- u. Geschlechtskrankh. Bd. 21. S. 697.

Blutveränderungen bei Syphilis.

Von

LEO HAUCK - Erlangen.

Da es bekanntlich kein Organ des menschlichen Organismus gibt, welches durch die Einwirkung der Syphilis nicht mehr oder weniger schweren pathologischen Veränderungen ausgesetzt ist, lag selbstverständlich der Gedanke nahe, auch schädigende Einflüsse des Syphilisvirus auf das Blut anzunehmen; so hat sich denn im Laufe der Jahre eine große Zahl von Forschern mit dem Studium dieser Frage beschäftigt.

Die ersten ausführlicheren Forschungen über das Verhalten des Blutes bei Luetikern dürften von BEQUEREL und RODIER stammen; der Ausbau der hämatologischen Forschung durch EHRLICH, PAPPENHEIM, GRAWITZ, NÄGELI und deren Schule hat zu ausgedehnten hämatologischen Studien bei der Lues sowohl in Deutschland wie auch im Ausland Veranlassung gegeben. Aber trotz der großen Forschungsarbeit, welche auf diesem Gebiete geleistet wurde, ermöglicht es die Durchsicht der Literatur nicht, eine annähernd einheitliche Formel für die Blutveränderungen bei der Syphilis aufzustellen. Die Untersuchungsergebnisse lauten besonders hinsichtlich des quantitativen wie qualitativen leukocytären Blutbildes so widerspruchsvoll, die erzielten Resultate weichen von der Norm sowohl als untereinander so stark ab, daß es bis jetzt unmöglich ist, ein eindeutiges Bild über die wirklichen Verhältnisse zu geben. So vertritt ein Teil der Forscher die Ansicht, daß die Zusammensetzung des Blutes bei der Syphilis in ihren verschiedenen Phasen so wenig von dem als Norm aufgestellten Blutbilde abweiche, daß von pathologischen, durch die Syphilis bedingten Blutveränderungen oder von einem für die Syphilis spezifischen bzw. charakteristischen Blutbild in keiner Weise gesprochen werden könne, während von anderer Seite wieder der Lues ein deutlich erkennbarer Einfluß auf die Blutbeschaffenheit zugebilligt wird.

Die oft beträchtlich divergierenden Untersuchungsresultate lassen sich zum großen Teil wohl dadurch erklären, daß die Blutuntersuchungen nicht systematisch genug durchgeführt wurden. Um zu wirklich verwertbaren Resultaten zu gelangen, müßten alle Blutuntersuchungen nach einem besonders aufgestellten Schema durchgeführt werden. Art, Ort, Zeit und Wiederholung der Blutentnahme bei ruhenden oder in Bewegung befindlichen Kranken, sowie die Untersuchungstechnik bei Anfertigung frischer wie gefärbter Präparate müßten dabei genau berücksichtigt werden (s. auch SPIETHOFF). Weiter wäre auch noch in Betracht zu ziehen, daß die verschiedensten krankhaften Veränderungen das Blutbild, insbesondere das der weißen Blutzellen beeinflussen können, und so müßte jede derartige Beeinflussung durch eine die Lues komplizierende andere Erkrankung bei den gewonnenen Resultaten gewürdigt werden. So sei nur z. B. darauf hingewiesen, daß ein zufälliges Zusammentreffen eines

thyreotoxischen Symptomenkomplexes oder einer Chlorose mit einer Lues
ein ganz falsches Bild über die syphilitisch bedingten Blutveränderungen
geben muß, ebenso wie eine zufällige Eosinophilie infolge von Darmparasiten
nicht auf die Einwirkung der Spirochäten bezogen werden darf. Aber auch die
Konstitution, die Lebens- und Ernährungsweise (ob Land- oder Stadtbevölkerung?) der zur Untersuchung kommenden Syphilitiker darf nicht außer acht
gelassen werden. Es sei hier nur kurz auf die in der Kriegs- wie Nachkriegszeit
von Spiethoff und anderen beobachtete auffallende und ziemlich allgemeine
Vermehrung der Lymphocytenzahlen hingewiesen.

Hämoglobin.

Fast allgemein herrscht die Ansicht, daß der *Hämoglobingehalt* des Blutes
durch die Syphilis eine Verringerung erfährt, welche zur Zeit des Auftretens
der Sekundärerscheinungen am ausgesprochensten ist. Die ziemlich gleichlautenden Untersuchungsergebnisse stimmen hier mit der häufig zu machenden
Beobachtung überein, daß während des Prodromalstadiums, sowie im Beginn
der Sekundärperiode eine mehr oder weniger ausgeprägte Anämie sich schon
in dem Aussehen der syphilitischen Kranken, vor allem der weiblichen, kundgibt.
Bereits Ricord spricht in diesem Stadium von einer *syphilitischen Chlorose*.
Ebenso bieten manche Fälle schwerer tertiärer oder maligner Syphilis blasses,
anämisches Aussehen und Fälle hochgradiger Anämie sind im III. Stadium
der Lues nicht gerade eine Seltenheit. Am sichtbarsten tritt aber wohl der
Charakter einer Anämie bei der kongenitalen Lues des Säuglingsalters in Erscheinung. Ist ja doch hier das fahle, gelblich-graue Aussehen, die Wachsfarbe
der Haut, oft geradezu typisch für kongenital-luetische Kinder. Nicht immer
entspricht aber der oft recht beträchtlichen Blässe bei Kindern oder Erwachsenen
der Blutbefund, worauf Nägeli und Jesionek aufmerksam machen, indem
in solchen Fällen öfters überraschenderweise ganz oder doch annähernd normale Werte für Hämoglobin und Erythrocyten gefunden werden.

Eine durch die Einwirkung der Lues bedingte Verminderung des Hämo-
globingehaltes wurde von Anz, Bayet, Biegansky, Dominici, Dudumi,
Fischer und Pan Nien, Fisichella, Gaillard, Gogoli, Grassmann, Grassi,
Hallopeau, Hiller, Justus, Keyes, Laasche, Lezius, Malassez, Martin,
Matabiki, Nägeli, Neumann und Konried, Oppenheim und Löwenbach,
Reiss, Ricord, Robin, Šamberger, Schulkowsky, Stoukovenkoff, Trimbach, Vedel und Mansillon, Virchow, Wilbuszewicz, sowie Xeres nachgewiesen. Elsner fand den Hb-Gehalt meist nicht unter 70%. Wenn auch,
meist aber nur geringe, Abweichungen in den Befunden hinsichtlich des Grades
der Hämoglobinabnahme, sowie in dem Verhalten des Hb in den verschiedenen
Perioden der Syphilis bestehen, so geht doch aus den Arbeiten der erwähnten
Autoren in übereinstimmender Weise hervor, daß der Hb-Gehalt des Blutes
infolge der Syphilis eine mehr oder minder stark ausgesprochene Verminderung
erfahren kann. Am deutlichsten tritt diese Verminderung wohl mit dem Auftreten der sekundären Krankheitserscheinungen zutage, jedoch findet man sie
nicht selten auch im Tertiärstadium. Einen von dieser sonst allgemeinen Auffassung verschiedenen Standpunkt nimmt eigentlich nur Stern ein, welcher
zwar zugibt, daß in einzelnen Luesfällen der Hb-Gehalt anscheinend Abweichungen von der Norm aufweist, die Differenzen jedoch so gering seien, daß
sie im Bereiche physiologischer Schwankungen bleiben, weshalb ihnen keinerlei
Bedeutung zugebilligt werden könne.

Wenn auch einige Forscher schon im Primärstadium eine Abnahme des
Hb erwähnen, so ist sie zu dieser Zeit doch ziemlich bedeutungslos. Deutlicher

äußert sie sich erst im II. Stadium. Aber auch hier bewegt sich die Abnahme meist innerhalb mäßiger Grenzen, wenngleich von einzelnen Autoren Angaben über ein Absinken des Hb-Gehaltes bis auf 50, ja sogar bis auf 30% gemacht werden. Beträchtliche Grade kann die Abnahme zuweilen in schwereren Fällen des Tertiärstadiums erreichen. Bezüglich der kongenitalen Lues finden sich bei Loos, sowie bei Zelenski und Cybulski Hinweise auf eine Verminderung des Hb-Gehaltes in leichteren Fällen, während sich sonst bei dieser Form der Lues häufig das Bild richtiger Anämien zu entwickeln pflegt. Nitschke jedoch betont, daß die kongenitale Lues, selbst in ihren schweren Formen, keinen, zum mindesten keinen erheblichen Einfluß auf das Verhalten des Hb ausübe. Rueda hat unter 110 Fällen den Hb-Gehalt 62mal normal, 25 mal vermindert und 14mal erhöht feststellen können und Jizuka fand bei seinen Fällen eine Verminderung des Hb in 73% in absoluter und in 94% in relativer Menge.

Untersuchungen über *Hämoglobinresistenz* liegen von Braun und Bischoff vor. Danach scheint bei Lues I eine Erhöhung vorzuherrschen, welche fast das Doppelte der Norm beträgt, um aber während der Behandlung schon wieder abzufallen. Bei florider Lues II findet man die Hb-Resistenz kaum mehr bei der Hälfte der Fälle erhöht und im Latenzstadium der Lues überhaupt nur noch selten. In den Spätstadien der Syphilis ist sie normal.

Erythrocyten.

Dem Hämoglobin ziemlich analog verhalten sich auch die *Erythrocyten* bei der Lues. In weitaus der Mehrzahl diesbezüglicher Untersuchungen konnte eine Verringerung der Erythrocytenzahlen festgestellt werden, welche der Abnahme des Hb annähernd parallel verläuft und so auch meist mit dem Auftreten der sekundären Erscheinungen ihren tiefsten Stand erreicht, um mit dem Verschwinden der manifesten Erscheinungen allmählich dann wieder anzusteigen. So darf also bei der Lues nicht von einer syphilitischen Chlorose, es muß vielmehr von einer syphilitischen *Anämie* gesprochen werden, welche sich aber für gewöhnlich nur in leichter Form äußert und mäßige Grade kaum oder nur selten überschreitet.

Nach der Ansicht von Sörensen erleiden die Erythrocytenzahlen durch die syphilitische Infektion überhaupt keine Veränderung und auch Oppenheim und Löwenbach fanden bei den roten Blutkörperchen unter allen Blutbestandteilen die geringsten Abweichungen von der Norm. Nach ihren Untersuchungen bewegten sich die Schwankungen der absoluten Erythrocytenzahlen durchaus innerhalb physiologischer Grenzen und niemals konnten sie Veränderungen über 500 000—700 000 in der Zahl, welche sich stets über 4 Millionen hielt, beobachten. Biegansky und ebenso Dehio, Elsner, Fischer und Pan Nien sowie auch Wolter-Pechsen bezeichnen die Abnahme der Zahl der roten Blutkörperchen als kaum nennenswert.

Sonst findet man bei fast allen übrigen Autoren, welche — wie oben angeführt — eine Verminderung des Hb-Gehaltes bei den verschiedenen Luesstadien erwähnen, zugleich eine Abnahme der Erythrocytenzahlen verzeichnet. Eason glaubt annehmen zu dürfen, daß Anämien als Folgeerscheinungen der Syphilis in letzter Zeit nicht mehr die gebührende Berücksichtigung gefunden hätten. Bei Lues II konnte er schwerere Grade von Anämie feststellen als den Angaben in der Literatur entspricht. Höhere Grade von Anämie werden auch von Wood angegeben, welcher Abnahme der Erythrocyten bis auf 1,4 Millionen beobachtete.

Da die syphilitischen Anämien meist nur leichte Formen annehmen, finden sich in der Literatur wesentliche morphologische Veränderungen der roten Blutzellen kaum beschrieben. Nur bei Eason, Matabiki, welcher die Erythro-

cytenzahl bis auf 2 Millionen heruntergehen sah, und bei Trimbach finden sich
Hinweise auf Veränderungen in der Form und Größe der roten Blutkörperchen.
Besançon und Labbé erwähnen das Vorkommen von Normoblasten, wenn
auch nur in geringer Zahl. Von Nägeli wurde im Tertiärstadium der Lues
basophile Körnelung der Erythrocyten beobachtet. In einem Falle war dieselbe
sogar sehr reichlich vorhanden, ohne daß sich dafür ein besonderer Grund
hätte nachweisen lassen. Auch Eason fiel öfters eine basophile Körnelung auf.
Hingegen konnte eine solche von Grawitz und Hamel, welche ihr besonderes
Augenmerk darauf richteten, nie konstatiert werden. Wood macht noch
darauf aufmerksam, daß bisweilen im syphilitischen Blutbild kernhaltige rote
Blutkörperchen und Megaloblasten angetroffen werden können.

Bei der *kongenitalen Lues* fanden Finkelstein, Leredde, Mennacher
sowie Risel sehr häufig Anämien leichteren Grades, ja in ziemlich vielen Fällen
auch solche schwererer Art. Dagegen will Nitschke der Lues, selbst in ihren
schweren Formen, einen erheblichen Einfluß auf die Erythrocytenzahl nicht
zubilligen. Seiner Ansicht tritt aber Pogorschelsky entgegen. Auch Minet
lehnt Anämien bei der kongenitalen Lues ab. Ja er will für gewöhnlich sogar
eine Zunahme der Zahl der roten Blutkörperchen festgestellt haben. Jizuka
gibt eine absolute Verminderung der roten Blutzellen in $63^0/_0$ und eine relative
in $85^0/_0$ seiner Fälle an und Rueda verzeichnet als Resultat seiner Untersuchungen
in $34^0/_0$ normalen Befund, in $39^0/_0$ eine Verminderung und in $24^0/_0$ eine Vermehrung der Erythrocytenzahlen. Jugendformen der Erythrocyten scheinen bei
der kongenitalen Lues wesentlich häufiger als bei der akquirierten angetroffen
zu werden. So wird das Vorkommen von Normoblasten, und zwar manchmal
in reichlicherer Zahl von Finkelstein, Mennacher, Minet, Laasche, Loos,
Luzet und Risel erwähnt. Von Zelenski und Cybulski wurden solche ebenfalls, aber nur bei wenigen Fällen und dann in geringer Zahl gefunden.

Einfluß der antiluetischen Behandlung auf den Hämoglobingehalt und die Erythrocytenzahl.

Der Einfluß der antiluetisch wirkenden Mittel auf Hb-Gehalt und Erythro-
cytenzahl wurde von vielen Seiten eingehender Untersuchung gewürdigt und
so liegen nicht nur zahlreiche Mitteilungen über die Einwirkung der verschiedenen
Quecksilberpräparate auf das erythropoetische System vor, sondern aus neuerer
Zeit auch solche über die Einwirkung des Salvarsans und Wismuts. Gaillard,
Koslowsky und auch Ranieri haben den Einfluß von Quecksilber auf das
Blut nicht syphilitisch erkrankter Personen studiert und dabei nachweisen
können, daß sowohl Blutfarbstoff wie Zahl der roten Blutkörperchen eine Zu-
nahme oder doch wenigstens eine Neigung zu Vermehrung erfahren.

Ein Ansteigen der Werte für Hb und Erythrocyten finden wir auch bei
der großen Mehrzahl der Autoren verzeichnet, welche Untersuchungen auf
die Einwirkung des *Quecksilbers* auf das syphilitische Blut ausführten. Die
Berichte lauten ziemlich übereinstimmend dahin, daß während der ersten
Wochen der Hg-Darreichung eine deutliche Vermehrung von Hb und Erythrocytenzahl zu konstatieren ist, welche aber bei längerdauernder Hg-Behandlung
dann sistiert oder in vielen Fällen wieder eine Verminderung erfährt (Gaillard,
Hallopeau, Keyes, Lindström, Neumann und Konried, Robin, Seleneff
und Stoukovenkoff, Wilbuszewicz). Weiter erwähnen noch Biegansky,
Ferrari, Dudumi, Schulgowsky sowie Šamberger eine mehr oder weniger
beträchtliche Zunahme des Hb und der Erythrocytenzahlen. Vedel und
Mansillon sahen zwar unter Hg-Einwirkung eine Vermehrung des Hb eintreten,
jedoch die Zahl der roten Blutkörperchen sich verringern.

Zu davon abweichenden Resultaten kamen bei ihren Untersuchungen OPPENHEIM und LÖWENBACH, welche eine gesetzmäßige Beeinflussung des Hb-Gehalts durch Hg-Einwirkung ablehnen. Die von ihnen beobachteten Schwankungen bewegten sich innerhalb mäßiger Grenzen. Ebenso äußern sich hinsichtlich des Hb wie der Erythrocyten HJELMANN, sowie MARTIN und HILLER. Auch STERN konnte unter Quecksilberbehandlung keine Veränderungen im Prozentgehalt des Hb feststellen.

In direktem Gegensatz zu den oben angegebenen Befunden stehen die von GRASSMANN mitgeteilten Untersuchungsergebnisse. Er konnte nämlich in 40% seiner untersuchten Fälle eine bedeutende Abnahme des Hb-Gehalts um $15—25\%$ nachweisen, welche bis zum Abschluß der Hg-Behandlung wieder einen Ausgleich erfahren kann. In ähnlicher Weise äußert sich auch PRAVESA. Dieser Abnahme steht bei GRASSMANN in 37% ein Ansteigen des Hb-Wertes gegenüber, während der Rest der Fälle überhaupt keine Schwankungen erkennen ließ. RODRONOLD berichtet über eine gewisse Verringerung der Zahl der roten Blutzellen unter Hg-Therapie und auch CASPARY fand dabei Abnahme der Erythrocyten und des Hb.

Von morphologischen Veränderungen der roten Blutzellen unter Hg-Einwirkung erwähnt nur FERRARI das Auftreten von Normoblasten in $0,5—3,5\%{}_{00}$ der Fälle. Die Zahl soll von dem Krankheitsstadium und der Behandlungsmethode abhängig sein.

NITSCHKE, der bei der *kongenitalen Lues* der Säuglinge wie älteren Kinder den Hb-Gehalt normal oder kaum nennenswert verändert fand, sah erst während der antiluetischen Behandlung Veränderungen desselben auftreten, welche sich häufig in einer Abnahme der Hb-Werte äußerten. Bei Säuglingen fanden sich, aber immer erst beim Abschluß einer Kur, Polychromasie, Anisocytose, Poikilocytose und Normoblasten.

Eine besondere Erwähnung erfordern die Untersuchungen von JUSTUS, welcher bezüglich der Deutung des Quecksilbereinflusses auf das Hb eine exzeptionelle Stellung einnimmt. Aus den bei seinen Untersuchungen gewonnenen Resultaten folgert er, daß die unbehandelte Syphilis zu einer mehr oder weniger beträchtlichen Abnahme des Hb-Gehalts führt. Diese Abnahme hält je nach der Schwere der Erkrankung kürzere oder längere Zeit an und gleicht sich mit dem spontanen Verschwinden der floriden Erscheinungen allmählich wieder aus. Hat eine durch das Auftreten von allgemeinen Drüsenschwellungen oder Exanthemen gekennzeichnete allgemeine Durchseuchung des Organismus durch das Syphilisvirus stattgefunden, und wird nun mittels Inunktion oder Injektion eine größere Quecksilbermenge in den Körper gebracht, so reagiert darauf das Blut mit einem rasch einsetzenden, beträchtlichen Sinken des Hb-Gehalts um $5—20\%$. Bei der Injektionsmethode kann sich dieser Hb-Sturz bei mehreren Injektionen wiederholen. Wenn nach längerer Darreichung von Quecksilber die floriden Erscheinungen der Lues abzuheilen beginnen, sinkt der Hb-Gehalt nicht mehr weiter ab, sondern steigt allmählich wieder an und kann unter weiterer Behandlung einen wesentlich höheren Grad wie vor Beginn der Kur erreichen.

Dieses der Quecksilbereinverleibung folgende rasche und beträchtliche Absinken des Hb-Gehalts hält JUSTUS für eine nur im Blut florid Syphilitischer wahrnehmbare spezifische Erscheinung, die weder an Gesunden noch an anderen Kranken beobachtet werden könne, und da sie mit einer konstanten Regelmäßigkeit bei Syphilis eintreten soll, glaubte JUSTUS diese Reaktion zu differentialdiagnostischen Zwecken verwerten zu können. Am schnellsten soll der Hb-Abfall nach intravenösen Injektionen sich bemerkbar machen, wo er schon $1/_2$ Stunde post injectionem nachweisbar sein kann.

Die von JUSTUS erhobenen Befunde wurden von verschiedenen Seiten einer Nachprüfung unterzogen, so von BROWN und DALE, CABOT und MARTINS, CAMPBELL, CHRISTIAN und FÖRSTER, DA COSTA, FEUERSTEIN, GRASSMANN, JONES, MACPHAIL, OPPENHEIM und LÖWENBACH, POLLIO und FONTANA, TUCKER und HUGER, konnten aber keine allgemeine Bestätigung finden. Entweder wurde die Reaktion in einem höheren Prozentsatz der Fälle vermißt, oder sie fiel auch bei anderen Krankheiten positiv aus. Auf keinen Fall konnte der JUSTUSschen Hämoglobin-Probe eine differentialdiagnostische Bedeutung zugebilligt werden.

Über die Einwirkung der *Salvarsan*präparate auf das Hb und die Erythropoese finden sich verhältnismäßig wenig Angaben. MAC KEE sah keine wesentliche Beeinflussung der Erythrocyten durch intravenöse Salvarsaninjektionen und SCHWAER erwähnt nur unbedeutendes Zurückgehen der Hb- und Erythrocytenwerte. LÉVY-BING, DUCROEUX und DOGNY weisen darauf hin, daß die vor Einleitung einer Salvarsankur bei Lues fast durchwegs vorhandene Anämie unter Salvarsaninjektionen in vielen Fällen noch eine Zunahme erfahre. Jedoch sei dies kein konstanter Befund und Hb wie Erythrocyten pflegten meist wieder zu ihrem Status ante injectionem zurückzukehren. Eine regelmäßige deutliche Abnahme des Hb-Gehalts bis zu $20^0/_0$ wurde nach intravenösen Injektionen von Altsalvarsan von DORN konstatiert. Der Abfall war bis spätestens 4 Stunden nach der Injektion nachweisbar. Nach 24 Stunden war der Ausgangswert fast in allen Fällen wieder erreicht und nach 48 Stunden manchmal überschritten. In derselben Weise äußerte sich auch der Einfluß auf die Erythrocyten. Zu ähnlichen, aber nicht so konstant in Erscheinung tretenden Ergebnissen gelangte ASSMANN, welcher in $60^0/_0$ seiner Fälle nach Salvarsaninjektionen einen kurzdauernden Abfall der Hb- und Erythrocytenwerte beobachtete.

Alle übrigen Autoren, welche sich mit dieser Frage beschäftigten, wie BESAISS, DUDUMI, EUDOKIMOV, GASTALDI, MAGAT, SICARD und BLOCH, THÉVENOT und BRISSAUD, WIERSIOROWSKI sowie WEIL und GUENOT erwähnen übereinstimmend eine Zunahme der Hb- und Erythrocytenwerte. Den intensivsten Einfluß auf die Vermehrung der Zahl der roten Blutzellen scheint das Altsalvarsan auszuüben. So sah BESAISS danach eine Zunahme der Erythrocyten um 1—3 Millionen und THÉVENOT und BRISSAUD eine solche um $^1/_2$—$1^1/_2$ Millionen. WEIL und GUENOT glauben, daß das Salvarsan durch direkte Einwirkung auf das blutbildende Knochenmark eine Umstimmung des Blutes bei Syphilitikern hervorruft. Sie schließen dies aus einer Hellrotfärbung des Venenbluts bei gleichzeitiger und gleich lange dauernder Vermehrung der Zahl und Widerstandsfähigkeit der roten Blutkörperchen nach Salvarsaninjektionen. 5 Tage nach einer solchen soll bei vielen Syphilitikern eine Veränderung der Farbe einsetzen, die am deutlichsten im Moment des Auffangens des Blutes zu erkennen sei. Das Venenblut soll dann viel heller und glänzender als gewöhnlich aussehen, etwa wie arterielles Blut oder wie Blut nach Kohlenoxydvergiftung. Das Phänomen dürfte nach Ansicht beider Autoren mit der bisweilen recht bedeutenden Hyperglobulie in Einklang zu bringen sein, sowie mit einer Zunahme der Resistenz der Erythrocyten, welche von ihnen durch Prüfung der Hämolyse an deplasmasierten Blutkörperchen nachgewiesen werden konnte.

An dieser Stelle seien einige kurze Bemerkungen über die *hämolytische Wirkung der Salvarsanpräparate* eingefügt. Altsalvarsan wirkt sowohl in saurer wie auch alkalischer Lösung hämolytisch, während Neosalvarsanlösungen diese Eigenschaft überhaupt nicht oder nur in geringerem Grade aufweisen (LÉVY-BING, DUCROEUX und DOGNY, WEIL und GUENOT, DORN, GASTALDI, TRYB, MÜHSAM). DORN, GASTALDI, KOLMER und JAGLE, KRITSCHEWSKY, ŠAMBERGER u. a. bringen die im Anschluß an Salvarsaninjektionen manchmal auftretende,

vorübergehende Verminderung der roten Blutkörperchen mit dem häufiger
zu beobachtenden Auftreten von Urobilin und Urobilinogen im Harn in Zusammenhang. Ferner nehmen WEISS und CORSON an, daß die von ihnen, sowie
auch von ANDERSON innerhalb der ersten 3 Stunden nach intravenösen Salvarsaninjektionen regelmäßig festgestellte Steigerung des Reststickstoffgehaltes
im Blut (um 2—5 mg pro 100 ccm) in erster Linie auf einer teilweisen Zerstörung
der Erythrocyten beruhe.

Eine dem Salvarsan entgegengesetzte Wirkung auf Hämoglobin und rote
Blutzellen lassen die *Wismut*präparate erkennen. Hier lauten die Urteile ziemlich
übereinstimmend dahin, daß im Beginn der Wismutbehandlung bei fast allen oder
doch der Mehrzahl der Fälle ein Abfall der Werte für Hämoglobin und Erythrocyten zu verzeichnen ist, welcher sich aber unter der weiteren Behandlung
früher oder später bis zur Rückkehr zur Norm wieder auszugleichen pflegt.
In diesem Sinne äußern sich auf Grund ihrer Untersuchungen BETZ, welcher
etwa bis zur 7. Injektion ein Sinken des Hb-Gehalts um 12—15% und der
Erythrocytenzahlen auf 3,6—3,1 Millionen konstatieren konnte, dem von da
ab wieder ein Ansteigen der Werte folgte, ferner MÜLLER, BLASS und KRATZ-
EISEN, BRUNER und KRAKOWSKA, GARRIGA, NEUBER, MARTINO, MARTELLI, NEU-
MANN und ROSNER (Sinken der Erythrocyten bis auf $3^1/_2$ Millionen). BUELER
fand ebenfalls eine Verminderung der Zahl der roten Blutkörperchen, aber nicht
so konstant wie die anderen erwähnten Autoren; er hält die Störung der Erythropoese durch das Wismut für sehr geringgradig. Dieselbe Ansicht vertritt auch
ORO, welcher ebenfalls keine konstante Einwirkung des Wismuts auf das Blutbild anerkennt. Die morphologischen Veränderungen an den roten Blutkörperchen sind ziemlich bedeutungslos und beschränken sich nach den gleichlautenden Mitteilungen von BUELER, NEUBER und ROSNER auf Aniso- und Poikilocytose, sowie Abnahme der Färbbarkeit. Neben diesen Veränderungen beschreibt
HERZ noch *basophile Granulation* der Erythrocyten, welche ihm zuerst bei einem
Fall nach Abschluß einer Wismutbehandlung (2×15 Bismogenolinjektionen), die
zu schweren Störungen des Allgemeinbefindens (Gewichtsabnahme, Muskel-
und Gelenkschmerzen) geführt hatte, aufgefallen war. Daraufhin untersuchte
er systematisch bei 10 Syphilitikern das Blutbild während des Verlaufes der
Wismutbehandlung und konnte dabei in 3 weiteren Fällen ebenfalls das Auftreten basophil punktierter Erythrocyten im Blute beobachten.

BENTIVOGLIO prüfte die Einwirkung des Wismuts auf das Blut bei kongenitaler Lues und konnte eine 30—60 Minuten nach der Injektion einsetzende
vorübergehende Verminderung des Hb-Gehalts nachweisen. Ein Ansteigen
desselben mit oder ohne Vermehrung der roten Blutkörperchen sahen nach
Bi-Injektionen bei luetischen wie nichtluetischen Kindern v. TÜDÖS und v. KISS.

Nach Schwefelbädern stellte GLUCHOW oft eine Verminderung der Erythrocytenzahl und des Hb fest. Die Leukocytenzahl erfuhr danach höchst selten
eine Vermehrung.

Leukocyten.

Findet man bei Durchsicht des Schrifttums bezüglich des Hämoglobins und
der Erythrocyten noch annähernd gleiche Resultate, so häufen sich die Widersprüche in den Anschauungen der verschiedenen Forscher hinsichtlich des
Verhaltens der *Leukocyten* im Verlaufe der Syphilis. Auf solche Widersprüche
stößt man bereits bei den Angaben über die Leukocytenzahl und noch auffälliger
werden die Differenzen, wenn man die Ergebnisse über die Leukocytenformel
der unbehandelten wie behandelten Syphilis vergleicht. Eine teilweise Erklärung dürften diese Widersprüche in der Tatsache finden, daß Leukocytenzahl und Leukocytenbild schon bei normalen Menschen manchen Schwankungen

unterworfen sind. So sei nur ganz kurz an dieser Stelle auf die Untersuchungen von Glaser hingewiesen, welcher gelegentlich der Prüfung des Leukocytensturzes nach intracutanen Injektionen nachweisen konnte, daß die Leukocytenzahlen in den Hautcapillaren, in Abständen von 20 Minuten gemessen, spontanen Schwankungen bis zu 2000 unterworfen waren, welche sich manchmal sogar bis auf die Hälfte der Ausgangswerte belaufen konnten. Ebenso konnte Worms einen Leukocytenabfall ähnlich dem nach intracutanen Injektionen beobachteten Leukocytensturz bereits bei dermographischer Hautreizung, ja selbst schon nach dem Einstich mit der Franckeschen Nadel beobachten. Daraus ist also ersichtlich, durch welch geringfügige Hautreize ganz wesentliche Schwankungen in der Leukocytenzahl ausgelöst werden können. Wenn man dann weiter noch berücksichtigt, daß neben der Untersuchungsmethode auch alle die übrigen in der Einleitung bereits erwähnten Gesichtspunkte von maßgebendem Einfluß auf die Zahlenergebnisse sein können, so wird man für viele oft unerklärlich erscheinende Divergenzen in den Mitteilungen der einzelnen Autoren eine Erklärung finden.

Quantitatives Verhalten der Leukocyten.

Was die *Zahl der Leukocyten* im Verlaufe der Syphilis anlangt, so werden die größten Abweichungen von der Norm für das floride II. Stadium angegeben, während im I. und III. Stadium die Zahlen meist als normal bezeichnet werden. Bei vielen Autoren beziehen sich aber die erhobenen Werte auf die verschiedenen Stadien der Lues insgesamt. Über gesonderte Untersuchungen in den einzelnen Krankheitsphasen finden sich folgende Mitteilungen: Für das primäre Stadium erwähnen Matabiki und Reiss normale Werte, Nägeli nimmt keine oder nur geringfügige Leukocytose an, Sabrazès und Mathis fanden 9000 Leukocyten als Mittelwert, während Loeper bereits in diesem Stadium eine Hyperleukocytose feststellen konnte. Im Tertiärstadium konstatierten Hazen, Nägeli, Oppenheim und Löwenbach normale Zahlen, Dudumi fand die Vermehrung in dieser Periode am geringsten, Sabrazès und Mathis beobachteten Schwankungen zwischen 9—13 000 Leukocyten. Smirjagin spricht von Vermehrung der Leukocyten in der Spätperiode.

Für das Sekundärstadium, oder soweit sich die Untersuchungen auf die Lues insgesamt erstrecken, wird von den meisten Autoren in der Mehrzahl der Fälle eine Vermehrung der Leukocytenwerte (Hyperleukocytose oder mäßige Leukocytose) angeführt, so von Besançon und Labbé (9—24 000), Biegansky (Durchschnittswert bei Männern 16 800, bei Frauen 13 330, bei Kindern 22 000), Dudumi, Elsner (9000—11 000), Fischer und Pan Nien (Durchschnitt 9670), Hazen (maximal bis 20 000), Nägeli (neben normalen Werten 12 000—15 000), Neumann und Konried, Reiss (9000—24 000), Sabrazès und Mathis (12 000 bis 15 000), Seleneff und Stoukovenkoff, Spiethoff, Virchow, Wiersiorowski, Wilbuszewicz und Wood.

Demgegenüber fanden Clodi und Matuschka, welche sehr genaue Untersuchungen an 200 Syphilitikern aller Stadien durchführten, in der großen Mehrzahl ihrer Fälle keine Abweichungen von den als normal geltenden Zahlen und nur in $17{,}5\%$ eine Hyperleukocytose (4500—8000 bei 56%, 8100—10 000 bei $26{,}5\%$, über 10 000 bei $17{,}5\%$ der Fälle). Sie heben ebenso wie auch Kyrle, Hauck u. a. besonders noch hervor, daß ein Zusammenhang zwischen den klinischen Erscheinungen, Manifestationsart und Ausbreitung der Exantheme sowie Art der Skleradenitis und der Zahl der weißen Blutzellen sich nicht feststellen ließ. Zu ganz ähnlichen Zahlen gelangten Hauck (Durchschnittswert 8400; Schwankungen zwischen 5000—8000 L. bei 46%, 8000—10 000 L. bei

38%, 10 000—13 400 bei 16%), sowie KYRLE bei der Untersuchung von 100 Fällen (Schwankungen zwischen 4500—8000 bei 33%, 8000—10 000 bei 34%, 10 000—16 000 bei 33% der Fälle). Leukocytenzahlen, welche sich noch mehr der Norm nähern, verzeichnen PAULIN (Durchschnittswert 6900), sowie OPPENHEIM und LÖWENBACH (6500—8500). PAGNIEZ äußert seine Ansicht dahin, daß der Syphilis in keiner Phase ihres Verlaufs konstante Abweichungen von der normalen Form der Blutverhältnisse zukommen. Nach TRIMBACH ist das Verhalten der Leukocyten unregelmäßig. Ihre Zahl soll parallel der Abnahme der Erythrocyten ansteigen und ziemlich hohe Werte erreichen können. Mit seiner Annahme einer Leukocyten-Verminderung steht MATABIKI allein.

Bei der *kongenitalen Lues* glaubt NITSCHKE eine mäßige Tendenz zur Vermehrung der Leukocyten annehmen zu dürfen, während MINET eine beinahe konstante und SABRAZÈS und DUPERIÉ eine hochgradige Hyperleukocytose, BAGINSKY öfters sogar eine hochgradige Leukocytose notieren. Nach ZANCA beherrscht Leukocytose das Blutbild. SABRAZÈS und DUPERIÉ weisen noch besonders darauf hin, daß die Leukocytenzahlen bei der kindlichen kongenitalen Lues wesentlich höher als bei der Lues adultorum sind. Dabei ist aber zu berücksichtigen, daß bei Kindern bis zum vollendeten 4. Lebensjahr die Leukocytenwerte beträchtlich größer (11—13 000) als beim Erwachsenen (6—9000) sind (FINKELSTEIN).

Einfluß der antiluetischen Behandlung auf die Leukocytenzahl.

Was den Einfluß der Behandlung auf die Leukocytenzahlen betrifft, so wurde von BIEGANSKY, LOOS, NEUMANN und KONRIED, REISS, RILLE, SELENEFF und STOUKOVENKOFF, TRIMBACH sowie WILBUSZEWICZ unter *Quecksilbertherapie* eine Abnahme der Leukocytenwerte konstatiert, und zwar häufig parallel verlaufend der Zunahme der Werte für Hämoglobin und Erythrocyten, so daß am Ende der Kur die Zahlen meist wieder die Normalziffer erreichen. Eine Vermehrung der Leukocyten erwähnen DUDUMI, KOZLOWSKY, PAULIN und STERN. Nach PAULIN ist im Beginn der Kur in allen Fällen ein Ansteigen der Leukocytenzahlen wahrzunehmen, dem gegen Ende der Behandlung ein allmähliches Absinken folgt, bis meist wieder die Ausgangswerte erreicht sind. STERN glaubt die Verschiedenheit in den Angaben der Autoren über die Bewegungen der Leukocytenzahlen dadurch erklären zu können, daß vielfach nur einmal am Tage gezählt wurde, während die Leukocytenkurve oft sehr rasch wechselnd verläuft. Während bei den ersten Injektionen löslicher Hg-Salze der Höhepunkt des Leukocytenanstiegs schon 20 Stunden post injectionem erreicht wird (10—12 000), tritt dieser bei Verwendung unlöslicher Präparate erst am 3. oder 4. Tag ein, welchem dann am 5.—6. Tag ein Abfall bis zum Ausgangswert zu folgen pflegt. Erst bei längerer Fortsetzung der Injektionsbehandlung läßt sich eine mehrere Wochen anhaltende Leukocytose feststellen. Nach HAUCK verändert sich zwar unter der Einwirkung des Quecksilbers die Leukocytenzahl, jedoch bewegen sich die dabei beobachteten Schwankungen innerhalb verhältnismäßig niedriger Grenzen. Die Hg-Wirkung äußert sich bei den einzelnen Applikationsmethoden verschieden. Während bei der Schmierkur zuerst ein Abfall und dann ein allmähliches Ansteigen der Leukocytenwerte eintritt, macht sich bei der Injektionsbehandlung ein sofortiges Ansteigen geltend. Seine Resultate finden durch ENGWER eine Bestätigung. Auch DUDUMI macht wie STERN auf die verschiedene Wirkung löslicher und unlöslicher Hg-Salze aufmerksam. Die löslichen Präparate sollen die Leukocytenzahlen verhältnismäßig weniger beeinflussen als die unlöslichen. Nach Kalomelinjektionen wurden die höchsten Leukocytenwerte beobachtet

(12—13 000). Hjelmann, Jawein, Oppenheim und Löwenbach sowie Radelli lehnen dagegen jeglichen Einfluß des Quecksilbers auf die Leukocytenbewegung ab.

Weniger different als beim Quecksilber lauten die Mitteilungen über die nach *Salvarsan*behandlung auftretenden Leukocytenschwankungen. Die Mehrzahl der Autoren beschreibt nach Salvarsaninfusionen oder -injektionen ein mehr oder weniger beträchtliches Ansteigen der Leukocytenwerte, so: Alt, Assmann, Besaiss, Cerchiai, Dinnick, Dorn, Dudumi, Fränkel und Grouven, Hirschfeld und Katz, Magat, Schreiber und Hoppe, Spiethoff, de Toledo y Valéro, Wiersiorowski. Zuerst Abfall der Leukocyten, aber nicht konstant, dann keine oder nur geringe Vermehrung der Zahlen erwähnen Sicard und Bloch. Eudokimov sah keine Konstanz in den Veränderungen der einzelnen Blutbestandteile. Gelegentlich fiel ihm Leukocytose auf. Mac Kee und Schwaer berichten über kaum nennenswerte Beeinflussung der Leukocytenzahlen. Lévy-Bing, Ducroeux und Dogny fanden eine Abnahme der Zahl der weißen Blutkörperchen, selten eine vorübergehende Steigerung, während Thévenot bei fast allen Fällen 2—3 Tage post injectionem eine Verringerung der Leukocytenzahlen um 1000—3000 konstantieren konnte.

Bei *kongenitaler Lues* stellten Sabrazès und Duperié sowohl nach Altwie auch nach Neosalvarsangaben das Auftreten von Hyperleukocytose fest. Veränderungen in der Leukocytenzahl ließen sich aber nur dann nachweisen, wenn serienweise stündliche Zählungen vorgenommen wurden, da bereits 24 bis 48 Stunden nach der Injektion wieder die Ausgangswerte erreicht waren.

Wiederholte Zählungen in 1—2 stündigen Intervallen bei akquirierter Lues liegen auch von Dorn und Assmann vor, welche dabei zu annähernd gleichen Resultaten kamen. Nach intravenöser Infusion von Altsalvarsan konnte Assmann bei fast allen Fällen im Verlaufe der 1. Stunde nach der Infusion eine kurz dauernde, recht beträchtliche Abnahme der Leukocyten konstatieren, der nach 2—4 Stunden ein Anstieg folgte, welcher bei sämtlichen Fällen die Ausgangswerte überschritt und in 48 Stunden noch nicht ganz die Norm wieder erreicht hatte. Ebenso sah Dorn im Anschluß an intravenöse Applikation von Altsalvarsan nach vorausgegangener kurz dauernder Leukopenie eine freilich nur wenige Stunden anhaltende Hyperleukocytose auftreten, während bei intramuskulärer Einverleibung des Präparates nach wenigen Stunden sofort eine Hyperleukocytose einsetzte, welche aber nie sehr hohe Grade annahm und 2, 3 oder auch mehrere Tage andauerte. Diese Befunde von Assmann und Dorn, welchen auch die Ergebnisse von Sicard und Bloch und für einen Teil ihrer Fälle die von Clodi und Matuschka an die Seite gestellt werden können, entsprechen den nach Salvarsaninjektionen im Tierversuch gemachten Beobachtungen. Dabei ergaben sich nach den Untersuchungen von Yakimoff, Corridi, Pawlow und Tunicliff im Anschluß an nicht allzugroße Salvarsandosen nach einer kurz dauernden Phase einer Leukopenie mehrere Tage lang anhaltende Hyperleukocytosen. Wurden große, den letalen Dosen nahekommende Salvarsanmengen verabreicht, so hielt die Leukopenie einige Tage lang an und erst dann erfolgte ein Ansteigen der polynucleären Leukocyten. Die an einer großen Versuchszahl von Kaninchen von Takeuchi durchgeführten Untersuchungen ließen keinen deutlichen Einfluß auf Hb und Erythrocyten und wechselnden Einfluß auf die Leukocyten erkennen.

Wismut-Injektionen führen nach fast allgemeiner Auffassung zu einer mehr oder weniger hohe Grade annehmenden Leukocytose. Eine solche wurde als Folgeerscheinung bei der Mehrzahl der behandelten Fälle von Betz, Bruner und Krakowska, Bueler, Clodi und Matuschka, Martino, Neuber und Rosner festgestellt. Auch bei kongenitaler Lues fand Bentivoglio eine die

Wismutbehandlung oft überdauernde Leukocytose. Nur ORO, welcher keinen konstanten Einfluß des Wismuts auf das syphilitische Blutbild anerkennt, sondern eine je nach dem Präparat und dem Krankheitszustand verschiedene Wirkung annimmt, sah meist nach den Injektionen eine Leukopenie sich entwickeln.

Besondere Erwähnung erfordern noch die aus der FINGERschen Klinik hervorgegangenen Untersuchungen von KYRLE, welcher aus dem Auftreten oder Ausbleiben einer Leukocytenvermehrung unter antiluetischer oder auch unspezifischer Behandlung wertvolle prognostische Schlüsse ziehen zu können glaubt. KYRLE hält sich auf Grund seiner in gründlichster Weise durchgeführten Untersuchungen und der dabei gewonnenen Erfahrungen zu folgenden Schlußfolgerungen berechtigt: „Das Auftreten und Ausbleiben von Leukocytenvermehrung im Anschluß an ein bestimmtes therapeutisches Vorgehen ist ein Hinweis darauf, ob sich der betreffende Organismus in günstigen oder ungünstigen Abwehrverhältnissen gegenüber der (luetischen) Infektion befindet. Bei Kranken mit gutem Reaktionsvermögen braucht die Behandlung nicht so intensiv zu sein wie bei den nicht gut reagierenden Fällen, so daß die celluläre Reaktion des Blutes ein Maßstab für die Art der spezifischen Behandlung werden kann."

Qualitatives Verhalten der Leukocyten.

Wenden wir uns nun der Betrachtung des prozentualen Verhaltens der weißen Blutzellen im Syphilitikerblut zu, so kann gleich an die Spitze der weiteren Ausführungen der Satz treten, daß es keinesfalls ein für die Syphilis spezifisches oder auch nur charakteristisches weißes Blutbild gibt.

Bezüglich der *neutrophilen Leukocyten* wird von HAGEN und NÄGELI eine Vermehrung angenommen. CLODI und MATUSCHKA sprechen von einer relativen Vermehrung dieser Zellen. Bei bestehender Leukocytose soll es jedoch zu beträchtlicher absoluter Vermehrung derselben kommen, wobei dann auch regelmäßig zahlreiche junge Leukocyten mit stäbchenförmigen Kernen gefunden wurden. Ebenso beschreibt KYRLE bei vorhandener Leukocytose stets eine Vermehrung der neutrophilen Zellen. Zu einer Vermehrung der polynucleären Leukocyten soll es nach LOEPER auch bei akuten Verschlimmerungen des luetischen Krankheitsprozesses kommen, während bei Besserung desselben dann eine Vermehrung der Lymphocyten und eosinophilen Zellen sich geltend mache. FISCHER und PAN NIEN (Durchschnittswerte: neutrophile Leukocyten = 59,$^0/_0$, Lymphocyten = 30$^0/_0$, eosinophile Zellen = 4,6$^0/_0$, große mononucleäre Zellen = 6$^0/_0$) sowie HAUCK (Durchschnittswerte: neutrophile Leukocyten = 61,7$^0/_0$, Lymphocyten = 22,2$^0/_0$, eosinophile Zellen = 3$^0/_0$, große mononucleäre Zellen = 14,2$^0/_0$) jedoch nehmen eine geringe Verminderung der polynucleären Leukocyten an. HAUCK weist aber darauf hin, daß hinsichtlich des prozentualen Verhältnisses der einzelnen Leukocytenformen nur ganz geringe Schwankungen bestehen und das Blutbild eigentlich kaum von der Norm abweicht. Nach SPIETHOFF soll bei den neutrophilen Zellen die Tendenz zu herabgesetzten prozentualen und absoluten Werten vorliegen.

Von vielen Seiten wird eine Vermehrung der *Lymphocyten* angenommen, wobei jedoch die Angaben über den Grad der Lymphocytose auch zum Teil widersprechend lauten. Während MAYER und GOURDY, welche für die Lymphocyten einen Durchschnittswert von 36,54$^0/_0$ berechnen, die Lymphocytose als eines der konstantesten Symptome der Syphilis bezeichnen und auch WEICKSEL Lymphocytose für eine ganz regelmäßige Begleiterscheinung der sekundären Lues erklärt, spricht z. B. RODRONOLD nur von einer wenig ausgeprägten Lymphocytose und WOOD erwähnt eine geringe Vermehrung der

Lymphocyten als nicht selten. Sonst äußern sich im Sinne einer Lymphocytenvermehrung noch Becker, Biegansky, Cerchiai, Grawitz, Hazen, MacCallum, Requin, Rille, Spiethoff und Schilling. Clodi und Matuschka fanden die Lymphocytenzahl herabgesetzt (17—24%), ebenso Vedel und Mansillon sowie Hauck bei Fällen frischer Lues (18,4%), während sie sich bei Rezidiven innerhalb normaler Grenzen bewegte (22,2%). Nach Hazen zeigen die Neger höhere Lymphocytenwerte als die Weißen. Mazza sowie Thévenot konnten keinerlei Abweichungen der Leukocytenformel von der Norm feststellen. Fiocco, dessen Untersuchungen sich auf 300 Fälle erstrecken, gibt zwar solche Abweichungen zu, welche je nach dem Krankheitsstadium und den Krankheitserscheinungen bald das eine und bald das andere System betreffen, betont aber ausdrücklich, daß sich keine bestimmte Leukocytenformel für die Syphilis aufstellen lasse. In ähnlichem Sinne äußern sich auch Besançon und Labbé.

Eine besondere Bedeutung für die Beurteilung des Verlaufs der Syphilis glaubt Bergel den Lymphocyten zusprechen zu müssen. Nach seiner Ansicht sind im Abwehrkampf des Organismus die Lymphocyten als biologisches Reagens auf Fettsubstanzen und Krankheitserreger fettartigen Charakters eingestellt. Da die Spirochaeta pallida lipoidhaltig sei oder ein lipoides Toxin absondere, würde sie eine lymphocytäre Reaktion im Organismus auslösen. Das Syphilitikerserum enthalte ein gegen das lipoide Luesantigen spezifisch eingestelltes, aus den Lymphocyten bzw. Lymphdrüsen stammendes, amboceptorartiges lipatisches Proferment. Die Lymphocyten bildeten also die Antistoffe gegen die lipoiden Spirochäten und die Antikörperbildung beruhe im wesentlichen auf einer lipatischen Amboceptorenwirkung, deren biologischer Ausdruck die Wassermannsche Reaktion sei. Die Ansicht und Theorie Bergels wäre also dahin zu deuten, daß die Lymphocyten durch Erzeugung eines lipolytischen Ferments auf die lipoidhaltigen Syphilisspirochäten gewissermaßen spezifisch einwirken. Weicksel dagegen sieht in der von ihm bei sekundärer Lues regelmäßig beobachteten, bei primärer Lues aber stets vermißten Lymphocytose lediglich den Ausdruck einer Leistungssteigerung des lymphatischen Gewebes bei einer chronisch verlaufenden Infektionskrankheit als Folge des chronisch auf den lymphadenoiden Apparat einwirkenden Reizes.

Wie aus den übereinstimmenden Befunden einer größeren Zahl von Untersuchern zu schließen ist, scheinen die *großen mononucleären Zellen* im Verlaufe der Syphilis häufig eine recht beträchtliche Vermehrung zu erfahren. So wird eine solche von Bose, Clodi und Matuschka (Mittelwert 7,5%), Hauck (Mittelwert 14,2%), Mathis, Nägeli (Höchstwert 18%), Rille, Sabrazès, Schilling, Spiethoff (in 42% seiner Fälle absolute, in 6,6% relative Vermehrung. Mittelwert 12%), sowie Vedel und Mansillon und bei der kongenitalen Lues von Jizuka, Kleinschmidt, Loos, Mennacher, Minet, Rueda und Risel erwähnt.

Auftreten beträchtlicher *basophiler Leukocytose* konnten Graham und Grigg bei allen ihren erfolgreich luetisch infizierten Kaninchen beobachten, von denen freilich viele zwecks anderer Untersuchungen mit Röntgenstrahlen vorbehandelt waren. Die basophile Leukocytose setzte am Ende der 1. Woche post infectionem ein, erreichte am Ende der 2. Woche ihren Höhepunkt (Werte von 25—35%), um dann im Verlaufe der nächsten 2 Wochen wieder zur Norm zurückzukehren. Die Kontrolltiere ließen eine basophile Granulation der Leukocyten vermissen. Die Intensität derselben ging mit der Stärke der luetischen Erscheinungen parallel. Graham und Grigg erblicken in dem Auftreten basophiler Leukocyten den Ausdruck einer toxischen Einwirkung der Spirochäten auf das Knochenmark analog der Einwirkung hämotoxischer Substanzen, mit denen Levaditi, Schlecht u. a. bei Kaninchen Basophilie hervorrufen konnten.

Betreffs der *eosinophilen Zellen* finden sich nur in einzelnen Arbeiten Hinweise über eine Vermehrung derselben, so bei Drobny, Loos (bei kongenitaler Lues), Nägeli, Ossendowsky, Radaeli, Rille (namentlich bei papulösen Syphiliden) und Seleneff. Clodi und Matuschka konnten nur in $10^0/_0$ ihrer Fälle eine mäßige Vermehrung konstatieren. Dagegen vertritt Hazen den Standpunkt, daß eine neben krankhaften Hauterscheinungen einhergehende Eosinophilie gegen die luetische Natur des Hautleidens spreche.

Pathologische Leukocytenformen scheinen ganz selten bei der Syphilis vorzukommen. Nur Besançon und Labbé berichten über häufigeres Auftreten derselben ($1-2^0/_0$). Hauck sah Myelocyten nur ganz vereinzelt. Öfters wurden solche dagegen von Nägeli bei Luesfällen beobachtet, welche mit stärkerer Leukocytose einhergingen.

Bei der *kongenitalen Lues* fand Leredde fast immer Lymphocytose, selten eine Polynucleose, daneben pathologische Zellformen, Vermehrung der Mastzellen oder Eosinophilie. Eine zugleich mit Verringerung der Erythrocytenzahl und des Hämoglobingehalts einhergehende stärkere Lymphocytose bei Säuglingen und kleinen Kindern hält Leredde, wenn Tuberkulose und chronische Enteritis ausgeschlossen werden können, für nahezu pathognomisch für kongenitale Lues. Nach Minet findet die kongenitale Lues bei Kindern unter 12 Jahren ihren Ausdruck in einer Polynucleose, im späteren Lebensalter in einer Lymphocytose. In 36 von 43 Fällen ließ sich das Auftreten von Myelocyten sowie von pseudoeosinophilen Zellen feststellen. Reichliches Auftreten von Myelocyten erwähnen auch Rueda und Zanca. Neben Jizuka, der eine absolute Vermehrung der Lymphocyten in $32,7^0/_0$ und eine relative in $82^0/_0$ seiner Fälle angibt, weist Nitschke auf eine starke Vermehrung der prozentualen wie absoluten Lymphocytenwerte hin. Bei den neutrophilen Leukocyten soll eine Verschiebung zu ihren Jugendformen erkennbar sein. Eine ausgesprochene Lymphocytose konnte fast durchwegs von Bergel, Mennacher, Risel und Zanca nachgewiesen werden und abnorm hohe Lymphocytenzahlen, welche an das Bild einer kongenitalen lymphatischen Leukämie erinnerten, wurden von Schridde sowie auch von Stuhl gefunden. Loos sowie Zelenski und Cybulski trafen große Schwankungen im Blutbild an.

Von Kanitz wurden Blutstudien nach der Arnethschen Methode bei Syphilitikern vorgenommen, wobei er feststellen konnte, daß die Syphilis eine Änderung des Leukocytenbildes im Sinne Arneths bedingen kann. Eine Verschiebung des Blutbildes zugunsten der jüngeren Zellformen zeigt sich meistens schon gegen das Ende der 2. Inkubationsperiode. Die stärkste Einwirkung läßt das Eruptionsstadium unmittelbar nach dem Ausbruch bzw. während des Bestehens des Eyanthems erkennen. Die Verschiebung ist in dieser Krankheitsperiode in verschiedenem Grade ausgeprägt, im Durchschnitt fallen aber die Veränderungen immer sehr stark ins Auge. In den übrigen Phasen der Lues handelt es sich für gewöhnlich nur um unbedeutende Abweichungen von den physiologischen Verhältnissen. Spiethoff äußert sich dahin, daß bei der Lues eine ausgesprochene Verschiebung des Blutbildes nach links nach der Arnethschen Formel vorliegt. In besonders hohem Grade soll dies bei der gummösen-ulcerösen Lues sowie bei pustulösen und impetiginösen Syphiliden des Frühstadiums der Fall sein. Auch Cerchiai sah bei den meisten Fällen von florider Lues eine Linksverschiebung des Blutbildes. Stern hält die Arnethsche Blutbildbestimmung bei der Lues sowohl in diagnostischer wie auch in prognostischer Hinsicht für wertlos. Ssorokin fiel bei systematisch durchgeführten Untersuchungen bei Syphilitikern im Primärstadium eine konstant vorkommende Monocytose ohne Verschiebung der neutrophilen Leukocyten nach links auf. Auf Grund dieser Tatsache glaubt er, daß bei unsicherem klinischen Bilde und der Unmöglichkeit, Spirochäten nachweisen zu können, eine deutlich ausgesprochene Monocytose des Blutes ohne Linksverschiebung der neutrophilen Zellen die Schlußfolgerung auf das Vorliegen einer Lues zulasse.

Einfluß der antiluetischen Behandlung auf das weiße Blutbild.

Die Frage, ob es wohl unter dem Einfluß der verschiedenen antiluetischen Mittel zu besonderen qualitativen Veränderungen im weißen Blubild komme, hat zu vielseitigem Studium Anregung gegeben. Freilich hinsichtlich der Einwirkung des *Quecksilbers* liegen Arbeiten nur in recht geringer Zahl vor. Vedel und Mansillon berichten über eine Vermehrung der Lymphocyten, Rodronold hingegen über eine Vermehrung der polynucleären Leukocyten infolge der Quecksilberbehandlung. Hauck hält die dadurch bedingten Abweichungen von den Ausgangsformeln für ziemlich bedeutungslos. Neben kaum merklichen Veränderungen, welche die neutrophilen Leukocyten erfahren, erleiden unter der Hg-Einwirkung die anfangs schon verringerten Lymphocyten eine weitere Herabsetzung ihrer Zahl, welche meist um so deutlicher ausgesprochen ist, je höher der Prozentgehalt vor der Behandlung war. Die Zahl der großen mononucleären Leukocyten erfährt in einzelnen Fällen eine Zunahme. Bei den eosinophilen und Mastzellen macht sich fast durchwegs eine Vermehrung geringen Grades geltend. Die absoluten Zahlen entsprechen im großen und ganzen den gefundenen relativen Werten.

Über den Einfluß des *Salvarsans*, mit dem man sich viel mehr beschäftigt hat, sind die Ansichten geteilt. Während Magat überhaupt keine und Thévenot nur kaum merkliche Änderungen in der Leukocytenformel beobachten konnte, sahen Assmann, Elsner und Schwaer eine geringe Zunahme der neutrophilen Leukocyten, Nägeli sowie Cerchiai eine solche beträchtlicheren Grades als Folgeerscheinung nach Salvarsaninjektionen. Auch Clodi und Matuschka erwähnen beim Vorliegen einer Leukocytose eine relative und absolute Vermehrung der polynucleären Zellen. Die Lymphocyten sollen an der Vermehrung vorübergehend teilnehmen und im Verlaufe der Kur soll ihre relative Zahl sich erhöhen. Gegen Ende der Behandlung pflege dann die anfängliche Leukopenie des Sekundärstadiums einer relativen bis absoluten Lymphocytose zu weichen. Eine mehr oder weniger ausgesprochene Zunahme der Lymphocyten findet sich bei Hazen (bis 65%), Mayer und Gourdy, sowie Sicard und Bloch erwähnt. Ganz widersprechend lauten die Angaben über das Verhalten der eosinophilen Zellen. So spricht Eudokimov von einer häufigen Vermehrung dieser Zellart, Wiersiorowski von einer Abnahme und Elsner von einem vollständigen Verschwinden derselben unter der Salvarsaneinwirkung. Wiersiorowski hat bei seinen Untersuchungen das Augenmerk hauptsächlich darauf gerichtet, ob durch das Salvarsan Verschiebungen im Blutbild im Sinne Arneths auftreten. Bestand vor Einleitung der Therapie eine Linksverschiebung der Leukocyten, so wurde durch Salvarsan die Formel der Norm genähert. Bestand aber anfänglich ein normales oder annähernd normales Blutbild, so führte Salvarsan zu einer Linksverschiebung der Leukocyten, indem der Prozentgehalt der jungen Formen eine Steigerung, der Prozentgehalt der überreifen Formen eine Abnahme erfuhr. Eine Linksverschiebung des Blutbildes wird auch von Cerchiai angegeben.

Spiethoff unterscheidet nach intravenösen Salvarsan- oder Quecksilberinjektionen, und zwar jeweils am Tage der Einspritzung, 2 Phasen des Blutbildes: als 1. Phase eine rein medikamentöse und als 2. eine toxisch-somatische. Die erste

Form zeigt große Variationen. Sie ist in ihrer Art vom Medikament, der Dosierung und der Lösungsart abhängig. Die 2. Phase weist mehr Art- als Gradunterschiede auf, die von dem Infektionszustand und der Gabengröße abhängig sind. Daueruntersuchungen des Blutbildes unter einer chronisch-kontinuierlichen Kur haben meist zwei im äußeren Aufbau differierende Abschnitte ergeben, die sich zeitlich verschieden folgen. In der Mehrzahl der Fälle deuten die Blutveränderungen in der 1. Phase einen gesteigerten Mehrverbrauch von neutrophilen Zellen und Lymphocyten an. In der 2. Phase sieht man zumeist den Mehrverbrauch erhalten oder erst entstehen. In einigen Fällen setzte ein Rückgang des Mehrverbrauchs ein und nur in der Minderzahl blieb auch der Mehrbedarf in der 2. Phase aus.

Untersuchungen, welche sich mit der Frage der Salvarsaneinwirkung auf das Blut bei der *kongenitalen Lues* befassen, liegen von LEREDDE, NITSCHKE, sowie SABRAZÈS und DUPERIÉ vor. LEREDDE hebt als wesentlichsten Befund bei der Salvarsantherapie eine Polynucleose hervor. Auch SABRAZÈS und DUPERIÉ beobachteten eine beträchtliche Vermehrung der polynucleären Leukocyten mit einer Linksverschiebung des Blutbildes nach ARNETH und dementsprechend ein Sinken der Lymphocytenzahlen, sowie auch der großen mononuclären Zellen. NITSCHKE hingegen konnte unter kombinierter Salvarsan-Hg-Behandlung keine wesentliche Beeinflussung der vorher vorhandenen hohen Lymphocytenzahlen konstatieren. Wenn auch während der Kur teilweise Schwankungen nach oben wie unten sich bemerkbar machten, so verliefen dieselben doch ganz regellos und die absoluten Lymphocytenwerte zeigten dabei ein auffallend konstantes Verhalten. Bei den polynucleären Zellen fiel ihm ebenfalls eine Verschiebung des Blutbildes nach links auf.

An dieser Stelle sei auf eine Eigenschaft des Salvarsans hingewiesen, welche übereinstimmend von FELKE, FLANDIN, FLEIG, LEDER, OLIVER, SÉZARY, TSANCK, TROST u. a. bestätigt werden konnte, nämlich sein hemmender Einfluß auf die *Blutgerinnbarkeit.* Die Salvarsanpräparate können entsprechend der zur Anwendung gelangenden Dosierung — nur bei Altsalvarsan soll diese Wirkung weniger deutlich ausgesprochen sein — vorübergehend mehr oder weniger stark die Gerinnungsfähigkeit des Blutes herabsetzen. Nach FELKE und OLIVER beruht diese Eigenschaft darauf, daß die Arsenobenzolverbindungen mit den Plasmaglobulinen feste Verbindungen eingehen, wodurch infolge der globulinlösenden Kraft der Salvarsane die für die Blutgerinnung so wichtigen Eiweißstoffe wie das Fibrinogen und Serozym unwirksam werden. Der Einfluß von Salvarsaninjektionen auf die Blutplättchen wurde von LEDER geprüft. Die verschiedenen Präparate ließen dabei keinen deutlichen Unterschied in der Wirkung erkennen. Fast in allen Fällen bedingten die Injektionen eine Abnahme der Zahl der Blutplättchen, welche in 40% stark, in 50% weniger stark, aber doch deutlich ausgeprägt war. Die erheblichsten Grade der Blutplättchenverringerung waren meist 10—20 Minuten nach den Injektionen festzustellen, während ungefähr im Verlaufe von 24 Stunden die Ausgangswerte wieder erreicht wurden.

Was zuletzt noch die Einwirkung des *Wismuts* auf das Verhalten der einzelnen Leukocytenarten anlangt, so fällt hier eine völlige Übereinstimmung in den verschiedenen Publikationen über eine Zunahme der eosinophilen Zellen auf, welche häufig sogar recht beträchtlich ist. So konnte im Verlauf von Wismutkuren NEUBER ein Ansteigen der Eosinophilen bis zu 18%, H. MÜLLER bis 24% nachweisen, während BETZ als Durchschnittszahlen $9—14\%$ verzeichnet. CLODI und MATUSCHKA vermerken noch als besonders interessant die Tatsache, daß sie bei mehreren Fällen den Eindruck gewannen, als ob mit der *Zunahme der eosinophilen Zellen* ein rascheres Verschwinden der bis dahin positiven Wassermannschen Reaktion sich geltend mache. Freilich betreffs der neutrophilen Leukocyten und Lymphocyten gehen die Ansichten der einzelnen Autoren wieder etwas auseinander, jedoch scheint neben der erwähnten Eosinophilie im wesentlichen eine Vermehrung der Lymphocyten das weiße Blutbild im Verlaufe einer Wismutbehandlung zu beherrschen. Eine solche wird von Bruner und Krakowska, Neumann sowie Oro mitgeteilt und auch Betz wie Bueler geben nach einer anfänglichen Vermehrung der polynucleären Leukocyten zu Beginn der Kur eine Zunahme der Lymphocyten gegen Ende der Behandlung an, wobei nach Betz die Lymphocytenwerte schließlich die Zahl der neutrophilen Zellen sogar überschreiten können. Nach Untersuchungen von Neuber soll jedoch das weiße Blutbild außer einer stark ausgeprägten Eosinophilie kaum eine Abweichung von der Norm zeigen. Bei kongenitaler Lues wurde von Bentivoglio Steigerung der Zahl der polynucleären Zellen, relative Abnahme der Lymphocyten und mehrmals mäßige Eosinophilie als Befund erhoben, während die Untersuchungen von v. Tüdös und v. Kiss neben Eosinophilie meist eine Zunahme der Lymphocyten ergaben.

Die so konstant nachgewiesene Vermehrung der eosinophilen Zellen wurde neben einer Zunahme der neutrophilen auch tierexperimentell an Kaninchen von Bernstein festgestellt, während E. Fränkel an Meerschweinchen und Kaninchen nach Wismuteinverleibung keinerlei Veränderungen im Blutbild konstatieren konnte. La Mendola fand bei Kaninchen zwar keine nennenswerten Veränderungen an den Erythrocyten, dagegen konstant eine Leukocytose, und zwar eine Vermehrung der spärlich gelappten neutrophilen Zellen, während die Lymphocyten, sowie die mehrgelappten Leukocyten eine verminderte Zahl aufwiesen. Über merkwürdige Vakuolenbildung im Protoplasma wie auch in den Kernen sonst gut erhaltener Monocyten im Blute mit Wismut behandelter Meerschweinchen berichtet Martelli. Die Vakuolen waren mit einer homogenen hyalinen, eosinrot gefärbten Masse ausgefüllt (May-Grünwald-Giemsa-Färbung). Den gleichen Befund konnte er auch bei einem mit Wismut behandelten Menschen erheben.

Die Beeinflussung des syphilitischen Blutbildes durch *Jod*-Darreichung ist von Engwer studiert worden, welcher dabei zu negativen Resultaten kam. Nach seiner Ansicht ist durch intravenöse Jodbehandlung eine besondere Einwirkung auf das Blutbild meist nicht erkennbar, auch sei die Beurteilung wegen der mannigfachen bei den Infusionen mitwirkenden Faktoren überaus schwierig.

Im Anschluß sei kurz noch auf Untersuchungen von Skalweit bei *Paralyse* und *Lues cerebri* hingewiesen, aus deren Ergebnissen resultiert, daß bei Lues cerebri sich meist Lymphocytose (unter $25^0/_0$ nur 1 Fall, $32—60^0/_0$ Lymphocyten bei 10 von 16 Fällen), bei Paralyse dagegen nur niedrige Normalzahlen bis Lymphopenie finden (von 36 Fällen ergaben nur 4 über $25^0/_0$, 7 über $20^0/_0$, 25 zwischen $6—20^0/_0$ Lymphocyten). Skalweit glaubt in dem dadurch gewissermaßen zum Ausdrucke kommenden Versagen der lymphocytären Abwehr bei der Paralyse eine Reaktionsschwäche des Organismus auf die Spirochäten erblicken zu dürfen. Nach Sebastiani soll dagegen bei Paralyse eine deutliche Lymphocytose und Basophilie ausgeprägt sein, während bei Lues cerebri neutrophile Polynucleose vorherrsche. Bei *Tabes dorsalis* konnte Orszag in der Mehrzahl seiner Fälle den Nachweis einer mäßigen Lymphocytose erbringen und außerdem bei $25^0/_0$ seiner Kranken eine Eosinophilie feststellen. Fleischhacker, welcher sein Augenmerk besonders auf Veränderungen des Blutbildes bei tabischen Krisen richtete und zu diesem Zwecke das Blut von Tabikern außerhalb und während solcher Anfälle untersuchte, fand bei Krisen regelmäßig eine Vermehrung der stabkernigen Leukocyten und fast immer eine Verminderung der eosinophilen Zellen.

Zuletzt sei noch einer Arbeit von COLELLA Erwähnung getan, welcher bei einer größeren Zahl von Syphilitikern Untersuchungen über die *hämoklasische Krise* nach Sublimatinjektionen anstellte. Dabei ließ sich konstant eine fast immer von Blutdrucksenkung begleitete Leukopenie konstatieren, welche aber nur bei Syphilitikern vorkommen soll.

Veränderungen der weißen Blutzellen nach ANTONI.

Einen die weißen Blutzellen direkt schädigenden und zu schwerer Degeneration der Zellkerne führenden Einfluß der Spirochäten glaubt ANTONI entdeckt zu haben. Mittels eines neuen Färbeverfahrens (RINGOLD-Methode), welche in elektiver Weise sehr schön die Kernstrukturen zur Darstellung bringen läßt, konnte er im syphilitischen Blutbild degenerative Veränderungen an den Leukocytenkernen wahrnehmen, welche er bei gesunden Menschen oder bei anderen Kranken regelmäßig vermißte. Mit der RINGOLD-Färbung erscheinen bei Syphilitikern die Leukocytenkerne blaß oder zeigen vereinzelt noch dunklere Farbflecke. Es besteht bald eine Kernwandhyperchromasie, bald sind die Kerne färberisch in der Längsrichtung halbiert, so daß die mediale Seite des Kerns ganz zart rosa erscheint, die der Kernwand zugewandte Hälfte dagegen noch tiefviolett getönt ist. Bei feiner mikroskopischer Einstellung sollen sich in den einzelnen Kernen deutliche Gänge erkennen lassen, welche die Kernwand durchbohren und meistens in der Längsrichtung des Kerns in zickzackartiger Form verlaufen. Dort, wo der Gang in den Kern aus- bzw. eintritt, zeigt sich eine kleine Verbreiterung des Ganges. In der Nähe des austretenden Ganges ist die Kernfärbung häufig verschwommen. Bei derartig erkrankten Zellen ist die Kernkontur nicht mehr scharf gezeichnet, sondern ist verwaschen und sieht wie ausgefasert aus. Deutlicher als bei den Leukocyten treten die Gänge bei den Lymphocyten hervor. Die Frage, ob die beschriebenen degenerativen Kernveränderungen durch die Spirochäten direkt bedingt sind, oder ob es sich dabei um Lipoidabgänge aus den Zellen handelt, läßt ANTONI offen. Auf jeden Fall glaubt er aber dieselben als syphilitisch-toxische Veränderungen ansprechen zu dürfen.

Wie zu erwarten stand, wurden die ANTONIschen Befunde vielfach nachgeprüft, wobei die von ihm beschriebenen Kernveränderungen an den Leukocyten und Lymphocyten zwar allgemein bestätigt, denselben jedoch eine Spezifität für Syphilis abgesprochen wurde. Daraufhin hat ANTONI in einer zweiten Veröffentlichung die in seiner ersten Arbeit aufgestellten Thesen insofern einer Korrektur unterzogen, als er jetzt zugibt, daß schlechte Kernfärbbarkeit, Kernwandhyperchromasie, angenagte und unscharfe Konturen des öfteren auch bei Infektionskrankheiten und schweren Erkrankungen, die mit einer Störung des blutbildenden Apparates zusammenhängen, vorkommen können. Auch die Verwaschenheit der Zellkerne lasse sich bei Infektionskrankheiten nachweisen, jedoch soll diese bei der Syphilis einen besonderen, nur ihr eigenen Charakter tragen. Bei Syphilitikern erwiesen sich die kranken Zellen wie von einem hauchartigen Schleier überzogen, der bei der RINGOLD-Färbung einen leicht rötlichen Farbenton annehme, während bei anderen Infektionskrankheiten eine hellere Tönung vorherrschen soll. Als geradezu charakteristisch für Lues hält ANTONI das Auslaufen der welligen, blitzfigurenartigen oder hakenförmigen Gangbildungen in ein — einem Bandwurmkopf vergleichbares — knopfartiges Ende, da er diesen Endknopf bis jetzt noch bei keiner anderen Krankheit feststellen konnte.

In dem mit Lymphocytose einhergehenden seronegativen Primärstadium der Lues sollen sich die hauptsächlichsten krankhaften Veränderungen in den Lymphocyten finden, während im Sekundärstadium mit der dann einsetzenden neutrophilen Leukocytose und ziemlich ausgesprochenen Linksverschiebung nach Arneth auch sehr viele neutrophile Leukocyten die erwähnten Kernveränderungen aufweisen würden. Bei alter Lues und Metalues sollen die krankhaften Veränderungen dann wieder mehr bei den Lymphocyten in den Vordergrund treten. Den Gangbildungen in den Lymphocyten mißt Antoni besonderen Wert für diagnostische Zwecke bei, weil sich hier angeblich die sichersten Unterscheidungsmerkmale gegenüber ähnlichen Veränderungen bei anderen Infektionskrankheiten finden. Außerdem konnte er durch Lipoidfärbung sowohl in den Lymphocyten als auch in den neutrophilen Leukocyten bei Syphilitikern eine Vermehrung der Lipoproteide nachweisen, welche in den weißen Blutzellen gesunder Menschen nicht festzustellen waren.

Bei der Nachprüfung der Antonischen Befunde wurden von Hirsch, Lemke und Streblow, Marcyaniak, Moncorps und Leonhard, Mulzer, Nathan, von der Porten, Stern und Strauss sowie Wichmann die erwähnten Kernveränderungen an den weißen Blutzellen des syphilitischen Blutes wohl bestätigt, jedoch lehnen mit Ausnahme von v. d. Porten alle übrigen Autoren, denen auch ich mich auf Grund in meiner Klinik durchgeführter Untersuchungen anschließe, die von Antoni anfänglich vertretene Anschauung, daß diese Kernveränderungen spezifisch oder charakteristisch für Syphilis seien, ab und erkennen deshalb auch der Antonischen Methode keinerlei diagnostischen Wert zu. Nur Lemke und Streblow billigen wegen der bei der Syphilis quantitativ in einem viel erheblicheren Grade vorkommenden Kernveränderungen daraus in bis zu 90% der Fälle eine Abgrenzungsmöglichkeit zu.

Nachdem Antoni in seiner zweiten Veröffentlichung nur noch die „knopfförmigen Enden" der Gangbildungen insofern als einen für Syphilis charakteristischen Befund bezeichnete, als er solche bei nicht syphilitischen Menschen niemals nachweisen konnte, wurde von Nathan, den Antoni selbst in der Technik der Färbung unterwiesen hatte, Mulzer sowie Moncorps und Leonhard dem Vorkommen dieser knopfförmigen Enden besondere Beachtung geschenkt. Bei den betreffenden Untersuchungen zeigte sich nun, daß Gänge mit knopfartiger Endanschwellung sich auch bei nicht syphilitischen Kontrollfällen, und zwar in nicht unerheblicher Zahl finden. Moncorps und Leonhard geben aber zu, daß knopfartig endigende Gangbildungen bei ihrem Vorkommen in den Lymphocyten für manifeste Lues bis zu einem gewissen Grade charakteristisch seien. Einen diagnostischen Wert können sie der Methode aber nicht zubilligen, indem sie zugleich noch darauf hinweisen, daß die betreffenden Gangbildungen an der Grenze mikroskopischer Sichtbarkeit liegen, so daß, abgesehen von dem nicht immer gleichmäßigen Ausfall der Ringoldschen Färbung, ein gewisser Spielraum, der dem einzelnen Untersucher bei der Beurteilung der Gänge eingeräumt werden müsse, nicht unbeträchtliche Fehlerquellen mit sich bringe. In ähnlicher Weise, daß die Beurteilung der Befunde immer nur eine individuelle bleibe und daß sich die Methode in keiner Weise für den Praktiker eigne, äußern sich auch Stern und Strauss.

Merkwürdige, an die Antonischen Feststellungen erinnernde Befunde an den Kernen der Leukocyten und Lymphocyten des Syphilitikerblutes konnte Falk mit der *Nuclealreaktion* nach Fuelgen und Rossenbeck, mit welcher die Thymonucleinsäure nachgewiesen wird, erheben. Bei Kranken mit Erscheinungen florider Lues konnten durch diese Reaktion eigenartige Veränderungen an den Kernen festgestellt werden, die in einer gewissen Schwellung und Quellung und dabei diffuseren Färbung der Kernsubstanz bestehen. Bei nicht syphilitisch erkrankten Personen scheinen diese Veränderungen nur selten vorzukommen und kaum jemals bei gesunden Menschen. Für diagnostische Zwecke dürfte sich das Verfahren aber ebenfalls nicht eignen.

Nach einem Rückblick auf die zahlreichen, die Hämatologie des Syphilitikerblutes betreffenden Arbeiten, welche im quantitativen wie qualitativen Blutbild, und zwar bei unbehandelter wie behandelter Syphilis nicht unerhebliche Differenzen zutage treten lassen, ist wohl die Schlußfolgerung berechtigt, daß von einem für die Syphilis spezifischen oder auch nur charakteristischen Blutbild nicht gesprochen werden kann. Selbst wenn man die oben schon erhobenen Einwände mit in Betracht zieht, daß zur Erzielung einwandfreier Resultate die Blutuntersuchungen sehr häufig und in genauester Weise vorgenommen werden müssen, wobei die Zeit der Blutentnahme, die normalerweise zu beobachtenden Schwankungen der Leukocytenzahl wie -formel, die individuellen Verhältnisse bei den einzelnen Syphiliskranken zu berücksichtigen sind, wird dieses Urteil keine Einschränkungen mehr erfahren.

Perniziöse und sekundäre Anämie. Leukämie.

Vielfach wurde die Syphilis in enge Beziehung zur *perniziösen Anämie* gebracht und häufig als ätiologischer Faktor für diese schwere Bluterkrankung betrachtet. Wenn nun auch gewiß ein unmittelbarer Kausalkonnex zwischen Syphilis und perniziöser Anämie in ein oder dem anderen Fall nicht von der Hand gewiesen werden kann, so dürfen doch nicht ohne weiteres alle Fälle dieser Erkrankung, bei welchen eine positive Wassermannreaktion gefunden wird oder die Sektion das Vorhandensein luetischer Organveränderungen aufdeckt, in diesem Sinne gedeutet werden. Ein sicherer Beweis für eine luetische Genese kann eigentlich nur dann angenommen werden, wenn eine perniziöse Anämie unter Einleitung einer antiluetischen Therapie zur völligen und dauernden Heilung kommt oder zum mindesten eine wesentliche, länger anhaltende Besserung erfährt. Berichte über solche Heilerfolge liegen von AUSDERAN, BACALOGLU und TUDORAN (3 Fälle), BLUMENTHAL, GOLAY, GRAM, LAACHE, LABBÉ, KLEIN, FR. MÜLLER, NAEGELI-AUSDERAN, ROTH, SAHLI, SABRAZÈS (2 Fälle) und SCHLESINGER vor. Wenn auch bei einem Teil der von diesen Autoren beschriebenen Fälle die von SCHAUMAN und SALTZMAN gestellte Forderung einer Dauerheilung durch antiluetische Behandlung nicht erfüllt ist, so darf trotzdem wohl ein genetischer Zusammenhang zwischen der Syphilis und perniziösen Anämie angenommen werden. Schwieriger freilich ist die Beurteilung in den von CHATTELIER, RAHLWES und WEICKSEL mitgeteilten Fällen, bei welchen die eingeleitete spezifische Therapie wohl zu einer anfänglichen Besserung des Krankheitszustandes führte, aber den nach Monaten dann erfolgten tödlichen Ausgang des Leidens nicht verhüten konnte. Bei den meisten der in der Literatur beschriebenen Fälle von perniziöser Anämie, bei welchen gleichzeitig Lues vorlag, dürfte es sich aber nur um ein zufälliges Zusammentreffen beider Krankheiten gehandelt haben.

Dieser Ansicht geben auch SCHAUMAN und SALTZMAN in ihrer Bearbeitung der perniziösen Anämie mit der Bemerkung Ausdruck, daß die Syphilis bei dem Zustandekommen dieser Krankheit nur eine sehr bescheidene Rolle spiele. Neben FOUCAR und STOKES sowie LEVINE und LADD lehnt v. WINTERFELD einen ätiologischen Zusammenhang der Syphilis mit der perniziösen Anämie überhaupt ab. Dagegen nimmt er für wahrscheinlich an, daß die Syphilis, gleichviel ob im Sekundär- oder Tertiärstadium, in einem für die perniziöse Anämie prädisponierten Körper die Krankheitsbereitschaft verstärken und den Verlauf der perniziösen Anämie beschleunigen kann. Eine mittelbare ursächliche Beeinflussung durch die Lues unter besonders prädisponierenden Umständen geben auch Pappenheim, Rahlwes und Weicksel zu.

Im Gegensatz zu diesen Autoren vertritt Hoff, dessen Ansicht auch von Schlesinger geteilt wird, den Standpunkt, daß es sich bei mit Syphilis kombinierten Fällen von perniziöser Anämie nicht um eine nur zufällige Kombination, sondern um einen genetischen Zusammenhang handelt. Unter den Einflüssen, die als ursächliche Momente der perniziösen Anämie in Betracht kommen, räumt er der Lues einen besonders wichtigen Platz ein. Er macht ferner noch darauf aufmerksam, daß seine sechs mit sicherer Lues kombinierten Fälle von perniziöser Anämie nur in einem Fall stark positive und dreimal negative Wassermannsche Reaktion ergaben, obwohl bei keinem der Kranken eine antiluetische Behandlung vorausgegangen war. Hoff schließt daraus, daß durch die schwere Blutschädigung auch die zum Zustandekommen der Wassermannschen Reaktion notwendigen Reagine im Blut eine so starke Schädigung erfahren, daß sie ihre Reaktionsfähigkeit einbüßen. Auch Roch wirft auf Grund günstiger Erfahrungen mit Salvarsanbehandlung die Frage auf, ob nicht trotz negativen Ausfalls der Seroreaktionen in der Ätiologie der perniziösen Anämie die Syphilis eine wichtige Rolle spiele?

Weniger wohl durch direkte Schädigung des Blutes, als durch eine Schädigung des Knochenmarks durch die Spirochäten ist das nicht gerade seltene Auftreten *sekundärer Anämien* im Verlaufe der Syphilis bedingt. Während Anämien leichten bis mäßigen Grades in allen Stadien der Lues gefunden werden (s. auch S. 119), entwickeln sich schwerere Formen hauptsächlich im Spätstadium, sowie bei der kongenitalen Lues und in neuerer Zeit hat besonders Eason versucht, auf das häufige Vorkommen von Anämie, mit und ohne Milzvergrößerung, wieder mehr die Aufmerksamkeit zu lenken. Daß aber das Auftreten von Anämien im Verlaufe der Syphilis auch nicht überschätzt werden darf, ist statistischen Erhebungen von Foucar und Stokes zu entnehmen, welche unter 4800 Syphilitikern der Mayo-Klinik nur 25 Kranke feststellen konnten, welche einen Hb-Gehalt von 55% und weniger aufwiesen. Bei den meisten Kranken betrug der Hb-Gehalt 70% und darüber. Auch Hoff weist darauf hin, daß man im ersten Stadium der Lues kaum jemals und im 2. Stadium nur ziemlich selten Anämie antreffe, während das Bild einer syphilitischen Chlorose häufiger vorkomme. Dagegen kämen ausgeprägte, zum Teil sehr schwere Anämien bei der Syphilis im 3. Stadium öfter zur Beobachtung. Hier stehe die von Hoppe-Seyler betonte Kombination mit Leberlues im Vordergrunde. Schwere Anämien konnte Hatzieganu bei 8 Fällen (darunter 7 Frauen) von Aortensyphilis beobachten. Wenn in neuerer Zeit durch Lues bedingte Anämien seltener als früher zu sein scheinen, so dürfte dies wohl zum Teil mit auf die energische Behandlung des Leidens im Frühstadium zurückzuführen sein.

Unmittelbar ursächliche Beziehungen zur Syphilis lassen sich vor allem für die *lienalen Anämien* annehmen, welche man häufiger bei *kongenitaler Lues* zu sehen bekommt. Diese Ansicht erfährt auch eine Stütze durch die Mitteilungen von de Stefano, welcher für die Mehrzahl der von ihm untersuchten Fälle von kindlicher lienaler Anämie in der Syphilis den ätiologischen Faktor erblickt und auch di Cristina hält die Lues für die häufigste Ursache der Anaemia splenica infantum. Überhaupt kommt den sekundären Anämien bei der kongenitalen Lues eine wesentlich größere Bedeutung als bei der akquirierten Syphilis zu. Nobécourt unterscheidet 3 Gruppen von Anämien bei kongenital syphilitischen Kindern: 1. Fälle einfacher und leichter Anämie, 2. Fälle, welche mit Splenomegalie einhergehen und 3. Fälle von perniziöser Anämie. Die zur 1. Gruppe gehörigen Fälle, welche am häufigsten zur Beobachtung kommen, bieten das Bild einfacher Anämie mit Verminderung des Hb-Gehalts, mäßiger Leukocytose,

Verminderung der polynucleären Leukocyten, geringer Anisocytose und nur geringer Milzvergrößerung. Bei der 2. Gruppe tritt die Anämie mehr oder weniger in den Vordergrund. Als hervorstechendes Krankheitssymptom kommt eine beträchtliche Vergrößerung der Milz in Betracht. Das Blutbild gleicht dem einer Pseudoleukämie. Neben Anisocytose, Poikilocytose und Polychromatophilie finden sich Normoblasten und Megaloblasten, sowie pathologische Leukocytenformen. Nach ZANCA wird bei Formen schwerer Anämie das klinische Bild durch die Blutveränderungen (Erythrocytenzahl unter 2 Millionen) vollkommen beherrscht. Diese Fälle sollen meist rapid ad exitum kommen. Die einfache Anämie ist sehr oft von einer Milzschwellung begleitet. Der Hb-Gehalt bewegt sich zwischen 60—80%, die Zahl der Erythrocyten zwischen 2,5—3,5 Millionen. Der Färbeindex ist fast immer höher als 1. Letzteres Symptom soll bei kindlicher Anämie stets an kongenitale Lues denken lassen. In 60% der Fälle bestehe Lymphocytose. Sonst erwähnt er noch das Auftreten von Normoblasten, Myelocyten und eine Vermehrung der basophilen Leukocyten. Bei den schweren Anämien kämen perniziöse und pseudoleukämische Formen vor. FRANK gibt bei den leichten Formen von Anämie die Erythrocyten- und Hb-Werte als nur mäßig herabgesetzt an. Viscerale Erscheinungen sollen zwar regelmäßig, aber nur in geringem Grade auftreten, während bei den Fällen schwerer Anämie die Symptome visceraler Lues stark ausgeprägt seien. Hochgradige Lymphocytose sei als prognostisch ungünstiges Zeichen zu deuten. Eine starke Vermehrung der Monocyten trete auch bei den leichten Fällen von Anämie in Erscheinung. Auf das häufige Vorkommen von Anämie bei kongenitaler Lues weisen auch DU BOIS und THOMAS hin.

Ein Fall schwerer aregenerativer perniziöser Anämie bei Lues nach *Salvarsanbehandlung* (19 intravenöse Neosalvarsaninjektionen à 0,75 innerhalb $^1/_2$ Jahres) wird von SPIETHOFF beschrieben. Dabei hebt er den günstigen therapeutischen Einfluß von Salvarsan in kleinsten Mengen ($^1/_{20}$ mg) auf den Krankheitszustand hervor, während Dosen von 0,1 oder auch selbst 0,01 ausgesprochen ungünstig auf das Knochenmark einwirkten. Weitere Beobachtungen über Auftreten mit schweren Blutungen komplizierter aplastischer perniziöser Anämien nach Salvarsantherapie liegen noch von ÉMILE-WEIL und ISCH-WALL (3 Fälle), FRANK, GORKE, GÖRDA, MOORE und KEIDEL, sowie VEDEL und GIRAUD vor. STERN erwähnt 4 Fälle schwerer Anämie im Anschluß an sachgemäß dosierte Salvarsan-Hg-Kuren.

Ähnlich wie bei der perniziösen Anämie liegen hinsichtlich der Frage eines genetischen Zusammenhangs mit der Syphilis auch die Verhältnisse bei der *Leukämie*. Ein solcher kann, entsprechend der Auffassung bei der perniziösen Anämie, ebenfalls nur dann angenommen werden, wenn eine Leukämie durch antiluetische Behandlung sich einer dauernden Heilung zuführen läßt. Dieser Beweis ist aber bis jetzt bei den im Schrifttum veröffentlichten Fällen von Leukämie mit gleichzeitig bestehender Syphilis, abgesehen von dem Falle ELKINS, noch nicht einwandfrei erbracht worden. Jedoch auch die Annahme eines nur rein zufälligen Zusammentreffens von Leukämie mit der Syphilis in allen diesen Fällen ist nicht gerechtfertigt. Gegen ein solche sprechen unbedingt Beobachtungen (z. B. wesentliche Besserungen des leukämischen Krankheitsbildes unter spezifischer Therapie), wie sie von ELKIN und BOWCOCK, CAUSSADE, LÉVY-FRANKEL und PEYNET, FRÄNKEL und ULRICH, HEINRICH, LARRABEE und SIDEL, NANTA sowie SCHLESINGER vorliegen. Wenn auch wohl in der Mehrzahl der bei Syphilitikern sich findenden Leukämien die Annahme einer zufälligen Kombination den Tatsachen am meisten entsprechen dürfte, so muß doch für einzelne Fälle der Syphilis, wenn auch nicht ein unmittelbarer, so doch ein mittelbarer kausaler Einfluß zugebilligt werden, durch den die Disposition für die Entwicklung einer Leukämie geschaffen wird.

Über Vorkommen von Leukämien bei *kongenitaler Lues* berichten Baginsky, Schridde und Stuhl.

Die Heilung einer lymphatischen Pseudoleukämie bei Lues congenita tarda durch Schmierkur konnte Weill beobachten.

Polycythaemia rubra.

Wie für die perniziöse Anämie wird von manchen Seiten auch für die Erythrämie oder Polycythaemia rubra die Syphilis als Ursache angesprochen. So glaubt Neuda, welcher über 18 Fälle berichten konnte, bei welchen neben einer Erythrämie sichere Lues oder wohlbegründeter Verdacht auf diese Krankheit vorlag, daß in einem hohen Prozentsatz für seine Fälle Lues als ursächliches Moment angeschuldigt werden dürfe. Falta freilich widerspricht solcher Auffassung und behauptet, daß die Lues in der Ätiologie der Erythrämie keine überragende Stellung einnehme. Ed. Hofmann erachtet in seinem Falle die Berechtigung zur Annahme einer luetischen Genese deshalb für gegeben, weil durch eine länger durchgeführte Salvarsankur eine wesentliche und auch anhaltende Besserung in dem Krankheitszustand sich erreichen ließ. Er glaubt, daß wenigstens für einen gewissen Prozentsatz der Fälle von Erythrämie die Syphilis das auslösende Moment darstellt. Eine Kombination von Polycythaemia rubra mit anamnestisch oder serologisch sichergestellter Lues haben sonst noch Gallavardin et Bertoye, Glaessner, Goldstein, Hollander, Lüdin, Lutembacher, Moewes, Orlowski, Parkinson, Reckzeh, Soundby, Waltershöfer sowie Weintraud beschrieben. Von den meisten Autoren wird aber nur ein zufälliges Zusammentreffen von Polycythaemia rubra und Syphilis angenommen. Der sichere Beweis für die syphilitische Ätiologie durch Heilung der Krankheit infolge antiluetischer Therapie wurde in keinem ihrer Fälle erbracht. Bei dem immerhin öfters konstatierten Zusammentreffen von Erythrämie mit Lues ist die Möglichkeit einer luetischen Genese nicht zu bestreiten und man muß unbedingt Hofmanns Ansicht beipflichten, daß weitere genaue Beobachtungen in dieser Richtung erforderlich erscheinen.

Paroxysmale Hämoglobinurie.

Wenn auch früher schon von verschiedenen Autoren (s. bei Jesionek) engere Beziehungen der paroxysmalen Hämoglobinurie zu der Syphilis vermutet wurden, so erfuhren doch erst mit der Einführung der Wassermannschen Reaktion diese Vermutungen eine Bestätigung, indem bei der einen Form paroxysmaler Hämoglobinurie, der *Kältehämoglobinurie* in über 90% der Fälle sich ein positiver Ausfall der Wassermannschen Raktion ergibt. Statistische Zusammenstellungen aus dem Schrifttum von Burmeister, Donath und Landsteiner sowie Salén liefern dafür den Beweis. Während Burmeister bei seinen statistischen Erhebungen an 207 Fällen anamnestische und klinische Merkmale für Lues nur in 30% der Fälle verzeichnen konnte, ergab die Wassermannschen Reaktion, soweit sie angestellt worden war, in 95% der Fälle positiven Ausfall. Donath und Landsteiner konnten unter den seit 1906 veröffentlichten 99 Fällen von Kältehämoglobinurie 95 mal Syphilis feststellen (24 mal anamnestisch oder somatisch, 81 mal durch die Wassermannreaktion) und Salén, dessen Statistik sich auf 116 Fälle erstreckt, fand in 82% derselben klinische oder anamnestische Anhaltspunkte für Lues und in 92% Angaben über positiven Ausfall der Wassermannreaktion. Das weibliche Geschlecht scheint weniger befallen zu sein als das männliche (nach Salén treffen nur 22% der Fälle auf das weibliche Geschlecht).

Während auf Grund seiner Untersuchungen, auf welche später noch ausführlicher eingegangen werden soll, BURMEISTER der Ansicht ist, daß bei der Kältehämoglobinurie der positive Ausfall der Wassermannreaktion für eine luetische Ätiologie nicht beweisend zu sein brauche, weshalb er nur bei einem Teil der Kältehämoglobinuriefälle einen Zusammenhang mit Lues annimmt, äußern sich DONATH und LANDSTEINER dahin, daß in der syphilitischen Infektion wohl die regelmäßige Ursache für die paroxysmale Kältehämoglobinurie erblickt werden dürfe, daß diese nicht — wie es früher von verschiedenen Seiten geschah — als metaluetische Erkrankung, sondern als wirklich syphilitische Affektion zu deuten sei, und daß das bei dieser Krankheit nachweisbare Hämolysin auf eine noch unbekannte Weise unter dem Einfluß der im Körper vorhandenen Spirochäten gebildet werde. Auch SALÉN glaubt sich zu der Schlußfolgerung berechtigt, daß man mit größter Wahrscheinlichkeit in der Lues den hauptsächlichsten ätiologischen Faktor für die Kältehämoglobinurie erblicken dürfe. Einen ähnlichen Standpunkt vertreten TRAUB, ANGHEL und E. MEYER. Daß der Syphilis zum mindesten eine gewisse Rolle in der Ätiologie der Kältehämoglobinurie zugebilligt werden muß, wird fast allgemein anerkannt.

DONATH und LANDSTEINER gelang bei an Kältehämoglobinurie erkrankten Personen der Nachweis eines eigentümlichen Lysins im Blute. Nach ihrer Versuchsanordnung tritt, wenn man von einem im anfallsfreien Intervall entnommenen Blute eines an Kältehämoglobinurie leidenden Kranken Serum und Blutkörperchen im Verhältnis 5:1 mischt, diese Mischung einige Zeit auf $0—5^0$ abkühlt und dann auf 37^0 erwärmt, in der Regel intensive Hämolyse ein. Wird dagegen die Serum-Blutkörperchenmischung ebensolange nur kalt oder warm gehalten, dann bleibt Hämolyse aus. Zu dem Zustandekommen der Hämolyse in der 1. Phase des Versuchs ist das Vorhandensein von Hämoglobinurieserum unbedingt erforderlich, während Blutkörperchen auch anderer Menschen verwendet werden können. Wird das Serum eines Hämoglobinurikers vor der Mischung mit den Blutkörperchen inaktiviert, so kommt es bei Abkühlung und darauffolgender Erwärmung zu keiner Hämolyse.

So konnte durch DONATH und LANDSTEINER wie späterhin auch noch durch andere Forscher mit Sicherheit der Beweis erbracht werden, daß im Plasma der Kältehämoglobinuriker ein *Autohämolysin* mit einer thermostabilen und einer thermolabilen Komponente enthalten ist, bei dem aber die Bindung und Wirkung der hämolytischen Substanz auf eigene oder fremde Blutkörperchen in eigentümlicher Weise nur nach vorhergehender Abkühlung erfolgt. In diesem Autolysin erblicken DONATH und LANDSTEINER das wesentliche Moment für die Entstehung der Hämoglobinurieanfälle.

Wie oben schon erwähnt wurde, läßt BURMEISTER den positiven Ausfall der Wassermannreaktion bei der Kältehämoglobinurie nicht als sicheren Beweis für eine syphilitische Ätiologie gelten. Nach Versuchen in vitro erscheint es ihm nach dem Verhalten der Kältehämolysine den Lipoiden gegenüber wahrscheinlich, daß diese Lysine bei der Wassermannschen Reaktion auch ohne Anwesenheit von Syphilisreaginen einen positiven Ausfall ergeben können. Den Beweis für seine Ansicht glaubt er darin sehen zu dürfen, daß bei seinen Versuchen nach Ausschaltung der Kälteamboceptoren aus dem Serum (durch Bindung an die Erythrocyten in der Kälte) die vorher positive Wassermannreaktion negativ wurde. Er nimmt deshalb an, daß die Kälteamboceptoren den positiven Ausfall der Wassermannreaktion vermittelt haben müssen. Die Frage, ob die Kälteamboceptoren nicht vielleicht selbst luetischen Ursprungs sein können, also etwa als Syphilisreagine aufzufassen wären, läßt BURMEISTER noch unbeantwortet.

Zu gegenteiligen Resultaten kam Smith, der nach fast völliger Entfernung der Autolysine keine wesentliche Abschwächung der Wassermannreaktion eintreten sah. Da von Moro und Noda, Yamada, Matsuo, G. Mackenzie und Kaznelson vorgenommene Bindungsversuche ergeben haben, daß sich der die Wassermannreaktion auslösende Serumkörper von dem Kälteamboceptor trennen läßt, lehnt auch E. Meyer eine Identität beider Körper ab. Nachdem das Hämolysin bei den anderen Formen der paroxysmalen Hämoglobinurie (Marsch- oder paralytische Hämoglobinurie) sowie bei anderen Erkrankungen nicht gefunden wird, bei richtiger Versuchsanordnung aber bei der Kältehämoglobinurie regelmäßig nachweisbar ist, darf man nach E. Meyer mit Sicherheit behaupten, daß es für die Kältehämoglobinurie spezifisch ist.

Grätz konnte feststellen, daß nach entsprechender Vorbehandlung (Absorption der Kältehämolysine durch artgleiche Blutkörperchen) die positive Wassermannreaktion im Hämoglobinurikerserum verschwindet, während sie im Syphilitikerserum unter ähnlichen Voraussetzungen konstant bleibt.

Bei Syphilitikern findet sich aber auch anscheinend gar nicht so selten eine gewissermaßen „*latente*" *Hämoglobinurie*. So konnten Donath und Landsteiner bei Kranken mit tertiärer Lues oder Syphilis des Zentralnervensystems (insbesondere Paralyse) häufig den Nachweis von Kältehämolysinen im Blute erbringen, ohne daß diese je Anfälle von Kältehämoglobinurie gehabt hatten. Bei 195 nichtsyphilitischen Menschen war dieser Nachweis in keinem Falle gelungen. Ebenso bekamen Kumagai und Inone bei 35 nicht an Kältehämoglobinurie erkrankten Luetikern 7mal positiven Ausfall der Donath-Landsteinerschen wie der Ehrlichschen Reaktion. Aus neuester Zeit liegt auch noch ein Bericht von Steinbock vor, welcher 33 Fälle von kongenitaler Syphilis, die früher sämtlich im Karolinen-Kinderhospital in Wien wegen ihrer Syphilis behandelt worden waren, mit der Donath-Landsteinerschen Probe auf Kältehämoglobinurie untersuchte. Dabei bekam er dreimal deutlich positiven Ausfall der Reaktion (prompten Anfall von Kältehämoglobinurie), ein schwach positives und ein fragliches (verspätete Hämolyse) Ergebnis. Von den drei positiven Fällen, welche im Alter von 12, 15 und 18 Jahren standen, fiel zweimal auch der Ehrlichsche Versuch positiv aus.

In den Arbeiten von Burmeister sowie Donath und Landsteiner noch nicht berücksichtigte kasuistische Beiträge aus neuerer Zeit, welche als weitere Beweise für die engen Beziehungen zwischen der Kältehämoglobinurie und Syphilis dienen können, liegen von Covisa (5 Fälle), Pittalugo (5 Fälle), Anghel (2 Fälle), Epstein und Ostrovskij, Kaliski, Strominger und Gottfried sowie Traub vor. Über Kältehämoglobinurie bei *kongenitaler Lues* berichten Acuña, Vallino und Macero, Consiglio (2 Fälle), Hochsinger sowie Marin und Coutts. Orel hatte Gelegenheit, kongenital luetische Zwillinge zu beobachten, von denen der eine an typischer Kältehämoglobinurie litt, während sich bei dem anderen Kältehämolysin nur mit Hilfe einer komplizierten Versuchsanordnung nachweisen ließ.

Über die *Wirkung antiluetischer Behandlung* auf den Verlauf der Kältehämoglobinurie lauten die Angaben der verschiedenen Forscher widersprechend. Während von manchen Seiten unter antiluetischer Therapie Heilung oder wenigstens günstige Beeinflussung des Krankheitsbildes durch Steigerung der Kälteresistenz und Verringerung der Anfälle beobachtet werden konnte, sahen andere Autoren nach scheinbarer Besserung erneut Anfälle auftreten oder völliges Versagen der Therapie. Über Heilungen bzw. wesentliche Besserungen infolge antiluetischer Behandlung liegen aus neuerer Zeit Mitteilungen von Anghel (2 Fälle), Constantinesco (3 Fälle), Donath und Landsteiner

(2 Fälle), Höglund (2 Fälle), Marañón, Marin und Coutts, Montagnani sowie Romane und Beretervide vor.

Abgesehen von der Kältehämoglobinurie kommt für die übrigen Formen der Hämoglobinurie die Syphilis als kausale Noxe wohl kaum in Betracht.

Blutdruck.

Vielfach wird in der Syphilis der ätiologische Faktor für arterielle Hypertonie und damit einhergehender Steigerung des Blutdruckes angenommen. Der prozentuale Anteil der Syphilis an der Entstehung der Hypertonien wird aber von den einzelnen Forschern sehr verschieden beurteilt und so finden sich im Schrifttum Schwankungen von 18—90% (Brin et Geroux) angegeben. Wenn auch die Syphilis gewiß zu frühzeitiger Arteriosklerose und damit häufig zu mehr oder minder hochgradiger Blutdrucksteigerung disponiert, so wird ihr Einfluß in dieser Hinsicht doch oft überschätzt.

Leider fehlen im Schrifttum Angaben über ganz systematisch durchgeführte Untersuchungen an großen Versuchsreihen und vor allem Untersuchungen vor dem 40. Lebensjahr, welche allein eine Klärung dieser Frage bringen könnten. In neuerer Zeit hat Wolff solche Untersuchungen an 160 Syphilitikern, darunter 70 Fällen des Frühstadiums vorgenommen, um zu prüfen, ob es vielleicht durch Toxinschädigungen des vegetativen Nervensystems zu einer Hypertonie kommen könne. Dabei konnte er im primären, sekundären und spätlatenten Stadium sowie bei der kongenitalen Lues niemals eine Hypertonie, im sekundären Stadium sogar manchmal eine Hypotonie feststellen. Bei tertiärer Lues (15 Fälle) wies er einige leichte Hypertonien unsicheren Ursprungs nach. Dagegen ergab sich hochgradige Blutdrucksteigerung im Frühstadium der Paralyse. Auch Chiappini fand bei 100 Kranken keine wesentlichen Abweichungen von der Norm und ebensowenig solche nach Durchführung spezifischer Kuren. Nach Schlesinger fehlt selbst bei luetischer Aortitis meist eine Blutdrucksteigerung und nach Grassmann soll überhaupt der Blutdruck nahezu bei allen Kranken des syphilitischen Frühstadiums herabgesetzt sein. *Hypotonie* in diesem Stadium erwähnt auch Meineri und Golay fand eine solche in 4 von 19 Fällen. Thom, welcher je 25 herz- und nierengesunde syphilitische Frauen und Männer untersuchte, konnte bei 52% der ersteren und 64% der letzteren eine beträchtliche Steigerung, und zwar sowohl des systolischen wie diastolischen Blutdruckes feststellen.

Sonst haben sich vor allem noch französische Forscher mit der Frage eines kausalen Zusammenhanges der Hypertonie mit der Syphilis beschäftigt, so vor allem Toinon, welcher in ausführlicher und eingehender Weise das ganze bisher vorliegende Schrifttum berücksichtigt. Er unterscheidet 5 Haupttypen der Hypertonie bei Syphilis: 1. kardiovasculäre, 2. rein renale, 3. nephro-aortitische, 4. endokrine-sympathische und 5. solitäre Hypertonien (letztere ohne Beteiligung der Nieren, ohne Aortitis und relativ frühzeitig beginnend). Als besonders häufig bezeichnet er die syphilitische Hypertonie renalen Ursprungs. Das im Vergleich zum systolischen Druck hohe Niveau des diastolischen Druckes deutet er als wichtiges diagnostisches Symptom. Dumas unterscheidet 2 Gruppen bei den Luetikern: Personen zwischen 30—40 Jahren mit im allgemeinen mäßiger und veränderlicher und ältere Menschen im Spätstadium der Lues mit ständiger Blutdrucksteigerung.

Außerdem wären noch Ambard, Brin et Geroux, Brison, Etienne, Gallavardin, Laubry et Dourelot, Lian und Barrieri, Sian et Finot, Stoll sowie Vaquez zu erwähnen, bei deren Fällen es sich aber fast durchweg um Syphilitiker mit Aortenerkrankungen und Nierensklerosen handelt.

An der Hand von 15 einschlägigen Fällen behandelt Génévrier die Hypertonie als *Folgeerscheinung der kongenitalen Lues*. Bei der Blutdrucksteigerung, welche erst nach dem 8.—10. Lebensjahr in Erscheinung treten soll, erweist sich der Minimaldruck mehr erhöht als der Maximaldruck. Neben körperlicher wie geistiger Entwicklungshemmung sollen solche Kinder vor allem durch ihre blasse Gesichtsfarbe auffallen.

Die Änderungen des Blutdruckes nach intravenöser *Salvarsandarreichung* hat Wada studiert und dabei gefunden, daß der maximale wie minimale Blutdruck in unmittelbarem Anschluß an die Einspritzungen in 84% der Fälle eine Senkung erfuhr, nach Verlauf von etwa 2 Stunden aber meist wieder zur Norm zurückkehrte. Der Grad der Senkung scheint proportional zur injizierten Salvarsanmenge und fast unabhängig vom Stadium der Lues sowie der ersten oder folgenden Injektionen zu sein. Auch Erdmann sah in einigen Fällen Blutdrucksenkung nach Salvarsaninjektionen auftreten.

Blutgerinnung.

Mitteilungen über systematisch durchgeführte Untersuchungen zur Feststellung etwaiger Veränderungen der Blutgerinnungszeit bei der Syphilis liegen im Schrifttum nicht vor. Bei Durchsicht desselben ließen sich nur Veröffentlichungen von 2 Forschern feststellen, welche sich mit dieser Frage eingehender beschäftigt haben. So fand Taterka, daß unter 50 Fällen von Tabes in 72,7% derselben, und zwar besonders auch vor und während einer Krise, die Blutgerinnungszeit gegenüber der Norm verlängert war. Der Ausfall der Wassermannschen Reaktion schien ohne Einfluß auf dieselbe zu sein. Rueda verfolgte den Verlauf der Gerinnungszeit bei kongenitaler Lues. Bei Prüfung an 83 Kranken war sie in 70 Fällen beschleunigt, in 5 Fällen verlangsamt und sonst normal.

Über den Einfluß des Salvarsans auf die Blutgerinnungszeit s. S. 131.

Senkungsgeschwindigkeit der roten Blutkörperchen,

Nachdem in neuerer Zeit neben den chemischen vor allem auch den physikalisch-biologischen Vorgängen im Organismus erhöhte Beachtung geschenkt wird, hat die bei manchen krankhaften Zuständen schon längst bekannte *beschleunigte Sedimentierung der roten Blutkörperchen* erneutes Interesse gefunden. Nach ziemlich allgemeiner Auffassung dürfte dieselbe auf eine erhöhte Labilität des Blutplasmas zurückzuführen sein, sowie auf eine Änderung des Elektrolytgehaltes der roten Blutzellen (Entladung der negativ geladenen Erythrocyten) bei gleichzeitiger Vermehrung der Globuline und Fibrinogene bzw. Albumine. Die normalerweise schon bei Frauen in mäßigem und in der Gravidität in beträchtlichem Grade gesteigerte Senkungsgeschwindigkeit weist auch bei den verschiedensten pathologischen Verhältnissen (z. B. bei entzündlichen Prozessen der verschiedensten Genese, Infektionskrankheiten, insbesondere der Tuberkulose, malignen Neubildungen, Blutkrankheiten, Stoffwechselerkrankungen u. a.) eine mehr oder minder große Beschleunigung auf.

Daß dies auch bei der Syphilis der Fall ist, konnte übereinstimmend von allen Autoren, welche sich mit der Frage des Verhaltens der Blutkörperchensenkungsgeschwindigkeit bei der Syphilis beschäftigten, bestätigt werden (Abderhalden, Adler, Aoki, Bazolli, Brill, Bruner, Bussalai, Farber und Schulmann, Fårhaeus, Guszmann Kajikawa, Kersting, Kovacs, J. K. Mayr, Mensch, Model und Gogover, Nathan und Herold, Pawlov, Pewny, Poppe und Wagner, Preininger, Riecke, Schönfeld, Schubert, Tedeschi). Während die Senkungsgeschwindigkeit sich im seronegativen Primärstadium wohl nur wenig von der Norm entfernt, macht sich ein Ansteigen der Beschleunigungskurve im seropositiven Primärstadium bereits deutlich bemerkbar (Nathan und Herold) und von PEWNY wurde hier schon bei 60% der Fälle eine deutliche Steigerung festgestellt. Von da ab scheint nun die Kurve stetig weiter anzusteigen und im floriden Sekundärstadium ihren Höhepunkt zu erreichen. Bei florider Lues II wird eine Senkungsbeschleunigung wohl auch am konstantesten angetroffen und werden dafür folgende Zahlen angegeben: von SCHUBERT in 74%, PEWNY 80%, RIECKE bei Frauen 84%, bei Männern 16%, GUSZMANN sowie MAYR 85%, KERSTING 90%, POPPER und WAGNER sowie FARBER und SCHULMANN in 100% der Fälle. Für Lues latens werden wesentlich geringere Zahlen mitgeteilt, so von PEWNY nur noch 57%, MAYR 60%, KERSTING 68% und FARBER und SCHULMANN 82,5%. Hinsichtlich des Tertiärstadiums divergieren die Ansichten. Während PREININGER gerade für dieses Stadium sehr hohe Beschleunigungswerte feststellen konnte, PAWLOV von einer extremen Beschleunigung spricht und MAYR in 100% die Senkungsgeschwindigkeit erhöht fand, verzeichnen NATHAN und HEROLD für das 3. Stadium der Lues ein Absinken der Kurve.

Auch bei der *Neurolues* zeigt sich fast durchwegs eine Beschleunigung der Senkungsgeschwindigkeit. Am regelmäßigsten und auch am intensivsten ausgeprägt scheint sie nach den Untersuchungen von BÜSCHER, PLAUT, RUNGE und SEBASTIANI bei der Paralyse vorzukommen, aber auch bei der Tabes und Lues cerebri ist sie ein ziemlich konstanter Befund. FARBER und SCHULMANN geben bei der Neurolues eine Beschleunigung in 100% der Fälle an. ADLER glaubt, daß sich bei der Tabes aus dem Verhalten der Senkungsgeschwindigkeit wertvolle Fingerzeige für die Therapie ergeben, indem bei niedrigen Senkungswerten, bei welchen eine Progredienz des Leidens nicht mehr zu befürchten sei, eine symptomatische Behandlung genüge, während mit starker Beschleunigung der Senkungsgeschwindigkeit einhergehende Krankheitsfälle eine energische spezifische Behandlung erfordern würden.

Ebenso waren bei der kongenitalen Syphilis ähnliche Verhältnisse zu erwarten. Die ersten Untersuchungen über das Verhalten der Senkungsgeschwindigkeit der roten Blutkörperchen bei kongenitaler Syphilis liegen von GYÖRGY vor, aus welchen eine sehr beträchtliche Beschleunigung derselben ersichtlich ist. Weitere Arbeiten von BÄTZOLD, BARDACH, GELBJERG-HANSEN, GIAUME, JERSILD, LINZENMEIER, MINAMIDE, NADOLNY und WEISS brachten eine Bestätigung der Resultate GYÖRGYs.

NEUMANN, welcher sich mit der Frage beschäftigte, ob der Senkungsgeschwindigkeit der roten Blutkörperchen des *Nabelschnurblutes* ein diagnostischer Wert zur Feststellung der kongenitalen Lues zukomme, muß diese auf Grund seiner Untersuchungen verneinen.

Zu erwähnen wäre auch noch, daß SEIKIN die Senkungsgeschwindigkeit an 17 gesunden und 77 mit Lues infizierten Kaninchen geprüft hat. Dabei ergab sich bei den luetisch infizierten Tieren eine Beschleunigung der Senkungsgeschwindigkeit beim Primäraffekt in 50%, bei noch wachsenden gigantischen Schankern in 77%, bei sekundärer Lues in 66% und bei latenter Lues nur noch in 15% der Fälle.

Die Frage eines etwaigen Parallelismus zwischen dem Verhalten der Blutkörperchensenkungsgeschwindigkeit und der Wassermannschen Reaktion wurde von JOACHIM angeschnitten. Auf Grund seiner Untersuchungen zieht er den Schluß, daß ein solcher wohl bei progressiver Paralyse angenommen werden könne, keinesfalls aber dagegen bei der übrigen Lues bestehe. So fand er positive Wassermannsche Reaktion bei geringer Beschleunigung der Senkungsgeschwindigkeit in 65,5% und positive Wassermannsche Reaktion mit starker Beschleunigung der Senkungsgeschwindigkeit in 37% der Fälle. Die Fälle mit negativer Wassermannscher Reaktion ergaben in 52,2% hohe und in 47,8% niedere Werte der Senkungsgeschwindigkeit. Auch fast alle übrigen Untersucher,

welche dieser Frage ihre Aufmerksamkeit schenkten, nehmen den gleichen ab-
lehnenden Standpunkt ein. Nur RUBIN erwähnt, daß seine vergleichenden
Untersuchungen über Senkungsgeschwindigkeit und Flockungsfähigkeit des
Serums und Plasmas fast regelmäßig zu parallelen Ergebnissen führten und
TEDESCHI weist auf einen Parallelismus zwischen Wassermannscher Reaktion
und Senkungsgeschwindigkeit innerhalb gewisser Zeiträume (30—50 Minuten)
bei manifester unbehandelter Lues hin. Nach GIAUME sollen sichere Beziehungen
zwischen Senkungsgeschwindigkeit und Wassermannscher Reaktion bestehen.

Bei den annähernd gleichlautenden Untersuchungsergebnissen der verschiedenen Autoren kann das Urteil über die Bedeutung der Senkungsgeschwindigkeit der roten Blutkörperchen für die Lues wohl in die kurzen Worte zusammengefaßt werden: daß diesem für die Syphilis weder spezifischen noch auch
charakteristischen Phänomen wohl wissenschaftliches Interesse, aber nicht der
geringste praktische Wert in differentialdiagnostischer oder prognostischer
Hinsicht zugebilligt werden kann. Nur GYÖRGY glaubt der auffallend starken
Beschleunigung der Senkungsgeschwindigkeit bei der kongenitalen Lues eine
diagnostische Verwertbarkeit zusprechen zu dürfen, was jedoch von BARDACH
wie auch NADOLNY bestritten wird. Einer beträchtlichen und konstanten Beschleunigung der Senkungsgeschwindigkeit wird von GIAUME zwar ein großer
diagnostischer Wahrscheinlichkeitswert zugebilligt, aber nur während der ersten
Lebenswochen der Säuglinge und wenn Tuberkulose und fieberhafte Affektionen
ausgeschlossen werden können.

Dagegen dürfte sich vielleicht die Senkungsgeschwindigkeit als differential-
diagnostisches Abgrenzungsmittel zwischen den verschiedenen *Ikterus*formen verwerten lassen, nachdem ERICH KLOPSTOCK bei einer größeren Zahl von Ikterus-
fällen den Nachweis erbringen konnte, daß bei Icterus simplex die Senkungsreaktion normal oder verlangsamt war, während infektiöser Ikterus und insbesondere auch der Icterus syphiliticus beschleunigte Zeiten aufweisen.

Von einigen Seiten wurde das Verhalten der Senkungsreaktion unter der
Einwirkung antiluetischer Therapie studiert, wobei jedoch keine einheitlichen
Resultate gewonnen wurden. Während BAZOLLI, BRUNER und MAYR einen
Zusammenhang zwischen antiluetischer Kur und Senkungsgeschwindigkeit
zurückweisen, konnten FARBER und SCHULMANN, GIAUME, MINAMIDE, NATHAN
und HEROLD, sowie WEISS unter spezifischer Therapie ein Zurückgehen der
Senkungsbeschleunigung konstatieren. HARA sah nach kleinen Salvarsandosen
die Senkungsgeschwindigkeit ansteigen, während sie bei Anwendung größerer
Dosen gehemmt wurde. Eine Zunahme der Senkungsgeschwindigkeit nach
antiluetischer Behandlung beobachtete auch BERDE, welcher dies als toxische
Wirkung auffaßt. Beim Salvarsan soll die Wirkung bald eintreten, rasch wieder
abklingen und bei einer Reihe von Fällen überhaupt nicht zur Geltung kommen.
Bei Quecksilber und Wismut äußere sich die Wirkung langsamer, was auch
GIAUME beobachten konnte, bleibe aber lange Zeit bestehen. Während beim
Quecksilber die Beschleunigung der Senkungsgeschwindigkeit nie ausbleibe und
hohe Werte erreiche, halte sie sich beim Wismut in engeren Grenzen. Die Beschleunigung gestalte sich je nach der Applikationsform des Quecksilbers verschieden. Bei kombinierten Salvarsan-Hg-Kuren soll die Senkungsgeschwindigkeit
höhere Werte erreichen als bei alleiniger Salvarsantherapie. Am Ende der Kur
sollen sich dann wieder normale Senkungswerte finden. Nach BUELER verlangsamt sich bei Wismutbehandlung im Verlaufe derselben die Senkungsgeschwindigkeit immer mehr, was sich nach seiner Ansicht in einfacher Weise durch
Zurückgehen der luetischen Entzündungserscheinungen erklären läßt. HEDÉN hat
bei der Quecksilberbehandlung den Eindruck gewonnen, daß die dabei zu
beobachtende Senkungsbeschleunigung bei den mit kolloidalem Hg behandelten

Patienten höhere Werte erreicht als bei Kranken, welche mit anderen Hg-Präparaten behandelt wurden, trotzdem bei letzteren viel größere Mengen von Quecksilber zur Verwendung gelangten. Die stärkere Senkungsbeschleunigung durch die kolloidalen Hg-Präparate glaubt er auf die stärkere Toxizität derselben zurückführen zu dürfen. Bei weiteren Untersuchungen war er bestrebt, das Verhältnis zwischen Senkungsgeschwindigkeit und den durch Quecksilber- oder Salvarsanwirkung bedingten Schwankungen des Körpergewichts festzustellen. Aus den dabei gewonnenen Resultaten folgert er, daß die Gewichtszunahme während der Salvarsankuren einer verminderten Senkungsgeschwindigkeit vorangeht, während die unter Hg-Kuren eintretende Gewichtsabnahme von einer Steigerung der Senkungsgeschwindigkeit gefolgt ist.

Untersuchungen über die *Senkungsgeschwindigkeit der Leukocyten* haben sich Schilling und Schulz als Aufgabe gestellt. Auf Grund der dabei erzielten Ergebnisse neigen sie vorläufig zu der Ansicht, daß für eine Beschleunigung der Senkungsgeschwindigkeit der Leukocyten ganz andere Faktoren maßgebend seien als für die Senkungsbeschleunigung bei den Erythrocyten. Einen Beweis dafür, daß Änderungen im Globulin- und Fibrinogengehalt nicht die alleinige Ursache für eine Senkungsbeschleunigung abgeben können, erblicken sie in der Tatsache, daß sie bei höchsten Graden von Erythrocyten-Senkungsbeschleunigung die verschiedensten Abstufungen von Leukocytensenkung nachweisen konnten. Bei ihren Luesfällen war neben einer deutlichen Verklumpung der Leukocyten eine Beschleunigung der Senkungsgeschwindigkeit ausgesprochen.

Über die *Resistenz, phagocytäre Kraft und Lebensfähigkeit der Leukocyten* liegen Beobachtungen von Burzi vor, aus welchen hervorgeht, daß die phagocytäre Kraft der Leukocyten im Primärstadium zwar nur wenig, im II. und III. Stadium jedoch beträchtlich herabgesetzt ist und auch unter Hg-Behandlung keine merkliche Erhöhung erfährt. Auf die Phagocytose bei Gesunden soll das Blutserum von Syphilitikern zwar nicht den geringsten Einfluß äußern, dagegen ein spezifisches sensibilisierendes Vermögen für von Syphilitikern stammende Leukocyten besitzen. Was die Lebensfähigkeit der weißen Blutzellen betrifft, so bestehen keine Unterschiede zwischen gesunden und syphilitischen Personen und auch ihre Resistenz ist im I. Stadium der Syphilis normal. Dagegen erweist sich die Resistenz im II. und III. Stadium bedeutend vermindert.

Osmotische Resistenz der Erythrocyten.

Untersuchungen über das Verhalten der osmotischen Resistenz der Erythrocyten bei Syphilis wurden von Batunin und Saizev angestellt, welche bei Lues II recens und recidiva in 77—88% der Fälle eine Erhöhung derselben ergaben. In den übrigen Stadien der Lues war dieser Prozentgehalt geringer und betrug bei Lues I 55%, Lues latens 56%, Lues III manifesta 33%, Lues III latens 18%. Durch spezifische Behandlung wurde in der Hälfte der Fälle wieder eine normale Resistenz der Erythrocyten erreicht. Ein Parallelismus zwischen dem Verhalten der Wassermannschen Reaktion und der osmotischen Resistenz konnte nicht beobachtet werden.

Bei Prüfung an 150 Syphilitikern fand Doros die Resistenz 59 mal vermindert und 8 mal gesteigert. Eine Resistenzverminderung ließ sich vor allem bei syphilitischen Alterationen des hepato-lienalen Apparates nachweisen, während sich bei syphilitoxischer oder medikamentöser (Salvarsan) Cholämie eine Resistenzsteigerung ergab. Doros lehnt die Auffassung, daß die Veränderungen der osmotischen Resistenz der roten Blutkörperchen bei der Syphilis auf die unmittelbare Einwirkung der Spirochäten oder ihrer Endotoxine zurückzuführen seien, ab und macht dafür Störungen des hepato-lienalen und reticulo-endothelialen Systems verantwortlich. In allen den Fällen, in welchen bei genauester Untersuchung Spuren einer hepato-lienalen Störung nicht nachweisbar waren, erwies sich die Resistenz normal.

Bei 67 *kongenital luetischen* Kindern mit in der Mehrzahl manifesten Zeichen florider Lues wurde durch DERSHAWINA in leichten oder mittelschweren Fällen die osmotische Resistenz normal, in schweren Fällen dagegen beträchtlich erhöht gefunden. Bei *Neurolues* konstatierten MODEL und GOGOVER Resistenzverminderung. Über eine solche berichtet auch HOFF bei 3 Luetikern, bei welchen ein mit schweren Leber- und Milzschädigungen einhergehender hämolytischer Ikterus auftrat.

Die *Resistenz der Erythrocyten* gegenüber Sapotoxinlösungen wurde von NEILSON und WHEELEN geprüft, wobei sich bei Syphilis die Resistenz geringer als normal erwies und unter kombinierter Jod-Quecksilberbehandlung für einige Tage eine weitere Erniedrigung erfuhr. Dagegen soll durch alleinige Quecksilberbehandlung die Resistenz gehoben werden, während Jod allein gegeben so gut wie keinen Einfluß auf dieselbe ausübt. Bei vergleichenden Versuchen mit Blut von Gesunden und Syphilitikern konnte SPIETHOFF einen Unterschied zwischen der osmotischen Resistenz der roten Blutkörperchen und der Widerstandskraft gegen Alkohol nicht feststellen. Nach der SPIETHOFFschen Methode hat auch BRILL die Erythrocytenresistenz bei etwa 100 Syphilitikern untersucht und bei der Mehrzahl eine Resistenzerhöhung gegenüber den Kontrollfällen beobachtet, welche in einem gewissen Parallelismus zur Beschleunigung der Senkungsgeschwindigkeit der roten Blutkörperchen stand. Bei der Erhöhung der osmotischen Resistenz handelte es sich aber nicht um pathologisch gesteigerte Resistenzgrade, sondern nur um eine Erhöhung, welche sich an der oberen Grenze normaler Wert hielt.

Unterschiede in der Empfindlichkeit menschlicher Erythrocyten gegenüber der Hämolyse durch Kobragift bei verschiedenen Krankheitszuständen, auf welche nach vorhergegangenen negativen Untersuchungsergebnissen durch KYES und SACHS von HIRSCHL und PÖTZL aufmerksam gemacht wurde, regten KRAUS, PÖTZL, RANZI und EHRLICH zu diesbezüglichen weiteren Untersuchungen an. Aus diesen ließ sich für Fälle rezenter Syphilis eine starke Hemmung der Hämolyse, also eine erhöhte Widerstandsfähigkeit der roten Blutkörperchen folgern. Auch konnte R. WEIL den Nachweis erbringen, daß die roten Blutkörperchen von Syphilitikern manchen organischen Lysinen gegenüber eine auffallende Widerstandsfähigkeit besitzen und daß der Unterschied der Erythrocytenresistenz zwischen syphilitischen und nichtsyphilitischen Personen besonders deutlich bei der Kobragifthämolyse zum Ausdruck kommt. Diese Feststellung war für WEIL der Ausgangspunkt für eine neue Reaktion zur Syphilisdiagnose, welcher aber von KUSCHAKOFF auf Grund eigener Untersuchungen ein praktischer Wert abgesprochen wurde.

Ausgedehnte Untersuchungen von DETRE und SELLEI, bei welchen die Widerstandsfähigkeit normaler und syphilitischer roter Blutkörperchen normalem menschlichen Serum gegenüber geprüft wurde (Isoagglutination), ergaben keinerlei Anhaltspunkte für die Annahme einer Herabsetzung der Blutkörperchenresistenz bei der Syphilis im Gegensatz zu der bei normalen Menschen. Im allgemeinen erfuhr auch unter Hg-Einwirkung die Agglutinationsfähigkeit keine wesentliche Änderung. In ähnlicher Richtung bewegen sich Untersuchungen von PERGOLA, welcher zu folgenden Schlußfolgerungen kam: das Serum von Syphilitikern ist manchmal autohämolytisch. Es ist Blutkörperchen von Gesunden gegenüber nicht, Blutkörperchen von Syphilitikern gegenüber gelegentlich iso-hämolytisch. Für heterogenes Blut (Kaninchen, Hühner, Tauben) ist es stärker hämolytisch als normales Serum. Die Widerstandsfähigkeit der roten Blutkörperchen syphilitischer Kranker ist gegen die hämolytische Wirkung der Seren von Kaninchen, Hühnern und Tauben ebenso stark entwickelt als bei gesunden Menschen. Der Einfluß der Hg-Therapie auf das isolytische und autolytische Verhalten des Serums ist kein eindeutiger. EICKE und MASCHER haben bei ihren Forschungen die Überzeugung gewonnen, daß die hämolytischen Komponenten des Blutserums durch die Syphilis in tiefgreifender Weise verändert werden. Zu einem vollständigen Verlust der hämolytischen Fähigkeiten, welcher entweder durch den Schwund des Normalamboceptors oder des Komplements oder auch beider Komponenten zugleich bedingt sein kann, soll es aber nur bei einer umschriebenen Gruppe von Luesseren kommen, welche hauptsächlich Fälle des Spätstadiums betreffen, die keine oder nur eine ungenügende Behandlung durchgemacht haben. Das Fehlen des Komplements + Normalamboceptors soll auf luetische Veränderungen des Zentralnervensystems hinweisen.

Viscosität, spezifisches Gewicht und Oberflächenspannung des syphilitischen Blutes.

Viscositätsbestimmungen des syphilitischen Blutes, welche von verschiedenen Seiten vorgenommen wurden, lassen bei florider Lues eine mäßige Erhöhung der Werte annehmen. So spricht HACHEZ von einer geringen Erhöhung der Viscosität bei florider Syphilis, ebenso MEMMESHEIMER von einer Erhöhung und sehr starken Schutzwirkung der Serumkolloide bei der Mehrzahl der Fälle von unbehandelter Lues II, welche er auf Veränderungen in der Globulinfraktion zurückführt. Letzterer macht jedoch darauf aufmerksam, daß die Viscosität manchmal auch herabgesetzt sein kann. Nach MEINERI ist die Viscosität besonders im primären Stadium erhöht und hat mit dem Auftreten der sekundären Exantheme ihren Höhepunkt bereits erreicht. Im latenten Stadium hält sie sich innerhalb ziemlich normaler Grenzen, um erst wieder bei Rezidiverscheinungen zu höheren Werten anzusteigen. Mit dem Verschwinden der floriden Erscheinungen unter dem Einfluß der Therapie soll parallel damit ein Absinken der Viscosität einhergehen. Nach Salvarsaninjektionen könne man innerhalb der ersten Minuten eine Erhöhung der Blutviscosität beobachten, die dann langsam wieder im Verlaufe einer Stunde zum Ausgangswert zurückkehre. Die größten Schwankungen wurden nach der 1. Salvarsaninjektion bei Lues II gesehen. Zwischen Viscosität, Gesamteiweißgehalt und Formolgelifikation des syphilitischen Serums sollen enge Beziehungen bestehen. Eine Vermehrung der totalen Viscosität des Blutes bei Syphilis wird ferner von BALLESTER-VIDAL angenommen. Sie soll im Durchschnitt statt 4,69 = 5,76 und die Viscosität des Serums statt 1,91 = 1,95 betragen. Bei Luesfällen mit positiver Wassermannscher Reaktion ergebe sich für die Serumviscosität ein Durchschnittswert von 1,97, mit negativer Wassermannscher Reaktion von 1,77. HOLKER ist auch davon überzeugt, daß, abgesehen von Schwankungen, welche beim Syphilitiker ebenso wie bei gesunden Menschen zu beobachten seien, im allgemeinen das Syphilitikerserum eine erhöhte Viscosität besitzt, jedoch spricht er eine solche hauptsächlich dem Tertiärstadium zu. BIRCHER und HARLAND berechneten mit dem Viscosimeter von HESS bei Syphilitikern einen Durchschnittswert von 1,74 und lehnen irgendwelche Beziehungen des Viscositätsgrades zu den einzelnen Krankheitsperioden ab. Der Grund für die Erhöhung der Viscositätswerte bei der Syphilis wird von MEMMESHEIMER in der Vermehrung der Globuline, von MEINERI vielleicht in der Lipoidvermehrung und in Veränderungen des kolloidalen Zustandes des Syphilitikerserums erblickt.

10*

Elfer, welcher bei Lues ungefähr normalen Verhältnissen entsprechende Viscositätswerte fand, dehnte seine Untersuchungen an Syphilitikerseren noch weiter auch auf das Verhalten von *spezifischem Gewicht, Oberflächenspannung* und *adsorptionalen Relationen* aus. Hinsichtlich letzterer ließen sich keine deutlichen Unterschiede zwischen luetischen und nicht luetischen Seren feststellen und auch die Werte für Oberflächenspannung wie für spezifisches Gewicht bewegten sich noch an der oberen Grenze der Norm. Trimbach ist der Ansicht, daß das spezifische Gewicht des Syphilitikerblutes oft verringert ist. Unter 24 Fällen von Lues konnte Archak 21 mal eine größere Dichtigkeit des Serums normalem Blute gegenüber nachweisen, welche weder durch das Alter der Erkrankung noch durch vorhergegangene mercurielle Therapie eine Beeinflussung erfuhr. Nach Zuns ist bei der Lues die Oberflächenspannung des Plasmas bei positiver Wassermannscher Reaktion im Durchschnitt niedriger als bei negativer Reaktion. Korrelationen in der Intensität beider Phänomene sollen dagegen nicht bestehen. Behandlung mit Salvarsan und Quecksilber führt zu normalen Verhältnissen. Bei unbehandelter Lues kann die Oberflächenspannung niedriger als bei Wasser sein, was bei behandelter Lues ausgeschlossen ist. Bei der Oberflächenspannung des Serums liegen bei positiver Wassermannscher Reaktion die Werte ebenfalls niedriger als bei negativer Wassermannscher Reaktion, jedoch kann auch das Gegenteil der Fall sein. Normale Werte sind bei Lues I, II und Tabes möglich, bei Lues III selten.

Die Feststellung des *Serumhitzekoagulationspunktes* bei von Hachez vorgenommenen Untersuchungen an Fällen florider sekundärer Lues ergab eine konstante Erniedrigung des Koagulationspunktes um 1—3° unter den normalen Wert von 73° C (nach Mayer und Rosenow). Bei behandelter sekundärer Lues, sowie bei latenter und tertiärer Lues schwankten die Werte. Bei unbehandelter sekundärer Lues fand Memmesheimer dagegen bei einem Teil seiner untersuchten Fälle eine geringe Verschiebung des Koagulationspunktes nach oben.

Chemische Veränderungen des syphilitischen Blutes.

Auffallend geringe Beachtung hat in früheren Jahren die *Chemie des Syphilitikerblutes* gefunden und das wesentliche Interesse bei der Syphilis-Blutforschung beschränkte sich eigentlich auf das Verhalten von Hämoglobin und Blutzellen. Eine Änderung brachte hier erst die Einführung der Seroreaktionen, durch welche die chemische Zusammensetzung des syphilitischen Blutes sowie dessen physikalischen Eigenschaften beträchtlich an Bedeutung gewannen und für deren genaue Erforschung nun ein reiches und aussichtsvolles Arbeitsfeld erschlossen wurde.

Über den *Eiweißgehalt* des syphilitischen Blutes liegen ausführliche Untersuchungen von Winternitz vor. Bei einem Teil seiner Fälle bediente er sich der von Hofmeister, Pohl, Reye angewandten Methode (fraktionierte Fällung des Blutplasmas mit Ammoniumsulfatlösung besonderer Konzentrationen und Wägemethode), wobei er als Resultat eine kleine, aber deutliche Vermehrung des Fibrinogens und auch des Euglobulins im Plasma und außerdem vielleicht eine geringe Vermehrung des Gesamteiweißes, jedenfalls keine Verminderung notieren konnte. Bei späteren Untersuchungen benützte er dann zur Bestimmung des Eiweißgehaltes von Serum und Plasma das Eintauchrefraktometer, ein Verfahren, bei welchem aber nach der Ansicht von Kreibich nicht so sichere und verläßliche Resultate wie mit der Wägemethode gewonnen werden können. Damit konnte nun Winternitz bereits in der 2. Inkubationsperiode eine Eiweißvermehrung im Serum und Plasma nachweisen, welche dann während des exanthematischen Stadiums (am deutlichsten bei papulösen Exanthemen ausgeprägt) noch eine weitere Steigerung erfuhr. Unter Quecksilberbehandlung scheint der Eiweißgehalt des Blutes wieder zur Norm zurückzukehren. Zu ähnlichen Ergebnissen führten die von GUTH vorgenommenen refraktometrischen Bestimmungen, welcher bei Syphilis eine leichte Steigerung des Eiweißgehaltes von Serum wie Plasma und eine Zunahme des Fibrinogens verzeichnet.

SOMOGYI, der sich des von REISS angegebenen Verfahrens bediente, beobachtete bei mit manifesten Erscheinungen einhergehender Lues eine hochgradige, bei symptomloser Lues eine geringgradigere Vermehrung des Gesamteiweißes. Diese hielt sich bei Anwendung der ROBERTSONschen Methode in wesentlich niedrigeren Grenzen. Die Menge des *Albumins* soll in allen Stadien der Lues, ganz besonders aber bei sekundärer Lues unter der Norm liegen.

MENSI hat bei einer größeren Zahl von kongenital luetischen Kindern den refraktometrischen Index des Blutserums bestimmt und dabei den Nachweis erbringen können, daß derselbe in $39^0/_0$ der Fälle höher als das normale Maximum und in $32^0/_0$ höher als das normale Minimum war, so daß also analog den Befunden von WINTERNITZ und GUTH bei der akquirierten Lues auch für die kongenitale Lues eine Vermehrung des Serumeiweißes angenommen werden darf.

JOLLES und OPPENHEIM, welche zur Bestimmung des Eiweißgehaltes sich der gasvolumetrischen Messung des Stickstoffs bedienten, konnten dagegen keine Eiweißvermehrung feststellen. Sie fanden den Eiweißgehalt des Blutes in allen Phasen der Syphilis kaum wesentlich gegenüber der Norm verändert und auch die antiluetische Behandlung ließ keine erhebliche oder gesetzmäßige Abweichung von derselben erkennen.

Bestimmungen des *Globulins*, welche von BIRCHER und FARLAND vorgenommen wurden, ergaben für die Syphilis in etwa $90^0/_0$ der Fälle erhöhte Werte, jedoch kommt nach ihrer Ansicht dieser Globulinvermehrung keinerlei spezifische Bedeutung zu. In der Mehrzahl der Fälle nimmt der erhöhte Globulingehalt mit jeder Salvarsaninjektion ab, um nach Abschluß der Behandlung überhaupt zu normalen Werten zurückzukehren. NOGUCHI bezeichnet den Globulingehalt bei aktiver Syphilis als übernormal. Auch er sah auf Behandlung mit Salvarsan und Quecksilber hin eine Abnahme desselben eintreten. Gegenseitige Beziehungen zwischen der Globulinvermehrung und der Wassermannschen Reaktion lehnt er ab. Nach SOMOGYI erfährt die Menge des Globulins bei Syphilisfällen mit manifesten Symptomen eine bedeutende Steigerung, während diese im symptomlosen Stadium geringer ausgeprägt sei. Das Verfahren nach ROBERTSON soll keine so hohen Globulinwerte ergeben wie das nach NAEGELI-ROHRER. Nach Wismutinjektionen sah BUELER zu Beginn der Therapie die Globulinmenge ansteigen, die bei Fortsetzung der Behandlung und dem damit einhergehenden Verschwinden der syphilitischen Erscheinungen immer mehr abfiel und zuletzt bedeutend unter den Ausgangswert herabsank. Ein gerade entgegengesetztes Verhalten zeigte das Albumin, jedoch entsprach dessen Zunahme nicht stets genau der Globulinabnahme, sondern erfolgte auch auf Kosten einer Vermehrung der Gesamteiweißmenge.

Aus größeren von KAPLAN angestellten Untersuchungsreihen, aus welchen für Syphilitiker ein Aminostickstoffgehalt von 0—2,9 mg in 100 cmm Serum gegenüber 4,0—15,7 mg bei nichtsyphilitischen Menschen sich ergibt, könnte entnommen werden, daß bei der Syphilis der Aminostickstoffgehalt vermindert ist. Einer solchen Auffassung widersprechen aber die Untersuchungsresultate von ELLIS, CULLEN und VAN SLYKE, nach welchen die Aminosäuren durchaus kein konstantes und für Syphilis charakteristisches Verhalten zeigen, sondern recht beträchtlichen Schwankungen, oft sogar bei ein- und demselben Menschen — ob syphilitisch oder nicht — unterworfen sind.

Den Stickstoffwechsel im Blute von syphilitisch in die Hoden oder vordere Augenkammer infizierten Kaninchen suchte Fujita zu erforschen, wobei er zu folgenden Ergebnissen kam: der Gesamtstickstoffgehalt des Blutes ist nur bei Kaninchen mit manifesten Hodenveränderungen erhöht. Die Vermehrung des nicht auf Eiweiß zu beziehenden Stickstoffgehaltes und der antitryptischen Wirksamkeit, welche wahrscheinlich als Zeichen einer Eiweißzerfallstoxikose zu deuten ist, ist innerhalb der 3.—5. Woche nach der Infektion sehr hochgradig. Eine Vermehrung des Proteingehalts im Serum läßt sich nicht feststellen und ebenso ist keine Beziehung zwischen serochemischen und serobiologischen Reaktionen nachweisbar.

Mit der Frage nach dem *Alkalescenzgrad* des Syphilitikerblutes hat Kreibich sich beschäftigt, welcher durch Bestimmung der Hydroxylionenkonzentration den Nachweis erbringen konnte, daß das syphilitische Blut keinen höheren Säuregrad besitzt als das Blut gesunder oder anderer kranker Menschen. Neben niedrigen Alkalescenzwerten ließen sich in der Mehrzahl höhere Werte, ja in einigen Fällen sogar recht hohe Werte feststellen, wobei vor allem die hohen Werte bei Lues maligna und pustulösen Syphiliden auffielen. Nach Trimbach dagegen erweist sich die Alkalescenz des syphilitischen Blutes oft vermindert. Bei der Paralyse scheint, wie aus den Untersuchungen von Bornstein zu entnehmen ist, eine geringe Abnahme der Blutalkalescenz vorzuliegen.

Mitteilungen über den Gehalt des syphilitischen Blutes an *Eisen* liegen von Oppenheim und Löwenbach vor. Entsprechend den Hämoglobinwerten finden sie auch den Gehalt an Eisen bei der unbehandelten sekundären Lues vermindert und bei der Spätsyphilis sogar erheblich reduziert. Während bei gesunden jungen Menschen Werte unter $80^0/_0$ zu den Seltenheiten gehören, schwankte der Eisengehalt des Blutes bei ihren Syphilitikern gewöhnlich zwischen $60—85^0/_0$. Eine gesetzmäßige Beeinflussung des Eisengehaltes durch Quecksilberbehandlung besteht weder bei der Früh- noch bei der Spätsyphilis. Auch wird das gegenseitige quantitative Verhältnis des Eisens zum Hämoglobin durch die Lues ebensowenig wie durch die Hg-Therapie Veränderungen unterworfen.

Über den Gehalt des Blutes an *Calcium*, *Magnesium* und *Phosphor* bei der Neurolues läßt sich aus einer Arbeit von Barrio entnehmen, daß die Menge des Calciums nur geringen Schwankungen unterworfen ist. Auch die Schwankungen des Gehalts an Magnesium wie Phosphor bewegen sich innerhalb der physiologischen Grenzen. Nach Untersuchungen von Rosen und Krasnow liegt der Calciumspiegel des Syphilitikerblutes etwas höher als dies normal der Fall ist. Dabei besteht keinerlei Unterschied zwischen Männern und Frauen und ebensowenig zwischen Negern und Weißen. Ferner beschäftigte sich noch Leibfried mit dem Natrium-, Kalium- und Calciumgehalt des Blutes bei der Lues. In bezug auf Natrium und Kalium konnte er wesentliche Änderungen nicht feststellen, jedoch erwies sich bei einigen Formen von Neurolues das Calcium erheblich vermehrt.

Mitteilungen von Sézary und Leblanc über den *Schwefel*gehalt des Blutes bei sekundärer Syphilis lassen ein abschließendes Urteil nicht zu.

Untersuchungen von Memmesheimer und von Pick, welche mittels der Mikromethode nach Bang vorgenommen wurden, geben Aufschluß über das Verhalten des *Blutzuckers* bei der Syphilis. Bei den Fällen Picks (sekundäre Lues) war der Blutzuckergehalt in $50^0/_0$ erhöht (bis $1,4^0/_{00}$), wobei sich für unbehandelte oder behandelte Fälle kein Unterschied ergab. Zu ähnlichen Resultaten gelangte auch Memmesheimer, welcher bei frischer, unbehandelter Lues II in $59^0/_0$ der Fälle Hyperglykämie ($1,11—1,81^0/_{00}$) verzeichnen konnte. In den anderen Stadien der Erkrankung ließ sich im allgemeinen keine Abweichung von der Norm konstatieren. Bei energisch durchgeführter Behandlung soll mit dem Zurückgehen der sekundärluetischen Erscheinungen auch der Blutzuckergehalt wieder geringer werden und gegen Ende der Kur dann normale Werte aufweisen.

NEUMARK und CZACZKOWSKA stellten bei ihren Untersuchungen an 130 Syphilitikern eine Erhöhung des Blutzuckers bei Lues II in 32% (bis 1,5°/$_{00}$), bei Lues III in 33% (bis 1,6°/$_{00}$) und bei latenter Lues in 11,7% (zweimal Werte über 2°/$_{00}$) der Fälle fest. Bei seronegativer Lues I, kongenitaler Lues und Tabes ergaben sich normale Werte, als welche 0,65—1,2°/$_{00}$ angenommen wurden. Der Durchschnittswert für den Blutzuckergehalt betrug bei seronegativer Lues I, kongenitaler Lues und Tabes je 0,93°/$_{00}$, bei latenter Lues 0,97°/$_{00}$, bei Lues II 1,05°/$_{00}$ und bei Lues III 1,02°/$_{00}$. Bei 7 Kranken fand sich eine Hypoglykämie. Schwankungen im Blutzuckerspiegel nach Injektionen von 0,45 g Neosalvarsan, welche sich entweder in einer Erhöhung oder einer Erniedrigung äußerten, führen die Autoren auf einen Reizzustand des vegetativen Nervensystems und nicht auf Störungen der Leberfunktion zurück. Hyperglykämie bei Lues I in 38%, bei Lues II in 55%, bei Lues III in 37% und bei kongenitaler Lues in 33% verzeichnet SPARACIO bei seinen 115 Fällen und SCHULMANN eine solche bei Lues II in 43%, bei Lues III in 15% und bei kongenitaler Lues in 20% der Kranken, während sich sonst der Blutzuckergehalt normal erwies. Bei den 100 Fällen von CROSTI ergaben sich mit Ausnahme der sekundären und kongenitalen Lues, bei welchen ein Drittel der Fälle übernormale Werte (bis 1,38°/$_{00}$) zeigte, normale Verhältnisse. Über kaum nennenswerte Abweichungen von der Norm (in 91% der Fälle normale Befunde) berichten ROSEN und KRASNOW und auch wir vermißten bei Untersuchungen in unserer Klinik (WEISS) eine Vermehrung des Blutzuckergehaltes bei florider wie latenter Lues der verschiedenen Stadien fast regelmäßig. In 22% der Fälle ergab sich vielmehr eine Hypoglykämie (Werte unter 0,7°/$_{00}$).

DÖRLE und FRANK, die vergleichende Untersuchungen des Blutzuckers an capillärem und venösem Blute anstellten, fanden bei Syphilitikern mit positiver Wassermannreaktion in nüchternem Zustande die Blutzuckerwerte des Venenblutes erheblich höher als die des Capillarblutes. Nach Nahrungsaufnahme soll diese Differenz geringer werden. Erwähnt sei noch, daß HEDÉN auf eine Senkung der Blutzuckerkurve durch Salvarsan hinweist.

Auch die von den erwähnten Forschern angeführten Erhöhungen des Blutzuckerspiegels weichen fast durchwegs nur so wenig von dem Normalwert ab, daß von einer ausgesprochenen Hyperglykämie bei der Syphilis nicht gesprochen werden kann.

Was das *Bilirubin* anlangt, so dürfen für dasselbe bei der Syphilis im großen ganzen normale Wert angenommen werden. Nach der Ansicht von SCHNEIDER weist bei der Lues das Bilirubin überhaupt keine Abweichungen von der Norm auf und KLOEPPEL konnte bei 550 unbehandelten syphilitischen Kranken nur 43 mal (= 8%) einen ausgesprochen erhöhten Bilirubinspiegel im Blute nachweisen. Bei 182 Luesfällen fanden WECHSELMANN und HOHORST mittels der Methode nach VAN D. BERGH in 69% normale und in 15% Grenzwerte und nur in 12% war der Bilirubingehalt vermehrt. Dieser Zahl entsprechen auch annähernd die von ZIELER und BIRNBAUM erhobenen Befunde, welche bei der Frühsyphilis in 16% ihrer Fälle eine Erhöhung des Bilirubinspiegels feststellen konnten. Über normale Werte bei 75% ihrer Fälle berichten STRAUSS und BUERKMANN.

Unter Einwirkung von Salvarsan bzw. Salvarsan + Quecksilber scheint der Bilirubinspiegel des Blutes keine wesentliche Beeinträchtigung zu erfahren. Ganz genaue Schlußfolgerungen lassen sich ja wohl aus den im Schrifttum vorliegenden Mitteilungen nicht ziehen, da die bei den einzelnen Kranken zur Anwendung gebrachten Einzel- wie Gesamtdosen von Salvarsan und Quecksilber recht verschieden groß sind. Jedoch stimmen die von den verschiedenen

Autoren erhobenen Befunde in der Hauptsache derart überein, daß Unterschieden in der Dosierung keine allzugroße Bedeutung zukommen kann. Schneider sah unter kombinierter Salvarsan-Quecksilbertherapie bei seinen Kranken nur in $8,3^0/_0$ eine deutliche, zum Teil ja freilich beträchtliche Erhöhung des Bilirubingehalts eintreten. Die Kranken, bei welchen es zu einer Bilirubinvermehrung kam, zeigten sämtlich in höherem oder geringerem Grade Veränderungen des Liquors. Sonst kam es aber zu keinen größeren Schwankungen des Bilirubinspiegels. Ebenso ließen sich bei den Fällen von Strauss und Buerkmann, welche unbehandelt normale Bilirubinwerte aufwiesen, während der Behandlung nur Schwankungen innerhalb physiologischer Grenzen konstatieren. Anders verhielten sich dagegen die Fälle, welche vor Einleitung der Therapie Hyperbilirubinämie ergeben hatten. Bei diesen bewirkte die Salvarsanbehandlung einen Abfall der erhöhten Bilirubinwerte auf normale oder fast normale Zahlen. Kloeppel gibt an, eine therapeutisch bedingte Erhöhung des Bilirubinspiegels nur in $1,3^0/_0$ seiner Fälle beobachtet zu haben, welche zugleich auch eine deutliche Herxheimersche Reaktion geboten hatten. Ein durch die Behandlung verursachtes Absinken des Bilirubingehalts bei in unbehandeltem Zustande Hyperbilirubinämie aufweisenden Fällen konnte auch von Wechselmann und Hohorst, und zwar in $62^0/_0$ nachgewiesen werden. Dagegen war bei den hohen Normalwerten (Grenzwerten) ein Absinken nur in $33^0/_0$, eine Steigerung aber in $60^0/_0$ zu konstatieren, während die anfangs normalen Bilirubinwerte auch unter der Behandlung in $67^0/_0$ unverändert blieben.

Mit der Einführung der Seroreaktionen haben die Beziehungen der *Lipoide* zu dem Verlauf der Syphilis allgemeines Interesse wachgerufen und so ist es erklärlich, daß das Studium des Verhaltens der Lipoide im Syphilitikerblut von den verschiedensten Seiten als Forschungsgebiet erkoren wurde. Vor allem war es die Frage eines ursächlichen Zusammenhangs der Lipoide mit dem Wesen der Wassermannschen Reaktion, welche zu reichlicher Bearbeitung dieses Themas Anregung gab. Da diese Frage in dem Kapitel der Seroreaktionen in eingehendster Weise behandelt wird, soll an dieser Stelle nicht näher auf dieselbe eingegangen, sondern auf den betreffenden Abschnitt des Handbuches verwiesen werden.

v. Wassermann, welcher annahm, daß das Wesen der Wassermannschen Reaktion auf einem spezifischen Amboceptor für Lipoide beruhe, glaubte daraus auf eine pathologische Vermehrung der Lipoide im syphilitischen Blute schließen zu dürfen. Über hohe *Lecithin*werte bei der Lues berichten auf Grund ihrer Untersuchungen Bauer und Lehndorff, Calmette sowie Reicher, und Klausner nimmt an, daß zu gewissen Zeiten im Syphilitikerblut Lipoide in vermehrter Menge kreisen. Kimura und Stepp fanden Lecithinvermehrung im Blute bei Lues, Tabes und Taboparalyse und ebenso Bloor im Blutplasma von Syphilitikern. Nach Bauer und Skutezky sollen sich bei der Syphilis im allgemeinen verhältnismäßig hohe Lipoidwerte ergeben und ein Ansteigen derselben soll mit dem Auftreten der Allgemeinerscheinungen — oft aber noch vor dem Positivwerden der Wassermannschen Reaktion — in der Regel zusammenfallen. Bei 5 unbehandelten Fällen von Initialsklerose, welche bis zum Auftreten eines Exanthems beobachtet werden konnten, ließ sich ein langsames aber deutliches Ansteigen der Lipoidmenge im Blute verfolgen. Peritz, welcher eine Schwankungsbreite des Lecithingehaltes von $1,6—2,5^0/_{00}$ für normal anspricht, wies bei 88 Fällen von Lues, Tabes und Paralyse in $72,7^0/_0$ eine Vermehrung des Lecithingehaltes im Serum und in $40,9^0/_0$ eine beträchtliche Vermehrung, welche $3^0/_{00}$ überschritt, nach. In seine Statistik sind 6 Fälle von Kaufmann und 1 Fall von Bornstein miteinbezogen, bei welchen ebenfalls erhöhte Lecithinwerte gefunden wurden. Peritz macht auch noch darauf aufmerksam, daß bei seinen Kranken der Lecithingehalt nicht selten Schwankungen unterlag, während er bei normalen Menschen ziemlich konstant bleibe.

In direktem Widerspruch zu diesen Ergebnissen stehen die von LESSER gewonnenen Resultate. Mit dem Hinweis, daß auch schon normalerweise der Lecithingehalt beträchtlichen Schwankungen unterworfen sei, lehnt LESSER eine Vermehrung des Lecithins bei der Syphilis in ihren verschiedenen Stadien sowie bei der Paralyse ab. Nach seiner Ansicht lassen sich bezüglich des Lecithinspiegels im Blute keine deutlichen Unterschiede zwischen Syphilitikern und Nichtsyphilitikern feststellen. Auch soll Quecksilberbehandlung den Lecithingehalt in keiner Weise beeinflussen. Auf mittlerer Linie bewegen sich die von FEIGL erzielten Untersuchungsergebnisse, welcher den Lecithingehalt im Blutplasma von Tabikern, Paralytikern und Taboparalytikern bestimmte. Dabei ergab sich eine Hyperlecithinämie in etwa der Hälfte der Fälle, welche häufig noch mit anderen Umstimmungen des lipämischen Blutes (Neutralfett, Cholesterin) einherging. So konnte in $33^0/_0$ der Fälle meist in Parallele zur Erhöhung des Lecithingehaltes auch eine solche des Cholesteringehaltes als Befund erhoben werden und häufig ebenso auch eine das normale Maß überschreitende Vermehrung der Restfettsäuren. Diese Vermehrungen bleiben aber sowohl in der Häufigkeit des Vorkommens als auch in den Graden der Anstiege hinter der Steigerung des Lecithins zurück. Verhältnismäßig niedrige Lecithinzahlen werden von BÜRGER und BEUMER erwähnt, jedoch erstrecken sich deren Untersuchungen nur auf je 2 Fälle von Tabes und tertiärer Lues.

Hinsichtlich des *Cholesteringehaltes* gehen die Ansichten der einzelnen Forscher recht beträchtlich auseinander. So finden sich sowohl Hinweise auf eine Erhöhung des Cholesterinspiegels im Syphilitikerblut wie auch auf eine Erniedrigung desselben, während von dritter Seite überhaupt keinerlei Abweichungen von der Norm oder nur unregelmäßige Schwankungen nach der einen oder anderen Seite hin zugestanden werden. So verneint HENES einen Einfluß der Syphilis in bestimmter Richtung und nach der Auffassung von Mc. FARLAND, welcher bei 103 Syphilitikern nach der Methode von BLOOR den Gehalt des Blutplasmas an gebundenem und freiem Cholesterin bestimmte, wird dieser weder durch das Krankheitsstadium, noch durch das klinische Bild, den Ausfall der Wassermannschen Reaktion oder durch die antiluetische Therapie in regelmäßiger Weise beeinflußt. Eine gewisse Ausnahme davon soll nur die Syphilis des Zentralnervensystems darstellen, bei welcher verhältnismäßig hohe Zahlen für Cholesterin zur Beobachtung kämen. Sonst handle es sich bei der Syphilis im allgemeinen um mittlere, eher noch etwas niedrigere als höhere Werte. In ganz ähnlich lautender Weise äußern sich auch JOHIMARU, welcher den Cholesteringehalt des Blutes in allen Stadien der Syphilis als normal oder etwas verringert bezeichnet, und KNUDSON, welcher bei normalen Cholesterinwerten den Cholesterinestergehalt verringert fand. Diesen Befunden bei der menschlichen Syphilis entsprechen auch die von KNUDSON bei tierexperimentellen Versuchen erhaltenen Resultate, indem bei Kaninchen vor der Infektion mit Spirochaeta pallida sich ein Durchschnittswert von $34,3^0/_0$ für Cholesterinester ergab, welcher nach Auftreten positiver Wassermannreaktion dann auf $22,9^0/_0$ herabging. Weitere tierexperimentelle Untersuchungen liegen noch von ITO vor. Bei luetisch infizierten Kaninchen, welche teils subscrotal, teils in den Hoden geimpft wurden, stieg nach Auftreten des Primäraffektes nach anfänglichem Absinken der Gesamtfettsäuregehalt an und blieb während der folgenden Monate erhöht. Der Cholesteringehalt verhielt sich gerade umgekehrt. Er nahm vom Auftreten des Primäraffektes an ab und blieb dann späterhin dauernd unter der Norm. Bei in die vordere Augenkammer geimpften Tieren zeigte sich das gleiche

Verhalten, auch wenn noch keine syphilitischen Krankheitserscheinungen an den Augen vorhanden waren.

Rothenberger-Nathan, welche bei ihren Untersuchungen die von Stepp sowie von Autenrieth und Funk als Normalwerte festgestzte Menge von 0,13 bis 0,17 g pro 100 ccm zugrunde legt, konnte bei seronegativer Lues I normale und bei seropositiver Frühsyphilis verringerte Zahlen (Durchschnittswert = $0,124^0/_0$) notieren. In $44^0/_0$ der Fälle machte sich nach antiluetischer Behandlung ein wesentliches Ansteigen des Cholesterinspiegels im Blute bemerkbar. Auffallend hohen Cholesteringehalt, welcher 0,20 erreichte und sogar noch überschritt, wiesen 3 unter 4 Fällen latenter Lues auf. Zu ganz ähnlichen Resultaten kamen Rouzaud, Sucquet und Cabanis sowie auch Jamakoshi und Pribram. Eine Verminderung des Cholesteringehaltes wurde weiter noch von Bresciani festgestellt, welcher bei Lues I in $25^0/_0$, bei Lues II in $99,16^0/_0$ und bei kongenitaler Lues in $66^0/_0$ der Fälle subnormale Werte nachweisen konnte, welche in der Mehrzahl durch spezifische Behandlung eine Erhöhung erfuhren. Rosen und Krasnow fanden den Blutcholesterinspiegel erniedrigt bei unbehandelten Kranken mit Lues I in $100^0/_0$ der Fälle, mit Lues II in $50^0/_0$ und mit Lues III in $25^0/_0$. Nach der Behandlung trat eine Steigerung des Blutcholesteringehalts bei Lues I zur Norm oder darüber auf, während bei Lues II und III eine solche manchmal ausblieb. Bei graviden syphilitischen Frauen war in $60^0/_0$ eine Vermehrung des Cholesterins und nur in $5^0/_0$ eine Verminderung zu verzeichnen. Behandelte Kranke mit kongenitaler Lues zeigten in $82^0/_0$ normale Verhältnisse. Zwischen Cholesteringehalt und Wassermannscher Reaktion scheint kein unmittelbarer Zusammenhang zu bestehen. In verschiedener Weise äußert sich nach den Beobachtungen von Gaucher, Paris und Demoulière die Dauer des Krankheitsprozesses auf den Cholesterinspiegel. Während die genannten Autoren bei florider Frühsyphilis in $54^0/_0$ der Fälle eine Verringerung des Cholesteringehaltes verzeichnen konnten, trat bei älteren Syphilisfällen mit über 3 Jahre zurückliegender Infektion eine ausgesprochene Cholesterinämie in Erscheinung.

Im Gegensatz zu den bisher angeführten Untersuchungsergebnissen, welche im wesentlichen eine durch die Einwirkung der Syphilisinfektion bedingte Herabsetzung des Cholesteringehaltes unter die Norm erkennen lassen, liegen Beobachtungen von anderer Seite vor, nach welchen der Einfluß der Syphilis in einem Ansteigen des Cholesterinspiegels im Blute zum Ausdruck kommt. In solchem Sinne äußern sich Grigaut, Obakewitsch, Röhmann und auch Ameisenówna und Lenartowicz haben meist eine Vermehrung und nur bisweilen eine Verminderung des Cholesterins nachweisen können. Eine ausgesprochene Vermehrung in $66^0/_0$ ihrer Fälle wird von Klein und Dinkin angegeben, welche Werte bis zu 320 mg feststellen konnten. Als Mittelwert ergab sich für Syphilis 239 mg und für Paralyse 190 mg. Während bei normalen Menschen sich das freie Cholesterin zu dem gebundenem im Durchschnitt wie 1 : 2,47 verhält, stieg bei positiver Wassermannreaktion der Gehalt an freiem Cholesterin an, so daß in einem Falle ein Verhältnis von 1 : 0,3 gefunden wurde. Bei progressiver Paralyse beobachtete Pighini in $67^0/_0$ der untersuchten Fälle eine Vermehrung des Cholesterins im Serum, welche mit verhältnismäßig noch stärkerer Vermehrung des Oxycholesterins einherging. Bestimmungen von Cholesterin und Cholesterinestern in Sammelseren wurden von Schulz ausgeführt. Dabei ließ sich im Blutserum neben Cholesterinestern stets eine gewisse Menge freies Cholesterin nachweisen, wobei sich in den Sammelseren mit positiver Wassermannscher Reaktion der Cholesterinkoeffizient größer als in den mit negativer Wassermannscher Reaktion erwies. Dieser Vermehrung freien Cholesterins gegenüber war die Menge des Gesamtcholesterins im Serum teils vermindert, teils bewegte sie sich an der unteren Grenze der Normalwerte. Nach Géber soll bei der Syphilis eine Störung im Verhältnis zwischen Cholesterin und Cholesterinestern vorliegen, indem das normale Verhältnis von 1:2 bei seropositiver Syphilis eine Änderung in 1 : 0,28 erleidet.

Durch CITRON und REICHER wurde im Syphilitikerblut ein verstärktes *Fettspaltungsvermögen* nachgewiesen, das anscheinend dem Grade der erlangten Immunität entspricht. Demgegenüber betont SPARMANN, daß eine Anzahl von Lipasetitern sich unter der durchschnittlichen normalen Höhe hält. Der Lipasetiter kann durch die Behandlung eine Erhöhung erfahren. Ein Ansteigen des Serumlipasetiters bei fortschreitender Heilung sah auch MIETLING bei $66^0/_0$ seiner Syphilitiker. Eine Herabsetzung des lipolytischen Index des Blutes und zwar unterschiedslos für alle Stadien manifester Lues wurde ferner von GUREVIČ und SILBERMANN festgestellt, wenn auch jedes Stadium bedeutende individuelle Schwankungen aufwies. Unbehandelte latente Lues dagegen zeigte beinahe normale Werte. Unter spezifischer Behandlung machte sich ein rasches Ansteigen des Index bemerkbar. Zu ähnlichen Ergebnissen führten die Untersuchungen von v. WEISS und DÖRLE. Sie fanden bei 23 Fällen von seronegativer, klinisch sicherer Lues das Fettspaltungsvermögen in 2 Fällen normal, in 21 vermindert oder aufgehoben und den Cholesteringehalt in 5 Fällen normal, in 18 erhöht (Durchschnittswert für Cholesterin $0,245^0/_0$, für Fettspaltungsvermögen 1,97 mg). Bei 56 Fällen seropositiver Lues war das Fettspaltungsvermögen in drei Fällen normal, in 53 herabgesetzt oder aufgehoben und der Cholesteringehalt in 14 Fällen normal, in 42 stark erhöht (Durchschnittswerte für Cholesterin $0,233^0/_0$, für Fettspaltungsvermögen 1,43 mg). Zur Kontrolle untersuchte Fälle anderer Erkrankungen ergaben für Cholesterin $0,166^0/_0$, für Fettspaltungsvermögen 5,25 mg als Durchschnittswert.

WOLFF und FRANKENTHAL weisen darauf hin, daß sie in Seren mit positiver Wassermannscher Reaktion eine erhebliche Verschiebung des Cholesteringehalts zugunsten des Albumins gefunden hätten, während sich im Lipoidphosphorgehalt zum Teil keine wesentlichen Unterschiede ergaben. Bei anderen Versuchen sei aber auch eine entsprechende Verschiebung des Lipoidphosphors in Erscheinung getreten. Sie deuten ihre Befunde in der Weise, daß es sich dabei kaum um ein mechanisches Mitreißen der Lipoide bei den Eiweißfällungen, sondern vielmehr um gewisse Gesetzmäßigkeiten der Beziehungen der Lipoide zu den Eiweißfraktionen handelt.

Eine Herabsetzung des *antitryptischen Titers* bei der Syphilis wurde von STÜMPKE in $70^0/_0$ seiner Fälle beobachtet. Am deutlichsten ausgeprägt war diese Erscheinung bei der Syphilis des Spätstadiums (in $95^0/_0$). Ebenso scheint bei Tabes und Paralyse der antitryptische Titer zum Teil geringer zu sein.

Die Frage etwaiger *Giftigkeit* des syphilitischen Blutes regte MISCH zu entsprechenden Untersuchungen an. Als Ergebnis derselben konnte er die Tatsache buchen, daß für mit Menschenserum anaphylaktisierte Meerschweinchen syphilitisches Serum giftiger ist als das Serum nichtsyphilitischer Personen. Für nicht anaphylaktisierte Meerschweinchen besitzt aber das Syphilitikerserum keine erhöhte Giftigkeit. Die nachgewiesene Giftigkeit des syphilitischen Blutserums kann nach der Ansicht von MISCH deshalb nur auf vermehrtem Gehalt von Eiweißsubstanzen beruhen.

Zuletzt sei noch erwähnt, daß GASTON und LEMAY in Syphilitikerseren der Nachweis einer ausgesprochenen Erhöhung des *Reduktasevermögens* gelang.

Blutgruppen-Zugehörigkeit.

Die Frage, ob vielleicht bei den einzelnen Blutgruppen eine besondere Disposition für die Syphilis vorliege, hat GUNDEL an einem Material von über 16000 in Schleswig-Holstein vorgenommenen Untersuchungen (darunter 2665 wassermannreaktionpositive Fälle) zu klären versucht. Er kommt zu einer Verneinung dieser Frage, da sich bei seinen statistischen Erhebungen nur Schwankungen zwischen 15,9—18,3 bei den einzelnen Blutgruppen ergaben. Auch bei den Geschlechtern machen sich keineswegs Unterschiede dahin geltend, daß die Angehörigen einer Blutgruppe häufiger positive Wassermannsche Reaktion aufweisen als die anderer Gruppen. Zu ähnlichen Resultaten kommt auch LEVERINGHAUS bei seinen Untersuchungen an 2000 (darunter 454 wassermannreaktionpositiven) Fällen und ebenso lehnen SCHÜTZ und WÖHLISCH einen Einfluß der Blutgruppeneinteilung auf den Hundertsatz der wassermannpositiven Fälle ab.

Demgegenüber weisen AMSEL und HALBER wie auch STRASZYNSKI darauf hin, daß in Polen die Wassermannsche Reaktion bei der Gruppe O häufiger negativ gefunden wird als bei den übrigen Gruppen und daß die Gruppe A B die größte Zahl positiver Reaktionen aufweist. Ein gleiches Ergebnis stellten auch WIECHMANN und PAAL bei ihren Untersuchungen an 500 wassermannreaktionpositiven Fällen bei der Kölner Bevölkerung fest.

Die weitere Frage, welche GUNDEL sich vorlegte, war die, ob der Erfolg der antiluetischen Therapie bei den Angehörigen der einzelnen Blutgruppen wohl ein verschiedener sei? Auf Grund seiner Untersuchungen glaubt er annehmen zu dürfen, daß bei den Gruppen B und A B die Wassermannsche Reaktion therapeutisch anscheinend viel schwieriger zu beeinflussen ist als bei den beiden anderen Gruppen O und A. Auch STRASZYNSKI konnte an seinem Material in Polen die Feststellung machen, daß die der Gruppe O zugehörigen Syphilitiker ihre positive Wassermannsche Reaktion am leichtesten, die der Gruppe A B am schwersten verlieren, so daß die Gruppe A B nach mehrmaligen, kräftigst durchgeführten Behandlungen 2,4 mal so häufige positive Wassermannsche Reaktion ergab als die Gruppe O. Durch KLÖVEKORN und SIMON erfahren diese Befunde eine weitere Bestätigung.

Diese Feststellungen legen den Gedanken nahe, daß die Blutgruppenzugehörigkeit nicht ohne Einfluß auf die Entwicklung syphilitischer Erkrankungen des Zentralnervensystems sein könne und die der Gruppe A B zugehörigen Personen ganz besonders für diese Erkrankungsformen disponiert sein dürften. So fand denn auch WILCZOWSKI bei der Untersuchung von 138 Paralytikern die Gruppe A B $1^1/_2$—2 mal häufiger vertreten als dies dem Gruppenverhältnis der gesunden Bevölkerung entsprach. Ebenso fiel es GUNDEL auf, daß Tabes und Paralyse bei der Gruppe A B häufiger und bei B sogar viel häufiger als in dem der Norm entsprechenden Hundertsatz angetroffen wurden. Freilich JACOBSOHN (100 Fälle) sowie BUNKER und MEYERS finden hinsichtlich der Blutgruppenzugehörigkeit der von ihnen untersuchten Paralytiker keinen Unterschied gegenüber den normalen Verhältnissen bei der Bevölkerung. Jedenfalls wären zur Klärung dieser wichtigen Frage weitere Untersuchungen sehr zu begrüßen.

Literatur [1].

ABDERHALDEN, E.: Die Prüfung der Senkungsgeschwindigkeit der roten Blutkörperchen als diagnostisches Hilfsmittel. Münch. med. Wschr. 68, Nr 31, 973 (1921). — ACUÑA, M., M. T. VALLINO u. J. M. MACERA: Die paroxysmale Hämoglobinurie in der Kindheit. Semana méd. 34, Nr 39, 801 (1927). Ref. Zbl. Hautkrkh. 26, 415. — ADLER, O. H.: Lues und Senkungsreaktion. Med. Klin. 23, Nr 2, 50 (1927). — ALT, K.: Das neueste EHRLICH-HATA-Präparat gegen Syphilis. Vortrag in der Medizin. Gesellschaft Magdeburg 1910. Zit. bei DORN. — AMBARD: Rétrécissement mitral et syphilis. Bull. Soc. méd. Hôp. Paris 1921. — AMEISENÓWNA und LENARTOWICZ: Freies Cholesterin im Blut von Luikern und anderen Kranken. Przegl. dermat. (poln.) 19, Nr 1, 18 (1924). Ref. Zbl. Hautkrkh. 17, 336 (1925). —

---

[1] Die einschlägige Literatur bis zum Jahre 1913 siehe: JESIONEK: Syphilis des Blutes, im Handbuch der Geschlechtskrankheiten von FINGER, JADASSOHN und GROSS.

AMSEL, R. u. W. HALBER: Über die Ergebnisse der Wassermannschen Reaktion innerhalb verschiedener Blutgruppen. Z. Immun.forschg 42, H. 2, 89 (1925). — ANDERSON, H. B.: Some observations on the use of arsphenamin. Amer. J. med. Sci. 162, 80 (1921). Zit. KOLLE-ZIELER. — ANGHEL, J.: (a) Zwei Fälle von paroxysmaler Hämoglobinurie durch „Erkältung". Spital (rum.) 43, Nr 9, 237 (1923). (b) Haemoglobinuria paroxystica „a frigore". Spital (rum.) 43, Nr 6, 156 (1923). Ref. Zbl. Hautkrkh. 10, 95. — ANTONI, J.: (a) Kernveränderungen an den weißen Blutzellen bei Syphilis. Münch. med. Wschr. 72, Nr 22, 891 (1925). (b) Die Diagnose der Syphilis aus dem Blutbild. Arch. f. Dermat. 149, H. 3, 459 (1925). (c) Die Diagnose der Syphilis aus dem Blutbild. Vortrag auf der 3. Tagung der Nordwestdeutsch. Gesellsch. f. innere Med. Zbl. inn. Med. 1925, Nr 37. (d) Die diagnostische Bedeutung der Kernveränderungen der weißen Blutzellen unter besonderer Berücksichtigung des syphilitischen Blutbildes. Klin. Wschr. 5, Nr 20, 888 (1926). (e) Die Diagnose der Syphilis aus dem Blutbild. Dermat. Wschr. 83, Nr 29, 1055 (1926). — AOKI, M.: On the sinking velosity of blood cells in different dermatosis. Jap. J. of Dermat. 24, Nr 3, 14 (1924). Ref. Zbl. Hautkrkh. 14, 178 (1924). — ARCHAK: Studium der physikalischen Eigenschaften des Serums Syphilitischer. Thèse Genève 1909. Ref. Arch. f. Dermat. 105, 327. — ASSMANN, G.: Ist das nach den ersten Quecksilber- bzw. Salvarsangaben auftretende Fieber als rein spezifisch anzusehen? Arch. f. Dermat. 135, 20 (1921); 140, 235 (1922). — AUSDERAN: Beziehungen der Syphilis zur perniziösen Anämie. Diss. Zürich 1906.

BACALOGLU, C. et G. TUDORAN: L'anémie pernicieuse plastique et aplastique d'origine syphilitique. C. r. Soc. Biol. 91, Nr 27, 759 (1924). Ref. Zbl. Hautkrkh. 17, 99 (1925). — BALLESTER-VIDAL, V.: Viscosimetrie bei Luetischen. Archivos Cardiol. 6, Nr 7, 252 (1925). Ref. Zbl. Hautkrkh. 19, 263. — BARDACH: Über die Suspensionsstabilität der Blutkörperchen im Kindesalter. Arch. f. Kinderheilk. 70, 114 (1922). — BARRIO, N. G.: Beitrag zum Studium der Chemie von Blut und Liquor. Ca, Mg u. P. Archivos Cardiol. (span.) 3, Nr 9, 327 (1922). Ref. Zbl. Hautkrkh. 8, 358. — BATUNIN, M. u. V. SAIZEV: Die osmotische Resistenz der Erythrocyten bei Syphilis. Venerol. (russ.) 1926, Nr 3, 439. Ref. Zbl. Hautkrkh. 21, 460. — BAUER, JUL. und K. SKUTETZKY: Zur Pathologie der Blutlipoide mit besonderer Berücksichtigung der Syphilis. Wien. klin. Wschr. 1913, Nr 21. — BAYET: J. méd. Bruxelles 1901. Zit. bei NÄGELI. — BAZOLLI, G.: La velocità di sedimentazione dei globuli rossi del sangue in alcune malattie cutanee e nella sifilide. Giorn ital. Dermat. 66, H. 5, 1408 (1925). Ref. Zbl. Hautkrkh. 19, 264. — BÄTZOLD, K.: Senkungsgeschwindigkeit der Erythrocyten bei luetischen Säuglingen. Münch. med. Wschr. 69, Nr 23, 857 (1922). — BECKER: Dtsch. med. Wschr. 1900, Nr 35/36. Zit. bei NÄGELI. — BENTIVOGLIO, G. C.: Contributo alla terapia della sifilide congenita col bismuto. Boll. Soc. med.-chir. Pavia 36, H. 3, 247 (1924). Ref. Zbl. Hautkrkh. 16, 98 (1925). — BERDE, K.: Die antiluetischen Kuren und Senkungsreaktionen. Börgyóg. Szemle (ung.) 2, Nr 3, 58 (1924). Ref. Zbl. Hautkrkh. 14, 114 (1924). — BERDE, K. v.: Die antisyphilitischen Behandlungsmethoden im Lichte der Blutkörperchensedimentierung. Dtsch. med. Wschr. 51, Nr 41, 1702 (1925). — BERGEL: Die biologisch-klinische Bedeutung der Lymphocyten für die Syphilis. Dermat. Z. Februar 1922. — BERGEL, S.: Erg. inn. Med. 20 (1922). Zit. bei NITSCHKE. — BERNSTEIN, A. D.: Zur Frage über Einwirkung von Wismut auf morphologische Zusammensetzung des Blutes. Dermat. Wschr. 80, Nr 19, 685 (1925). — BESAISS: Blutuntersuchungen bei Kranken, die mit dem EHRLICH-HATAschen Präparat behandelt wurden. Ther. Rdsch. (russ.) 1910, 420. Ref. Dermat. Z. 18, 420. — BETZ: Veränderungen des Blutbildes bei Wismut-Behandlung der Syphilis. Münch. med. Wsch. 70, Nr 28, 913 (1923). — BIRCHER, M. E. and Mc. A. R. FARLAND: The globulin content of the blood serum in syphilis. Arch. of Dermat. 5, Nr 2, 215 (1922). Ref. Zbl. Hautkrkh. 4, 446 (1922). — BLOOR, W. R.: The Distribution of Lipoid „Fat" in human Blood. J. of biol. Chem. 25, 577 (1916). Zit. bei FEIGL. — BLUMENTHAL: Dtsch. Arch. klin. Med. 90 (1907). — DU BOIS: Diskussionsbemerkung bei ROCH. Rev. méd. de la Suisse romande. 45, Nr 10, 660 (1925). — BORNSTEIN, A.: Die chemische Zusammensetzung des Blutes bei progressiver Paralyse. Mschr. Psychiatr. 25, H. 2 (1909). — BOSE: Soc. biol. 1903. Zit. bei NÄGELI. — BRAUN, G. u. H. BISCHOFF: Untersuchungen über die Hämoglobinresistenz. Die Hämoglobinresistenz bei Haut- und Geschlechtskrankheiten. Dermat. Z. 49, H. 6, 417 (1927). — BRESCIANI, G.: Oscillazioni cholesteriniche nel sangue dei sifilitici non curati e comportamento della colesterinemia di fronte ad alcuni preparati antiluetici. Giorn. ital. d. malatt. vener. e d. pelle 64, H. 6, 1233 (1923). Ref. Zbl. Hautkrkh. 12, 299. — BRILL, E.: (a) Beobachtungen über Senkungsgeschwindigkeit und osmotische Resistenz im syphilitischen Blut. XIV. Kongr. der Deutsch. dermatol. Gesellsch. in Dresden 1925. Zbl. Hautkrkh. 18, 493. (b) Senkungsgeschwindigkeit und Erythrocytenresistenz im syphilitischen Blute. Münch. med. Wschr. 72, Nr 49, 2091 (1925). — BRIN et GÉROUX: Syphilis du coeur et de l'aorte. Paris 1924. — BRUCK, C.: Handbuch der Serodiagnose der Syphilis. Berlin: Julius Springer 1924. — BRUNER, E.: Die BIERNACKIsche Reaktion in der Klinik der Haut- und Geschlechtskrankheiten. Przegl. dermat. (poln.) 20, Nr 1, 38 (1925). Ref. Zbl. Hautkrkh. 18, 810. — BRUNER, E. u. Z. KRAKOWSKA: Der Einfluß der Wismutpräparate auf das Blutbild im Verlauf der Syphilis. Przegl. dermat.

(poln.) **20**, Nr 3/4, 172 (1925). Ref. Zbl. Hautkrkh. **21**, 98. — BUNKER, jr., A. HENRY and S. MEYERS: Blood groups in general paralysis. J. Labor. a. clin. Med. **12**, Nr 5, 415 (1927). Ref. Zbl. Hautkrkh. **24**, 285. — BURMEISTER, J.: Über paroxysmale Hämoglobinurie und Syphilis. Zugleich ein Beitrag zum Problem der Erkältungskrankheiten. Z. klin. Med. **92**, H. 1/3, 19 (1921). — BURZI, G.: (a) Ricerche sulle propriata vitali dei leucocitici nella sifilide. Giorn. ital. d. malatt. ven. e d. pelle 1910, H. 6. Ref. Arch. f. Dermat. **107**, 499; Dermat. Z. **18**, 532. (b) Neues Mittel zur Leukodiagnose der Syphilis. Gazz. Osp. **1910**, 14. Mai, Nr 62. Ref. Arch. f. Dermat. **105**, 328. — BUSSALAI, L.: La velocità di sedimentazione delle emazie nella sifilide. Arch. di biol. **3**, H. 1/3, 103 (1926). Ref. Zbl. Hautkrkh. **22**, 397. — BUELER, F. A.: Wismutschädigungen. Zbl. Hautkrkh. **14**, H. 5/6, 281 (1924). — BÜRGER, M.: Sekundäre Anämie, Chlorose. Handb. der Krankheiten des Blutes und der blutbildenden Organe v. SCHITTENHELM **2**, 50 (1925). — BÜRGER u. BEUMER: Zur Lipoidchemie des Blutes. Berl. klin. Wschr. **50**, Nr 3, 112 (1913). — BÜSCHER, JUL.: Zur Frage der Senkungsbeschleunigung der roten Blutkörperchen. Berl. klin Wschr. **1921**, Nr 14.

CAUSSADE, A., LÉVY-FRÄNKEL et J. PEYNET: Syph. test. fébr. Soc. méd. Paris **1924**, 648. Zit. bei SCHLESINGER. — CERCHIAI, U.: La formula di Arneth nella sifilide recente e in rapporto alle iniezioni endovenose di preparati arsenobenzolici. Giorn. ital. Dermat. **67**, H. 4, 1249 (1926). Ref. Zbl. Hautkrkh. **23**, 100. — CHATTELIER, L.: Anémie pernicieuse et syphilis chez l'adulte. Ann. de Dermat. **6**, Nr 5, 329 (1925). — CHIAPPINI, E.: La tensione arteriosa nei sifilitici. Arch. ital. Dermat. **1**, H. 6, 566 (1926). Ref. Zbl. Hautkrkh. **23**, 99. — CITRON und REICHER: Zit. bei SPARMANN. Dermat. Z. **40**, 15 (1924). — CLODI und MATUSCHKA: Das verschiedene Verhalten der weißen Blutkörperchen bei Lues und ihrer Therapie. Arch. f. Dermat. **147**, H. 3. — COLELLA, G.: Sulla crisi emoclasica da sublimato nei luetici. Fol. med. (Napoli) **13**, Nr 4, 235 (1927). Ref. Zbl. Hautkrkh. **24**, 260. — CONSIGLIO, L.: Due casi di emoglobinuria parossistica a frigore e brevi cenni sulla sua patogenesi. Prat. pediatr. **3**, Nr 4, 112 (1926). Ref. Zbl. Hautkrkh. **22**, 412. — CONSTANTINESCO, G.: Trois cas d'hémoglobinurie paroxystique à frigore. J. d'Urol. **20**, Nr 3, 231 (1925). — CORRIDI, L.: (a) La reazione leucocitaria per il salvarsan, l'ectina e l'arsacetina. Arch. Farmacol. sper. **14**, Nr 3, 112 (1912). Zit. KOLLE-ZIELER **1**, 154. (b) Ricerche ematologiche sul salvarsan e neosalvarsan. Arch. Farmacol. sper. **16**, 452 (1913). Zit. KOLLE-ZIELER **1**, 154. — COVISA, J. S.: Paroxysmale Hämoglobinurie. Actas dermo-sifiliogr. **17**, Nr 2, 92 (1925). Ref. Zbl. Hautkrkh. **20**, 608. — COVISA, J. S. u. S. PINEDA: Untersuchungen über die Wassermannsche Reaktion. Actas dermo-sifiliogr. **14**, Nr 1/2, 87 (1922). Ref. Zbl. Hautkrkh. **5**, 162. — DI CRISTINA: Ulteriosi osservazioni sull'anemia splenica infantum con speciale riguardo alle etiologia ed alle patogenesi. Pediatria **1913**, 748. Ref. Fol. haemat. (Lpz.) **16**, 115 (1914). — CROSTI, A.: Contributo allo studio della glicemia nei sifilitici. Giorn. ital. Dermat. **66**, H. 1, 144 u. **66**, H. 2, 884 (1925). Ref. Zbl. Hautkrkh. **18**, 611.

DERSHAWINA: Zur Frage der Resistenz der Erythrocyten bei Kindern mit angeborener Syphilis und ihre Veränderung unter dem Einfluß der Behandlung. Ref. Dermat. Wschr. **86**, Nr 16, 554 (1928). — DETRE, L. u. J. SELLEI: Hämagglutinationsuntersuchungen bei gesunden und bei syphilitischen Individuen. Arch. f. Dermat. **72**, 323 (1904). — DINNICK, O. T.: The Treatment of Syphilis. Lancet **196**, 1055 (1919). Zit. KOLLE-ZIELER **1**, 154. — DÖRLE, M. u. W. FRANK: Vergleichende Blutzucker-Untersuchungen an capillärem und venösem Blute bei Gesunden, Hypertonikern und Luetikern. Biochem. Z. **179**, H. 1/3, 252 (1926). — DOMINICI: Presse méd. **1898**, 468. Zit. bei NÄGELI. — DONATH J. u. K. LANDSTEINER: Über Kältehämoglobinurie. Erg. Hyg. **7**, 184 (1925). — DORN, P.: Zum Blutbild bei Lues nach Salvarsaninjektion. Arch. f. Dermatol. **111**, 263. — DOROS, G.: Die osmotische Resistenzveränderung der Erythrocyten bei Syphilis. Orv. Hetil. (ung.) **70**, Nr 49, 1315 u. Nr 50, 1351 (1926). Ref. Zbl. Hautkrkh. **24**, 101. — DUDUMI, V.: Blutuntersuchungen bei Syphilitikern vor und nach der Behandlung. Rev. stiint. med. (rum.) **1914**, Sept.-Okt. Ref. Dermat. Wschr. **62**, 46. — DUMAS, A.: Hypertension syphilitique solitaire. Paris méd. **14**, Nr 27, 26 (1924). Ref. Zbl. Hautkrkh. **15**, 236.

EASON: Die Anämien durch Syphilis. Brit. med. J. **1921**, Nr 3162, 186. Ref. Zbl. Hautkrkh. **4**, 284. — EICKE, H.: Die hämolytischen Eigenschaften des aktiven luischen Blutserums. Dermat. Wschr. **64**, Nr 2, 33 (1917). — EICKE, H. u. W. MASCHER: Die bisherigen Ergebnisse der Hämolysin-Untersuchungen des syphilitischen Blutserums und ihre Bedeutung für die Pathologie der Lues. Dermat. Z. **26**. — ELFER, A.: Über einige Eigenschaften des syphilitischen Blutserums vom immunochemischen Standpunkt. Fol. serologica **3**, H. 10, 461 (1909). — ELKIN, A. and H. M. BOWCOCK: A case of marked splenomegaly and lymphocytosis associated with syphilis. J. amer. med. Assoc. **85**, 15, 1135 (1923). Ref. Zbl. Hautkrkh. **19**, 437. — ELLIS, A. W. M., G. E. CULLEN, VAN D. D. SLYKE: Der Gehalt des Blutes und der Cerebrospinalflüssigkeit an Aminosäuren bei syphilitischen und nichtsyphilitischen Individuen. J. amer. med. Assoc. **1915**, 9. Jan. Ref. Dermat. Wschr. **61**, 1050. — ELSNER: Monographie Medicine **6**, New York 1916. Appleton. Zit. bei FISCHER und PAN NIEN. — ÉMILE-WEIL, P. et V. ISCH-WALL: Anémie aplastique hémor-

rhagiparc post-arsénobenzolique. Bull. Soc. méd. Hôp. Paris **38**, Nr 30, 1424 (1922). —
ÉMILE-WEIL, P. et R. STIEFFEL: Essai de classification de l'hémoglobinurie „a frigore".
Bull. méd. **42**, Nr 18, 471 (1928). — ENGWER: Über intravenöse Jodinjektionen bei Syphilis
und Beziehungen des Jods zum Blutbilde und zum Blutdruck. Berl. klin. Wschr. **1917**,
Nr 45. — EPSTEIN, L. u. J. OSTROVSKIJ: Paroxysmale Hämoglobinurie bei visceraler
Syphilis. Vrač. Dělo (russ.) **10**, Nr 16, 1145 (1927). Ref. Zbl. Hautkrkh. **25**, 730. — ERD-
MANN, CH.: Untersuchungen über die WIDALsche hämoklasische Krise. Med. Klin. **18**,
Nr 14, 440 (1922). — EUDOKIMOO: Zur Frage der Veränderung des Blutes bei Behandlung
der Syphilis mit „606". Russische Zeitschrift für Haut- u. venerische Krankheiten **20**,
315 (1910). Ref. Dermat. Z. **18**, 420 und Mh. Dermat. **52**, 185.

FÅHRAEUS, R.: The suspension-stability of the blood. Acta med. scand. (Stockh.) **55**,
H. 1/2, 1 (1921). Ref. Zbl. Hautkrkh. **4**, 446. — FALK: (a) Leukocytenveränderungen bei Lues.
Zbl. Hautkrkh. **21**, 796. (b) Veränderungen an den Blutleukocyten bei Syphilis. Vortrag
bei der Nordostdeutschen Dermatol. Vereing. 10. Okt. 1926. Zbl. Hautkrkh. **22**, 602. —
FALTA: Diskussionsbemerkung zu Vortrag NEUDA. Wien. med. Wschr. **1922**, Nr 21, 906. —
FARBER, M. u. L. SCHULMANN: Die Senkungsgeschwindigkeit der Erythrocyten bei Syphilis.
Venerol. (russ.) **1925**, Nr 4, 97. Ref. Zbl. Hautkrkh. **19**, 512. — MC. FARLAND, A. R.: Unter-
suchungen über den Cholesteringehalt des Blutes bei Lues. Arch. of Dermat. **6**, Nr 1, 39
(1922). Ref. Zbl. Hautkrkh. **6**, 285. — FEIGL, JOH.: Über das Vorkommen und die Ver-
teilung von Fetten und Lipoiden im Blute bei Geisteskrankheiten. Biochem. Z. **88**, 53 (1918).
FELKE, H.: Untersuchungen über den Einfluß von Salvarsan auf den Ablauf serologischer
Reaktionen. Arch. f. Dermat. **134**, 268 (1921). — FERRARI, A.: Globuli rossi giovani nella
sifilide Boll. Soc. med.-chir. Modena **30** (1903/04). Ref. Fol. haemat. (Lpz.) **2**, 342. —
FINKELSTEIN: Lehrbuch der Säuglingsheilkunde. — FIOCCO: Hämatologische Untersuchungen bei Syphilis. Jahresversammlung der Società Italiana di Dermatologia e Sifilo-
grafia. Mailand 1906. Ref. Arch. f. Dermat. **92**, 237. — FISCHER, W. und CHEN PAN NIEN:
Das Verhalten des Blutes bei Lues im Sekundärstadium. Berl. klin. Wschr. **56**, Nr 38, 891
(1919). — FLANDIN, CH. et A. TZANCK: (a) Mécanisme de l'incoagulabilité du sang par les
arsénobenzènes action sur les globulins. C. r. Soc. Biol. **85**, Nr 32, 852 (1921). Ref. Zbl.
Hautkrkh. **4**, 127. (b) Action anticoagulante des injections intra-veineuses d'arsénobenzènes.
C. r. Soc. Biol. **84**, Nr 3, 117 (1921). Ref. Zbl. Hautkrkh. **1**, 80. — FLEIG, C.: La toxicité
du Salvarsan. Paris 1914. Zit. bei KOLLE-ZIELER **1**, 143. — FLEISCHHACKER, H.: Über
Veränderungen des Blutbildes bei den Krisen und lanzinierenden Schmerzen der Tabiker.
Dtsch. med. Wschr. **52**, Nr 17, 708 (1926). — FOUCAR, H. O. and J. H. STOKES: The effect
of treatment for syphilis on severe anemias. Amer. J. med. Sci. **162**, Nr 5, 633 (1921). —
FRÄNKEL, E.: Med. Klin. **1923**, Nr 46. Zit. bei BERNSTEIN. — FRÄNKEL u. GROUWEN:
Erfahrungen mit dem EHRLICHschen Mittel „606". Aus Abhandlungen über Salvarsan
von P. EHRLICH 1911. — FRÄNKEL, E. u. W. ULRICH: Akute Myeloblastenleukämie nach
Diptherieinjektion und Lues. Med. Klin. **1921**, Nr 16, 483. — FRANK: Aleukia haemorrhagica. Zit. bei HIRSCHFELD: Handb. der Krankheiten des Blutes v. SCHITTENHELM **1**,
151 (1925). — FRANK, M.: Zur Klinik der Anämie kongenitalluetischer Säuglinge. Mschr.
Kinderheilk. **31**, H. 3/4, 470 (1926). — FUJITA, K.: Contribution to the serochemical study
of experimental syphilis in rabbits. Acta dermatol. **10**, H. 1, 81 (1927). Ref. Zbl. Hautkrkh.
26, 84.

GAILLARD: Gaz. Hôp. **1885**, Nr 74. Zit. bei JUSTUS. — GALLAVARDIN, L.: La syphilis
cardio-aortique. Clin. ophthalm. **1922**, 85. — GALLAVARDIN et BERTOYE: Maladie de
Vaquez d'origine syphilitique. Lyon. méd. **1921**, 352. — GARRIGA, M.: Lues-Behandlung
mit Natron-Kalitartrobismutat. Progr. de la clin. **10**, Nr 126, 273 (1922). Ref. Zbl. Hautkrkh. **8**, 296. — GASTALDI, G.: Modificazioni ematologiche e urobilinuria dopo le iniezioni
di salvarsan. Fol. clin. chim. e microsc. (Bologna) **3**, 279. Ref. Fol. haemat. (Lpz.) **14**,
45 (1913). — GASTON, P. et P. LEMAY: (a) Méthode simple de recherche de la syphilis basée
sur le pouvoir réductasique des sérums. Bull. Soc. franç. Dermat. **34**, Nr 5, 346 (1927). Ref.
Zbl. Hautkrkh. **24**, 846. (b) Réduction du carmin d'indigo par le sérum sanguin. Étude
comparée de l'action des sérums syphilitiques ou non. Bull. Soc. franç. Dermat. **32**, Nr 7,
42 (1925). — GAUCHER, PARIS et DEMOULIÈRE: (a) Sur la teneur en cholésterine du serum
sanguin des syphilitiques. Bull. Acad. Méd. Paris **1912**, Nr 26. Ref. Fol. haemat. (Lpz.)
15, 250 (1914). (b) Über den Cholesteringehalt des Blutserums Syphilitischer. Ann. Mal.
vénér. **1912**, Mai, 561. Ref. Arch. f. Dermat. **115**, 651; Dermat. Wschr. **55**, 1259. — GÉBER,
J.: Die Hautkrankheiten und ihr Zusammenhang mit dem Kranksein des Organismus.
Börgyóg. Szemle (ung.) **1**, Nr 4/5, 65 (1923). Ref. Zbl. Hautkrkh. **12**, 252. — GELBJERG-
HANSEN, G.: Die Senkungsgeschwindigkeit im Blute von kongenital-syphilitischen Kindern.
Ugeskr. Laeg. (dän.) **86**, Nr 51, 1011 (1924). Ref. Zbl. Hautkrkh. **17**, H. 3/4, 215 (1925). —
GÉNÉVRIER, J.: L'hypertension artérielle infantile stigmate d'hérédo-syphilis. Bull. méd.
39, Nr 7, 169 (1925). Ref. Zbl. Hautkrkh. **17**, 573. — GÉNÉVRIER, J. et BREUNIEL: Hyper-
tension arterielle infantile et hérédo-syphilis. Bull. Soc. Pédiatr. Paris **22**, Nr 6/7, 311
(1924). — GIAUME, C.: Valore diagnostico della velocità di sedimentazione nell' eredoluc

e sue variazioni in rapporto alla cura. Pediatria riv. **34**, H. 11, 592 (1926). Ref. Zbl. Hautkrkh. **24**, 112. — Glässner, K.: Beitrag zur Pathologie der Polycythaemia rubra. Wien. klin Wschr. **1916**, Nr 49. — Gluchow, K. T.: Zur Frage über die Blutveränderungen unter Wirkung der Schwefelbäder bei Rheumatismus und Lues. Wratsch. Gaz. **1913**, Nr 47, 1708. Ref. Fol. haemat. (Lpz.) **16**, 54 (1914). — Goerda: Zit. bei Stern. Med. J. a. rec. **119**, Nr 2, 87 (1924). — Golay, J.: Diskussionsbemerkung bei Roch. Rev. méd. Suisse romande **45**, Nr 10, 660 (1925). — Golay, J. et E. Benveniste: Les arsénobenzènes et la crise hémoclasique. Ann. Mal. vénér. **17**, Nr 7, 481 (1922). — Goldstein: Polycythämie und Hirnerweichung. Med. Klin. **1910**, Nr 38, 1492. — Gorke: Zit. bei Hirschfeld. Handbuch der Krankheiten des Blutes von A. Schittenhelm **1**, 151 (1925). — Graetz, Fr.: Über Probleme und Tatsachen aus dem Gebiet der biologischen Spezifität der Organantigene in ihrer Bedeutung für Fragestellungen der normalen und pathologischen Biologie. Erg. Immun.forschg **6**, 397 (1923). — Graham, G. S. and W. K. Grigg: Basophilic leukocytosis in experimental syphilis of the rabbit. South. med. J. **18**, Nr 9, 653 (1925). Ref. Zbl. Hautkrkh. **20**, 598. — Gram: Zit. bei Schauman u. Saltzman. C. r. Soc. Biol. **83**, 714 (1920). — Grassmann, K.: Klinische Untersuchungen an den Kreislauforganen im Frühstadium der Syphilis. Dtsch. Arch. klin. Med. **68** u. **69**, — Grigaut, A.: Soc. Biol. **63**, 441; **64**, 400 (1912). Zit. bei Klein u. Dinkin. — Groedel, F. M. u. G. Hubert: Die Bedeutung der interferometrischen Blutuntersuchung für die Feststellung syphilitischer Organerkrankungen. Klin. Wschr. **5**, Nr 42, 1969 (1926). — Gundel, M.: Bestehen Zusammenhänge zwischen Blutgruppe und Luesdisposition sowie zwischen Blutgruppe und Erfolg der Luestherapie? Klin. Wschr. **6**, Nr 36, 1703 (1927). — Gurevič, N. u. B. Silbermann: Der lipolytische Index des Blutes in den verschiedenen Stadien der Syphilis. Venerol. (russ.) **1927**, Nr 5, 416. Ref. Zbl. Hautkrkh. **25**, 821. — Guszman, T.: Über Senkungsgeschwindigkeit der roten Blutkörperchen bei Geschlechtsleiden, besonders bei Syphilis. Orv. Hetil. (ung.) **68**, Nr 38, 634. Ref. Zbl. Hautkrkh. **15**, 451. — Guth: Refraktrometrische Serumuntersuchungen bei Lues und an der Leiche. Prag. med. Wschr. **1910**, Nr 40. Ref. Mh. Dermat. **53**, 158. — György, P.: Über Senkungsgeschwindigkeit der roten Blutkörperchen im Säuglingsalter, im besonderen bei Lues congenita. Münch. med. Wschr. **68**, Nr 26, 808 (1921).

Hachez, E.: Beitrag zur Serumhitzekoagulation des Blutes (Untersuchungen bei Syphiliskranken). Klin. Wschr. **1**, Nr 50, 2477 (1922). — Hallopeau: Arch. Physiol. et Pathol. **1881, 1883.** Zit. bei Oppenheim u. Löwenbach. — Hannema, L. S. u. J. R. Rytma: (a) Einige Untersuchungen bei einem Patienten mit paroxysmaler Hämoglobinurie. Nederl. Mschr. Geneesk. **10**, Nr 12, 671 (1921). Ref. Zbl. Hautkrkh. **6**, 294. (b) Some investigations into a case of paroxysmal haemoglobinuria. Lancet **203**, Nr 24, 1217 (1922). — Hara: Ber. Physiol. **26**, H. 1/2. Zit. bei Tietz. — Hatzieganu, L.: Anémies graves dans les aortites syphilitiques (Syndrome aortico-anémique). Bull. Soc. méd. Hôp. Paris **40**, Nr 34, 1605 (1924). Ref. Zbl. Hautkrkh. **16**, 823. — Hauck, L.: Über das Verhalten der Leukocyten im 2. Stadium der Syphilis vor und nach Einleitung der Quecksilbertherapie. Arch. f. Dermat. **78**, 45 (1906). — Hawe, A. J. and F. S. Paterson: A case of acute leukaemia complicated by syphilis. Lancet **212**, Nr 2, 76 (1927). — Hazen, H. H.: (a) The leucocytes in Syphilis. J. of cutan. diseases incl. Syphilis **31**, Nr 9, 618 und Nr 10, 739 (1913). Ref. Arch. f. Dermat. **117**, 503; Dermat. Z. **21**, 457; Dermat. Wschr. **57**, 1384. (b) Practical observations on Syphilis. III. Amer. J. Syph. **6**, Nr 3, 425 (1922). Ref. Zbl. Hautkrkh. **7**, 101. — Hedén, K.: (a) Études sur la stabilité de suspension du sang chez des syphilitiques en traitement antisyphilitique. Acta dermato-vener. (Stockh.) **2**, H. 1, 74 (1921). Ref. Zbl. Hautkrkh. **4**, 174 (1922). (b) La relation entre la stabilité de suspension du sang et le poids du corps durant le traitement antisyphilitique. Acta dermato-vener. (Stockh.) **3**, H. 1/2, 32 (1922). Ref. Zbl. Hautkrkh. **8**, 189 (1923). (c) Über die Einwirkung des Salvarsans auf die Blutzuckerkurve. Verhandl. der dermatol. Gesellsch. Stockholm, Sitzung 19. 3. 1926. Zbl. Hautkrkh. **23**, 165. — Heinrich: Chronische lymphatische Leukämie mit positiver Wa.R. Breslauer dermatol. Vereinig., Sitzung v. 9. 7. 1910. Zbl. Hautkrkh. **14**, 60 (1911). — Henes, E.: Cholesterinämie und Wassermann-Reaktion. J. amer. med. Assoc. **1915**, 1969. Ref. Arch. f. Dermat. **122**, 776 (1918). — Herz, A.: Blutveränderungen bei der Wismutbehandlung der Syphilis. Wien. klin. Wschr. **40**, Nr 43, 1350 (1927). — Hjelmann: Zit. bei Oppenheim und Löwenbach. — Hirsch, A.: Die Diagnose der Syphilis aus dem Blutbild. Dermat. Wschr. **83**, Nr 34, 1232 (1926). — Hirschfeld, H.: (a) Symptomatische Blutveränderungen. Handb. der Krankheiten des Blutes und der blutbildenden Organe von A. Schittenhelm. Berlin: Julius Springer 1925. **1**, 94. (b) Leukämie und verwandte Zustände. Ebenda. **1**, 209. (c) Die Polycythämie. Ebenda. **2**, 260. — Hochsinger: 20jährige Dauerbeobachtung eines Falles von angeborener Syphilis (paroxysmale Hämoglobinurie, Aortitis, Infantilismus, Tabes). Wien. med. Presse **1905**, Nr 26. — Hoff, F.: (a) Über Syphilis und schwere Anämien. Dtsch. Arch. klin. Med. **144**, H. 3, 297 (1924). (b) Beiträge zur Pathologie der Blutkrankheiten. Virchows Arch. **261**, H. 1, 142 (1926). — Hoeglund, G.: Etude sur deux cas d'hémoglobinurie a frigore. Acta med. scand. (Stockh.) **66**, H. 1/2, 33 (1927). —

HOFMANN, EDM.: Beitrag zur Frage der Salvarsanwirkung auf die Polycythaemia rubra. Dermat. Z. 41, 348 (1924). — HOLKER, J.: The viscosity of syphilitic serum. J. of Path. 24, Nr 4, 413 (1921). Ref. Zbl. Hautkrkh. 3, 306. — HOLLANDER: Polycythaemia vera (OSLERS disease). Arch. of Dermat. 9, Nr 3, 395 (1924).

JACOBSOHN, H.: Über die Blutgruppenzugehörigkeit der Paralytiker. Z. Neur. 105, H. 3/5, 810 (1926). — JERSILD: Hématologie de l'hérédo-syphilis. Presse méd. 33, Nr 82, 1366 (1925). Ref. Zbl. Hautkrkh. 20, 613. — JESIONEK, A.: Syphilis des Blutes. Handbuch der Geschlechtskrankheiten von FINGER. Wien-Leipzig 1913. 3, 449. — JIZUKA, T.: Über das Blutbild und den Befund der Spinalflüssigkeit bei Heredolues. Orient. J. Dis. Inf. 2, Nr 2/3, 137 (1927). Ref. Zbl. Hautkrkh. 26, 187. — JOACHIM, F.: Senkungsgeschwindigkeit der roten Blutkörperchen und Wa.R. Fol. haemat. (Lpz.) 29, H. 1, 34 (1923). — JOLLES, A. und M. OPPENHEIM: Über den Eiweißgehalt des Blutes Syphilitischer. Z. f. Heilkde 24, H. 6 (1903). Ref. Fol. haemat. (Lpz.) 1, 46. — JSHIMARU, H.: Hautkrankheiten und Cholesterinämie. Acta dermat. (Kioto) 1, H. 3, 295 (1923). Ref. Zbl. Hautkrkh. 11, 102. — ITO, S.: On the contant of total fatty acid and cholesterol in the serum of syphilitic rabbits. Acta dermat. (Kioto) 6, H. 3, 395 (1925). Ref. Zbl. Hautkrkh. 19, 678. — JUSTUS, J.: (a) Über Blutveränderungen durch Syphilis und Quecksilber mit besonderer Berücksichtigung ihrer diagnostischen Verwertung. Dtsch. Arch. klin. Med. 75, H. 1, 1 (1903). (b) Die Differentialdiagnose der Syphilis mit Hilfe der Hämoglobinbestimmung. Arch. f. Dermat., Ergänzungsband 1900. (c) Brit. J. Dermat. 1896. Zit. JUSTUS Dtsch. Arch. klin. Med. 75 (1903). (d) Gyógyászat (ung.) 1898 u. 1900. Zit. JUSTUS Dtsch. Arch. klin. Med. 75 (1903).

KAJIKAWA, H.: Zur Senkungsgeschwindigkeit der roten Blutkörperchen bei Haut- und Geschlechtskrankheiten. Acta dermat. (Kioto) 8, H. 2, 183 (1926). Ref. Zbl. Hautkrkh. 22, 749. — KALISKI, D. J.: Paroxysmal hemoglobinuria. Internat. Klin. 1, Ser. 33, 161 (1923). Ref. Zbl. Hautkrkh. 10, 393. — KANITZ: Verhalten des neutrophilen Blutbildes bei Syphilis. XVI. Internat. med. Kongreß Budapest 1909. Arch. f. Dermat. 99, 426. — KAPLAN: Der Amino-(NH_2-)Stickstoffgehalt normalen und syphilitischen Serums. N. Y. State J. Med. 98, Nr 4. Ref. Arch. f. Dermat. 119, 227. — KAUFFMANN: Stoffwechsel bei Psychosen I. Jena 1908. Zit. bei BORNSTEIN. — KERSTING, B.: Über die Senkungsgeschwindigkeit der roten Blutkörperchen mit besonderer Berücksichtigung der Haut- und Geschlechtskrankheiten. Dermat. Z. 39, H. 1/2, 33. — KIMURA, H. und W. STEPP: Über den Gehalt des Blutserums an ätherlöslichem Phosphor. Dtsch. Arch. klin. Med. 104, 209 (1911). — KLAUSSNER, E.: Die Lipoide im Serum bei Lues. Wien. klin. Wschr. 25, Nr 21, 786 (1912). — KLEIN: Zur Ätiologie der sekundären perniziösen Anämie. Wien. klin. Wschr. 1891, 721. — KLEIN, W. und L. DINKIN: Beiträge zur Kenntnis der Lipoide des menschlichen Serums und zur Methodik der Lipoidbestimmung. Z. physiol. Chem. 92, 302 (1914). — KLEINSCHMIDT: Zit. bei NITSCHKE. — KLÖVEKORN, G. H. und A. SIMON: Die Bedeutung der Blutgruppenuntersuchung bei Haut- und Geschlechtskrankheiten. Dermat. Z. 50, H. 4, 294 (1927). — KLOPSTOCK, E.: Zur Differentialdiagnose der verschiedenen Ikterusarten. Dtsch. med. Wschr. 50, Nr 41, 1411 (1924). — KLOEPPEL, F. W.: (a) Lues und Salvarsan in ihrem ätiologischen Zusammenhang mit Bilirubinämie und Ikterus. Dermat. Z. 37, 137 (1922). (b) Über luetische Bilirubinämie und ihre Behandlung mit Mischspritzen nach LINSER. Dermat. Wschr. 75, 1065 (1922). — KNUDSON, A., TH. ORDWAY and H. FERGUSON: Cholesterol and Cholesterol esters in blood showing a positive Wassermann reaction. Proc. Soc. exper. Biol. a. Med. 18, Nr 8, 299 (1921). Ref. Zbl. Hautkrkh. 3, 308 (1922). — KOLLE, W. und K. ZIELER: Handbuch der Salvarsan-Therapie. Berlin-Wien 1924. — KOLMER, I. A. and E. M. YAGLE: Hemolytic activity of solutions of arsphenamin and Neoarsphenamin. Journ. amer. med. Assoc. 74, 643 (1920). Zit. bei KOLLE-ZIELER. — KOVÁCZ: Senkungsgeschwindigkeit der roten Blutkörperchen. Dtsch. med. Wschr. Nr 24, 49 (1923). — KRAUS, PÖTZL, RANZI und EHRLICH: Über das Verhalten menschlicher und tierischer Blutkörperchen gegenüber Kobragift unter normalen und pathologischen Verhältnissen. Wien. klin. Wschr. 22, Nr 29, 1027 (1909). — KREIBICH: Hydroxylionenkonzentration des pathol. Blutes. Wien. klin. Wschr. 1910, Nr 10, 355. — KRITSCHEWSKY, J. L.: Über Wirkung des Salvarsans auf das Serum von Tieren und auf Formelemente des Blutes in vitro. Biochem. Z. 126, 11 (1922). — KUHLMANN: Etat hémogénique chez un syphilitique. Méd. d'Alsace et de Lorraine. 5, Nr 17, 284 (1926). Ref. Zbl. Hautkrkh. 22, 101. — KUSCHAKOFF, P.: Zur Frage über Verwertung der Widerstandsfähigkeit menschlicher Erythrocyten gegenüber Kobragift für die Diagnose der Syphilis. Z. Immun.forschg 12, 532. — KYRLE, J.: Celluläre Blutreaktion und individualisierende Syphilisbehandlung. Wien. klin. Wschr. 35, Nr 42, 820 (1922).

LAACHE: Zit. bei SCHAUMAN u. SALTZMAN. Handbuch der Krankheiten des Blutes v. A. SCHITTENHELM 2. — LABBÉ: Anémie pernicieuse d'origine syphilitique. Presse méd. 1906, Nr 104, 841. — LARRABBEE, R. C. and N. SIDEL: A leukemoid blood picture in syphilis. Boston med. J. 196, Nr 18, 730 (1927). Ref. Zbl. Hautkrkh. 24, 527. — LEDER, G.: Salvarsan und Blutplättchen. Med. Klin. **1922**, Nr 41, 1320. — Leibfried, L.: Die mineralischen Bestandteile des Blutes bei Syphilis. Russk. Věstn. Dermat. **4**, Nr 2, 137 (1926). Ref. Zbl. Hautkrkh. **20**, 608. — Lembke, R. und W. Streblow: Die diagnostische Bedeutung der Kernveränderungen der weißen Blutzellen unter besonderer Berücksichtigung des syphilitischen Blutbildes. Klin. Wschr. **5**, Nr 3, 106 (1926). — Leredde, E.: (a) Hémodiagnostic de la syphilis héréditaire. Bull. Soc. franç. Dermat. **1922**, Nr 3, 104. Ref. Zbl. Hautkrkh. **5**, 513. (b) Les anémies syphilitiques familiales et le diagnostic de la syphilis infantile. J. des praticiens **37**, Nr 48, 787 (1923). Ref. Zbl. Hautkrkh. **12**, 70. (c) Le diagnostic de la syphilis héréditaire et les altérations du milieu sanguin. Presse méd. **32**, Nr 61, 641 (1924). Ref. Zbl. Hautkrkh. **16**, 605 (1925). — Lesser, F.: Syphilis und Lecithin. Arch. f. Dermat. **113**, 609 (1913). — Leveringhaus, H.: Die Bedeutung der menschlichen Isohaemagglutination für Rassenbiologie und Klinik. Arch. Rassenbiol. **19**, H. 1, 1 (1927). — Levine, S. A. and W. S. Ladd: Pernicious anemia. A clinical study of one hundred and fifty consecutive cases with special reference to gastric anacidity. Bull. Hopkins Hosp. **32**, Nr 366, 251 (1921). Ref. Zbl. Hautkrkh. **3**, 228. — Lévy-Bing, L. Ducroeux et M. Dogny: Blutuntersuchungen bei Syphilitikern nach Salvarsanbehandlung. Ann. Mal. vénér. **7**, Nr 5 (Mai 1912). Ref. Dermat. Wschr. **55**, 864. — Ley, R.: Über die Sedimentierungsgeschwindigkeit der roten Blutkörperchen. Z. exper. Med. **26**, H. 1/2, 59 (1922). Ref. Zbl. Hautkrkh. **5**, 45. — Lian, C. und R. Barrieri: Arterielle Hypertension und Syphilis. Progr. Clin. **31**, Nr 159, 319 (1925). Ref. Zbl. Hautkrkh. **17**, 566. — Liégeois: Gaz. Hôp. **1869**. Zit. bei Oppenheim-Löwenbach. — v. Limbeck: Pathologie des Blutes. Zit. bei Oppenheim-Löwenbach. — Lindström: Presse méd. **1898**, Nr 42. Zit. bei Oppenheim-Löwenbach. — Linsenmeier, G.: Die Senkungsgeschwindigkeit der roten Blutkörperchen und ihre praktische Bedeutung. Münch. med. Wschr. **70**, Nr 40, 1243 (1923). — Loeper: Arch. parasitol. **1903**, 521. Zit. bei Nägeli. — Löwenbach und Oppenheim: Blutuntersuchungen bei ulceröser und gummöser Form der Syphilis mit besonderer Berücksichtigung des Eisengehaltes. Dtsch. Arch. klin. Med. **75**, 22 (1902). — Lüdin: Zur Röntgentherapie der Polycythaemia rubra. Z. klin. Med. **84**, H. 5/6. — Lutembacher: Un cas d'érythrémie (maladie de Vaquez) a forme splénomégalique typique. Bull. Soc. méd. Hôp. Paris **1913**, 623.

Mac Callum: Textbook of Pathology **1916**. Zit. bei Fischer-Pan Nien. — Mackee, G. M.: Eine Studie über das Blut nach intravenösen Salvarsan-Injektionen. J. of cut. Dis. (April) **1912**, 199. Ref. Dermat. Z. **19**, 856. — Magat, J. S.: Veränderungen im Harn und Blut nach Behandlung mit Prof. Ehrlichs „606“. Charkower med. J. **1910**, Nr 20, 480. Ref. Fol. haemat. **12**, 211 (1912). — Mallet: L'Hémoglobine. Thèse de Genève **1901**. Zit. bei Oppenheim und Löwenbach. — Marañón, G.: Ein neuer Fall von paroxystischer Hämoglobinurie luetischen Ursprungs. Archivos Cardiol. **5**, Nr. 11, 390 (1924). Ref. Zbl. Hautkrkh. **18**, 417. — Marcyaniak, F.: Kann man die Syphilis aus den Kernveränderungen der weißen Blutkörperchen erkennen? Polska Gaz. lek. **6**, Nr 13, 248 (1927). Ref. Zbl. Hautkrkh. **24**, 101. — Marín, J. und W. E. Coutts: Ein Fall von paroxystischer Hämoglobinurie bei kongenitaler Lues. Rev. méd. lat.-amer. **10**, Nr 119, 1218 (1925). Ref. Zbl. Hautkrkh. **19**, 439. — Marte und R. C. Cabot: Boston Med. J. **1899**. Zit. bei Oppenheim und Löwenbach. — Martelli, C.: Di una speciale alterazione del sangue nel trattamento bismutico. Rinasc. med. **3**, Nr 6, 125 (1926). Ref. Zbl. Hautkrkh. **21**, 506. — Martino, G. E.: Preparati di bismuto e di antimonio proposti e studiati per la cure della sifilide. Dissert. Turin 1923. Ref. Zbl. Hautkrkh. **11**, 359. — Matabiki, T.: A Study of the Blood in Syphilis. Amer. Med. **13**, 225 (1907). — Mathis: Inaug.-Dissert. Bordeaux 1901. Zit. bei Nägeli. — Mayer, C. P. und A. C. Gourdy: Zit. bei Fischer und Pan Nien. — Mayr, J. K.: (a) Die Sedimentierungsgeschwindigkeit der Blutkörperchen im Citratblut. Arch. f. Dermat. **134**, 225 (1921). (b) Die Blutkörperchensenkungsgeschwindigkeit in der Venero-Dermatologie. Zbl. Hautkrkh. **27**, H. 5/6, 225 (1928). — Mazza, S.: Valeur de la lymphocytose sanguine pour le diagnostic de la syphilis. C. r. Soc. Biol. **83**, 1241. Ref. Fol. haemat (Lpz.) **21**, 58. — Meineri, P. A.: (a) Ricerche sulla viscosità del sangue e pressione arteriosa nella sifilide. Giorn. ital. d. malatt. vener. e d. pelle **63**, H. 5, 1013 (1922). Ref. Zbl. Hautkrkh. **7**, 275 (1923). (b) Versuche bezüglich der Viscosität des Blutes bei Syphilis. Minerva med. **1923**. (Soc. ital. d. dermatol. e sifilogr., sez. Piemontese.) Ref. Zbl. Hautkrkh. **11**, 59. (c) La formolo-gelatificazione dei sieri nella sifilide e in alcune malattie cutanee, studiata in rapporto colla viscosità e coll'indice refrattometrica. Giorn. ital. d. malatt. vener. e d. pelle **65**, H. 3, 1207 (1924). Ref. Zbl. Hautkrkh. **14**, 461 (1924). (d) Azione degli arsenobenzoli sulla viscosità del sangue, sull'indice refrattometrico, sulla formolo-gelatificazione del siero nei sifilitici. Giorn. ital. Dermat. **67**, H. 3, 1066 (1926). — Memmesheimer, A.: (a) Physikalisch-chemische Serumuntersuchungen bei Lues. Münch. med. Wschr. **70**, Nr 27 (1923). (b) Über den Traubenzuckergehalt des Blutes bei Syphiliskranken. Arch. f. Dermat. **142**, 317. (c) Über physikalisch-chemische Blutuntersuchungen bei Gesunden und Kranken. Arch. f. Dermat. **145**, 219 (1924). — Memmesheimer, A. und G. H. Klövekorn: Über die Funktionsprüfung der Abfangsorgane des retikulo-endothelialen Systems bei der Lues. Klin. Wschr. 4, Nr 46, 2204 (1925). — LA MENDOLA, S.: Influenza dei preparati di bismuto sugli elementi figurati del sangue e sullo schema di ARNETH. Arch. Farmacol. sper. 39, H. 5, 104 (1925). Ref. Zbl. Hautkrkh. 18, 124. — MENNACHER: Verh. dtsch. Ges. Kinderheilk. Salzburg 1909. Zit. bei NITSCHKE. — MENSCH: Die Blutkörperchensenkungsmethode in der Chirurgie. Münch. med. Wschr. 71, Nr 49, 1396 (1924). — MENSI, E.: Saggio di refrattometria sieroematica e allergia tubercolinica nei bambini sifilitici. Clin. pediatr. 5, H. 12, 705 (1923). Ref. Zbl. Hautkrkh. 12, 313. — MERKLEN, P., M. WOLF et C. OBERLING: Anémie pernicieuse suraigue à reaction hémohistioblastique chez un néoplasique syphilitique. Bull. Soc. méd. Hôp. Paris 41, Nr 39, 1665 (1925). Ref. Zbl. Hautkrkh. 20, 219. — MEYER, E.: Die Hämoglobinurien. Handb. der normalen und patholog. Physiologie v. BETHE 6 I, 586. Berlin: Julius Springer 1928. — MIETLING: Methodologische Bemerkungen zur Bestimmung des Lipasetiters im Serum. Dermatolog. Sitzg. der mediz. Gesellsch. Jena 15. 7. 1925. Zbl. Hautkrkh. 27, H. 5/6, 225 (1928). — MINAMIDE, H.: Über die Blutsenkungsgeschwindigkeit bei Säuglingslues. Orient. J. Dis. Inf. 2, Nr 2/3, 136 (1927). Ref. Zbl. Hautkrkh. 25, 733. — MINET, J.: La formule hématologique de l'hérédo-syphilis. Soc. de Biol. Séance 19. 3. 1910. C. r. 68, Nr 11, 533. Ref. Fol. haemat. (Lpz.) 10, 361 (1911). — MINORESCU: Ref. Fol. haemat. (Lpz.) 12, 196. — MISCH, W.: Über Giftigkeit des Blutserums von Luetikern für anaphylaktisierte Meerschweinchen. Z. Immun.forschg 24, H. 4. — MODEL, M. und A. GOGOVER: Blutveränderungen bei Syphilis des Zentralnervensystems. Moskov. med. Ž. 1926, Nr 12, 44. Ref. Zbl. Hautkrkh. 24, 101. — MOEWES: Über Polycythaemia rubra. Dtsch. Arch. klin. Med. 111, 281 (1913). — MONCORPS, C. und H. LEONHARD: Zur Frage der ANTONIschen Kernveränderungen im luetischen Blut. Dermat. Wschr. 83, Nr 47, 1703 (1926). — MONTAGNANI, M.: Crise hémoclasique et hémoglobinurie paroxystique. Presse méd. 29, Nr 103, 1017 (1921). — MOORE, J. E. and A. KEIDEL: Stomatitis and aplastic anemia due to neoarsphenamin. Arch. of Dermat. 4, Nr 2, 169 (1921). — MÜHSAM, H.: Versuche mit dem BOEHMschen Schnelldestillator und die Salvarsanresistenz der Blutkörperchen. Berl. klin. Wschr. 1912, Nr 28, 1327. — MÜLLER, FR.: Zur Ätiologie der perniziösen Anämie. Charité-Ann. 14 (1889). — MÜLLER, H.: Wismutbehandlung der Syphilis. Zbl. Hautkrkh. 7, H. 6, 289 (1923). — MÜLLER, H., BLASS und KRATZEISEN: Experimentelles, Mikroskopisches und Klinisches zur Wismut-Behandlung bei Syphilis. Münch. med. Wschr. 70, Nr. 20, 625 (1923). — MÜLLER und HOUGH: Zit. bei KLAUSNER. — MULZER, P.: Sind die von ANTONI mittels des sogenannten RINGOLDschen Färbeverfahrens gefundenen Kernveränderungen der weißen Blutzellen für Syphilis spezifisch? Klin. Wschr. 5, Nr 33, 1520 (1926).

NADOLNY, G.: Über Senkungsgeschwindigkeit der Blutkörperchen bei Säuglingen. Berl. klin. Wschr. 1921, Nr 34. — NÄGELI, O.: Blutkrankheiten undBlutdiagnostik. Berlin-Leipzig. — NANTA: (a) Syphilis et lymphomatoses. Ann. de Dermat. 1913, Nr 3. (b) Leucémie myeloide et Syphilis. Ann. de Dermat. 1914, Nr 4. — NATHAN, W.: Über die diagnostische Verwertung von Kernveränderungen der weißen Blutzellen bei der Syphilis. Dermat. Z. 49, H. 1/2, 68 (1926). — NATHAN, E. und G. HEROLD: Die Senkungsgeschwindigkeit der roten Blutkörperchen in den verschiedenen Stadien der Syphilis. Berl. klin. Wschr. 58, Nr 24, 642 (1921). — NEILSON, C. H. and H. WHEELON: Studies on the resistance of the red blood cells. J. Labor. a. clin. Med. 6, Nr 9, 487 (1921). Ref. Zbl. Hautkrkh. 2, 523. — NEUBER, E.: Über die Wirkung der Wismutpräparate auf den syphilitischen Organismus. Dermat. Wschr. 78, Nr 7, 185 (1924). — NEUDA, P.: Erythrämie und Lues. Gesellsch. f. inn. Med. u. Kinderheilk. in Wien. Sitzung 4. 5. 1922. Wien. med. Wschr. 1922, Nr. 21, 906. — NEUMANN, A.: Zur Wismutbehandlung. Česká Dermat. 5, H. 2, 171 (1923). Ref. Zbl. Hautkrkh. 11, 360 (1924). — NEUMANN, H. O.: Die Senkungsgeschwindigkeit der roten Blutkörperchen des Nabelschnurblutes und ihr diagnostischer Wert zur Feststellung der Lues congenita. Zbl. Gynäk. 49, Nr 24, 1312 (1925). — NEUMARK, S. und L. CZACZKOWSKA: (a) Über das Verhalten des Blutzuckers bei Syphilis. Polska Gaz. lek. 6, Nr 11, 201 (1927). Ref. Zbl. Hautkrkh. 24, 259. (b) Über das Verhalten des Blutzuckers bei Lues. Dermat. Wschr. 85, Nr 46, 1587; Nr 47, 1617; Nr 48, 1646 (1927). — NITSCHKE, W.: Blutbefunde bei angeborener Syphilis. Arch. Kinderheilk. 72, 136. — NOBÉCOURT: Les anémies des nourrissons hérédo-syphilitiques. Clin. ophthalm. 20, Nr 56, 431 (1925). — NOGUCHI: (a) Z. Immun.forschg 9, 715. (b) Das Verhältnis der Eiweißsubstanzen, Lipoide und Salze bei der Wassermannschen Reaktion. J. of exper. Med. 1909, Nr 1.

OBAKEWITSCH: Russk. Wratsch 1913, Nr 30, 31, 32. Zit. bei KLEIN und DINKIN. — OLIVER, J.: The relative therapeutic efficiency of arsphenamine and gelatin-arsphenamine. Proc. Soc. exper. Biol. a. Med. 20, 56 (1922). Zit. KOLLE-ZIELER 1, 143. — OPPENHEIM und LÖWENBACH: Blutuntersuchungen bei konstitutioneller Syphilis unter dem Einfluß der Quecksilbertherapie mit besonderer Berücksichtigung des Eisengehaltes. Dtsch. Arch. klin. Med. 71, H. 4/5, 425 (1901). — OREL, H.: Kältehämoglobinurie bei Zwillingen. Z. Kinderheilk. 41, H. 5/6, 756 (1926). — ORLOWSKY: Contribution à l'étude de la „polycythémia rubra". Progrès méd. 1912, 9. März. Zit. bei ED. HOFMANN. — ORO, A.: Bismuto e crasi sanguigna. Rinasc. med. 1, Nr 20, 467 (1924). Ref. Zbl. Hautkrkh. 16, 264 (1923) —

Orszag, O.: Sur les modifications de la formule sanguine dans le tabes dorsalis. Fol. clin. chim. et microsc. (Bologna) 10. 6. 1910. 2, Nr 10, 346 (1910). Ref. Fol. haemat. (Lpz.) 12, 183 (1912).

Paisseau, G., Cayla et Hamburger: Hémophilie acquise guérie par le traitement spécifique. Bull. Soc. méd. Hôp. Paris 41, Nr 22, 940 (1925). — Pappenheim: Syphilis und Anämie. Fol. haemat. (Lpz.) 23 (1919). — Parkinson: Erythraemia with an account of six cases. Lancet 1912, 1425. Zit. bei Ed. Hofmann. — Paulin: Über das numerische Verhalten der weißen Blutkörperchen bei Syphilis während der Quecksilberperiode. Dissert. München 1903. — Pawlow: Der Einfluß des Ehrlichschen Salvarsans auf den Stoffwechsel und das Blut des gesunden Organismus. Russ. Z. f. Haut- u. vener. Krankh. 21, (1911). Zit. Kolle-Zieler 1, 154. — Pawlow, N.: Über die Senkung der Erythrocyten bei Haut- und Geschlechtskrankheiten. Russk. Věstn. Dermat. 3, Nr 8, 680 (1925). Ref. Zbl. Hautkrkh. 19, 382. — Pergola, M.: (a) Il potere emolitico del siero di sangue dei sifilitici. Academ. dei Fisiocritici Siena 28. 1. 1905. Ref. Fol. haemat. (Lpz.) 2, 464. (b) Ricerche sul potere emolitico del siero di sangue dei sifilitici dopo la cura e resistenza delle loro emazi a sieri eterogeneo. Gazz. Osp. 26, Nr 148. Ref. Fol. haemat. (Lpz.) 3, 298; 3, 682 (1906). — Peritz: Zur Pathologie der Lipoide. Z. exper. Path. u. Ther. 8, (1910). — Pewny: Über die Blutkörperchensenkungsgeschwindigkeit. Dermat. Wschr. 74, Nr 23, 537 (1922). — Pick, W.: Blutzuckerbestimmungen bei Psoriasis, Furunculose und Lues. Dermat. Wschr. 72, Nr 15, 297 (1921). — Pighini, G.: Über die Menge Cholesterins und Oxycholesterins des Serums bei verschiedenen Formen von Geisteskrankheiten. Z. Neur. 4, 629 (1911). — Pittaluga, G.: (a) Die luetische Ätiologie der Hämodystrophien. Med. germ.-hisp.-amer. 12, Nr 8, 571 (1925). (b) Sulla eziologia sifilitica delle emodistrofie. Rinasc. med. 2, Nr 10, 220 (1925). Ref. Zbl. Hautkrkh. 18, 700. — Plaut, F.: Untersuchungen über Senkungsgeschwindigkeit der Blutkörperchen im Zitratblut bei Nerven- und Geisteskrankheiten. Münch. med. Wschr. 1920, Nr 10, 279. — Pogorschelsky, H.: Lues congenita und Anämie. Mschr. Kinderheilk. 29, H. 1, 6 (1924). — Pollio, G. e A. Fontana: (a) Alcune ricerche sopro la cosi dette „reazione di Justus". Gazz. Osp. 1905, Nr 1. Ref. Fol. haemat. (Lpz.) 2, 341. (b) Gazz. Osp. 1905. Zit. bei Nägeli. — Popper, E. und Wagner: Über die Sedimentierungsgeschwindigkeit des Luetikerblutes. Med. Klin. 1920, Nr 36, 922. — v. d. Porten, P.: Blutbefunde bei Lues. Mschr Harnkrkh. 1, H. 3, 76 (1927). — Pravesa: Gazz. Osp. 1894. Zit. bei Oppenheim und Löwenbach. — Preininger, Th.: Über diagnostische Bedeutung der Senkungsgeschwindigkeit der roten Blutkörperchen in der Dermatologie. Dermat. Wschr. 80, Nr 21, 733 (1925). — Pribram, H.: Der heutige Stand unserer Kenntnisse über klinische Bedeutung des Cholesterins. Med. Klin. 10, Nr 28, 1195 (1914).

Rahlwes: Welche Beziehungen bestehen zwischen Lues und perniziöser Anämie? Dermat. Wschr. 78, Nr 25, 703 (1924). — Reckzeh: Polycythämie mit Milztumor und Cyanose. Z. klin. Med. 57, 215 (1905). — Reinert: Münch. med. Wschr. 1892, Nr 29. Zit. bei Nägeli. — Réquin, J.: Leucocytes anormaux dans le sang des syphilitiques. Dissert. Paris 1921. Ref. Zbl. Hautkrkh. 6, 533 (1923). — Riecke: Über Senkungsgeschwindigkeit der roten Blutkörperchen bei Syphilis und anderen Zustandsänderungen. XII. Kongreß d. dtsch. dermatol. Ges. Hamburg. — Risel: Verh. dtsch. Ges. Kinderheilk. Köln 1908. Zit. bei Nitschke. — Roch: Vitiligo et anémie essentielle. (Soc. med. Genève 12. 3. 1925.) Rev. méd. Suisse rom. 45, Nr 10, 660 (1925). — Rodronold: Das Blut bei der Syphilis. Einfluß des Quecksilbers. Voienno med. J. 1908. Ref. Fol. haemat. (Lpz.) 9, 33 (1910). — Romano, N. und J. J. Beretervide: Hämoklasische Krise und paroxystische Hämoglobinurie. Rev. Soc. Med. int. y Soc. Fisiol. 6, Nr 4, 248 (1925). Ref. Zbl. Hautkrkh. 23, 100. — Rona, P. und P. György: Untersuchungen über Sedimentierung. Biochem. Z. 105, 133 (1920). — Rosen, J. and F. Krasnow: (a) Blood cholesterol findings in syphilis and in other skin diseases. Arch. of Dermat. 13, Nr 4, 506 (1926). (b) The calcium content of serum in syphilis. Amer. J. Syph. 10, Nr 3, 446 (1926). Ref. Zbl. Hautkrkh. 25, 821. (c) The sugar content of whole blood in syphilis. Arch. of Dermat. 16, Nr 1, 16 (1927). — Rosner, R.: Die Behandlung der Syphilis mit Trépol. Wien. klin. Wschr. 35, Nr 47, 919 (1922). — Roth, O.: Zur Kenntnis der Beziehungen der perniziösen Anämie zur Syphilis. Med. Klin. 1910, Nr 44. — Rothenberger-Nathan, M.: Über den Cholesteringehalt des Blutserums von Luetikern. Arch. f. Dermat. 135, 328 (1921). — Röhmann: Berl. klin. Wschr. 49, Nr 42 (1912). Zit. bei Klein und Dinkin. — Rouzand, Suoquet und Cabanis: Die Cholesterinämie der Syphilitischen. Einfluß des Salvarsans. Semaine méd. 1913, Nr 28. Ref. Dermat Wschr. 57, 1303. — Rubin, E. H.: The relation of the erythrocyte sedimentation reaction to the ability of flocculation of the plasma and serum. Arch. int. Med. 37, Nr 6, 848 (1926). Ref. Zbl. Hautkrkh. 22, 553. — Rueda, P.: Das Blut in 110 Fällen von Heredolues in der frühesten Kindheit. Arch. lat.-amer. Pediatr. 19, Nr 12, 1311 (1925). Ref. Zbl. Hautkrkh. 21, 88. — Runge: Über Senkungsgeschwindigkeit der roten Blutkörperchen bei Gesunden und Geisteskranken. Münch. med. Wschr. 1920, Nr 33, 953.

Sabrazès: (a) Fol. haemat. (Lpz.) IV. Suppl. 264. Zit. bei Nägeli. (b) Gaz. méd. Bordeaux 1911. Zit. bei Nägeli. — Sabrazès, J. und R. Dupérié: Note sur l'état du sang et sur les modifications histologiques, au point d'injections, dans trois cas d'hérédo-syphilis traité par le 606. Gaz. hebd. des Sciences méd. de Bordeaux 11.—18. 8. 1912. Ref. Fol. haemat. 14, (Lpz.) 46 (1913). — Sabrazès und Mathis: Note sur l'état du sang dans la syphilis. Soc. de biol. 1902. Zit bei Nägeli. — Sahli: Zit. bei Schauman und Saltzman im Handb. der Krankheiten des Blutes von A. Schittenhelm. — Salen, E. B.: (a) Der kausale Zusammenhang zwischen Lues und Kältehämoglobinurie. Acta med. scand. (Stockh.) 62, H. 5/6, 521 (1925). (b) Zum Mechanismus der bei Kältehämoglobinurie vorkommenden Wa.R. Acta med. scand. (Stockh.) 62, H. 5/6, 558 (1925). — Samberger, F.: Zur Pathogenese der syphilitischen Anämie und des syphilitischen Ikterus. Arch. f. Dermat. 67, 89. — Saragea, Th. et A. Prunis: L'action du cyanure de mercure sur les leucocytes. Bull. Soc. méd. Hôp. Bucarest 7, Nr 5, 103 (1925). Ref. Zbl. Hautkrkh. 18, 910. — Sauvage et Vincent: Soc. obst. Paris 1913, 10. Zit. bei Nägeli. — Sebastiani, F.: Velocità di sedimentazione e formula leucocitaria nella sifilide cerebrale e nella paralisi progressiva. Ann. Osp. psichiatr. prov. Perugia 19, H. 1/3, 113 (1925). Ref. Zbl. Hautkrkh. 20, 351. — Seikin, G.: Die Senkungsgeschwindigkeit der Erythrocyten bei der experimentellen Kaninchensyphilis. Venerol. (russ.) 1926, Nr 4, 619. Ref. Zbl. Hautkrkh. 22, 245. — Seleneff und Stoukovenkoff: Ann. de Dermat. 1892. Zit. bei Nägeli. — Sézary, A.: A propos du temps de saignement chez les sujets intolérants aux arséno-benzènes. Bull. Soc. méd. Hôp. Paris 38, Nr 19, 862 (1922). Ref. Zbl. Hautkrkh. 7, 119. — Sézary, A. et M. Leblanc: La thiémie dans certaines dermatoses et dans la syphilis secondaire. Bull. Soc. franç. Dermat. 34, Nr 3, 176 (1927). — Sicard et M. Bloch: Dioxydiamidoarsenobenzol et réactions hématiques. Soc. biol. 24, 12. 1910. Ref. Fol. haemat. (Lpz.) 12, 211 (1912). — Simon, A.: Über die Wirkung des Wismuts auf die roten Blutkörperchen. Biochem. Z. 159, H. 5/6, 424 (1925). — Skalweit, W.: Luetinreaktion und Hämogramm bei Impfmalaria. Münch. med. Wschr. 72, Nr 19, 762 (1925). — Smith, R. P.: The relationship of the autolysin and the Wassermann antibody in the serum of a paroxysmal haemoglobinurie. J. of Path. 26, Nr 2, 196 (1923). — Somogyi, S.: Über Veränderungen des Serumeiweißes bei Syphilis. Dermat. Z. 49, H. 4, 262 (1926). — Soundby: Lancet 1902. Zit. bei Ed. Hofmann. — Sparacio, B.: Comportamento della glicemia nei sifilitici. Rinasc. med. 4, Nr 8, 178 (1927). Ref. Zbl. Hautkrkh. 24, 415. — Sparmann, G.: Beitrag zu den Blutlipasen bei Gesunden, Hauttuberkulösen und Syphilitikern. Dermat. Z. 40, 15 (1924). — Spiegler: Zit. bei Klausner. — Spiethoff, B.: (a) Ein Fall von aregenerativer perniziöser Anämie nach Salvarsan und Hg. Fol. haemat. (Lpz.) 30, H. 3, 230 (1924). (b) Arsenobenzol bei Syphilis. Münch. med. Wschr. 1910, Nr 35, 1822. (c) Zur Methode der Prüfung der roten Blutkörperchen auf osmotische Resistenz und Giftfestigkeit. Münch. med. Wschr. 72, Nr 30, 1236 (1925). (d) Zur Methode der Blutuntersuchungen und Mitteilungen über fortlaufende Blutuntersuchungen an Gesunden. Fol. haemat. (Lpz.) 32, H. 4, 325 (1926). (e) Blutbefunde bei Syphilis. Vor, unter und nach der Behandlung. Dermat. Z. 53, 592 (1928). — Ssorokin, E.: Zur Frage der Frühdiagnose der Syphilis. Venerol. (russ.) 1926, Nr 1, 10. Ref. Zbl. Hautkrkh. 20, 607. — Schauman, O. und F. Saltzman: Die perniziöse Anämie. Handb. der Krankheiten des Blutes und der blutbildenden Organe von A. Schittenhelm. Berlin: Julius Springer 1925. 2, 139. — Schellong, Fr.: Die paroxysmalen Hämoglobinurien. Handb. der Krankheiten des Blutes von A. Schittenhelm 2, 595 (1925). — Schilling, V.: Das Blutbild. Jena 1912. — Schilling, V. und E. Schulz: Die Senkungsgeschwindigkeit der Leukocyten, ihre Abhängigkeit von deren Agglutinationsgrade und ihre Unabhängigkeit von der Suspensionsstabilität der Erythrocyten. Klin. Wschr. 2, Nr 48, 2198 (1923). — Schlesinger: Arch. f. exper. Path. 1880. Zit. bei Oppenheim und Löwenbach. — Schlesinger, H.: Syphilis und innere Medizin. III. Teil. Wien: Julius Springer 1928. — Schmidt-La Baume, Fr.: Syphilis II completta mit Anämie. Frankfurter dermatol. Vereinig. Sitzg. 27. 1. 1927. Zbl. Hautkrkh. 23, 620. — Schneider, P.: Untersuchungen über den Bilirubingehalt des Blutserums bei Salvarsan-Quecksilberkur. Dermat. Wschr. 74, 228 (1922). — Schönfeld, W.: Untersuchungen über Sedimentierungsgeschwindigkeit des menschlichen Blutes unter besonderer Berücksichtigung des Blutes von Syphilitikern. Arch. f. Dermat. 136, H. 1, 89 (1921). — Schreiber und Hoppe: Über die Behandlung der Syphilis mit dem neuen Ehrlich-Hataschen Arsen-Präparat „606". Vortrag in der Göttinger Med. Gesellsch. 2. 6. 1910. Zit. bei Dorn. — Schubert, M.: Untersuchungen über Senkungsgeschwindigkeit der roten Blutkörperchen. Dermat. Z. 44, 133 (1924). — Schulmann: Zit. bei Neumark und Czaczkowska. Presse méd. 1924, Nr 76. — Schulz, J. H.: Untersuchungen betreffend das Vorkommen eines cholesterinspaltenden Fermentes in Blut und Leber. Biochem. Z. 42, 255 (1912). — Schürer, J. und Eimer: Über klinische Bedeutung der Senkungsgeschwindigkeit der roten Blutkörperchen. Berl. klin Wschr. 58, Nr 42, 1251 (1921). — Schütz, Fr. und E. Wöhlisch: Bedeutung und Wesen von Hämagglutination und Blutgruppenbildung beim Menschen. Klin. Wschr. 3, Nr 36, 1614 (1924). — Schwaer: Über die Einwirkung des Salvarsans auf die zelligen Elemente des Blutes. Münch. med. Wschr. 1912, Nr 9. — de Stefano, S.: Contributo allo studio dell'etiopatogenesi delle anemie spleniche infantili. Pediatria 30, Nr 9, 385

(1922). Ref. Zbl. Hautkrkh. **5**, 513. — STEINBOCK, L.: Latente Kältehämoglobinurie bei kongenital luetischen Kindern. Mschr. Kinderheilk. **38**, H. 4/5, 336 (1928). — STERN, K.: (a) Über die Beeinflussung syphilitischer Erscheinungen durch Nucleinhyperleukocytose. Med. Klin. **1907**, Nr 32. (b) Über Einwirkung einiger in der Luestherapie gebräuchlicher Mittel auf Leukocyten und über Bedeutung der Leukocytose für Heilung der Lues. Dermat. Z. **17**, 385. — STERN, L.: Anemia subsequent to antisyphilitic treatment. Med. J. a. Rec. **119**, Nr 2, 87 (1924). Ref. Zbl. Hautkrkh. **12**, 203. — STERN, C. und W. STRAUSS: Über den Nachweis der Syphilis aus dem Blutbild nach ANTONI. Dermat. Wschr. **83**, Nr 37, 1345 (1926). — STRASZÝNSKI, A.: Über das Ergebnis der Wassermannschen Reaktion innerhalb verschiedener Blutgruppen bei behandelter Lues. Klin. Wschr. **4**, Nr 41, 1962 (1925). — STRAUSS und BUERKMANN: Der Einfluß des Salvarsans auf die Bilirubin-Reaktion im Blutserum bei Lueskranken. Klin. Wschr. **1**, Nr 28, 1407 (1922). — STROMINGER, L. et M. GOTTFRIED: Sur un cas d'hémoglobinurie paroxystique avec recherches de laboratoire complètes. J. d'Urol. **22**, Nr 1, 45 (1926). — STÜMPKE, G.: Über antitryptische Stoffe bei Syphilis. Med. Klin. **1910**, Nr 6.

TAKEUCHI, Y.: Über Veränderungen des Blutbildes nach Salvarsan-Injektion mit besonderer Rücksicht auf kombinierte Adrenalin- und Salvarsan-Injektion. Acta dermat. (Kioto) **4**, H. 1, 61 (1924) (japan.). Ref. Zbl. Hautkrkh. **16**, 611 (1925). — TATERKA, H.: Über Spontanblutungen bei Tabes dorsalis und Veränderungen der Blutgerinnungszeit während der Krisen. Mschr. Psychiatr. **62**, H. 6, 347 (1927). — TEDESCHI, N.: Il comportamento della velocità di sedimentazione nel sangue dei sifilitici. Giorn. ital. Dermat. **66**, H. 2, 719 (1925). Ref. Zbl. Hautkrkh. **18**, 93. — TIETZ, L.: Über die praktische Verwendbarkeit der Blutkörperchensenkungsreaktion. Med. Klin. **21**, Nr 1, 24 (1925). — THÉVENOT, L. et E. BRISSAUD: Modifications des globules sanguins après injections de „606". Congr. f. d. méd. de Lyon. Okt. 1911. Ref. Fol. haemat. (Lpz.) **13**, 55 (1912). — THOM, B. P.: Syphilis and high blood pressure. Med. Rec. **101**, Nr 3, 89 (1922). Ref. Zbl. Hautkrkh. **5**, 55. — THOMAS: Diskussionsbemerkung bei ROCH. Rev. méd. de la Suisse romande **45**, Nr 10, 660 (1925). — TOINON, CH.: L'hypertension artérielle syphilitique, étude clinique et thérapeutique. Gaz. Hôp. **100**, Nr 57, 945; Nr 59, 977 (1927). Ref. Zbl. Hautkrkh. **26**, 306. — DE TOLEDO Y R. A. VALÉRO: Influencia del „Silbersalvarsan" sobre los leucocitos circulantes en la sangre. Archivos Cardiol. **2**, 357 (1921). Zit. bei KOLLE-ZIELER **1**, 154. — TRAUB, H. W.: Paroxysmal hemoglobinuria „E Frigore" in syphilis. Amer. J. Syph. **9**, Nr 4, 717 (1925). — TRIMBACH, R.: Über Veränderungen des Blutes bei Syphilis in behandeltem und unbehandeltem Zustand. Inaug.-Dissert. Straßburg 1905. Ref. Mh. Dermat. **43**, 260. — TROST, W.: Über den Einfluß des Salvarsans auf Blutgerinnung. Arch. f. Dermat. **139**, 125. — TRÝB, A.: Histologische Veränderungen des Gewebes nach Einspritzungen von Salvarsan. Mh. Dermat. **52**, 405 (1911). — TSANCK, A.: Incogulabilité sanguine in vitro par les arsénobenzènes. C. r. Soc. Biol. **84**, 117 (1921). — v. TÜDÖS, A. und P. V. KISS: Über den Einfluß des Wismuts auf das Blutbild luetischer Kinder. Jb. Kinderheilk. **111**, 3. Folge, 61, H. 3/4, 219 (1926). — TUNNICLIFF, R.: The action of neoarsphenamin and neosalvarsan on the phagocytic activity of leucocytes. J. inf. Dis. **30**, 545 (1922). Zit. bei KOLLE-ZIELER **1**, 154. — TYCZKA, W.: Anaemia gravis bei Lues. Polska Gaz. lek. **1**, Nr 52, 969 (1922). Ref. Zbl. Hautkrkh. **8**, 527.

VEDEL, M., M. GIRAUD et G. GIRAUD: Anémie pernicieuse aplastique post-novarséno-benzolique, avec hémorragies, purpure et atteinte hépatique. Ann. de Dermat. **4**, Nr 12, 712 (1923). — VEDEL und MANSILLON: Leukocytenformel bei Syphilis. Bull. méd. **1910**, 1110. Ref. Mh. Dermat. **62**, 196.

WADA, S.: Über die Veränderungen des Blutdrucks nach der intravenösen Salvarsan-verabreichung. Okayama Igakkwai Zasshi (jap.) **1925**, Nr 425, 662. Ref. Zbl. Hautkrkh. **18**, 712. — WALTERSHÖFER: Berl. klin. Wschr. **1916**, H. 10, 265. Zit. bei ED. HOFMANN. — WASSERMANN, A. v.: Neue experimentelle Forschungen über Syphilis. Berl. klin. Wschr. **1921**, Nr. 9. — WECHSELMANN und HOHORST: Über den Einfluß der Salvarsanbehandlung auf den Bilirubingehalt des Blutserums. Arch. f. Dermat. **136**, 285 (1921). — WEICKSEL, J.: (a) Über luetische perniziöse Anämie. Münch. med. Wschr. **1913**. Nr 21, 1143 u. Nr 30. (b) Über die Lymphocytose. Münch. med. Wschr. **68**, Nr 51, 1643 (1921). — WEIL, R.: (a) On the resistance of human erythrocytes to cobra venon. J. inf. Dis. **6**, 5 (1909). (b) Zur Frage über Verwertung der Widerstandsfähigkeit menschlicher Erythrocyten gegenüber Kobragift für die Diagnose der Syphilis. Z. Immun.forschg **13**, 216. Bemerkungen zur Arbeit v. KUSCHAKOFF: Zur Frage . . . — WEIL¹ und GENOT: De la renovation sanguine déterminée chez les syphilitiques par le dioxydiamidoarsenobenzol. Presse méd. **1914**, Nr 2. Ref. Dermat. Z. **22**, 45. — WEILL, E.: Lymphadénie dans ses rapports avec la syphilis héréditaire. Lyon. méd. **130**, Nr 4, 168 (1921). Ref. Zbl. Hautkrkh. **1**, 249. — WEINTRAUB: Polyglobulie und Milztumor. Z. klin. Med. **55** (1904). — WEISS, C. und CORSON: Chemical studies of the blood and urine of syphilitic patients under arsphenamin treatment. Arch. int. Med. **29**, 428 (1922). Zit. bei KOLLE-ZIELER **1**, 142. — WEISS, S.:

La sédimentation des hématies dans la syphilis congénitale. Nourrisson 16, Nr 2, 102 (1928). — WEISS, W.: Blutzuckerbestimmungen bei Psoriasis, Lues und verschiedenen Hautkrankheiten. Inaug.-Dissert. Erlangen 1926. — WEISS, H. v. und M. DÖRLE: Über Fettspaltvermögen und Cholesteringehalt im Blutserum bei Luetikern. Biochem. Z. 171, H. 1/3, 225 (1926). — WENGRAF, FR.: Eine eigenartige Bluterkrankung bei einem hereditär-luetischen Säugling. Wien. med. Wschr. 76, Nr 8, 258 (1926). — WICHMANN, P.: Zur Diagnose der Syphilis aus dem Blutbild. Arch. f. Dermat. 150, H. 3, 500 (1926). — WIECHMANN, E. und H. PAAL: Über Blutgruppen der Kölner Bevölkerung. Münch. med. Wschr. 73, Nr 15, 606 (1926). — WIERSIOROWSKI, A.: Über den Einfluß des Salvarsans auf das Blut von Syphilitikern. Russk. Wratsch 1911, Nr 45. Ref. Fol. haemat. (Lpz.) 14, 45 (1913). — WILCZKOWSKI, E.: Untersuchungen der konstitutionellen serologischen Blutgruppen bei Schizophrenen und Paralytikern. Roczn. psychiatr. (pcln.) 1927, H. 5, 135. Ref. Zbl. Hautkrkh. 25, 836. — WINTERFELD, H. K. v.: Lues und perniziöse Anämie. Arch. f. Dermat. 143, H. 1/2, 298 (1923). — WINTERNITZ, R.: (a) Ein Beitrag zur chemischen Untersuchung des Blutes rezent luetischer Menschen. Arch. f. Dermat. 91 373; 93, 65 (1908). (b) Ein weiterer Beitrag zur chemischen Untersuchung des Blutes rezent Luetischer. Arch. f. Dermat. 99, 441; 101, 227 (1910). — WOLFF, K.: Über Hypertonie bei Lues. Dermat. Wschr. 83, Nr 52a, 1911 (1926). — WOLFF, E. K. und K. FRANKENTHAL: Über die Verteilung der Lipoide im Serum. Ein Beitrag zu den Serumveränderungen bei Syphilis. Krkh.forschg 1, H. 5, 445 (1925). — WOLTER-PECKSEN, O.: Blutuntersuchungen bei Syphilis mit besonderer Berücksichtigung der sog. JUSTUSschen Hämoglobinprobe. Inaug.-Dissert. Göttingen 1906. Ref. Dermat. Wschr. 46, 44. — WOOD: Chemical and Microscopical Diagnosis 1915. Zit. bei FISCHER und PAN NIEN.

XERES: Amer. J. med Sci. 1876. Zit. bei OPPENHEIM und LÖWENBACH.

YAKIMOFF, W. L.: (a) Über die Veränderungen der hämo-leukocytären Formel unter Einfluß des EHRLICH-HATA-Mittels. Med. Obosrenje 1910, Nr 18. Ref. Fol. haemat (Lpz.) 10, 361 (1911). (b) De l'influence de l'arsenobenzol (606) sur la formule leucocytaire du sang. Ann. Inst. Pasteur 25, Nr 5, 415. Ref. Fol. haemat. (Lpz.) 12, 212. — YAMAKOSKI, T.: (a) Quantity of Cholesterin in blood. Bull. Nav. Med. Assoc. (japan.) 1919, Februar, Nr 22, 7. Ref. Fol. haemat. (Lpz.) 20, 100. (b) Cholesterin content of blood in kakke, anaemia, syphilis and hemiplegia. Jap. med. World 1919, 304. Ref. Fol. haemat. (Lpz.) 20, 100 (1920).

ZANCA, G.: Les syndromes hematologiques dans l'hérédo-syphilis de la première enfance. Arch. Méd. Enf. 29, Nr 9, 505 (1926). Ref. Zbl. Hautkrkh. 22, 266. — ZELENSKI und CYBULSKI: Jb. Kinderheilk. 60 (1900). Zit. bei NITSCHKE. — ZIELER und BIRNBAUM: Exantheme und Ikterus bei Salvarsanbehandlung. Handb. der Salvarsantherapie von KOLLE und ZIELER S. 160. — ZUNS, E.: Recherches sur les modifications de la tension, superficielle dynamique du plasma et du serum. Erg. Physiol. 24, 445 (1925).

Die Syphilis der Knochen.

Von

PAUL FRANGENHEIM-Köln.

Mit 34 Abbildungen.

Geschichtliche Vorbemerkungen. Die spätsyphilitischen Knochenveränderungen wurden zuerst 1514 von VIGO beschrieben. Andere ältere Autoren: ALEXANDER BENEDIKTUS 1528, VIDUS VIDIUS 1550, FALLOPIA 1577 erwähnen die Gummigeschwülste und die Hyperostosen, die Caries und Nekrose. Grundlegend war eine Arbeit von VIRCHOW über die Natur der konstitutionell syphilitischen Affektionen, in der die verschiedensten Äußerungen der Knochensyphilis mit Ausnahme der gummösen Osteomyelitis, die RICORD 1851 bereits genauer geschildert hatte, die VIRCHOW aber damals noch nicht gesehen, dargestellt wurden.

SOLOWEITSCHIK hat alles, was seit dem Auftreten der großen Epidemie zu Ende des 15. Jahrhunderts über die syphilitischen Knochenaffektionen, besonders von den älteren Autoren geschrieben worden ist, zusammengetragen und kritisch gesichtet.

Die Frage, ob schon vor 1495 die Syphilis in Europa geherrscht hat, kann nur durch die Untersuchung präkolumbischer bzw. prähistorischer Knochen entschieden werden. WEBER hat auf Veranlassung von ASCHOFF solche Untersuchungen angestellt und gezeigt, daß mit den Ergebnissen der heutigen Osteopathologie die Frage nach der Natur des etwa vorliegenden Leidens besser als früher entschieden werden kann. Bei der Besprechung der Differentialdiagnose werden die Unterschiede zwischen der Syphilis und den Knochenerkrankungen, mit denen sie verwechselt werden kann, besonders der Osteomyelitis und der Ostitis deformans, erläutert werden.

Die erworbene Säuglingssyphilis [1].

Ein Jahr nach WEGNERs Mitteilung über die Osteochondrititis syphilitica veröffentlichten KÖBNER und HEIBERG je einen Fall von akquirierter Säuglingssyphilis, bei dem die WEGNERsche Epiphysenerkrankung fehlte. Man sah in dieser Mitteilung die erste, wenn auch negative Bestätigung der spezifischen Beziehungen zwischen der WEGNERschen Osteochondritis und der angeborenen Infektion, sofern festgestellt werden konnte, daß die Osteochondritis bei der erworbenen Syphilis des Kindesalters fehlt. HOFFMANN und SCHILLING, die Gelegenheit hatten, einen intra partum infizierten Säugling, der sieben Wochen gelebt hatte, zu sezieren, fanden aber eine beginnende Osteochondritis syphilitica. In den Markräumen waren vereinzelte Spirochäten nachweisbar. Bei den übrigen Fällen von intra partum erworbener Syphilis der Neugeborenen (SVEND LOMHOLT, HASLUND, GROEN, BUMM und GERZ) sind Knochenveränderungen

---

[1] Die Erkrankungen der Knochen bei congenitaler Syphilis sind in Bd. XIX dieses Handbuches von C. HOCHSINGER dargestellt, S. 163 ff.

nicht beobachtet worden. Der Verlauf entsprach dem der erworbenen Syphilis des späteren Alters.

STAHL sah bei einem zweijährigen Kinde, das wahrscheinlich von dem Kindermädchen infiziert wurde, ohne daß ein Ausschlag vorangegangen war, einen plötzlich auftretenden Gibbus der Wirbelsäule, der auf eine Spondylitis syphilitica zurückgeführt wurde.

Wenn das Skelet bei früh akquirierter Syphilis befallen wird, unterscheiden sich die Veränderungen nicht von denen bei kongenitaler Syphilis, weil in beiden Fällen das noch wachsende Skelet betroffen wird. Auch mit der tertiären Knochensyphilis der Erwachsenen besteht eine große Ähnlichkeit.

Eine Besonderheit der in den ersten Lebensjahren erworbenen Syphilis ist die von LANNELONGUE beobachtete Deformität der langen Röhrenknochen, die nach Ablauf des floriden Stadiums zurückbleibt und durch antisyphilitische Behandlung nicht mehr zu beeinflussen ist, nämlich eine knotige voluminöse Hyperostose der Schäfte in ganzer Länge, gelegentlich mit Verbiegungen derselben verbunden, besonders häufig an der Tibia, nächstdem an Ulna, Radius, Femur, Humerus auftretend. Nach den Beobachtungen an Lebenden gehen dieselben aus einer subakuten oder chronischen Periostitis hervor, die an den epiphysären Teilen der Diaphysen beginnt und am stärksten ist und von da über ihre ganze Länge fortschreitet. Bei der erworbenen Syphilis der Erwachsenen ist diese Form der Erkrankung äußerst selten (M. B. SCHMIDT).

Nach PÉHU und POLICARD soll bei der in der Kindheit erworbenen Syphilis die bei der angeborenen Syphilis so häufige Periostitis ossificans nicht vorkommen.

Knochenerkrankungen im ersten und zweiten Stadium der erworbenen Syphilis.

Im *ersten Stadium* der Syphilis wird häufig über ziehende oder bohrende Knochenschmerzen, meist flüchtiger Natur, geklagt, die auf Druck nicht zunehmen. Klinische oder anatomische Veränderungen sind an den befallenen Knochen nicht nachzuweisen. Vermutlich liegen entzündliche Veränderungen im Knochenmark vor. In der Regel sind es die mit Fieber einhergehenden syphilitischen Infektionen, bei denen wir diese den rheumatischen oder neuralgischen ähnliche Schmerzen antreffen. Als Sitz der Schmerzen wird besonders das obere Ende der Tibia angegeben, ferner die Schulter und der Kopf. MAURIAC sah sie schon vom 34. Tage nach dem Auftreten des Schankers, noch vor dem Ausbruch eines Hautexanthems sich entwickeln.

Im *sekundären Stadium* der Syphilis sind wiederholt Knochensymptome beobachtet worden, die mit klinisch nachweisbaren Veränderungen einhergehen. Diese bestehen in weichen oder elastischen periostalen Schwellungen von länglicher oder rundlicher Form, die bis höchstens Fünfmarkstückgröße erreichen. Sie finden sich unter normaler Haut mit Vorliebe am Schädel (Stirnbein), seltener an der Crista der Tibia, der Clavicula, den Malleolen und dem Becken, ferner an den vorspringenden Knochenteilen (Proc. styloid. radii, Olecranon, Epicondylen, Proc. coracoideus, Spina scapulae) und treten unter den bekannten osteocopen Schmerzen, besonders bei Nacht und in der Wärme in Erscheinung. Diese Schwellungen sind in der Regel flüchtiger Natur, führen nicht zur Vereiterung und heilen spontan oder unter antisyphilitischer Behandlung. Zuweilen hinterlassen sie unbedeutende knöcherne Verdickungen, häufiger ist die vollständige Rückbildung. Die Schmerzen verschwinden, sich selbst überlassen, in der Regel nach 4—6 Wochen, unter spezifischer Behandlung noch früher.

Die Periostitiden der Rippen, des Rippenknorpels und des Sternums und die von ihnen ausgehenden Schmerzen werden als Ursache der im Sekundärstadium der Syphilis vorkommenden Dyspnoe (Asthma syphiliticum) betrachtet. Die Periostitiden und Exostosen der langen Röhrenknochen treten frühestens 14 Tage, spätestens 100 Tage nach dem Auftreten des Schankers in die Erscheinung. Sie werden nach Gangolphe besonders an der Tibia, und zwar meistens bei Arabern und den Einwohnern Südamerikas beobachtet. Die Veränderungen an den Knochen der Gliedmaßen verlaufen im allgemeinen milder als an den Knochen des Schädels.

Staub sah im II. Stadium der Syphilis eine unter dem Bilde der akuten Osteomyelitis verlaufende Erkrankung der rechten Tibia mit Herden über dem Sternum und in der linken Tibia. Später trat eine Spontanfraktur der Tibia und Fibula ein.

Cornil und Ranvier fanden bei mehreren Fällen, die sie untersuchen konnten, nur eine Osteoperiostitis simplex in der Form von entzündlichen Verdickungen des Periosts mit Markwucherungen in der subperiostalen Knochenschicht. Gangolphe ist der Ansicht, daß lediglich spezifische Entzündungen des Knochenmarks die in den Frühperioden der Syphilis auftretenden Knochenschmerzen verursachen. Lesser hat bei einem im frischen Stadium der Syphilis plötzlich verstorbenen Individuum an der Außenfläche des Schädels Vertiefungen festgestellt, die auf einfache rarefizierende Entzündungen zurückgeführt werden müssen. Ausgesprochene *Gummata sind in der sekundären Periode weder klinisch noch anatomisch nachgewiesen worden* (M. B. Schmidt).

Die Spezifität der Periost- und Markentzündungen wurde lange geleugnet. Die Knochenerkrankungen der Syphilitischen wurden bis zum 19. Jahrhundert als ein Produkt der Quecksilberbehandlung angesehen. Erst die Feststellung, daß das Skelet schon vor der Einleitung der spezifischen Therapie, im Beginn der sekundären Periode, ergriffen werden kann, und daß die Knochenaffektionen durch die Quecksilberbehandlung geheilt werden, räumte mit dieser Vorstellung auf. Jullien berechnete auch, daß Knochenveränderungen bei den mit Quecksilber behandelten tertiär syphilitischen seltener vorkommen (21—$25^0/_0$) als bei den nicht behandelten ($28^0/_0$). Außerdem traten bei den nicht mit Quecksilber behandelten Kranken die Knochensymptome durchschnittlich 1 Jahr früher, $3^1/_4$ Jahr nach Beginn der konstitutionellen Syphilis auf, bei den anderen erst $1^1/_2$ Jahre hernach. Heute ist nur noch die Frage strittig, ob unvorsichtiger Quecksilbergebrauch und die mercurielle „Kachexie" die Knochenleiden begünstigen bzw. ihre Heilung erschweren können (M. B. Schmidt).

Knochenerkrankungen im tertiären Stadium
der erworbenen Syphilis.

Im *Spätstadium der erworbenen Syphilis* sind Erkrankungen der Knochen, von der relativ häufigen Schädelsyphilis abgesehen, selten, sie sind nie so hochgradig wie bei der angeborenen Syphilis und treten meistens nur in Form von vorübergehenden lokalen Prozessen auf. Kein Knochen wird von der Syphilis verschont, auch nicht die Schädelbasis, das Schläfenbein, die Wirbelsäule und der Unterkiefer, die lange für immun gehalten wurden. In der letzten Zeit ist ein Rückgang in der Häufigkeit der Knochensyphilis unverkennbar. Die spärlichen Fälle, die zur Beobachtung kommen, betreffen fast ausschließlich Knochenerkrankungen der angeborenen Spätsyphilis.

Im sog. tertiären Stadium der Syphilis sind die Veränderungen am Skeletsystem häufig die einzig nachweisbaren Äußerungen der Erkrankung. Das

Gumma, das charakteristische Zeichen der erworbenen Knochensyphilis, tritt spät, manchmal erst nach Jahren oder Jahrzehnten in die Erscheinung. Von den Gummen anderer Organe unterscheidet sich das *Knochengumma* nur wenig. Auffallend ist seine gelbliche Farbe. Erweichung, fettige Degeneration, Verkäsung, Nekrose sind häufig beobachtete regressive Vorgänge. Spirochäten werden nur selten gefunden. Die Knochensyphilis geht aus vom Periost oder vom Knochenmark und kann in beiden Fällen auf den Knochen, die Spongiosa oder Corticalis übergreifen. Die Knochenveränderungen sind nicht spezifischer (entzündlicher) oder gummöser Natur.

Zu den spezifisch gummösen Veränderungen rechnen wir nach M. B. Schmidt die Destruktionen der Tela ossea, die Caries und Necrosis syphilitica mit Ausnahme mancher Sequestrierungen am Gaumen und Nasenskelet. Die Neubildungsvorgänge, die zur syphilitischen Exostose, Hyperostose und Osteosklerose führen, entstehen selbständig, ohne gleichzeitige gummöse Veränderungen oder begleiten die Zerstörung des Knochens manchmal so regelmäßig, daß am Schädel das gleichzeitige Vorkommen der entgegengesetzten Vorgänge zur Diagnose gegenüber anderen Formen der Ostitis, z. B. der tuberkulösen, verhilft.

Die einfach ossificierenden Entzündungen zeigen dieselben Lokalisationen wie die gummösen. Dadurch ist es häufig nicht leicht zu erkennen, ob eine Hyperostose oder eine Osteosklerose das Resultat einer reaktiven Entzündung um ein resorbiertes Gumma oder einen selbständigen, nicht spezifischen Prozeß darstellt (M. B. Schmidt). Während Virchow die Entwicklung der einen oder anderen Veränderung auf die stärkere oder schwächere Wirkung des syphilitischen Virus zurückführte, machte Mauriac geltend, daß die Spezifität der Produkte mit dem Alter der Erkrankung zunimmt. Wir führen heute Unterschiede im anatomischen und klinischen Bilde der Knochensyphilis auf die verschiedene Virulenz des Syphiliserregers zurück.

Nach Spillmann hängt *die Knochenlokalisation der Tertiärsyphilis* ab von 1. einer Prädisposition des Knochens, 2. der Bösartigkeit der Syphilis oder ungenügender bzw. fehlender Behandlung, 3. von Traumen.

Die Angaben über *die von der Syphilis bevorzugten Skeletteile* betreffen jene Knochen, an denen die Erkrankung beim Lebenden besonders häufig beobachtet wird. Die Untersuchung vollständig macerierter Skelete (Oeffinger u. a.) hat aber ergeben, daß der Erkrankung eine größere Mannigfaltigkeit zukommt, als die Untersuchung am Lebenden ergibt, und daß auch solche Knochen betroffen sind, deren Erkrankung im Leben nur ausnahmsweise oder überhaupt nicht beobachtet wird. Immerhin bestätigen auch diese Untersuchungen die alte Erfahrungstatsache, daß in der Hauptsache *die oberflächlich gelegenen Knochenabschnitte von der Syphilis befallen werden*, so das Schädeldach, von dem Stirn- und Scheitelbein am häufigsten betroffen sind, während Schläfen- und Hinterhauptsbein mit Ausnahme des exponierten Processus mastoideus fast immun sind, ferner die Schienbeine, das Sternum, die Clavicula. Die oberflächlich unter der Haut bzw. Schleimhaut gelegenen Gummen der Nasenknochen werden hinzugerechnet, wenngleich diese Knochen nicht selten durch Übergreifen eines primären Schleimhautgeschwüres erst sekundär erkranken. Auch die Phalangen der Finger und Zehen, sowie die Metacarpen und Metatarsen gehören hierhin, weil bei der Daktylitis syphilitica die dorsale Fläche gegenüber der von stärkeren Weichteilen bedeckten volaren bevorzugt wird (Eschle, Lewin, Riesel). Diese Lokalisationen der Syphilis werden auf *Traumen* zurückgeführt, denen die genannten oberflächlich gelegenen Knochen besonders ausgesetzt sind. Als Traumen kommen nach M. B. Schmidt weniger einmalige stärkere Gewalteinwirkungen in Frage, als vielmehr chronische Schädigungen, wie der Druck der Kopfbedeckung oder häufige Reibungen,

Stöße oder dergleichen. So sah Cornil periostale Gummata an beiden Schlüsselbeinen, die durch den Druck des Tragriemens bei einem Kommissionär entstanden waren, ferner bei einem Fechtmeister Gummata am Sternum und den Rippen, also an Stellen, die beim Florettfechten als Zielpunkt besonders häufig getroffen werden. M. B. Schmidt glaubt, daß auch *thermische Einflüsse* als prädisponierend in Betracht kommen.

Simon, der sich mit der *Frage der traumatischen Syphilis der Knochen* beschäftigt hat, berücksichtigt in einer Arbeit über diesen Gegenstand nur jene Formen der traumatischen Syphilis, wo bei bereits infizierten nach einem Trauma eine syphilitische Infektion manifest wird. Unterschieden werden äußere und innere Traumen. Aus dem großen Material, das durch den Weltkrieg besonders reichhaltig geworden ist, hielten nur 57 Beobachtungen einer strengen Kritik stand. Gummata, die an Injektionsstellen aufgetreten sind, werden einbegriffen. Folgende Gruppen werden unterschieden: 1. Gruppe: *Posttraumatische syphilitische* Affektionen (15 Fälle), einmaliges Trauma (Kontusionen, Quetschwunden, Schußverletzungen), in allen Fällen lag eine Schädigung der Haut vor. Die Affektionen gehören dem tertiären Stadium an, da in 14 Fällen die Affektion lange Zeit zurückliegt. Nur einmal entstand ein Periostgumma bei einem Kranken mit sekundärer Äußerung der Syphilis. Fast immer entstanden ulcerierte Gummata. 2. Gruppe: *Verzögerte Wundheilung* (3 Fälle), 3. Gruppe: *Pseudarthrosen* (1 Fall). 4. Gruppe: *Syphilitische Äußerungen nach wiederholten kleinen Traumen* (34 Fälle). 29mal entstanden bei Islamiten durch die Berührung des Kopfes mit dem Boden beim Gebet subcutane Hautgummen mit Beteiligung des Knochens. 5. Gruppe: *Syphilitische Knochenveränderungen ohne Schädigung der Haut* (1 Fall). 6. Gruppe: *Syphilitische Manifestationen an Injektionsstellen.* Ein Morphinist, den Pasini beobachtete, hatte 60 Gummata. 7. Gruppe: *Der syphilitischen Infektion geht ein Trauma voraus* (1 Fall). 1916 Splitterbruch des Unterschenkels (durch eine Granate), 1919 ulceriertes Gumma an der Bruchstelle. *Das Auftreten einer syphilitischen Affektion an der Stelle, an der ein Trauma eingewirkt hat,* ist nur so zu erklären, daß ein Spirochätenherd in dem darunter liegenden Knochen mobil gemacht wird. Derartige latente Spirochätenherde finden sich, wenn auch selten, in entzündlichen Infiltraten, die Residuen sekundär vernarbter Hautverletzungen darstellen. Diese Hypothese erklärt die Seltenheit der traumatischen Syphilis, wie auch die Tatsache, daß multiple Traumen bei ein und demselben Kranken nur *eine* spezifische Manifestation hervorrufen. Wahrscheinlich gibt es auch posttraumatische Syphilitiden an Körperstellen, an denen sich keine syphilitischen Herde finden. Pasini führt ihre Entstehung auf eine lokale Verminderung der Immunität im geschädigten Gewebe zurück.

Der pathologische Anatom trifft, worauf M. B. Schmidt hinweist, nicht selten Fälle alter Syphilis, bei denen an verschiedenen Skeletteilen Hyperostosen (Tibia) und Defekte (Schädel) gefunden werden, während die inneren Organe und die Haut keinerlei Zeichen syphilitischer Veränderungen aufweisen, bei denen also das Knochensystem den einzigen und hauptsächlichen Ort der schweren tertiären Erscheinungen abgegeben hat.

Die verschiedenen Formen der Knochensyphilis bei der erworbenen Lues.

Die verschiedenen Formen der Knochensyphilis bei der erworbenen Lues sind:

1. Die einfache (genuine, entzündliche, irritative oder hyperplastische) Periostitis.
2. Die gummöse (rarefizierende) Periostitis.
3. Die einfache (entzündliche) Ostitis und Osteomyelitis.
4. Die Osteomyelitis gummosa;
   a) Das circumscripte Knochengumma,
   b) das diffuse Syphilom des Knochens.

Die vom Periost ausgehenden Erkrankungen sind im allgemeinen häufiger als die des Knochenmarkes.

Campbell sieht in der Periostitis und Osteomyelitis nur Stadien desselben pathologischen Geschehens. Er unterscheidet deshalb das proliferative Stadium (Periostitis) und das degenerative (Osteomyelitis).

Das proliferative Stadium, die *Periostitis*, ist der Vorläufer des degenerativen, der Osteomyelitis. Der pathologische Prozeß geht nicht vom Periost, sondern vom zentralen Teil des Knochens aus. Eine primäre Periostitis hält er für extrem selten. Von 80 Fällen, die CAMPBELL beobachtete, gehören 51 dem proliferativen, 29 dem degenerativen Stadium an. Unter den ersteren betrafen 36 die Tibia, 3 den Oberschenkel, 2 die Rippen, 1 das Schulterblatt, 4 den Fuß, 3 den Humerus, 1 die Hand und die Ulna. Im degenerativen Stadium befanden sich 4mal die Ulna, 6mal die Tibia, 4mal der Radius, 1mal die Rippen, 6mal der Fuß, 1mal der Oberschenkel, 3mal der Humerus, 3mal das Schulterblatt, 1mal das Schlüsselbein. Bei 10 Fällen betraf die Erkrankung mehrere Knochen.

1. Die einfache (entzündliche) Periostitis syphilitica.

Die im Frühstadium der erworbenen Syphilis auftretende Periostitis *(Frühperiostitis)* wird vielfach als eine milde Form des Periostgummas betrachtet. Wenn diese Ansicht zuträfe, wäre eine scharfe Trennung von der Spätform nicht zulässig.

Die *einfache hyperplastische Periostitis* zeigt nach M. B. SCHMIDT zuweilen dieselbe Verteilung wie die Osteoarthropathie hypertrophiante pneumique. Durch das Befallensein mehrerer Skeletabschnitte sind die syphilitischen Veränderungen besonders in frühen Perioden, bisweilen aber auch im tertiären Stadium als Systemerkrankung aufzufassen.

FREUND beschreibt als *rarefizierende Periostitis* jene Erkrankungsform, bei der sich die entzündliche Infiltration vom Periost in die HAVERSschen Kanäle fortpflanzt, wodurch es zur Nekrose des Knochengewebes und zur Auflösung der Kalksubstanz kommt.

Als *sekundäre Periostitis* bezeichnet WEISS entzündliche Veränderungen der Knochenhaut, die von den Weichteilen auf das Periost und die Knochensubstanz übergreifen.

Spärliche *Untersuchungen* haben ergeben, daß *bei der einfachen Periostitis* in den innersten Periostlagen an einer oder an mehreren Stellen entzündliche Veränderungen sich finden, die innig mit dem Periost verwachsen, infolge seröser Durchtränkung der Knochenhaut aber gegen den darunter liegenden Knochen leicht zu verschieben sind. Einschnitte ergeben eine zähe, klebrige Flüssigkeit und gallertiges, aufgelockertes Gewebe. Bei längerem Bestehen der Periostitis kommt es durch Osteoblastentätigkeit zur Knochenneubildung, wodurch größere oder kleinere Osteophyten, bei Verknöcherung der ganzen Neubildung halbkugelige Knochenbuckel entstehen. Bei großer Ausdehnung dieser Periostitis ossificans entstehen Verdickungen des ganzen befallenen Knochens.

Oberflächlich gelegene Knochenteile werden bevorzugt. Das Schädeldach, besonders dessen vordere Abschnitte, Stirn- und Scheitelbein, sowie die Schienbeine, Rippen, Schlüsselbein und Brustbein. JORDAN sah in 11 Jahren 125 Fälle von Osteoperiostitis syphilitica (161 Männer, 64 Frauen). In drei Viertel der Fälle betrifft die Erkrankung einen, und in einem Viertel der Fälle mehrere Knochen, davon an erster Stelle die Tibia, an zweiter das Stirnbein, an dritter die übrigen Schädelknochen und dann erst andere Teile des Skelets. Örtliche Traumen werden ursächlich für die Lokalisation der Syphilis an den genannten Skeletabschnitten angeschuldigt. Mag diese Annahme zutreffen, die einzige Ursache ist das Trauma jedenfalls nicht.

Die Periostitiden, die akut oder schleichend auftreten, bilden flache, meist in kurzer Zeit unter heftigen Schmerzen erscheinende Buckel von Uhrglasgröße. Sie sind von normaler Haut bedeckt und mit dem darunter liegenden Knochen mehr-minder fest verwachsen. Bei größerer Ausdehnung ist die bedeckende Haut gerötet und ödematös geschwollen, der Krankheitsherd ist druckschmerzhaft. Fieber, häufig intermittierend, kann vorhanden sein oder fehlen. In leichten Fällen werden alle die genannten Allgemeinerscheinungen vermißt, in schweren sind sie, besonders der Schmerz, sehr ausgeprägt.

Die Erkennung der Periostitis syphilitica ist leicht, wenn andere Äußerungen der Syphilis (Haut, Schleimhäute usw.) nachzuweisen sind, oder die Anamnese keine Zweifel an der *Diagnose* aufkommen läßt. Die Wassermannsche Probe ist besonders wertvoll bei jenen Knochenhautentzündungen, die bereits am Ende des ersten Stadiums auftreten. Campbell hat bei 130 Fällen von Knochensyphilis (98 erworbene, 32 angeborene) 100mal die Wa.R. angestellt, sie war 88mal positiv, 12mal negativ.

Die klinischen Erscheinungen der einfachen Periostitis sind an allen befallenen Knochen sehr ähnlich: Druckempfindliche, teigige Schwellungen (ohne Fluktuation) an umschriebener Stelle oder über größere Knochenabschnitte ausgedehnt. Bei der Erkrankung des Schädels sind Kopfschmerzen, die mit entzündlichen Veränderungen der Kopfhaut einhergehen, verdächtig auf Syphilis.

Das *Röntgenbild* kann erst zur Diagnose herangezogen werden, wenn es zur Knochenneubildung gekommen ist. Hahn und Deycke machen darauf aufmerksam, daß *die neugebildete Knochensubstanz* den Knochen häufig *zirkulär* umgibt. Die Struktur des Knochens ist je nach der Stärke des Periostknochenmantels mehr oder minder deutlich, zuweilen verschwommen, der Knochen selbst ist vollkommen intakt, weder Corticalis noch Markhöhle sind verändert. Im Schatten des Periostes, der häufig durch einen schmalen Spalt von der Corticalis getrennt ist, kann zuweilen eine gewisse *Schichtung*, die der Corticalis parallel läuft, erkannt werden (Abb. 1). Seltener als die über größere Knochenabschnitte verbreitete Periostitis sind umschriebene *spornartige Verknöcherungen*.

Zinsser fand bei syphilitischen Beingeschwüren, auch bei oberflächlichen, primär in der Haut sitzenden, regelmäßig Periostitiden, vor allem an der Fibula. Aber auch bei varicösen Geschwüren, die klinisch nicht als syphilitische Beingeschwüre

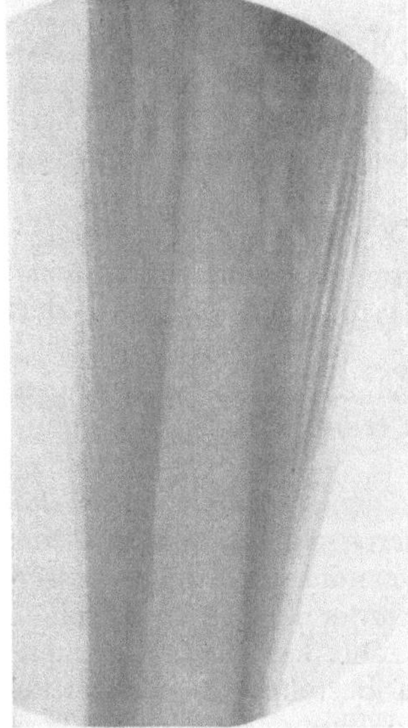

Abb. 1. Periostitis syphilitica. Streifige Anordnung des neugebildeten Knochens (Schichtung).

anzusprechen waren, werden jene Periostitiden gefunden. Sie sind nicht als Folge der Beingeschwüre anzusehen, da sie sich oft weit entfernt von ihnen fanden und bei einseitigen Beingeschwüren in der Regel auch auf der scheinbar gesunden Seite nachzuweisen waren. Da von 36 untersuchten Fällen 28 eine positive Wa.R. hatten, bestehen keine Zweifel, daß die Periostitis syphilitischer Natur und das Ulcus cruris varicosum in einem sehr großen Prozentsatz der Fälle syphilitischen Ursprungs ist. Eine traumatische Periostitis, an die in differentialdiagnostischer Hinsicht immer zu denken ist, kommt nicht in Frage. Sie wird auch sonst stets aus der Anamnese, etwaigen Störungen der Funktion und örtlichen Veränderungen (Bluterguß), sowie dem Ausfall der Wa.R. diagnostiziert werden.

Bei anderen entzündlichen Erkrankungen des Knochensystems kommen Periostitiden vor, die einmal zu Verwechslungen mit der Periostitis ossificans syphilitica führen können. Im allgemeinen werden klinische Untersuchung und Röntgenbild bei der Osteomyelitis, der Tuberkulose, den typhösen Erkrankungen der Knochen zur Diagnose führen. Schwieriger ist die Erkennung des periostalen Sarkoms, das im Röntgenbild an die Periostitis syphilitica erinnert. Im klinischen Verhalten bestehen aber Unterschiede (Erweiterung der Hautvenen, Drüsenschwellungen, negative Wa.R.), die im Verein mit einer Probeexcision zur Diagnose führen.

2. Die Periostitis gummosa.

Die durch die spezifischen Entzündungsherde, das Gumma, hervorgerufenen Veränderungen des Periostes sind umschrieben, können aber, wenn multiple Gummata an einem Knochen vorliegen, eine ausgedehnte Erkrankung vortäuschen. Die in Knotenform auftretenden Gummata bilden umschriebene, gelegentlich bis apfelgroße oder mehr diffuse, wenig schmerzhafte, anfangs harte, später mehr erweichende, elastische, polsterartige Anschwellungen von Gummikonsistenz (KAUFMANN). Gegen die Umgebung sind sie scharf abgesetzt. Beim Einschneiden entleert sich eine klare, fast flüssige, zähe Masse, die arm an Zellen ist. Die Zellen sind spindelig oder rund. Die weiche Wucherung kann aber so stark von Rundzellen durchsetzt sein, daß sie gelbweiß, eiterähnlich aussieht. Mikroskopisch sind diese Wucherungen oft kaum von gewöhnlichem Granulationsgewebe zu unterscheiden, sie können sich wie dieses in schwieliges Narbengewebe umwandeln. Kennzeichen der syphilitischen Granulationswucherungen sind auffallend starke Gefäßveränderungen (Peri- und Endarteriitis, Phlebitis) sowie gelbe, käseartig trübe Herde, die durch Verfettung und Nekrose entstanden sind. KAUFMANN macht auf die Schwierigkeit, eine Gewebswucherung als syphilitisch zu erkennen und sie vom Sarkom zu unterscheiden, aufmerksam.

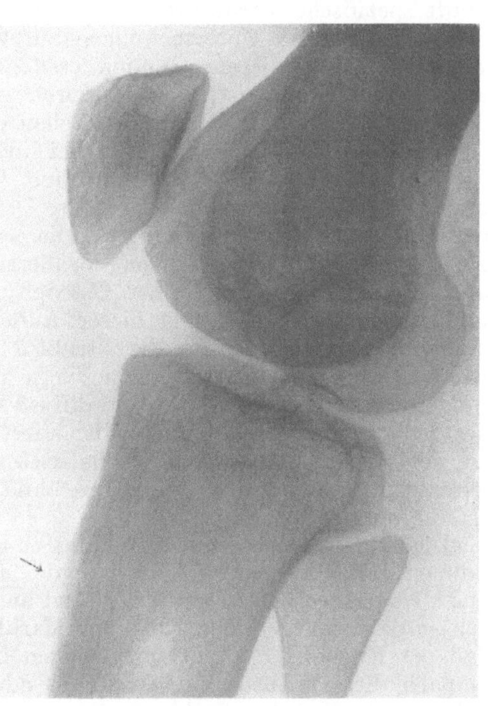

Abb. 2. Periostgumma der Tibia.

Die als *Tophi* bezeichneten Knoten oder Buckel bevorzugen gewisse Knochen, so die vordere Hälfte des Schädels (Stirn- und Scheitelbein), die Schienbeine, die Oberschenkelknochen, ferner Rippen, Brustbein, Schlüsselbeine sowie die Vorderarmknochen. Zuweilen erkranken mehrere der genannten Knochen gleichzeitig, am Schädel finden wir die Tophi meistens in der Mehrzahl.

Ausgangspunkt der Erkrankung ist wie bei der einfachen Periostitis die dem Knochen anliegende Schicht des Periostes. Gummen der Haut und des Knochens können aber auch sekundär das Periost ergreifen. Das Periostgumma geht mit der Zeit auf den darunterliegenden Knochen über, durchsetzt und zerstört ihn (Abb. 2) (rarefizierende Periostitis, WEISS). Die gummöse Wucherung folgt den Gefäßen, die sich aus dem Periost in den Knochen einsenken. Die Gefäßkanäle werden dadurch ausgedehnt. Die anfangs feinen Löcher erweitern sich mehr und mehr, so daß der Knochen wurmstichig aussieht. Durch Konfluenz entstehen größere Löcher und schließlich große perforierende Defekte. Am Schädel, wo die diffuse gummöse Periostitis besonders häufig ist, macht der Zerstörungsprozeß meistens an der Lambdanaht Halt, gelegentlich wird das ganze Schädeldach ergriffen, die vorderen Teile sind dann aber immer stärker betroffen (Kaufmann). In der Umgebung der Dellen oder der Löcher in der Knochensubstanz, nie aber im Bereich des Gummas selbst, entsteht durch den Reiz auf das ossificationsfähige Periost ein höckeriger Knochenwall.

Die *hyperplastische Periostitis und Ostitis* des tertiären Stadiums ist als selbständiges Leiden aufzufassen. Die Knochenneubildung erfolgt, worauf M. B. Schmidt hinweist, nach den gewöhnlichen Gesetzen, d. h. ohne Dazwischenkunft spezifischer Strukturen. Die noch von Lancereaux vertretene Ansicht, die vor Virchows Untersuchungen auf Grund klinischer Beobachtungen weit verbreitet war, daß ein Gumma ossifizieren kann und die spätere Exostose ursprünglich weich ist, konnte durch die anatomische Untersuchung nicht bestätigt werden. Denn alle die Stellen des Knochens und Periosts, an denen ein Gumma lokalisiert ist, zeigen bei und nach der Heilung eine sehr geringe Produktivität und hinterlassen, worauf Virchow zuerst aufmerksam machte, mit narbigem Bindegewebe ausgefüllte Defekte trotz starker reaktiver Knochenneubildung in der Umgebung. „Die syphilitischen Exostosen, der *Tophus syphiliticus*, muß auf eine von vornherein ossifizierende Entzündung zurückgeführt werden, die mit einer Osteophytenbildung vom Periost aus beginnt und zur festen Verbindung dieser Auflagerung mit der alten Knochenrinde und zur Einverleibung in die Struktur derselben führt.“ (M. B. Schmidt). Diese Exostosen sind nun keineswegs umschriebene oder gestielte Gebilde, sondern echte Hyperostosen, d. h. diffuse Verdickungen über größere Abschnitte des Knochens hin. Besonders disponierte Stellen sind das Schädeldach und die Tibia. Am Schädeldach beobachtet man bei syphilitisch infizierten nicht selten eine beträchtliche Hyperostose ohne jede Spur einer früheren destruktiven Erkrankung (M. B. Schmidt).

Die häufige gleichzeitige Anbildung neuer Knochensubstanz in den Spongiosaräumen und Haversschen Kanälen der alten Substanz führt zur *Osteosklerose* und nicht selten zur *Eburnierung,* und an den Röhrenknochen resultiert daraus gelegentlich eine Vermauerung der Markhöhle, eine *Enostose*; so erklärt sich, daß die Knochen Syphilitischer ungemein schwer sind. Anderseits kann, sei es nach diesem Entwicklungsstadium oder von vornherein, der alte und der aufgelagerte Knochen lockeren, spongiösen Bau erhalten — *spongiöse Hyperostose* —; an den Schienbeinen, welche beim Durchsägen in ihrer ganzen Ausdehnung gleichmäßig porös erscheinen ohne Andeutung einer Markhöhle und ohne Grenze zwischen alter und außen und innen neu entstandener Tela ossea ist sicherlich der Zustand aus einer solchen Vereinigung hyperplastischer und rarefizierender Prozesse hervorgegangen“ (M. B. Schmidt).

Die *Diagnose* Periostgumma wird gestellt durch den Nachweis einer schmerzlos entstehenden, weiterhin wenig schmerzhaften, flach umschriebenen oder halbkugeligen Anschwellung, die von gesunder Haut bedeckt, sich elastisch anfühlt und auf der Unterlage, dem Knochen, nicht verschieblich ist. Die Vereiterung des Gummas ist kenntlich an einer Rötung und Verdünnung der Haut und der durch die Erweichung hervorgerufenen Fluktuation. Den spontanen Durchbruch kann im allgemeinen nur die rechtzeitige Punktion oder Incision verhüten. Dem Aufbruch folgen Geschwüre mit speckigem Grund und dünnen, oft unterminierten Rändern, die scharf begrenzt sind oder Guirlandenform zeigen. In der Tiefe der einen stinkenden Eiter ausscheidenden Geschwüre liegt der Knochen frei zutage.

Das Periostgumma ist schon früh *im Röntgenbilde* zu erkennen. Wir sehen nach HAHN-DEYCKE zunächst eine umschriebene buckelförmige Vorwölbung des Periostes, darunter das aufhellende Exsudat, das die Corticalis durchbricht, in den Knochen eindringt und markhöhlenwärts durch einen dunklen Saum abgeschlossen ist (Abb. 3). In vorgeschrittenen Stadien ist die Periostitis gummosa häufig zirkulär, der Knochen meist stärker in Mitleidenschaft gezogen, die Corticalis ist nicht nur aufgelockert, sondern teilweise sogar geschwunden, von helleren Flecken durchsetzt, die den in die Tiefe vorgedrungenen gummösen Infiltraten entsprechen. Mit der Zeit gibt der Knochen einen gleichmäßigen Schatten, er erscheint strukturlos durch die beginnende Sklerose, die nach längerem Bestande eine Unterscheidung zwischen Periost und Knochen nicht mehr ermöglicht. In anderen Fällen sehen wir unregelmäßige Aufhellungen im Innern des Knochens. Wir haben eine durch Rarefikation entstandene Osteoporose vor uns. Zu den sekundären progressiven Veränderungen gehört die als FOURNIERsches Längenwachstum bekannte Verkrümmung der Tibia. Schwierig sind jene Fälle zu deuten, bei denen es zu Caries und Nekrose gekommen ist.

Das Periostgumma sowie die diffuse gummöse Periostitis können behandelt oder nicht behandelt von selbst verschwinden. Trotz unveränderter Hautbedeckung finden wir am Schädeldach oft tiefe Defekte, in die die Haut einsinkt. So entstehen tiefe Löcher im Schädel, aber auch am Schienbein, Schlüsselbein und Brustbein. Die Vereiterung des Gummas und der oft durch äußere Einwirkungen herbeigeführte Durchbruch beschleunigen den Zerstörungsprozeß in der Tiefe, besonders die Nekrose des Knochens. Am Schädel können Meningitis und Sinusthrombose zum Tode führen. Der nekrotische Knochen löst sich allmählich von der Umgebung, wenn gesunde Granulationen aufschießen können. Bei großen sklerosierten Sequestern des Schädeldaches zieht sich die Ausheilung jahrelang hin. Kommt sie zustande, so deckt dem Knochen fest anhaftendes, weißliches, strahliges Narbengewebe den Defekt, der von Knochenwülsten umgeben ist. Das Schädeldach bekommt, wenn multiple Gummata ausgeheilt sind, durch zahlreiche Gruben und Höcker eine unregelmäßig gestaltete Oberfläche. Rezidive sind keine Seltenheit, in anderen Fällen ergreift der Zerstörungsprozeß trotz sorgfältiger Behandlung allmählich das ganze Schädeldach.

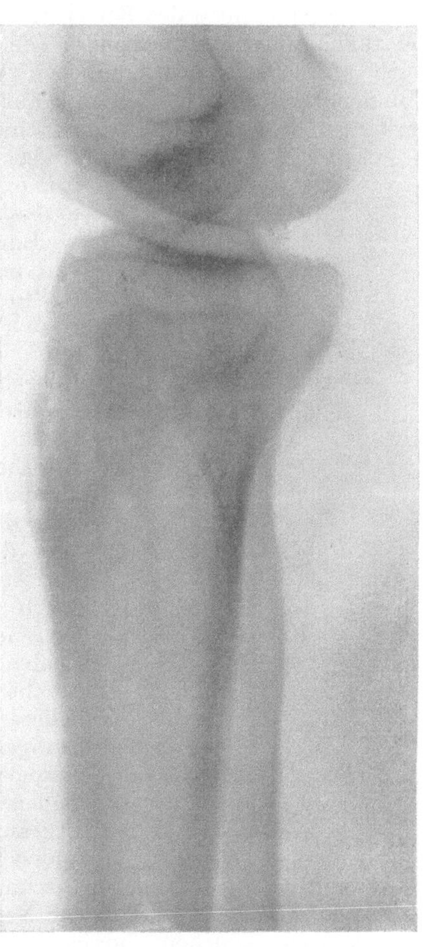

Abb. 3. Periostgumma der Tibia.

3. Die einfache Ostitis und Osteomyelitis gummosa.

Als **Ostitis simplex** wird eine irritative syphilitische Knochenerkrankung bezeichnet, die sich lange Zeit hinzieht und zu Verdichtungen des Knochens führt, die nach Ablauf des ostitischen Prozesses schwinden und nicht selten einer Osteoporose Platz machen. Die Knochenentzündung nimmt ihren Ausgang vom Mark oder der Rinde oder von beiden zugleich, ergreift größere oder kleinere Abschnitte des Knochens und erschwert eine Differenzierung zwischen Markhöhle und Knochenrinde. Die Corticalis wird durch die im Knocheninnern sich abspielenden entzündlichen Vorgänge resorbiert und kann sich, dem Binnendruck nachgebend, nach außen vorbuchten. Da das Periost fast immer mitergriffen ist, kommt es auch hier zu Verdickungen, die den Knochen auftreiben. Im Bereich der Diaphyse sehen wir *spindelförmige Auftreibungen, an den Knochenenden unregelmäßige Verdickungen* (Hahn-Deycke).

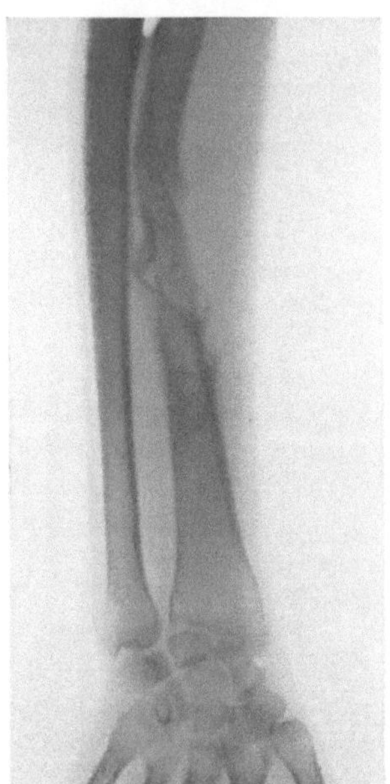

Abb. 4. Ostitis gummosa radii mit Spontanfraktur.

Eine strenge Scheidung der einfachen Ostitis von der **Ostitis** *und* **Osteomyelitis gummosa** ist nicht möglich, die ihrerseits auch enge Beziehungen zu den Erkrankungen des Periosts haben. Es gibt reine Markgummata, besonders in den langen Röhrenknochen. In der Regel sind aber alle Abschnitte des Knochens, Mark, Spongiosa und Rinde, besonders an den kurzen und platten Knochen erkrankt. Wir finden kleine miliare Knoten oder bis nußgroße Tumoren in der Einzahl oder diffus über den ganzen Knochen verbreitet. Von den gallertigen, graurötlichen Herden des Periosts unterscheiden sich die *Gummata des Markes* durch ihr Aussehen. Sie bilden häufig *ockergelbe, trockene, bröckelige* Massen, die bei einer eigenen Beobachtung (Gumma des Radius) auch das Periost durchsetzten und im Markraum durch einen etwas helleren Farbenton und den matten Glanz dem Stangenschwefel glichen. Landow hat auf die diagnostische Bedeutung dieser charakteristischen gelben Herde hingewiesen. Während am Sitz der Erkrankung der Knochen eingeschmolzen wird, finden wir in der Umgebung eine verdichtete, sklerosierte Zone. Knochenabschnitte, die von gummösen Infiltraten umschlossen werden, verfallen der Nekrose. Zentral gelegene Gummata können den ganzen Knochen durchsetzen und die Ursache von Spontanfrakturen werden (Abb. 4). Die diffuse gummöse Infiltration des Knochens führt zu einer Osteoporose, wir sehen aber auch wie bei der Periostitis eine vermehrte Knochenneubildung, die ganze Knochenabschnitte in eine gleichmäßige, elfenbeinartige Masse verwandelt. Wie bei der Osteoporose sind auch bei der Eburneation Knochenrinde und Mark nicht mehr zu erkennen. Durch eine ossifizierende Periostitis wird gleichsam kompensatorisch das zerstörte Knochengewebe ersetzt und dadurch Frakturen vorgebeugt. Andererseits heilen Spontanfrakturen durch eine regelrechte Callusbildung. Kleinere Knochen werden zuweilen in ganzer Ausdehnung nekrotisch (Totalnekrose). An oberflächlich gelegenen, vor allem an den platten Knochen durchbrechen die Gummata die Haut, bilden Fisteln und Geschwüre. Sekundärinfektionen unterhalten langwierige Eiterungen, die erst nach spontaner Ausstoßung von Sequestern oder nach operativen Eingriffen versiegen.

Das Zustandekommen des gewaltigen inneren Umbaues und des äußeren und inneren Knochenanbaues bei der Knochensyphilis ähnelt nach AXHAUSENs Untersuchungen dem Umbau, den wir beim transplantierten Röhrenknochen beobachten. Bisher wurde bei der Knochensyphilis nur von Nekrotisierungsvorgängen gesprochen, wenn es zur Bildung von Sequestern kam. Die Nekrose allein führt aber nicht zur Sequesterbildung, Folgen der Nekrose sind keineswegs immer Eiterung und Granulationsbildung, wir sehen im Gegenteil auch Erhaltung des Knochenbestandes durch mächtige Knochenneubildung in der Umgebung, durch Einhüllung, Durchwachsung und inneren Ersatz des toten. *Wenn zur Knochennekrose eine Infektion hinzukommt, kann es zur Sequesterbildung führen.* Die Bildung von Sequestern ist bei der umschriebenen, erweichenden, geschwürsbildenden Form der Knochensyphilis verständlich. Wenn aber bei der diffusen Knochensyphilis, bei der Erweichung und Perforation ausbleibt, Knochennekrosen entstehen, so können es nach AXHAUSEN nur einfache aseptische Knochennekrosen sein, die alsdann notwendigerweise zu den gesetzmäßigen Folgeerscheinungen, zur Knochenbildung in der Umgebung und zum inneren Ersatz des Toten führen müssen.

AXHAUSEN konnte in mehreren Fällen von diffuser Knochensyphilis nicht nur das Vorkommen ausgedehnter Knochennekrose, sondern auch die Bilder der inneren Substitution wie bei der Knochenverpflanzung nachweisen. An dem im Umbau begriffenen und teilweise bereits durch lebenden ersetzten Knochen können von neuem Nekrosen auftreten, so daß der bereits verdickte Knochen einen neuen Reiz zur periostalen Knochenanlagerung erhält. In der Wiederholung solcher Vorkommnisse erblickt AXHAUSEN eine ausreichende Erklärung für die gewaltigen Knochenauftreibungen.

Klinik, Diagnose und Röntgenbild der gummösen Knochensyphilis.

Klinik. Das Knochengumma tritt als umschriebene (Abb. 5) oder ausgedehnte Schwellung, an den langen Röhrenknochen als spindelförmige Verdickung, und zwar an symmetrischen Abschnitten des Skelets oft in der Mehrzahl in die Erscheinung (Abb. 6). Schmerzen fehlen oder sind so unbestimmt, daß zunächst an andere Erkrankungen (Rheumatismus) gedacht wird. Auch im weiteren Verlauf der Krankheit beherrschen sie nicht das Krankheitsbild, können selbst bei Spontanfrakturen gering sein, lassen häufig aber einen bestimmten Charakter (Nachtschmerzen) erkennen.

Die Ostitis gummosa bevorzugt das Schädeldach, während alle anderen Knochen relativ selten erkranken. Vorwiegend im Stirn- und den Scheitelbeinen, seltener an den Schläfenbeinen, finden wir die in der Diploe entstandenen Gummen, die an Knochen und Haut die bereits bei der Periostitis gummosa geschilderten Veränderungen hinterlassen. Die Knochennekrosen zeigen sonst nie gesehene Größenverhältnisse. Sie unterhalten langdauernde Eiterungen, die aber häufig nicht zur Demarkation der Sequester führen, wenigstens nicht zur Lösung der oft handtellergroßen nekrotischen Knochenabschnitte, die nach Zerstörung der bedeckenden Haut frei zutage liegen. Wenn nach Jahr und Tag der Sequester gelöst ist, erscheint nach seiner Entfernung die Dura in der Tiefe der Wunde. Stets finden wir am Schädeldach, vor allem in der Umgebung der Nekrosen, Knochenneubildung, und durch beide Vorgänge entstehen jene gewaltig veränderten Schädel, von denen heute, wo es nur ausnahmsweise noch zu hochgradigen Veränderungen kommt, die Sammlungen Kunde geben. Der ganze Prozeß kann sich auch unter der zunächst intakten Schädeldecke abspielen, die allmählich haarlos wird. Durch Resorption der gummösen Massen entstehen

grubige Vertiefungen, in denen die glänzend weiße, narbig veränderte Haut
fest auf der Unterlage haftet. Neben den Gruben finden wir Höcker, die dem
Schädeldach eine unregelmäßige Oberfläche verleihen.

Eine Fortsetzung der Eiterung auf den Schädelinhalt wird im allgemeinen
als Seltenheit betrachtet. Nach einer Zusammenstellung Wallets starben
aber von 45 Kranken mit syphilitischen Schädelnekrosen 14 an Hirnaffektionen
(Encephalitis, Hirnabsceß, Hirndruck).

Die *Diagnose* der gummösen Knochensyphilis kann aus der Anamnese,
dem klinischen Befunde und der klinischen Beobachtung meistens leicht gestellt
werden. Vor allem gilt das für jene
Knochen, die ein Lieblingssitz der Erkrankung sind (Schädel — Röhrenknochen). Bei nicht typischem Sitz muß
an die Syphilis gedacht werden, wenn
nicht andere Zeichen der Krankheit nach-

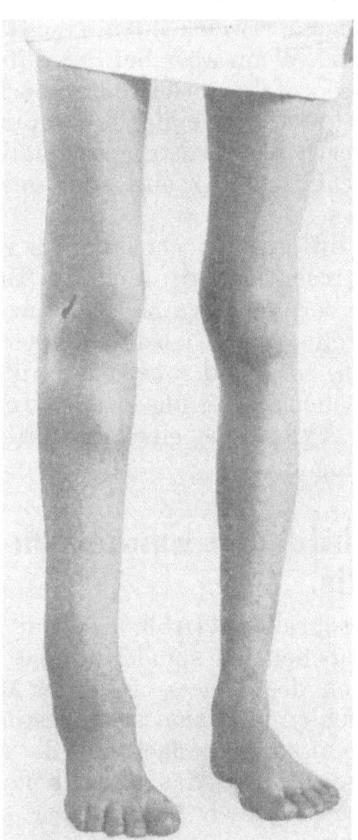

Abb. 5. Ostitis gummosa tibiae
(oberes Drittel) et fibulae
(unteres Drittel).

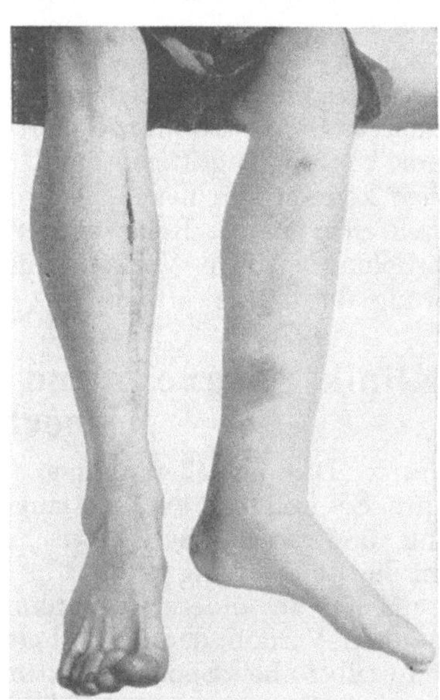

Abb. 6. Multiple Periostgummata
der linken Tibia.

zuweisen oder aus der Vorgeschichte zu erfahren sind. Der nächste Schritt ist
dann die Wa.R., die bei gummösen Knochenerkrankungen zuweilen negativ
ausfallen kann. Sie ist aber heute zur Diagnose wichtiger als die spezifische
Allgemeinbehandlung, die früher in unklaren Fällen bei der Erkennung des
Leidens eine große Rolle spielte, und auch heute noch zu diesem Zweck nicht
ganz zu entbehren ist.

Das Knochengumma entsteht schmerzlos, fast immer ohne äußere Veranlassung. Im weiteren Verlauf stehen die geringen subjektiven Beschwerden
oft im Gegensatz zu den schweren Veränderungen am Sitz der Erkrankung.
Seit Alters her gelten zur Nachtzeit auftretende bohrende Schmerzen für charakteristisch. Die Mitbeteiligung der Haut, die nicht zu verkennende Form
der Geschwüre über gummösen Knochenherden, ihr Sitz an bestimmten Stellen
(am Unterschenkel z. B. in der oberen Hälfte [Abb. 7]), das Aussehen des im

Geschwürsgrund freiliegenden Knochens, die Nekrosen und Sequester, sind wichtige diagnostische Merkmale. Weniger bedeutungsvoll ist das Alter der Erkrankten. Wenn auch die Erscheinungen des Tertiarismus häufig in höherem Lebensalter sich zeigen, wo die Erkrankungen des jugendlichen Knochensystems in differentialdiagnostischer Hinsicht kaum noch in Frage kommen, so beobachten wir andererseits die Spätäußerungen der angeborenen oder früh erworbenen Syphilis in jenen Lebensjahren, in denen die Tuberkulose und die akut eitrige Osteomyelitis das Skelet vorwiegend befallen. Hier sind dann die diagnostischen Schwierigkeiten besonders groß. Bei negativer Wassermannscher Probe ist eine spezifische Behandlung angezeigt, wenn alle anderen Hilfsmittel zur Erkennung des Leidens versagen. Herdreaktionen, Rückgang der Erscheinungen bei spezifischer Therapie gestatten die Diagnose Knochensyphilis mit großer Sicherheit zu stellen.

Ein wichtiges diagnostisches Hilfsmittel ist die Röntgenaufnahme.

Das *Röntgenbild der diffusen Ostitis und Osteomyelitis luetica* ist nach HAHN und DEYCKE derart eindeutig, daß Verwechslungen mit anderen Knochenerkrankungen kaum vorkommen können. Die Knochen zeigen eine beträchtliche Verbreiterung, die aber nicht periostalen Ursprungs ist. Die Struktur des Knochens ist nicht mehr zu erkennen. Wenn auch Corticalis und Markhöhle noch angedeutet sind, so sind doch soviel Schatten und Flecke zu sehen, daß durch sie die Struktur verloren geht. Auffallend ist ein *streifiges Gefüge des Knochens*: helle und dunkle, längs und annähernd parallel verlaufende Streifen sind an die Stelle der inneren Architektur getreten (Abb. 8, 9).

Auch die *Ostitis und Osteomyelitis gummosa* gibt ein typisches Bild, das unter Berücksichtigung der Anamnese und des klinischen Befundes vor Verwechslungen mit osteomyelitischen und tuberkulösen Prozessen oder Tumoren schützt. Das Gumma zerstört den Knochen, der dadurch strahlendurchlässiger wird (Abb. 10).

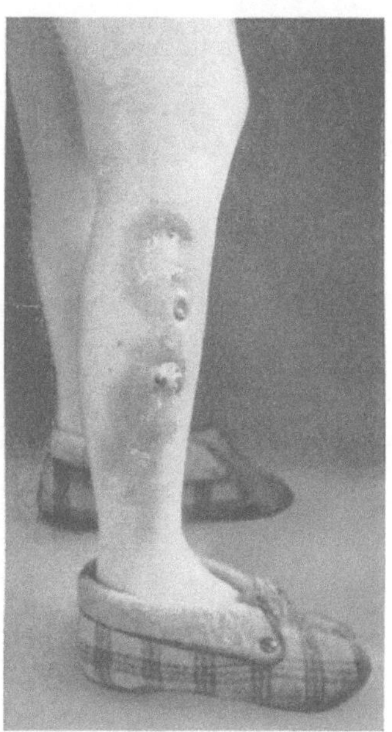

Abb. 7. Multiple Gummata der Fibula mit Hautdurchbrüchen (Fisteln und Geschwüre).

Stets finden wir aber den hellen Fleck umgeben von einer dichten Zone. Auch wenn der Knochen von zahlreichen Gummen nahezu durchsetzt ist, fehlt die stärkere Schattierung an den Grenzen nicht. *Knochenatrophie kommt bei der Knochensyphilis nicht vor.* Umschriebene Gummata zeigen häufig eine zirkuläre Periostitis. Die Befunde an den Schädelknochen können mit anderen Erkrankungen nicht verwechselt werden, weil sie eindeutig sind (Abb. 11).

Die *Differentialdiagnose* hat vor allem die akute eitrige Osteomyelitis und die Tuberkulose des Knochens zu berücksichtigen. Es erübrigt sich, auf Einzelheiten einzugehen. Bei der *akuten eitrigen Osteomyelitis* sind es vor allem der Beginn und der Verlauf der Erkrankung, bei der *Tuberkulose* vor allem die Lokalisation, die als wichtige unterschiedliche Merkmale erwähnt seien. Auch die *Tumoren des Knochensystems,* vor allem die Sarkome, können zu Verwechslungen Veranlassung geben. In schwierigen Fällen werden wir bei den Tumoren Probeexcisionen machen, vor allem dann, wenn eine verstümmelnde Operation notwendig erscheint.

Die fibröse Osteodystrophie, die von LANNELONGUE als Äußerung der tardiven congenitalen Syphilis aufgefaßt, von FOURNIER als parasyphilitische Erkrankung erklärt wurde, hat mit der diffus-hyperostotischen Knochensyphilis, mit der sie häufiger verwechselt wurde, nichts zu tun. Beide Erkrankungen sind nach PICK in ihrem histologischen Ablauf wie in Anlauf und Endprodukt des makroskopischen Umbaues, besonders auch im Röntgenbild, scharf geschieden. Die Untersuchung erfolgt an Knochenschliffen, bei prähistorischen Knochen an Anschliffen im auffallenden Lichte sowie durch Röntgenaufnahmen des macerierten Knochenmaterials.

Bei der syphilitischen Ostitis und Osteomyelitis hyperostotica ist das Mark in Granulationsgewebe verwandelt, das die Resorption und Knochenneubildung besorgt. Dazu kommen Nekrosen der Knochensubstanz selbst. Bei der fibrösen Osteodystrophie ist

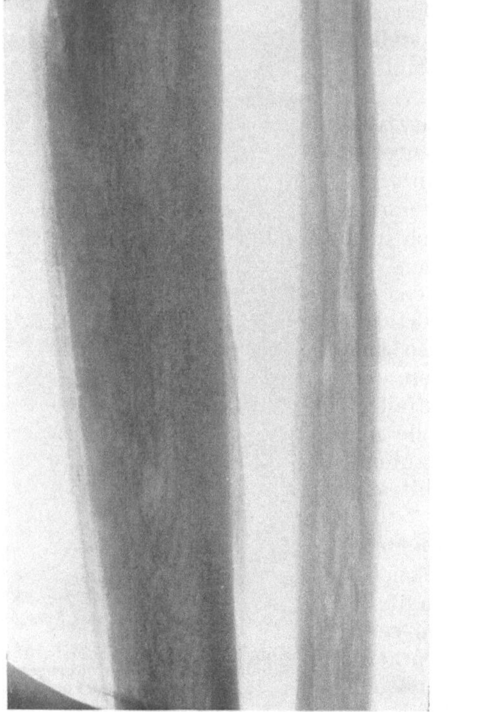

Abb. 8. Ostitis und Osteomyelitis syphilitica diffusa (Unterschenkel).

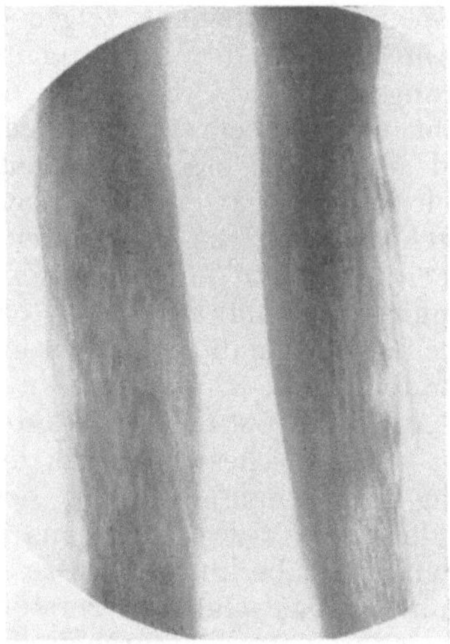

Abb. 9. Ostitis und Osteomyelitis gummosa diffusa beider Vorderarme.

das Mark in fibröses Gewebe umgewandelt, der Knochen wird durch zahlreiche Riesenzellen resorbiert; außerdem finden wir neugebildeten Knochen als Osteoid. Der zweite Unterschied ist nach PICK die Art der Periostbeteiligung. Bei der fibrösen Osteodystrophie erfolgt der Knochenumbau, wenn das Periost überhaupt beteiligt ist, in einheitlicher Aktion mit der Umbautätigkeit des Knochens, das Produkt des Umbaues ist derart verschmolzen, daß eine Sonderung des corticalen und periostalen Anteils gegeneinander nicht möglich ist. Bei der Syphilis ist die Beteiligung des Periosts in Grad und Ausdehnung unabhängig von der corticalen Veränderung, daher weit unregelmäßiger. Wenn auch im weiteren Verlauf das corticale und periostale knöcherne Produkt verschmelzen, so können doch neue Schübe distinkte periostitische Auflagerungen ansetzen. Die *Markhöhle* ist bei der fibrösen Osteodystrophie weit, mit Fettmark und rotem Mark gefüllt, bei der Syphilis ist sie durch neugebildeten

Knochen aufgehoben. Bei bestehender Knochenverkrümmung fehlt am syphilitischen Knochen die bei der Osteodystrophie oft ausgesprochene grobmakroskopische Lamellierung auf der Konvexität. Endlich besteht auch ein Unterschied in der Elongation und Verkrümmung. Bei der Syphilis (vor allem der angeborenen, aber auch bei der erworbenen) ist die Verlängerung ein Produkt der entzündlichen Reizung des Epiphysenknorpels, die Krümmung ist eine Folge der Verlängerung. Bei der fibrösen Osteodystrophie ist die Verlängerung Folge des totalen inneren überproduzierenden Umbaues (PICK).

Die verschiedenen Unterscheidungsmerkmale sind auch im Röntgenbild zu erkennen. Bei der syphilitischen Hyperostose ist die periostitische Auflagerung scharf gegen die Diaphyse hin abgegrenzt. Die Markhöhle ist bei der Syphilis mehr weniger aufgehoben, während sie bei der fibrösen Osteodystrophie weit ist. Die umgebaute Knochensubstanz zeigt bei der Syphilis diffuse dichte und hellere Verschattung, oft auch mit dichteren, unregelmäßigen Einsprengungen in helleren Gebieten oder noch umschriebenen Resten des Corticalisbandschattens. Die von HAHN und DEYCKE beschriebenen axial gerichteten Längsspalten in der neugebildeten Knochensubstanz sind nach PICK nicht pathogenetisch für die syphilitische Ostitis und Osteomyelitis. Bei der fibrösen Osteodystrophie ist die Auflockerung der Knochensubstanz im allgemeinen viel stärker, unregelmäßiger, und die Struktur ist besonders im Bereich der Krümmungen groblamelliert.

Verwechslungen der hyperostotischen Knochensyphilis mit der Osteomyelitis sind schon durch den klinisch so unterschiedlichen Verlauf beider Krankheiten leicht zu vermeiden. Zu bemerken ist, daß die periostale Auflagerung bei der Osteomyelitis infolge der schnellen Porosierung der Corticalis so innig mit dem Knochen verschmilzt, daß die Grenze zwischen altem Knochen und periostaler Wucherung verschwindet, während bei der Syphilis die alte Grenzlamelle der Corticalis lange erhalten und darstellbar bleibt.

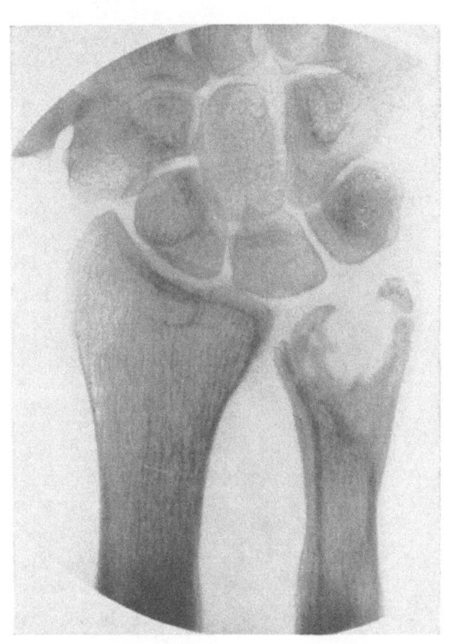

Abb. 10. Gumma der Ulnaepiphyse mit Einbruch ins Handgelenk. Lues maligna. 20 jähr. Mann. (Kölner Univ.-Hautklinik.)

NESTMANN hat eine Anzahl syphilitisch veränderter Knochen auf ein Vorkommen der sog. *Mosaikstrukturen* untersucht, die nach SCHMORL für die in Ausheilung begriffene Osteodystrophia fibrosa pathognomonisch sind. Die Untersuchungen ergaben, daß es auch *am macerierten Präparat* möglich ist, *die Knochensyphilis von der Osteodystrophia fibrosa zu unterscheiden.* Nur einmal bei acht Fällen wurden Mosaikstrukturen in geringem Umfange in den peripheren Teilen der Corticalis im Bereich einer Deformierung der Tibia gefunden. Die Mosaikstrukturen an dem syphilitisch veränderten Knochen unterschieden sich von den für die Osteodystrophia fibrosa charakteristischen dadurch, daß sie sich nur an einer umschriebenen Stelle fanden. NESTMANN nimmt an, daß auch bei der Knochensyphilis der Umbau des Knochens einmal unregelmäßig, überstürzt erfolgen kann, wie bei der Osteodystrophia fibrosa. Im übrigen sind die Mosaikstrukturen ein wichtiges Unterscheidungsmerkmal zwischen der Knochensyphilis und der Osteodystrophia fibrosa.

Die verschiedenen Unterscheidungsmerkmale sind auch im Röntgenbild zu erkennen.

Wenn auch nicht alle röntgenologischen Zeichen an Periost, Markhöhle

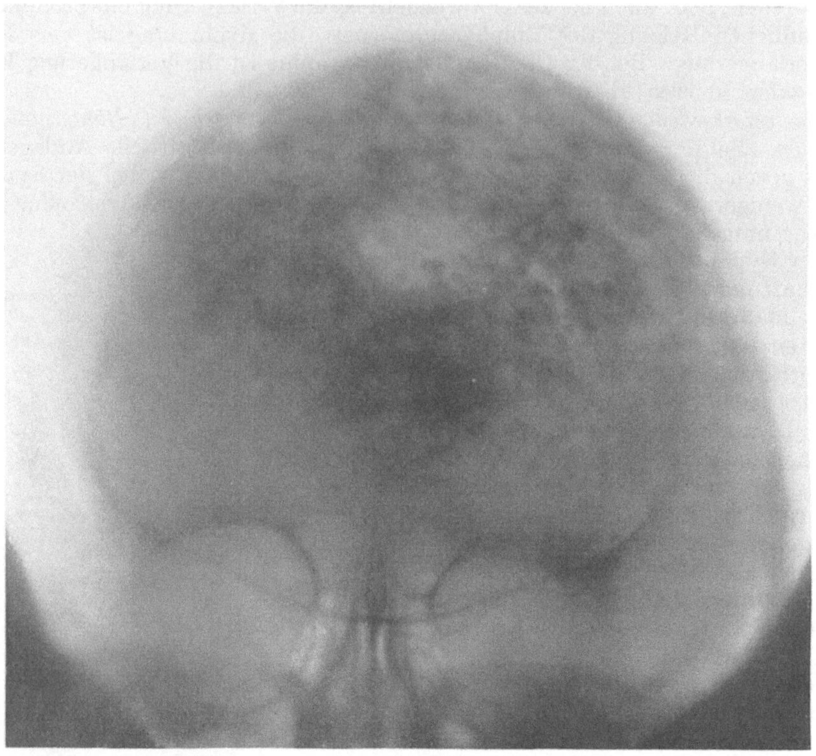

Abb. 11. Ostitis gummosa des Schädels.

und umgebauter Knochensubstanz gleich deutlich zu erkennen sind, so ermöglicht doch das Röntgenbild fast stets die Unterscheidung der genannten Erkrankungen selbst dann, wenn die sonstigen diagnostischen Hilfsmittel (Anamnese, klinische Beobachtung, Wa.R.) versagen (Pick).

Erkrankungen einzelner Skeletteile.

Der *Schädel* ist der Lieblingssitz der Knochensyphilis. Die vorderen und seitlichen Abschnitte werden bevorzugt: das Stirnbein und die Seitenwandbeine (Abb. 12); seltener erkranken die Schläfenbeine und nur ausnahmsweise werden am Hinterhauptbein syphilitische Veränderungen gefunden.

In einer Beobachtung Petrens wurden die auf der Röntgenplatte festgestellten Veränderungen der Knochen an der *Basis cranii* auf Grund der neurologischen Symptome auf eine Caries syphilitica bezogen.

Häufiger als an anderen Knochen wird am Schädel die Periostitis gummosa beobachtet. Unsere anatomischen Kenntnisse über diese Form der Erkrankung wurden durch Untersuchungen des Schädeldachs gewonnen. Die anatomischen Eigentümlichkeiten, die die syphilitische Schädelcaries bedingen, sind nach M. B. Schmidt die frühzeitige Beteiligung des Knochenmarkes in den oberflächlichen Schichten. Sie rechtfertigen es, von einer Osteoperiostitis zu sprechen,

ZEISSL unterschied eine gummöse Periostitis und Ostitis, und nahm an, daß die Periostitis durch Druck Defekte erzeugt, die Ostitis aber die Nekrosen. Wenn auch, wie SOLOWEITSCHIK nachwies, die ganze Wucherung auf das Periost beschränkt bleiben und allenfalls zu flachen, trichterförmigen Vertiefungen der Tabula externa führen kann, so ist doch nach M. B. SCHMIDT das typische Bild der syphilitischen Caries durch das Hinzutreten der Ostitis bedingt. Bei den vom Pericranium ausgehenden Gummigeschwülsten tritt die Ostitis oft derart in den Vordergrund, daß aus den inneren Lagen des Periosts selbst nur wenig Granulationsgewebe gebildet wird. So ist es zu erklären, daß LANCEREAUX, DITTRICH und andere den Ausgangspunkt der Störung in die Diploe verlegten. Die von der Außenfläche der Dura ausgehenden Gummata bilden größere gummöse Polster zwischen Dura und Knochen.

Die Zerstörung der Tela ossea kann nach M. B. SCHMIDT in der Hauptsache nicht auf die Arrosion von seiten der eigentlichen periostitischen Wucherung

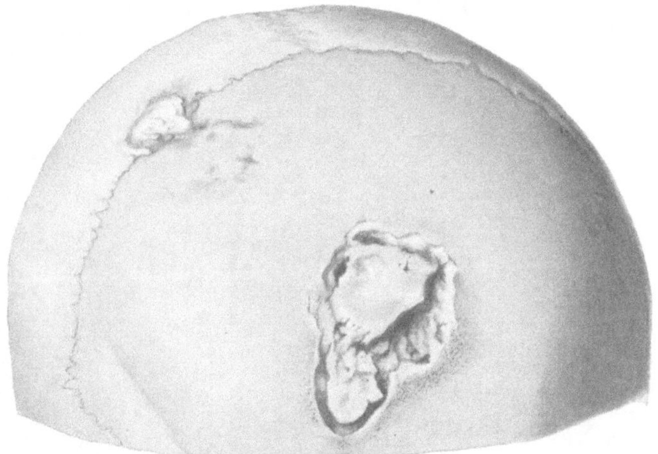

Abb. 12. Multiple syphilitische Nekrosen des Schädeldaches.

bezogen werden, sondern auf die Entwicklung gummösen Gewebes um die Gefäße, die sich aus dem Periost in die Knochenrinde einsenken. So entstehen die Gewebszäpfchen, die beim Ablösen des Periosts an diesem hängen bleiben und in einen erweiterten Kanal der Knochenrinde jeweils hineinpassen. Auch beim Abziehen der Dura sah v. VOLKMANN anstatt feiner Gefäßfäden dicke Zapfen eines blaß rötlichen oder mehr grauweißen Gewebes aus dem Knochen hervortreten. Der Knochen wird zunächst groblöcherig, und entsprechend dem Verlauf der Gefäßkanäle entstehen die von VIRCHOW beschriebenen sternförmig angeordneten Furchen, ferner schraubenartige Ausgrabungen des Knochens, die POULET zuerst sah, die teils nach außen offen sind, teils die Tabula externa unterminieren. Durch Konfluenz dieser Gänge kommt nach M. B. SCHMIDT das eigentliche Knochengeschwür zustande, innerhalb dessen aus der Tiefe noch Reste erhaltener Knochensubstanz emporstehen. Bei großer Ausdehnung des Prozesses kann an dem ganzen oder fast ganzen Schädeldache — die Zerstörung macht meist an der Lambdanaht Halt — die Diploe bis auf einige zackige, inselartig aufsteigende Reste der Tabula externa bloß liegen. Auf die Konfluens der Poren führt FOLLINS die halbkreisförmige Begrenzung der Ulcera des Schädeldachs zurück; durch ihre serpiginöse circinierte Gestalt gleichen sie den annulären Hautsyphiliden.]

Die gummöse Osteoperiostitis zerstört fortschreitend oft große Strecken des Schädeldachs. Dabei fehlen äußerlich sichtbare Veränderungen an der bedeckenden Haut. So sah BONAVIO eine vollständige Zerstörung des Stirnbeins unter der intakten Haut, ohne jede Eiterung. Er vergleicht den Vorgang mit dem eines einschlagenden Blitzes, der den Inhalt einer Geldbörse zum Schmelzen bringt, die Börse selbst aber intakt läßt. KAUFMANN sah am Schädeldach Sequester, die die Größe eines Männerhandtellers überstiegen und die sich nach Abziehen der Kopfschwarte ohne weiteres leicht abheben ließen (Abb. 13). VIRCHOW sprach mit Rücksicht auf die fehlende Eiterung von einer Caries sicca. Die von außen vordringenden Gummata sollen nach M. B. SCHMIDT seltener die ganze Schädeldicke perforieren, als die vom Endocranium ausgehenden. Äußere und innere können aber an der gleichen Stelle sitzen und die

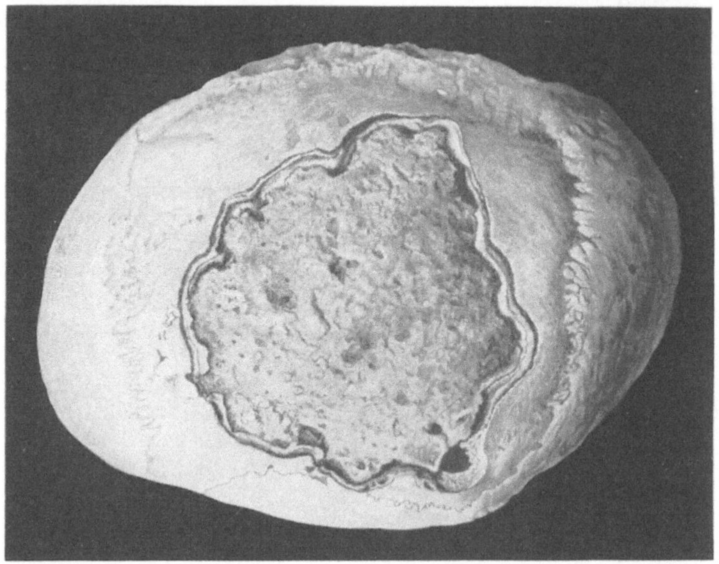

Abb. 13. Große syphilitische Nekrose des Schädeldaches, Os parietale.
(v. VOLKMANNs Sammlung. Chirurg. Universitätsklinik Halle.)

Perforation gemeinsam herbeiführen. Die äußeren eröffnen häufig den Sinus frontalis. Im macerierten Zustand sehen die erkrankten Teile des Schädels in diesem Stadium wie wurmstichiges Holz aus.

In der unmittelbaren Nachbarschaft des rarefizierten Herdes finden wir ausgedehnte Neubildungsvorgänge am Knochen, die zur Verdickung und Verdichtung führen. Die zackigen Reste des Knochens, die wie Pfeiler innerhalb des Knochenulcus erscheinen, sind sklerosiert, ebenso die Umgebung der Ulcera oft auf weite Strecken. M. B. SCHMIDT findet die Angabe von SOLOWEITSCHIK, daß Osteophyten nur nach Hinzutreten der Nekrose zu den käsigen Prozessen in deren Umgebung zustande kommen, nicht ganz zutreffend, weil nicht selten ohne jede Mortifikation die Ränder mit moosartigen Auflagerungen versehen und später nach Einverleibung derselben in den alten Knochen wulstartig verdickt sind. Diese vom Periost ausgehende Knochenneubildung tritt nur an der Außenseite deutlich hervor (M. B. SCHMIDT). OEFFINGER fand die Scheitelnähte, soweit sie durch einen cariösen Herd liefen, in diesem Bereich obliteriert. Nach Ablauf der spezifischen Entzündung verbleiben wegen der geringen Produktivität des Knochens im Zentrum des Herdes dauernd mit

Bindegewebe gefüllte Einsenkungen zwischen den wulstigen Erhebungen (VIRCHOW, M. B. SCHMIDT). (Abb. 14).

Aus der gummösen Osteoperiostitis geht die syphilitische Nekrose des Schädeldachs hervor. Die Sequester bestehen aus sklerotischem Knochengewebe, das grob porös, wie wurmstichig ist. Die Nekrosenbildung ist nach CORNIL und RANVIER eine Folge der Eburnierung des Knochens, weil die Obliteration der HAVERSschen Kanäle die Ernährung des Knochengewebes aufhebt. Demgegenüber macht M. B. SCHMIDT geltend, daß häufig eine hochgradige Sklerosierung der Tela ossea vorliegt, ohne Mortifizierung, und daß andererseits die Bildung von irgendwie beträchtlichen Sequestern am Schädel wie auch an anderen Knochen immer mit Eiterung zusammenfällt. CORNIL hat selbst darauf hingewiesen, daß Schädelnekrosen gerade in Fällen, die lange geeitert haben,

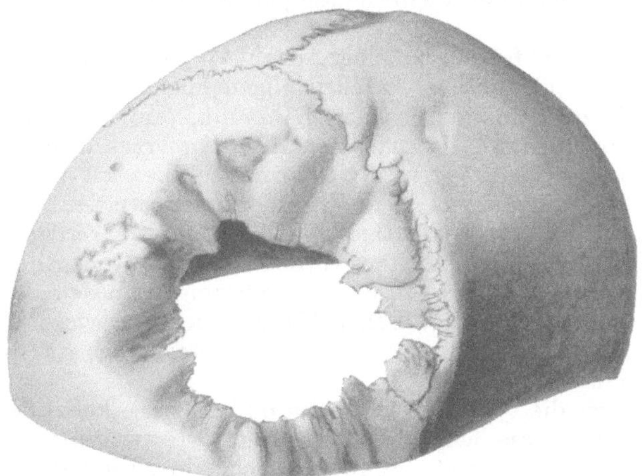

Abb. 14. Schädeldefekt nach Abstoßung einer syphilitischen Nekrose des Stirnbeins.

auftreten. Die Abhängigkeit beider Vorgänge voneinander ist an den Röhrenknochen noch deutlicher zu erkennen, wo trotz starker Eburnierung die Sequesterbildung wie die Eiterung eine Seltenheit ist. Wir sind deshalb nach M. B. SCHMIDT zu der Annahme berechtigt, daß erst die eitrige Einschmelzung des gummösen Gewebes im Knochen die Mortifikation herbeiführt. GANGOLPHE hat, von der Tatsache ausgehend, daß die Eiterung nicht in den Entwicklungsgang des Gummas gehört, d. h. das syphilitische Virus an sich nicht eitererregend wirkt, behauptet, daß jede syphilitische Nekrose auf eine Mischinfektion mit pyogenen Mikroorganismen beruht, wobei die Eburnierung vielleicht eine begünstigende Rolle spielt (M. B. SCHMIDT).

Die Sequester sind von denen bei anderen Knochenerkrankungen leicht zu unterscheiden: Bei der Tuberkulose ist die Tela ossea gleichmäßig rarefiziert, bei der akuten eitrigen Osteomyelitis ist sie nicht verändert. Der syphilitische Schädel ist schwer, eburniert, wurmstichig durch enge Perforationsöffnungen, seine Oberfläche ist unregelmäßig mit osteophytären Wucherungen, der tuberkulöse ist glatt, gleichmäßig, einfach und regelmäßig wie mit einem Locheisen durchlöchert. Der Ausgangspunkt der Erkrankung ist ein ganz verschiedener. Die gummöse Wucherung geht vom Peri- oder Endocranium aus und dringt von hier in die Diploe ein. Die Tuberkulose befällt den Knochen in ganzer Ausdehnung und greift erst sekundär auf die bindegewebigen Hüllen der Nachbarschaft über.

Gangolphe unterscheidet eine *ulceröse, destruktive Form der Schädelsyphilis*, die mit Zerstörung des Knochens einhergeht und eine *hyperostotische* Form, die zur Knochenneubildung führt und mehrminder umfangreiche Exostosen hervorruft. Beide Vorgänge werden auch an ein und demselben Schädel gleichzeitig angetroffen. Die Zweiteilung hat daher mehr theoretisches wie praktisches Interesse.

Bei der hyperostotischen Form hat man verschiedene *Exostosen* unterschieden, je nachdem sie von der Diploe ausgehend gleichzeitig nach außen oder nach innen, oder vorwiegend nach der einen oder der anderen Seite, also nach der Tabula externa oder interna vorspringen. Die von der Tabula interna ausgehenden Exostosen sowie die parenchymatösen Exostosen, die beide Tafeln erreichen, sind prognostisch ungünstiger, weil sie Druckerscheinungen auslösen können. Bei der hyperostotischen Form fehlt häufig jede Spur einer früheren destruktiven Erkrankung.

Lévi und Cottenot fanden bei einer Anzahl von Kranken im Alter von 34 bis 60 Jahren, die an epileptischen Anfällen allgemeiner Art oder vom Jackson-Typ, an Hemi- oder monoplegischer Lähmung, an Hemiparästhesien, an Ohrensausen, Schwindel und hartnäckigen Kopfschmerzen litten, an der Tabula interna Hyperostosen oder destruktive Prozesse, die den Schädel zum Teil in ganzer Dicke durchsetzen. Die Veränderungen werden als syphilitische betrachtet, da durch eine Wismutbehandlung die Beschwerden und nervösen Erscheinungen in allen Fällen beseitigt wurden. Mit dem Rückgang der klinischen Erscheinungen verschwanden auch die Veränderungen an den Schädelknochen. Bei der Autopsie wurden bei 6 Fällen Ulcerationen, vorwiegend in den Endbezirken der Gefäße, sowie Hyperostosen im Bereich des Stirn- und Seitenwandbeines gefunden.

Am **Sternum** ist die syphilitische Caries und Nekrose keine Seltenheit (Virchow, E. Wagner). Sie wird durch dieselbe Osteoperiostitis hervorgerufen, wie sie am Schädel vorkommt. Schulmann sah in zwei Fällen Gummen der Innenseite des Sternums. In dem einen wurde über Magenschmerzen, in dem anderen über Herzschmerzen geklagt.

Am **Schulterblatt** ist eine gummöse Periostitis mehrfach klinisch beobachtet worden (Dauvé, van Oordt, Folliot). Sie heilt nach Durchbruch durch die Haut und nach Ausstoßung von Sequestern. Gangolphe konnte ein Schulterblatt im floriden Zustand der Erkrankung untersuchen. Er fand multiple periostale Gummata, die wie in den übrigen Fällen als circumscripte Bildungen erschienen und *in der Fossa infraspinata lokalisiert* waren. Van Oordt sah zwei Gummata, eines in der Fossa infraspinata, das andere in der Fossa supraspinata. Am Skelett Syphilitischer sind wiederholt am Schulterblatt grobporöse Herde, die auf eine gummöse Osteoperiostitis zurückgeführt werden müssen, angetroffen worden, so von Oeffinger an Akromion und Spina scapulae, ferner am unteren Winkel und am Processus coracoideus, neben einem Defekt des medialen Randes.

Der **Unterkiefer** galt lange immun gegen syphilitische Erkrankungen. Fournier hat gezeigt, daß diese Ansicht nicht zutreffend ist. Er fand unter 945 Fällen von Knochensyphilis den Unterkiefer 14mal erkrankt. Nach Bonnet Roy äußert sich die Syphilis der Kiefer als Exostose, umschriebenes Gumma und diffuses Syphilom. Syphilitische Exostosen beschreiben Zeissl und Senftleben. Mehrfach wurden beim Lebenden periostale Gummata gesehen, die zum Teil in der Gegend des Alveolarrandes (Chabaud), zum anderen an der Außenfläche des horizontalen Astes (Chabaud, Fournier) saßen und zur Sequesterbildung, sowie zu Sensibilitätsstörungen im Bereich des N. mentalis führten. Partieller Schwund der Alveolarwände mit Zahnausfall, besonders im

Bereich der Molaren, ist bei der Syphilis wiederholt, und zwar bei Individuen in den mittleren Lebensjahren beobachtet worden, bei denen eine senile Atrophie nicht in Frage kommt. Die Behauptung CHABAUDs, daß bei diesem Befund der Caries sicca des Schädeldachs ähnliche Veränderungen vorliegen, bedarf der anatomischen Bestätigung (M. B. SCHMIDT). Eine Caries und Nekrose des Processus coronoideus, die TERRIER und LUC beobachteten, bezieht M. B. SCHMIDT auf eine spezifische Erkrankung des Periosts. DONNER sammelte bei Hindus, die fast ausnahmslos syphilitisch sind, 6 Fälle von eitriger Periostitis und Osteomyelitis des Unterkiefers mit ausgedehnter Nekrose. Es ist fraglich, ob diese Veränderungen syphilitischer Natur oder nur als akzidentelle Erkrankungen bei syphilitischen Individuen anzusprechen sind. PICOT und RUPPE sahen eine Verdickung des Unterkiefers syphilitischer Natur, die durch Pyorrhoe und Zahnextraktion sekundär infiziert wurde. Daran schloß sich eine rasch fortschreitende Knochennekrose. Tod an Noma.

Das diffuse Syphilom des Unterkiefers soll stets zu ausgedehnten Eiterungen führen, während das Gumma des Gaumens und des Oberkiefers nicht eitern soll.

Am Oberkiefer, der häufiger erkrankt als der Unterkiefer, ist es vor allem der harte Gaumen, der durch Gummata des Nasenbodens oder vom Munde aus durch solche, die von der Submucosa oder dem Periost ausgehen, zerstört wird (Naso-craniale Ostitis, FOURNIER). Sitz des Gummas ist die Mitte des Gaumens (Abb. 15), seltener erkranken die Seitenteile (Abb. 16) oder der Processus alveolaris. Rascher Zerfall, Geschwürsbildung, Perforation des Gaumens, Abstoßung kleiner Sequester sind der Ablauf des Gummas des harten Gaumens. Die Außenfläche des

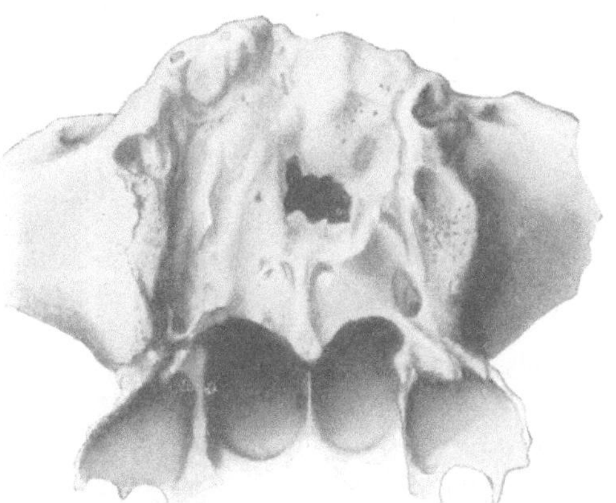

Abb. 15. Syphilitische Gaumenperforation.

Oberkiefers sowie der Orbitalrand erkranken seltener. GAILLARD sah Sequestrierung des Os incisivum und der Regio canina, die Kieferhöhle war aber nicht beteiligt.

Bei der diffusen gummösen Ostitis beobachten wir wie im Unterkiefer Schwellung und Lockerung einer großen Anzahl von Zähnen und ausgedehnte Nekrosen des Alveolarfortsatzes.

Diffuse Hyperostosen werden bei der angeborenen und erworbenen Syphilis am Ober- und Unterkiefer beobachtet. REBATTU beschreibt ein *doppelseitiges Osteom des Oberkiefers* bei einer 29jährigen mit Schwellung des Gesichtes und nasaler Obstruktion. Bei Schmerzen nervöser Art, bei der Trigeminusneuralgie, muß an diese syphilitischen Knochenaffektionen der Kiefer gedacht werden.

Im Bereich des Gesichtsschädels sind noch die häufigen Erkrankungen des **Jochbeins** zu erwähnen, die meistens die des Schädeldachs begleiten. In der Regel kommt es nur zu leichten periostalen Auflagerungen, während die begleitende Neubildung gering ist.

Gummen der Orbita schädigen den Sehnerven durch Druck. DESIDERIO sah als Folge einer Osteoperiostitis der Orbita einen leichten Exophthalmus eines Auges mit schnell abnehmendem Visus, Lähmung der beiden ersten Trigeminusäste, Parese des Oculomotorius und Leukom der Cornea. Wir sahen ein hochgradiges Ödem der Lider, besonders der unteren, bei einer diffusen Schädel-syphilis (Abb. 17).

Nase. Die *in der Frühperiode auftretenden Erkrankungen der Nasenschleim-haut* (Rhinitis syphilitica acuta oder catarrhalis) greifen im weiteren Verlauf ihres Bestehens auf Periost und Perichondrium über, mit denen die Schleimhaut innig zusammenhängt. Dadurch kommt es zu Ulcerationen, selbst zu Caries und Nekrose des Knorpels bzw. des Knochens. So finden wir schon im Früh-stadium häufig nicht allein Geschwüre an der Nasenscheidewand, sondern auch Perforationen des knorpeligen und knöchernen Teiles, sowie Geschwüre am Boden der Nasenhöhle (Abb. 18).

Das knöcherne- und Knorpelgerüst der Nase kann nach Sänger und Fraenkel auch primär erkranken. Caries und Nekrose entstehen dann unabhängig von

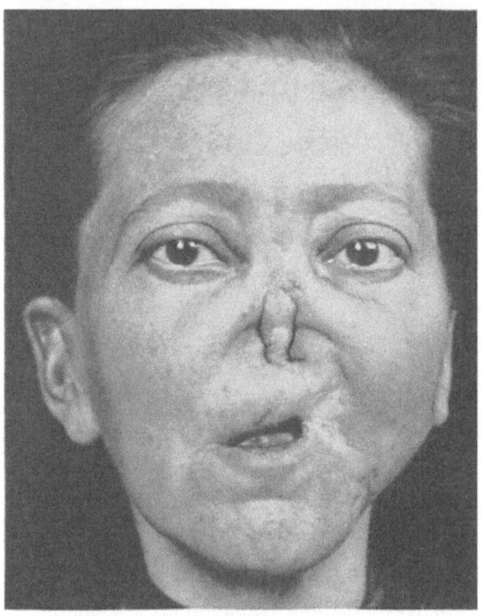

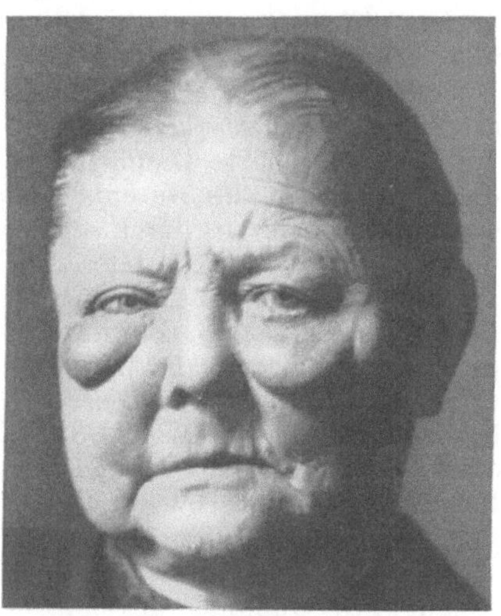

Abb. 16. Vollständige Zerstörung des knöchernen Teils der Nase und des Oberkiefers bei Lues congenita tarda. (Kölner Universitäts-Hautklinik.)

Abb. 17. Hochgradiges Stauungsödem der unteren Augenlider bei diffuser Osteomyelitis gummosa des Schädeldaches.

der Erkrankung der Schleimhaut. Schon bei dieser Form der Rhinitis kann es dann nach Hahn und Deycke zu Caries und Nekrose an der Cartilago quadrangu-laris, dem Vomer, den Spitzen der Muscheln, dem Siebbein kommen und dadurch das Nasengerüst erschüttert werden.

Die gummösen Affektionen der Nase im Spätstadium der Syphilis erscheinen in Form von circumscripten Knoten, den eigentlichen Gummen, oder als diffuse Infiltration. Zuweilen kommen auch beide Formen zugleich vor. Die um-schriebene Form entwickelt sich nach Hahn und Deycke vorwiegend am Septum und am Boden der Nasenhöhle, und zwar sowohl in der Schleimhaut wie im Periost und Knochen, bzw. im Perichondrium und Knorpel, selten an der Seitenwand. Die gummöse Infiltration kann jede Stelle der Nasenhöhle ergreifen und sich nach allen Richtungen hin verbreiten. Wenn durch die fort-schreitende gummöse Zerstörung Knochen und Knorpel bloßgelegt werden, so tritt Nekrose mit nachfolgender Abstoßung der Sequester ein, desgleichen, wenn das Gumma im Periost, subperiostal oder im Perichondrium entstanden war.

Die gummöse Infiltration ist vorwiegend in den hinteren und oberen Partien der Nasenhöhle, zuweilen auch an anderen Stellen der Nasenschleimhaut lokalisiert.

Sie befällt dort besonders die Schleimhaut, das Periost und Perichondrium und breitet sich rasch nach der Fläche und Tiefe aus. So werden entsprechend ihrem Angriffspunkt Knochen und Knorpel bloßgelegt und verfallen der Nekrose. Dadurch können das Knorpelgerüst der Nase, das Pflugscharbein, die Nasenbeine, die dünnen Knochenlamellen des Siebbeins, die Nasenfortsätze des Oberkiefers mehr oder weniger vollkommen nekrotisch zugrunde gehen. Die Veränderungen am Siebbein und Vomer zerstören das Gerüst der Nasenwurzel und führen, auch wenn die Nasenbeine nicht ergriffen werden, zu einem Einsinken der Nase, zur sogenannten *Sattelnase* (HAHN, DEYCKE) (Abb. 19).

An der *Wirbelsäule* kommen nach ZIESCHÉ alle Formen der syphilitischen Knochenerkrankungen zur Beobachtung, von der leichten, rasch abheilenden Periostitis bis zu den schweren gummösen Veränderungen, die mit Nekrose und Sequestrierung des Knochens einhergehen. Am häufigsten sind

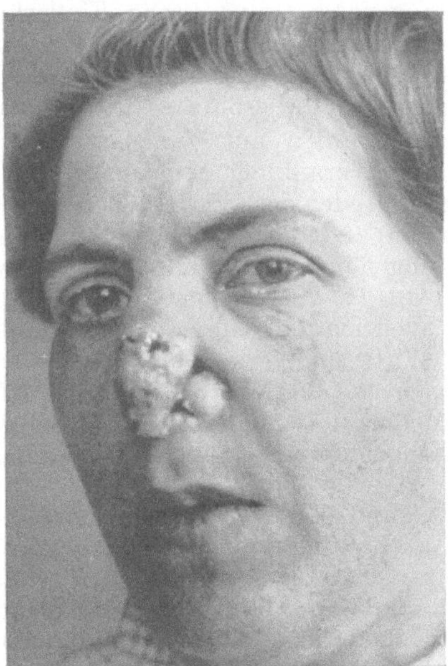

Abb. 18. Gummata der Nase.
(Kölner Universitäts-Hautklinik.)

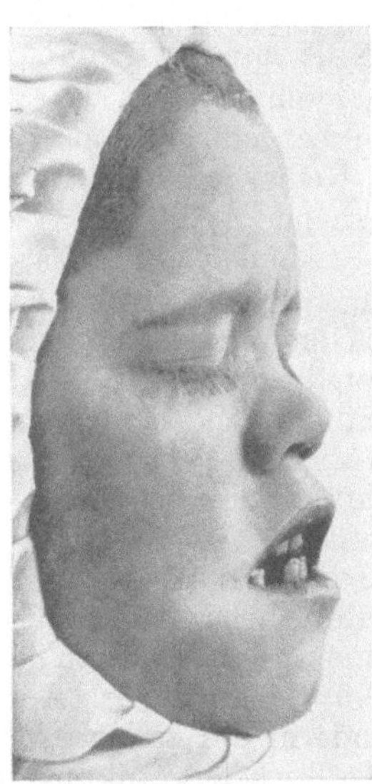

Abb. 19. Syphilitische Sattelnase.
(Kölner Univ.-Hautklinik.)

die gummösen Prozesse. Exostosen, die durch Kompression des Rückenmarkes oder der austretenden Nervenwurzeln zu schweren Schädigungen führen können, kommen vor, wurden aber, besonders in früheren Zeiten, in ihrer Häufigkeit überschätzt.

HASE fand an den Processus spinosi der Wirbel grubige Vertiefungen, die er auf periostale Gummata zurückführt. Ob auch die syphilitische Caries der Wirbelkörper durch eine Osteoperiostitis hervorgerufen werden kann, ist mangels anatomischer Untersuchungen noch nicht zu entscheiden. Unter Berücksichtigung des klinischen Bildes glaubt PETRÈN, daß eine Anzahl von Fällen von Wirbelsyphilis durch eine einfache syphilitische Periostitis erklärt werden kann. Sie können leicht mit akuten oder subakuten rheumatischen Affektionen der Wirbelsäule verwechselt werden. In den als syphilitische Periostitis der Halswirbelsäule gedeuteten Fällen waren sowohl die Schmerzen als die bei der Palpation hervortretenden krankhaften Erscheinungen überwiegend oder ausschließlich nur auf der einen Seite lokalisiert.

Bei den mit einem Ulcus der hinteren Rachenwand einhergehenden Erkrankungen der oberen Halswirbelsäule nehmen einige Autoren (Neumann, Gerber, Scott-Renner u. a.) an, daß der primäre Krankheitsherd ein Gumma der Weichteile ist, von dem die Erkrankung der Wirbelsäule durch sekundäre Infektion hervorgerufen wird, während andere, vor allem französische Autoren (Fournier, Hallopeau, Jullien u. a.) den Ausgangspunkt der Erkrankung in den Knochen selbst verlegen, von wo sie nach außen fortschreitet, zur Perforation der hinteren Rachenwand und zur Geschwürsbildung führt. An anderen Knochen ist dieser Vorgang nichts Ungewöhnliches (Schädel, kurze Röhrenknochen); außerdem liegen Sektionsbefunde vor, die einwandfrei den Knochen als primären Krankheitsherd erkennen lassen (Darier).

Unter den *Entstehungsursachen der syphilitischen Wirbelerkrankungen* steht das Trauma obenan. Aber nicht nur in der Auslösung der Erkrankung, sondern auch bei ihrer Verschlimmerung spielen gewisse traumatische Einwirkungen eine Rolle. Die häufige Erkrankung der Halswirbelsäule führt man auf die Wirkung leichter habitueller Schädigungen zurück. Verbindet doch die Halswirbelsäule mit der größten Beweglichkeit auch die größte Arbeitsleistung.

Die syphilitischen Wirbelerkrankungen werden mit wenigen Ausnahmen bei den besonders bösartigen Formen der Erkrankung beobachtet. In einer ganzen Reihe von Fällen wurden gleichzeitig oder der Wirbelsäulenerkrankung vorangehend spezifische Veränderungen in anderen Knochen gefunden. In frühen Stadien der Syphilis sind Erkrankungen der Wirbelsäule nicht beobachtet worden, ausgenommen den Fall von Stahl (s. S. 169), der als Frühfall von Syphilis der Wirbelsäule aufzufassen ist. Vielleicht entgehen sie der Feststellung, weil erst die schweren Zerstörungen der Wirbelsäule erkennbare Erscheinungen machen, während eine leichte vorübergehende Periostitis an einem Wirbelkörper übersehen werden kann. In der Mehrzahl der Fälle ist die Wirbelsäulenerkrankung, wie der Nachweis von Knochengummen ergibt, eine Erscheinung der tertiären Syphilis.

Ziesché, der über 88 Fälle berichtet, fand ein überwiegendes Befallensein des männlichen Geschlechts. Unter Ausschaltung von 18 Fällen mit ungenügenden Angaben ergab sich eine Erkrankungsziffer von 71,4 % für Männer und 28,6 % für Frauen. Auffallend ist die relative Häufigkeit der Erkrankung bei Kindern, die zu der Annahme berechtigt, daß auch bei der angeborenen Syphilis Wirbelerkrankungen vorkommen.

Es befanden sich im Alter von

1—10	Jahren	12	Kranke	=	22,7 %
11—20	„	5	„	=	9,4 %
21—30	„	9	„	=	16,9 %
31—40	„	15	„	=	28,4 %
41—50	„	6	„	=	11,3 %
51—60	„	6	„	=	11,3 %
		53	„	=	100 %.

Die einzelnen Abschnitte der Wirbelsäule sind wie folgt befallen:

Halswirbel	61
Brustwirbel	12
Lendenwirbel	5
Kreuzbeinwirbel	2
Hals- und Brustwirbel	1
Brust- und Lendenwirbel	3
Diffuse Erkrankung	4
	88

Unter den Halswirbeln sind nach Havranek die ersten vier bevorzugt, unter den Brustwirbeln die letzten und unter den Lendenwirbeln die ersten.

Die Wirbelbögen und Fortsätze erkranken seltener als die Wirbelkörper, die zuweilen nekrotisch ausgestoßen werden. Die Erkrankung nimmt von einem Wirbel ihren Ursprung, setzt sich aber häufig auf die nächstgelegenen fort. ZIESCHÉ konnte bei 60 Fällen die Zahl der Wirbel feststellen. Es waren ergriffen

$$1 \text{ Wirbel } 25 \text{ mal } = 41{,}87^0/_0$$
$$2 \text{ Wirbel } 17 \text{ mal } = 28{,}33^0/_0$$
$$3 \text{ Wirbel } 11 \text{ mal } = 18{,}33^0/_0$$
$$4 \text{ Wirbel } 3 \text{ mal } = 5{,}00^0/_0$$
$$\text{Diffuse Erkrankung } 4 \text{ mal } = 6{,}67^0/_0.$$

Am häufigsten ist demnach nur ein Wirbel betroffen. Nur in $5^0/_0$ der Fälle erstreckte sich die Erkrankung über 4 Wirbel, etwas häufiger sind die diffusen Erkrankungen, bei denen sich multiple kleine Herde über die ganze Wirbelsäule verbreitet vorfanden.

Gelegentlich tritt der Prozeß an verschiedenen Abschnitten der Wirbelsäule selbständig auf. In einem klinisch beobachteten Falle LEYDENs konnte dieser Befund zur Differentialdiagnose gegenüber der Spondylitis tuberculosa verwertet werden. Eine anatomische Bestätigung brachte HAYEM, ferner M. B. SCHMIDT, der im mittleren Brustteil und im Kreuzbein je einen Herd nachwies.

Zwei Fälle von syphilitischer Affektion des **Kreuzbeins** sind nach PETRÈN einwandfrei. Dagegen ist das Vorkommen einer Syphilis der Lenden- und der Brustwirbel, die beiden oberen ausgenommen, bisher nicht nachgewiesen. Von 42 als Syphilis der Halswirbelsäule beschriebenen Fällen kann bei 33 nach PETRÈN eine wirkliche Caries angenommen werden. Eine Bevorzugung einzelner Wirbel, etwa des Atlas oder Epistropheus ist nicht anzunehmen. Vielmehr müssen wir annehmen, daß die sämtlichen vier oberen Halswirbel dieselbe Prädisposition für die Lokalisation der Syphilis darbieten.

COFIELD, der unter 111 Fällen von Syphilis der Knochen und Gelenke 9mal eine Spondylitis syphilitica und 1mal eine Erkrankung der Articulatio sacroiliaca fand, unterscheidet den *arthralgischen*, den *gummösen* und den CHARCOT*schen Typus der Spondylitis syphilitica*. Beim arthralgischen (rheumatischen oder toxischen) Typ finden wir entzündliche Veränderungen an der Synovialmembran und dem periartikulären Gewebe, während destruktive Veränderungen an den Wirbeln fehlen. Röntgenaufnahmen sind daher negativ. Klinisch bestehen Rückenschmerzen bei Bewegungen und auf Druck. Beim gummösen Typ finden wir Wirbelkörper und Zwischenwirbelscheiben wie bei der Tuberkulose zerstört. Rückenschmerzen, besonders in der Nacht, Steifheit der Wirbelsäule, Muskelspasmen, Kyphose, Knochenwucherungen, Ankylosen sind in späteren Stadien der Krankheit nachzuweisen. Beim CHARCOTschen Typ werden Deformitäten der Wirbelsäule, geringe oder keine Schmerzen, keine Muskelspasmen, aber Ataxien beobachtet. Das Röntgenbild zeigt unregelmäßige Zerstörung der Wirbel mit ausgedehnter Knochenneubildung.

Die *Symptome* der Wirbelsyphilis sind abhängig vom Sitze der Erkrankung. Die Lokalerscheinungen stehen häufig hinter den Folgeerscheinungen der sekundären oder nervösen Symptome zurück. Während JÜRGENS die Ansicht vertrat, daß eine Ausbreitung der Erkrankung auf das Rückenmark und seine Häute eine Seltenheit sei, sind durch zahlreiche Autopsien sekundäre Erkrankungen des Rückenmarks festgestellt worden. So von CHAUVET eine diffuse Sklerose des Rückenmarkes, von DARIER und MOSCA eine Pachymeningitis im Bereich der affizierten Wirbel. DOMINEL und LEPESTRE fanden eine Myelomeningitis. Die Medullarpartie der Arachnoidea war im unteren Drittel der Dorsal- und in der ganzen Lumbalregion durch eine weiße, eiterähnliche Flüssigkeit abgehoben, außerdem eine frische Blutung. In HALLOPEAUs Fall ließen nervöse Erscheinungen an eine Tabes denken. JULLIEN, KAPOSI, LEYDEN und MACKENZIE heben den

Durchbruch zum Rückenmark mit den Folgeerscheinungen der Meningitis und Myelitis als besonders häufig hervor. Ollivier und Claudes sahen eine ausgesprochene Myelitis in Höhe der Wirbelveränderung. In einer großen Anzahl der Fälle sind Kompressionserscheinungen vorhanden.

Die Erkrankung des Halsabschnittes der Wirbelsäule macht sich zunächst durch Halsschmerzen bemerkbar, die das Schlucken behindern können. In erhöhtem Maße wird aber durch einen Tumor der hinteren Rachenwand das Schlucken erschwert oder unmöglich. Dieser Tumor, der durch seine Größe rein mechanisch das Schlucken erschwert, ist zunächst solide, erweicht aber bald in seiner Mitte und zerfällt geschwürig. Danach lassen die Schlingbeschwerden nach. Es stellen sich aber andere quälende Zustände ein. Der aus dem Geschwüre der hinteren Rachenwand in reichlicher Menge sezernierte Eiter läuft herab und führt zu Entzündungen des Kehlkopfes. Ein chronischer Reizhusten ist die Folge. Er schwächt die Kranken, die durch die Behinderung der Nahrungsaufnahme schon heruntergekommen sind, aufs äußerste. Die Schmerzen, die zunächst nur anfallsweise oder bei Bewegungen des Kopfes auftreten, sind dauernd vorhanden, auch in der Ruhe. Dieser spontane Schmerz erfährt, wie so häufig bei der Knochensyphilis, eine Zunahme während der Nacht. Den Schmerzen und der Infiltration des Rachens folgt ein Trismus, der die Nahrungsaufnahme noch mehr erschwert. Durch die brettharte Kontraktion der Muskeln des Halses entsteht eine Steifheit des Halses wie beim Torticollis. Die Muskelspannung ist nach der Lage des Herdes zuweilen eine ungleichmäßige. Ein Ödem des Nackens verdeckt die Konturen der Wirbelsäule. Durch die Muskelspannung und die Schmerzempfindlichkeit ist die Drehung des Kopfes fast völlig aufgehoben, während die Beugung meistens, wenn auch nur in mäßigem Grade, möglich ist.

Statt der normalen Lordose der Halswirbelsäule finden wir eine spitzwinklige Kyphose. Ein Kranker Joachimsthals trug den Kopf tief auf die Brust niedergebeugt, ohne ihn erheben zu können. Der Kopf wird, wie beim Pottschen Übel, ängstlich steif gehalten, hastige Bewegungen werden vermieden. Beim Lagewechsel wird der Kopf mit den Händen gestützt. An der Stelle der Vorwölbung findet sich eine Druckschmerzhaftigkeit, die heftiger ist als beim tuberkulösen Gibbus (Ziesché).

Wenn auch Kompressionserscheinungen selten fehlen, so kommt es doch nur ausnahmsweise zu dem klassischen Bild der Kompressionsmyelitis des oberen Halsmarkes oder der Halsanschwellung. Nur zweimal wurde eine Lähmung aller vier Gliedmaßen beobachtet, die in einem Falle nach spezifischer Behandlung zurückging.

Kompression an der Austrittsstelle der hinteren Wurzeln durch luetische Bindegewebsneubildung, Exostosen im Wirbelkanal und in der Nähe der Foramina intervertebralia führt zu neuralgischen Schmerzen. Von der Tuberkulose, der die Spondylitis syphilitica klinisch sehr ähnlich ist, unterscheidet sie sich durch das Fehlen von Senkungsabscessen und Fistelbildungen. Kongestionsabscesse werden im Röntgenbild durch derbe Infiltrationen in der Umgebung des erkrankten Wirbels vorgetäuscht. Retropharyngealabscesse durch prävertebral gelegene erweichte Gummata der oberen Halswirbel.

Nach M. B. Schmidt sind aber Senkungsabscesse wiederholt beobachtet worden, relativ am häufigsten bei der Halswirbelsyphilis, auch wenn die Krankheitsherde nicht gegen den Pharynx bloßgelegt sind.

Die sekundären Rückenmarksveränderungen führen selten zum Tode. Das Geschwür an der hinteren Rachenwand sondert ein übelriechendes Sekret ab. Es kommt erst zur Abheilung, wenn alle nekrotischen Knochenteile abgestoßen oder operativ entfernt worden sind. Am häufigsten wird der vordere

Bogen des Atlas nekrotisch ausgestoßen (E. FISCHER). MACKENZIE berichtet
über spontane Ausstoßung des Proc. transversus und des Epistropheus, ebenso
AUTENRIETH, OGLE des 4. Halswirbels, ZIESCHÉ des 2. und 3. (Abb. 20). Häufig
erscheinen verschiedene, nicht definierbare Wirbelfragmente. Nach dem Schluß
der Wunde stellt sich die Funktion der Halswirbel ganz oder teilweise wieder
ein. Ausgang in völlige Ankylose ist selten.

Der Zusammenbruch der Wirbelsäule hat des öfteren den plötzlichen Tod
durch Kompression des Halsmarkes herbeigeführt. In einem Falle war es eine
Blutung ins Rückenmark, die sich bis zu den Vierhügeln erstreckte. LANDRIEUX
verlor einen Kranken an einer profusen Hämoptoe, die durch Arrosion der
Carotis interna entstand. In dem Falle von MACKENZIE stammte die Blutung
aus der A. vertebralis.

ZIESCHÉ hat gefunden, daß von 60 Fällen von Syphilis der Halswirbelsäule
acht plötzlich verstarben. 6mal war die *Todesursache* eine Kompression des

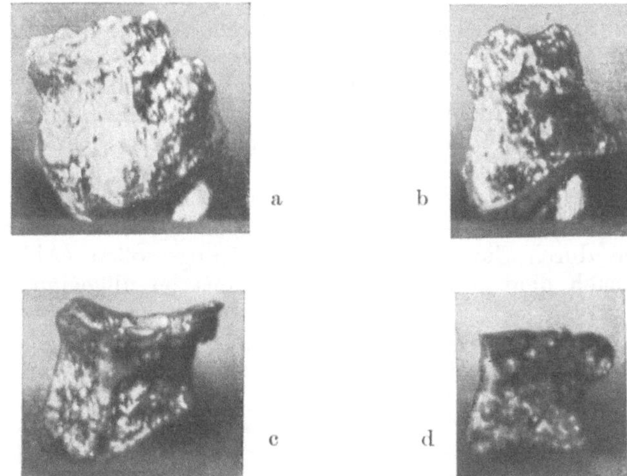

Abb. 20. a, b, 2. Halswirbel. c, d. 3. Halswirbel, nekrotisch spontan nach dem Pharynx ausgestoßen
(Fall ZIESCHÉ).

Rückenmarkes und Atemlähmung, zumeist hervorgerufen durch eine unvor-
sichtige Bewegung, wie rasches Aufsetzen im Bett. Langsam, an fortschreitendem Marasmus, starben 14 Kranke. Im Falle NEUMANNs erstreckte sich die
Krankheit über 11 Jahre. Die Eiterung griff auf Pleura und Lunge über und
führte unter hohen Abendtemperaturen zum Tode. Heilung wurde in 31 Fällen
beobachtet, zuweilen mit erstaunlich gutem funktionellen Ergebnis.

Die Erkrankung anderer Abschnitte der Wirbelsäule zeigt ähnliche, wenn
auch nicht so markante Symptome. Die Behinderung der Beweglichkeit tritt
nicht so deutlich in die Erscheinung wie an der leicht beweglichen Halswirbelsäule. Druckschmerz der erkrankten Wirbel zeigt zunächst die Erkrankung
an. Spontane, nachts an Heftigkeit zunehmende Schmerzen fehlen selten.
Die sekundären, durch Kompression des Rückenmarks hervorgerufenen Reiz-
und Ausfallserscheinungen sind abhängig von dem Sitz des Herdes. Bei Erkrankungen der Lendenwirbelsäule werden Sphincterlähmungen gesehen, Conus-
lähmungen, wenn das Kreuzbein ergriffen war. Diese sekundären Erscheinungen
ermöglichen im Verein mit den Lokalsymptomen und durch die Segmentdiagnose
die Erkennung des Krankheitssitzes.

13*

Die Mehrzahl der Fälle wurde geheilt. Bei den tödlich endenden ist der Krankheitsverlauf im allgemeinen länger als bei Erkrankungen der Halswirbelsäule. Ziesché erklärt diese Tatsache durch die verschiedene Wertigkeit der einzelnen Rückenmarkabschnitte.

Der Ausgang der Erkrankung ist aus folgender Zusammenstellung von Ziesché zu ersehen:

Ort	Gestorben		Geheilt	
	Insgesamt	$^0/_0$	Insgesamt	$^0/_0$
Halswirbel	22	36	39	64
Brustwirbel	4	33	8	67
Lendenwirbel	3	60	2	40
Kreuzbeinwirbel	1	50	1	50
Hals- und Brustwirbel	1	100	—	—
Brust- und Lendenwirbel	1	33	2	67
Diffuse Erkrankung	3	75	1	25
	35	$39^0/_0$	53	$^0/_0$

Die *Diagnose* der Wirbelsyphilis ist nicht leicht. Bei Ziesché finden sich ausführliche differentialdiagnostische Erwägungen.

Die *Symptome* der Spondylitis syphilitica unterscheiden sich nicht von denen der Wirbeltuberkulose. Für die Diagnose Syphilis kann nur die Tatsache angeführt werden, daß 17 Fälle im Anschluß an die syphilitische Behandlung geheilt worden sind, daß 16 Fälle mit einem (immer als syphilitisch gedeuteten) Geschwür im Pharynx kompliziert waren, das sich meistens bis zu den angegriffenen Wirbelkörpern erstreckte. Mehrmals wurden auch große Stücke von kariösem Knochengewebe durch die Pharynxgeschwüre abgestoßen (Abb. 20). Diese Fälle wurden nach dem Abstoßen des Knochens im allgemeinen verhältnismäßig schnell geheilt.

In dem Vorkommen einer Caries der oberen Halswirbel mit einem Geschwür syphilitischen Charakters im Pharynx und mit dem Ausstoßen von nekrotischem Knochengewebe durch diese Geschwüre sieht Petrèn einen besonderen Typus der syphilitischen Caries, der wenn auch von einer ernsten Prognose sich doch von dem gewöhnlichen Typus der tuberkulösen Caries an demselben Orte mit einer noch schlimmeren Prognose, ohne Komplikation mit Geschwürsbildung im Pharynx, aber häufig mit dem Auftreten von Senkungsabscessen verbunden, scharf unterscheidet.

Die Unterscheidung zwischen Tuberkulose und Syphilis ist ohne Wa.R. und Röntgenbild kaum möglich.

Hahn und Deycke fanden bei der röntgenologischen Untersuchung der Wirbelsäulensyphilis — Erkrankung des 4.. und 5. Halswirbels — umschriebene Herde, von denen je einer den Körper allein, ein anderer aber über die Zwischenwirbelscheiben hinweg beide Körper ergriffen hatte. In einem anderen Falle hat ein in toto ergriffener Wirbel seine Form vollkommen bewahrt. In einem dritten Falle, in dem die Konturen der drei obersten Halswirbel nicht zu erkennen waren, nahmen Hahn und Deycke eine Periostitis syphilitica an, weil der Prozeß so ausgedehnt und nirgends ein circumscripter Herd zu erkennen war. Ein röntgenologisch nachweisbarer prävertebraler Absceß spricht zugunsten einer sekundären Ernährungsstörung des Knochens durch eine primäre Periostitis.

Bezeichnend für Lues im Gegensatz zu Tuberkulose sind im Röntgenbild das Fehlen der Atrophie in den benachbarten Wirbelkörpern und die rasche Sklerosierung unter spezifischer Behandlung (Picard).

Zu beachten sind ferner die Anamnese, die Art der Schmerzen, die Lokalisation (Halsabschnitt der Wirbelsäule), Geschwüre der hinteren Rachenwand,

Fehlen kalter Abscesse, sowie das Alter der Erkrankten und der relativ gute
Allgemeinzustand. In der Regel findet man andere syphilitische Symptome
und vor allem eine positive Wa.R. In Zweifelsfällen muß eine spezifische Therapie
eingeleitet werden. Unter dieser und durch Zuhilfenahme von orthopädischen
Maßnahmen werden oft erstaunliche Besserungen erzielt. Fast stets bleiben
aber Versteifungen der Wirbelsäule zurück.

Die gummöse Osteomyelitis der langen Röhrenknochen (zentrales Gumma)
ist immer recht stiefmütterlich behandelt worden. RICORD beschrieb 1851
eine plastische Degeneration des Markes beider Tibiadiaphysen, die als Syphilome
angesprochen werden müssen. VOLKMANN hat zwei Fälle zentralsyphilitischer
Osteomyelitis der Ulna gesehen und operiert, ferner ein zentrales Gumma mit
Spontanfraktur des Radius. A. THIERFELLER berichtet über einen Gummiknoten im Mark der Tibia. KLEMM hat unter Mitteilung von drei eigenen Beobachtungen die Klinik der gummösen Osteomyelitis der langen Röhrenknochen
dargestellt. Umfassende anatomische Untersuchungen verdanken wir CHIARI
und GANGOLPHE. CHIARI fand unter 28 Fällen alter erworbener Syphilis 10mal
zentrale Gummata in den langen Röhrenknochen, und zwar nicht nur mehrfach
multipel in verschiedenen Skeletabschnitten, sondern auch multiple Herde
in ein und demselben Knochen. Sitz der Erkrankung war sowohl der Markzylinder der Diaphyse (Osteomyelitis gummosa im engeren Sinne), wie auch
die spongiösen Teile der Gelenkenden (Ostitis gummosa).

Die zentralen Syphilome der Markhöhle bestehen oft latent. Sie bilden
gallertige, meist schwach verkäsende Knoten, die den Markzylinder an umschriebener Stelle ganz oder unvollkommen ausfüllen. An der Außenfläche
des Knochens fehlt oft jede Veränderung. Erst bei weiterer Ausdehnung wird
die Corticalis vom Markraume aus zerstört, die Außenfläche der Knochenrinde
an derselben Stelle durch periostitische Auflagerungen verdickt. Am macerierten
Knochen finden wir dann umschriebene, spindelförmige Erweiterungen des
Markraumes der Diaphyse mit Ausbuchtung der Rinde, aber ohne Verdünnung
derselben (Abb. 21). Besondere Prädilektionsstellen für diese Markgummata
konnte CHIARI nicht feststellen. Die mittleren Teile und die Enden der Schäfte
fand er in gleicher Weise betroffen. Femur und Tibia waren am häufigsten
erkrankt. CHIARI konnte auch feststellen, daß die umschriebenen Markgummata
in jedem Stadium der Erkrankung sich zurückbilden können. So fand er Knoten
in verschiedenen Graden der bindegewebigen Vernarbung und einmal einen
bindegewebigen Herd in einer Tibia, dessen Zusammenhang mit einem Gumma
nicht zweifelhaft sein konnte, da in dem Femur desselben Individuums floride
Syphilome gefunden wurden. Wenn bei größerer Ausbreitung des Prozesses
die äußere Knochenneubildung mit der Resorption von innen nicht mehr gleichen
Schritt hält, kommt es zur Verdünnung und Perforation der aufgetriebenen
Rinde, gelegentlich auch zu Spontanfrakturen. In der Regel ist dann der Markzylinder in größerer Längenausdehnung erkrankt. Es liegt die von GANGOLPHE
als *diffuses Syphilom* bezeichnete zweite Form der Erkrankung vor.

GANGOLPHE fand bei der Autopsie von 23 Syphilitikern 12mal Gummata
im Femur, 12mal in der Tibia, 10mal im Humerus, 8mal im Radius, 1mal in
der Fibula, 1mal im Schlüsselbein und 2mal im Schulterblatt. Dabei wird manches
umschriebene Gumma der Feststellung entgangen sein, weil häufig äußerlich
wahrnehmbare Veränderungen am Knochen fehlen. Die circumscripte Form
der Erkrankung stellt häufig den Beginn des Leidens dar, sie nimmt dann im
weiteren Verlauf diffusen Charakter an. Sie kann aber auch circumscript bleiben
dadurch, daß sie in der Umgebung durch sklerotisches Binde- oder durch Knochengewebe abgekapselt wird. Knochenschwund und Knochenneubildung halten

einander die Waage. Die Auftreibung des Knochens ist das erstere äußere
Zeichen des zirkumscripten Markgummas. In seltenen Fällen fehlen äußere
Veränderungen, die auf den zentralen Knochenprozeß hindeuten.

Nicht so leicht wird das häufigere *diffuse Syphilom* übersehen, das fast immer

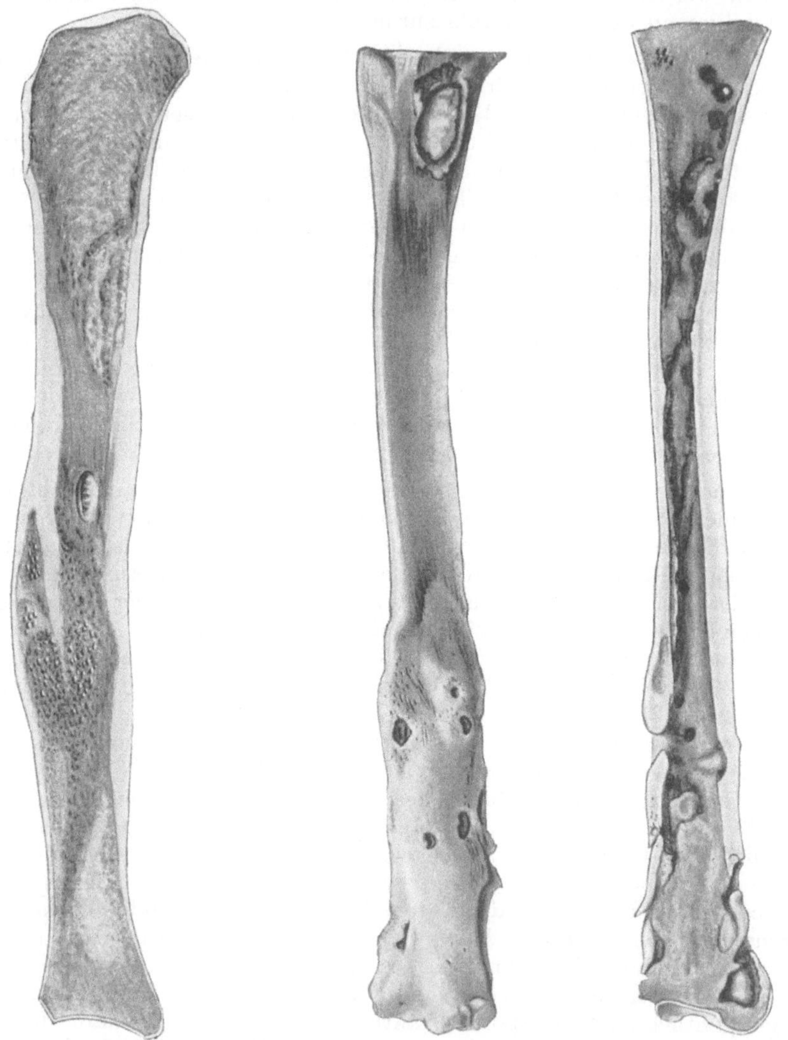

Abb. 21. Spätsyphilitische peri- und
endostitische Veränderungen der
Tibia. Zentrales Syphilom.

Abb. 22. Multiple Gummata der Tibia mit Durchbruch
durch die Knochenrinde.
(Pathologisch-anatomisches Institut Köln.)

mit Veränderungen an dem umgebenden Gewebe einhergeht. Vor allem sind
es die Muskeln, die in verschiedener Ausdehnung gummös erkrankt sind. In
der Regel sind sie atrophisch, graurot oder blaß, mit dem darunter liegenden
Knochen und den Fascien verwachsen. Das intramuskuläre Bindegewebe ist
sklerotisch verdichtet. Zwei oder drei Fisteln mit gewundenen Gängen, aus
denen Eiter in geringer Menge austritt, führen ins Knocheninnere. Das Übergreifen der Erkrankung auf die Weichteile führt zu Ulcerationen.

Das Periost ist verdickt und mit dem darunterliegenden Knochen stellenweise verwachsen. An manchen Stellen kann es nicht abgezogen werden, während an anderen Stellen eine Loslösung leicht gelingt. An den Durchbruchsstellen haftet es fester wie an den osteophytären Vorsprüngen. Zwischen Knochen

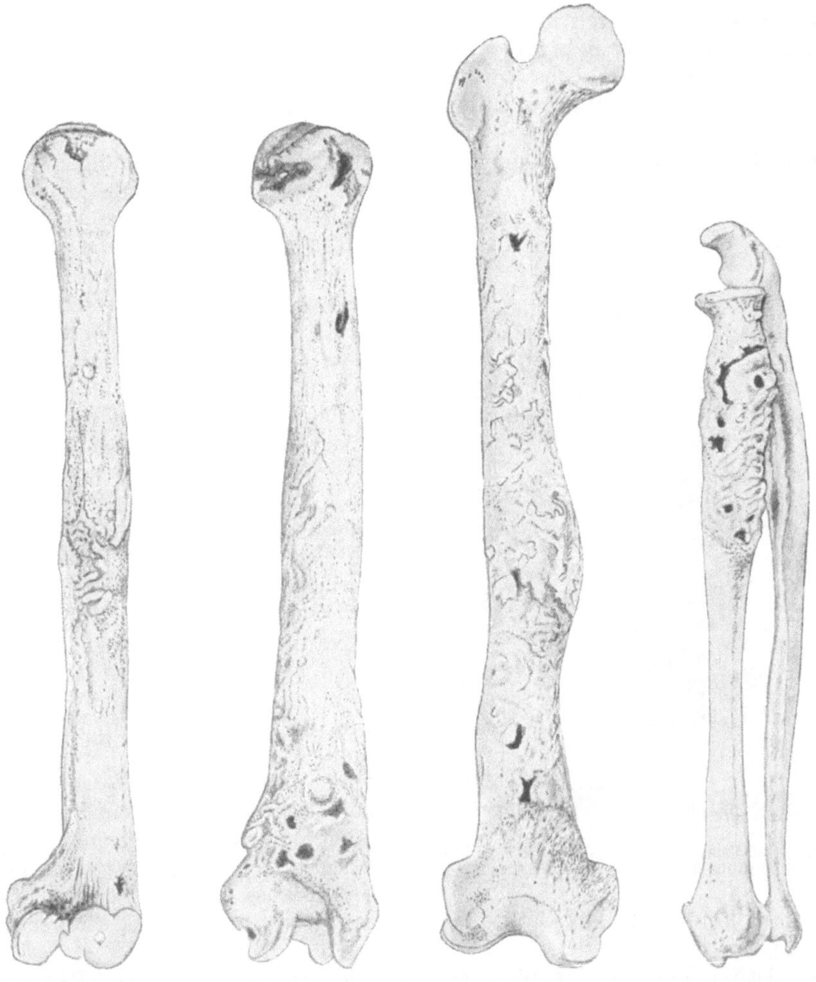

Abb. 23.   Abb. 24.   Abb. 25.   Abb. 26.

Abb. 23—26. Humerus, Femur und Radius maceriert (Fall OEFFINGER). Die Knochen sind verdickt, uneben, rauh, höckerig, mit zahlreichen Öffnungen, die in — teilweise zusammenhängende — Hohlräume führen. Der Radius ist in seiner oberen Hälfte winddornartig verdickt und aufgetrieben. Die Öffnungen führen in eine Knochenhöhle, die bis an die Gelenkfläche reicht.

und Periost findet sich eine anfangs gelatinöse, später käsige oder bindegewebig käsige Masse.

Beim *diffusen Syphilom* ist die Diaphyse oft um ein mehrfaches verdickt. Die Knochenoberfläche zeigt nach Abzug des Periostes neben zahlreichen unregelmäßigen, mehr weniger scharfen Osteophyten, Vakuolen oder Perforationsstellen, die an Zahl und Umfang wechseln (Abb. 22). Durch zahlreiche kleine Öffnungen erscheint der Knochen porös oder wurmstichig. In anderen Fällen finden wir zahlreiche größere Öffnungen, die rundlich oder oval sind, in sie münden kleinere Öffnungen in großer Zahl. Am frischen Knochen sind diese Durchbruchsstellen mit demselben Gewebe angefüllt, das auch unter dem Periost gefunden wird. Außerdem finden sich Bindegewebsstränge, die von der Innenfläche des Periostes ausgehen und mehr weniger tief in den Knochen hereinreichen. Durch die Verdickung wird die äußere Gestalt des Knochens verändert. Er wird rundlich, keulen- oder spindelförmig (Abb. 23—26). Auf einem Längsschnitt durch den Knochen finden wir Hyperostosen, die bis zur Eburneation führen neben atrophischen Bezirken, durch die der Knochen brüchig wird. Trotz Vermehrung des Volumens ist der Knochen porotisch und bricht leicht. Daher die Spontanfrakturen aus geringfügiger äußerer Veranlassung.

Die *Markhöhle* ist erweitert, unregelmäßig begrenzt, durch Fisteln und Gänge steht sie mit den an der Oberfläche sichtbaren Vertiefungen in Verbindung. Eine Sonde dringt von außen bis in das Knocheninnere.

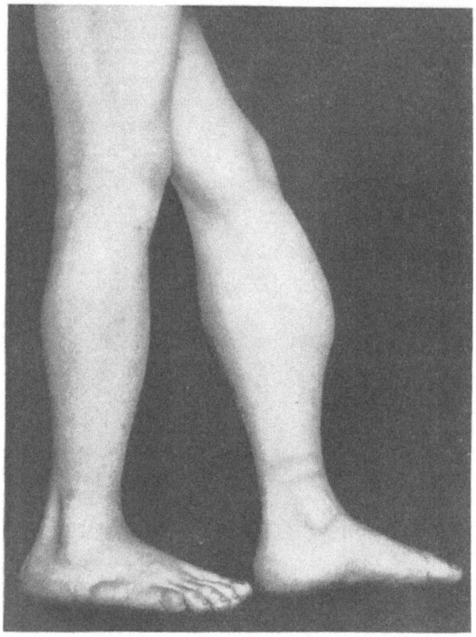

Das gummöse Gewebe ist anfangs gelatinös, rötlich, später käsig, goldgelb, rötlich oder okerfarben.

Größere Sequester fehlen. Wenn man eine Sonde in das Knocheninnere einführt, stößt man auf weiches Gewebe, niemals auf nekrotischen Knochen. Da es fast nie zur Nekrose des Knochens kommt, fehlt auch stärkere Eiterung, Nekrosen sind wie am Schädel wahrscheinlich auf akzidentelle eitrige Entzündungen zurückzuführen.

Von den *langen Röhrenknochen* erkrankt am häufigsten die Tibia. Bei ausgedehnter Erkrankung kommt es zu Verbildungen des Knochens, wie sie bei der früh erworbenen und der angeborenen Spätsyphilis von Fournier als *Säbelscheidentibia* zuerst beschrieben wurden (Ostitis oder Panostitis deformans syphilitica). Von der Pagetschen Ostitis deformans, mit der Verwechslungen

Abb. 27. Ostitis syphilitica deformans der Tibia. Starke Verbiegung des Unterschenkels nach vorne.

vorkommen können, ist die Ostitis deformans syphilitica leicht zu unterscheiden (Abb. 27).

Die Ostitis deformans syphilitica und die Ostitis deformans (Paget) der langen Röhrenknochen ähneln einander durch die deformierende Auftreibung, die mit einer Verlängerung und Verbiegung einhergeht (Pick, Richter, Wilhelm, Christeller). Der Knochenprozeß ist aber so grundverschieden, daß die Ostitis deformans (Paget) niemals der angeborenen Spätsyphilis zugerechnet werden kann. Die bei der Pagetschen Krankheit zuweilen positive Wa.R. kann an dieser Tatsache nichts ändern. Bei der Syphilis eine ossifizierende und kondensierende Ostitis und Osteomyelitis mit Verengerung der Markhöhle und eine ossifizierende Periostitis mit osteophytären Auflagerungen, bei der Ostitis deformans Paget aber Auflösung der Compacta, Knochenneubildungen in der ganzen Corticalis und Ausweitung der Markhöhle, wobei das Periost sich passiv verhält. Im Röntgenbild geben die syphilitischen Knochen einen gleichmäßigen, dichten, der Eburnisation entsprechenden Schatten, der die Markhöhle einengt oder ganz erfüllt. Die Corticalis ist dabei von dichten periostalen Osteophyten überlagert. Die Grenze zwischen dieser und der alten Rinde ist oft noch deutlich zu erkennen. Bei der PAGETschen Krankheit fällt vor allem der Umbau, die Zernagung, oft parallelblätterige Streifung der Rinde auf. Zwischen verdichteten Rindenstellen liegen aber immer Aussparungen durch Resorptionsherde.

Vor einer Verwechslung mit der Rachitis (Spätrachitis) schützen die Unterschiede im Kalkgehalt und der Knochenstruktur. Bei der Rachitis Kalkmangel, bei der Syphilis Kalküberschuß infolge verzögerter Resorption, die Rachitis eine Systemerkrankung, während die Syphilis nur einen oder wenige Knochen befällt. Die Schienbeine sind bei der Rachitis verkrümmt, aber sie sind nicht nach vorne wie bei der Syphilis, sondern nach außen verbogen. Sie behalten ihre schlanke Form und ihre scharfen Kanten.

Die im Bereich der vorderen Tibiafläche gelegenen Gummata führen zu Knochennekrosen und Sequesterbildungen, durchbrechen die Haut und hinterlassen Geschwüre, hauptsächlich in der oberen Hälfte des Unterschenkels.

Spontanfrakturen entstehen besonders an den langen Röhrenknochen, die durch ein Gumma vollständig durchsetzt sind. VOLKMANN und GANGOLPHE führen alle Spontanfrakturen auf lokale gummöse Veränderungen zurück. In der Regel gehen örtliche Symptome, Schwellung und Schmerzen der Fraktur voraus. Ob bei den schweren Formen der Syphilis eine durch die Allgemeininfektion bedingte allgemeine Knochenbrüchigkeit vorkommt, ist noch nicht entschieden. PARÉ, PORTAL, später VENOT nahmen als Ursache der Spontanfrakturen allgemeine atrophische Zustände des Skelets an. Eine einfache Porose des Knochens ist aber als Ursache einer Spontanfraktur bei Syphilitischen bisher nicht festgestellt worden. Auch die Annahme der ursächlichen Bedeutung einer Amyloiddegeneration des Knochens für die abnorme Brüchigkeit konnte durch anatomische Untersuchungen nicht gestützt werden. CHARPY und GUÉRIN haben festgestellt, daß Knochen von Syphilitischen bei einer geringeren Belastung brechen als solche von gesunden Personen. Chemische Untersuchungen ergaben Veränderungen der Knochensubstanz, vor allem einen geringeren Gehalt an Fluor-Calcium. Die Untersuchungen wurden an der Fibula eines 20jährigen Mannes mit tertiärer Syphilis angestellt, die makro- und mikroskopisch normal war. M. B. SCHMIDT mißt diesem Befunde keine Bedeutung für die Frage nach der Ursache der Spontanfrakturen bei, weil die Verminderung der Resistenz nur eine relative und für die Erklärung von Spontanfrakturen keine ausreichende war.

Die meisten Brüche bei Syphilitischen finden sich am Oberarm, am Oberschenkel und am Schlüsselbein, das entspricht nicht ganz der Lokalisation der zentralen Gummata, die in 10 Fällen 6mal den Femur, 5mal die Tibia, 4mal den Humerus und 1mal den Radius betrafen. Die in der Literatur bekannt gegebenen pathologischen Frakturen bei Syphilitischen betrafen einschließlich einer eigenen Beobachtung (Spontanfraktur des Radius) (Abb. 4) den Humerus 22mal, den Oberschenkel 15mal, die Clavicula 15mal, den Radius 5mal, die Tibia 4mal, die Rippen 2mal, die Patella 1mal, die Ulna 1mal, den Unterkiefer 1mal.

Des öfteren wurden *multiple Spontanfrakturen* bei ein und demselben Individuum gefunden, GANGOLPHE sah bei 39 Kranken insgesamt 52 Frakturen. Die häufigen Spontanfrakturen des Oberarmes werden darauf zurückgeführt, daß an den oberen Gliedmaßen die an den unteren vielfach beobachtete ossifizierende Periostitis ausbleibt, die durch den Reiz der funktionellen Inanspruchnahme der unteren Extremitäten hervorgerufen wird und bestimmt ist, kompensatorisch den malacischen Knochen widerstandsfähiger zu machen.

Die nicht seltenen Spontanfrakturen der Clavicula lassen erkennen, daß an ihr gummöse Prozesse häufig anzutreffen sind (Abb. 28). Die geringe Anzahl der Frakturen an Rippen und Patella entspricht der Seltenheit der Erkrankung dieser Knochen. Die Frakturen des Schlüsselbeins und der Rippen entstanden durch einfache Muskelaktionen.

Die pathologischen Frakturen bei der Syphilis heilen oft überraschend schnell und unter reichlicher Callusbildung. Mehrfach wurde eine durch die Entzündung angeregte exzessive Calluswucherung beobachtet. Von Gangolphes 52 Fällen konsolidierte nicht ganz die Hälfte, die meisten langsamer als normal. 6mal entstand eine Pseudarthrose. Bei einem Kranken trat eine Refraktur ein, 3mal vereiterte die Bruchstelle, 5 starben, ehe der Bruch geheilt war.

Verkrümmungen der Knochen sind in der Regel auf schlecht geheilte Frakturen zurückzuführen.

An einem exartikulierten Arm, der eine frische Spontanfraktur des Humerus zeigte, fand Sybel das Ellbogengelenk knöchern ankylosiert. Unterhalb der Bruchstelle zeigte die Haut elephantiastische Verdickungen. In allen Geweben waren die charakteristischen Merkmale der Syphilis nachzuweisen, besonders der Knochen bot ein genaues Bild der einzelnen Krankheitsformen. In dem mikroskopischen Präparat finden sich neben der einfach entzündlichen Infiltration aller Gewebsteile die besonders die Diagnose bestätigenden Gummigeschwülste in allen Entwicklungsstadien, von kleinen miliaren Anfängen an bis

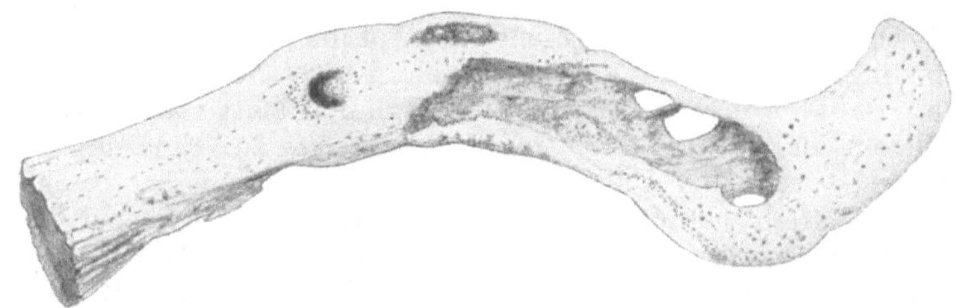

Abb. 28. Schlüsselbein von vorne, maceriert. Osteomyelitis gummosa (Fall Oeffinger).

zum völlig ausgebildeten, teilweise nekrotischen, abgekapselten Gebilde, das vielfach durch seinen Zerfall zu ausgebreiteten Geschwüren geführt hat. Gummata finden sich in der Haut, im Unterhautzellgewebe, in dem Bindegewebe der Muskulatur, in dem Bindegewebe der atrophischen, fettig degenerierten Muskulatur, sogar in dem Narbengewebe der bereits abgeheilten Geschwüre.

Bei der von Axhausen als **tumorbildende Form der Knochensyphilis** bezeichneten Abart der umschriebenen Erkrankung eines Teiles eines Röhrenknochens finden wir eine spindelförmige Verdickung und Auftreibung eines Röhrenknochenabschnittes von derber Konsistenz und verfolgbarem Wachstum. Die Geschwulstbildung treibt den Kranken zum Arzt. Da es sich vorwiegend um jugendliche Individuen handelt, ist der Verdacht eines Knochensarkoms berechtigt. Die Mitbeteiligung der Muskulatur macht die Unterscheidung der tumorbildenden Knochensyphilis von periostalen Knochensarkomen möglich. Wir fühlen auf dem spindeligen Knochentumor eine deutliche Weichteilgeschwulst, die die Ähnlichkeit mit dem Sarkom noch erhöht. Dazu kommen lokale Temperaturerhöhungen, ferner unregelmäßige Fiebererscheinungen bis zu erheblicher Höhe und kachexieähnliche Zustände. Nur die Erweiterung der Hautvenen, die für das vorgeschrittene Knochensarkom charakteristisch sind, fehlen bei der tumorbildenden Knochensyphilis. Bei beginnenden Fällen ist die Differentialdiagnose besonders schwer. Fehldiagnosen sind fast unvermeidlich. Die Probeexcision und die histologische Untersuchung ermöglichen oft keine Diagnose, weil es unmöglich ist, ein periostales Spindelzellensarkom von den periostalen Auflagerungen bei dieser Form der Knochensyphilis zu unterscheiden.

Zwei Hilfsmittel führen zur richtigen Diagnose: die Wa.R. und das Röntgenbild. In allen Fällen von tumorbildender Knochensyphilis, die AXHAUSEN untersuchte, war die Wa.R. positiv, bei allen Fällen von Knochensarkomen aber negativ. Die Röntgenaufnahmen ergaben, daß der Knochen in großer Ausdehnung gleichmäßig befallen ist. Die Teilung in Compacta und Markhöhle ist völlig aufgehoben, der Knochen ist in ein diffus schwammiges Knochengewebe verwandelt, an manchen Stellen weist er Verdickungen auf, an anderen sieht er wie arrodiert aus. Beim Knochensarkom sehen wir die Veränderungen von dem am stärksten betroffenen Zentrum nach den Seiten zu allmählich sich verlieren. Die innere Architektur des kompakten Knochens wird erst sehr spät und dann auch erst im Zentrum des Herdes verändert. Dies gilt für das knochenbildende, periostale Sarkom, das allein differentialdiagnostisch in Betracht kommt.

Die antiluetische Therapie führt zunächst zum Abfall der Temperatur und dann zum langsamen Verschwinden der Geschwulstbildung. Auch die fortgesetzten Röntgenaufnahmen zeigen, neben dem Zurückgehen des Weichteiltumors, die allmähliche Wiederkehr der normalen Struktur im Knochen, die Glättung der unregelmäßigen Knochenoberfläche und die Wiederkehr der normalen Formen.

Über die **Dactylitis syphilitica (Panaritium syphiliticum)** (Abb. 29) liegen nur spärliche anatomische Untersuchungen vor. Das Material zu diesen Untersuchungen wurde gewonnen durch Exartikulation eines Fingers (ESCHLE), durch Excision oder Ausschabung (RISEL) oder von ausgestoßenen Knochenteilen (ESCHLE, LEWIN).

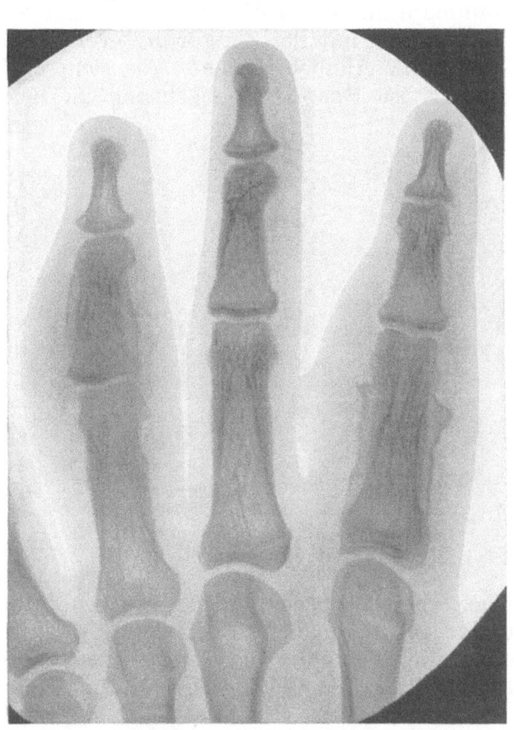

Abb. 29. Multiple Dactylitis syphilitica (Periostitis). Spornartige Verknöcherungen.

Wenn auch zur Feststellung, wie oft und in welcher Form der Knochen an diesen Schwellungen der Finger und Zehen, zuweilen auch der Metacarpen und Metatarsen teilnimmt, in der Hauptsache nur klinische Beobachtungen vorliegen, so kann doch nach M. B. SCHMIDT als feststehend angenommen werden, daß es einmal Fälle von primärer Weichteilerkrankung gibt, die auf den Knochen übergreift, daß aber an Häufigkeit die primären Affektionen des Knochens überwiegen, die als gummöse Periostitis und Osteomyelitis anzusprechen sind. Die Osteomyelitis soll nach LEWIN, ESCHLE und KOCH bei Kindern die Regel, beim Erwachsenen seltener sein. In späteren Lebensaltern soll die Periostitis überwiegen. Ob alles, was als Periostitis angesprochen wird, auch wirklich dazu gehört, kann mit Recht bezweifelt werden (M. B. SCHMIDT). Als gummöse Osteoperiostitis deutet LEWIN einen seiner Fälle, bei dem 8 Finger und 4 Zehen gleichzeitig befallen waren, ESCHLE einen Fall, in dem die rarefizierte Endphalange ausgestoßen wurde. In einem von TAYLOR mitgeteilten Fall endete die Daktylitis mit dem Schwund der ersten Phalanx und des distalen Endes des zugehörigen Metacarpus, ohne Eiterung und Knochenausstoßung und mit starker Verkürzung. Bei einer Patientin Volkmann-Risels verblieb nach der Heilung eine Kontinuitätstrennung der Basalphalange ebenfalls ohne vorherige Ausstoßung von Knochenteilen, bei einem anderen wurde aus dem Knochen käsiges, gummöses Granulationsgewebe ohne Eiter ausgelöffelt. Lewin führt eine Beobachtung Taylors (6jähriges, seit der Geburt syphilitisches Kind) an, bei dem im 6. Lebensjahre multiple Knochenanschwellungen an den Fingern entstanden, die durch langsame Resorption vollständigen oder partiellen Schwund mehrerer Phalangen zur Folge hatten, auf periostale Gummata mit Resorption der Phalangen zurück, während nach M. B. Schmidt der Vorgang mit der Zerstörung großer Röhrenknochen durch zentrale Syphilome große Ähnlichkeit hat. Als sicherer Fall einer echten gummösen Osteomyelitis ist Berghs Beobachtung zu betrachten, bei der der Knochen des erkrankten Grundgliedes ballonartig aufgetrieben war, krepitierte, bei der Punktion gummiartige Flüssigkeit aus dem Innern entleerte und mit einer Verkrümmung und einer Verkürzung von 2 cm heilte. M. B. Schmidt deutet die Veränderungen als Spina ventosa syphilitica, analog derjenigen durch tuberkulöse Osteomyelitis.

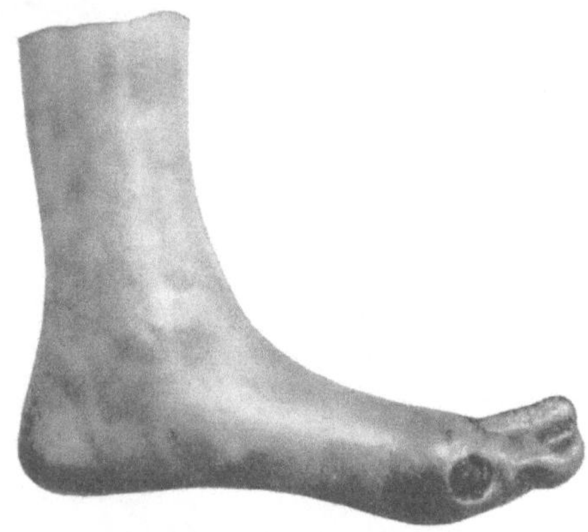

Abb. 30. Gumma der Großzehe. (Universitäts-Hautklinik Köln.)

Gummata der Phalangen, Metacarpen und Metatarsen werden bei der erworbenen Syphilis seltener beobachtet wie bei der angeborenen. Die Finger erkranken häufiger wie die Zehen. Lacapère fand unter 490 Fällen von Knochensyphilis bei Arabern 16mal die Finger, dagegen nur 1mal eine Zehe (Großzehe) erkrankt (Abb. 30). Die Veränderungen am Knochen und die Ausgänge der Erkrankung unterscheiden sich nicht von denen bei der Daktylitis syph. congenita. Eine Verwechslung mit der Spina ventosa tub. ist wegen der Ähnlichkeit der Befunde hier wie dort möglich.

Die Daktylitis oder Phalangitis syphilitica beginnt an einem Finger, in der Regel am Zeige- und Mittelfinger, und ergreift allmählich die Finger beider Hände. Die Daumen sind vielfach unbeteiligt. Die erkrankten Finger sind verbreitert und verlängert, sie zeigen, wie die einzelnen Phalangen im Röntgenbild Flaschen- oder Kolbenform, bei gleichzeitiger Erkrankung des Endgliedes die Form eines Spielkegels oder Kegelstutzen (Hochsinger). Bei Mitbeteiligung der Metacarpen ist der Handrücken geschwollen, kissenartig verdickt, die Haut glänzend gespannt, livide verfärbt. Die Zwischenräume zwischen den Metacarpen sind nicht zu fühlen. Die Gelenke bleiben frei. Die Bewegungen der Finger sind zuweilen durch die Schwellung leicht behindert. Ältere Kinder und Erwachsene, bei denen das Leiden, wenn auch selten, vorkommt, klagen über spontane Schmerzen, die in der Nacht zunehmen. Die Zehen sind meistens nicht ergriffen.

Der *Verlauf der Daktylitis* ist ein langsamer. Vereiterungen, Perforationen kommen ausnahmsweise bei nicht erkannten Fällen vor. Die *Diagnose* wird aus anderen Äußerungen der Syphilis und durch das Röntgenbild gestellt (Abb. 31 a, b, 32). Eine Verwechslung mit der Spina ventosa ist nur möglich, wenn nur ein oder einige Finger erkrankt sind. Andere Knochenerkrankungen (chronische

Osteomyelitis, Aktinomykose, Sporotrichose, sowie die Knochencysten) bereiten keine diagnostischen Schwierigkeiten. Bei der Rachitis finden wir symmetrische,

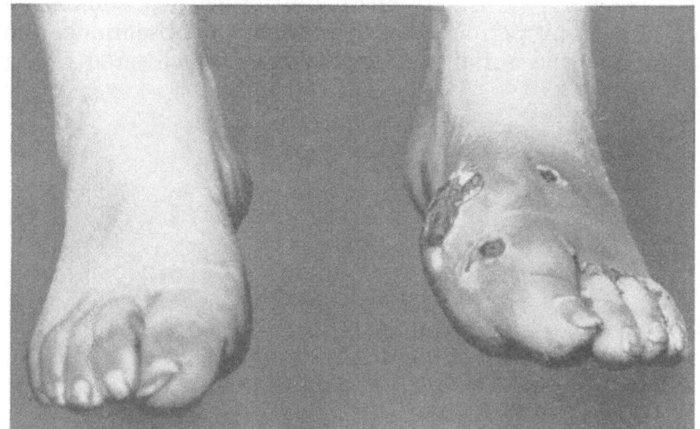

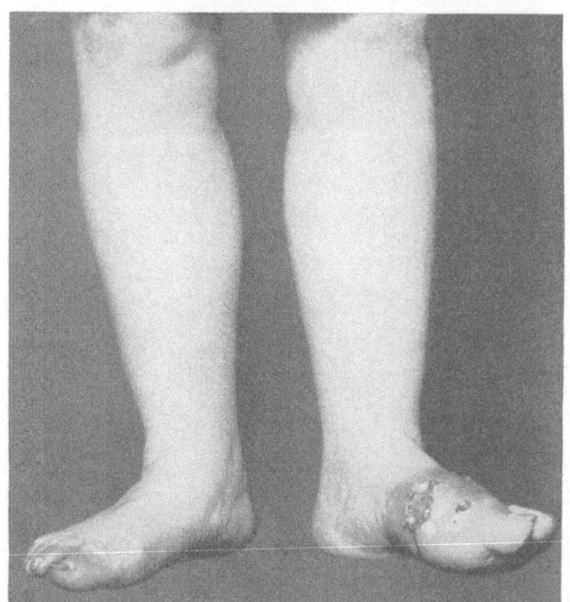

Abb. 31a und b. Dactylitis syphilitica des Fußes mit multiplen Durchbrüchen.

spindelförmige Weichteilverdickungen aller Fingerglieder bei intakten Knochen (Perlschnurfinger). Die *Prognose der Daktylitis* ist bei frühzeitiger Erkennung günstig. Unter spezifischer Behandlung wurde stets eine schnelle Rückbildung der Veränderungen gesehen.

Prognose der Knochensyphilis.

Die Knochenerkrankungen im Frühstadium der Syphilis bieten, sofern sie erkannt und richtig behandelt werden, eine gute Prognose.

Auch die *Prognose* der tertiär syphilitischen Knochenveränderungen, insbesondere der gummösen Knochensyphilis, ist bei rechtzeitiger Erkennung des Leidens, bei richtiger und ausreichender, lange Zeit fortgesetzter Behandlung im allgemeinen günstig. Sie ist bei nicht aufgebrochenen Gummen besser wie bei denen, die die Haut perforiert und dadurch zu Mischinfektionen geführt haben. Manche Fälle sind auffallend hartnäckig. Die schweren Deformierungen

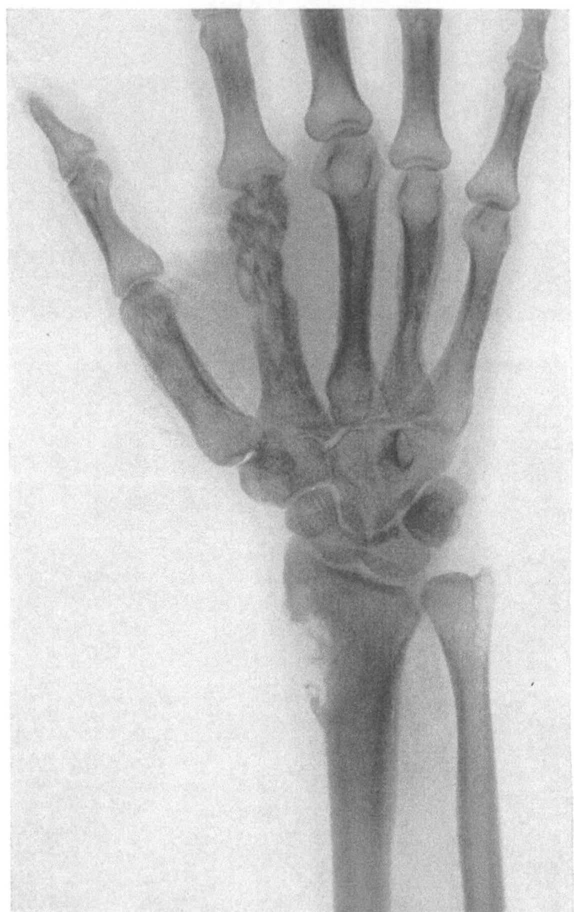

Abb. 32. Dactylitis syphilitica und Gumma des unteres Endes des Radius (Lues maligna, 20 j. Mann. Kölner Universitäts-Hautklinik).

der Knochen sind häufig durch keine Behandlung zu beeinflussen. Wir geben den Schädel einer älteren Frau im Bilde wieder, die seit 14 Jahren dauernd behandelt wird, mit dem Erfolg, daß ein Teil der Sequester sich abgestoßen hat, während die Erkrankung an anderen Teilen des Schädels unter dauernder Eiterung weiter fortschreitet (Abb. 33a, b).

Bei diesen schweren Fällen (Syphilis maligna), die mit Ulcerationen, Fisteln und Sekundärinfektionen einhergehen, ist mit Allgemeininfektionen oder bei Erkrankungen des Schädels mit Infektionen seines Inhaltes zu rechnen. Die langdauernden Eiterungen führen, wie bei anderen chronischen Knochenerkrankungen, zu Amyloid der inneren Organe. Königstein fand bei einer

60jährigen Frau mit multiplen Knochengummen ein der perniziösen Anämie sehr nahestehendes Blutbild. Eine gewisse Vorsicht ist bei der Vorhersage

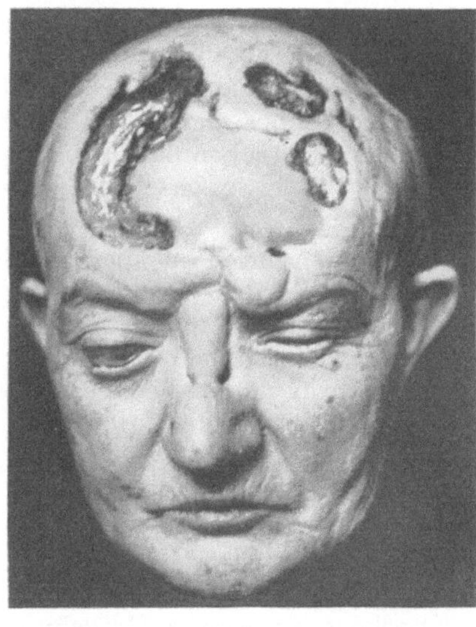
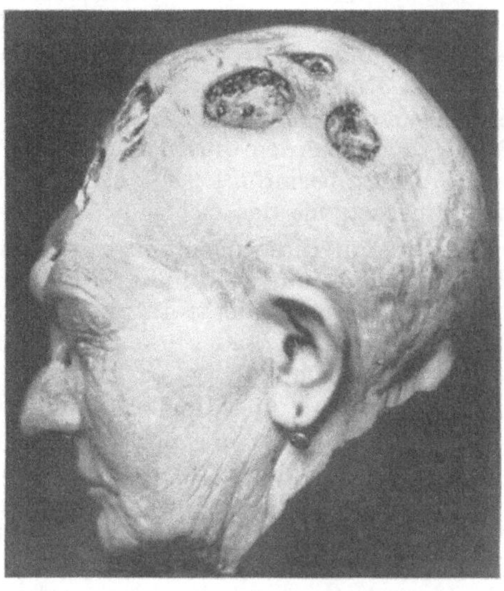

Abb. 33a und b. Ostitis gummosa des Schädeldaches mit ausgedehnter Sequestrierung. Zerstörung der knöchernen Nase. a von vorne, b von der Seite.

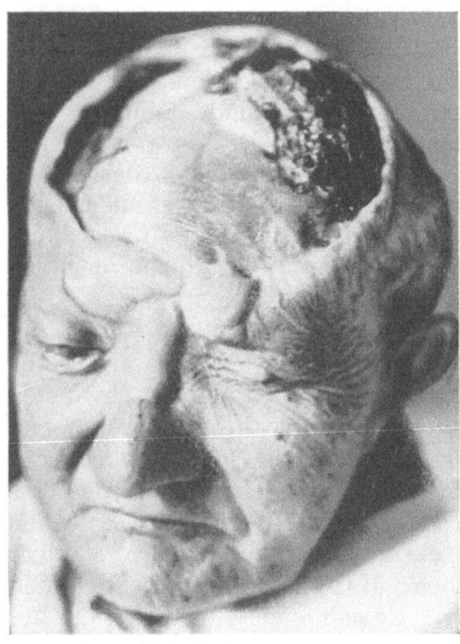
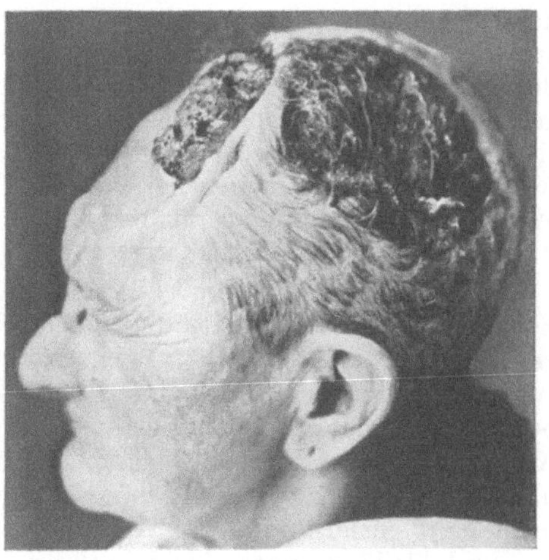

Abb. 34a und b. Dieselbe Kranke, 11 Jahre später. Der Sequester des Stirnbeins hat sich abgestoßen. Trotz andauernder Behandlung schreitet die Sequestrierung fort. Das Hinterhauptsbein ist auch ergriffen. a von vorne, b von der Seite.

insofern geboten, als Entstellungen, besonders bei Erkrankungen des Gesichtsschädels, zurückbleiben können.

Behandlung der Knochensyphilis.

Die syphilitischen Knochenentzündungen erfordern zunächst eine *Allgemein-behandlung*. Neben Wismut, Jod und Quecksilber kommen vor allem das Salvarsan und das Neosalvarsan in Frage. Wir haben nach Salvarsaninjektionen schnellen Rückgang auch schwerer Knochenerkrankungen, besonders der gummösen Veränderungen gesehen, die auf Jod und Quecksilber nicht reagierten. Andere Fälle werden durch Jod und Quecksilber, das eingerieben oder injiziert wird, besser beeinflußt. Es bedarf deshalb zuweilen einer wechselnden Behandlungsart, bis das richtige Mittel gefunden wird.

Große, mit Eiterungen einhergehende Nekrosen werden durch die spezifische Behandlung kaum beeinflußt. Wir verweisen auf das Bild der seit 14 Jahren behandelten Frau, die trotz andauernder spezifischer Behandlung kaum eine Änderung ihres Zustandes erkennen läßt (Abb. 34a, b). Eine radikale Behandlung verbietet ihr hohes Alter. Sie wäre sonst am Platze, da durch die operative Entfernung der großen Sequester die Heilung beschleunigt werden könnte.

Eine *chirurgische Behandlung* neben der allgemeinen kann angezeigt sein bei zerfallenen Gummen, die die Haut durchbrechen, sowie bei allen jenen Knochenerkrankungen, die zur Nekrose des Knochens geführt haben. Die Entfernung der Sequester kann die Behandlung wesentlich abkürzen, weil gesunde Granulationen an den Rändern der Nekrose häufig fehlen und dadurch die Demarkation und die Lösung des toten Knochens aus seiner Umgebung nicht zustande kommen kann.

Am *Schädel*, an dem die nekrotischen Knochenteile besonders fest haften, bedarf es fast immer des Meißels zur Entfernung der Sequester. Manchmal genügt der scharfe Löffel, nach dessen Gebrauch eine Granulationsbildung einsetzt, die zur Vernarbung führen kann. Wegen der Gefahr der Infektion des Schädelinnern ist bei allen Eingriffen am Schädel, besonders bei den bis zur Tabula interna durchgehenden Sequestern, größte Vorsicht geboten. Vor der Herausnahme der Sequester müssen Adhäsionen mit der Dura vorsichtig gelöst werden, damit die Dura nicht einreißt. Osteoplastische Defektdeckungen sind häufig nicht notwendig, weil ein straffes Narbengewebe den Defekt ersetzt. Älteren Angaben über den knöchernen Verschluß ist mit Zweifeln zu begegnen. Wenn Reizerscheinungen auftreten, soll an die Beseitigung der Narbe in jedem Falle eine Knochenplastik angeschlossen werden.

Nach Adson hängt die chirurgische Behandlung der gummösen Ostitis des Schädeldachs von dem Sitz und der Größe des Gummas sowie davon ab, ob die Haut ulceriert ist oder nicht. Bei ganz kleinen geschlossenen Gummigeschwülsten genügt die antiluetische Behandlung, Wenn das Gumma 1 cm Durchmesser beträgt und mehr, soll operiert werden, und zwar muß der ganze nekrotische Knochen entfernt, Knochen- und Hautränder müssen angefrischt werden, bis überall gut durchblutetes Gewebe vorhanden ist. Wird der nekrotische Knochen nicht ganz entfernt und die Wunde nur ausgekratzt, so heilt der Prozeß nicht aus und bleibt monate- bis jahrelang bestehen. Harttung hält die Schädelsyphilis für alle Therapie schwer zugänglich. Er sah nach Ausmeißelung des Krankheitsherdes und nach Abkratzung der Dura eine neue Sequestration der Randzone.

Kosmetische und plastische Operationen dürfen, besonders, wenn langdauernde Eiterungen bestanden haben, nicht zu früh gemacht werden; hierhin gehören die Beseitigung der Sattelnase, der Verschluß von Gaumen- und Schädeldefekten. Die Spontanfrakturen heilen bei geeigneter Behandlung mit guter Callusbildung.

Wenn man sich genötigt sieht, wegen Syphilis einen Knochen, z. B. die Tibia, zu trepanieren, so muß man nach MENARD streng aseptisch vorgehen und die Wunde primär schließen.

LANDOW hat eine Kranke mit gummöser Osteomyelitis der Tibia, des Humerus und eines Metacarpus operiert, weil trotz jahrelang fortgesetzter spezifischer Behandlung fast unerträgliche Schmerzen immer wiederkehrten, wodurch die Funktion der erkrankten Glieder stark herabgesetzt wurde. Das Allgemeinbefinden ließ eine zunehmende Verschlechterung erkennen. LANDOW empfiehlt eine gründliche Ausmeißelung alles erkrankten, soweit die Festigkeit des Knochens es zuläßt. In der Regel muß bis auf den Markkanal eingemeißelt werden. Da es aber nur ausnahmsweise einmal gelingen wird, alles Kranke bis in den gesunden Knochen hinein abzutragen, ist mit einer Heilung per primam kaum zu rechnen. In LANDOWs Fall zog sich die Heilung lange hin. Das Endresultat war aber vorzüglich. Die Gliedmaßen konnten frei bewegt werden. Das Allgemeinbefinden war gut.

Bei Wirbelerkrankungen ist durch Stützverbände schneller Rückgang der Schmerzen und eine Besserung der Beweglichkeit zu erzielen. Durch die frühzeitige Abstützung der Wirbelsäule kann auch der Gibbusbildung vorgebeugt werden.

Literatur.

ADSON: The surgical treatment of gummatous osteitis of the skull. Journ. of the Americ. med. assoc. Vol. 74, Nr. 6, p. 385—387. 1920. — AGUILHORN DE SARVAN: Nôte sur deux cas de syphilis des alveoles dentaires. Ann. de dermatol. et de syphiligr. p. 111. 1881. — ASCHOFF: Knochenstudien in Beziehung zur Frage des Vorkommens der Syphilis an prähistorischen Knochen. Klin. Wochenschr. 1927. Nr. 36, S. 1730. —AXHAUSEN: Beitrag zur Knochen- und Gelenksyphilis. Berlin. klin. Wochenschr. 1913. Nr. 51.

BEAUREGARD: Sémiotique des daktyloses. Thèse de Paris. 1875. p. 67 ff. — BERGH: Fall von gummöser Daktylitis. Arch. f. Dermatol. u. Syphilis. Bd. 2, S. 223. 1870. — BINGOLD: Beitrag zur diffusen Knochenlues. Inaug.-Dissert.-Berlin 1913. — BONNET ROY: Die Syphilis der Kiefer. Bull. méd. 1924. Nr. 22. — BOORSTEIN: Syphilis of bones and joints. Surg., gynecol. a. obstetr. Vol. 18, Nr. 1, p. 46—55. 1914. — BRESLAU: Syphilitische Schädelatrophie. Virchows Arch. f. pathol. Anat. u. Physiol. Bd. 17, S. 350. 1859. — BURGESS: The treatment of ulcerosis of the frontal bone. Med. chronicle. April 1900. — BURKE: A case of Gumma of the Vertebrae. Med. Press. Tome 113, p. 112. 1922.

CALLAGHAN: A case of syphilitic nekrosis of the cervical vertebrae. Lancet 1911. p. 883. — CAMPBELL: An analysis of bone and joint lesions of known syphilitic origin Radiology. Vol. 5, Nr. 2, p. 122—131. 1925. — CHABAUD: Contribution à l'étude de la syphilis du maxillaire inf. Thèse de Paris 1885. — CHAIGNEAU: Des ostéopériostites syphilitiques de l'orbite. Thèse de Paris. 1908/09. — CHARLIER et DESCOMPS: Ostéite syphilitique typ Paget, chez un tabétique. Nouv. Iconogr. de la Salp. Année 90. 1907. — CHARPY, De la fragilité des os chez les syphilitiques. Ann. de dermatol. et de syphiligr. p. 269. 1885. — CHIARI: Zur Kenntnis der gummösen Osteomyelitis in den langen Röhrenknochen. Vierteljahrsschr. f. Dermatol. u. Syphilis. 9. Jg. S. 389. 1882. — CHRÉTIN: Un cas d'ostéoarthrop. chez un syph. Rev. de méd. Tom. 13. 1893. — CHUTRO: Lesiones sifiliticas del metatarso. Ref. Zentralbl. f. Chirurg. 1924. S. 1268. — CLOGNE: Des localisations périostitiques et osseuses de la syphilis secondaire. Thèse de Paris 1910/11. — COFIELD: Syphilis of the spine. Radiology. Vol. 4, Nr. 2, p. 104—106. 1925. — COFIELD and LITTLE: Syphilitic Spondylitis. Journ. of the Americ. med. assoc. Vol. 84, Nr. 3, p. 174—177. 1925. — COLOMBINI: Histol. Mitteilung eines Falles von Osteosclerosis syph. des Stirnbeins. Zentralbl. f. Chirurg. 1900. S. 345. — COUES, WM. PEARCE: Unrecognized and latent syphilis from a surgical standpoint. Urol. a. cut. review. Vol. 17, p. 12—15. 1913.

DAMBRIN et MIGINIAC: Le diagnostic de la syphilis diaphysaire des os longs. Arch. franco-belges de chirurg. Jg. 26, Nr. 2, p. 114—126. 1923. — DARIER: Carie syphilitique des vertèbres cervicales. Bull. de la soc. Anat. de Paris. 1893. p. 22. — DAUVÉ: Des periostoses syphilitiques de l'omoplate. Thèse de Paris 1882. — DESIDERIO: Sindrome non comune di osteoperiostite sifilitica dell' orbita. Riv. veneta di scienze med. Vol. 59, Nr. 12, p. 531—537. 1913. — DOLBEAU: Affection singulière du maxillaire supérieur. Bull. et mém. de la soc. de chirurg. 1869. p. 210. — DOWNES: Six cases of syphilitic necrosis of the jaw.

Lancet 1881, Vol. 2, p. 870. — Dreschfeld: Case of multiple syphilomata. The med. times and gazette 1881, II, p. 283. — Dujardin: Pathogénie de diverses formes d'affections osseuses au cours de la syphilis. Arch. franco-belges de chirurg. Jg. 26, Nr. 8, p. 711—719. 1923.

Eschle: Beitrag zur Kasuistik der syphilitischen Daktylitis. Arch. f. Chirurg. Bd. 36, S. 356. 1887. — Ely: A case of bone syphilis masquerading as tuberculosis. New York med. journ. a. med. record. 1912. Nr. 25. Jan. 1922.

Fischer: Syphilitische Nekrose des Atlas. Dtsch. Zeitschr. f. Chirurg. Bd. 22, S. 421. 1885. — Fogt: Ein Fall von Spontanfraktur der Tibia bei konstitutioneller Syphilis. Münch. med. Wochenschr. 1883. S. 398. — Folliot: Contribution à l'étude des périostoses gommeuses de l'omoplate. Thèse de Paris. 1884. — Forgue und Roger: Die chirurgische Intervention bei der nekrotisierenden Syphilis des Schädeldachs. Arch. prov. de chirurg. Dez. 1908. — Fournier: (a) Un cas de mal de Pott d'origine syphilitique. Ann. de dermatol. 1881. p. 19. (b) Paralysie du nerf mentionnaire par lésion syphilitique du maxillaire. Gaz. hebdom. 1876. p. 804. — Frangenheim: (a) Ostitis gummosa mit Spontanfraktur. Dtsch. Zeitschr. f. Chirurg. Bd. 88. 1907. (b) Angeborene Systemerkrankungen des Skelets. Ergebn. d. Chirurg. u. Orthop. Bd. 4, S. 90—183. 1912. (c) Die Krankheiten des Knochensystems im Kindesalter. Neue Deutsche Chirurg. Lfg. 10. Stuttgart: F. Enke 1913. — Freund: (a) Osteomyelitis luetica. Med. Klinik. Nr. 2. 1911. (b) Die Syphilis im Röntgenbild. 1915.

Gangolphe: (a) Contribution à l'étude des localisations osseuses de la syphilis de l'ostéomyélite des os longs. Lyon méd. Tome 47. 1884. (b) Maladies des os. Paris: Masson 1894. — Gaspais: Du mal de Pott sousoccipital syph. Paris 1912. — Gaucher et Bovy: A propos de 2 cas de mal vertébral syph. sousoccipital. Ann. des maladies vénér. Jg. 9, Nr. 4, p. 246 bis 255. 1914. — Gelle: Des fractures chez les syphilitiques. Thèse de Paris. 1884. — Gregory: Syphilitic bone disease of the skull. Journ. of nerv. a. ment. dis. Vol. 40, Nr. 10, p. 651—659. 1913.

Hahn und Deycke: Knochensyphilis im Röntgenbild. Fortschr. a. d. Geb. d. Röntgenstrahlen. Erg.-Bd. 14. 1907. — Harris: Gumma of the spinous and transverse processes of the first thoracic vertebra. Med. journ. of Australia. Vol. 1, Nr. 1, Nr. 6, p. 141—142. 1924. — Harttung: Lues des Schädels. Berlin. klin. Wochenschr. 1913. S. 798. — Hase: De ostitide gummosa. Inaug.-Dissert. Halle 1864. — Haubold: Knochensyphilis. Münch. med. Wochenschr. 1908. S. 1617. — Havranek: Luetische Spondylitis cervicalis. Ref. Zentralorg. f. d. ges. Chirurg. Bd. 31, S. 79. — Heath: Syphilitic osteitis of the femur. Ref. Zeitschr. f. orthop. Chirurg. Bd. 29. — Heindl: Über die Syphilis des Stirnbeins und der Stirnhöhlen. Monatsschr. f. Ohrenheilk. 1913. H. 2. — Hofmann und Schilling: Zur Frage der intra partum erworbenen Lues der Neugeborenen. Zeitschr. f. Kinderheilk. Bd. 38, H. 5. — Howitz: Über syphilitische Knochenleiden. Behrends Syphilidologie N.R. III, S. 601. 1860. — Hutchinson: Die Syphilis. (Deutsch von Kollmann.) Leipzig 1888.

Jasinski: Über Syphilis der Wirbelsäule. Ref. Virchow-Hirsch Jahresber. 1890. II. S. 628. — Jenckel: Gummöse Erkrankung des Schenkelkopfes. Arch. f. Chirurg. Bd. 145. 1927. — Jessner: (a) Die Syphilis der dritten Generation. Med. Klinik. 1920. Nr. 36. (b) Spondylitis luetica. Klin. Wochenschr. 1923. Nr. 14. — Joachimsthal: Osteomyelitis gummosa. Zentralbl. f. Chirurg. 1902. S. 621. — Jordan: Zur Statistik der syphilitischen Osteoperiostitis. Dermatol. Wochenschr. Bd. 81, Nr. 48, S. 1737—1741. 1925.

Kaposi: Pathologie und Therapie der Syphilis. Dtsch. Chirurgie. Lfg. 11, Stuttgart: F. Enke 1891. — Kappis: Ostitis gummosa mit Spontanfraktur. Zentralbl. f. Chirurg. 1904. S. 690. — Kaufmann: Lehrbuch der speziellen pathologischen Anatomie. 7. u. 8. Aufl. Berlin und Leipzig 1922. — Klemm: Zur Frage der Osteomyelitis, speziell über die zentrale gummöse (syphilitische) Osteomyelitis der langen Röhrenknochen. Samml. klin. Vortr. Nr. 273. 1900. — Koch: Die syphilitischen Finger- und Zehenentzündungen. Volkmann: Samml. klin. Vortr. Nr. 359. 1890. — Komissarow: Chirurgische Syphilis. Ref. Zentralbl. f. Chirurg. 1923. S. 1494. — Königstein: Multiple Knochengummata. Wien. klin. Wochenschrift 1909. Nr. 26.

Labbé: Affection singulière des arcades alvéolo-dentaires. Bull. et mém. de la soc. de chirurg. 1868. p. 162. — Lalanne: Nécrose du maxillaire sup. dans la syphilis tertiaire. Bordeaux 1909. — Landow: Zur Pathologie und Chirurgie der Osteomyelitis gummosa der langen Röhrenknochen. 34. Kongr. d. Dtsch. Ges. f. Chirurg. 1905. — Lang und Ullmann: Syphilis des Bewegungsapparates. Ergebn. d. allg. Pathol. u. pathol. Anat. Bd. 3. 1897. — Lannois: Syphilis de l'os incisif. Lyon. méd. Bd. 134, Nr. 39, S. 420—422. 1924. — Lépri et Gothnot, Les petites ostéites syphilitiques du crâne decelables par la radiographie. Ref. Zentralbl. f. Chirurg. S. 1881. 1924. — Leri et Barthélémy: Ostéome du crâne et syphilis. Bull. de la soc. franc. de dermatol. Jg. 32, Nr. 2, p. 62—65. 1925. — Levot: Des lésions syphilitiques du rachis. Thèse de Paris. 1881. — Lewin: Die syphilitischen Affektionen der Phalangen der Finger und Zehen (Phalangitis syphilitica). Charité-Ann.

Bd. 4, S. 618. 1879. — Leyden: Über einen Fall von syphilitischer Wirbelerkrankung. Berlin. klin. Wochenschr. 1889. S. 461. — Lücke: Die Daktylitis syphilitica. Berlin. klin. Wochenschr. 1867. S. 525 und 534.

Mauriac: Affections syphilitiques précoces du système osseux. Paris 1872. — Meirowsky und Pinkus: Die Syphilis. Berlin: Julius Springer 1923. — Ménard: Nécrose par suppuration à la suite de l'évidement du tibia syphil. Zentralbl. f. Chirurg. 1900. S. 755. Ménard et Moyer: Recherche de la syphilis dans les affections ganglionnaires et ostéoarticulaires. Journ. de méd. de Paris. Jg. 42, Nr. 26, p. 523—528 und Nr. 29, p. 587—591. 1923. — Moncharmant: Deux cas de syphilis osseuse. Lyon méd. Nr. 43. 1909.

Nauwerck: Leontiasis ossea und Syphilis. Dermatol. Studien. Bd. 21. Unna-Festschrift. Bd. 2. — Nélaton: Panaris syphilitique. Gaz. des hôp. civ. et milit. 1860. p. 105. — Nikitin: Lues und Tuberkulose in der Ätiologie der chron. postthyphösen Perichondritis. Ref. Zentralbl. f. Chirurg. 1923. S. 1494.

Oeffinger: Beschreibung zweier Fälle von Knochensyphilis. Virchows Arch. f. pathol. Anat. u. Physiol. Bd. 43. — van Oordt: Des tumeurs gommeuses. Thèse de Paris. 1859.

Page: The relation of syphilis to trauma. Southern med. Journ. Bd. 18, Nr. 3. 1925. — Pehu et Policard: Sur la périostite ossifiante syphilitique et sur le mécanisme histophysiol. de sa formation. Lyon méd. Tome 140, Nr. 36, p. 243—248. 1927. — Peret: Étude clinique sur l'ostéomyélite gomm. des os longs. Thèse de Lyon. 1885. — Petrèn: Beitrag zur Kenntnis der Syphilis der Wirbelsäule und der Basis cranii. Mitt. a. d. Grenzgeb. d. Med. u. Chirurg. Bd. 21, H. 5. Lit. — Picard: Über Spondylitis syphilitica. Dtsch. med. Wochenschr. 1921. S. 1012. — Pick: Zur anatomisch-röntgenologischen Differentialdiagnose der Syphilis und fibrösen Dystrophie der Röhrenknochen. Zentralbl. f. Chirurg. 1927, Nr. 36, S. 2309. — Picot et Ruppe: A propos d'un cas de syphilis du maxillaire inf. compliqué de noma. Presse méd. Nr. 25. 1923. März 28. — Pied: Zwei neue Fälle von Pottschem Buckel, syphilitischen Ursprungs. Semaine méd. Jg. 34, Nr. 15, p. 170. 1914. — Plate: Über einen Fall von schwerer Knochensyphilis. Dermatol. Wochenschr. 1919, Nr. 41. — Polloson et Dechaume: Syphilome circonscrit du maxillaire inf. à type hyperostose. Rev. de stomatol. Jg. 29, Nr. 6, p. 321—327. 1927. — Poulet: Nôte sur les ostéites tubercul. et syph. de la voûte cranienne. Bull. et mém. de la soc. de chirurg. Tome 10, p. 620. 1884.

Rabenstein: Über einen Fall von multiplen Spontanfrakturen bei Lues III. Inaug.-Dissert. Leipzig 1922. — Rebland: Contribution à l'étude de la syphilis tertiare des os longs. Compt. rend. assoc. franc. 1908. p. 767—771. — Richter und Pick.: Demonstration eines Patienten mit syph. deformierender Ostitis. Med. Klinik. 1923. S. 884. — Risch: Zur Kasuistik der syphilitischen Finger- und Zehenaffektionen. Berlin. klin. Wochenschr. 1870. S. 77. — Rome: Contribution à l'étude des fractures pathologiques chez les syphilitiques. Thèse Montpellier 1906—1907. — Roussel, A.: Syphilis tertiaire dans la secende enfance et chez les adolescents. Thèse Lyon 1881. — Ruhemann: Zur Kasuistikl der syphilitischen Spontanfrakturen. Ref. Berlin. klin. Wochenschr. 1913. S. 1964.

Sachs: Über Lues der Wirbelsäule. Inaug.-Dissert. Köln 1922. — Schede: Berlin. klin. Wochenschr. 1876. — Schlesinger: Multiple fieberhaft verlaufende Osteoperiostitis luetica. Wien. klin. Wochenschr. Nr. 46. 1909. — Schmidt, M. B.: Allgemeine Pathologie und pathologische Anatomie der Knochen. XIX. Die Knochensyphilis. Erg. d. allg. Pathol. u. pathol. Anat. Bd. 7. 1902. — Schmidt: Zur Kasuistik der Schädellues. Inaug.-Dissert. Berlin 1919. — Schmorl: Multiple Gummata im ganzen Skelettsystem. Münch. med. Wochenschr. 1923. Nr. 22, S. 722. — Schneider: Die angeborene Frühsyphilis im Knochensystem. Virchows Arch. f. pathol. Anat. u. Physiol. Bd. 234, S. 378—455. 1921. — Schuchardt: Die Krankheiten der Knochen und Gelenke. Deutsche Chirurgie, Lfg. 28. 1899. — Schulman: Syphilis of sternum. Journ. of the Americ. med. assoc. 1913. Febr. 15. — Schulze, Werner: Über das Auftreten toxischer Kiefernekrosen infolge antiluetischer Behandlung. Mitt. a. d. Grenzgeb. d. Med. u. Chirurg. Bd. 30. — Senftleben: Bemerkungen über Periostitis und Nekrose des Unterkiefers. Virchows Arch. f. pathol. Anat. u. Physiol. Bd. 18, S. 346. 1860. — Seymour, F. Wilh.: Osteitis fibrosa and the hyperostotic form of syphilis. Surg., gynecol. a. obstetr. 1925. Nov. — Simon: Contribution à l'étude de la syphilis traumatique des os et des téguments. Acta dermatol.-venereol. Tom. 3, H. 1, S. 7—46. 1926 — Sluka: Multiple Periostitis luetica. Wien. klin. Wochenschr. 1909. Nr. 25. — Soloweit: schick: Beitrag zur Lehre von der syphilitischen Schädelaffektion. Virchows Arch. f. pathol. Anat. u. Physiol. Bd. 48. — Spillmann: Syphilis osseuse. Paris: Steinheil 1908. — Staub: Osteomyelitis syphilitica. Wien. med. Wochenschr. 1910. Nr. 2 u. 3. — Steffen: Über Syphilis der Knochen und Gelenke. 56. Naturforscherversammlung. — Sybel: Kasuistischer Beitrag zur Syphilis der Extremitäten. Beitr. z. pathol. Anat. u. z. allg. Pathol. (Zieglers Beitr.) Bd. 28, S. 136. 1890.

Taylor: Bone syphilis hered. and acqu. New York med. journ. a. med. record. Vol. 15, 31. 1907. — Terrier et Luc: Contribution à l'étude des manifestations tardives de la syphilis chez les vieillards. Rev. de chirurg. 1881. p. 88. — Tomasone: Spondilite anchilosante sifilide. Rif. med. Jg. 40, Nr. 39, p. 913—916. 1924.

Vanzetti: Sulla periostite sifilitica sperimentale con carie delle ossa della volta cranica. Ref. Zentralbl. f. d. ges. Chirurg. Bd. 3, S. 297. 1913. — Venot: Accidents tertiaires de la syphilis, friabilité des os. Gaz. méd. de Paris 1847. p. 120. — Viannay: Un cas d'ostéomyelite gommeuse. Zentralbl. f. Chirurg. 1902. S. 912. — Virchow: Über die Natur der konstitutionell syphilitischen Affektionen. Virchows Arch. f. pathol. Anat. u. Physiol. Bd. 15, S. 237. 1858. — Volkmann, R., im Handbuch der allgemeinen und speziellen Chirurgie von Pitha-Billroth. Bd. 2, 2. Abt., 1. Lfg. S. 262.

Wagner: Das Syphilom. Arch. d. Heilk. Bd. 4. — Ware: Syphilis of the bones and some radiographic findings. Ann. of surg. Vol. 46, p. 176. 1907. — Weiss: Zur Kenntnis der Knochensyphilis. Med. Klinik. 1923. Nr. 21. — Werner: Über symmetrische Gummibildungen der Orbita. Klin. Monatsschr. f. Augenheilk. Bd. 52, Nr. 3/4, S. 402—408. 1914. — Wertheim: Über Syphilis der platten Schädelknochen mit besonderer Berücksichtigung der ausgedehnten Nekrose. Dtsch. Zeitschr. f. Chirurg. Bd. 118. — Wetschtowoff: Ein Fall von Spondylitis luetica cervicalis. Ref. Zentralorg. f. d. ges. Chirurg. Bd. 30, S. 468. — Wieland: Spezielle Pathologie des Bewegungsapparates im Kindesalter. Handbuch der allgemeinen Pathologie und pathol. Anat. des Kindesalters. Bd. 2, I. Abt., S. 244. Wiesbaden: J. F. Bergmann 1913. — Wimmer: Spondylitis syphilitica cervicalis. Ugeskrift for laeger, Jg. 82, Nr. 48, S. 1478—1481, 1920. — Wienfield: Osteopathies of quaternary syphilis. Journ. of cutaneous disease. Sept 1909. — Wittgenstein und Kroner: Späteunuchoidismus auf syphilitischer Basis. Berlin. klin. Wochenschr. 1921. Nr. 40. — Wolschinsky: Ein Fall von Gibbus syph. Dtsch. med. Wochenschr. 1920. Nr. 10, S. 267.

Zesas: Beitrag zur Pathologie der Kniescheibe. Arch. f. Orthop. Bd. 8. — Ziesché: Über die syphilitische Wirbelentzündung. Mitt. a. d. Grenzgeb. d. Med. u. Chirurg. Bd. 22. — Zinsser: (a) Zahnhypoplasien und Syphilome. Münch. med. Wochenschr. 1921. Nr. 48. (b) Über Ulcus cruris syphiliticum und syphilitische Erkrankung der Unterschenkelknochen. Festschr. d. Akad. f. prakt. Med. in Köln. Bonn: A. Marcus und E. Webers Verlag 1915.

Syphilis der Gelenke, Muskeln, Sehnenscheiden und Schleimbeutel.

Von

VIKTOR HOFFMANN-Köln.

Mit 32 Abbildungen.

I. Syphilis der Gelenke [1].

Geschichtliche Vorbemerkungen. Die ärztliche Kenntnis syphilitischer Gelenkerkrankungen reicht bis in das 15. Jahrhundert zurück. LUSITANUS MARTYR (1488), FERRIUS (1553), FALLOPIA (1555) gehören zu den ältesten Autoren, die darüber berichten. In späterer Zeit werden schon verschiedene Formen der Gelenksyphilis beschrieben, so von FABRE (1773), PLENCK (1787), RUSSEL (1817), RICHET (1853) u. a. HUNTER, COLLES (1839) und RICORD (1848) sprechen sich gegen einen Zusammenhang von Gelenkleiden mit der Syphilis aus. — Seit VIRCHOW hat man sich auch in Deutschland mit der Gelenklues beschäftigt; LÜCKE, VOLKMANN, BÄUMLER, SCHÜLLER, SCHUCHARDT haben ihre Beobachtungen mitgeteilt. In Frankreich waren es vor allem FOURNIER, LANCEREAUX, GANGOLPHE, die klinische und anatomische Beiträge brachten. Im einzelnen sei auf die historische Arbeit von FINGER verwiesen, sowie auf SIGERISTs Geschichte der ansteckenden Geschlechtskrankheiten in diesem Handbuch (Band 22). — In neuester Zeit wird sowohl in der deutschen wie in der französischen und amerikanisch-englischen Literatur den luetischen Gelenkerkrankungen erhöhte Aufmerksamkeit geschenkt. Monographische Bearbeitungen sind durch WELJAMINOW (St. Petersburg 1910), HARTTUNG und SCHLESINGER erfolgt; die übrigen Veröffentlichungen sind im Literaturverzeichnis zusammengestellt.

Keineswegs sind unsere heutigen Kenntnisse von der Gelenksyphilis als ein abgeschlossenes Ganzes — wie das etwa für die Gelenktuberkulose zutrifft — zu betrachten; vielmehr müssen noch zahlreiche sorgfältige Beobachtungen und genau durchgeführte Untersuchungen gesammelt und veröffentlicht werden, damit unsere Kenntnis von dieser Erkrankung den Anforderungen der praktischen Medizin gerecht wird.

Pathologische Anatomie.

Die pathologisch-anatomische Kenntnis der syphilitischen Gelenkerkrankungen ist, was die erworbene Syphilis betrifft, keineswegs auf eine große und breite Erfahrung gegründet. Die Literatur der Pathologen berichtet in den letzten Jahren nichts darüber, und Sammlungen großer Institute können vielfach — wie ich aus Anfragen weiß — nicht ein einziges Präparat eines syphilitischen Gelenkes aufweisen. Es läßt sich also nichts anderes aussagen, als das wenige, was bereits das ältere Schrifttum enthält soweit es verwendbar ist.

Die durch die Spirochaeta pallida hervorgerufenen Veränderungen der Gelenke werden — ebenso wie die tuberkulösen — *in 2 Gruppen eingeteilt, in die primär synoviale und in die primär ossale Form der Gelenksyphilis* (VIRCHOW, KAUFFMANN, M. B. SCHMIDT u. a.).

---

[1] Gelenkerkrankungen durch die erworbene Syphilis mit Ausschluß der Spondylitis und Dactylitis luetica (s. diese bei FRANGENHEIM: Syphilis der Knochen, dieser Band, S. 108 f.).

Die *synoviale Form* der erworbenen Gelenklues *kann auf die Synovialis*, von der sie ihren Ausgang genommen hat, *beschränkt bleiben* und den korpligen Teil des Gelenkes unversehrt lassen. Sie *kann aber auch auf den Knorpelüberzug übergreifen* und in ihm tiefgreifende, bis in den Knochen reichende Zerstörungen anrichten. Wir sehen dann, wie die Abb. 1 und 2 zeigen, charakteristische scharfrandige Knorpeldefekte bzw. Narben; die Synovialis hingegen läßt mehr das Bild produktiver Entzündung erkennen: Verdickung der Membran mit Infiltraten,

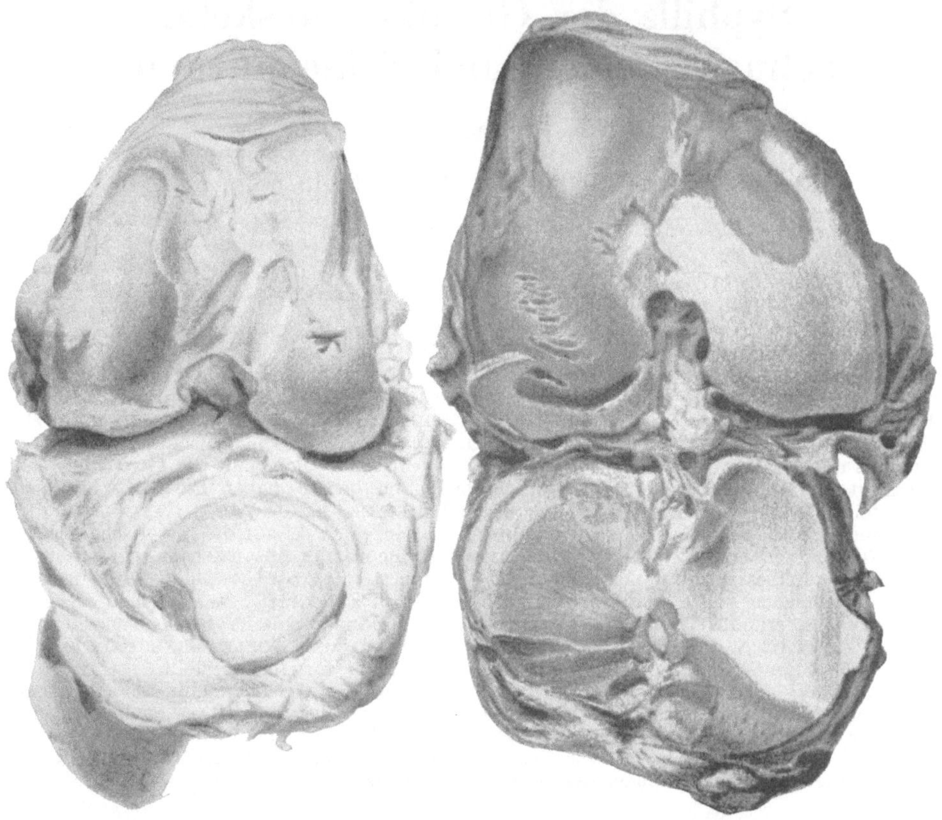

Abb. 1. Primär synoviale Syphilis des   Abb. 2. Synoviale Syphilis des Kniegelenkes.
Kniegelenkes. (Osteo-chondro-arthritis   (Chondritis u. Synovitis chronica villosa.)
syphilitica; Synovitis gummosa hyperplastica.)
(Aus Weljaminow: Syphilis der Gelenke. Petersburg 1911.)

Wucherungen und Zottenbildungen. Kaufmann beschreibt in seinem Lehrbuch kurz einen derartigen Fall:

Bei einer 65jährigen, seit 15 Jahren luetischen Frau waren beide Kniegelenke symmetrisch am medialen Condylus femoris erkrankt; links war eine unregelmäßig ausgezackte, tiefe, glatte, etwa kirschgroße Grube, rechts aber von außen in das Gelenk eingedrungene gummöse Massen, welche zum Teil tief in Knorpel und Knochen reichten.

Die (primär) ossale Form der Gelenksyphilis geht von einem Herd der Epiphyse aus und greift sekundär auf den Knorpel und die Weichteile des Gelenkes über. Anatomische Befunde von Epiphysenerkrankungen durch erworbene Syphilis liegen nur sehr spärlich vor (Gangolphe, Chiari, Virchow) und sind ausschließlich älteren Datums, während die für die kongenitale Lues so charakteristische Epiphysenerkrankung, die Osteochondritis syphilitica (Wegner), viel genauer gekannt ist (s. Hochsinger Bd. 19 dieses Handbuches!). Auf Grund der Untersuchungen von SCNHEIDER unterscheiden wir bei dieser zwei Hauptformen: Die „passive" als frühfetale Osteoblastenschädigung gekennzeichnete

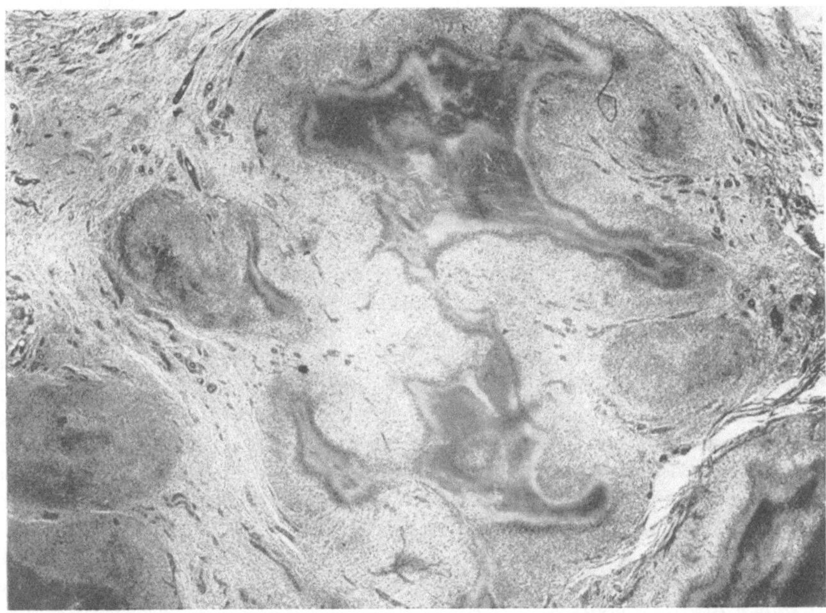

Abb. 3. Gummöse Gelenkkapselentzündung (Lupenvergrößerung).
(Präparat von Professor SIEGMUND-Köln.)

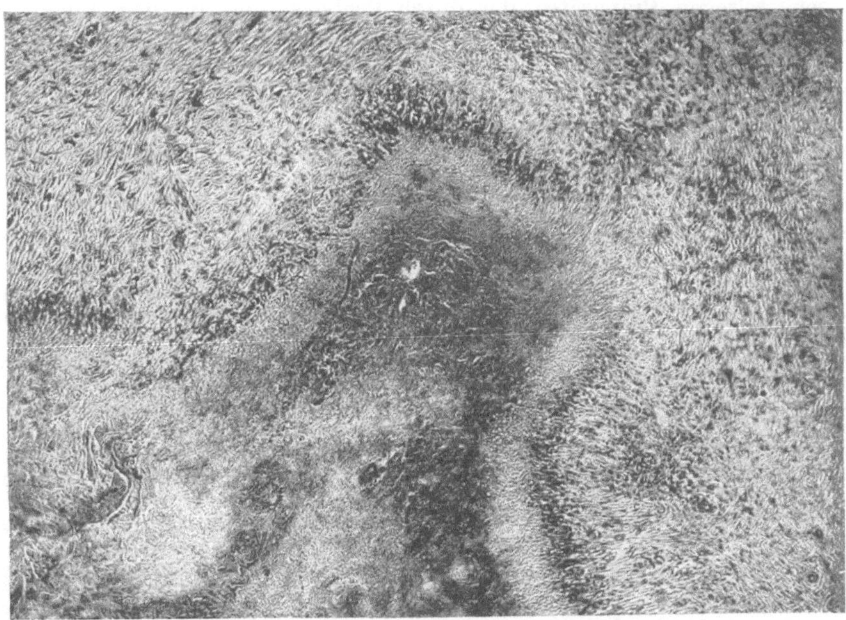

Abb. 4. Gelenkkapselgumma (Präparat der Abb. 3, stärker vergrößert).

und die „aktive", d. h. spezifisch entzündliche, zur herdförmigen Begrenzung neigende Osteochondritis des Säuglingsalters. Dieser letzteren Form entsprechen die im späteren Leben durch die erworbene Syphilis hervorgerufenen Epiphysenherde. Sie bestehen, sehr ähnlich wie bei der Tuberkulose, aus einem in der Spongiosa gelegenen, zur Nekrose neigenden Granulationsgewebe. Die gummösen Umbildungen können durch Zerstörung des Knochens große bis in den Markraum der Diaphyse reichende Höhlen schaffen. Der Gelenkknorpel kann über dem Herd erhalten bleiben und die Infektion des Gelenkes verhüten. *Bricht der Prozeß aber ein (s. Abb. 13), so kommt es zu schwieliger Verdickung der Synovialis mit serösem oder trübem Erguß. Schwere Zerstörungen* infolge Gewebseinschmelzung können erfolgen; zu echter Eiterung kommt es aber nur bei septischer Sekundärinfektion (Harttung). Ausheilung erfolgt mit strahligen, von festem Bindegewebe überkleideten Narben oder mit knöcherner Ankylose.

Histologische Befunde liegen nur ganz wenige vor, so daß es gar nicht möglich ist, die verschiedenen Gelenkveränderungen bei erworbener Syphilis durch mikroskopische Präparate zu belegen. Von den „Syphiliden" der Haut her kennen wir die mannigfachen Gewebsstrukturen, welche den mehr oder minder markanten klinischen Erscheinungen zugrunde liegen; sie stellen eine lange Reihe dar, die von einfachen, durchaus an die Gefäße gebundenen — doch uncharakteristischen — entzündlichen Veränderungen bis zu einem spezifischen Granulationsgewebe ohne und mit charakteristischen knötchenförmigen Herden und Nekrosen — den Gummen — führt. Grundsätzlich die gleichen Veränderungen werden bei erworbener Syphilis auch an den Schleimhäuten und inneren Organen gefunden, so daß wir sie ebenfalls an den Gelenken annehmen müssen. Schließlich sind ganz entsprechende Gelenkbefunde bei kongenitaler Lues bekanntgegeben.

Wir haben also histologisch spezifische und unspezifische Gewebsveränderungen an der Synovialis und dem Knorpelüberzug luetischer Gelenke zu unterscheiden.

Die Abb. 3 und 4 sind *Mikrophotogramme einer gummösen Gelenkkapsel,* eines sehr seltenen Präparates, das durch Probeexcision aus dem Ellenbogen gewonnen wurde. Die Wa.R. im Blut des Kranken war stark positiv. In dem fibrösen Gewebe der Synovialis sind außer perivaskulären Zellinfiltraten miliare Granulome und größere nekrotische (gummöse) Herde vorhanden. Diese sind gegen die Umgebung sehr deutlich durch ein epitheloid- und plasmazellreiches Granulationsgewebe abgegrenzt und lassen innerhalb des nekrotischen Bezirkes den Gewebsaufbau — Fasern und Gefäße — in der für das Gumma charakteristischen Weise gut erkennen.

Schuchardt hat den ersten mikroskopischen Befund von *akuter gummöser Gelenkentzündung* veröffentlicht.

Er fand die Kapsel enorm verdickt und stark vascularisiert; der Knorpel war unversehrt. *Histologisch* zeigt die Synovialis „eine große Anzahl kleinster und größerer, scharf umschriebener und auffallend dunkel gefärbter Knötchen (*miliare Gummata*)..., sämtlich *in einem unverkennbaren Zusammenhang mit den Venen und Capillaren,* während die Arterien frei sind.... Der Beginn der Knotenbildung zeigt sich an den kleinen Venenstämmen als dichte Infiltration der Venenwand und ihrer Umgebung mit kleinen, meist sehr chromatinreichen Rundzellen. Auch die großen durchweg aus gleichmäßigen, kleinen Rundzellen zusammengesetzten Knoten schließen sich meist an eine Vene an, und sind zum Teil von verzweigten Capillaren *mit stark gewuchertem Endothel* durchsetzt. Das zwischen den Knoten liegende Gewebe enthält mehrfach eigentümliche parallele Streifen, die aus Capillaren, umgeben von kleinen chromatinreichen Rundzellen und zahlreichen größeren *epitheloiden Elementen,* hier und da auch kleinere *Riesenzellen* mit 2—3 Kernen bestehen...".

Borchard teilt eine Beobachtung mit, bei der es sich um eine *chronische Synovitis gummosa* des Kniegelenkes handelte. Die Synovialis war dunkelrot, sammetartig und mit dicht nebeneinander stehenden kleinen und größeren Zotten besetzt. In fast allen diesen kleinen Zotten konnten miliare Gummata nachgewiesen werden (Lubarsch). Bosse fand miliare Gummata in den Synovialiszotten kongenital luetischer Gelenke.

Eine *granulierende Synovitis* mit ausgesprochenem *Gefäßreichtum des Granulationsgewebes* und *endarteriitischen Prozessen ohne Gummenbildung* wird zwar immer den Verdacht der luetischen Entzündung wachrufen, diese aber nicht sicher beweisen, da gleichartige Veränderungen z. B. auch bei der Polyarthritis rheumatica bestehen. Andererseits werden frische Reizzustände und narbige Gelenkkapselveränderungen die syphilitische Ätiologie histologisch nicht erkennen lassen. Aus eigener Erfahrung wissen wir, daß die mikroskopische Untersuchung eines probeexcidierten Kapselstückes nur *unspezifische Entzündung* feststellen konnte, obgleich der Fall klinisch als Gelenklues anzusprechen war. Ebenso kann erfahrungsgemäß die histologische Differentialdiagnose zwischen luetischem und tuberkulösem Granulationsgewebe gegebenenfalls unmöglich sein, und *unspezifische Befunde sind überhaupt bei der Syphilis häufiger als bei der Tuberkulose anzutreffen.*

Klinisch entspricht der einfachen synovialen Gelenksyphilis das Bild des akuten oder chronischen Hydrops. Dem des „Fungus" liegen synoviale bereits auf Knorpel und Knochen übergegriffene oder primär ossale, in den Gelenkraum eingebrochene Prozesse zugrunde; eine Trennung nach dem pathologisch-anatomischen Gesichtspunkt des synovialen oder ossalen Ursprungs wird beim Fungus und ebenso bei Ausheilungszuständen, die uns klinisch als deformierende Arthritiden erscheinen (sekundäre Arthritis deformans), oft nicht mehr möglich sein. *Die primäre Arthritis deformans,* die von verschiedenen Klinikern in den Formenkreis der Gelenksyphilis einbezogen wird, läßt *anatomisch ein spezifisches Merkmal der Lues nicht erkennen.* Die Frage, ob die echte Arthritis deformans von einer luetischen Erkrankung ihren Ausgang genommen haben kann, ist von vielen Untersuchern (VIRCHOW, BILLROTH, GIES, HARTTUNG, HEINE u. a.) studiert worden. HARTTUNG ist auf Grund klinischer Erfahrungen geneigt, die polyarthritischen Formen, die in den mittleren Jahren entstehen und als primäre Arthritis deformans imponieren, auf Lues zurückzuführen. HEINE konnte aber bei anatomischer Untersuchung von 1000 Fällen von Arthritis deformans keinen Anhalt für die ätiologische Bedeutung der Syphilis gewinnen, und französische Autoren halten die primäre syphilitische Arthritis deformans für sehr selten.

Anatomische Belege für andere klinische Erscheinungsformen der Gelenklues — Arthralgien, akute luetische Polyarthritis — fehlen vollständig. Es wird daher notwendig sein, die zweifellos seltenen Gelegenheiten, in denen entsprechendes Gelenkmaterial zur Untersuchung gewonnen werden kann, nicht zu übersehen.

Symptomatologie.

Von allen Autoren wird *die Vielgestaltigkeit des klinischen Bildes,* unter dem die Gelenksyphilis auftreten kann, hervorgehoben. Sie wird geradezu als der „Proteus unter den Gelenkerkrankungen" bezeichnet. Sie kann schleichend und akut beginnen, ganz torpide erscheinen und wieder ein stark entzündliches Gepräge tragen; Schmerzen können fehlen und in einem anderen Falle außerordentlich quälend sein.

Die luetische Gelenkerkrankung wird erst durch das Gesamtbild mehr oder weniger charakterisiert. Daher möchte ich die Symptome nicht im einzelnen besprechen, sondern skizzenhafte Bilder der verschiedenen Erscheinungsformen und des Verlaufes entwerfen. Vorausgeschickt seien einige statistische Angaben.

Statistische Angaben. *Die luetische Gelenkentzündung ist zweifellos nicht häufig,* wenn sie wahrscheinlich auch nicht gerade so selten ist, wie man es früher annahm. BRÜNAUER und HASS stellten in der orthopädischen Klinik Wien unter 584 Gelenkerkrankungen verschiedenster Formen 11 Fälle von sicherer Gelenksyphilis fest, also kaum 2%; es kamen auf 100 Fälle von Gelenktuberkulose ungefähr 5 Fälle von Gelenklues, ein Prozentsatz, der auch unseren Erfahrungen entspricht. — H. Strauss fand in der inneren Klinik des isrealitischen Krankenhauses Berlin unter 100 Kranken mit chronischer Arthritis 6, die als luetisch anzusprechen waren.

Was die *Verteilung auf die Geschlechter und die Stadien der erworbenen Syphilis* betrifft, so zeigte Gué in einer von ihm zusammengestellten Statistik, daß unter 3527 luetischen Männern im Frühstadium 19 (0,5%), im Spätstadium 71 Fälle (5%) von Gelenkerkrankungen bestanden; bei Frauen waren unter 1058 Früherkrankungen 3 (0,2%), im Spätstadium unter 845 Kranken 26 (3%) Fälle von Gelenksyphilis nachweisbar.

Von den einzelnen Gelenken wird am häufigsten das Knie befallen, es folgen das Ellbogen- und das Handgelenk.

Klinische Erscheinungsformen der Gelenksyphilis. *Gelenkschmerzen* von sehr verschiedener Heftigkeit, *ohne daß klinisch ein objektiver Befund zu erheben wäre*, sind für das Sekundärstadium der erworbenen Syphilis besonders charakteristisch. Sie werden als *Arthralgien* bezeichnet, sind keineswegs selten, mitunter ziemlich unbestimmt, sprechen auf spezifische Behandlung gut an. Auch in der tertiären Periode treten sie auf. Diese Schmerzen pflegen nachts zu exacerbieren und erfahren oft Linderung durch Bewegung.

Die Gelenksyphilis kann unter dem Bilde akuter Entzündungserscheinungen auftreten, sei es, daß nur ein oder daß mehrere Gelenke befallen werden.

Die akute monartikuläre luetische Gelenkentzündung führt zu einer phlegmonösen Kapselerkrankung mit Gelenkerguß; sie zeigt das Aussehen, wie es für die gonorrhoische Entzündung geradezu pathognomonisch ist. Spezifische Therapie führt rasch Besserung und schließlich Heilung herbei. Im allgemeinen der tertiären Periode zugehörig, kann sie auch schon im Sekundärstadium auftreten. Sie geht mit Fieber einher.

Gravier und Delore haben erst kürzlich über eine hierher gehörige Beobachtung berichtet. Eine 59jährige Frau, die in früheren Jahren an einer Lähmung beider Beine, des Mastdarms und der Blase, außerdem an einer Spontanfraktur der Tibia gelitten hatte, *erkrankte akut an einer hochentzündlichen Arthritis des rechten Ellbogens*. Wassermannsche Reaktion +++. Röntgenologisch war eine leichte Periostitis des Epicondylus medialis nachweisbar. *Auf antiluetische Behandlung trat in der dritten Woche seit Beginn der Therapie rasch Heilung ein.*

Axhausen teilt unter anderem folgende Krankengeschichte mit: Ein 30jähriger Mann erkrankte etwa 10 Jahre nach der luetischen Infektion *plötzlich mit heftigen Schmerzen im linken Schultergelenk*. Lange durchgeführte antirheumatische und antigonorrhoische Behandlung brachten keine Besserung. Es bildete sich vielmehr eine *äußerst schmerzhafte Contractur* des geschwollenen Gelenkes mit starker Deltoidesatrophie heraus. Wassermannsche Reaktion ++++; die sofort eingeleitete *spezifische Therapie hatte einen auffälligen Erfolg.* Die Schmerzhaftigkeit ging bald zurück und unter Zuhilfenahme orthopädischer Nachbehandlung wurde eine volle Funktion des Schultergelenkes erreicht.

Auch subakuter Beginn und milderer Verlauf ist zu beobachten.

Mit akutem oder subakutem Beginn kann die Lues auch als Polyarthritis auftreten. Sie gleicht dann in ihrem äußeren klinischen Bild ganz dem des klassischen Gelenkrheumatismus und wird wohl gewöhnlich zuerst dafür gehalten, ja muß wohl zuerst dafür gehalten werden, wenn kein Exanthem besteht. Bald läßt das Versagen der Salicyltherapie Verdacht schöpfen und der prompte Erfolg einer antiluetischen Behandlung, sowie die positive Wassermannsche Reaktion klären die Ätiologie, wie durch die beigefügte, von Pirila veröffentlichte *Fieberkurve* auf das deutlichste dargetan wird (Abb. 5).

Die akute luetische Polyarthritis tritt besonders in der Frühperiode der Syphilis auf, kommt aber auch später vor; sie ist seltener als die monartikuläre akute oder subakute Gelenklues. Auch hierfür seien einige Beispiele aus der Literatur angeführt.

WYSOCKI sah ein 23 jähriges Mädchen, das 2 Tage vor der Aufnahme in die Klinik mit *Schmerzen* in den Knien, *Fieber* und *allgemeinem Unbehagen* erkrankt war. Die Schmerzen befielen außerdem das linke Hand- und Ellbogengelenk, die großen Gelenke des rechten Armes und das rechte Fußgelenk. *Die betroffenen Gelenke waren heiß, rot, geschwollen und sehr schmerzhaft.* Das Leiden verhielt sich *gegen Natr. salicyl. in großen Dosen refraktär.* Wassermannsche Reaktion positiv. *Durch eine Injektionskur mit Kalomel und Medikation von Jodkali wurde die Kranke in 8 Wochen geheilt.*

BRÜNAUER und HASS beobachteten bei einer 17 jährigen Kranken mit einem der Frühlues angehörenden makulösem Exanthem Schwellungen beider Kniegelenke, sowie des rechten Sprung- und Hüftgelenkes, welche unter *heftigen Schmerzen* und *Fieber bis über 39 Grad* aufgetreten waren. Besonders *schwere entzündliche Veränderungen* bot das rechte Kniegelenk; in dem *Gelenkpunktat fiel die Wassermannsche Reaktion stark positiv* aus. *Salicylbehandlung blieb ohne Erfolg, dagegen wurde durch antiluetische Therapie* (Jodnatrium,

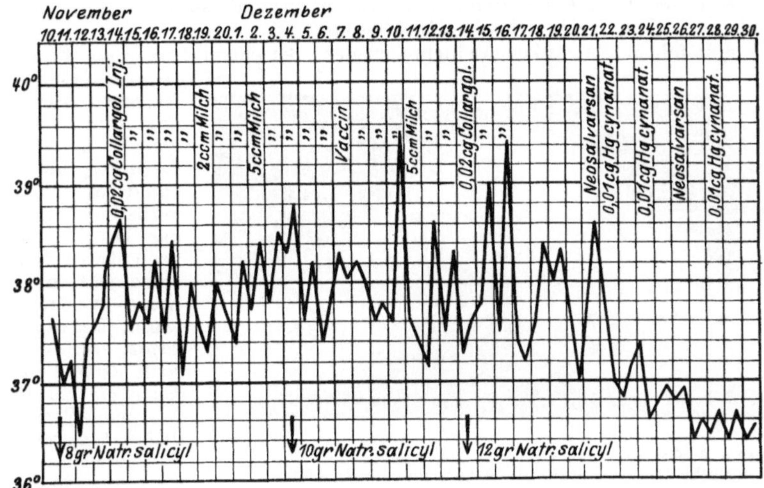

Abb. 5. Fieberkurve bei einer unter dem Bilde einer Polyarthritis auftretenden Gelenksyphilis.

Quecksilber, Neosalvarsan) — freilich erst nach längerer Zeit — *schließlich wesentliche Besserung erreicht.*

Auch BÄUMLER, BERING, BONNET, CANDELA, FINGER, GASTOU, HARTTUNG, MRAČEK, SCHEUER, KREIBICH u. a. berichten über derartige Krankheitsbilder.

Am häufigsten tritt die luetische Gelenkentzündung unter den für chronische Gelenkleiden charakteristischen Bildern auf. Im wesentlichen sind das drei Erscheinungsformen.

Der *blande Hydrops* findet sich gewöhnlich am Kniegelenk. Die Kapsel ist mäßig verdickt, gedehnt, von dem Erguß gefüllt; Schmerzhaftigkeit ist nur in geringem Maße oder gar nicht vorhanden. Ebenso ist die Funktion nur wenig beeinträchtigt. Kurz, es ist dasselbe klinische Bild, das wir bei dem blanden traumatischen Hydrops oder bei der Tuberkulose sehen, oder das doppelseitig am Kniegelenk geradezu pathognomonisch für die kongenitale Syphilis ist.

So sah ich eine 45 jährige Frau, die seit etwa 5 Wochen eine leicht schmerzhafte Schwellung des rechten Kniegelenkes bemerkt hatte. Ein deutlicher *Erguß* war nachweisbar, dabei die aktive und passive Beweglichkeit in vollem Ausmaß möglich. *Wassermannsche Reaktion im Blut und im Gelenkpunktat +++.* Röntgenbild: *keine Knochenatrophie, leichte Periostitis* am medialen Epicondylus. — *Spezifische Behandlung, die zu einer jetzt 2 Jahre anhaltenden Beschwerdefreiheit bei normalem Gelenkbefund führte.*

Der seltene *luetische Fungus* stellt sich als eine derbere und schmerzhaftere Schwellung dar. Schon die einfache klinische Untersuchung läßt ohne weiteres erkennen, daß eine schwere — destruierende — Entzündung des Gelenkes besteht. Aus dem jeweiligen anatomischen Zustand, insbesondere beim Übergreifen des Zerstörungsprozesses auf die Knorpeloberfläche und den Knochen, ergibt sich eine mehr oder weniger große Bewegungsbeschränkung und Funktionsstörung, ebenso wie eine spontane Schmerzhaftigkeit. Diese Formen gehören der späteren Lues an, worauf schon Bäumler, Finger, Harttung, Lang und Ullmann aufmerksam gemacht haben. Sie treten gewöhnlich monartikulär auf und gleichen in ihrem klinischen Aussehen dem viel häufigeren tuberkulösen Fungus.

Holländer berichtet von einem *Tumor albus* des Kniegelenkes, bei dem eine partielle Resektion ausgeführt wurde; es fand sich eine *enorme Verdickung der Kapsel*. Die Erkrankung wurde als Tuberkulose angesprochen, aber schon nach einigen Wochen trat ein Rezidiv auf. Die dann durchgeführte antiluetische Behandlung führte zur völligen Genesung.

Lücke teilt zwei Fälle mit. Das Kniegelenk zeigte *eine schwappende teigige Schwellung mit dem Gefühl von etwas Fluktuation. Die Schmerzempfindlichkeit war sehr gering.* Auf eine Schmierkur erfolgte eine schnelle Rückbildung.

Vivier gibt folgende Krankengeschichte wieder: Bei einem 42jährigen Mann war *das rechte Knie stark geschwollen, sehr schmerzhaft*; kurz: *das Bild des „Tumor albus" im Stadium der Luxation*; das Leiden bestand seit 2 Jahren. Er verließ zunächst ungeheilt das Hospital und kam nach etwa 1 Jahr wieder. Der objektive Befund war wenig verändert, nur waren *jetzt in der Gelenkkapsel drei deutlich abgesetzte derbe Verdickungen sowie eine Anschwellung im oberen Teil der Tibia und im hinteren des Femur* festzustellen. Es wurde jetzt mit einer antiluetischen Kur begonnen.

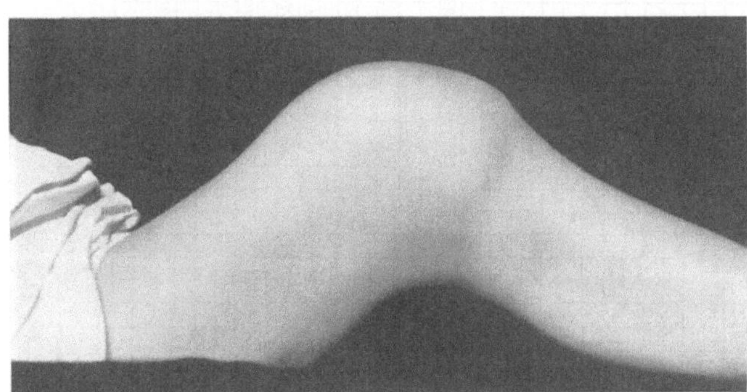

Abb. 6. Hydrops des Kniegelenkes (Gelenklues).
(Chirurgische Universitätsklinik Augustahospital, Köln.)

Aber *erst nach langer Zeit* wurde erreicht, daß das Knie bis auf ganz geringe Veränderungen am Knochen einen *normalen Befund* zeigte.

Auch Brünauer und Hass, Gaucher und Fouquet, Holländer, Quérat haben die gleichen Beobachtungen mitgeteilt, und ich kann sie auf Grund eigener Erfahrung bestätigen.

Schließlich tritt die luetische Gelenkentzündung der einfachen klinischen Untersuchung *unter den Bildern des unspezifischen chronischen Gelenkrheumatismus* entgegen. Wir finden eine leichte Verdickung der Gelenkgegend, ein feines Reiben oder ein gröberes Knarren bei Bewegungen und mitunter auch einen kleinen Erguß. Schmerzen von ziehendem Charakter stellen sich besonders nachts und in der Ruhe ein; die Beweglichkeit kann eingeschränkt sein. *Entweder handelt es sich dann um synoviale — exsudatarme, zur Schrumpfung neigende — oder um deformierende Arthritiden, sei es, daß diese primär chronisch oder in Schüben akut rezidivierend verlaufen.* Schlesinger hat in den letzten Jahren wiederholt auf die Häufigkeit der luetischen Arthritiden, die unter diesen Formen auftreten, hingewiesen, und auch die ältere Literatur berichtet über einschlägige Beobachtungen. Überhaupt ist die Frage nach der luetischen Ätiologie des chronischen Gelenkrheumatismus von Pathologen und Klinikern wiederholt untersucht worden. Ein Teil der veröffentlichten Krankengeschichten überzeugt; und zwar erscheint die luetische Natur des chronischen Gelenkleidens deswegen sichergestellt oder wenigstens wahrscheinlich gemacht, weil die antiluetische Behandlung klinische Heilung bzw. wesentliche Besserung herbeiführte.

Bei WYSOCKI finden wir folgende Beobachtung: 29jähriger Mann war 4 Jahre nach der venerischen Infektion an *Gelenkrheumatismus* erkrankt; *damals war er 10 Wochen krank,* doch verspürte er seitdem immer noch Schmerzen in den Knien. *Ein Jahr später* stellte sich *zuerst eine schmerzhafte Schwellung des linken Handgelenkes* ein, und bald wurden *der Reihe nach das linke Schulter-, das rechte Ellbogen- und beide Kniegelenke* befallen. *Temperatur leicht febril. — Auf Natr. salicyl.* (5 g täglich) *refraktär,* wurde wegen der *positiven Wassermannschen Reaktion* eine *antiluetische Behandlung* (Kalomel-injektionen, Jodkali) begonnen; schon *nach 4 Wochen konnte der Kranke geheilt* und völlig beschwerdefrei entlassen werden.

GRÜNZWEIG gibt folgenden kasuistischen Beitrag bekannt: Die 38jährige Patientin war *vor etwa 13 Jahren zum erstenmal mit Gelenk-beschwerden erkrankt;* nach zuerst jahrelangen Intervallen traten die *akuten Schübe zuletzt gehäuft* auf. Betroffen waren die meisten Finger-gelenke, beide Hand-, Ellbogen- und Knie-gelenke, sowie die Articulatio sternoclavicularis. Es bestanden *deformierende Gelenkveränderungen* mit mäßigen Weichteilschwellungen; im *Röntgen-bild* waren außerdem periostale Auflagerungen an den Diaphysen der Phalangen nachweisbar. *Nächtlich exacerbierende Schmerzen, nur mäßige Muskelatrophie.* Wassermannsche Reaktion im Blut negativ. *Antirheumatische Medikation war erfolglos,* Jod wirkte günstig; *eine durchgeführte antiluetische Behandlung machte die Kranke arbeitsfähig.*

Aber keineswegs alle in der Literatur mitgeteilten, von den Autoren für luetische Arthritis angesprochenen Beobachtungen halten einer strengen Kritik stand. So dürfen wir meines Erachtens eine chroni-sche Gelenkentzündung *synovialer* Form auch bei einem luetisch Infizierten nicht für eine Gelenksyphilis halten, wenn sie nicht eine wesentliche Besse-rung durch spezifische Behandlung er-fährt. *Unsicher wird die Ätiologie im besonderen Fall oft bei der sekundären Arthritis deformans bleiben,* und für die sog. primäre Arthritis deformans ist die Lues als wesentlicher ursächlicher

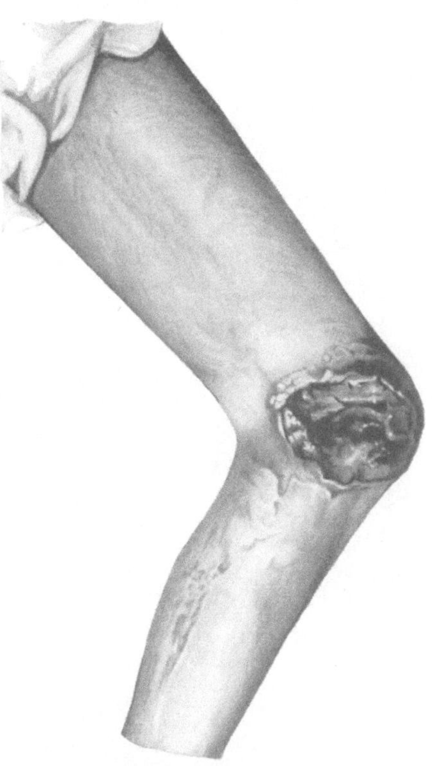
Abb. 7. Periarthritis gummosa.
(Aus OTZ: Allg. med. Zentralzeitung 1913.)

Faktor auf Grund anatomischer Untersuchungen im allgemeinen abzulehnen.

Der hier gegebenen Gruppeneinteilung der Gelenksyphilis liegen klinische Erfahrung und klinische Bedürfnisse zugrunde; pathologisch-anatomische Gesichtspunkte sind hineingewoben, soweit das möglich ist. In dieser Fassung erscheint sie mir praktisch brauchbar, da sie den großen Rahmen darstellt, in den jeder Einzelfall eingeordnet werden kann und zugleich genügend charakte-risiert ist. Auf mehr oder weniger abweichende Einteilungen anderer Autoren einzugehen erübrigt sich.

Besonders erwähnt sei noch das sehr seltene, aber auch sehr markante Krankheitsbild der *Periarthritis gummosa,* eines Gummas in den ein Gelenk bedeckenden Weichteilen, wodurch das Gelenk mehr oder weniger in Mit-leidenschaft gezogen wird (Abb. 7). Die in letzter Zeit mehrfach beschriebene Erkrankung der „*juxtaartikulären Knoten*" („Nodosités juxtaarticulaires" usw.) scheint nicht ausschließlich eine luetische Periarthritis zu sein; auch bei der

Framboesie sind derartige gelenknahe Knotenbildungen beobachtet. In einem Teil der Fälle aber sprechen die histologischen Befunde für „fibröse Gummen" (s. auch das besondere Kapitel von H. Hoffmann, Stuttgart in Band XII/1 dieses Handbuches).

Schlesinger grenzt noch sog. Mischformen ab und versteht darunter luetische Arthritiden, die durch eine andere Infektion (Gonorrhöe, Eitererreger) oder durch ein Trauma provoziert worden sind. Wir verweisen auf seine — hypothetischen — Darlegungen (Syphilis und innere Medizin, Teil 1, S. 64). Schuchardt hat in dem bereits erwähnten Fall, den er „klinisch als akute gonorrhoische Gelenkentzündung anzusprechen müssen glaubte" und in dem Gonokokken im Urethralsekret nachgewiesen waren, histologisch eine charakteritische gummöse Entzündung d es Gelenkes festgestellt).

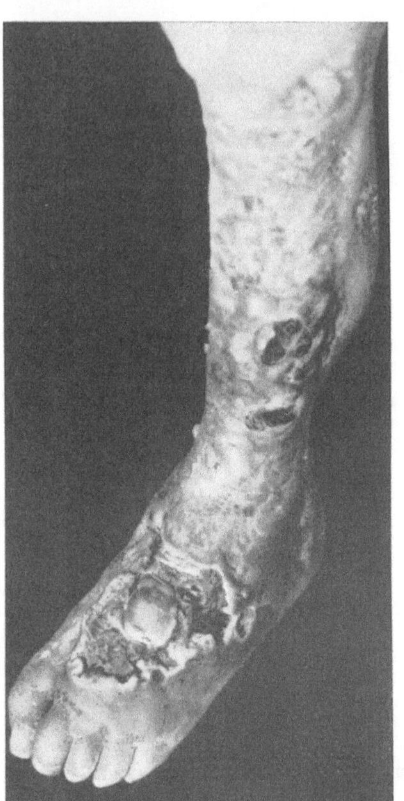

Abb. 8. (Nach U. Cavallucci, Rinascenza Medica 1927. Nr. 1.)

Zusammenfassend ergibt sich also symptomatologisch als wichtigstes folgendes:

Was *die subjektiven Beschwerden* betrifft, so sind diese sehr wechselnd und mit Recht betont Axhausen, daß das Axiom von der Schmerzlosigkeit der späten Gelenklues fallen gelassen werden muß, so daß man höchstens in einem etwaigen Exacerbieren der Schmerzen in der Nacht eine Stütze für die Annahme einer luetischen Ätiologie erblicken kann.

Ebenso sind *die objektiven Befunde* mannigfaltig. Bewegungsbeschränkung findet sich hauptsächlich bei akuten, sehr schmerzhaften Prozessen, ferner bei schweren Zerstörungen der Gelenke; *öfter aber ist die Funktionsstörung verhältnismäßig gering.*

Die körperliche Allgemeinuntersuchung vermag bei bestehender Gelenklues nicht selten *gleichartige Prozesse am Knochen und Narben der Haut* festzustellen. Die Wassermannsche Reaktion ist im Blut in einem gewissen Prozentsatz negativ. Von ganz besonderer Wichtigkeit sind die Befunde im Gelenkexsudat und die der Röntgenuntersuchung.

Das Gelenkexsudat. Gewöhnlich handelt es sich um seröse Ergüsse von gelblicher bis grünlicher Färbung.

Das *Zellbild* des Ausstrichs zeigt nichts Charakteristisches; es finden sich Lymphocyten und Monocyten; aber auch Polynucleose ist beobachtet worden.

Der Nachweis der Spirochaete pallida in direktem Ausstrich ist bisher nicht gelungen, wahrscheinlich auch höchstens ausnahmsweise zu erwarten. Wohl aber haben Chesney und seine Mitarbeiter *durch Überimpfung des Gelenkpunktates in die Hoden von Kaninchen* den Erreger dargestellt. Sie fanden nach etwa 40 Tagen im Hodenpunktat zahlreiche lebende Spirochäten. Diese Befunde stehen bisher hier noch allein da.

Vielfach ist *die Wassermannsche Reaktion im Gelenkpunktat* angestellt worden. Die Verhältnisse sind im einzelnen noch nicht restlos geklärt, und es ist ein Verdienst von Poehlmann, die grundsätzlichen Fragen in Angriff genommen zu haben. Wir wissen, daß die Wassermannreagine leicht aus dem Blut in die Gelenkflüssigkeit übertreten, daß also *der positive Ausfall im Gelenkpunktat die lokale Erkrankung nicht beweist, wenn gleichzeitig eine positive Wassermannsche Reaktion im Blut besteht.* Die Bedingungen scheinen bei den Gelenken anders zu liegen als am Zentralnervensystem. *Wohl aber muß ein positiver Gelenkwassermann bei negativer Reaktion im Blut die lokale Entstehung der Reagine, d. h. also die luetische Gelenkentzündung dartun;* derartige Befunde sind von verschiedenen Autoren (RESCHKE u. v. a.) mitgeteilt; wir haben sie auch erhoben und möchten an der Richtigkeit (im Gegensatz zu POEHLMANN) nicht zweifeln. Andererseits sind *sog. unspezifische Reaktionen bei Inaktivierung des Punktates,* wie wir wiederholt erfahren haben, *mindestens selten.* So dürfte dem positiven Ausfall bei negativer Reaktion im Blut Beweiskraft für die lokale Erkrankung des Gelenkes zukommen. *Eine negative Reaktion des Exsudats bei stark positivem Blutwassermann läßt eine spezifische Gelenkaffektion mindestens sehr unwahrscheinlich erscheinen.* Weitere Untersuchungen sind noch vonnöten.

Die Röntgenuntersuchung. Röntgenbilder von syphiliskranken Gelenken ergeben je nach dem anatomischen Zustand verschiedene Befunde. *Neben uncharakteristischen Veränderungen hat man auch* **relativ** *charakteristische Symptome festgestellt.* Letztere sind: Trotz längerer Erkrankung *fehlende Knochenatrophie* und *Periostwucherungen an der Periostknorpelgrenze.* Diese Zeichen sind für andersartige Gelenkerkrankungen ungewöhnlich; andererseits sind sie in den letzten Jahren von verschiedenen Autoren (AXHAUSEN, EISLER, HAHN-DEYKE, KIENBÖCK, PHILIPS, BRÜNAUER und HASS u. a.) bei klinisch sicherer Gelenklues erhoben worden, so daß ihnen doch diagnostische Bedeutung zukommt. KIENBÖCK, GASTOU u. a. haben rarefizierende Ostitiden, die durch Aufhellung und wabiges Aussehen charakterisiert sind, beobachtet (wie Abb. 9 u. 17). *In anderen Fällen kann das Röntgenbild gänzlich uncharakteristisch sein* und z. B. ausgedehnte Atrophie und Zerstörung zeigen. Im übrigen werden epiphysäre Herde und destruierende Prozesse des Knorpelüberzuges, wenn diese bis in den Knochen reichen, im Röntgenbild erkennbar sein. Die Abb. 9—18 entstammen Kranken, bei denen die Diagnose Gelenklues klinisch einwandfrei erschien: sie zeigen die für Gelenklues *relativ* spezifischen Symptome.

Diagnose.

Die Erkennung syphilitischer Gelenkerkrankungen ist im allgemeinen mühevoll. *Da diese unter mannigfachen und nur wenig charakteristischen Erscheinungsformen auftreten, können wir die spezifische — luetische — Natur des Gelenkleidens gewöhnlich nicht aus dem örtlich erhobenen Befund der einfachen Untersuchung ableiten oder wahrscheinlich machen.* Wir müssen sie vielmehr aus mehr oder weniger markanten Veränderungen anderer Organe, durch serologische Untersuchungen und durch die Anamnese erschließen und zu stützen versuchen. Gewöhnlich muß sie längere Zeit in der Schwebe bleiben, bis sie durch den eindeutigen Erfolg der antiluetischen Behandlung eine Bestätigung erfährt; schließlich muß betont werden, daß in manchen Fällen eine Klarstellung nicht gelingt. Die Diagnose wird aus mehreren, zum Teil nur recht kleinen Bausteinen errichtet und es ist im allgemeinen nicht möglich, sogleich von einem großen Fundament auszugehen, wie es die klinische Erscheinungsform bei der Polyarthritis rheumatica, bei der gonorrhoischen Monarthritis, bei der Arthritis urica und auch noch bei der tuberkulösen Gelenkerkrankung abgibt.

Bei der Lues congenita erlaubt der doppelseitige schlaffe Hydrops beider Kniegelenke bei Jugendlichen lediglich auf Grund der sicht- und tastbaren Gelenkveränderungen eine (nahezu) sichere Diagnose; beim Erwachsenen ist der gleiche Lokalbefund ätiologisch keinesfalls in gleichem Maße auf die erworbene Syphilis verdächtig. *Nur akute Gelenkerkrankungen bei bestehendem*

Exanthem und die seltene Periarthritis gummosa gestatten nahezu eine Augenblicksdiagnose.

Mit der bereits hervorgehobenen diagnostischen Schwierigkeit, die sich aus

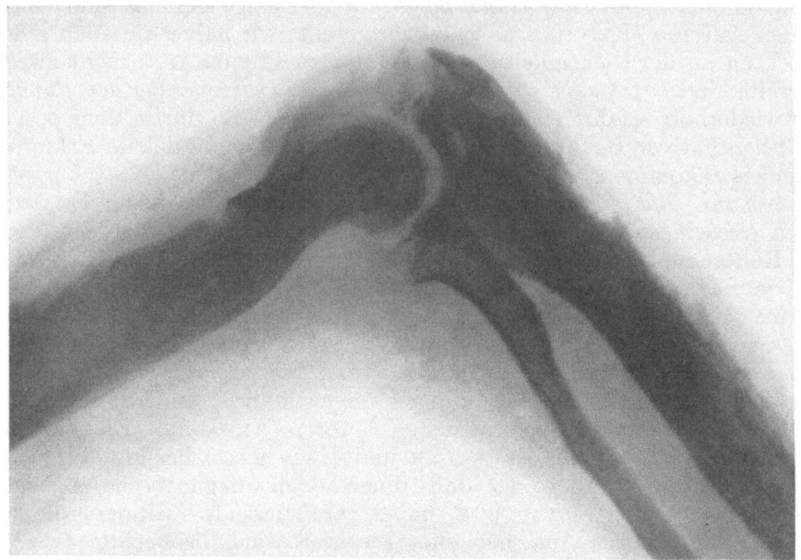

Abb. 10. (Universitäts-Hautklinik Köln.)

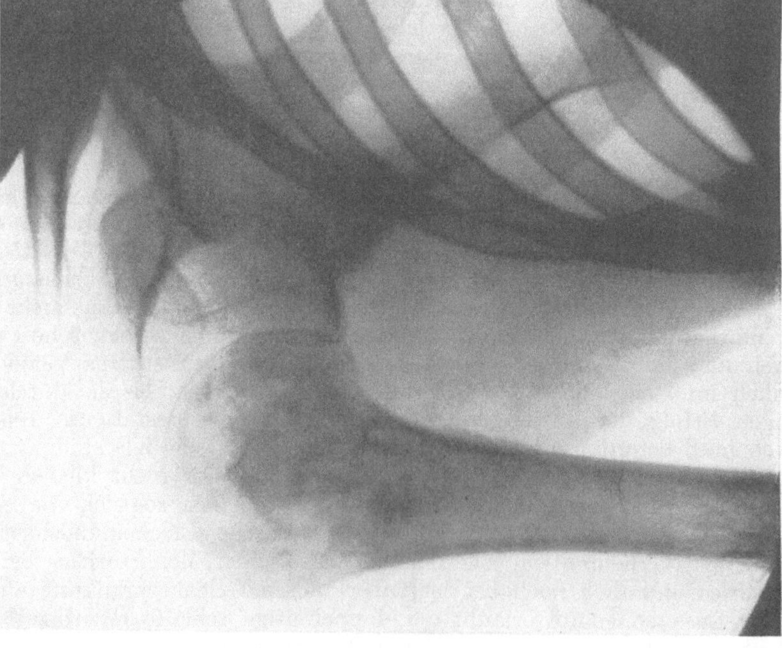

Abb. 9. (Röntgeninstitut des Bürgerhospitals, Köln.)

dem wenig charakteristischen Gelenkbefund ergibt, ist eine zweite verquickt: *ein luetisch infizierter Mensch kann mit einem nicht spezifisch-luetischem Gelenkleiden* — so mit einer Polyarthritis rheumatica, oder mit einer gonorrhoischen

Monarthritis, mit einer Arthritis deformans u. a. — *behaftet sein*. Wir dürfen also nicht ohne weiteres von sicher syphilitischen Organveränderungen oder aus dem

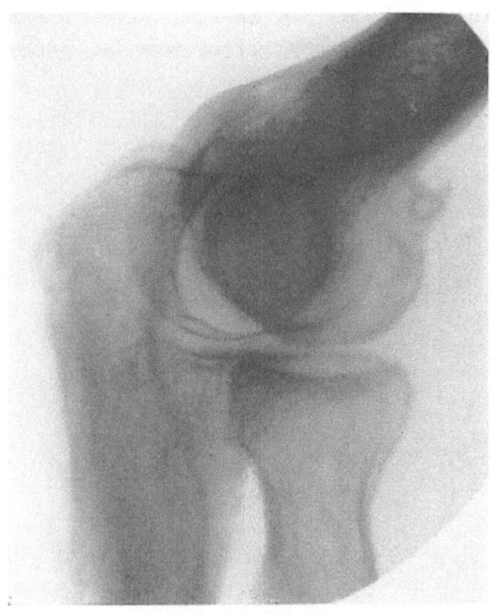

Abb. 11.

(Universitäts-Hautklinik Köln.)

Abb. 12.

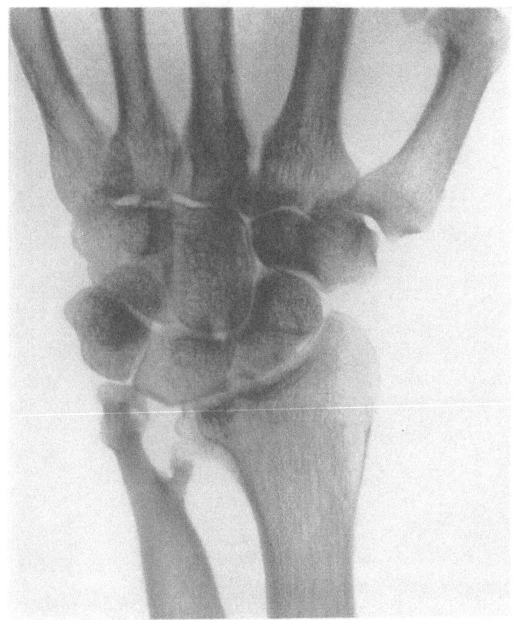

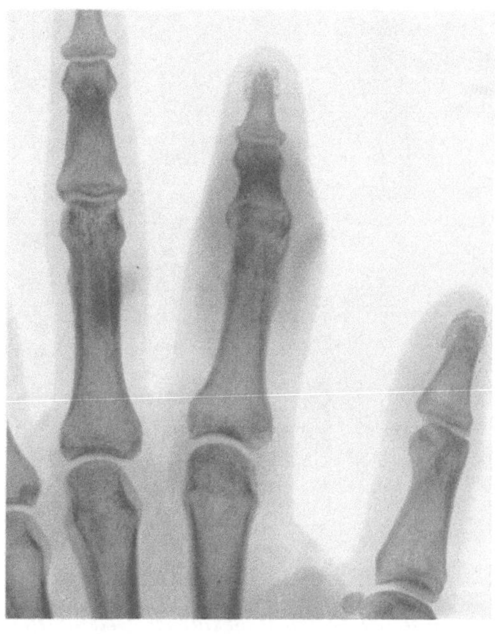

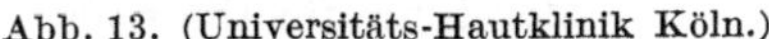

Abb. 13. (Universitäts-Hautklinik Köln.)

Abb. 14. (Nach U. Cavalluci.).

stark positiven Ausfall der Wassermannschen Reaktion im Blut des Kranken auf die gleiche Ätiologie seines Gelenkleidens schließen. *Sowohl nichtluctische Gelenkleiden als auch die luetische Infektion überhaupt sind häufig, und es geht nicht an, ein klinisch nicht klar charakterisiertes Gelenkleiden eines (einmal) luetisch*

Infizierten als luetische Gelenkentzündung anzusprechen. Bei dieser Sachlage —
man kann diagnostisch ebenso leicht ein Zuviel wie ein Zuwenig tun — erfordert
die Diagnose der Gelenklues im allgemeinen ganz besonders genaue Untersuchung und kritische Auswertung der Befunde.

Erfahrungsgemäß werden wir sie am sichersten aufdecken, wenn wir bei jeder

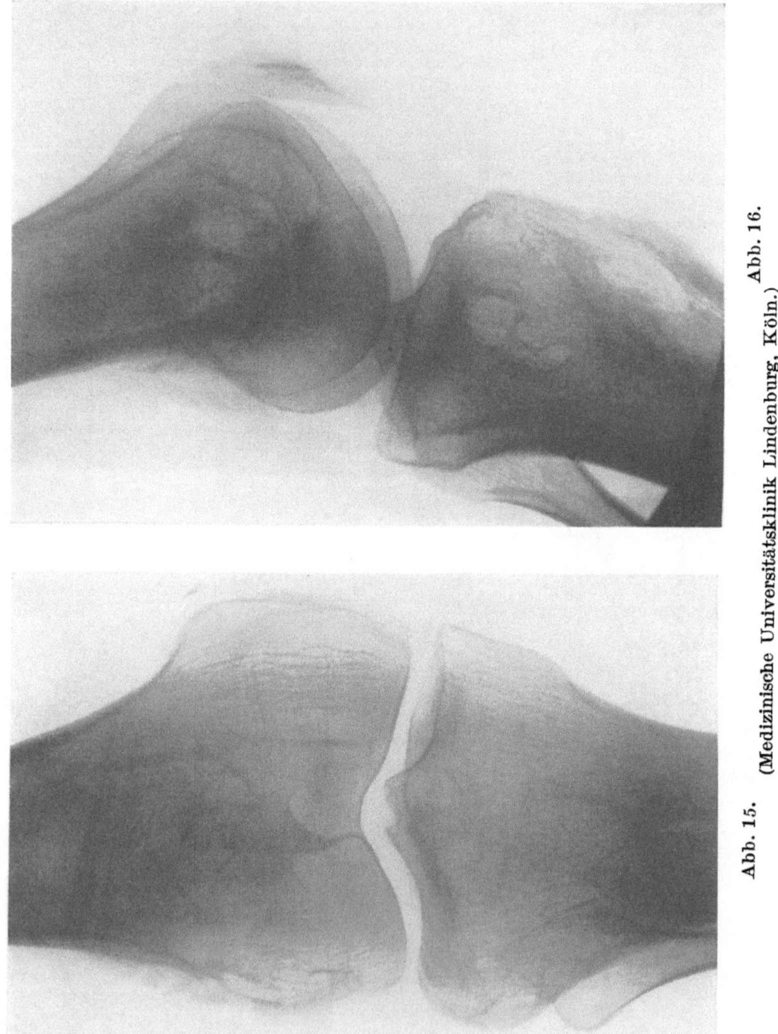

Abb. 15.   Abb. 16.   (Medizinische Universitätsklinik Lindenburg, Köln.)

*ätiologisch nicht geklärten Gelenkaffektion auch die luetische Genese in Betracht
ziehen.* Dieser oberste diagnostische Grundsatz gilt in erster Linie für die mehr
chronisch verlaufenden Formen; er hat aber auch für die akuten Arthritiden
seine volle Berechtigung, sobald sie etwas Ungewöhnliches (z. B. auf energische
Salicylbehandlung refraktäre Polyarthritis) aufweisen. Leicht und rasch ist
der Verdacht auf luetische Erkrankung eines oder mehrer Gelenke geweckt,
wenn die genaue körperliche Untersuchung einwandfreie Zeichen speziell *florider*

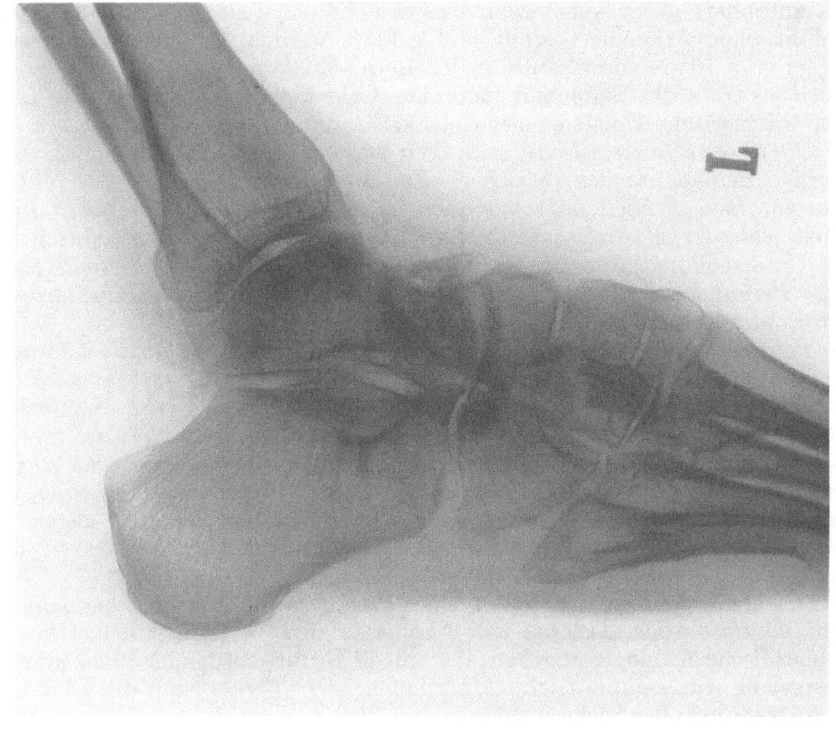

Abb. 18. (Medizinische Universitätsklinik Lindenburg, Köln.)

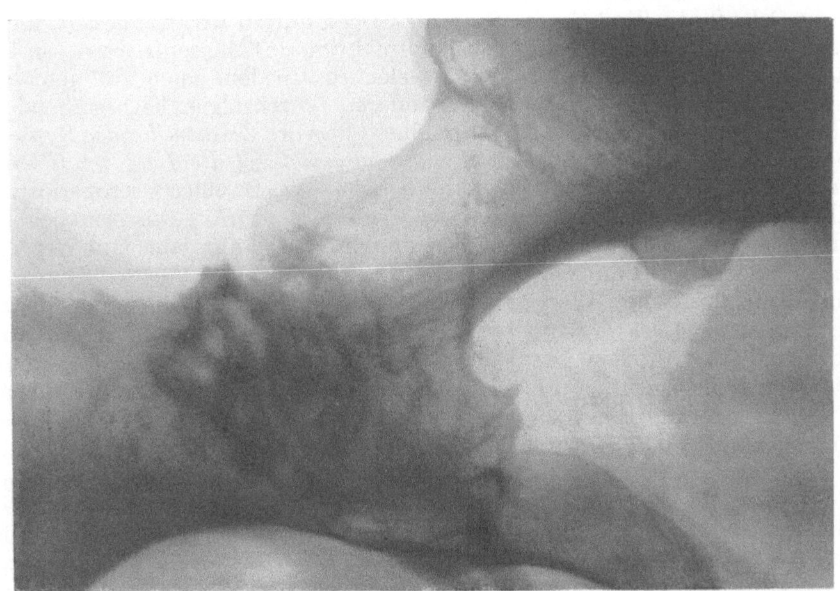

Abb. 17. (Chirurgische Klinik des Bürgerhospitals, Köln.)

Syphilis auffindet. Aber auch wenn dieses nicht der Fall ist, muß die Frage der syphilitischen Ätiologie gestellt und geklärt werden, da das Gelenkleiden die einzige erkennbare Manifestation der Lues sein kann.

Da wir — trotz der Seltenheit luetischer Gelenkleiden — öfter in die Lage kommen, die luetische Ursache einer Gelenkerkrankung zu erwägen, *müssen uns die verdächtigen Symptome geläufig sein.* Wir werden eigens nach ihnen fahnden.

Derartige Befunde an den Gelenken selbst sind: verhältnismäßig gute (aktive und passive) *Beweglichkeit, mitunter auch auffallend geringe Schmerzhaftigkeit,* lange Zeit *fehlender Muskelschwund.* Das *Röntgenbild* ergänzt diese durch die einfache Untersuchung gewonnenen Feststellungen, wenn es *gegebenenfalls paraartikuläre Periostwucherungen an den Gelenkenden und fehlende Knochenatrophie als relativ charakteristische Veränderungen* erkennen läßt.

Des weiteren können wir die Diagnose durch die *Probepunktion* fördern und gegebenenfalls über den Zweifel erheben. So ist der *Spirochätennachweis aus der Gelenkflüssigkeit durch Überimpfung* auf die Hoden von Kaninchen bereits gelungen. *Auch der Ausfall der Wassermannschen Reaktion ist für die Diagnose wichtig. Die positive Wassermannsche Reaktion im Gelenkpunktat scheint bei negativem Ausfall im Blut* **für** *eine spezifisch-luetische Gelenkerkrankung,* ein negativer *Gelenkwassermann* dagegen *bei positiver Reaktion im Blut* **gegen** *sie* zu sprechen. Allerdings sind diese Fragen noch nicht ganz geklärt (s. den Abschnitt: Das Gelenkexsudat, S. 222).

Gegebenenfalls werden wir durch eine *Probeexcision* Klarheit bekommen.

Auch die *eigenartige Auswahl der erkrankten Gelenke* kann einen Hinweis auf die spezifische Ätiologie abgeben; das gilt z. B. für das Kiefer-, das Sternoclaviculargelenk, für symmetrische Affektionen. *Der Verlauf* kan die Diagnose in etwa stützen: bei aller Vielgestaltigkeit legt doch schubweise Verschlimmerung eines chronischen Gelenkleidens, besonders mehrerer Gelenke den Gedanken an Gelenklues nahe.

Die Feststellung sicher luetischer Krankheitszeichen an anderen Organen sowie die stark positive Wassermannsche Reaktion im Blut und anamnestische Daten sind unzweifelhaft von Wert für die Diagnose. Doch dürfen wir, wie gesagt, nicht vergessen, daß durch sie wohl die luetische Infektion des Menschen bewiesen ist, nicht aber die luetische Entzündung des Gelenkes. In dem einen Fall geht aus ihnen nicht mehr die Möglichkeit, in einem anderen — Arthralgien bei bestehendem Exanthem! — der bündige Schluß „Gelenklues" hervor. *Zeichen florider Syphilis sind stärker zu bewerten als Narben. Erfahrungsgemäß ist die Lues der Gelenke öfter mit gleichartigen Veränderungen am Knochen* — z. B. einer Osteoperiostitis der Tibia, des Schädels, einer Sattelnase u. a. — *gepaart,* gewissermaßen im Skelettsystem verankert. Demgegenüber werden Kreislauforgane und Nervensystem auffallend oft (Schlesinger) intakt befunden.

Großen diagnostischen Wert mißt Schlesinger den von ihm eingeführten sog. *„Pharmakologischen Reaktionen"* bei. Er versteht darunter typisch auftretende Herd- bzw. Allgemeinreaktionen nach Anwendung spezifischer Arzneikörper. So tritt nach Auflegen einer Quecksilbersalbe auf das erkrankte Gelenk zuerst eine Steigerung, nach einigen Stunden eine Linderung der Schmerzen auf. Intramuskuläre oder intravenöse Einverleibung von Neosalvarsan, Quecksilber, Bismut oder Jodnatrium pflegt Herdreaktionen (Schwellung, Schmerzen) und nicht so regelmäßig Allgemeinerscheinungen (Fieber) hervorzurufen. Diese Methode verdient Beachtung und verlangt eine kritische Prüfung auf breiter Basis.

Der letzte und zur Zeit noch der wichtigste Baustein der Diagnose ist schließlich der eindeutige Erfolg der antiluetischen Behandlung. Er stellt — worüber wohl alle Autoren einig sind — das sicherste Kriterium für die Richtigkeit der Diagnose dar. *Und doch grenzt auch dieser Prüfstein 'die Gruppe der Gelenk-*

syphilis nicht scharf ab. Es gibt sicher syphilitische Gelenkerkrankungen, die infolge der irreparablen anatomischen Veränderungen auch durch sachgemäße, lange durchgeführte spezifische Behandlung keine wesentliche Besserung erfahren. Andererseits kann ich auch auf Grund eigener Erfahrung berichten, daß Jodkali oder Neosalvarsan auch nichtluetische Gelenke günstig beeinflussen kann. So wird die Diagnose in manchen Fällen über eine mehr oder weniger große Wahrscheinlichkeit nicht hinauskommen, ohne daß deswegen die Behandlung gestört zu werden braucht. Wir dürfen aber, nachdem früher die Gelenklues wahrscheinlich zu selten diagnostiziert worden ist, jetzt nicht in den gegenteiligen Fehler verfallen, indem wir sie leichtfertig ohne genügende Begründung annehmen. *Es bleiben Fälle übrig, in denen wir uns mit einer Wahrscheinlichkeit oder Möglichkeit der luetischen Ätiologie bescheiden müssen.* Vielleicht dürfen wir erwarten, daß die regelmäßige Anwendung neuerer Untersuchungsmethoden (Spirochätennachweis durch Exsudatüberimpfung u. a.) die Zahl dieser Fälle erheblich einschränken wird.

Differentialdiagnose.

Wegen des vielgestaltigen Bildes, unter dem die Gelenksyphilis auftreten kann, sind *differentialdiagnostische Erwägungen jedesmal unumgänglich.* Sie sind grundsätzlich zu fordern und müssen oft längere Zeit im Auge behalten werden.

Von den in einem besonderen Fall differentialdiagnostisch hauptsächlich in Betracht kommenden Gelenkleiden sind folgende zu nennen: der akute und chronische Gelenkrheumatismus, die traumatische Synovitis, die Gonorrhöe und Tuberkulose der Gelenke; auch tabische Arthropathien sowie gelegentlich einmal eine Gelenkgeschwulst können einer luetischen Gelenkentzündung ähnlich sehen und müssen voneinander abgegrenzt werden.

Die *akute Polyarthritis rheumatica* ist im Gegensatz zu der akuten luetischen Polyarthritis durch die (gleichartige) Erkrankung des Endokards (Klappenfehler!) und die ausgesprochene Beeinflußbarkeit durch Salicylpräparate gekennzeichnet. Andere Unterschiede im klinischen Bild sind nicht wesentlich und nach den Erfahrungen der Literatur nicht sicher. In praxi wird die Sachlage gewöhnlich die sein, daß die Annahme einer akuten rheumatischen Polyarthritis wegen der erfolglosen Salicylmedikation fallen gelassen und die luetische Ätiologie durch die rasche Heilwirkung einer spezifischen Kur erkannt wird. Bei bestehendem Exanthem freilich wird man diese von vornherein ins Auge fassen.

Von dem *Formenkreis des chronischen Gelenkrheumatismus* ist die spezifische luetische Arthritis bzw. Polyarthritis weit schwieriger abzugrenzen. Bei den kapsulären Prozessen — mögen sie schleichend oder in Schüben, mono- oder polyartikulär verlaufen — wird durch einen wesentlichen Einfluß antiluetischer Therapie die Ätiologie geklärt oder wenigstens wahrscheinlich gemacht, besonders wenn anderweitige, länger durchgeführte Behandlung vorher ohne Erfolg geblieben war. Im Röntgenbild nachweisbare gelenknahe Periostwucherung und fehlende Knochenatrophie, syphilitische Prozesse am Knochen werden die Wagschale nach der Seite der spezifischen luetischen Gelenkerkrankung beschweren, während ein Herzklappenfehler, Nutzen der Salicylpräparate, für Polyarthritis rheumatica sprechen. *Zugegebene luetische Infektion in der Anamnese und auch die positive Wassermannsche Reaktion im Blut sind an sich nichts mehr wie der Hinweis, die Frage der Gelenklues zu prüfen.* Bei den deformierenden Arthritiden gelten die gleichen differentialdiagnostischen Erwägungen; doch wird eine ätiologische Klärung „ex juvantibus" nicht immer möglich sein, da der anatomische Zustand des Gelenkes auch durch energische spezifische Behandlung nicht mehr in jedem Fall gebessert werden kann.

Die *traumatische Synovitis* kann vor allem in der Form des blanden, rezidivierenden Gelenkergusses bei einem Luetiker differentialdiagnostisch in Frage kommen. Ich kenne einen derartigen Fall, in dem nach antiluetischer Kur der Hydrops verschwand (!). Bei stark positivem Ausfall im Blut war die Wassermannsche Reaktion im Gelenkerguß negativ; daher mußte die Diagnose eines traumatischen rezidivierenden Hydrops gestellt werden, die durch eine Probeexcision — Synovitis mit alten Blutungen — bestätigt wurde. Im Röntgenbild wird die Knochenatrophie gewöhnlich nicht fehlen, während die Syphilis der Gelenke lange Zeit keine Knochenatrophie zeigt.

Ebenso wie die Lues kann die *Gonorrhöe* leichtere und schwerere — phlegmonöse — Gelenkentzündungen hervorrufen. Die ätiologische Klarstellung wird durch Anamnese und körperliche Untersuchung gewöhnlich rasch erreicht: vorausgegangener oder noch bestehender Ausfluß aus der Harnröhre (bzw. der Vagina) erhärtet die wesentlich häufigere gonorrhoische Herkunft des Gelenkleidens, bei dem übrigens das Anlegen einer Stauungsbinde auffallende Linderung der Schmerzen herbeiführt. Mitunter gelingt der Gonokokkennachweis in dem oft grünlich gefärbten Exsudat. *Hat der Kranke beide venerischen Infektionen durchgemacht, so haben wir eine antiluetische Kur begonnen und in der nicht aufzuhaltenden Defektheilung* (knöcherne Ankylose!) *den Beweis für das Vorliegen einer gonorrhoischen Gelenkentzündung erblickt.*

Die *Tuberkulose der Gelenke* — mag das Bild des Hydrops oder des Fungus bestehen — bietet gegenüber der Gelenksyphilis eine Reihe von Unterscheidungsmerkmalen. Bei der Tuberkulose findet sich sehr bald eine ausgesprochene Atrophie der Muskulatur. Funktionsstörung und Beeinträchtigung des Allgemeinbefindens sind erheblich; nicht selten sind auch Lungen und Lymphknoten tuberkulös erkrankt. Demgegenüber erreichen bei der Gelenksyphilis sowohl die Funktionsstörung als auch die Rückwirkung auf den Organismus gewöhnlich nicht die Grade, die wir von der Tuberkulose her kennen. Auch das Röntgenbild steht in einem gewissen Gegensatz: Bei der Tuberkulose ist die Knochenatrophie frühzeitig ausgeprägt, und je nach dem anatomischen Zustand sind Usurierungen des Knorpels und Knochens erkennbar; für die Lues der Gelenke ist das Fehlen der Knochenatrophie auffallend, und häufig finden sich Periostwucherungen an den Gelenkenden auch bei destruierenden Prozessen. Die Untersuchung des Exsudates kann die Differentialdiagnose entscheiden durch den Nachweis des Tuberkelbacillus, der mit neueren Verfahren (Anreicherung auf einem Eiernährboden nach Hohn) öfter gelingt. Häufig läßt sich die luetische Infektion mit Sicherheit ausschließen; ist sie erwiesen oder möglich, so wird eine antiluetische Medikation in kurzer Zeit Klarheit bringen.

Tabische Arthropathien können zwar nicht in fortgeschrittenen Fällen, aber um so mehr im Beginn echten luetischen Gelenkentzündungen gleichen. Die differentialdiagnostische Entscheidung kann klinisch geradezu unmöglich sein (s. den Abschnitt: Tabische Arthropathien!).

Eine gummöse Gelenkentzündung wird von einer *echten Geschwulst* eines Gelenkes, wenn nicht schon durch das Röntgenbild, so durch eine kurze antiluetische Kur unterschieden. *Anderenfalls besteht die Notwendigkeit einer Probeexcision bzw. operativer Freilegung.*

Therapie und Prognose.

Die Behandlung syphilitischer Gelenkentzündungen besteht in der *spezifischen, antiluetischen Kur und in lokalen Maßnahmen an den Gelenken,* deren Art und Ausmaß von Fall zu Fall sehr verschieden sein kann.

Wie bei den anderen Manifestationen der Syphilis sind *wiederholte, längere Kuren mit den zur Zeit gebräuchlichen Mitteln* — Jod, Quecksilber, Bismut und Neosalvarsan — notwendig, um eine möglichst vollständige Heilung zu erzielen und Rezidive zu vermeiden. Die meisten Autoren gingen in der üblichen Weise vor. Ein *vorsichtiger, einschleichender Beginn empfiehlt sich wegen der öfter auffallend stürmischen therapeutischen Reaktionen.* Über die Größe der Gesamtgaben läßt sich nichts allgemein Gültiges aussagen; *vielmehr richtet sich der Heilplan nach der Ansprechbarkeit des besonderen Falles.* Wie immer wird ein individuelles Vorgehen notwendig sein, so daß ein starres Schema gar nicht möglich ist. SCHLESINGER beginnt in der Regel mit Quecksilbersalbenverbänden der erkrankten Gelenke, geht dann zu intramuskulären Injektionen von (löslichen) Hg-Präparaten über und gibt nach der 3.—4. Quecksilberinjektion Jodnatrium (5—10 g einer $10^0/_0$igen Lösung) intravenös; erst einige Zeit später wird Neosalvarsan verabfolgt. Nach seiner Erfahrung ist *Jod bei der Gelenklues am sichersten wirksam*, während die anderen Mittel doch öfter versagen. Er ist auch dazu übergegangen, die „Arthro-Lues tardiva" mit Malariaimpfung und nachfolgender energischer antiluetischer Kur zu behandeln und berichtet über einen 25jährigen Kranken mit rezidivierender, hochfieberhafter Polyarthritis luetica, bei dem eine bedeutende Besserung eintrat.

Was die therapeutischen Maßnahmen am Gelenk selbst betrifft, so sind auch intraartikuläre Injektionen spezifischer Arzneimittel empfohlen worden. Die von französischen Autoren vorgeschlagene Einspritzung von Quecksilber in das Gelenk selbst hat sich aus begreiflichen Gründen nicht eingebürgert. SCHLESINGER wendet *die $10^0/_0$ige Jodnatriumlösung auch intraartikulär* an; auf diese Weise konnte er, nachdem die übliche antiluetische Therapie versagt hatte, beginnende Ankylosen aufhalten oder zur Rückbildung bringen.

Wie bei den andersartigen Gelenkleiden, so können auch bei luetischen Arthritiden im akuten, schmerzhaften Stadium *vorübergehend ruhigstellende Verbände* und *Analgetica* notwendig sein; bei Versteifungen werden *Heißluft, Diathermie Massage, aktive und passive Bewegung* neben der spezifischen Kur zur schnelleren Wiederherstellung der Funktion von Nutzen sein. Ebenso kommen gegebenenfalls *Badekuren* in Betracht.

In sehr seltenen Fällen kann ein *chirurgischer Eingriff* erforderlich sein. So ist *bei sekundärer Vereiterung die Eröffnung und Drainage* des Gelenkes notwendig. *Abgelöste Zotten* (Synovitis villosa), die als Gelenkmaus wirken, *werden entfernt.* In früherer Zeit sind — allerdings war dann Tuberkulose oder Geschwulst des Gelenkes angenommen worden — mehrfach *Resektionen* ausgeführt worden; eine Anzahl auch in funktioneller Hinsicht ausgezeichneter Resultate sind dadurch erzielt worden.

Die Erfolge der Behandlung sind abhängig von dem anatomischen Zustand der luetisch erkrankten Gelenke und von der Durchführung speziell der spezifischen Therapie. Rein synoviale Veränderungen sind vollständiger Rückbildung fähig und sprechen erfahrungsgemäß auf Jod, Quecksilber und Neosalvarsan gut an. Deformierende Gelenklues, also Prozesse, die bereits mehr oder weniger auf Knorpel und Knochen übergegriffen haben, sind öfter, doch nicht immer, wesentlicher Besserung, ja auch noch klinischer Heilung fähig. AXHAUSEN, BARBOSA, BRÜNAUER und HASS, CAVALLUCI, DEMBO, FOOTE, FRANKIN, LITCHFIELD, RESCHKE, ROOBERT, SCHLESINGER, STÜMPKE, TODD u. a. berichten günstige Erfahrungen. STRAUSS konnte stets einen sichtbaren Erfolg durch die antiluetische Behandlung erzielen, wenn auch in der Mehrzahl ein völliges Verschwinden aller Gelenkstörungen nicht gelang. Von manchen Autoren wird besonders betont, daß *zum Erfolg sehr große Dosen* der spezifischen Arzneimittel

gebraucht wurden; so hat z. B. HERTOGHE einer 50jährigen Frau innerhalb
eines Jahres allein 17,35 g Neosalvarsan verabfolgt und fast vollständige Wiederherstellung bei schwerer, deformierender Polyarthritis luetica erreicht.

Die Prognose der Gelenkerkrankungen auf Syphilisbasis ist, wie HARTTUNG
schreibt, eine durchaus gute, sobald eine geeignete Behandlung frühzeitig einsetzen kann. Narben können freilich nicht mehr beseitigt und Gewebsverluste
nicht mehr ersetzt werden. Es ist dann nur noch möglich, dem Fortschreiten
des Leidens Halt zu gebieten.

Anhang.

Tabische Arthropathien.

Bei der einen der sog. metaluetischen Erkrankungen, der Tabes dorsalis,
finden wir häufig schwere Gelenkveränderungen. Diese sind keineswegs etwa
luetische Gelenkentzündungen, sondern neuropathische Arthropathien, d. h. ein

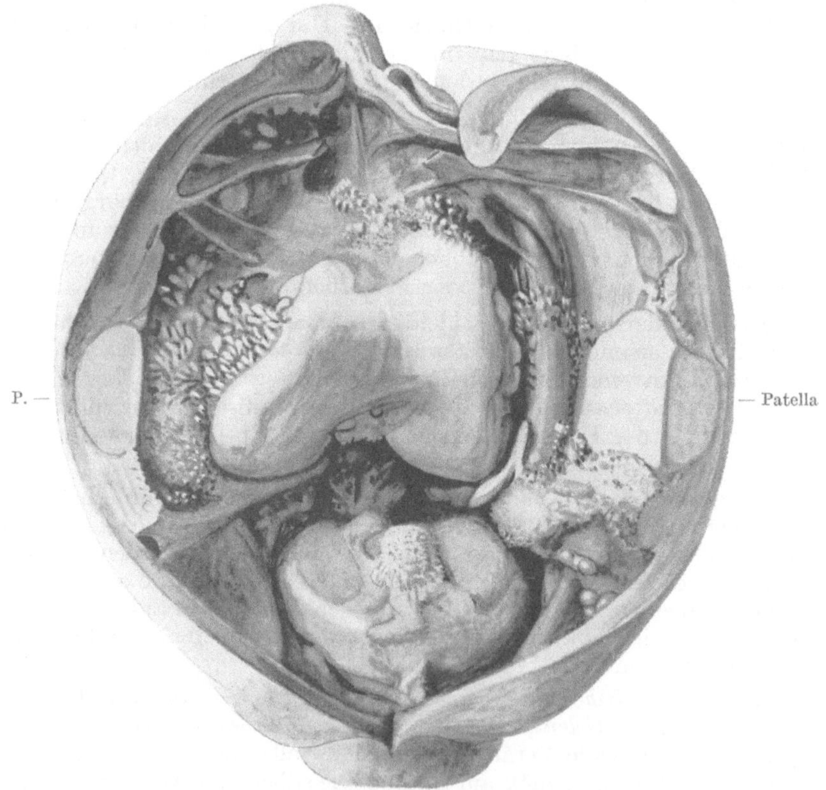

Abb. 19. Tabische Arthropathie des Kniegelenkes.
(Pathologisches Institut Lindenburg der Universität Köln.)

degenerativer Gelenkumbau als Folge des Rückenmarkleidens, wie er auch bei
der Syringomyelie entsteht. CHARCOT hat sie als erster beschrieben und den
Standpunkt vertreten, *daß ihnen eine Erkrankung der trophischen Rückenmarks-
zentren des Gelenkapparates zugrunde liege.* VOLKMANN, VIRCHOW *und besonders*
ROTTER *nahmen an, daß durch den rücksichtslosen Gebrauch des analgetischen
Gelenkes leicht Frakturen des porotischen Knochens entständen, und daß sich aus*

diesem „präarthropathischem Frakturstadium" durch die fortdauernde rücksichtslose Inanspruchnahme des Gelenkes das ausgesprochene Bild der Arthropathie entwickele. Dieser Auffassung haben sich auch KIENBÖCK und E. LYON angeschlossen, da sie in Röntgenbildern frischer tabischer Arthropathien neben einer leichten oder mittleren diffusen porotischen Knochenatrophie als wesentlichen Befund meist eine intraartikuläre Fraktur eines Gelenkendes feststellen konnten. BARRÉ führt *den degenerativen Prozeß im Gelenk auf syphilitische Veränderungen der Knochenarterien zurück.* Die Entstehung dieser Gelenkveränderungen ist also noch nicht restlos geklärt. Wenn sie in einzelnen Fällen zwanglos im Sinne ROTTERs auf die rücksichtslose Benutzung des Gelenkes infolge Aufhebung der Temperatur- und Schmerzempfindung zurückzuführen sind, so sind doch nicht alle tabischen Gelenke schmerzlos, und in manchen Fällen entstehen sie in wenigen Tagen; andererseits wird die Existenz trophischer Nerven und Zentren von vielen bezweifelt. Wahrscheinlich ist die Entstehung der tabischen wie überhaupt der neuropathischen Gelenkleiden keine einheitliche.

Pathologisch-anatomisch entsprechen die Gelenkveränderungen vielfach denen einer schweren Arthritis deformans; sie bieten aber auch manche Abweichungen bzw. Besonderheiten. KAUFMANN unterscheidet die *hypertrophische Form,* wo neben Schwund zugleich lebhafte Wucherungsvorgänge auftreten, große Sprengstücke entstehen und mächtige peri- bzw. paraartikuläre Knochenwucherungen sich bilden, von der selteneren *atrophischen,* bei der es ohne sonstige Veränderungen zum Schwund großer Gelenkteile kommt. Überhaupt sind bei der tabischen Atropathie die destruktiven Vorgänge wesentlich stärker als bei der Arthritis deformans.

Klinisch haben tabische Gelenke ihr eigenes, sehr charakteristisches Gepräge: *hochgradig entstellte, aber schmerzlose Schlottergelenke mit einem großen Erguß und Subluxation der Gelenkenden;* grobes Knarren und Krachen tritt bei Bewegung auf; die Funktion ist durch die abnorme Beweglichkeit schwer beeinträchtigt. Im *Röntgenbild* kommen die pathologisch-anatomischen Veränderungen, wie die Abbildungen 20—27[1] dartun, sehr deutlich zum Ausdruck: Atrophie, Zerstörung, Deformierung, Wucherungen des Knochens, paraartikuläre Verknöcherungen, auch freie Gelenkkörper. *Etwa 80% der tabischen Arthropathien fallen auf die untere Extremität;* am häufigsten ist das Kniegelenk einseitig oder doppelseitig betroffen.

In sehr seltenen Fällen tritt die tabische Arthropathie außerordentlich akut und unter „septischen" Erscheinungen auf. Unter dieser Form haben LEMIERRE, LEON-KINDBERG, DECHAMPS, TATERKA, SIEMENS und COHEN die Arthropathia tabica acuta inflammatoria beschrieben, doch erscheint es mir zunächst noch zweifelhaft, ob diese „Arthritis" dem Wesen nach nicht etwas anderes ist.

Die *Diagnose* der tabischen Arthropathie bereitet in ausgesprochenen Fällen und bei sichergestellter Tabes dorsalis keine Schwierigkeiten. Im Beginn kann sie der einfachen Arthritis deformans oder auch einer luetischen Gelenkentzündung gleichen; Erfolg antiluetischer Behandlung spricht für echte syphilitische Gelenkentzündung, Fortschreiten des Prozesses für ein tabisches Gelenk.

Die *Behandlung* ist nur symptomatisch. Schienenhülsenapparate sind zur Entlastung und Festigung notwendig; in leichteren Fällen können einfache Bandagen ausreichen. Von chirurgischen Maßnahmen hat man Gelenkresektionen und Arthrodesen versucht, um den Gang sicherer zu gestalten. Die Erfahrung hat aber gezeigt, daß die knöcherne Konsolidierung meist ausbleibt; immerhin hat OEHLECKER bei strenger Indikation gute Erfolge erzielt.

---

[1] Röntgeninstitut des Bürgerhospitals Köln.

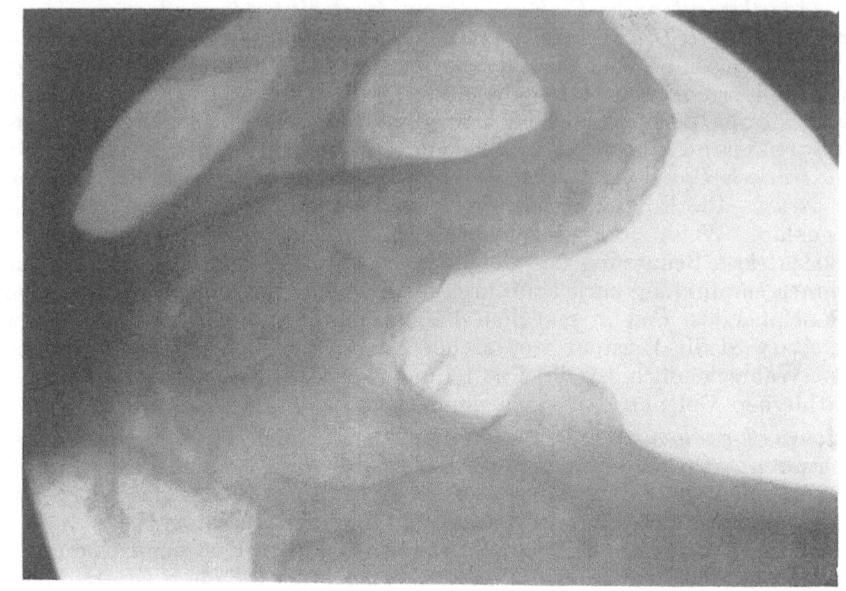
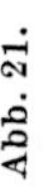

Abb. 21.

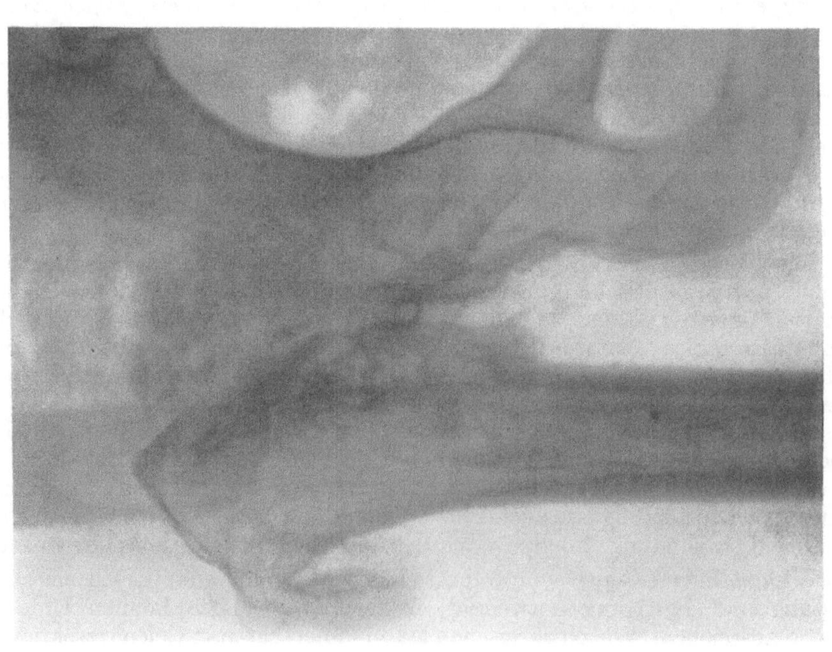

Abb. 20.

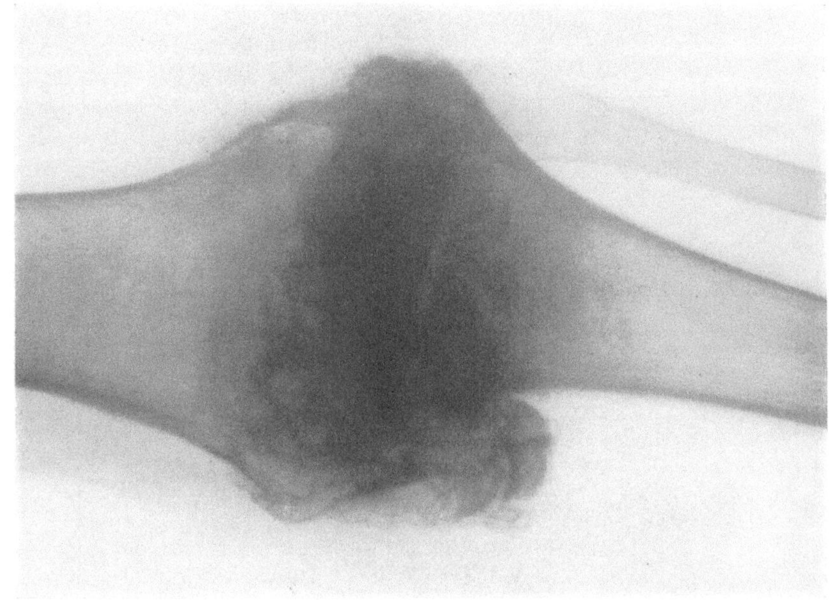

Abb. 23.

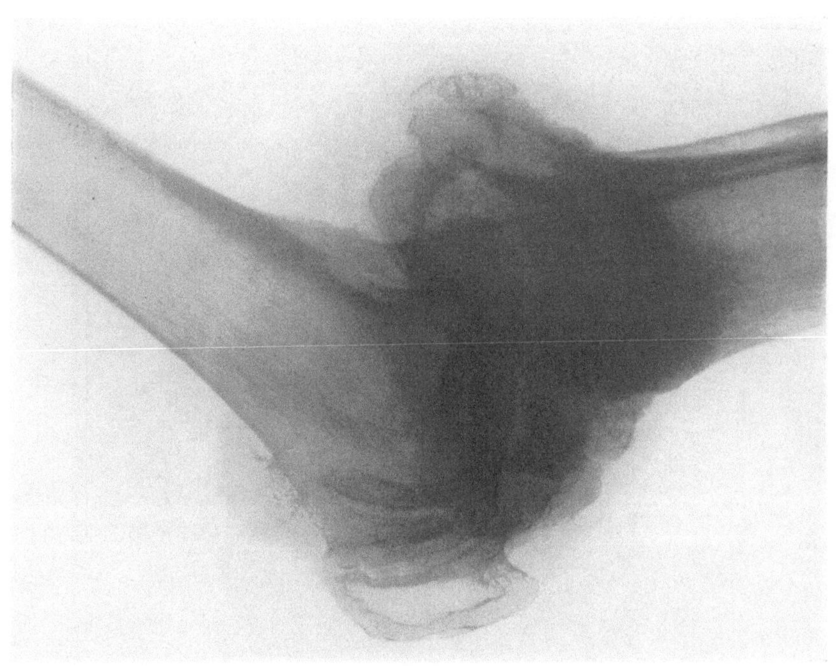

Abb. 22.

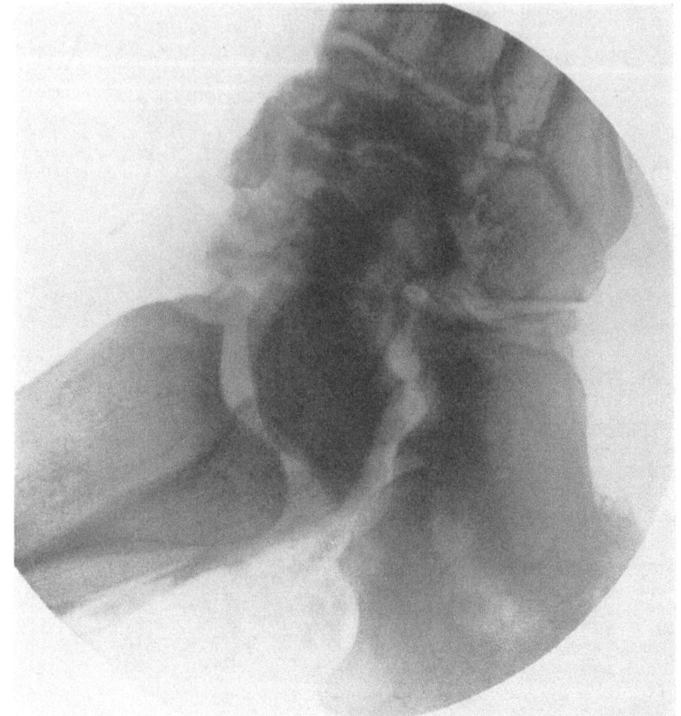

Abb. 25.

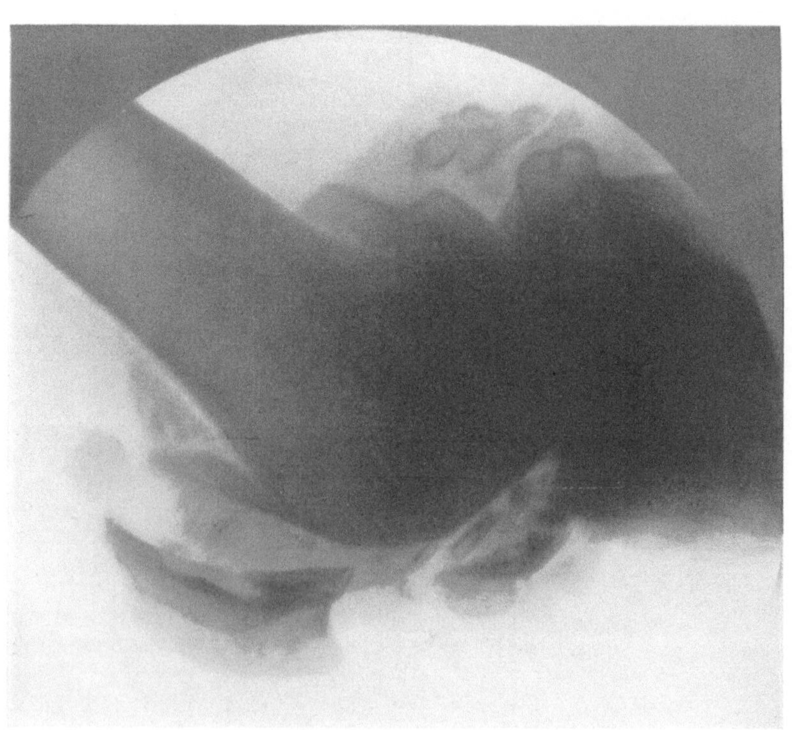

Abb. 24.

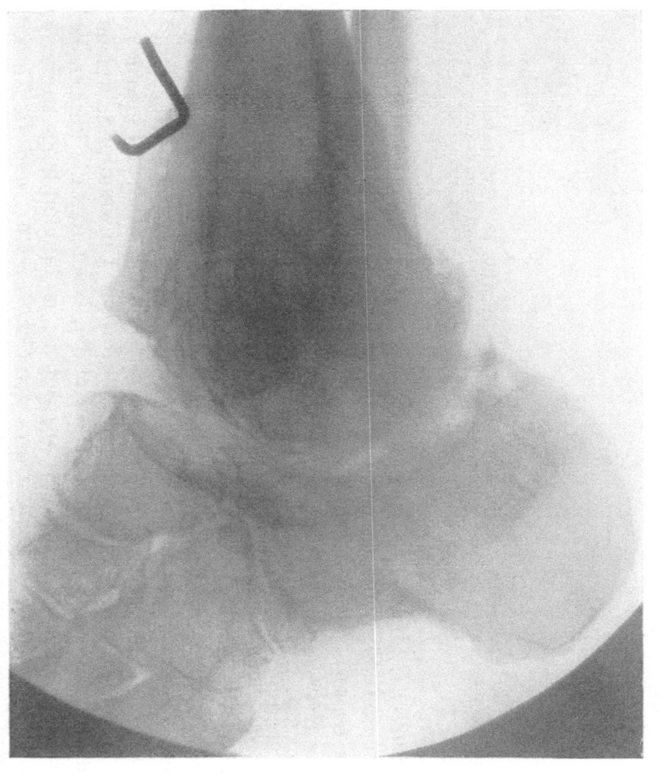

Abb. 26

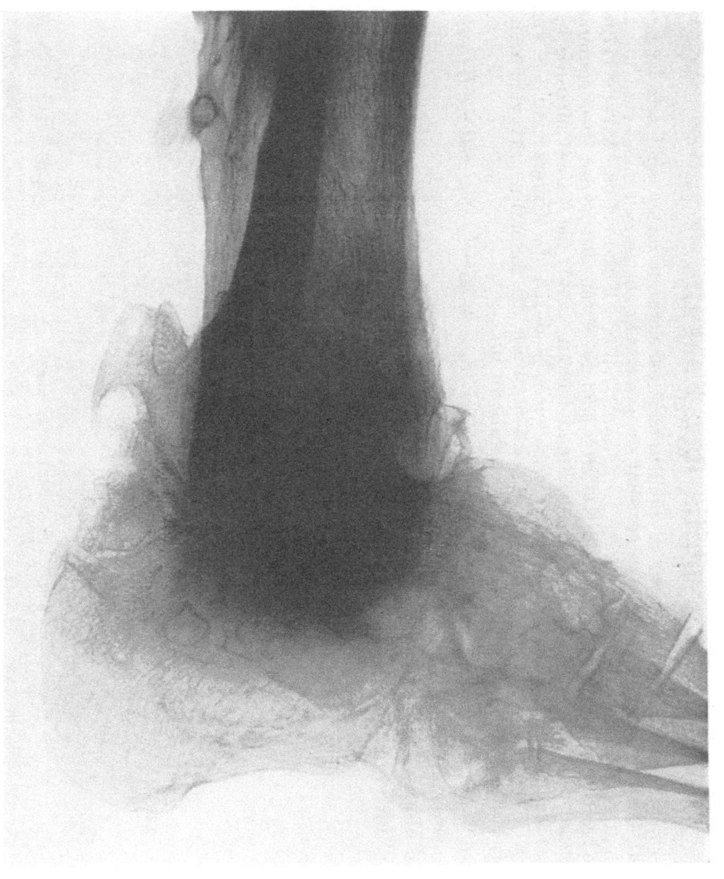

Abb. 27.

II. Syphilis der Muskeln.

Geschichtliche Vorbemerkungen. Syphilitische Muskelerkrankungen sind seit langem bekannt. Schon Ulrich von Hutten erwähnt sie und beschreibt an sich selbst ein Gumma der Schultermuskulatur. Später haben Maynardus (1506), Theodosius, Astruc (1728) über sie berichtet. Bouisson (1858) und Nélaton sind die ersten, welche das Muskelgumma pathologisch-anatomisch studiert haben, während Ricord (1842) die diffuse Myositis beschrieben hat. Eine Vertiefung fanden die Kenntnisse durch die Untersuchungen von Virchow, Neumann, Matzenauer u. a. Seitdem weist die Literatur nur vereinzelte kasuistische Mitteilungen (mehrfach als Dissertation) auf.

Heute ist sowohl das Muskelgumma wie die diffuse Myositis eine seltene Krankheit geworden.

Pathologische Anatomie. Die luetischen Muskelerkrankungen sind pathologisch-anatomisch gut erforscht. *Sie werden in drei Gruppen eingeteilt: in das*

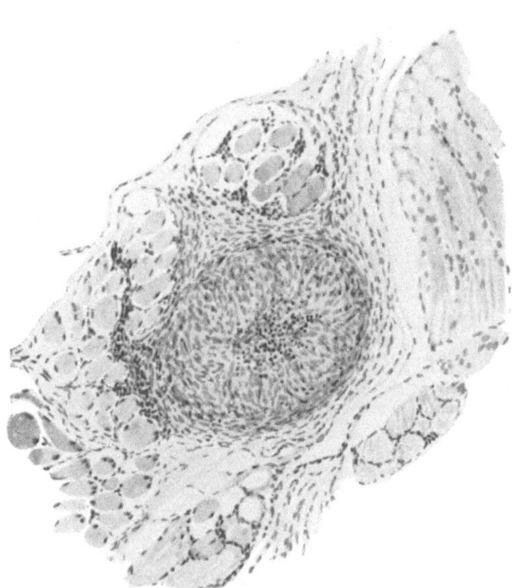

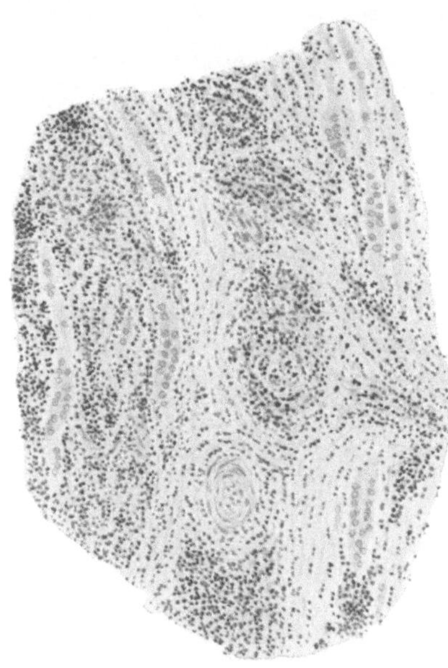

<table>
<tr><td align="center">Abb. 28. Miliares Muskelgumma.
(Abb. 28 u. 29 Präparate von Prof. Siegmund-Köln.)</td><td align="center">Abb. 29. Randpartie eines großen Gumma
der Wadenmuskulatur (beginnende Muskel-
regeneration, Endarteriitis).</td></tr>
</table>

(umschriebene) Muskelgumma, die diffuse (nicht gummöse) Myositis und die diffuse mit Gummabildung vergesellschaftete Myositis.

Das Gumma des Muskels stellt ein umschriebenes spezifisches Granulom mit zentraler Nekrose dar; in seinem Bau unterscheidet es sich nicht von denen anderer Gewebe. Etwas ältere, ausgebildete Gummen zeigen histologisch meist drei Zonen: ein koagulationsnekrotisches Zentrum, eine mittlere Zone aus Spindel- und Riesenzellen und einen äußeren Rand aus jüngerem, an Rundzellen und Gefäßen reichem Granulationsgewebe. In früheren Stadien stellen sie ein frisches, unscharf begrenztes Granulom dar, das reich an Zellen und Gefäßen ist; sein Zentrum besteht vorwiegend aus epithelioiden und spärlichen Riesenzellen. Vom Rande her kommt es zu fibröser Umwandlung, welche das zerfallende Zentrum durchwächst. Die Gefäße, besonders die kleinen Venen, sind als Sitz der primären Alteration anzusehen; sie können lange in der gummösen Wucherung erhalten bleiben. *Durch den Gefäßreichtum und die* fibröse *Struktur erhält das Gumma sein charakteristisches Unterscheidungsmerkmal gegenüber dem Tuberkelknötchen* (Kaufmann). Die Untersuchung auf Spirochäten ist fast stets negativ ausgefallen. Seine Größe schwankt außerordentlich. Abb. 28 zeigt ein miliares Gumma des Zwerchfells, das nur als weißer Fleck in die Augen fiel. Größere Gummiknoten lassen mitunter ihre Entstehung aus mehreren kleinen noch erkennen. In anderen Fällen mag die durch die Gefäßerkrankung hervorgerufene Ernährungsstörung des Gewebes von vornherein die Größe bestimmen. Die Veränderungen, welche der Muskel selbst erleidet, sind Atrophie, Nekrose, schwielige Umwandlung. Abb. 29 zeigt in einem etwa walnußgroßen Gumma der Wadenmuskulatur stellenweise auch Regeneration der Muskelfasern.

Die diffuse luetische Myositis ohne Gumma bietet das Bild einer unspezifischen interstitiellen Muskelentzündung, das höchstens durch Gefäßintimaveränderungen eine gewisse spezifische Färbung erhält (s. auch Abb. 30). Sie nimmt ihren

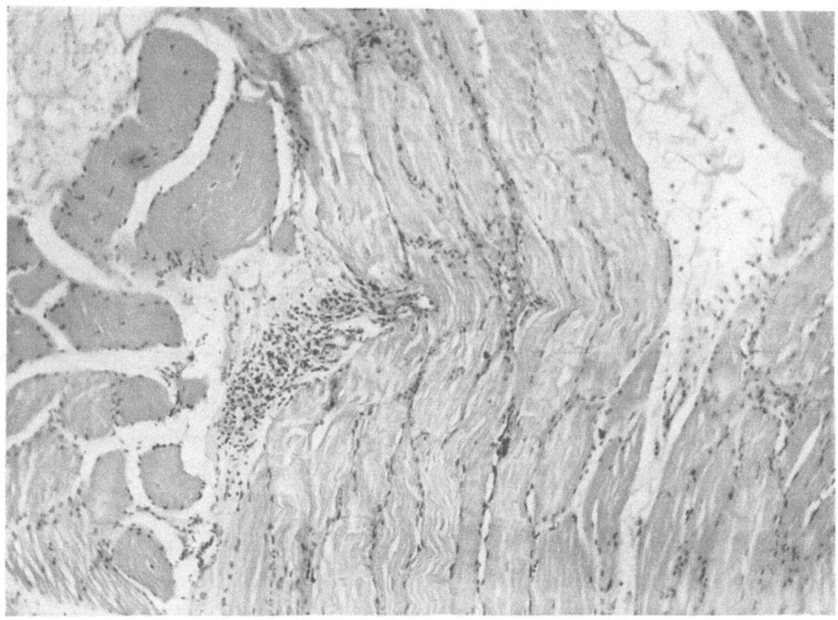

Abb. 30. Interstitielle Myositis mit scholligem Zerfall der Muskelfasern. (Dermatomyositis Abb. 32.) (Pathologisches Institut Lindenburg der Universität Köln.)

Ausgang von den Blutgefäßen des Perimysiums, die erweitert und von Infiltraten umgeben sind. Es kommt zur Ausbildung eines an Plasmazellen reichen Granulationsgewebes, das schließlich in ein schwieliges, ganz uncharakteristisches Bindegewebe übergehen kann. *Die Muskelfaser selbst ist anfangs unbeteiligt, später kommt es zur Atrophie und zum Untergang des Muskelparenchyms.* Die genaue Kenntnis dieser diffusen luetischen Myositis verdanken wir NEUMANN und MATZENAUER.

Schließlich kann *die diffuse Myositis mit Gummen* derart vereinigt sein, daß in dem schwielig veränderten Muskel miliare oder größere Gummata enthalten sind.

Die Lues mag auch bei den sehr seltenen generalisierten Muskelentzündungen mitunter ätiologisch in Betracht kommen. Das gilt nicht für die akute septische Form der Dermatomyositis oder Polymyositis haemorrhagica als vielmehr für die schleichende, nicht eitrige Form. FAHR hebt hervor, daß *bei ätiologisch verschiedenartigen Gefäßerkrankungen — auch luetischen — sekundär generalisierte Muskelentzündungen auftreten können.* Abb. 30 zeigt eine solche interstitielle Muskelentzündung bei einer Dermatomyositis — wie wir annehmen möchten — luetischen Ursprungs (vgl. die Krankengeschichte S. 241).

Ätiologische Beziehungen der Myositis ossificans zur Syphilis haben sich nicht erkennen lassen.

Klinische Krankheitsbilder. Die klinischen Krankheitsbilder, unter denen die Muskelsyphilis in Erscheinung tritt, entsprechen den anatomischen Formen der durch die Spirochaete pallida hervorgerufenen Muskelentzündungen. Wir kennen das *umschriebene Muskelgumma* und *die diffuse Myositis ohne und mit Gummabildung*; außerdem scheinen auch die sehr seltenen *generalisierten Muskelentzündungen* in der Form der Dermatomyositis oder der Polymyositis haemorrhagica mitunter luetischen Ursprungs zu sein. Ferner treten *einfache Myalgien*, d. h. dumpfe, mitunter nachts exacerbierende Muskelschmerzen ohne klinisch nachweisbare Veränderungen, besonders im Frühstadium der Syphilis auf; sie sind oft nur flüchtiger Natur, vornehmlich in den Gliedmaßen, der Schulter- und Lendenmuskulatur lokalisiert und sprechen auf spezifische Behandlung gut an. In der Zeit der sekundären Periode werden auch eigentümliche, nicht recht geklärte *Contracturen* der Muskeln beobachtet, die keine nachweisbare Veränderung bieten. Die Kranken können bei gewissen Bewegungen — meist handelt es sich um den Biceps brachii — die Bewegung nicht zu Ende führen. Dabei ist der Muskel weich und nur der unmittelbar der Sehne angrenzende Teil etwas empfindlich. Diese Fälle zeigen stets einen günstigen Verlauf.

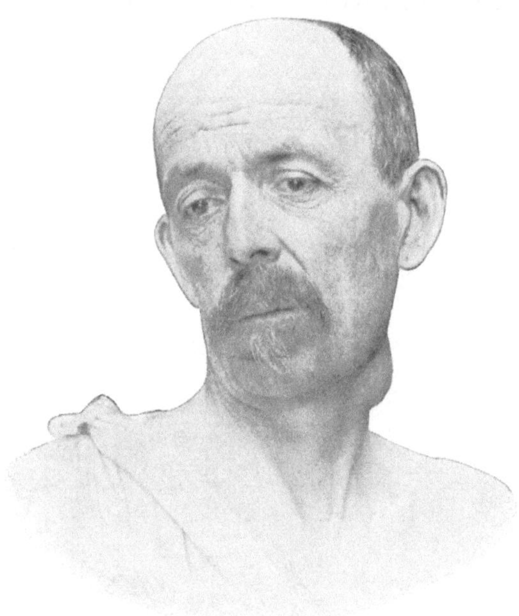

Abb. 31. Gumma des M. sternocleidomastoideus. (Nach E. Lesser.)

Das Muskelgumma erscheint klinisch als ein harter *im Muskel gelegener Knoten von torpidem Entzündungscharakter*; mitunter wird es spontan resorbiert. Es kann aber auch zerfallen und durch die Haut durchbrechen; dann entstehen Hautmuskelgeschwüre bzw. Fisteln mit den charakteristischen „ausgestanzten" Rändern. Überhaupt sehr selten, tritt dieses Geschwür nur ausnahmsweise im Frühstadium der Lues auf, entwickelt sich vielmehr in der Regel erst viele Jahre nach der Infektion. Gewöhnlich kommt es in der Einzahl vor; in anderen Fällen sitzen mehrere Gummiknoten von verschiedener Größe nebeneinander in einem Muskel oder symmetrisch auf beiden Körperseiten. Bevorzugter Sitz sind der M. sternocleidomastoideus (Abb. 31), ferner die Oberschenkel-, Waden- und Oberarmmuskulatur, auch in der Zunge, im Masseter, im Zwerchfell und im Herzen werden sie gefunden. Daß an traumatisch geschädigten Muskelstellen (Hämatome, Injektionsstellen) Gummen entstehen können, ist mehrfach beobachtet (BIER, HARTTUNG). Die Funktion des betroffenen Muskels wird durch das umschriebene Gumma gewöhnlich nur wenig beeinflußt.

Die diffuse Myositis erscheint klinisch *entsprechend dem jeweiligen anatomischen Zustand als derbe Anschwellung des Muskels oder als harter, unnachgiebiger Strang im Bilde einer Gelenkcontractur.* Ist sie mit Gummabildung vergesellschaftet, so ist in der diffusen Verhärtung ein umschriebener Knoten nachweisbar. Zu allen Zeiten der Syphilis wird die umschriebene luetische Muskelentzündung beobachtet, sei es, daß sie multipel oder nur an einem Muskel auftritt. In der Zusammenstellung MATZENAUERs, der 11 eigene Beobachtungen und 26 Fälle der Literatur überschaut, ist die diffuse Myositis nicht weniger als 22 mal (d. h. in 60%) schon innerhalb des ersten Krankheitsjahres der Syphilis entstanden. Betroffen werden in erster Linie der M. biceps und der M. gastrocnemius, was zu einer Contractur des Ellbogens bzw. des Kniegelenks führt. Auch der Triceps, Quadriceps, Sternocleidomastoideus und Masseter u. a. können Sitz der Erkrankung sein. Die Funktionsstörung ist bei der diffusen luetischen Myositis im Gegensatz zu dem umschriebenen Gumma erheblich: der Muskelschwund und die Gelenkversteifung. Auch stärkere Schmerzen können auftreten, besonders wenn das Periost am Muskelansatz mit erkrankt ist.

Generalisierte Muskelentzündungen mit den klinischen Erscheinungsformen der Dermatomyositis oder Polymyositis haemorrhagica können, wie es scheint, auch auf Lues zurückzuführen sein. *Jedenfalls wird*

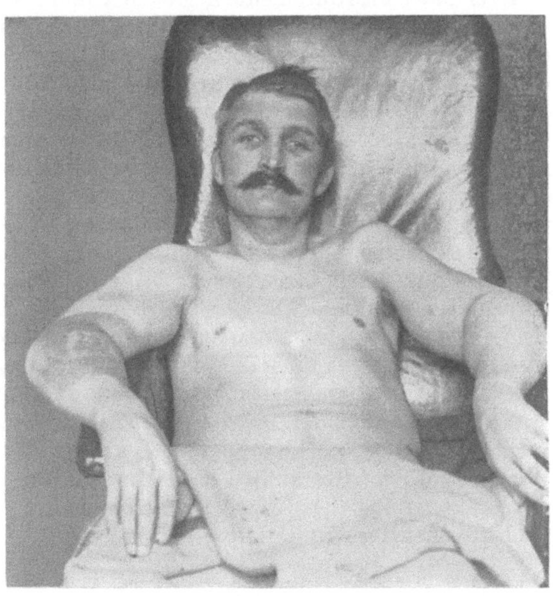

Abb. 32. Dermatomyositis.
(Med. Univ.-Klinik Augustahospital Köln.)

diese Auffassung, die mit den pathologisch-anatomischen Befunden (s. S. 239) *im Einklang steht, klinisch dadurch gestützt, daß in einzelnen Fällen eine antiluetische Behandlung von Erfolg gekrönt war.* So sah ich einen Kranken mit dem ausgesprochenen Bild der Dermatomoysitis. Er war 3 Monate vor der Aufnahme in die medizinische Universitätsklinik (Augustahospital) Köln mit zunehmenden Schwellungen und Schmerzen der Arme und Beine erkrankt. Abb. 32 zeigt die hochgradigen Veränderungen. Wegen der stark positiven Wassermannschen Reaktion im Blut wurde eine antiluetische Behandlung durchgeführt; die Schwellungen gingen allmählich zurück und der Kranke konnte nach mehreren Monaten wieder selbständig längere Strecken gehen.

Diagnose und Therapie. Die Erkennung der Muskelsyphilis kann auf große Schwierigkeiten stoßen. Der örtliche Befund des umschriebenen — harten oder erweichten — Knotens im Muskel ist nicht eindeutig im Sinne des Gummas, ebensowenig eine diffuse Muskelschwellung im Sinne der luetischen Myositis. *Daher werden wir jedesmal, wenn wir einen derartigen Befund erheben, grundsätzlich die differentialdiagnostischen Möglichkeiten erwägen und gegebenenfalls längere Zeit im Auge behalten.* In Betracht zu ziehen sind in erster Linie das

Sarkom und die *Muskeltuberkulose,* sodann die *Aktinomkyose, der Echinokokkus, Cysticercus und die Sporotrichose.* Ferner darf nicht vergessen werden, daß ein ulceriertes, nach der Oberfläche durchgebrochenes Muskelgumma einem Haut- oder Schleimhaut*carcinom* ähnlich sehen kann; ganz besonders für die Zunge kommt diese Überlegung in Frage. Es ergibt sich dann von selbst, daß eine genaue Anmanese und körperliche Untersuchung, die Wassermannsche Reaktion im Blut, die Wirkung einer kurze Zeit durchgeführten Jodkali- oder Quecksilber-Salvarsanmedikation, gegebenenfalls eine Punktion und schließlich die Probeexcision oder Exstirpation zur Klarstellung herangezogen werden müssen.

Die Vorgeschichte kann die luetische Infektion des Kranken aufdecken, aber mehr als die Möglichkeit eines Gummas wird dadurch nicht ausgesprochen; andererseits ist sie durch eine negative Anamnese gewöhnlich nicht ausgeschlossen. Auch die Wassermannsche Reaktion besagt nicht sehr viel mehr; wissen wir doch, daß sie beim Zungencarcinom häufiger positiv ausgefallen ist (praecameröses Stadium!). Immer müssen wir bedenken, daß ein einmal luetisch infizierter Mensch auch an einer andersartigen Krankheit leiden kann. Der örtliche Befund eines Tumors, der die Grenzen eines einzelnen Muskels überschreitet, spricht ebenso wie regionäre Lymphknotenschwellungen für das an sich häufigere Sarkom. Die Lokalisation im Kopfnicker oder im Kaumuskel läßt stark an Lues denken, ebenso wie gleichzeitig bestehende Zeichen florider Lues anderer Organe. Wenn dann auf Grund erheblicher Verdachtsmomente eine antiluetische Behandlung eingeleitet wird, so müssen wir *in absehbarer Zeit eine wesentliche Beeinflussung* des Gummas beobachten und sind *nur dann berechtigt, die Diagnose ex juvantibus zu stellen. Andernfalls wird die Untersuchung des Gewebes notwendig.* Der gleiche diagnostische Weg gilt für das Gumma, die diffuse lokale Myositis als auch für die sehr seltenen generalisierten Muskelentzündungen.

Die *Behandlung der Muskelsyphilis* ist für alle Formen eine planmäßig durchgeführte antiluetische Kur. Selbst ganz große Gummen bilden sich in wenigen Wochen zurück. Refraktäre Fälle sind seit der Salvarsananwendung nicht mehr mitgeteilt. Auch die diffuse Myositis erfährt Besserung oder Heilung, solange noch Muskelsubstanz erhalten ist.

III. Syphilis der Sehnenscheiden und Schleimbeutel.

Syphilitische Erkrankungen der Sehnenscheiden und Schleimbeutel sind selten, viel seltener als unspezifische Erkrankungen dieser Gebwebe bei luetisch Infizierten. Dementsprechend sind auch unsere Kenntnisse von diesen spärlich; hinzu kommt, daß die im Schrifttum niedergelegten Befunde größtenteils aus einer Zeit stammen, in der Syphilis überhaupt noch nicht so gut gekannt war wie heute. Immerhin sind durch die klinische Erfahrung und einige verwertbare anat omische Untersuchungen einzelne Krankheitsbilder abgegrenzt worden.

Wir finden die luetischen Entzündungen der Sehnenscheiden und ebenso die der Schleimbeutel *entweder örtlich isoliert* oder *sekundär von einem entsprechenden Prozeß der zugehörigen Muskel bzw. Gelenke ergriffen,* und beobachten sie *als akute oder chronische Tendovaginitis bzw. Bursitis.*

Pathologisch-anatomisch unterscheiden wir die Affektionen *in einfache — unspezifische — und in gummöse Entzündungen.* Schuchardt teilt einen Fall von *gummöser Tendovaginitis* mit. Die hauptsächlich erkrankten Sehnen gehörten dem Supinator longus, dem Extensor carpi-radialis und Extensor pollicis longus an. Die Sehnenscheiden waren von einer eigentümlichen grau-gelblichen, gallertartigen Masse ausgefüllt und von einer schleierartigen, stellenweise dicken Auflagerung bedeckt. Mikroskopisch fand sich eine diffuse kleinzellige Infiltration, welche in der Tiefe Riesenzellen und vor allem kleine umschriebene Nekroseherde — miliare Gummiknötchen — aufwies.

Die *klinischen Erscheinungsformen* der luetischen Tendovaginitis bzw. Bursitis entsprechen bei der *akuten Form* ganz denen einer unspezifischen Sehnenscheiden- oder Schleimbeutelentzündung: Rötung, Schwellung, Schmerzhaftigkeit je nach der Form und Lage des erkrankten Gewebes. Am häufigsten tritt sie an den Streckern der Finger und Zehen auf. *Das Krankheitsbild erhält die spezifische Färbung dadurch, daß gleichzeitig die polyartikuläre Gelenkentzündung der frühen Syphilisperiode oder andere Zeichen der floriden Lues erkennbar sind, bezw. dadurch, daß sie erst auf spezifische Therapie heilen.*

In der Literatur der letzten Jahre berichtet MILIAN über einen Fall von luetischer Sehnenscheidenentzündung des Extensor pollicis:

Ein 46jähriger Mann erkrankte an einer Tendovaginitis crepitans des langen Daumenstreckers und der radialen Muskeln, die auf die gebräuchlichen Maßnahmen nicht ansprach, aber durch zwei intravenöse Salvarsaninjektionen in 14 Tagen geheilt wurde. Die Wa.-R. im Blut war stark positiv, venerische Infektion wurde zugegeben und eine Narbe des Präputiums war erkennbar.

Bei den chronischen Formen sind entweder blande *seröse Ergüsse* oder auch *umschriebene Knoten* nachweisbar. So ähnelt die luetische Tendovaginitis klinisch naturgemäß sehr der viel häufigeren tuberkulösen. Die Schwellung ist meist nur wenig empfindlich. Bricht der Prozeß durch die Haut durch, so können insbesondere bei der gummösen Schleimbeutelentzündung charakteristische Geschwüre mit ausgestanzten Rändern entstehen. Der späteren Periode der Syphilis angehörig, sind nach den in der Literatur niedergelegten Erfahrungen meist gleichzeitig noch andere Manifestationen der Lues erkennbar (Arthritis, Ulcus cruris). LANE teilt 2 Krankengeschichten mit, die über syphilitische Schleimbeutelentzündungen berichten.

Er sah eine 50jährige Frau mit doppelseitiger Erkrankung des präpatellaren Schleimbeutels (rechts Hydrops, links zerfallenes Gumma) und einen 49jährigen Mann mit einer fistelnden Bursitis olecrani. Antiluetische Behandlung führte rasch Heilung herbei.

Die Erkennung der spezifischen Entzündung an den Sehnenscheiden und den Schleimbeuteln stützt sich auf gleichzeitig bestehende Erscheinungen der Syphilis, auf die positive Wassermannsche Reaktion und vor allem auf den prompten Erfolg einer spezifischen Behandlung.

Literatur.

Gelenke.

Axhausen: (a) Beitrag zur Knochen- und Gelenksyphilis. Berl. klin. Wschr. **1913,** H. 51. (b) Die luetische Erkrankung der Gelenke. Fortschr. Med. **40,** Nr 6/7, 141—147 (1922).

Baltaceanu und G. Alexandresco: Un cas de rhumatisme polyarticulaire aigue syphilitique. Bull. Soc. méd. Hôp. Bucarest. **1924,** 57. — Barwell: Treatise of diseases of the joints. London 1861. — Bäumler, Alb. Duffin und Hill Barkley: Berichte über die Temperatur bei Syphilis. Trans. clin. Soc. III, 1870, 170. — Bergrath, Rob.: Syphilitische Gelenkerkrankungen im Röntgenbilde. Arch. f. Dermat. **104,** H. 2. — Bertin: Les arthropathies syphilitiques tertiaires. Echo med. Nord 1908. — Blum, P.: Les arthralgies au cours de la syphilis. Bull. méd. **1923,** 900. — Blumenthal: Gelenkerkrankungen im Frühstadium der Syphilis. Inaug.-Diss. Rostock 1907. — Bonnet: Krankheiten der Gelenke. Deutsch von Kruph. **1847,** 66. — Borchard: Über luetische Gelenkentzündungen. Dtsch. Z. Chir. **61.** — Bosse: Über Gelenkleiden auf Basis von Geschlechtskrankheiten. Berl. klin. Wschr. **1907,** 43. — Bouilly: Comparaison des Arthropathies rhumatismales, scrophu-leuses et syphilitiques. Paris 1878. — Bräcker: Ein Fall von angeblich tabischer Spontan-fraktur, kombiniert mit syphilitischer Gelenkerkrankung. Inaug.-Diss. Greifswald 1909. — Brelet, M.: Rhumatisme chronique et syphilis. Gaz. Hôp. du Centenaire **1927,** 19 bis 20. — Brian, Libarona: Ein sicheres Symptom des luetischen Rheumatismus. Semana méd. **1924,** 660. — Broca: Aspects cliniques de la syphilis articulaire. Presse méd. **1921,** 873. — Brochin: Sur les tumeurs syphilitiques. Gaz. Hôp. 1854. — Brünauer, Stefan R. und Jul. Hass: Über syphilitische Gelenkaffektionen und deren Erkennung. Med. Klin. **20,** Nr 42, 1453—1456 und Nr 43, 1490—1494 (1924). — del Buono, Pietro: Aspetto radiologico della sifilide ossea. Arch. di Radiol. **1,** H. 3, 385—387 (1925). — Bustos, Fer-nando: Luetische Gelenkerkrankungen. Semana méd. **1923,** 1028.

Campbell, Willis C.: An analysis of bone and joint lesions of known syphilitie origin. Radiology 5, Nr 2, 122—131 (1925). — Candela, Mercurio: Pseudoreumatismo articulare acuto luetico. Gaz. internaz. méd.-chir. **1922,** 85. — Carnot et Blamoutier: Rhumatisme chronique déform. chez. un syphilitique. Bull. Soc. méd. Hôp. Paris. **1923,** Nr 20. — Cattaneo, F.: Monartritis subacute e croniche come manifestazione unica di infezione luetica. Radiol. med. **1922,** 137. — Cavallucci, Ugo: Poliartrite cronica deformante sifilitica. Contributo clinico-etiologica. Rinasc. med. 4, Nr. 1, 9—11 (1927). — Cayla: Deux observations d'arthrite syphil. secon. Ann. de Dermat. 8, Nr 5. — Chesney, Alan M., Jarold E. Kemp and William H. Resnik: Syphilitic arthritis with eosinophilia: Recovery of T. pallidum from the synovial fluid. Bull. Hopkins Hosp. **35,** Nr 402, 235—239 (1924).

Dauzat: Etude sur l'arthrite syphilitique. Thèse de Paris. 1875. — Defontaine: De la syphilis articulaire. Thèse de Paris. 1882. — Dubreuilh: Contribution á l,étude des pseudotumeurs blanches syphilitiques. Thèse de Paris. 1880. — Duffin, A.: Case of syphi-litic rheumatism. Trans. clin. Soc. London. 2, 81. — Dufour, H.: (a) Etiologie syphiliti-que du rhumat. polyart. chron. déform. Bull. Soc. méd. Hôp. Paris. **1915,** 12. März. (b) Le rhumatisme polyarticulaire chronique déformant syphilitique. Le monde méd. **1924,** 657. — Dufour, H. et Duchon: Rhumatisme déformant polyarticulaire syphilitique. Bull. Soc. méd. Hôp. Paris. **1923,** 1408 (2. Nov.). — Dufour, H. et Geismar: Rhumatisme polyarti-culaire chronique origine syphilitique. Bull. Soc. méd. Hôp. Paris. **1922,** 970. — Dufour, H. et Ravina: Etiologie syphilitique du rhumatisme polyarticulaire chronique déformant. Bull. Soc. méd. Hôp. Paris. **1921** (29. Juli). — Dupont: Sur quelques formes de la Syphilis articulaire. Rev. de chir. **40** (1921).

Eikenbary, C. F.: A second report on a hitherto undescribed dystrophy, probably of luetic origin, affecting, particularly, the joints of the lower extremities. J. Bone Surg. **9,** Nr 3, 387—403 (1927). — Eisler, F.: Röntgenologische Beiträge zur Diagnose der Gelenk-lues. Med. Klin. **1924,** H. 17.

Fabre: Fall von schwerer allgemeiner Syphilis mit syphilitischer Kniegelenkentzündung. — Falkson: Zur Lehre von den luetischen Gelenkleiden. Klin. Wschr. **1883.** — Finger, E.: Zur Kenntnis der syphilitischen Gelenkerkrankungen. Wien. med. Wschr. **1884,** Nr 28 ff. — Fischer: Tuberkuloseähnliche syphilitische Gelenkaffektionen. J. americ. med. Assoc. **1917.** — Flandin, Ch.: Manifestations ostéo-articulaires tardives de la syphilis. Bull. Soc. méd. Hôp. Paris. **1923,** 1732. — Fothergill: On chronic rheumatism. Edinburgh med. J. **1920** (Febr.). — Fournier: De Pseudo-Rhumatisme syphilitique. Gaz. Hôp. 1887. — Frangenheim: Die Krankheiten des Knochensystems im Kindesalter. Neue Dtsch. Chir. Bd. 10. — Frumkin, A. P.: Lues patellae. Fortschr. Röntgenstr. **36,** H. 1, 39—41 (1927).

GANGOLPHE: De l'ostéo-arthrite. Ann. de Dermat. 1885. — GARR, CHAS C.: Syphilis of the osseous system. Internat. J. of Med. 38, Nr 12, 475—478 (1925). — GASTON, P.: La syphilis-ostéo-articulaire. Paris méd. 1923, Nr 9. — GAUCHER, FOUQUER et GRENANT: Ostéite syphil. tert. supurée du fémur avec arthropathie simulant une lésion tuberculeuse. Soc. Dermat. Paris 1887. (6. Juni). — GEISMAR: Du rhumatisme chronique déformant syphilitique. Paris 1922. — GEUER: Über die Syphilis der Gelenke mit Berücksichtigung der Arthropathia tabetica. Inaug.-Diss. Köln 1926. — GIES: Histologische und experimentelle Studien über Gelenkkrankheiten. Dtsch. Z. Chir. 15, 589 (1881). — GILBERT, DREYFUS et PIERRE BOURGEOIS: Formes cliniques de la syphilis articulaire de l adulte. Gaz. Hôp. 98, Nr 31, 501—506 und Nr 23, 533—538 (1925). — GRAM: Hydrops genus de syphilis III. Ugeskr. Laeg. (dän.) 86, Nr 14 (1924). — GROOTTEN, OLGA: Les arthropathies de la syphilis acquise. Strasbourg méd. 83, Nr 17, 537—557 (1925). — GRÜNZWEIG, B.: Kasuistischer Beitrag zur Arthro-Lues tardiva als spezifischer Systemerkrankung. Med. Klin. 22, Nr 29, 1109—1112 (1926). — GUSZMAN: Polyarthritis syphilitica acuta. Wien. med. Wschr. 1915, Nr 4.

HAGENAU, E. et BERNARD: Rhumatisme chronique déformante et syphilis. Bull. Soc. méd. Hôp. Paris 1923, 73. — HANDSCHUH: Die syphilitischen Krankheitsformen. 1831. — HARTTUNG, W.: (a) Luetische Gelenkerkrankungen. Med. Klin. 1909, H. 27. Allg. med. Zentralztg. 1909, 7. (b) Lues der Gelenke. Handb. d. Geschlechtskrkh. 3, 1. Wien 1913. — HECKMANN: Zur Ätiologie der Arthritis deformans. German Hospital Dispensery New York. Münch. med. Wschr. Nr 31. — HERVICH: Polyarthritis acute with report of a cas epresumably of syphilis prigin. Amer. J. med. Sci. 1891. — HERXHEIMER: Zur Ätiologie und pathologischen Anatomie der Syphilis. Erg. Path. 11, 1 (1906). — HOLLÄNDER: Zwei Fälle von Gelenksyphilis. Berl. dermat. Ges. 1906 (12. Febr.). — HUZAR: Über akutluetische Polyarthritis im Spätstadium der Syphilis. Wien. klin. Wschr. 1913, H. 33.

JASTREBOW, G. A.: Zur Lehre von den syphilitischen Gelenkaffektionen. Aus der Klinik des Prof. Dr. GAUBE in Charkow. Westnik 1894. — JIKEL: Syphilis der Gelenke. Inaug.-Diss. München 1917. — JORDAN, ARTHUR: Gelenkerkrankung und juxta-artikuläre Knoten infolge von unerkannter Syphilis. Dermat. Z. 45, H. 5/6, 263—270 (1925).

KAUFMANN: Lehrbuch der speziellen pathol. Anatomie. 7. Aufl. Berlin: G. Reimer. — KIENBÖCK, R.: Zur radiographischen Anatomie und Klinik der syphilitischen Knochenerkrankungen. Z. Heilk. 23. — KOLISKO, A.: Über einige seltene Erkrankungen. Wien. med. Klub. Wien. med. Presse 1895, H. 15. — KREIBICH, C.: Arthrolues déformans secundaria. Arch. f. Dermat. 150, H. 2, 316—323 (1926). — KREMER: Syphilitische Erkrankungen der Kieferknochen und Gelenke. Inaug.-Diss. Köln 1920/21.

LANDERER, A.: Einige Fälle von syphilitischen Gelenkaffektionen Erwachsener. Arch. klin. Chir. 30. — LASZLO, E.: Chronischer Gelenkrheumatismus und Lues. Z. ges. physik. Ther. 28 (1923). — LICHTENSTEIN, GEZA: Über syphilitische Arthritiden. Z. Bäderkde 1, H. 8, 463—467 (1927).

MERICAMP: Des arthropathies syphilitique tertiaires. Thése de Paris. 1882. Zit. nach GANGOLPHE. — MONASTIRSKJI: Moderne Anschauungen über Pathologie und Therapie der Gelenkleiden (syphilitische Gelenkleiden). Vorlesungen St. Petersburg 1887. Zbl. Chir. 1888. — MOZER: Tableau clinique de la syphilis ostéoarticulaire et ganglionnaire. Elements de diagnostic clinique, radiographique et de laboratoire avec la tuberculose externe. Rev. prat. Mal. Pays chauds 5, Nr 3, 100—144 und Nr 4, 149—166 (1925).

PABST: Die Gelenksyphilis. Inaug.-Diss. 1800. — PACK, GEORGE T. and JAMES S. BECK: Bilateral gummata of the sternoclavicular articulations. Amer. J. Syph. 10, Nr 3, 383 bis 387 (1926). — PHILIPS, HERMANN B.: Syphilitic arthritis, with particular reference to some new phases of roentgendiagnosis. Amer. J. Surg. 39, Nr 2, 31—36 (1925). — PIELECKE: Über syphilitische Gelenkerkrankungen. Berl. klin. Wschr. 1899, 78 u. 103. — PIRILÄ, PAAVO: Ein Fall von Arthritis syphilitica (simplex) polyarticularis und Tendovaginitis syphilitica. Acta dermato-vener. (Stockh.) 5, H. 4, 621—627 (1924). — POEHLMANN: Über Gelenksyphilis und serologische Untersuchungen an Gelenkpunktaten. Dtsch. Z. Chir. 182. — POLEONE, M.: Rhumatisme syphilitique. J. Mal. Vénér. 1907 (April).

QUERAT: Arthropathie du coude chez une syphilitique, considéré comme tumeur blanche. Bull. Soc. méd. Hôp. Paris. 1907 (Juillet). — QUINA: Syphiliš and ankylo. J. Cut. Dis. 1907. Dermat. Soc. Chicago. — QUINN: Syphilis und Ankylose des Kiefergelenkes. Chicagoer dermat. Ges. 1907. J. Cut. Dis.

RASCH, C.: Beiträge zur Kenntnis syphilitischer Gelenkkrankheiten. Arch. f. Dermat. 23 (1891). — RENVERS: Zur Kenntnis der syphilitischen Gelenkerkrankungen. Dermat. Z. 1. — RESCHKE: Zur Diagnose der Gelenksyphilis. Arch. klin. Chir. 111. — RISEL: Zur Kasuistik der syphilitischen Finger- und Gelenkaffektionen. Klin. Wschr. 1870. — ROSENOW: Über syphilitische Gelenkerkrankungen. Z. ärztl. Fortbild. 1921, 396. — ROUSTAN: Lésions

246   V. Hoffmann: Gelenke, Muskeln, Sehnenscheiden, Schleimbeutel.

périarticulaire de nature syphilitique. Montpellier. 1880, 321 (April). — Rubin: Akute Poly-arthritis im zweiten Inkubationsstadium der Syphilis. Arch. f. Dermat. 118. — Rubin-stein: Beiträge zur Kenntnis der syphilitischen Gelenkkrankheiten. Ärztl. Praktiker 1890. — Russel: Über die Krankheiten des Kniegelenks. Aus dem Englischen übersetzt von Dr. Goldhagen. Halle 1817.

Schlesinger, Hermann: (a) Multiple fieberhafte luetische Gelenkschwellung und Osteo-Periostitis luetica. Mitt. Ges. inn. Med. Wien. 1909, 177 u. 232. (b) Wenig beachtete praktisch wichtige Formen der Gelenksyphilis. Med. Klin. 1923, H. 13. (c) Spätsyphilitische Gelenk-erkrankungen in ihrer Bedeutung für die interne Klinik. Med. Klin. 1924, H. 16. (d) Intra-artikuläre Jodnatriuminjektionen, eine neue Behandlungsweise spätsyphilitischer Gelenk-affektionen. Wien. klin. Wschr. 1924, H. 26. (e) Syphilis und innere Medizin. 1. Tl. Die Arthro-Lues tardiva und ihre Therapie. 5. Wien: Julius Springer 1925. (f) Die Erkennung chronischer spätsyphilitischer Gelenkerkrankungen (Arthro-Lues tardiva) in ihrer praktischen Bedeutung. Wien. klin. Wschr. 38, Nr 6, 166—169 (1925). (g) Arthro-Lues tardiva mit Malariaimpfungen behandelt. Hochgradige Kniegelenkankylose. Wien. med. Wschr. 76, Nr 1, 18 (1926). — Schmidt, M. B.: Allgemeine Pathologie und pathologische Anatomie der Knochen. Erg. Path. 7 (1900/1901). — Schneider, P.: Anatomie, Röntgenologie und Bakteriologie der angeborenen Frühsyphilis des Knochensystems. Erge. Path. 20, 2. — Schuchardt, H.: Krankheiten der Knochen und Gelenke. Dtsch. Chir. Stuttgart 1899. — Schüller: Über syphilitische Gelenkleiden. Langenbecks Arch. 28, 473 (1882). — Singer, Gustav: Über luetische Rheumatoide. Wien. med. Wschr. 1903, H. 21. — Sorel, E. et Raymond Sorel: Arthrites syphilitiques et traumatisme. Ann. Méd. lég. 6, Nr. 9, 437—442 (1926). — Stein: Syphilitic arthritis. Med. Rec. 1915 (18. Sept.). Strauss, H.: Über Gelenk-erkrankungen bei Spätlues. Ther. Gegenw. 67, H. 3, 107—109 (1926). — Stühmer: Poly-arthritis deformans. Münch. med. Wschr. 1910, Nr 7. — Stümpke: Syphilitische Gelenkent-zündung. Münch. med. Wschr. 1918, Nr 35. — Suchanek: Über Gelenksyphilis. Prag. Vjschr. 1854.

Tarchini: Due casi di artopatie sifilitische terziarie. Giorn. ital. Mal. véner. 63, 460 (1922). — Todd, A. H.: (a) Case of chronic arthritis of a knee in a syphilitic boy. Proc. roy. Soc. Med. 14, 167 (1921). (b) Syphilitic arthritis. Brit. J. Surg. 14, Nr 54, 260—279 (1926). — Toussaint: Des arthropathies et de leurs rapports avec les diathéses rhumatismales scrofu-leuses et syphilitiques. Thèse de Paris. 1881. — Trost: Erkrankungen der Gelenke und Schleimbeutel im Verlaufe der Syphilis. Wien. med. Wschr. 1889, H. 15.

Unterkirchner: Lues secundaria mit Arthritis, Osteo-Periostitis. Wien. dermat. Ges. Sitzg. 9. März 1922.

Vaffier: Du rhumatisme syphilitique. Paris 1875. — Vaffier et Dauzat: Du pseudo-rhumatisme syphilitique. Thèse de Paris. 1875. — Virchow: Über syphilitische Gelenkaffektionen. Klin. Wschr. 1884, 354. — Visier: Note sur un cas de pseudo-tumeur blanche syphilit. Ann. Mal. vénér. Gaucher. 1907, Nr 12. — Voisin: Contribution a l'étude des arthropathies syphilitiques. Paris 1875. — Voparil: Eitrige Gelenkentzündung im Sekundärstadium der Syphilis. Wien. med. Wschr. 1889, H. 5.

Weil: Beiträge zur Lehre von den syphilitischen Gelenkkrankheiten. Diss. Straßburg 1876. — Weil, Andre: Manifestations articulaires ayant simulé le rhumatisme articu-laire aigu au cours d'une syphilis secondaire. Ann. Mal. vénér. Gaucher. 1908, Nr 4. — Weil, Mathieu-Pierre et Pierre Burgeois: Quelques aspects cliniques des manifestations articulaires de la syphilis tardiva. Presse méd. 33, 538—540 (1925). — Weil, Miklos: Zur Kasuistik der luetischen Gelenkerkrankungen. Therapia. 1922, 7. — Wysoci: Gelenk-erkrankungen bei Lues acquisita. Arch. f. Dermat. 107, 305 (1911).

Zelenew: Über Gelenkaffektionen bei Polyarthritis syphilitica. J. russ. Mal. cut.

Tabische Arthropathien.

Ahrens, A.: Beitrag zur Lehre und Behandlung der Arthropathia tabica mit besonderer Berücksichtigung des Kniegelenkes. Z. orthop. Chir. 345. — Algyogyi, H.: Tabische Arthro-pathie des rechten Kniegelenkes mit seltener Spontanfraktur. Zbl. ges. Chir. 3, 799 (1913).

Barre: Die tabetischen Arthropatien. Zbl. ges. Chir. 4, 409 (1914). — Barth: Histologische Knochenuntersuchung bei tabischer Arthropathie. Arch. klin. Chir. 69, 174 (1903). — Bäumler: Demonstration eines Radiogramms von Arthropathie bei Tabes. Kongr. inn. Med. Berlin 1897, 478. — Blencke, A.: Ein Beitrag zur Frage der tabischen Arthropathien und Spontanfrakturen. Fortschr. Med. 13, 309 (1913).

Cardinale, G. B.: Le alterazione ossee articolari nella tabe dorsale. Zbl. ges. Chir. 14, 388 (1921).

Danlos: Zwei Patienten mit tabischer Arthropathie. Zbl. Path. 11, 415 (1900). — Dominici, L.: Contributo allo studio delle atropatie sifilitiche. Z. orthop. Chir. 18, 270.

ELMER, W. G.: Juvenile tabes dorsalis with destruction of hips from Charcots disease. Zbl. ges. Chir. **27**, 431 (1924). — ELY, L. W.: The pathology of tabetic arthropathy-preliminary study of two cases. Zbl. ges. Chir. **5**, 770 (1914).

FALCONE, R.: Artropatia tabetica del ginochio. Resezione guerigione. Zbl. ges. Chir. **2**, 64 (1913). — FRANKENTHAL, L.: Pathologische Luxationen im Kniegelenk bei tabischen Arthropathien. Zbl. ges. Chir. **9**, 559 (1920). — FUNSTEN, R. V.: A case of tabetic CHARCOTs spine. ibid. **17**, 356 (1922).

GREENE, JAMES L. and FRANCIS J. SCULLY: Bilateral CHARCOT hip joints, report of the cases. Amer. J. Syph. **9**, Nr 4, 704—708 (1925). — GÜNTHER, KARL: Die chirurgische Behandlung tabischer Gelenke. Diss. Berlin 1912.

HILDEBRAND, O.: Über neuropathische Gelenkerkrankungen. Arch. klin. Chir. **115**, H. 3, 493 (1921). — HOFFMAN, V.: Die autoplastischen Knochentransplantationen vom Standpunkte der Biologie und Architektonik. Arch. klin. Chir. **135**, H. 1 u. 2, 435—436 (1925). — HOLFELDER, H.: Die chirurgische Behandlung der Knochen- und Gelenkerkrankungen bei Tabes dorsalis. Zbl. ges. Chir. **7**, 58 (1920).

JOACHIMSTHAL: Handbuch der orthop. Chir.

KAWAMURA: Beitrag zur tabischen Osteoarthropathie. Dtsch. Z. Chir. **115**, H. 3/4, 368. — KERN, G.: Knochen- und Gelenkerkrankungen bei Tabes. Diss. Berlin 1921. — KIENBÖCK, R.: (a) Über Arthropathien bei Tabes. Wien. med. Wschr. **76**, Nr 1, 21 (1926). (b) Über die Entstehung der Arthropathien bei Tabes. ibid. **76**, Nr 35, 1035—1037 (1926). — KLIPPEL et S. HUARD: Elevation de la temperature locale dans des arthropathies tabétiques datant te plusieurs mois. Zbl. ges. Chir. **17**, 209 (1922). — KRINSKI, A.: Über die tabischen Gelenke. Diss. Berlin 1914. — KRÜGER, MAX: Zur tabischen Arthropathie. Mitt. Grenzgeb. Med. u. Chir. **24**, H. 1 (1911).

LEMIERRE, KINDBERG, DESCHAMPS: Un cas d'arthropathie tabétique aigue inflammatoire. Etude clinique et anatomo-pathologique. Zbl. ges. Chir. **14**, 503 (1921). — LERI, A. et LEROND: Pseudo-paraplegie par double arthropathie tabétique des hanches a début brusque. ibid. **18**, 567 (1922). — LONDON, S.: Über neuropathische Gelenkerkrankungen. Diss. Berlin 1913. — LYON, E.: Spondylitis deformans tabica. Med. Klinik 1927, Nr 41.

MATSUOKA, M.: Über Gelenkerkrankungen bei Tabes dorsalis. Dtsch. Z. Chir. **106**, 292 (1910). — MENDEL und TOBIAS: Die Spätsyphilisätiologie der Frauentabes. Neur. Zbl. **1911**, 1158. — MIGNIAC, G. et E. CADENAT: Contribution a l'étude de l'ostéoarthropathie syphilitique héréditaire, tardive, de l'épaule. Zbl. ges. Chir. **17**, 317 (1922). — MUNK, F.: Über Pathologie, Diagnostik und Therapie der chronischen Gelenkerkrankungen. Med. Klin. **1924**, Nr 5.

OEHLECKER, F.: (a) Zur Kasuistik und Behandlung neuropathischer Gelenkerkrankungen. Beitr. klin. Chir. **65**, 63 (1909). (b) Zur chirurgischen Behandlung tabischer Gelenkerkrankungen. Verh. dtsch. Ges. Chir. **1**, 293. 42. Kongr. 1913. (c) Neuropathische Gelenkerkrankungen und anderes. Verh. dtsch. Ges. Chir. **1**, 68. 43. Kongr. (d) Ein weiterer Beitrag zur Klinik, Unfallbegutachtung und Behandlung tabischer Gelenkerkrankungen. Beitr. klin. Chir. **92**, 599 (1914). (e) Zur Klinik, Unfallbegutachtung und Behandlung tabischer Gelenkerkrankungen. Z. Versich. med. **7**, H. 5, 147 (1914).

ROEDERER, J. et M. ZIMMERLIN: Arthropathie tabétique. Bull. Soc. franç. Dermat., **32**, Nr 6, 109 (1925).

SATTA, F.: (a) Le arthropatie déformant érédo-luetiche. Zbl. ges. Chir. **20**, 107 (1923). (b) Sulle artropatie tabetiche. ibid. 109. — SCHASSE, W.: Beitrag zur Therapie des Schlotter-Ellbogens mit Bemerkungen über Schlottergelenke. Diss. Leipzig 1913. — SCHNABEL, J.: Tabische Arthropathie. Zbl. allg. Path. **11**, 501 (1900). — SEPP, E.: Über die Pathogenese der Tabes. Dtsch. Z. Nervenheilk. **52**, H. 1/2 (1914). — SIEMENS, H. W. und G. COHEN: Zur Ätiologie der Arthropathia tabica acuta inflammatoria. Dermat. Z. **44**, H. 63, 17—321 (1925). — STARGARDT: Über die Ätiologie der tabischen Arthropathien. Arch. Psychiatr. **49**, H. 3, 936 (1912). — STEIN: Demonstration bemerkenswerter Röntgenbefunde aus dem Gebiete der Krankheiten der Knochen und Gelenke. Berl. klin. Wschr. **1912**, Nr 35. — STIEFLER, G.: Unilaterale tabische Arthropathie des ersten Carpometacarpalgelenkes. Klin. Wschr. **2**, Nr 51, 2321 (1923).

TATERKA, H.: Über akut entzündliche tabische Arthropathie. Z. ges. Neur. **95**, H. 5, 809—813 (1925). — TAYLOR, H. I.: CHARCOT joints as an inital or early symptom in tabes dorsalis. Zbl. ges. Chir. **4**, 251 (1914).

WILDE, K.: Über tabische Gelenkerkrankungen. Dtsch. Z. Chir. **65**, 487 (1902). — WITTKOWSKY, C.: Tabische Arthropathie der Wirbelsäule. Arch. klin. Chir. **129**, H. 4, 793 (1924). — WOLLENBERG, G. A.: Zur Differentialdiagnose der chronischen Gelenkerkrankungen. Verh. dtsch. Ges. orthop. Chir. **1913** II, 184.

Muskeln.

Amicis, Tommasso: Sifilide ossea e moscolare. Napoli 1880. — Arromann, St.: Des tumeurs gommeuses du tissu cellulaire et des muscles. Thèse de Paris 1858. — Astruc: Traité des maladies vénériennes. 4 (1754). — Audry: (a) Contracture syphilitique du biceps. Ann. de Dermat. 1901, 575. (b) Contractures syphilitiques secondaires du cubitale antérieur. J. Mal. cut. 1904, 86.

Batut: De la Sterno-Myosite syphilitique. Inaug.-Diss. Kiel. — Bodin: Sur un cas de contracture bicipitale unilatérale au cours dune syphilis secondaire. Ann. de Dermat. 1903, 336. — Busse: Syphilitische Entzündungen der quergestreiften Muskeln. Arch. klin. Chir. 69; Esmarch-Festschrift 1903, 485.

Dentu, le: Tumeur syphilitique des muscles du mollet. Gaz de Paris 61, 11 (1898). — Depres: Des tumeurs des muscles. Thèse. — Derekhoff: Beitrag zur Kenntnis der circumscripten Muskelgummata. Inaug.-Diss. Würzburg 1901. — Dieckhöfer: Über Muskelgummata. Inaug.-Diss. Berlin 1893. — Dominci: Muskelgummen. Soc. franç. Dermat. Sitzg. 11. März 1897.

Eisenberg: Fall von Syphilis, Gummata der Larynxmuskeln. Arch. Dermat. 29, H. 1. — Ehrmann: Muskelgummen. Arch. f. Dermat. 65, 101 u. 66, Nr 1 (1902).

Fahr: Zur Frage der Polymyositis (Dermatomyositis). Arch. Dermat. f. 130, 1 (1921. — Fordyce: Myositis syphilitica. J. of cut. Dermat. April 1903, 139. — Froidure: Contribution a l'étude des manifestations musculaires de la syphilis. Thèse de Paris 1882.

Gaucher et Monier-Vinard: Gomme syph. du muscle sternomastoidien. Ann. de Dermat. 1904, 955. — Goldberg: Zur Kasuistik der Myositis und Tendovaginitis syphilitica multiplex. Wratschebnaja Gas. 1903.

Haberstolz: Fall von schwerer Muskelgummose. Inaug.-Diss. Jena 1883. — Hartung, W.: Syphilis der Muskelr. Fingers Handbuch d. Geschlechtskrkh. Wien 3 I, 1913. — Honsell: Beitrag zur Kenntnis der diffusen syphilitischen Muskelerkrankungen. Beitr. klin. Chir. 1898, 22.

Kaufmann: Lehrbuch der speziellen pathologischen Anatomie. Berlin: G. Reimer. 7. Aufl. — Köhler, R.: Muskelsyphilis und Aktinomykose. Charité-Ann. 13.

Landois, Felix: Über das Vorkommen Langhansscher Riesenzellen bei der Syphilis der quergestreiften Muskulatur und ihre Verwertung für die Dignostik. Beitr. klin. Chir. 63, 14. — Lecuyer: Les gommes du sterno-mastoidien. Tèhse de Paris 1881. — Lewin: (a) Zur Diagnose der Myositis syphilitica. Dtsch. med. Wschr. 1894, Nr 11. (b) Über Myositis syphilitica diffusa und interstitialis. Charité-Ann. 16, 733 (1881). — Lorenz: Die Muskelerkrankungen. Nothnagels Path. 1886 I, 287.

Matzenauer: Muskelsyphilis im Frühstadium. Mh. Dermat. 35 (1902). — Mauriac: Leçons sur les myopathies syphilitiques. Ann. de Dermat. 7 u. 8 (1878). — Mazzuchelle: Sur la syphilis musculaire. Ann. univ. 1858. — Montgomery: Myositis syphilitica. J. amer. med. Assoc. 1907, 615.

Nélaton: Tumeurs syphilitiques musculaires. Gaz. Hôp. 1861, Nr 59. — Neubelt: Beitrag zur Kenntnis der Muskelgummata und ihre Beziehung zu Traumen. Inaug.-Diss. Kiel 1900. — Neumann: (a) Luetische Erkrankung quergestreifter Muskeln. Wien. med. Blätter 1884, Nr 12. (b) Beitrag zur Kenntnis der Myositis syphilitica. Vjschr. Dermat. 15 (1888).

Ostermayer: Beitrag zur Kenntnis der syphilitischen Muskelentzündungen. Arch. f. Dermat. 1892.

Praetorius: Muskuläre Gummata in der Frühperiode der Syphilis. J. russ. Mal. vener. 1907 (April).

Ricord: Vorlesungen über die Syphilis. Deutsch von Gerhard 1848, 92. — Rousset: Syphilis musculaire. Thèse de Paris 1875. — Rüschhoff: Über Syphilome des Musculus sternocleidomastoideus nebst zwei Fällen. Inaug.-Diss. Greifswald 1890.

Schulz, Max: Über Syphilome des Musculus sternocleidomastoideus. Inaug.-Diss. Greifswald 1897. — Secchi: Contribution a l'étude de la syphilis musculaire tardive. Traduit de l'italien par Dr. Legrain. Ann. Mal. vénér. 1908 (Juillet). — Spitzer: Gummöse Erkrankungen des Musculus triceps brachii, der Arteria brachialis und Perineuritis. Arch. f. Dermat. 56, 285. — Stein und Hensel: Großes Gumma der Bauchwand, einen intraabdominalen Tumor vortäuschend. Münch. med. Wschr. 1928, Nr 13. — Symonds: Hämorrhagische gummöse Myositis. Mschr. Dermat. 2, 328 (1902).

Thevenet: Études et considérations pratiques sur les tumeurs gommeuses des muscles et leurs annexes. Thèse de Paris 1858.

Ustnow: Fall von Myositis syphilitica et affectio pulmonis dextri. Mschr. Dermat. 2, 461 (1895).

Sehnenscheiden und Schleimbeutel.

BORDES-PAGES: Des lésions des bourses sereuses souscutanées et tendineuses dans la syphilis secondaire. Thèse de Paris 1882. — BUECHLER: Über Bursitis luetica. Med. Mschr. August 1889.

FOURNIER: Notes sur lésions des gaines tendineuses dans la syphilis secondaire. Gaz. Hebd. 1868, Nr 41, 646.

HARTTUNG, W.: Lues der Sehnenscheiden und Schleimbeutel. Handbuch d. Geschlechtskrankh. 3, 1. Wien 1913. — HERXHEIMER: Zur Ätiologie und pathologischen Anatomie der Syphilis. Erg. Path. 11, 1 (1906. —

KEYES, E. L.: Syphilis as affecting the bursae. Amer. J. med. Sci. 1876.

LANE, JOHN E.: Syphilitic bursitis (Luetic bursopathie of VERNEUIL). J. amer. med. Assoc. 82, Nr 11, 852—854 (1924). — LANG: Bursitis serosa. Wien. dermat. Ges. Mai 1897.

MAURIAC: Synovites tendineuses sypmtomatique de la syphilis. Gaz. Hôp. 1874, Nr 35. — MILIAN, G.: Ai crepitans syphilitique de l'extenseur de pouce. Ann. Mal. vener. 19, Nr 5, 321—323 (1924). — MOREAU: Affections syphilitiques des bourses séruses (zit. nach HARTTUNG).

SABAIL, P.: Tumeurs syphilitiques des tendons et des aponeuroses. Thèse de Paris 1876. — SCHUCHARDT: Tuberkulose und Syphilis der Sehnenscheiden. Beitrag zur Kenntnis der fibrinoiden Entartung des Bindegewebes. Virchows Arch. 135 (1894). — STANCANELLI: Gummöse Infiltration des sehnigen Gewebes. Ann. GAUCHER 1900, Nr 2.

VERNEUIL: De l'hydropsie des gaines tendineuses des extenseurs des doigts dans la syphilis secondaire. Gaz. Hebd. 1868, Nr 39, 609 (1868).

ZEISSL: Syphilitische Erkrankungen der Sehnenscheiden. Allg.Wien. med. Ztg. 29 u. 30.

Syphilis maligna.

Von

Rudolf Matzenauer - Graz.

Mit 7 Abbildungen.

Begriff der Syphilis maligna.

Während die meisten Syphilisfälle einen gewissen typischen Verlauf zu nehmen pflegen, gibt es wie bei jeder anderen Krankheit so auch bei der Syphilis abnorme Fälle, sei es im günstigen, sei es in ungünstigem Sinne — Fälle, die gegenüber dem gewöhnlichen Krankheitsbild durch atypische Erscheinungen und schweren Verlauf auffielen, wurden schon von älteren Autoren besonders beschrieben und dabei, um die Besonderheit zum Ausdruck zu bringen, die Syphilis mit verschiedenen Beiworten zu kennzeichnen versucht.

Nach PROKSCH „unterscheidet schon ASTRUC, der die Lues im allgemeinen als eine schwere Krankheit erklärt, nebenbei eine *Lues gravior et gravissima* und läßt diese teils von konkomittierenden Krankheiten, dem Alter, der Konstitution, dem Geschlecht und Temperament des Kranken, teils von der Lokalisation der Lues in lebenswichtigen Organen und den Rezidiven abhängig sein, ohne jedoch auf besondere Akuität oder einen raschen Zerfall der Syphilisprodukte hinzudeuten. Gleichzeitige und spätere Autoren faßten die malignen Formen unter *Syphilis gravis, acuta, perdita* u. dgl. zusammen oder nannten sie auch *rapide, perniziöse, degenerierte, destruktive, anormale und modifizierte Formen*, bis um die Mitte des vorigen Säkulums von Frankreich aus die Bezeichnung: maligne, précoce, galoppante mit der Kombination: maligne galoppante und maligne précoce allgemeiner gebräuchlich wurde."

Während aber bis dahin unter verschiedenen Namen auch recht verschiedenartige Krankheitsbilder beschrieben wurden, denen nur das eine Moment gemeinsam war, daß sie eben gegenüber den gewöhnlichen Syphilisfällen durch selten zur Beobachtung kommende, schwere Erscheinungen auffielen, sei es durch atypischen Charakter der Efflorescenzen oder durch ihre abnorme Lokalisation oder durch hartnäckige Rezidive usw. bedingt, hat im Jahre 1865 *Bazin* und dann *Dubouc* aus der Menge der verschiedenartigen Krankheitsformen und Verlaufsweisen, unter welchen die Syphilis auftreten kann, ein bestimmtes Krankheitsbild herausgehoben, als eigenen, wohl charakterisierten Typus aufgestellt und als *Syphilis maligne précoce* bezeichnet.

Dieses Krankheitsbild charakterisiert sich durch rasch ulcerös zerfallende Hauterscheinungen im frühen Sekundärstadium, die meist einhergehen mit schweren Störungen des Allgemeinzustandes.

Von allen späteren Autoren wurde die Besonderheit und die Berechtigung einer Sonderstellung dieses Krankheitsbildes akzeptiert. Da jedoch die verschiedenen Autoren je nach ihrer persönlichen Erfahrung und Auffassung das Hauptcharakteristikum bald mehr in einem Symptom, bald mehr in einem anderen erblicken zu müssen glaubten, haben sie dies demgemäß durch einen etwas modifizierten Namen zum Ausdruck zu bringen gesucht und bald die Bezeichnung Syphilis maligna und Syphilis maligna praecox oder Syphilis galoppante, Syphilis praecox, Syphilis maligne galoppante vorgezogen. Vielfach wird damit allerdings ein und dasselbe Krankheitsbild gemeint, von manchen Autoren dagegen wurden mit diesen Variationen der Benennung auch feine Unterschiede im klinischen Krankheitsbilde verbunden.

Am besten dürfte der Begriff der *Syphilis maligna praecox* in neuerer Zeit von NEISSER definiert worden sein, der in seiner treffenden Weise die Hauptmerkmale folgendermaßen kurz zusammenfaßt: 1. Konstitutionelle Symptome mit Fieber, Anämie, Kachexie, Gewichtsabnahme und dergl. 2. Frühzeitiger Ausbruch ulceröser Prozesse auf der Haut. 3. Neigung zu Rezidiven. 4. Koinzidenz milder Schleimhauterkrankungen und schwerer Affektionen der äußeren Haut. 5. Wirkungslosigkeit einer antiluetischen Behandlung und unsichere Reaktion auf Jodkali.

Für die Benennung „*galoppierende Syphilis*" trat namentlich LESSER ein, der den in Deutschland meist üblichen Namen „maligne Syphilis" zwar akzeptiert hat, „aber glaubt, daß der viel bezeichnendere und nicht zu irgendwelchen Mißverständnissen Veranlassung gebende Namen „galoppierende Syphilis" vorzuziehen ist. Nach LESSER „ist die wichtigste Eigentümlichkeit derselben das *frühzeitige Auftreten von tertiären Erscheinungen, die Kürze oder das völlige Fehlen der Sekundärperiode.* Diese, die in gewöhnlichen Fällen 2—3 Jahre dauert, wird eben in außerordentlich kurzer Zeit durchlaufen, ja in manchen Fällen kann man überhaupt kaum von sekundären Erscheinungen sprechen. Schon das erste Exanthem nimmt bald nach dem Erscheinen tertiäre Formen an, und so kommt es, daß sich die Krankheit schon $^1/_4$ Jahr nach der Infektion in vollem tertiären Stadium befinden kann. Die sonst chronisch verlaufende Syphilis hat bei der galoppierenden Syphilis einen akuten Charakter, die kaum gebildeten Produkte haben eine eigentümlich große Neigung zum Zerfall. Aber nicht nur das frühzeitige Auftreten der tertiären Symptome, sondern noch eine zweite, nicht minder wichtige Eigentümlichkeit des Verlaufes, nämlich die Häufung der sich folgenden Rezidive, charakterisiert die galoppierende Syphilis".

Als *Syphilis praecox* oder *Syphilis tertiaria praecox* (SCHOLTZ) wurden Fälle bezeichnet, bei denen kurze Zeit nach dem Primäraffekt *ohne* Sekundärerscheinungen Gummen auftreten und zwar *ohne* Zeichen einer gleichzeitig bestehenden schweren Allgemeinerkrankung; die Gewebsveränderungen besitzen dabei alle Eigenschaften der Gummen oder der tuberoserpiginösen Syphilide (UMANSKY).

Ein *Unterschied* zwischen diesen Formen wurde darin erblickt, daß bei der Syphilis galoppans wenigstens kurze Zeit Sekundärerscheinungen vorausgehen, während solche bei der reinen Syphilis praecox fehlen. Zwischen diesen beiden einerseits und der Syphilis maligna praecox andererseits wurde als Unterschied hauptsächlich geltend gemacht, daß diese einhergeht mit schwerer Störung des Allgemeinbefindens, worin nach Ansicht mancher Autoren gerade das Hauptkriterium der Malignität liegt. Schwere Allgemeinerscheinungen *können* allerdings auch bei der Syphilis galoppans sich einstellen — dann verwischt sich eben der Unterschied zwischen Syphilis maligna praecox und Syphilis galoppans; sie müssen aber bei dieser nicht immer vorhanden sein und fehlen stets bei der Syphilis praecox.

Wie ersichtlich ist *allen gemeinsam* das überraschend frühzeitige Auftreten von *Geschwürsbildung, die gummösen Charakter* aufweist. Zwischen diesen Formen gibt es keine scharfe Grenze, es besteht kaum ein gradueller Unterschied, es finden sich überall fließende Übergänge in einander, namentlich wenn man das ganze Krankheitsbild mit allen seinen Merkmalen zusammen im Auge hält und sich nicht einseitig beeinflussen läßt, auf ein oder das andere Symptom ausschließlich das Hauptgewicht zu legen und die anderen als nebensächlich zu betrachten. Zu bedenken ist, daß ebenso wie bei jedem anderen auch hier nicht alle Symptome, welche dem betreffenden Krankheitsbild zukommen, in gleich prägnanter Weise ausgebildet sein müssen. Die hauptsächlichsten Symptome werden zwar häufig angetroffen, aber ihr Vorkommen ist nicht obligat, selten werden sie alle gleichzeitig vorgefunden (Umansky). Es kann bei dem einen Fall mehr dieses, bei einem anderen Fall mehr ein anderes Symptom in den Vordergrund treten und das Symptomenbild beherrschen. Hiefür sind gewiß verschiedene, namentlich individuelle konstitutionelle Momente verantwortlich, die allerdings nicht immer deutlich zu erkennen und nachweisbar sind, in vielen Fällen aber doch klar zutage liegen.

So pflegt beispielsweise das Bild der Syphilis maligna ein anderes zu sein bei robusten Potatoren als bei Tuberkulösen, bei welch letzteren gewöhnlich die Beeinträchtigung des Allgemeinzustandes einhergehend mit Fieber, Anämie, wachsgelber Farbe, Kachexie, Widerstandslosigkeit des Organismus, sowie Wirkungslosigkeit, ja sogar verschlimmernder Wirkung der Quecksilberbehandlung usw. eine viel schwerere und auffallendere zu sein pflegt. Düring, welcher hauptsächlich im Orient, namentlich in Kleinasien, reichlich Gelegenheit hatte, maligne Syphilis zu sehen bei einer Bevölkerung, in der nicht nur die Syphilis, sondern auch die Tuberkulose endemisch ist, verknüpft vielleicht gerade deshalb am schärfsten den Begriff Malignität mit dem Vorhandensein einer schweren Allgemeinerkrankung.

„Nach v. Düring sind die genannten Zeichen schwerer Allgemeinerkrankung zwar meistens begleitet von schweren örtlichen Erkrankungen, mit rasch zur Pustelbildung, Eiterung, Zerfall neigenden Infiltraten. Aber diese letzteren Symptome — und das ist das Wesentliche — können sehr wohl bestehen ohne jene den Begriff der Malignität ausmachenden Zeichen schwerer Allgemeinerkrankung. Dann handelt es sich aber um Syphilis gravis oder Syphilis praecox.“

Als *Syphilis gravis* werden Fälle bezeichnet, bei denen „durch die Lokalisation der Syphilis an lebenswichtigen Organen oder durch hinzutretende Komplikationen mit anderen Krankheiten oder Dyskrasien“ (Neisser) ein ungünstiger Verlauf eventuell mit letalem Ausgang bedingt ist. Ein letaler Ausgang ist aber keineswegs mit dem Begriff einer malignen Syphilis verknüpft; diese ist eine Erkrankung von besonderer Eigentümlichkeit; nicht der letale Ausgang ist bei ihr das Charakteristische, sie endet sogar selten mit dem Tod; im Gegenteil pflegt sie mit dem anfangs stürmischen Verlauf sich dann, wie man zu sagen pflegt, ausgetobt zu haben.

Für die nahe verwandten und miteinander oft identifizierten Typen, deren Unterscheidungsmerkmale in der Tat sich oft verwischen, und die daher wohl am besten wirklich zusammengelegt werden können, hat sich im *Sprachgebrauch kurzweg die Bezeichnung Syphilis maligna eingebürgert.* Diese kurze Bezeichnung hat aber Anlaß gegeben, daß manche Autoren auch von Syphilis maligna sprechen in Fällen, die nicht schon im Frühstadium eine atypische, überstürzte und maligne Verlaufsweise zeigen, sondern erst im tertiären Stadium zu auffallend rapid um sich greifenden, ausgedehnten Zerstörungsprozessen führen. Der Grund, warum auch solche tertiäre Fälle zur Syphilis maligna in Beziehung gebracht wurden, liegt darin, daß die betreffenden Autoren hauptsächlich im destruktiven Charakter das Zeichen einer gewissen Malignität erblickten: Nach ihrer Auffassung müssen die Ursachen, welche einen malignen Krankheitsverlauf bedingen, nicht immer von Anbeginn der Krankheit vorhanden sein, sondern können auch erst in späterer Zeit durch Hinzutreten verschiedener Umstände gegeben sein. In diesem Sinne müßte man solche Fälle als *Syphilis maligna tarda oder tertiaria* bezeichnen zum Unterschiede von der sonst gemeinten Syphilis maligna praecox.

Endlich wurden von Praktikern vielfach solche Fälle schon als „*etwas maligne*“ bezeichnet, die überhaupt keinen destruktiven Charakter aufweisen, sondern bloß seltenere atypische Exanthemformen zeigen, die bei gewöhnlichem Verlauf erst in späterer Zeit aufzutreten pflegen und die erfahrungsgemäß oft einen malignen Verlauf der Syphilis begleiten oder diesen einleiten und deshalb als prognostisch ominöse Erscheinungen gelten, wie papulo-tuberöse und pustulöse Exantheme, doldenförmige Syphilide, Lichen lueticus, die nicht selten auch mit deutlicher Beeinträchtigung des Allgemeinzustandes einhergehen und gegen die übliche Therapie sich hartnäckig erweisen. Gerade auf diesen letzteren Umstand wird Gewicht gelegt bei der Annahme, daß es sich dabei um mildere Formen einer malignen Syphilis handle, weil viele Autoren es für ein Hauptcharakteristikum dieser betrachten, daß sie sich gegen die Quecksilberbehandlung refraktär verhält.

Anlaß zu einer solchen differenten Auffassung gibt offenbar das *Wort maligne*, das einen beliebig dehnbaren Begriff darstellt, der sich nicht nur der Intensität nach nicht scharf abgrenzt, sondern auch dem Sinne nach sich auf ganz verschiedene Symptome anwenden läßt. Während beispielsweise die einen in der schweren Allgemeinerkrankung eine conditio sine qua non für die Malignität erblicken, sehen die andern die Äußerung der Malignität in der Neigung der Syphilisprodukte zum raschen Zerfall, in dem ulcerös deletären Charakter, wieder andere in der Wirkungslosigkeit der Therapie. Wenn auch nach dem allgemeinen Sprachgebrauch anzunehmen ist, daß mit dem Wort maligne der Begriff einer schweren Beeinträchtigung des Gesamtzustandes verknüpft ist, so kann dem gegenüber immerhin angeführt werden, daß bei geringerer Intensität der gleichen Ursache, also bei einer milderen Form der Malignität sich die Auswirkung derselben nicht in vollem Umfange äußern wird, sondern sich auf gewisse Symptome beschränken kann, so daß beispielsweise das Allgemeinbefinden darunter nicht wesentlich oder gar nicht zu leiden braucht, während aber doch die Reaktion des Körpers ganz eigenartig beeinflußt und umgestimmt wird, so daß Krankheitserscheinungen sich in ungewöhnlicher, atypischer, besonders heftiger, bösartiger Weise äußern. Die *vage* Bedeutung des Wortes maligne ist schuld, daß nicht ein scharf umrissener Begriff verstanden werden *muß*, sondern daß Verschiedenartiges hineingelegt werden *kann*. Der Mißbrauch der Bezeichnung Syphilis maligna wurde von vielen Autoren störend empfunden und führte zu dem Vorschlag, den Namen überhaupt abzuschaffen (HASLUND, HECHT). Um das anstößige Wort maligne zu umgehen, haben eben andere die Bezeichnung Syphilis galoppans vorgezogen.

Um Mißversändnissen vorzubeugen, sollte man jedenfalls, wenn man mit Syphilis maligna das von BAZIN gekennzeichnete Krankheitsbild meint, richtig eigentlich immer die Bezeichnung präcox zu Syphilis maligna beifügen. Doch hat sich die *kurze Bezeichnung Syphilis maligna* derart eingebürgert, daß heute darunter allgemein das in Rede stehende Krankheitsbild verstanden wird.

Klinisches Bild.

Beginn.

Die Syphilis maligna praecox oder Syphilis galoppans oder kurzweg Syphilis maligna genannt, kennzeichnet sich durch rasch ulcerös zerfallende Haut-erscheinungen im frühen Sekundärstadium, meist einhergehend mit mehr oder minder ausgesprochener Beeinträchtigung des Allgemeinzustandes.

Als maligne zeigt sich also die Syphilis noch nicht beim Primäraffekt, sondern erst im Sekundärstadium, manchmal schon beim ersten Exanthem, häufiger erst nach demselben, bei den meist rasch folgenden Rezidivausschlägen.

Das wesentlichste Charakteristikum der malignen Syphilis, weil allen Fällen gemeinsam, ist das frühzeitige Auftreten von Ulcerationen an der äußeren Haut, seltener auch an der Schleimhaut; sie finden sich teils untermischt mit einem gleichzeitig sonst bestehenden Exanthem, das meist polymorphen oder papulopustulösen Charakter hat, teils können sie auch für sich allein ohne andere Efflorescenzen als einzige Erscheinungsformen auftreten.

Das Aussehen des *Primäraffektes,* sowie dessen kürzere oder längere Inkubationszeit sind ohne prognostischen Belang für den weiteren Verlauf der Syphilis, wenn gleich von manchen Autoren diesbezüglich Angaben gemacht wurden. Mauriac, Bassereau, Boeck u. a. haben angegeben, daß eine maligne Syphilis sich in der Regel mit einem phagedänischen Schanker einleitet: Sie haben die Zerfallserscheinungen schon als erstes Symptom des weiteren malignen Krankheitsverlaufes gedeutet. Tarnowsky hat im eitrig zerfallenden gangränösen Primäraffekt sogar die Ursache zu einer chronischen Mischinfektion mit Eitererregern erblickt und dadurch den malignen Syphilisverlauf zu erklären versucht. Im Gegensatz hiezu haben andere Autoren, namentlich Lewin, darauf hingewiesen, daß nicht selten gerade nach unbedeutenden Sklerosen ein maligner Krankheitsverlauf beobachtet wird.

Die Divergenz der Angaben kann in manchen Fällen vielleicht ungezwungen aus dem differenten Krankenmaterial erklärt werden: Erfahrungsgemäß wird maligne Syphilis am häufigsten, worauf später noch zurückzukommen sein wird, bei Potatoren und bei tuberkulösen oder kachektischen Individuen beobachtet. Bei ersteren, die oft die Reinhaltung des Primäraffektes gänzlich vernachlässigen, kann es leicht zu Sekundärinfektion mit Eitererregern oder Gangrän kommen, zumal beim Sitz des Primäraffektes innerhalb des phimotischen Praeputiums und bei den dann meist gleichzeitig bestehenden balano-posthitischen Entzündungsprozessen. Bei nüchternen tuberkulösen Personen dagegen, die sich sauber halten und einen reinen, nicht eitrig belegten Primäraffekt haben, mag derselbe um so eher unbedeutend erscheinen oder sogar unbeachtet gelassen werden, als bei kachektischen Individuen gleichzeitig auch die sonst pathognomonische, regionäre Drüsenschwellung wenig ausgebildet sein oder sogar gänzlich fehlen kann.

Aus dem Verhalten der *Lymphdrüsen* und der *Prodomalsymptome* kann gleichfalls nicht mit Sicherheit eine maligne Syphilis prognostiziert werden, wenngleich mitunter der Mangel einer regionären Drüsenschwellung gerade bei kachektischen Individuen ominös auffällt und häufig besonders schwere und protrahierte Prodromalsymptome einen malignen Syphilisverlauf einzuleiten pflegen, so daß man daraus schon eher auf einen atypischen Verlauf sich gefaßt machen kann. Bekanntlich kann aber eine *Drüsenschwellung* auch gerade bei den allerleichtest verlaufenden Syphilisfällen fehlen oder nur geringfügig ausgebildet sein, und andererseits stehen der Beobachtung, daß die sonst pathognomonische regionäre Lymphdrüsenschwellung in manchen Fällen von maligner Syphilis fehlt, auch gegenteilige Angaben gegenüber, wonach in manchen Fällen geradezu starke Lymphdrüsenschwellung beobachtet wurde. Wie schon erwähnt, finden solche widersprechende Angaben ungezwungen darin ihre Erklärung, daß maligne Syphilis besonders häufig gerade bei kachektischen Individuen und Potatoren sich findet. Bei letzteren, die oft starkleibige „robuste Männer" sind, ist kein Grund vorhanden, daß die regionäre Drüsenschwellung ausbleiben sollte. Bei kachektischen (meist tuberkulösen) Individuen dagegen liegt die Abwehrkraft des Organismus darnieder. Die Schwellung der Drüsen ist eine Abwehrreaktion gegen die eingedrungenen Mikroorganismen; diesen Schutzwall aufzurichten, bringt nur ein noch kräftiger Organismus die Fähigkeit auf, bei geschwächter Konstitution versagt der Lymphdrüsenapparat.

Einige Autoren — BROUSSE, EGOROW, PORIAS — wollen eine auffallend *kurze, zweite Inkubationszeit* beobachtet haben; doch entspricht dies unseren eigenen Erfahrungen nicht, wir konnten im Gegenteil relativ häufig auffallend protrahierte Prodromalsymptome und dadurch *verspäteten Ausbruch des Exanthems* konstatieren.

Schwere und protrahierte *Prodromalsymptome* brauchen keineswegs von einem malignen Verlauf gefolgt zu sein. Umgekehrt muß andererseits eine maligne Syphilis keineswegs immer mit schweren Prodromalsymptomen sich einleiten; sie kann nach einem gewöhnlichen Primärstadium nach der üblichen Inkubationszeit ohne außergewöhnliche Prodrome, also ohne jede Vorankündigung sich doch im Sekundärstadium in unerwarteter Weise einstellen.

In der Regel allerdings pflegen beachtenswerte, sogar *schwere und oft längere Zeit anhaltende Prodrome* dem Eruptionsstadium vorauszugehen; sie mögen bald nur einige Tage dauern, manchmal auch durch mehrere Wochen sich hinziehen, ohne daß ein Exanthem auftreten würde, das nach Verstreichen der gewöhnlichen Inkubationszeit schon zu erwarten gewesen wäre.

Mit Auftreten des Exanthems pflegen bekanntlich die Prodromalsymptome nachzulassen oder zu schwinden, wenigstens ist dies bei einem gewöhnlichen Syphilisverlauf die Regel. Wenn dies auch häufig bei maligner Syphilis zutrifft, so ist dies dabei doch keineswegs immer der Fall: Im Gegenteil *nicht selten persistieren sie* auch noch nach Eruption des Exanthems mehr oder minder.

Die *Prodromalsymptome* äußern sich in verschiedener Intensität durch Kopfschmerzen, Appetit- und Schlaflosigkeit, Mattigkeit und psychische Depression, Abblassen der Gesichtsfarbe, Anämie, rheumatoide Schmerzen in Knochen und Gelenken, seltener in Muskeln oder Nerven und vor allem durch Fieber.

Bei gewöhnlichen leichten Prodromen pflegt das *Fieber*, wenn überhaupt ein solches vorhanden ist, nur wenige Tage zu bestehen und dabei remittierenden Charakter zu zeigen. Bei maligner Syphilis wird dagegen lang anhaltendes Prodromalfieber häufig beobachtet und bildet eines der wichtigsten Symptome. Wie die maligne Syphilis im allgemeinen durch ihr atypisches Verhalten sich kennzeichnet, so hält sich auch das Fieber dabei nicht an den sonst remittierenden Charakter, sondern nimmt häufig einen intermittierenden hektischen, seltener einen persistenten Typus an. Dadurch kann in Fällen, wo der Primäraffekt unbeachtet blieb, und lange kein Exanthem erscheint, manchmal einerseits Tuberkulose, andererseits Typhus in differentialdiagnostische Erwägung kommen.

Kopf- oder Gliederschmerzen beschränken sich nicht immer auf bloße Schmerzhaftigkeit ohne klinisch nachweisbare anatomische Veränderungen: Es kommen bei verzögertem Ausbruch des Exanthems auch manchmal nicht unbeträchtliche entzündlich schmerzhafte *Schwellungen der Gelenkkapsel und Flüssigkeitserguß im Gelenk* selbst vor, so daß bei Befallensein mehrerer Gelenke bei gleichzeitig hohem Fieber auch *Gelenkrheumatismus in Frage* kommen kann.

Bisweilen beobachtet man schon vor Ausbruch des Exanthems während des protrahierten Prodromalstadiums *periostale Auftreibungen*, besonders gerne an den Stirnhöckern oder Scheitelbeinen, sowie über dem Sternum oder an den Clavikeln, seltener aber gelegentlich doch auch gleichzeitig an langen Röhrenknochen.

Manchmal kommt es vor dem zunächst folgenden Rezidivausschlag, seltener bei mehreren Rezidiven wieder zu ähnlichen Prodromen wie vor dem ersten Exanthem oder zu einer Exacerbation bestehen gebliebener Symptome; besonders kann das Fieber, meist vergesellschaftet mit heftigeren Kopf- uhd Gliederschmerzen, sich auch wieder einstellen, in manchen Fällen bei jeder neuerlichen Rezidive so regelmäßig, daß die betreffenden Kranken durch das Exacerbieren dieser Schmerzen schon im voraus auf eine zu gewärtigende Rezidiverscheinung aufmerksam gemacht werden.

Erstes Exanthem.

Das den meist schwereren Prodromen *folgende Erstlings-Exanthem* zeigt bei den einzelnen Fällen ein recht verschiedenartiges Verhalten. Es kann nach der üblichen oder nach einer häufiger protrahierten, seltener verkürzten Inkubationszeit zunächst einmal ein gewöhnliches Exanthem auftreten; oder aber es zeigt

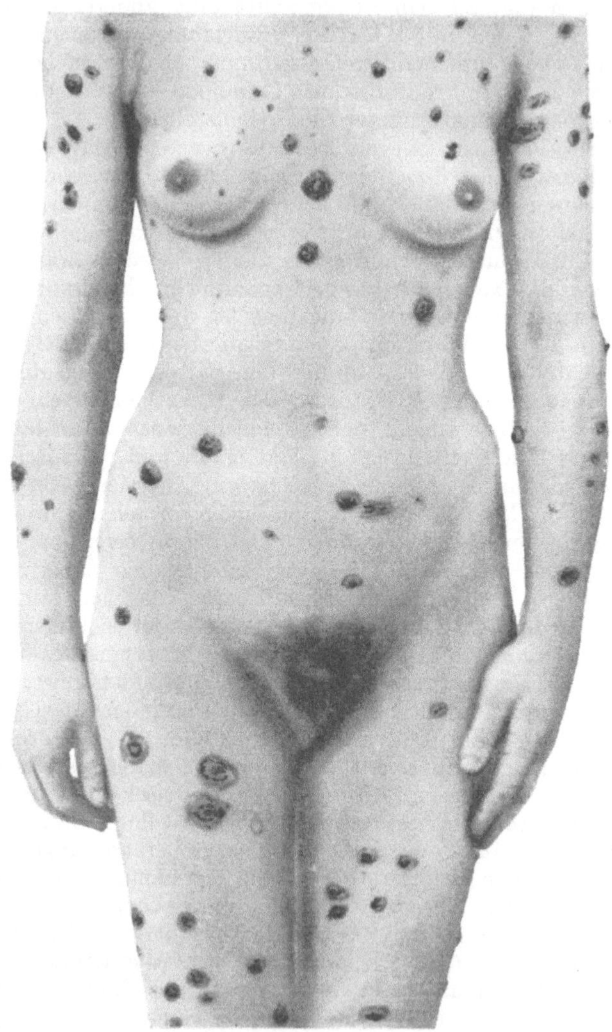

Abb. 1. Großpustulöses Syphilid.

sich gleich ein einigermaßen auffallendes, ungewöhnliches Aussehen; oder endlich es kann ein Erstlingsexanthem im gewöhnlichen Sinne gänzlich fehlen, wie man dies bei einem typischen Syphilisverlauf erwarten möchte; es können vielmehr gleich als erste Erscheinungsformen auf der Haut vereinzelte Geschwüre auftreten, welche tertiären Formen gleichen: Syphilis praecox (tertiaria); wenn solchen kurze Zeit ($^1/_4$—$^1/_2$ Jahr Erscheinungsformen der gewöhnlichen Sekundärperiode vorausgegangen sind: Syphilis galoppante.

In der Mehrzahl der Fälle gehen den eigentlich malignen, also ulcerösen Haut-formen Erscheinungsformen der gewöhnlichen Sekundärperiode voraus, oder sie finden sich mit diesen untermengt gleichzeitig.

Das Erstlingsexanthem ist in der Regel kein rein makulöser, meist ein papulo-pustulöser, häufig ein polymorpher Ausschlag; dabei kann entweder die Mehrzahl der Efflorescenzen den gewöhnlichen Charakter und die typische Anordnung an den Prädilektionsstellen für ein Erstlingsexanthem haben, während nur einzelne, meist ganz besonders große Papeln oder Pusteln die ungewöhnliche Eigenschaft haben, sich rasch zu Geschwüren umzuwandeln; oder aber es kann der Charakter des gesamten Exanthems bereits eine ungewöhnliche Erscheinungsform und atypische Lokalisation und Anordnung zeigen. Während papulöse Efflorescenzen bei einem gewöhnlichen Syphilisverlauf meist eine lentikuläre Gestalt haben, setzt eine maligne Syphilis nicht selten mit einem kleinpapulösen, lichenartigen Erstlingsexanthem ein, das bald Gruppenbildung aufweist oder stellenweise in acneartige Pusteln übergeht; oder aber es finden sich untermengt mit einem Ausschlag, der zum größten Teil aus gewöhnlichen lentikulären papulösen Efflorescenzen bestehen mag, auffallend *großknotige tuberöse Formen,* wovon einzelne zu Pusteln und weiterhin zu fingernagelgroßen oder münzen-förmigen Ulcerationen zerfallen. *Kleinpapulöse oder großknotige Ef-florescenzen bei einem Erstlings-exanthem sind prognostisch ungünstige Zeichen.* Sie zeigen immer einen weiteren schweren Verlauf an, wenn-gleich sie noch keine maligne Syphilis bedeuten, aber sie gehen häufig mit einer solchen einher oder leiten sie ein.

Es sind namentlich die *großpustu-lösen Formen, welche für Syphilis maligna eigenartig* sind (Abb. 1). Heutzutage ist ein rein großpustu-löses Syphilid eine große Seltenheit.

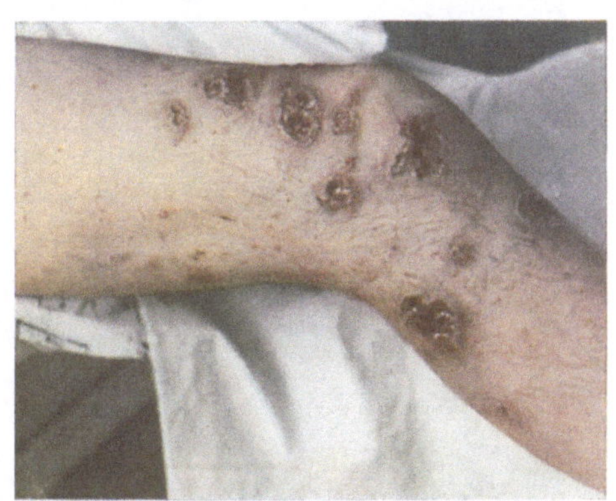

Abb. 2. Impetigo syphilitica.
(Uvachromaufnahme der Klinik KERL, Wien.)

Häufiger kommen vereinzelte großpustulöse Efflorescenzen untermischt vor mit papulösen oder anderen kleineren pustulösen Efflorescenzen, sogenannter Acne syphilitica und Variola oder Varicella syphilitica. Da das pustulöse Exanthem aus papulösen Efflorescenzen durch zentrale Einschmelzung des ab-gelagerten Zellinfiltrates hervorgeht, findet man selten nur durchwegs und ausschließlich pustulöse Efflorescenzen, sondern meist gleichzeitig auch papu-löse Infiltrate, aus welchen die Pusteln sich erst entwickeln müssen oder welche nach Abheilung der zentralen Pustel noch restieren.

Charakteristisch für maligne Syphilis ist es nun, daß, während das papulöse Infiltrat am Rand immer weiter schreitet, das Zentrum im gleichen Verhältnis einschmilzt und sich mit blutig-tingierten Krusten bedeckt. Es entstehen dadurch *kreuzer- und guldenstückgroße, gewöhnlich kreisrunde, wie mit dem Zirkel ausgeschnittene Geschwüre,* deren Rand entweder von einem schmalen, aber deutlichen Infiltrationswall oder auch nur von einem auffallend akut ent-zündlichen roten Halo umgeben und deren Mitte von dicken borkigen Auflagerungen bedeckt ist, unter denen sich stagnierende blutig eitrige Sekrete ansammeln können, die auf Druck auf die schwappende Kruste seitlich hervor-quellen. *Das sind die für den malignen Verlauf der Syphilis charakteristischen Formen.* Sie wurden seit alters her als *Impetigo syphilitica* (Abb. 2) bezeichnet,

wenn die Geschwürsbildung ziemlich flach ist und nur eine seichte, schüssel-
förmige Vertiefung bildet, während man von *Ekthyma syphiliticum* sprach,

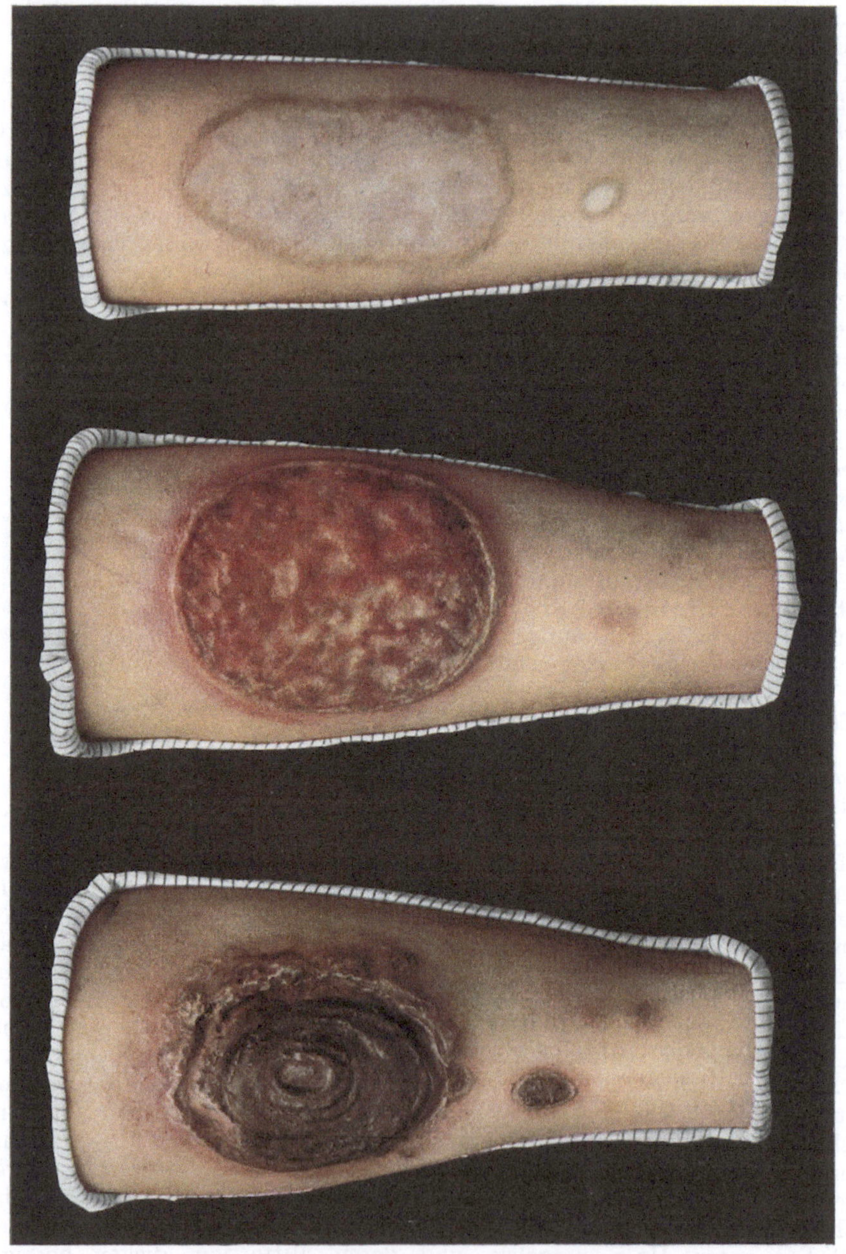

Abb. 3. Rupia syphilitica. (Moulage der Klinik Kerl, Wien.)

wenn die Geschwürsbildung besonders tiefgreifend ist und lochförmig die Haut
aushöhlt, wobei das abgesonderte Sekret nicht rein eitrig, sondern blutig-
eitrig, ichorös ist. Waren die Geschwüre mit besonders dicken, konisch

aufgetürmten, oft austernschalenartig geschichteten Krusten bedeckt, so sprach man von einer *Rupia syphilitica* (Abb. 3). Eigenartig ist dabei, daß Zerfallsprozeß und Geschwürsbildung nur die Haut betrifft und nicht die Subcutis ergreift.

Die Formen von großpustulösem Exanthem müssen bei dem ersten epidemischen Auftreten der Syphilis in Europa weitaus häufiger gewesen sein, als dies heute der Fall ist. Wenigstens sprechen hierfür die Bezeichnungen der Syphilis mit „*buas*" oder „*bubas*" i. e. pustulae in Spanien, ebenso in Deutschland „*böse oder große Blattern*", in Frankreich „*la grosse verole*", in England „*great pox*" usw., während man als petite verole und als small pox heute noch die Variola vera bezeichnet; man hatte für die damals neue Krankheit noch keinen besonderen allgemein üblichen Namen und bezeichnete sie daher nach den hervorstechendsten Symptomen.

Das pustulöse Syphilid ist in der Entwicklungsstufe der Hautausschläge die schwerste Form und gibt schon deshalb eine ungünstige Prognose für den weiteren Verlauf. Einem pustulösen Erstlingsexanthem pflegen in späterer Zeit gerne immer wieder papulo-pustulöse und ulceröse Rezidive zu folgen, so daß also pustulöse Exantheme häufig die Eröffnung einer galoppierenden Syphilis bilden.

Je schwerer der Verlauf der Syphilis, desto unregelmäßiger und atypischer pflegen erfahrungsgemäß ihre Erscheinungsformen zeitlich und örtlich einzusetzen. Pustulöse Efflorescenzen werden daher nicht nur auf die sonstigen Prädilektionsstellen des Erstlingsexanthems (an seitlicher Brust- und Bauchwand und am Rücken) sich beschränken, sondern können allenthalben an jeder Körperstelle auftreten, sie finden sich namentlich im Gegensatz zu sonst auch an der Streckseite der Extremitäten, relativ häufig auch im Gesicht, namentlich an der Stirn, am Kinn und an der Kopfhaut, sowie an anderen sonst ungewöhnlichen Lokalisationen.

Nach Heilung von ulcerösen und pustulösen Formen bleiben natürlich entsprechend große *Narben* zurück, welche oft noch nach längerer Zeit, selbst noch nach Jahren, einen schmalen, an der Peripherie braun pigmentierten Saum zeigen, während die Mitte schon weiß entfärbt sein kann.

Das pustulöse als das schwerste syphilitische Exanthem pflegt sich gewöhnlich auch mit ganz besonders schweren Prodromalsymptomen einzuleiten. Wie bei den schweren Formen von papulösen Exanthemen pflegen also intensive Fiebersteigerungen, Gelenkschmerzen und Gelenkschwellungen, die oft nur mehrere Tage, oft aber auch wochenlang anhalten, nicht selten Vorboten zu sein. Mitunter bestehen auch *nach* Eruption des Exanthems Gelenkergüsse durch Wochen hindurch; auch Iritis ist eine nicht seltene Komplikation. Häufiger als sonst treten dabei periostale Knochenauftreibungen auf, namentlich an den Stirnhöckern, Scheitelbeinen, nicht selten auch über dem Sternum, und an den Clavikeln und an den Tibien. Bei einer Syphilis, welche mit einem pustulösen Erstlingsexanthem einsetzt, kann man aller möglichen weiteren Komplikationen gewärtig sein, um so mehr als sie, wie gesagt, im weiteren Verlauf oft in das Bild der malignen Syphilis übergeht.

Rezidive.

Wenn schon im allgemeinen bei einem schweren Krankheitsverlauf Rezidive häufig und rascher aufeinander zu folgen pflegen als gewöhnlich, so gilt dies ganz besonders für die maligne Syphilis. Kaum daß eine Kur durchgeführt wurde und manchmal noch während derselben, können neue Nachschübe erscheinen. Die Rezidive können ähnlich dem Erstlingsexanthem eruptionsartig hervorbrechen und sich auch mit ähnlichen vorausgehenden, wenn auch gewöhnlich nicht so intensiven und nicht so anhaltenden Prodromalerscheinungen einleiten; insbesondere sind Kopfschmerzen, Glieder- und Gelenkschmerzen, auch Fieber häufige und manchmal vor jeder neuerlichen Eruption regelmäßige Vorboten, so daß die betreffenden Kranken selbst daraus schon vorauszusagen wissen, daß Rezidive im Anzug sind. In vielen Fällen jedoch fehlen vorausgehende oder begleitende Störungen des Allgemeinzustandes; die Rezidive entwickeln sich in langsamen Nachschüben und setzen oft mit anfangs kaum beachteten vereinzelten Efflorescenzen ein, die sich aber rasch vergrößern und zerfallen.

Da die Rezidive im allgemeinen gerne denselben Charakter einhalten, den die Syphilis von Anbeginn beim ersten Exanthem gezeigt hat, so folgen beim papulopustulösen Erstlingsexanthem meist papulo-pustulöse oder ulceröse Rezidivformen.

Die Rezidive zeigen bei maligner Syphilis außergewöhnlich frühzeitig, also in atypischer Weise, Erscheinungsformen, die sonst bei dem gewöhnlichen typischen Verlauf erst in viel späterer Zeit auftreten können, die also sonst erst im späten Sekundärstadium oder gar erst im Tertiärstadium sich zeigen.

Ein vorzeitiges Auftreten von Erscheinungsformen, die bei gewöhnlichem Krankheitsverlauf erst bei einer länger bestehenden Krankheitsdauer zu gewärtigen sind, kommt allerdings häufig auch sonst bei nicht maligner Syphilis vor, ist aber immer ein prognostisch ungünstiges Zeichen und läßt einen weiteren schweren, wenn auch nicht gerade malignen Verlauf gewärtigen.

Dieselben Erscheinungsformen sind eben infolge ihres vorzeitigen, atypischen Auftretens ganz anders zu werten; während beispielsweise ein *doldenförmiges Syphilid* bei einer mehrere Jahre bestehenden Syphilis

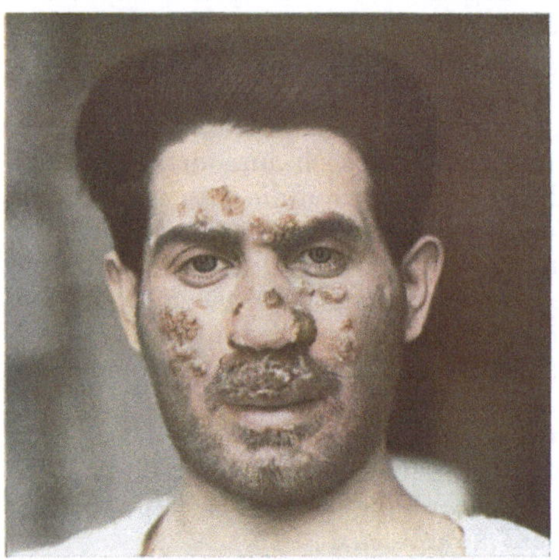

Abb. 4.
Framboesiform-ulceröse Rezidiverscheinungen bei ³/₄jähriger Krankheitsdauer.
(Uvachromaufnahme der Klinik Kerl, Wien.)

als eine Übergangsform zu den Spätformen betrachtet werden kann und aus dessen Auftreten zu dieser Zeit nicht auf einen besonders schweren Charakter des Spätstadiums geschlossen werden kann, ist das Auftreten derselben Erscheinung innerhalb des ersten Jahres oder gar Halbjahres immer ein prognostisch ominöses Zeichen, zumal ein korymbiformes Syphilid oder der Lichen syphiliticus mit Vorliebe bei tuberkulösen oder kachektischen Individuen auftreten und häufig späteren malignen Formen zeitlich vorausgehen.

Die oft gleichzeitig auftretenden und nebeneinander bestehenden *pustulösen und ulcerösen Rezidivformen* können untereinander eine große Verschiedenheit zeigen. Während beispielsweise im Gesicht großknotige, zu framboesiformen Wucherungen tendierende und ulcerös zerfallende Efflorescenzengruppen (Abb. 4) vorhanden sein mögen, sind oft gleichzeitig an den Extremitäten oder am Stamm kreuzer-, gulden, taler- bis kindsflachhandgroße Geschwüre vorhanden (*Impetigo syphilitica und Ekthyma syphiliticum*) und eventuell gleichzeitig am behaarten Kopf ein *mit rupiaartigen Borken bedecktes framboesiformes* Syphilid. Meist finden sich gleichzeitig mit ulcerösen Syphilisrezidiven auch Gruppen von papulösen Rezidivformen, namentlich, wie schon früher erwähnt, *dolden-*

förmige Syphilide und Lichen syphiliticus. Die papulösen doldenförmigen
Syphilide entwickeln sich gerade mit Vorliebe um ein noch bestehendes oder
bereits verheiltes großknotiges oder ulceröses Syphilid (Abb. 5). Besonders
häufig sind sie über den Schulterblättern, an der Brust- und Bauchwand,
allenfalls auch an den Extremitäten lokalisiert.

Die *ulcerösen Rezidivformen* pflegen fast immer kreisrunde oder ovale Gestalt
zu haben und ebenso sind die davon restierenden *Narben deshalb kreisrund oder
discoid. Noch spätere ulceröse Rezidive* (im 2. oder 3. Jahr) *zeigen mehr die Neigung,
auf einer Seite sich auszubreiten*, während die andere Seite gleichzeitig zur Heilung

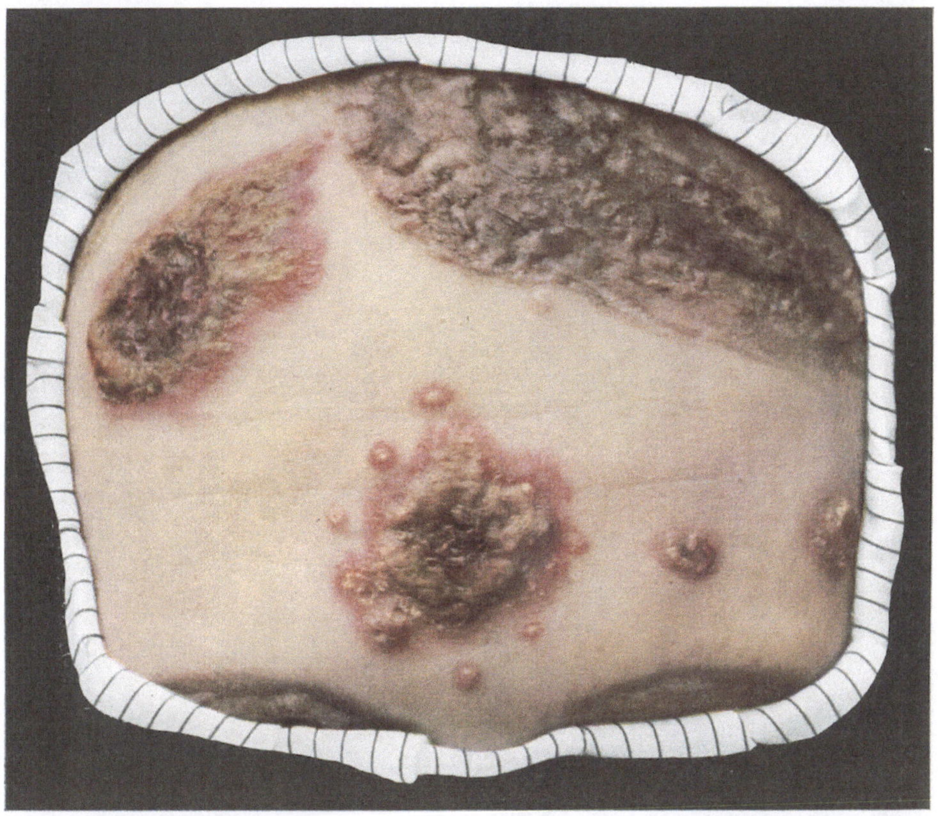

Abb. 5. Ulceröses Syphilid. (Moulage von Professor Dr. G. SCHERBER-Wien.)

tendiert. Es entstehen dadurch *serpiginöse, oft guirlandenförmig* begrenzte,
größere flächenhaft ausgebreitete Geschwürsprozesse (Abb. 6 u. 7) und ebenso
konfigurierte Narben nach bereits abgelaufenen gleichen Prozessen. Diese Formen
bilden daher schon den Übergang zu den eigentlichen gummösen, tubero-serpi-
ginösen Spätformen, von denen sie auf den ersten Blick oft nicht zu unterscheiden sind.

Je schwerer der Verlauf, desto eher pflegen schon in der zeitigen Frühperiode
Manifestationen aufzutreten, welche den tertiären Formen gleichen, indem es
schon zu rasch zerfallenden Infiltraten, zu ulcerösen Destruktionsprozessen der
Haut kommt. Eben deshalb hat man diese Form der Syphilis, weil dabei im
Frühstadium scheinbar tertiäre Formen auftreten, bei welcher also gewissermaßen

das Sekundärstadium rasch durcheilt oder übersprungen wird, als Syphilis galoppante oder als Syphilis maligna praecox bezeichnet.

Von vielen Autoren werden auch heute noch die im Sekundärstadium auftretenden ulcerösen Formen mit den eigentlichen Tertiärerscheinungen, mit

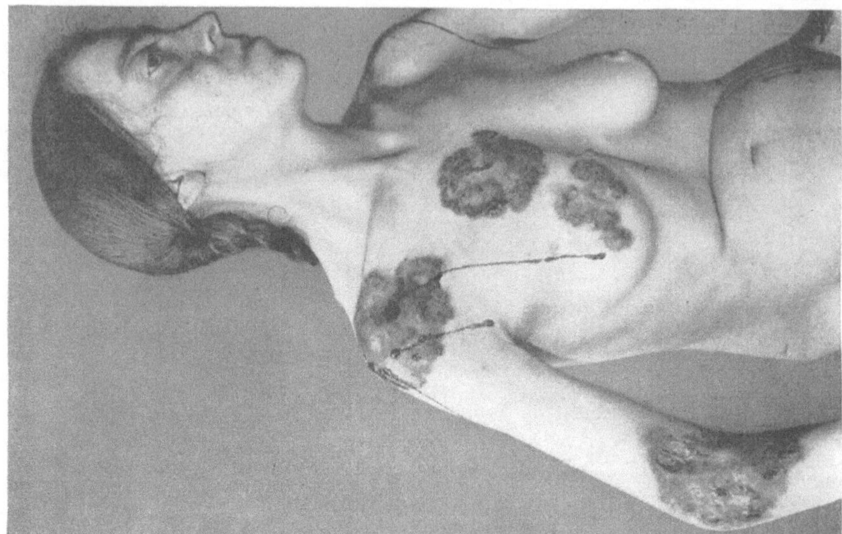

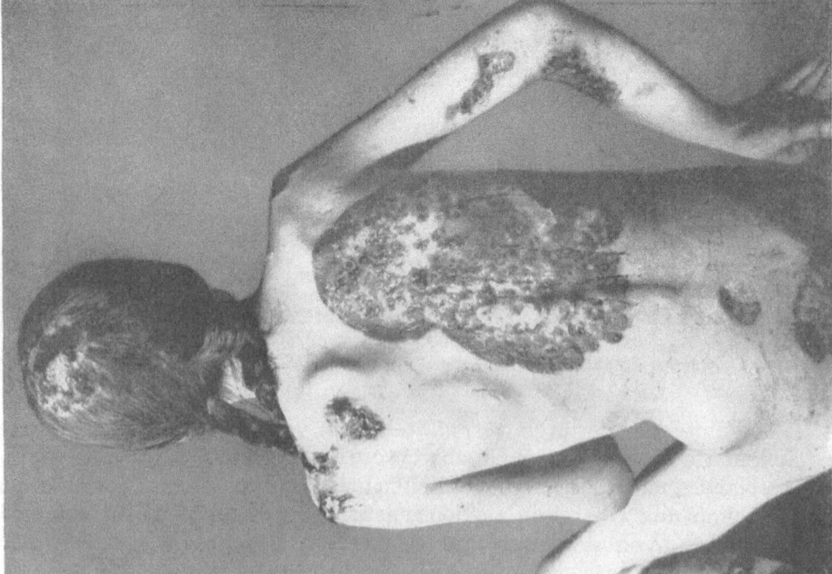

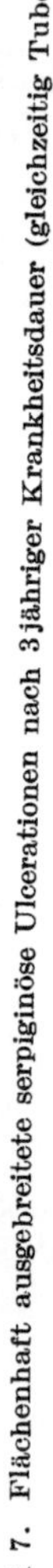

Abb. 6 und 7. Flächenhaft ausgebreitete serpiginöse Ulcerationen nach 3jähriger Krankheitsdauer (gleichzeitig Tuberkuloes!).

Gummen, glatt identifizert, doch stehen einer solchen völligen Identifizierung gewichtige Bedenken im Wege; schon der Gesamteindruck des klinischen Bildes ist ein anderer; gewöhnlich kann man auch ohne Zuhilfenahme einer Anamnese ein ulceröses (malignes) Frühsyphilid von den eigentlich tertiären Formen auf den ersten Blick unterscheiden: *Während bei den Spätformen meist nur vereinzelte knotige Neubildungen auftreten,* die erst nach längerem spontanen Verlauf zu nekrobiotischer Einschmelzung des Zentrums führen, charakterisiert sich die *Syphilis maligna praecox durch gleichzeitiges Bestehen* mehrerer, zerstreut stehender *oft vieler ulceröser Prozesse an den verschiedensten Körperstellen* und durch das Vorhandensein von charakteristischen runden oder ovalen Narben in verschiedener Größe nach bereits verheilten ulcerösen Formen. Die ulcerösen Frühformen unterscheiden sich auch oft nicht unwesentlich von den geschwulstartigen, gummösen Neubildungen des Spätstadiums, indem den ersteren, die gerne bei kachektischen, herabgekommenen oder tuberkulösen Individuen auftreten, in der Regel der *derbe gummöse Infiltrationswall um den zentralen geschwürigen Zerfall herum mangelt;* denn bei kachektischen Individuen kommt es infolge mangelhafter Widerstandskraft von seiten des herabgekommenen Organismus gar nicht zur Entwicklung einer nennenswerten Geschwulstbildung, weil das *neugebildete Infiltrat immer gleich wieder zum Zerfall tendiert.* Bei einem sonst gesunden, kräftigen Individuum mit einem gummösen Geschwür im *Spätstadium dagegen ist der neoplasmatische Charakter* des Zellproliferates, das bei längerem Bestand gummös einschmelzen mag, in den Vordergrund gestellt. *Bei der Syphilis maligna ist der rasche Zerfallsprozeß des jeweilig gebildeten Infiltrates das hauptsächlichste Charakteristikum.* Nur bei Potatoren, die aber sonst kräftige Männer sein können, finden wir oft bedeutende Infiltrate gleichzeitig mit ulcerösem Zerfall schon im Frühstadium, doch wird man auch bei diesen aus der Multiplizität, aus dem gleichzeitigen Bestehen von papulösen oder knolligen, nicht ulcerierten Sekundärformen, die bei arteriosklerotischen Potatoren oft hämorrhagischen Charakter zeigen, in der Regel leicht das ulceröse Frühsyphilid von einem gummösen Spätprodukt unterscheiden können. Ein einzelnes Zerfallsprodukt der Syphilis maligna mag noch so sehr Ähnlichkeit mit einem zerfallenden Gumma des Spätstadiums bieten, das gesamte Bild des Symptomenkomplexes bei dem betreffenden Individuum wird fast immer leicht die richtige Erkenntnis ermöglichen.

Treffend hat LESSER, wie HECHT mit Recht hervorhebt, diese *Zwitterstellung der malignen Ulcerationen* gekennzeichnet: „Die Ulcerationen, die sich serpiginös ausbreiten, nähern sich in ihrer *Art* viel mehr dem Typus der tertiären als dem der sekundären; die *Ausbreitung* des Exanthems über den Körper entspricht dagegen oft der Ausbreitung sekundärer Exantheme. *Es sind also Efflorescenzen tertiärer Natur nach Art sekundärer Exantheme angeordnet. Die Grenzen zwischen* „sekundär" und „tertiär" *sind dabei recht verwaschen. Und darin liegt das Charakteristische".*

Der weitere Verlauf und *schließliche Ausgang bei maligner* Syphilis gestaltet sich natürlich individuell sehr verschieden. Schwer kachektische Individuen können unter zunehmendem Marasmus und allgemeiner Körperschwäche oder häufiger noch infolge interkurrenter Erkrankungen, meist durch Hinzutreten einer Pneumonie, zugrunde gehen.

Wenn es jedoch gelingt, durch geeignete Lebensweise und entsprechende Therapie den Allgemeinzustand des Kranken zu heben, die Widerstandskraft des *Organismus zu kräftigen und ihn zur Bildung von Antikörpern (Immunstoffen) anzuregen,* dann ändert sich der Charakter des Krankheitsverlaufes zum Guten: Die Zeichen der Malignität schwinden, und der Syphilisverlauf lenkt in normale Bahnen. *Die maligne Syphilis hat sich sozusagen ausgetobt.* Die Patienten, die an Körperkraft und Gewicht zunehmen, sehen sichtlich besser aus, ihre früher resigniert darniederliegende Psyche hebt sich, sie bekommen wieder Lebensfreude und können vollständig genesen.

Lokalisation.

Was die *Lokalisation* betrifft, so geht schon aus der vorstehenden Schilderung des Krankheitsbildes hervor, daß die *Haut als die Hauptdomäne der malignen Formen* zu betrachten ist.

Schleimhautsymptome können dabei vollständig fehlen; es können jedoch auch gewöhnliche Papeln im Mund oder am Genitale gleichzeitig vorhanden sein, wie ja auch auf der äußeren Haut neben ulcerösen Formen gewöhnliche Efflorescenzen der Sekundärperiode gleichzeitig untermengt häufig sich finden.

Am *Genitale* und ad anum haben wir niemals ulceröse Formen gleich jenen an der äußeren Haut gesehen.

Im *Mund* kommen sie gewöhnlich auch nicht an der Lippen- oder an der Wangenschleimhaut oder an der Zunge vor, dagegen finden sie sich nicht selten am weichen Gaumen, an Uvula und Tonsillen und an der rückwärtigen Rachenwand und können bei ihrer Ausbreitung zur Zerstörung des weichen Gaumen und zum Verlust der Uvula führen.

Im *Nasen-Rachenraum* kommen ulceröse destruktive Prozesse ziemlich häufig vor, die teils dauernde schwere Schädigungen nach sich ziehen oder sogar das Leben bedrohen, teils infolge ihrer besonderen Lokalisation äußerlich sichtbare Entstellungen hinterlassen. Solche bei der malignen Syphilis schon in der Frühperiode auftretende Destruktionsprozesse unterscheiden sich in ihrem Endergebnis in nichts von analogen Prozessen des gummösen Spätstadiums. Sie verlaufen aber in der Regel viel foudroyanter und waren in der Aera vor Salvarsan häufig unaufhaltsam.

Infolge Nekrose und Einsinken des knöchernen Nasengerüstes kann es also rasch zur Sattelnase kommen oder zu Perforation des harten Gaumens. Von der Nase kann der ulceröse Prozeß auf dem Weg des Tränennasenkanals unter den Erscheinungen einer Dakryocystitis luetica sogar auf den Augapfel übergreifen oder mindestens entstellende lochförmige Narben oder Ektropium zur Folge haben. Andererseits kann der Prozeß von den nekrotischen Siebbeinzellen auf die Gehirnbasis übergreifen. Durch Ausbreitung des Geschwürsprozesses von der rückwärtigen Rachenwand auf die Wirbel kann es zum Einsinken der Wirbelsäule, bei Übergreifen auf Atlas und Epistropheus zum Abbrechen des Prozessus odontoides und Exitus kommen.

Innere Erkrankungen.

Innere Erkrankungen spielen bei der malignen Syphilis keine hervortretende Rolle.

Am bedeutsamsten ist der gelegentliche Befund einer *Nephritis*, auf deren Vorhandensein gleich bei der ersten Untersuchung in keinem Fall vergessen werden darf nachzusehen, zumal die Konstatierung derselben für die folgende Behandlung von größter Wichtigkeit ist. Manchmal geht eine mit der Eruption des ersten Exanthems auftretende Albuminurie während der Behandlung vollständig zurück; im entgegengesetzten Fall ist mit der medikamentösen Behandlung bei fortgesetzter Harnkontrolle äußerste Vorsicht geboten.

Ikterus kommt bei der malignen Syphilis relativ häufiger vor als bei gewöhnlicher Syphilis. Unentschieden ist dabei bis heute, ob der Ikterus hämatogenen Ursprungs ist, also auf Zerfall der roten Blutkörperchen zurückzuführen ist, womit auch die gleichzeitige Anämie im Einklang stünde, oder hepatogen, oder ob die Schleimhaut der Gallengänge affiziert ist.

Seltener wird eine auffallende *Milzschwellung* beobachtet.

Das Fieber, die Kopfschmerzen, die rheumatoiden Schmerzen, das Vorkommen von Gelenkschwellungen und periostalen Auftreibungen wurden schon eingangs bei den Prodromalsymptomen besprochen. Appetitlosigkeit, Verdauungsbeschwerden tragen oft zur Verschlechterung des Allgemeinzustandes bei.

Das *Gefäßsystem* ist nur in manchen Fällen bei stark kachektischen und namentlich bei arteriosklerotischen Personen, besonders Potatoren, schwer betroffen, was sich dann schon klinisch durch den hämorrhagisch infiltrierten Entzündungshof um die Efflorescenzen und Geschwüre dokumentiert. Durch Summation der einwirkenden Schädigungen, syphilitische Gefäßerkrankung und arteriosklerotische Gefäßveränderungen erweisen sich die Gefäße natürlich besonders brüchig, so daß solche Personen gefährdet sind, an den Erscheinungen von Endarteritis cerebri zu erkranken oder frühzeitig von apoplektischen Insulten befallen zu werden.

Nervenerkrankungen.

Eigenartig ist das Verhältnis von syphilitischen Nervenerkrankungen zur malignen Syphilis: *Die Koinzidenz ist erfahrungsgemäß selten.* Im allgemeinen gilt sogar die Regel, daß jemand, der eine maligne Syphilis glücklich überstanden hat, in späterer Zeit von Tabes und progressiver Paralyse gewöhnlich verschont bleibt und diese nicht zu befürchten hat. Diese gewiß auffällige Erfahrungstatsache hat manche Autoren veranlaßt, *verschiedene Arten von Spirochätenstämmen* anzunehmen (vgl. *Ätiologie* der Syphilis maligna). Eine sichere Erklärung hierfür steht noch aus. Doch wissen wir aus Erfahrung, daß die Syphilis bei ihren Rezidiven im allgemeinen gerne immer wieder gewisse Organgruppen bevorzugt. Einmal stehen Haut- und Schleimhaut-, ein andermal Visceraloder Gefäßerkrankungen, wieder ein andermal Nervenerkrankungen im Vordergrund. Es scheint also, daß *bei bestimmten Menschen gewisse Organe eine größere Affinität zur Syphilis haben, die richtunggebend wirkt, so daß die Syphilis sich hauptsächlich auf gewisse Organgruppen schlägt und dafür andere verschont.* Maßgebend hiefür sind gewisse konstitutionelle Ursachen, die in manchen Fällen offensichtlich sind, in vielen Fällen uns aber dunkel bleiben. So bedingt Tuberkulose bekanntlich gerne eine ulceröse, maligne Syphilis, aber keine Nervensyphilis; Alkoholismus und Arteriosklerose können teils zu malignen Formen führen, begünstigen aber auch das Auftreten von Nervensyphilis.

Wir erkennen den Einfluß konstitutioneller Eigentümlichkeiten sowohl beim einzelnen Individuum als auch aus Beobachtungen über familiäre Disposition. In letzterer Beziehung sei hier auf das bei der Ätiologie der malignen Syphilis zitierte Beispiel eines Brüderpaares hingewiesen, wovon der eine an ausgesprochener maligner Syphilis, der andere $^4/_5$ Jahr nach der Infektion ohne Hauterscheinungen an Gummen im Gehirn zugrunde ging.

Eigene Beobachtungen haben uns nie eine Koinzidenz von ausgesprochener maligner Syphilis (mit typischen ulcerösen Hautformen) und von Nervensyphilis vor Augen geführt, jedoch haben wir wiederholt gesehen, daß schwer einsetzende Fälle mit papulo-pustulösem Erstlingsexanthem, wobei man an eine beginnende maligne Syphilis denken konnte, überraschend bald von ungewöhnlichen Erscheinungen einer schweren Nervensyphilis befallen wurden, und daß bei folgenden Rezidiven weniger die Hautsymptome, als gerade wieder Nervenerkrankungen das Bild beherrschten, so daß man unwillkürlich in *Analogie mit der malignen Hautsyphilis an eine maligne Nervensyphilis* denken mochte. Dies haben wir nicht nur bei älteren Personen mit schon arteriosklerotisch veränderten Gefäßen, sondern auch bei noch jungen Männern (zwischen 20 und 30 Jahren) beobachtet.

Als Beispiel mag auch folgender Fall hier angeführt werden, den Verfasser natürlich noch in der Zeit vor Einführung des Salvarsans zu behandeln hatte:

Bei einer 42jährigen Dame trat gleichzeitig mit der Eruption des ersten Exanthems, das ein dichtes papulöses war, eine Abducenslähmung auf, welche auf die eingeleitete Quecksilberkur vollständig zurückging. Aber schon vier Wochen später traten Kopfschmerzen, Schwindel und Erbrechen auf mit leichten Fiebersteigerungen. Sechs Wochen nach Beendigung der ersten Kur schweres papulöses Rezidivexanthem, Strabismus divergens, Pupillendifferenz. Die Erscheinungen schwanden abermals auf eine Quecksilberkur. Schon wenige Wochen später stellte sich unter heftigen Kopfschmerzen, Schwindel, Erbrechen und allabendlichen Fiebersteigerungen bis zu 38⁰ eine gekreuzte Facialisparalyse und Extremitätenparese ein. Da ich infolge des kurzen Intervalls mich nicht entschließen konnte, wieder zu Quecksilber zu greifen, wurde eine energische Jodkur versucht, doch blieb sie erfolglos. Während die Lähmungserscheinungen etwas regreß wurden, traten Bulbärsymptome hinzu, Paraphasie, halbseitige Zungenmuskellähmung, Gaumensegellähmung, Verschlucken beim Speisen, schwere allgemeine Benommenheit, so daß die Patientin ihre nächsten Angehörigen nicht erkannte, gleichzeitig bestand Fieber, welches in den Abendstunden bis 39,9⁰ erreichte und in den Morgenstunden nicht unter 38⁰ oder 37,5⁰ herunterging. Eine energische Injektionskur mit Salicylquecksilber brachte die Erscheinungen für kurze Zeit zum Rückgang, zuerst schwand das Fieber, später kehrte das Sensorium zurück und endlich wurden auch die bulbären Symptome regreß; aber schon wenige Wochen später stellte sich neuerdings hohes, anhaltendes Fieber ein, die früher feingebildete Dame zeigte schwere ethische Defekte, unter zunehmenden Erscheinungen von Demenz traten gleichzeitig paranoische Vorstellungen auf und stellten sich Blasen- und Mastdarmstörungen ein. Eine neuerlich versuchte spezifische Therapie war dagegen machtlos. Endlich trat nach einer Hemiplegie und Sprachlähmung der letale Ausgang ein (10 Monate post infectionem).

Histologie.

Die mikroskopische Untersuchung exzidierter Gewebsstücke von maligner Syphilis ergibt *nichts für maligne Syphilis Charakteristisches*, so daß man aus dem histologischen Befund allein nicht imstande wäre, die Syphilis als eine maligne zu erkennen. Papulöse und pustulöse Efflorescenzen, welche sich bei einer malignen Syphilis finden oder deren Verlauf einleiten, unterscheiden sich nicht von gleichen Efflorescenzen bei einer nicht malignen Syphilis.

Bei den *papulösen* Efflorescenzen besteht das Zellinfiltrat der Hauptsache nach aus proliferierten Abkömmlingen der fixen Bindegewebselemente, aus Plasmazellen und mononukleären Rundzellen. Bei geringerem Grade der Entwicklung ist das Infiltrat hauptsächlich in der Umgebung der Gefäße abgelagert, und ebenso sieht man vom Hauptsitz des massigen Infiltrates nach den Randpartien zu auf weite Strecken ausstrahlend Ausläufer desselben dem Verlauf der Gefäße folgen.

Bei den *pustulösen* Efflorescenzen ist der Gehalt an Leukocyten gegenüber anderen zelligen Elementen ein reicherer, die Leukocyten sind vielfach nicht mehr mono-, sondern polynukleär, namentlich findet sich dieser reichere Leukocytengehalt in den zentralen Partien des massig abgelagerten Infiltrates, das an den Randpartien vollständig dem Gepräge einer papulösen Efflorescenz entspricht, weil eben eine pustulöse Efflorescenz durch zentrale Nekrobiose eines papulösen Infiltrates durch raschen zentralen Zerfall des neugebildeten Zellproliferates zustande kommt. Der Beginn einer pustulösen Efflorescenz pflegt sich durch eine stärkere Exsudation und Emigration zelliger Elemente aus den Blutgefäßen im Papillarkörper geltend zu machen, so daß gewöhnlich das ganze Epithel in toto über der zentralen nekrobiotisch eingeschmolzenen Partie einer papulösen Efflorescenz abgehoben wird. Wird nunmehr das gleichfalls von emigrierten Leukocyten durchsetzte Epithel über der Pustel abgestreift, so liegt ein vertiefter, geschwürig zerfallener Substanzverlust vor, der meist von den Randpartien nach dem Zentrum hin schüsselförmig oder dellig vertieft ist.

Riesenzellen fehlen in frischen papulösen Efflorescenzen. Bei papulösen Rezidivexanthemen findet man solche vereinzelt. In pustulösen Efflorescenzen liegen fast immer selbst bei einer frischen Eruption einzelne Riesenzellen am Grunde und in der Umgebung des eingeschmolzenen Infiltrates.

Ulceröse Formen gleichen in ihrem histologischen Aufbau mit dem randständigen Infiltrat und der zentralen Nekrose vollkommen analogen Produkten der Spätperiode, mit denen sie auch in ihrem spärlichen Gehalt an Spirochäten übereinstimmen.

Spirochätenbefunde bei Syphilis maligna.

Es ist gewiß auffallend und einigermaßen befremdend, daß in den Produkten der malignen Syphilis, die klinisch als virulenteste Form der Krankheit imponiert, nur *äußerst spärlich Spirochäten* nachweisbar sind. Der mikroskopische Nachweis gelingt überhaupt nicht immer; zahlreiche Untersuchungen von Ausstrichpräparaten oder von Gewebe ergaben negatives Resultat; in der Regel gelingt es nicht, Spirochäten in ulcerierten, zerfallenden oder gar gangränös belegten Gewebspartien zu finden; der Nachweis glückt meist nur, wenn man noch intakte Infiltrate oder die Randpartien größerer Herde untersucht.

Einer Reihe von Autoren ist es gelungen, mit Gewebsstücken von maligner Syphilis, in denen zwar *bei mikroskopischer Untersuchung keine Spirochäten gefunden wurden, doch durch Überimpfung auf Affen positive Impfresultate* zu erzielen (BUSCHKE und FISCHER, TOMASCZEWSKI). Die durch Impfung mit maligner Syphilis hervorgerufenen Primäraffekte hatten gewöhnliches Aussehen.

Eine allseits befriedigende Erklärung, warum die Spirochäten gerade bei der malignen Syphilis so spärlich sind, ist bis heute nicht gegeben. Bei phagedänischen oder gangränös belegten Geschwüren mag die Erklärung zutreffen, daß durch raschen Gewebszerfall auch die Spirochäten zugrunde gehen oder daß sie von anderen Bakterien überwuchert werden. Mit Recht wandte JADASSOHN dagegen ein: „Daß es bloß sekundäre Infektionen sind, die diesen Untergang der Spirochäten herbeiführen, erscheint mir nicht wahrscheinlich: denn selbst beim Chancre mixte finden sich, wie auch wir an Schnitten gesehen haben, in der Tiefe massenhaft Spirochäten." Die Annahme einer Überwucherung kann keineswegs für die überwiegende Mehrzahl der Produkte der malignen Syphilis herangezogen werden. Selbst die klassischen Formen derselben, nämlich die Ulcerationen, zeigen in der Regel keine namhafte Sekundärinfektion, so daß dabei von einem Überwuchern der Spirochäten durch andere Bakterien überhaupt keine Rede sein kann. Sie sind häufig sogar ganz reine, typisch syphilitische Geschwüre. Schon gar nicht trifft aber diese Erklärung zu für die noch nicht exulcerierten Formen, für die noch mit intakter Decke versehenen Pusteln, deren Inhalt sich vollkommen steril erweist, und für die große Zahl von papulösen oder knotigen Infiltraten, die erst im späteren Verlauf sich zu Geschwüren umwandeln; für diese trifft auch die Erklärung nicht zu, daß durch den raschen nekrobiotischen Zerfall — denn es ist überhaupt noch zu keinem Zerfall gekommen — die Spirochäten zugrunde gehen und sich deshalb dem Nachweis entziehen. Tatsächlich aber ist, daß auch bei diesen erst in Entwicklung begriffenen Efflorescenzen der malignen Syphilis außerordentlich spärlich und daher selten Spirochäten mikroskopisch nachweisbar sind. JADASSOHN, der immer den Standpunkt vertrat, daß die maligne Syphilis auf eine idiosynkrasische Reaktion zurückzuführen ist, die bei den einzelnen Individuen verschieden stark sich äußern kann, hat dabei die Beobachtung feststellen können, daß die Spirochäten um so schwieriger nachzuweisen sind, je typischer das Bild der malignen Syphilis ausgeprägt ist, während bei leichteren Fällen, die einen Übergang des gewöhnlichen Syphilisverlaufes zur malignen Syphilis bilden, die Spirochäten leichter zu finden sind.

Als Grund dieser auffälligen Erscheinung müssen wir also eine andere Erklärung finden, und da drängt sich in dieser Hinsicht vor allem wieder die große *Analogie der malignen Syphilisformen mit den Gummen auf*, mit denen sie schon klinisch große Ähnlichkeit und Verwandtschaft aufweisen und *bei denen ebenfalls der Spirochätennachweis recht schwierig zu erbringen ist* und meist auch nur aus den randständigen Infiltraten gelingt, aber nicht aus den eingeschmolzenen Gewebspartien.

Wahrscheinlich spielt bei beiden, wie später erörtert werden soll, *gerade die allergische Reaktion eine wichtige Rolle, so daß schon geringe Spirochätensiedlungen genügen, eine heftige Lokalreaktion des Gewebes hervorzurufen, die ihrerseits der Vermehrung der Spirochäten abträglich ist.*

Ätiologie.

Über die Ursachen, welche einen malignen Verlauf der Syphilis bedingen, waren und sind auch noch heute die Ansichten geteilt. Eine für alle Fälle passende und allgemein anerkannte Erklärung gibt es nicht; doch soll in den folgenden Ausführungen versucht werden, eine befriedigende Erklärung zu geben.

Es wurde die Vermutung ausgesprochen, daß die Ursache des malignen Verlaufes durch eine besonders starke Virulenz des Syphiliserregers bedingt sei. Viele Autoren nehmen ja heute noch an, daß es *verschiedene Stämme von Syphilis-Spirochäten gibt.* Abweichend von der Infektion mit gewöhnlichen Spirochäten führe die Infektion mit einem gewissen Spirochätenstamm in späterer Zeit zu den gefürchteten Nervenerkrankungen, ein anderer Stamm veranlasse die maligne Syphilis.

Ein wichtiges Argument, welches für eine *besondere Qualität des Virus* zu sprechen scheint, bilden einzelne Beobachtungen, wonach verschiedene Personen, die ihre Syphilis von derselben Infektionsquelle akquiriert haben, einen ähnlichen Krankheitsverlauf aufweisen, z. B. maligne Syphilis *oder* Nervenerkrankungen.

Einer solchen Trennung der Spirochäten nach verschiedenen Stämmen steht aber die viel häufigere, ja sogar gewöhnlich beobachtete Tatsache gegenüber, daß die betreffende Person zum Beispiel mit maligner Syphilis von einem Individuum mit normaler Syphilis infiziert wurde und auch umgekehrt, daß jemand, der sich bei einer Person mit maligner Syphilis infiziert hat, selbst dann eine gewöhnlich verlaufende Syphilis oder später eine Nervensyphilis bekommt.

Abgesehen also davon, daß man solchen doch immerhin vereinzelten Beobachtungen jedenfalls eine unendlich viel größere Zahl gegenteiliger Beobachtungen gegenüberhalten muß, kann man derartige Beobachtungen zum Teil auch in anderem Sinne erklären, z. B. durch gleiche Lebensverhältnisse, gleichen Beruf, *gleich einwirkende Schädigungen* usw. Die Tatsache, daß in gewissen Ländern metaluetische Erkrankungen besonders häufig sind, wobei Ungarn an erster Stelle steht, läßt sich vielleicht auf *Rasseeigentümlichkeiten* zurückführen, zumal es sich gerade bei Ungarn oft um Juden handelt, die ja vielfach ein leicht zu Erkrankungen disponiertes Nervensystem haben. Die größere Häufigkeit syphilitischer Nervenerkrankungen in großen Städten, in Kulturzentren im Allgemeinen mag zum Teil auf höhere Anforderungen an geistige Arbeitsleistung und *raschere Abnützung des Nervensystems*, wie auch auf verminderte Widerstandskraft des Organismus zurückzuführen sein.

Die Annahme, daß die Intensität und der Verlauf der Syphilis von der *Infektionsquelle*, von verschieden virulenten Syphiliskeimen abhängig sei, kam in früheren Jahren auch durch die häufig geäußerte Ansicht zum Ausdruck, daß eine *im Orient akquirierte Syphilis besonders schwer verlaufe* und der üblichen

Therapie hartnäckig widerstehe. Abgesehen davon, daß dies keineswegs regelmäßig zutrifft, ist aber dabei auch zu bedenken, daß der Anlaß zu dem schweren Verlauf in solchen Fällen nicht selten in *vorausgegangenen konsumptiven tropischen Erkrankungen* — Malaria, Dysenterie, gelbes Fieber u. dgl. — begründet sein kann.

Ich erinnere mich eines namhaften in Wien verstorbenen Afrikaforschers, dessen Syphilis angeblich auch wegen der tropischen Genesis maligne verlief und als unheilbar bezeichnet wurde. Ich selbst habe ihn kurz vor seinem Tode zur Behandlung überkommen. Er hatte außer einer schweren Malariakachexie aber auch eine vorgeschrittene Lungentuberkulose, welche die unmittelbare Todesursache abgab.

Für die verschiedene Qualität des Virus wurde auch die *endemische Syphilis* in Bosnien und Kleinasien angeführt, wo sehr viel maligne und tertiäre Formen vorkommen, aber keine oder nur wenig Nervensyphilis. Der maligne Verlauf und der Tertiarismus in diesen Ländern erklären sich aber ungezwungen daraus, daß erstens weite Bevölkerungsschichten *gleichzeitig von Tuberkulose* befallen sind, und zweitens, daß eine Behandlung gänzlich unterblieben ist.

Daß auch bei *endemischer Syphilis die Qualität des Virus keine andere ist*, ersehen wir daraus, daß die Syphilis bei Leuten aus den Kulturstaaten, die sich dort (in den Ländern mit endemischer Syphilis) infiziert haben, nicht anders verläuft, als wenn die Syphilis hier zu Lande erworben wäre, und auch umgekehrt daraus, daß bei Eingeborenen (von Ländern mit endemischer Syphilis), wenn sie in andere Lebensverhältnisse kommen, die Syphilis in gewöhnlicher Weise verläuft. v. DÜHRING, einer der besten Kenner der endemischen Syphilis (von Kleinasien), schildert dies besonders augenfällig, wenn er sagt: „Sehr eigenartig ist es nun, daß die gleichen Menschen, wenn sie in das Leben der Hauptstadt versetzt werden, wenn sie à la franca leben, d. h. Alkohol trinken, bis spät in die Nacht sitzen, bummeln, dabei unter Umständen noch fleißig studieren, ganz außerordentlich frühzeitig gerade an Tabes erkranken. Tabetiker am Ende des ersten, im zweiten Jahre der Lues habe ich häufig beobachtet, auch Gehirn- und Rückenmarkslues war unter den Türken der Hauptstadt durchaus keine Seltenheit."

Die Annahme einer verschiedenartigen Virulenz der Spirochäten ist bisher auch *durch experimentelle Untersuchungen nicht gestützt* worden; eine Steigerung oder Abnahme der Virulenz ist bei den Tierpassagen nicht festgestellt worden. Überimpfung von maligner Syphilis auf Affen ergab bei diesen den gewöhnlichen Verlauf.

Von TARNOWSKY wurde die Meinung ausgesprochen, daß die pustulösen und ulcerösen Syphilide immer auf eine *Mischinfektion vom Primäraffekt aus* zurückzuführen seien, d. h. er nahm an, daß von einem stark ulcerierten oder gangränösen Primäraffekt gleichzeitig mit dem Syphilisvirus auch Eitererreger in die Lymph- und Blutbahn überführt würden, und daß gleichzeitig mit der Ablagerung der Syphiliserreger in der Haut auch Eitererreger an denselben Stellen zur Ausscheidung kommen, wodurch dann eitrige syphilitische Hautausschläge entstünden. Abgesehen aber davon, daß eine maligne Syphilis keineswegs irgendwie regelmäßig oder auch nur häufig von einem auffallend exulcerierten oder gangränösen Primäraffekt eingeleitet würde, kann man wohl schon a priori eine auf viele Monate, oft auf Jahre sich erstreckende, also eminent chronisch verlaufende Pyämie nicht annehmen, die außerdem in den meisten Fällen fieberlos verlaufen sollte. Dasselbe gilt von dem Versuch SAHLIs, die TARNOWSKYsche Mischinfektionstheorie zu modernisieren durch die Annahme eines komplexen Virus, wonach verschiedene Erreger, die gemeinsam in den Organismus eindringen, eine ätiologische Einheit darstellen sollen. Überdies kann man auch durch genaue bakteriologische und histologische Untersuchungen sich überzeugen, daß die einzelnen pustulösen Efflorescenzen in ihrem Beginn, wenn ihre Blasendecke noch nicht rupturiert ist, frei von eitererregenden Mikroorganismen sind.

Im Gegensatz zu NOBEL, der drei verschiedene Arten von Mikroorganismen aus den Krankheitsprodukten eines Falles gezüchtet hat, habe ich bei einer großen Zahl von frisch aufgeschossenen pustulösen Efflorescenzen mit noch intakter Blasendecke weder in den exzidierten und histologisch untersuchten Stücken noch kulturell Eitererreger gefunden; nur wenn die Pusteldecke spontan rupturiert oder bereits mit Krusten bedeckt war, ließen sich natürlich sekundär eingewanderte Eitererreger nachweisen. Demgemäß habe ich schon damals den Standpunkt vertreten, daß auch ohne Einfluß von Eitererregern, *bloß durch das Syphilisvirus allein bei abnormer Reaktion des Körpers* eine eitrige Einschmelzung des Gewebes zustande kommen kann.

Eine Mischinfektion durch sekundär von außen eingewanderte Erreger kann man nur für die späteren akut entzündlichen Erscheinungen heranziehen, die manche ulceröse Formen begleiten.

Von PENNATI und später von EINISS wurde die Ansicht ausgesprochen, daß der *Mangel einer regionären Drüsenschwellung* nach dem Primäraffekt am malignen Verlauf schuld sei, weil das syphilitische Gift ohne das schützende, abschwächende Filter der Lymphdrüsen dann direkt in das Blut käme, Auch LESSER, HERXHEIMER und COHN meinen, daß sich beim Fehlen der Drüsenschwellung der Ausfall ihrer Abwehrtätigkeit durch eine raschere und intensivere Überschwemmung des Körpers mit Spirochäten geltend machen kann. Das Fehlen einer regionären Drüsenschwellung ist aber bekanntlich keineswegs ein regelmäßiges Symptom der malignen Lues, es kommt diese gewiß auffallende Erscheinung nur in manchen Fällen vor, nämlich bei ausgesprochen kachektischen Individuen. Andererseits sind einige Fälle noch aus älterer Zeit bekannt, wo das Syphilisvirus noch viel direkter in die Blutbahn kam, nämlich bei zufälligen Infektionen durch Stich gelegentlich einer Operation, ebenso aus neuerer Zeit die Beobachtungen bei künstlicher Impfung in die Blutbahn, wobei allenfalls die Inkubationszeit abgekürzt erschien, aber keine maligne Syphilis die Folge war. Es ist klar, daß das Fehlen einer regionären Drüsenschwellung nur ein gelegentlich vorkommendes *Symptom derselben Ursache* ist, welche weiterhin zum malignen Verlauf der Syphilis führt, nämlich infolge *mangelhaft funktionierender Abwehrkräfte bei kachektischen Individuen.*

LACAPÈRE und DECROP, welche in der Armenpoliklinik in Fez unter 978 tertiären Hautaffektionen 618mal ulceröse Formen sahen (ohne Gummen), machten die Beobachtung, daß die malignen luetischen Hauterscheinungen Hand in Hand gehen mit dem Auftreten der *Malaria.* In den gebirgigen Gegenden, wo fast keine Malaria vorkommt, sind Fälle von maligner Syphilis eine Seltenheit. Die Malaria führe durch Affektion der Nebennieren zu *Blutdruckerniedrigung* und gebe dadurch Anlaß zur Malignität der Lues. Die Verff. fanden bei den Eingeborenen einen mittleren Blutdruck, der geringer ist als der bei Europäern. Viel krasser ist noch der niedere Blutdruck bei den malariakranken Eingeborenen. Bei den Senegalen, die fast ganz frei sind von Malaria, findet man höheren Blutdruck und nur selten Syphilis maligna. Doch ist die Malaria nicht die einzige Ursache des niederen Blutdruckes. Es kommt als Ursache dafür auch die Alkoholabstinenz in Betracht. Als Nebenumstand kommt auch die vegetarische Kost als Ursache der Blutdrucksenkung in Frage. Durch den niedrigen Blutdruck kommt es in den luetischen Hautaffektionen weniger zur Resorption als zur Nekrose. Andere Erscheinungen der Syphilis maligna, wie Anämie und Schwäche, sind auf die präexistente Hypotension, deren Hauptursache bei den Arabern die Malaria ist, zurückzuführen. Die Arsenpräparate bewirken im Gegensatz zu den Hg-Salzen eine Blutdruckerhöhung, worauf deren günstiger Einfluß auf die Lues maligna zurückzuführen ist.

Von NEISSER, LESSER, LEE, FINGER u. a. wurde die Ansicht ausgesprochen, daß die Syphilis in maligner Form gerade bei solchen Menschen auftritt, *in deren Ascendenz keine syphilitische Infektion vorgekommen ist*, die deshalb gegen das syphilitische Gift besonders heftig reagieren in analoger Weise wie seinerzeit beim ersten epidemischen Auftreten in Europa; im umgekehrten Falle erklärt sich der mildere Krankheitsverlauf durch eine allmähliche Abschwächung des Syphilisprozesses *infolge einer erblich erworbenen relativen Immunität.* So bestechend auch diese Theorie zu sein scheint, so ist doch ein Beweis hierfür nicht erbracht. Ob man eine vererbte *relative* Immunität zur Erklärung des heutzutage milderen Verlaufs der Syphilis heranziehen darf, bleibt umso mehr fraglich, als wir bei Syphilis überhaupt keinerlei direkte *Immunitätsvererbung von Mutter auf Kind nachweisen können*, nicht einmal im unmittelbaren Anschluß an die Geburt eine wenigstens kurz dauernde, geschweige denn eine bis ins spätere Leben persistierende und weiter sich vererbbare Immunität. Bekanntlich mußte ja eben deshalb das sogenannte PROFETAsche *Gesetz fallen* gelassen werden[1].

Abgesehen davon spricht gegen diese Theorie die Erfahrungstatsache, daß maligne Syphilis auch bei Menschen vorkommt, *deren Eltern sicher Syphilis gehabt* haben, wie dies in vereinzelten Fällen überall, besonders augenfällig aber *bei endemischer Syphilis* beobachtet werden kann.

Endlich hat NEISSER selbst Fälle von maligner Syphilis bei Reinfektion mitgeteilt.

Bei anderen Epidemien von akuten Infektionskrankheiten, wie Cholera, Pest, Influenza usw. wird in analoger Weise beobachtet, daß sie anfangs eine hohe Mortalitätsziffer aufweisen, während bei großer Verbreitung der Krankheit sich allmählich die Virulenz derselben vermindert. Dabei kann natürlich von einer erblich erworbenen Immunität nicht die Rede sein, da solche Epidemien akuter Infektionskrankheiten ja nur eine gleichzeitig lebende Menschengeneration betrifft. Man muß dabei für den allmählich milderen Krankheitsverlauf eine Abschwächung der Virulenz der Krankheitskeime selbst annehmen. Natürlich werden dieselben aber trotzdem bei verschiedenen Personen individuell verschieden starke Krankheitsäußerungen hervorbringen.

Daß abweichend von dem sonst gewöhnlichen milden Charakter der Syphilis vereinzelte Fälle einen ungewöhnlich schweren, malignen Verlauf nehmen, ist für Syphilis keineswegs eine einzigartige Erscheinung, sondern findet ihr Analogon bei jeder anderen Infektionskrankheit; wir müssen deshalb auch nicht bei der Syphilis eine ganz andere eigenartige Erklärung suchen, zumal wann dieselbe Erklärung, warum bei anderen Krankheiten der Verlauf individuell sich verschieden gestaltet, auch bei Syphilis paßt.

Der individuell verschiedene Krankheitsverlauf muß in individuellen konstitutionellen Ursachen begründet sein!

Schon seit den ältesten Zeiten bis auf den heutigen Tag wird von den meisten Autoren ein *schwerer oder maligner Syphilisverlauf in Zusammenhang gebracht mit irgend welchen, die Widerstandskraft des Gesamtorganismus schwächenden Zuständen.* Immer wieder wird auf eine gleichzeitig bestehende Tuberkulose, auf Alkoholismus, Skorbut, Gicht, Arteriosklerose, auf kachektische Zustände oder vorausgegangene konsumierende Krankheiten usw. hingewiesen. Der

---

[1] Verf. hat als erster in seiner vielumstrittenen Arbeit „Die Vererbung der Syphilis" (Ergänzungsheft zum Arch. f. Dermatol. u. Syphilis 1903 und Wien. klin. Wochenschr. 1903. Nr. 7—13) die Unhaltbarkeit des PROFETAschen Gesetzes und der ganzen damals herrschenden „Toxintheorie" erwiesen.

Einfluß solcher Zustände auf den Syphilisverlauf wird von fast allen Autoren mehr oder minder betont, zugegeben oder in den Vordergrund gerückt. Er ist in der Tat unverkennbar und nahezu unbestritten.

Es muß daher befremden, wenn einzelne Autoren zu gegenteiliger Auffassung gelangen; Lesser äußert sich hierüber folgendermaßen: „Es ist zunächst versucht worden, die Ursache dieses eigentümlichen Auftretens der Syphilis in gewissen Konstitutionsanomalien der von der Krankheit Betroffenen zu finden. Man hat kachektische Zustände, Alkoholismus, die durch die Schwangerschaft und durch Stillen des Kindes bedingten Veränderungen und die infolge vorgeschrittenen Alters eingetretene Abnahme der Widerstandsfähigkeit des Organismus als Ursache für die Bösartigkeit der Syphilis in diesen Fällen angeschuldigt. Aber die genauere Betrachtung der bis jetzt vorliegenden Beobachtungen ergibt, daß alle diese Annahmen nicht zutreffend sind. Die galoppierende Syphilis befällt mit Vorliebe weder Greise noch Schwangere oder stillende Frauen, noch Potatoren, noch aus irgendwelchen anderen Ursachen kachektische Individuen, sondern sie ist meist in den jüngeren Jahren in dem für Syphilis normalen Alter und bei sonst wenigstens im Beginn der Erkrankung völlig gesunden, oft sogar robusten Menschen beobachtet worden."

Auch Zieler behauptet: „Die frühere Annahme, daß es sich um Kranke mit herabgesetzter Widerstandskraft handle (Kachexie, Alkohol, Tuberkulose, Schwangerschaft, Greisenalter usw.) trifft sicher nicht zu; denn die maligne Syphilis wird entschieden häufiger bei jugendlichen Menschen beobachtet."

Demgegenüber darf wohl erwidert werden, daß Schwangerschaft und Stillen des Kindes keine krankhaften Zustände sind, und physiologische Zustände bei einer sonst gesunden Frau natürlich keinen Anlaß zu malignem Syphilisverlauf bieten. Daß die maligne Syphilis „entschieden häufiger bei jugendlichen Menschen beobachtet wird" und „nicht mit Vorliebe Greise befällt", ist wohl selbstverständlich darin begründet, daß ein frischer Primäraffekt in den allermeisten Fällen in jüngeren Jahren akquiriert wird und im Greisenalter überhaupt selten vorkommt. Wenn aber doch in höherem Alter erst Syphilis akquiriert wird, dann ist dies für den Betreffenden meist verhängnisvoll, und es bestätigt sich der Ausspruch Fourniers, daß es „nicht gut tut, erst im Alter Bekanntschaft mit der Syphilis zu machen."

Allerdings kommen Fälle vor, wo scheinbar sonst völlig Gesunde, sogar „robuste" Menschen von maligner Syphilis befallen werden. Nach eigenen Erfahrungen sind es aber nur ganz vereinzelte Fälle, bei denen man eine veranlassende konstitutionelle Ursache in der Tat nicht finden kann. Das scheinbar völlig gesunde, sogar „robuste" Aussehen erweist sich auch manchmal als trügerischer Schein; oft genug findet man bei blühend aussehenden, sporttreibenden jungen Leuten dennoch eine Tuberkulose, und andererseits pflegen gerade die „robust" aussehenden Männer häufig allzuviel dem Alkoholgenuß zu huldigen.

Bei näherer Betrachtung verbleiben nach unserer Erfahrung also nur ganz ausnahmsweise vereinzelte Fälle, in denen man eine spezielle Ursache für den malignen Verlauf nicht nachweisen oder wenigstens als wahrscheinlich mutmaßen kann, und für die man eine besondere *individuelle oder familiäre Disposition*, eine Art Idiosynkrasie gegen Syphilis, heranziehen muß.

Verfasser hatte noch in der alten Quecksilberaera, also noch vor Einführung der Salvarsantherapie, gleichzeitig ein Brüderpaar behandelt, die beide an Lues innerhalb des zweiten Jahres nach der Infektion zugrunde gingen. Sie schienen zu Beginn der Infektion ganz gesund, beide waren Offiziere und betätigten sich fleißig in allerlei Sport, sie waren Hochtouristen, Skiläufer, trieben Schwimm- und Rudersport. Die mir persönlich befreundeten Eltern waren gleichfalls gesund. Der ältere der beiden Brüder bekam ein halbes Jahr nach der Infektion ulceröse Haut- und Schleimhautaffektionen, namentlich trat rasch eine Zerstörung des knöchernen Nasengerüstes und Perforation des Gaumens ein. Aufsteigend durch das Siebbein griff der Prozeß unaufhaltsam auf die Gehirnbasis über und führte eineinhalb Jahre post infectionem mit einem apoplektischen Insult zum Tode, der ihn mitten im Hochgebirge ereilte, wo er, der sich dessen bewußt war, daß er ein Todeskandidat sei, begraben sein wollte. Der andere Bruder hatte keinerlei ulceröse Hauterscheinungen, also keine maligne Syphilis, aber eine Syphilis gravis; er bekam dreiviertel Jahre nach der Infektion einen Tumor cerebri, dessen Natur lange zweifelhaft war. Die Diagnose verschiedener beigezogener Konsiliarärzte schwankte zwischen Gliom, Syphilis und Tuberkulose. Eine antiluetische Behandlung brachte keinen Erfolg. Fünfviertel Jahre nach der Infektion trat Exitus ein. Bei der Sektion fanden sich multiple Gummen, unter anderem auch im Kleinhirn.

Für solche vereinzelte Fälle, für deren malignen Verlauf man keine Ursache aufdecken kann, muß man wohl eine *besondere individuelle oder familiäre Veranlagung* annehmen.

Solche vereinzelte Fälle vermögen aber nicht die alte Erfahrungstatsache zu entkräften, daß sich bei den allermeisten Fällen von malignem Verlauf neben der Syphilis noch eine andere konstitutionelle Ursache findet, infolgedessen der schon *geschädigte, minderwertige Organismus gegen Syphilis anders reagiert* als gewöhnlich bei sonst gesunden vollwertigen Menschen.

Die Malignität ist der klinische Ausdruck abnormer Körper-Reaktion.

Alle Krankheitsäußerungen sind ein Reaktionsprodukt des Körpers auf das krankmachende Agens. Ein normaler Körper wird auf ein bestimmtes Agens in gewohnter Weise reagieren. Wenn dagegen die Konstitution des Körpers von der normalen Beschaffenheit abweicht, sei dies durch eine von Haus aus abnorme Veranlagung, oder sei dies durch später hinzutretende Veränderungen, so wird seine Reaktion demselben Agens gegenüber eine andere sein müssen.

Naturgemäß sind es vornehmlich *chronische* allgemeine Erkrankungen, kachektische oder dyskrasische Zustände. Akute Allgemeinerkrankungen nehmen in der Regel keinen namhaften verschlimmernden Einfluß, außer in jenen Fällen, wo nach Überstehen der akuten Erkrankung schwächende Folgezustände zurückbleiben.

Wenn wir für das wesentlichste Charakteristicum der malignen Lues, nämlich für die schon im Frühstadium auftretenden Ulcerationen vom Charakter der tertiären Erscheinungen eine Erklärung suchen, so ist wohl naheliegend anzunehmen, daß *gleiche Ursachen*, welche sonst bei gewöhnlichem Verlauf erst *im Spätstadium den tertiären Charakter bedingen, bei der Syphilis maligna praecox schon im Frühstadium sich geltend machen.* Das veränderte Verhalten der Syphilisprodukte im Spätstadium gegenüber den Efflorescenzen des Frühstadiums hängt nun zweifellos von den im Körper sich abspielenden *Antikörperbildungen und Immunitätsvorgängen* ab, infolge deren eben eine Umstimmung des Gewebes eintritt und der Körper auf den Syphiliserreger anders reagiert.

Wir müssen annehmen, *daß im Spätstadium eine Verminderung der Allgemeinimmunität vorhanden ist, zugleich aber eine Überempfindlichkeit gegen Syphilisgift und dadurch eine Steigerung der reaktiven Abwehräußerung eintritt.*

Infolge der *Abnahme der Immunität* gibt die Hautimpfung mit virulentem Syphilismaterial im Tertiärstadium bekanntlich ein positives Resultat, während sie im Sekundärstadium meist negativ verläuft.

Infolge der *allergischen Reaktion* kommt es, trotz der relativ geringen Anzahl der Spirochäten in Gummen zu bedeutenden entzündlichen Produkten und zum geschwürigen Zerfall derselben.

Wenn wir diese Erklärung nun auch für die schon im Frühstadium auftretenden tertiären Formen der malignen Syphilis anzuwenden suchen, so finden wir *nichts, was damit im Widerspruch stünde.*

Hautimpfungen geben bei maligner Syphilis wie im Tertiärstadium leicht ein *positives Resultat* im Gegensatz zur gewöhnlich verlaufenden Syphilis, bei der im Frühstadium Impfversuche meist negativ ausfallen.

Die *Wa.R.* ergibt im Tertiärstadium wie bei maligner Syphilis nicht selten trotz manifester Erscheinungen einen *negativen* Befund.

Die heftigen entzündlichen Erscheinungen und der *rasche Zerfall* der malignen Syphilisprodukte erklären sich durch die *über das Ziel hinausschießende Abwehrleistung* des Körpers.

Man findet in den Formen der malignen Syphilis ebenso wie bei Gummen die *Spirochäten in auffallend spärlicher Zahl.*

Hier wie dort findet sich also keine ausreichende Allgemeinimmunität, dagegen allergische Reaktion.

Wir finden endlich, daß für den Tertiarismus gleiche Ursachen wie bei der malignen Syphilis als begünstigend namhaft gemacht werden. Hier wie dort wird verschiedenen schwächenden Konstitutionsanomalien ein bedeutsamer Einfluß zugeschrieben.

Warum die scheinbar gleichen Ursachen in einem Fall maligne Syphilis veranlassen, in einem anderen Fall erst nach späten Jahren zu Gummen führen, dafür sind gewiß wieder verschiedene Umstände maßgebend. So wird unter anderen der Einfluß der veranlassenden Ursache abhängen von dem Zeitpunkt, von der Intensität und von der Dauer der einwirkenden Ursache.

Es macht natürlich einen großen Unterschied, ob jemand zur Zeit der Syphilisinfektion eine floride Tuberkulose hat, oder ob eine solche erst nach jahrelangem Bestand einer alten Syphilis einsetzt. Es kann auch nicht gleichgültig sein, ob jemand zur Zeit der Syphilisinfektion eine floride Phthise hat oder eine lokalisierte chirurgische Tuberkulose, oder gar nur Zeichen einer in Kindheit überstandenen Skrofulose. Die Wechselwirkung wird eine verschiedene sein je nach dem Stadium, in welchem die Syphilis sich befindet. Dieselbe Ursache kann im frühen Sekundärstadium viel leichter und rascher Einfluß auf den Syphilisverlauf nehmen als im Spätstadium, wo meist eine bedeutend längere Einwirkung erforderlich ist, wenn überhaupt ein Einfluß sich geltend machen soll. Wenn jemand mit schwerer Allgemeintuberkulose eine frische Syphilis akquiriert, so muß man von vorneherein auf einen schweren oder malignen Syphilisverlauf gefaßt sein, während bei jemandem, der eine lokalisierte oder gar latente Tuberkulose hat, meist nur etwas atypische Exanthemformen, frühzeitige Gruppierung, Lichen syphiliticus usw. auftreten, aber keine malignen Formen. Bei einem Potator, namentlich wenn er dazu schon im vorgeschrittenen Alter ist, wird eine frische Syphilis ebenfalls häufig einen malignen Verlauf nehmen. Wenn aber jemand, der in jungen Jahren Syphilis akquiriert hat, später allmählich zum Potator wird, kann der Alkoholismus eventuell zum Tertiarismus führen, wobei natürlich viel von der Intensität und Dauer des Alkoholismus abhängt, ob, wann und wie der Tertiarismus auftritt; er kann sich in gewöhnlichen gummösen Prozessen oder vielleicht auch in hämorrhagischen oder destruktiven Formen äußern.

Derselbe Einfluß, dieselbe Ursache wird auch individuell sich sehr verschieden äußern, je nachdem das betreffende Individuum darauf reagiert. Die Reaktion des Körpers ist bekanntlich auf dieselbe Noxe auch individuell sehr verschieden. Was der eine leicht, ohne Beschwerden verträgt, kann dem anderen schwere Störungen verursachen. Die Reaktion des Körpers kann schon der individuellen oder familiären Veranlagung nach auf eine bestimmte Noxe eine besondere sein, es kann aber auch die der Veranlagung nach normale Konstitution und Reaktion des Körpers im Laufe des Lebens durch allerlei hinzutretende krankhafte Zustände oder andere Umstände gegen diese Noxe verändert werden.

Alle die Zustände, welche erfahrungsgemäß das Zustandekommen der malignen Syphilis und des Tertiarismus begünstigen, sind geeignet, die Reaktion des Körpers im ungünstigen Sinne zu beeinflussen, so daß das betreffende Individuum nicht wie ein normaler Mensch imstande ist, gegen die Spirochäteninvasion „Antikörper" zu bilden. Während bei einem normalen Menschen die Bildung der Immunstoffe im Primärstadium allmählich ansteigt und beim Auftreten der Sekundärerscheinungen schon eine solche Höhe erreicht hat, daß durch die inzwischen eingetretene Allgemeinimmunität des Körpers eine neuerliche Impfung mit Syphilisvirus nicht mehr haftet oder doch keinen Primäraffekt mehr erzeugt, und die Spirochäten auch bei spontanem Verlauf in ihrem Wachstum behindert werden, so daß die Krankheitserscheinungen spontan rückgängig werden, fehlt den kachektischen Individuen die Kraft zu einer ausreichenden Immunkörperbildung, so daß Superinfektionen haften und die Krankheitserscheinungen keine Tendenz zur Heilung, vielmehr Neigung zu fortlaufenden Rezidiven zeigen.

Als abnorme Reaktion des Organismus eines Individuums mit maligner Syphilis müssen auch die schon eingangs hervorgehobenen klinischen Befunde gewertet werden, nämlich die oft mangelnde regionäre Lymphdrüsenschwellung nach dem Primäraffekt, ferner die oft schwere Beeinträchtigung des Allgemeinzustandes und die mangelhafte Wirkung der alten Antisyphilitica. Hierzu kommt noch, daß dabei häufig die Seroreaktion ein gegenüber dem gewöhnlichen Syphilisverlauf entgegengesetztes Verhalten zeigt, was ferner gleichfalls auch bei der Hautreaktion beobachtet wird, und endlich ein verminderter Eiweißgehalt im Blut. Alle diese Tatsachen lassen sich, wie HECHT mit Recht betont, letzter Hand auf eine *gemeinsame Ursache zurückführen: auf einen geschwächten Organismus.*

Nach HECHT kann man das *Verhalten der Lymphdrüsen als Reaktion* in erweitertem Sinne des Wortes auffassen: Vorhandensein der Drüsenschwellung bei maligner Syphilis erscheint prognostisch günstiger als Fehlen derselben.

Über das *Fieber,* dessen Ursache wahrscheinlich auf Resorption toxischer Produkte des Virus zurückzuführen ist, wurde schon eingangs bei den Prodromalsymptomen gesprochen.

Die *mangelnde Wirkung der alten Antisyphilitica* soll bei der Behandlung der malignen Syphilis noch ihre Erörterung finden.

Die *Seroreaktion* ergibt abweichend vom normalen Syphilisverlauf, wo bei manifesten Erscheinungen der Frühperiode fast durchwegs positive Wa.R. sich findet, in vielen Fällen *trotz florider Erscheinungen einen negativen Befund.* Unter dem Einfluß einer roborierenden Therapie kann aber die vor der Behandlung negative Reaktion plötzlich positiv werden *(paradoxe Reaktion),* was als prognostisch günstiges Symptom gewertet werden darf. Umgekehrt kommt es aber auch vor, daß ein vor der Behandlung positiver Fall während der Behandlung plötzlich negativ wird, was nicht selten mit einer sichtlichen Verschlimmerung des Allgemeinbefindens des Kranken einhergeht; in solchen Fällen darf aber gerade das unvermittelt rasche Umschlagen der früher positiven Reaktion schon nach kurzer Behandlung nicht ohne weiteres an und für sich günstig beurteilt werden, sondern nur im Zusammenhang mit dem Allgemeinbefinden des Kranken.

Dieses eigenartige Verhalten der Seroreaktion bei maligner Syphilis wurde von den meisten Autoren durch den Mangel an „Antikörpern" erklärt. HECHT bezeichnet die negative Wa.R. als „Ausdruck der Reaktionslosigkeit des geschwächten Organismus".

Das Verhalten der *Hautreaktion* bei Syphilis ist wohl noch nicht ausreichend erforscht. Mit Luetin NOGUCHI fiel die Cutireaktion nur bei tertiärer und kongenitaler Syphilis regelmäßig und stark aus. MÜLLER und STEIN, die mit einem Extrakt aus luetischen Lymphdrüsen die Cutireaktion anstellten, haben ebenso wie KLAUSNER und FISCHER positive Reaktion erhalten bei Tertiärluetikern (auch im Latenzstadium), bei kongenitaler Lues (Keratitis parenchymatosa), und besonders stark bei maligner Lues. Auch JADASSOHN sah stark positive Cutireaktion bei maligner Syphilis. Nach bisher vorliegenden Berichten scheint bei maligner Lues die Intracutanreaktion in der Mehrzahl der Fälle wohl positiv befunden worden zu sein. Noguchi hat als erster darauf hingewiesen, daß „Abwesenheit der Hautreaktion bei klinischen Symptomen oder positiver Wa.R. eine ungünstige Prognose gibt." Nach Hecht fand „Klausner bei einem äußerst schweren Fall absolutes Fehlen beider Reaktionen; erst nach Besserung des Allgemeinbefindens zeigten sich bei einer Wiederholung beide Reaktionen schwach positiv."

Den *Eiweißwert im Blut* bei Syphilis maligna zu bestimmen hatte Hecht in vier Fällen Gelegenheit; „dabei zeigte sich, daß der Eiweißgehalt im Blut, sowohl für das Serum als auch für das Plasma, wesentlich niedriger ist als bei normaler Lues. Und da der Eiweißgehalt parallel geht mit den Organreaktionen so kann auch im Eiweißwert der Ausdruck für die Reaktionsfähigkeit des Organismus erblickt werden."

Allergische Reaktion.

In Anbetracht des vorliegenden Tatsachenmateriales und des Umstandes, daß *sowohl die klinischen Symptome als auch die genannten abnormen Reaktionen auf eine gemeinsame Ursache, nämlich auf einen geschwächten Organismus bezogen werden müssen*, haben bis vor kurzem wohl die meisten Autoren in der darniederliegenden Widerstandskraft des Körpers, infolge „*mangelnder Abwehrkräfte*", in „*verminderter Antikörperbildung*" den Grund für den malignen Verlauf der Syphilis erblickt.

Wenngleich jedoch die Bedeutung des „geschwächten Organismus" für die Eigenart der Körperreaktionen nicht zu verkennen ist, so genügt dieses negative Verhalten eines minderwertigen Organismus doch nicht, damit allein den ulcerösen Charakter der malignen Syphilis zu erklären.

Wir müssen vielmehr ganz besonders auch noch als *abnorme Reaktion* bei einem Individuum mit maligner Syphilis annehmen, daß unter dem Einfluß der oft genannten Schädlichkeiten nicht nur die Immunkörperbildung beeinträchtigt ist, sondern daß auch Hand in Hand damit frühzeitig eine *Umstimmung des Gewebes*, eine *Überempfindlichkeit gegen das Syphilisgift*, eine *allergische Reaktion* eintritt, die sonst bei gewöhnlichem Verlauf erst in späterer Zeit sich ausbildet und sonst eben nur den Spätformen der Syphilis eigen ist. *Eben die bei maligner Syphilis ungewöhnlich frühzeitig eintretende und sich heftig äußernde allergische Reaktion erklärt die Eigenartigkeit der für die Malignität charakteristischen Geschwürsformen*, die nach ihrem Gepräge den tertiären Formen analog sind. Über die Tatsache, daß wir für die Entstehung der tertiären Formen sowie für die maligne Syphilis eine Umstimmung des Gewebes, eine allergische Reaktion heranziehen müssen, besteht heute kein Zweifel mehr. Einer Diskussion und Revision muß jedoch die Frage unterzogen werden, durch welche Vorgänge im Körper es zur allergischen Reaktion kommt.

In jüngster Zeit wurde von mehreren Autoren inbezug auf die Immunitätsgesetze und in Analogie mit allergischen Erscheinungen bei anderen Krankheiten (Tuberkulose, Trichophytie) behauptet, daß auch bei Syphilis maligna die *allergische Reaktion durch eine „gesteigerte Antikörperbildung" bedingt* sei.

Es ergibt sich dadurch der gewiß höchst auffällige Kontrast, daß, während man bisher bei maligner Syphilis eine verminderte Antikörperbildung annahm, nunmehr ganz im Gegensatz eine vermehrte Antikörperbildung schuld sein soll.

Umansky, der am klarsten diesen Standpunkt vertreten hat, äußert sich darüber folgendermaßen:

„— — Mit der Umstimmung Neisser verbinden wir die Vorstellung einer besonderen Reaktionsfähigkeit (Allergie, Pirquet). Diese Vorstellung ist aber gebunden an allergische Vorgänge im Körper, an die Bildung von *Immunstoffen* in ihm. . . . . . Um die Pathogenese der Syphilis zu erklären, ist es nicht notwendig, den Organismus seiner natürlichen Abwehrkräfte zu berauben, sondern es erscheint natürlicher, die Immunitätsverhältnisse in positivem Sinne zu deuten. ..... Die im Überschuß gebildeten Abwehrstoffe werden zum Kampf gegen das Virus herangezogen und bedingen den eigenartigen Verlauf. ..... *Der Unterschied zwischen der gewöhnlichen sekundären und der malignen Syphilis ist einzig durch den verschiedenen Antikörperreichtum des Organismus bedingt.* Wenn die Spirochäten im Sekundärstadium aus dem Blutstrom in die Haut gelangen und auf keine beträchtlichen Antikörper stoßen, erzeugen sie papulöse Syphilide, die viel Spirochäten enthalten. *Wenn aber die Spirochäten reichliche Mengen von Antikörper antreffen, dann entsteht die ulcerative Reaktion der Haut,* wobei die meisten Spirochäten zugrunde gehen. ..... Dabei stelle man sich vor, daß überall da, wo es zu Einschmelzung und Zerfall von Gewebe kommt, viele Antikörper im Spiele sind; wo man aber nur oberflächliche Entzündung ohne tiefere Gewebszerstörung antrifft, der *Immunisationszustand* wenig vorgeschritten und die Zahl der Erreger eine beträchtliche ist·"

Das Vorkommen einer verkürzten II. Inkubationszeit, das Fehlen von Drüsenschwellung und die mangelhafte Wirkung der Antisyphilitica wird gleichfalls durch eine gesteigerte Antikörperproduktion erklärt: — — *„Bei der Syphilis maligna, wo die Antikörperproduktion ausgiebig ist,* wird sie (die II. Inkubationszeit) dementsprechend kürzer sein können. Bei der Vernichtung eines großen Teiles der Spirochäten im Primäraffekt ist es begreiflich, daß bei der malignen Syphilis gelegentlich die Entwicklung einer charakteristischen regionären Drüsenschwellung ausbleibt. .....

— — Die mangelhafte Wirkung des Quecksilbers und manchmal auch des Salvarsans wird so zu erklären sein, daß eine Produktionssteigerung der Antikörper, die die Antisyphilitica bewirken, nicht immer den Verlauf der Krankheit *bei schon bestehendem Antikörperreichtum* beeinflussen kann. — —"

Angesichts dieser gegensätzlichen Erklärung, wonach der Syphilis maligna nicht eine verminderte, sondern eine vermehrte Antikörperbildung zukommen soll, muß man sich wohl zunächst fragen: Wie ist es möglich, daß die einander scheinbar diametral gegenüberstehenden Anschauungen sich beide auf Immunitätsgesetze stützen? Auf welcher Seite liegt ein Trugschluß?

Verf. glaubt demgegenüber vor allem darauf hinweisen zu müssen, daß wir mit den allgemeinen Ausdrücken „Abwehrkräfte" oder „Antikörper" und dergl. uns noch keine nähere Vorstellung machen können, was für Vorgänge im Körper sich abspielen, auf welches Antigen sich ein spezifischer Antikörper bildet.

Bekanntlich kann ein *Antikörper* direkt gegen den bakteriellen Feind gerichtet sein: *Bakteriolysin* (Cholera); oder es entsteht gegen ein Toxin ein entsprechendes *Antitoxin* (Diphtherie); oder endlich es bildet sich gegen ein Eiweiß die *Allergie* (Tuberkulose), bei Lues wahrscheinlich gegen ein Lipoid-Eiweiß.

Bei Syphilis haben wir offenbar sowohl einen gegen das supponierte Syphilistoxin gerichteten Antikörper, welcher die schwankende Immunität bedingt und welchen wir als Immunkörper bezeichnen wollen, als auch einen *gegen einen Lipoid-Eiweißkörper entstehenden Antikörper, welcher die allergische Reaktion bedingt.*

Je nach dem Überwiegen der immunisatorischen Vorgänge oder der allergischen Reaktion muß das Bild der Syphilis sein Gepräge erhalten.

Bei gewöhnlichem Syphilisverlauf überwiegen im Sekundärstadium die Immunitätsvorgänge und erst mit Abnahme der Immunität im Tertiärstadium *tritt die allergische Reaktion in den Vordergrund, wodurch eben eine „Umstimmung des Gewebes" eintritt.* Bei maligner Syphilis ist schon im Sekundärstadium eine (durch positive Impfresultate nachweisbare) *zu geringe Immunkörperbildung, dafür eine starke allergische Reaktion.*

Beide Erscheinungen werden erfahrungsgemäß gefördert durch den „geschwächten Organismus", können aber auch schon von Haus aus durch Veranlagung bedingt sein.

Beide Erscheinungen, verminderte Immunkörperbildung und gesteigerte allergische Reaktion, können ebenfalls erfahrungsgemäß in günstigem Sinne beeinflußt werden durch Kräftigung des Allgemeinzustandes.

Von diesem Gesichtspunkt aus finden alle bei maligner Syphilis vorgebrachten Beobachtungen zwanglos ihre Erklärung.

Keineswegs darf man die Allergie bei Syphilis maligna durch „eine vermehrte Antikörperbildung" im allgemeinen erklären, weil dies die irrige Vorstellung erweckt, daß auch die Immunkörperbildung gesteigert ist und dadurch die Allergie bedingt wäre, während die Immunkörperbildung tatsächlich vermindert ist und nur die gegen das Lipoideiweiß gerichtete Antikörperbildung gesteigert ist, wodurch die Allergie bedingt ist.

Diagnose.

Die Diagnose der malignen Syphilis wird in den meisten Fällen auf keine Schwierigkeit stoßen. Vor allem kann bei ausgeprägtem Krankheitsbild über das Bestehen einer Syphilis überhaupt kein Zweifel sein. Vor Ausbruch des Exanthems jedoch kann, wie schon eingangs bei Schilderung des Krankheitsbeginnes erwähnt, bei besonders protrahierten und schweren Prodromalsymptomen wegen des in manchen Fällen andauernd hektischen Fiebers *Tuberkulose* differentialdiagnostisch in Betracht kommen, zumal es sich dabei nicht selten um nebenbei wirklich tuberkulös erkrankte Personen handelt; bei andauernd kontinuierlichem Fieber kann auch an *Typhus*, bei heftigen Gelenkschmerzen an *Rheumatismus*, eventuell auch an *Grippe* gedacht werden; der Ausbruch des Exanthems setzt natürlich jedem Zweifel ein Ende.

Wenn das erste Exanthem ein rein pustulöses ist und varioliformen Charakter hat, so kann dabei die Frage aufgeworfen werden, ob man es mit *Variola vera* oder mit Syphilis pustulosa zu tun habe. Bei uns kam es während der Kriegszeit wiederholt vor, daß Kranke mit Blatternverdacht im Infektionspavillon zur Aufnahme kamen, während sich später bei ihnen der Ausschlag als pustulöses Syphilid herausstellte. Umgekehrt kam es auch vor, daß Blatternkranke wegen vermeintlichen schweren Syphilisausschlages vom behandelnden Arzt ins Ambulatorium unserer Klinik gewiesen wurden.

Prognose.

Wenn heutzutage die Prognose bei maligner Syphilis besprochen werden soll, so mutet dies einigermaßen schon wie ein Anachronismus an. Denn seit Einführung der Salvarsantherapie ist die maligne Syphilis so gut wie ausgestorben. Damit soll natürlich nicht gesagt sein, daß nicht ab und zu ein Syphilisfall mit malignen Formen zur Beobachtung kommt, aber sobald der betreffende Kranke mit Salvarsan behandelt wird, ändert sich in der Regel sogleich der bisher maligne Charakter und wandelt sich in einen gewöhnlichen Syphilisverlauf um. Wir wenigstens haben hier nie gesehen, daß maligne Syphilis trotz Salvarsanbehandlung weiter hartnäckig maligne geblieben wäre. Wir stehen daher nicht an, heutzutage auch bei maligner Syphilis eine durchaus günstige Prognose zu stellen. Arzt und Patient freuen sich dabei immer über die eklatante prompte Heilwirkung.

Anders stand es mit der Prognose der malignen Syphilis in früherer Zeit vor der Salvarsan-Ära. Die alten Antisyphilitica hatten nur eine beschränkte Wirkung, versagten oft und waren häufig nicht imstande, die jeweils vorhandenen Krankheitssymptome zu bannen, geschweige denn Rezidiven vorzubeugen; sie haben nicht den Grund des bösartigen Charakters behoben, und deshalb blieb der weitere Krankheitsverlauf so hartnäckig maligne. Deshalb war die Prognose seinerzeit bei maligner Syphilis wesentlich ernster als bei gewöhnlicher Syphilis, wenngleich die meisten Fälle schließlich doch zur Ausheilung

gelangten, freilich oft mit dauernd restierenden Körperschäden, Defekten oder
entstellenden Narben.

Eine günstige Prognose konnte man nur in jenen Fällen stellen, wo es gelang,
durch roborierende Lebensweise (Naturheilverfahren!) den darniederliegenden
Allgemeinzustand zu heben und dadurch den Organismus für die anzuwendenden
„spezifischen" Antisyphilitica aufnahmefähig zu machen.

Behandlung.

Die Behandlung der malignen Syphilis war in früherer Zeit vor Einführung
des Salvarsans eine der schwierigsten und undankbarsten Aufgaben. Wie
schon oft erwähnt, haben dabei die alten Antisyphilitica, auch das Hauptmittel,
nämlich Quecksilber, häufig versagt. Die mangelhafte Wirkung, in manchen
Fällen sogar der verschlimmernde Einfluß der Hg-Behandlung wurde von
vielen Autoren sogar als eines der charakteristischen Symptome der malignen
Syphilis namhaft gemacht. Viele haben deshalb von einer Hg-Therapie gänzlich Abstand genommen und bevorzugten eine Jodmedikation oder die alten
Holztränke. Die meisten Autoren jedoch mochten das Hg doch nicht entbehren und viele hatten damit auch wirklich gute Erfolge zu verzeichnen: Die
Ansichten über Hg überhaupt waren also geteilt. Ferner haben manche Autoren
einem bestimmten Hg-Präparat besondere Wirksamkeit beigemessen; die einen
räumten den unlöslichen Hg-Präparaten den Vorzug ein, weil sie eine kräftigere
und vor allem eine nachhaltigere Dauerwirkung verbürgen, die anderen hinwieder
wählten lieber lösliche Präparate, weil mit ihnen weniger leicht eine unbeab-
sichtigte Kummulierung der Quecksilberwirkung zu befürchten ist, da die
Hg-Resorption und Hg-Ausscheidung dabei rascher erfolgt und eine weitere
Hg-Aufnahme daher jederzeit, wenn eine Hg-Intoxikation droht, sistiert werden
kann. Wieder andere blieben geschworene Anhänger der alten Schmierkur.

Nach eigener Überzeugung ist Hg, wenn rationell verwendet, auch bei
maligner Syphilis gewiß wirksamer als Jodpräparate und Holztränke, doch
muß *Hg immer nur zur richtigen Zeit und nie in zu großen Quantitäten* bei einer
Kur gegeben werden. Dagegen spielt die Frage, welches Hg-Präparat sich besser
als ein anderes eignet, eine untergeordnete Rolle. Das Wichtigste ist die Bestimmung der Zeit, wann eine Hg-Kur gemacht werden kann und soll. Im allgemeinen kann dabei als Regel gelten: Bei allen frischen Erkrankungen kann
sie versucht werden und später dann, wenn der Körper schon lange Hg-frei
war. Denn durch rasche, nach zu kurzen Intervallen aufeinanderfolgende Hg-
Kuren oder durch zu große Hg-Mengen bei einer Kur treten bei maligner Syphilis
leicht frühzeitiger als bei gewöhnlicher Syphilis Intoxikationserscheinungen
auf, die den ohnehin meist minderwertigen Organismus weiter herabbringen.

Abgesehen davon, daß durch eine zu intensive Hg-Behandlung eine akute
Hydrargyrose entstehen mag, tritt auch andererseits durch ein zu häufiges
oder zu lange auf einmal fortgesetztes Verabfolgen selbst kleinerer Hg-Mengen
eine Gewöhnung des Organismus an das Medikament ein, so daß der Körper
damit saturiert wird und eine weitere Darreichung von Hg selbst in größeren
Dosen nicht mehr den gewohnten und sonst zu erwartenden Erfolg bringen
kann. Man muß deshalb bei der Behandlung schon einer gewöhnlichen Syphilis
mit Hg haushalten. Die Hg-Kuren sollen gleichsam die Marksteine der Behandlung abgeben, nach jeder Hg-Kur soll ein entsprechend langer Zeitraum verstreichen, damit eine neuerliche Hg-Behandlung später wieder wirksam sein
kann. Dieser Zeitraum ist nicht mit einer präzisen Zeitangabe zu fixieren,
sondern muß individuell dem betreffenden Krankheitsfall angepaßt sein, insoferne der Stoffwechsel und die Ausscheidung des Hg ja auch großen individuellen

Verschiedenheiten unterliegen. Dieser Umstand ist gegen eine allzu schematische Befolgung der chronisch-intermittierenden Behandlung einzuwenden, weil dadurch leicht eine mehr oder minder bedeutungsvolle chronische Hydrargyrose erzeugt werden kann. Geradeso, wie man die Intensität jeder einzelnen Hg-Kur dem Individuum anpassen muß, derart, daß man bei schwächlichen anämischen Kranken mit weniger Hg auszureichen suchen muß als bei robusten Männern, ebenso muß man auch bei ersteren die Hg-freien Intervalle länger zu gestalten trachten, zumal sie leichter zu einer chronischen Hydrargyrose disponiert sind.

Größere Mengen oder durch längere Zeit fortgesetzte Hg-Gaben können schwere Ernährungsstörungen, chronische Intoxikationserscheinungen, Anämie, Kachexie zur Folge haben, wodurch einem syphilitischen Individuum unter Umständen mehr geschadet werden kann, als ihm durch die übliche Hg-Kur genützt wird. Denn bekanntlich verläuft durch eine Kachexie jeglicher Art die Syphilis bedeutend schwerer, was im speziellen Fall einer Hg-Kachexie um so verhängnisvoller werden müßte, als man dann eventuellen schweren Syphiliserscheinungen nahezu machtlos gegenüber steht, da ja der Organismus an Hg bereits gewöhnt und damit übersättigt ist und infolgedessen eine neuerliche Hg-Zufuhr ohne therapeutischen Erfolg bleibt. Wie überall gilt auch hier der allgemeine Grundsatz: Primum non nocere. Bei Durchführung einer Hg-Kur muß man sich stets gegenwärtig halten, daß allzuviel von Übel sein kann.

Wenn schon diese allgemeinen Grundsätze bei gewöhnlicher Syphilis zu beachten sind, so ist dies noch mehr zu beherzigen, wenn der Verlauf der Syphilis durch verschiedene andere Krankheitszustände oder durch interkurrente Krankheiten kompliziert wird. Ganz besondere Vorsicht aber erheischen die Fälle von atypischem Verlauf, in ausgesprochenstem Maße also bei Syphilis maligna.

Für diese Fälle läßt sich überhaupt kein Schema der Behandlungsweise entwerfen. Eine wirklich zweckentsprechende Behandlung muß dem jeweiligen individuellen Zustand angepaßt sein, worüber man gewöhnlich erst nach reicher persönlicher Erfahrung das richtige Urteil gewinnt. Vor allem *kann nicht genug gewarnt werden vor zu häufigen oder zu energischen Quecksilberkuren*, wozu sich Arzt und Patient gerne verleiten lassen — infolge der häufig wiederkehrenden und oft hartnäckig persistierenden Rezidiverscheinungen. Aber die fortgesetzte neuerliche Zufuhr von Quecksilber leistet in solchen Fällen schlechte Dienste; denn da schwächliche und kachektische Individuen erfahrungsgemäß besonders frühzeitig mit Quecksilber saturiert zu sein pflegen, läßt die gewünschte Wirkung einer weiteren Quecksilberzufuhr auf die Syphiliserscheinungen im Stich, diese bleiben also trotzdem bestehen, die Widerstandskraft des Individuums selbst wird jedoch durch die auftretende Hydrargyrose noch mehr herabgesetzt und geschwächt. Infolgedessen pflegen einzelne persistierende Syphiliserscheinungen weitere Fortschritte zu machen, knotige Efflorescenzen können ulcerös zerfallen, frische Erscheinungen sich hinzugesellen: aber nichtsdestoweniger muß der Arzt eine weitere Quecksilberbehandlung verweigern!

Alles kommt nun darauf an, daß es gelingt, den allgemeinen Kräftezustand des Patienten zu heben, was in der Regel am besten durch längeren Aufenthalt in guter Luft (Höhenkurort, Klimatotherapie, Heliotherapie) geschieht, bei gleichzeitiger, dem Kräftezustand angepaßter mäßiger Körperbewegung, sportlicher Betätigung, um Zirkulation und Stoffwechsel anzuregen, das einverleibte Quecksilber wieder aus dem Körper zu eliminieren und *die natürlichen Abwehrkräfte des Körpers zu mobilisieren und die entsprechende Antikörperbildung anzuregen,* so daß man von einer späteren neuerlichen Hg-Kur wieder etwas erhoffen darf.

Inzwischen kann von *Jodpräparaten* ausgiebig Gebrauch gemacht werden und eine lokale Behandlung der einzelnen Syphiliserscheinungen Platz greifen. Bei Hydrargyrose empfiehlt sich jedenfalls die Jodmedikation, zumal nach den Untersuchungen von OPPENHEIM und JOLLES durch toxische Hg-Quantitäten die Fähigkeit des Blutes, Sauerstoff an das Gewebe abzugeben und dadurch dieselben zu ernähren, gelähmt wird: Schon durch geringe Zufuhr von Jod dagegen stellt sich alsbald diese Fähigkeit wieder ein.

Von den beiden in früherer Zeit vor der Salvarsan-Aera hauptsächlich wirksamen Mittel, nämlich Hg und Jod war unbestreitbar Hg, wenn richtig verwendet, das weitaus wirksamere und verläßlichere, während Jod nur ein unterstützendes Mittel darstellt. Zur allgemeinen Behandlung der Syphilis war daher in erster Linie das Hg berufen, eine Allgemeinbehandlung nur mit Jod allein war unzureichend!

Allerdings war lange Zeit die Ansicht vertreten, daß im Frühstadium das Hg, im Spätstadium jedoch das Jod das wirksamere Mittel sei. Diese angeblich durch die Beobachtung erwiesene, in Wirklichkeit aber keineswegs feststehende oder anerkannte Tatsache wurde von FINGER in Übereinstimmung mit seiner *Toxintheorie* dadurch zu erklären gesucht, daß er die Hypothese aufstellte, die Frühformen seien durch die Syphiliserreger, die Spätformen jedoch nicht mehr durch diese selbst, sondern durch deren Stoffwechselprodukte, durch Toxine bedingt. Hg sei ein Specificum gegen die Syphiliserreger, Jod dagegen ein Antidot gegen die Syphilistoxine. Es beseitige daher die schon im Frühstadium durch diese hervorgerufenen Symptome, wie Kopfschmerzen, Gelenkschmerzen, Fieber und sei aus demselben Grunde das richtige Mittel für die Spätformen. Es ist selbstverständlich, daß diese Hypothese heute keine Berechtigung mehr hat, da wir wissen, daß die Spätformen geradeso wie die Frühformen durch die Syphiliserreger selbst hervorgerufen sind und zwischen beiden keinerlei prinzipielle Scheidung vorzunehmen ist. In Analogie mit den Spätformen haben dann viele Autoren auch bei maliner Syphilis dem Jod eine größere Wirkung zuschreiben zu müssen geglaubt; das Hg ist aber in allen Stadien der Syphilis wirksam und gegenüber Jod das souveräne Mittel. Richtig ist bloß, daß man in vielen Fällen im Spätstadium mit Jodbehandlung allein ausreichen kann.

Jod ist ein willkommener Behelf in allen jenen Fällen, in denen Quecksilber überhaupt schlecht vertragen wird, entweder bei besonderer Idiosynkrasie oder individueller Intoleranz infolge herabgesetzter Widerstandskraft, oder endlich in allen jenen Fällen, wo man nicht schon wieder eine neuerliche Hg-Kur einleiten wollte.

Über die prinzipielle Frage, ob die Verwendung von löslichen oder unlöslichen Hg-Injektionen zweckmäßiger sei, war geteilte Meinung. Den unlöslichen Injektionen, vor allem dem Kalomel, kommt gewiß eine kräftige und auch nachhaltige Wirkung zu, die also noch nach Beendigung der Kur längere Zeit anhält. Da aber bei kachektischen Personen, die das Hauptkontingent zur malignen Syphilis stellen, erfahrungsgemäß oft rasch Mercurialismus auftreten kann, infolgedessen eine weitere Zufuhr von Hg vermieden werden muß, was man aber bei der nachhaltigen Wirkung der Kalomelinjektionen nicht in der Hand hat, so haben wir in solchen Fällen lösliche Injektionen vorgezogen, weil bei diesen die Resorption und Ausscheidung des einverleibten Hg der Hauptmasse nach sehr rasch beendet ist und daher, sobald man mit diesen Injektionen abbricht, auch eine weitere Hg-Resorption nicht mehr zu befürchten ist.

In älteren Zeiten erfreuten sich auch *Holztränke* eines gewissen Rufes, namentlich eben bei ulcerösen malignen Syphilisformen, bei denen Hg schlecht oder gar nicht vertragen wurde. Doch wurde die Bedeutung der Holztränke vielfach überschätzt und seit Einführung der Jodpräparate noch mehr herabgedrückt. Am meisten gebraucht waren das Decoctum Zittmann, dessen Wirkungsweise wohl hauptsächlich auf die Anregung zum gesteigerten Stoffwechsel zurückzuführen ist (Diarrhöe, Diurese, Diaphorese). Ähnlich wirkten Decoctum Sarsaparillae, Decoctum Pollini, sowie Roob Laffecteur, Syrop Gibert, Syrop Larrey u. a.

Seit Einführung des *Salvarsans* hat die früher so sehr gefürchtete maligne Syphilis ihre Schrecken verloren. Bei keinen anderen Syphiliserscheinungen hat Salvarsan so augenfällige Erfolge erzielt und förmliche Wunder gewirkt wie eben hier. Immer wieder konnte man von den hochbeglückten und erstaunten Patienten hören, daß sich ihr Zustand plötzlich wie mit einem Zauberschlag geändert habe. Schwächliche kachektische Individuen, die im Verlauf ihrer früher fruchtlos behandelten malignen Syphilis an Körpergewicht beängstigend abgenommen hatten, nahmen in wenigen Wochen bedeutend zu und blühten zusehends auf.

Früher hartnäckig persistierende Kopf- und Gelenkschmerzen, sowie Fieber können oft schon am selben Tag nach der ersten Injektion verschwinden. Ulceröse Hautformen pflegen längstens nach der dritten oder vierten Injektion in granulierende Wunden sich umzuwandeln oder schon gänzlich zu überhäuten. Periostale Auftreibungen verlieren gewöhnlich schon nach ein bis zwei Injektionen ihre Schmerzhaftigkeit. Auch Knochennekrosen in der Nase, die natürlich viel länger zur Heilung benötigen, reagieren prompt darauf: Im Verlauf einer einzigen Kur sind meist alle nekrotischen Knochen demarkiert oder abgestoßen, die erhalten gebliebenen lebenden Knochenpartien überziehen sich mit rein granulierendem Gewebe, so daß der früher so belästigende üble Geruch, mit dem eine Knochennekrose stets verbunden ist, vollkommen beseitigt ist.

Wir sahen diesen prompten Heilerfolg sowohl von den anfangs intramuskulär gegebenen Injektionen mit Altsalvarsan als auch von den seither fast ausschließlich geübten intravenösen Injektionen mit Neosalvarsan. In keinem Fall haben wir bisher ein Versagen der Wirkung zu beobachten gehabt. Die überwiegende Mehrzahl der Autoren berichtet mit Begeisterung von den eklatanten Erfolgen.

Demgegenüber stehen nur wenige gegenteilige Beobachtungen, daß nämlich der maligne Charakter der Syphilis auch gegen die Salvarsanbehandlung sich refraktär verhält. Oppenheim nimmt hierfür eine *Arsenfestigkeit* der Spirochäten an analog der Hg-Festigkeit. Hecht macht die *Reaktionsunfähigkeit* des Organismus verantwortlich. Letztere muß in den Fällen, wo Salvarsan versagt, wohl eine besonders hochgradige sein, denn in den meisten Fällen, in denen vor einer Salvarsanbehandlung negative Reaktionen konstatiert werden konnten, tritt gerade durch die Salvarsanbehandlung ein Umschlagen zum Besseren ein: Vorher negative Wa.R. kann schon nach einer oder mehreren Salvarsaninjektionen positiv werden (paradoxe Reaktion) und ebenso ist dies von der Hautreaktion bekannt geworden. Auch die frühere Intoleranz gegen Quecksilber kann schwinden, so daß eine kombinierte Hg + Salvarsan-Kur durchgeführt werden kann. Salvarsan schädigt eben nicht wie Quecksilber den Organismus, auch nicht den herabgekommenen kachektischen, im Gegenteil hebt es den Allgemeinzustand und scheint die natürlichen Abwehrkräfte des Körpers zu aktivieren und die Bildung von entsprechenden Antikörpern anzuregen. Mc Donagh sah bei refraktären Fällen nach *Malariabehandlung* gute Erfolge.

Beginnen wird man eine Salvarsankur vorsichtshalber mit kleinen Dosen, denn bei den meisten schwächlichen oder kachektischen Personen ist zu befürchten, daß durch eine zu starke Anfangsdosis leicht eine momentane Shockwirkung, Intoxikationserscheinungen mit dem angioneurotischen Symptomen-komplex oder schwere Jarisch-Herxheimersche Reaktionen auftreten. Man wird also gewöhnlich mit Dosis I beginnen und je nach der Toleranz des Kranken langsam mit der Dosierung ansteigen.

Statt mit Hg kann natürlich die Salvarsankur auch mit Injektionen von Wismutpräparaten kombiniert werden, die den Organismus vielleicht weniger angreifen und schädigen als das Quecksilber.

Statt der meist üblichen intravenösen Injektionen mit Neosalvarsan kann man auch bei Personen mit besonders schlechten Venen das zur intramuskulären Injektion geeignete *Myosalvarsan* oder das italienische I. C. I. (Florenz) oder das französische Präparat Sulfarsenol verwenden.

Wenngleich die Salvarsankur für sich allein meist schon imstande ist, die Malignität der Syphilis zu coupieren, wird man doch in keinem Fall das Allgemeinregime vernachlässigen, sondern wird, wie schon bei der Hg-Kur besprochen, den allgemeinen Kräftezustand durch ein rationelles Naturheil-verfahren und durch mäßige entsprechend angepaßte Körperbewegung und sportliche Übungen weiter zu heben und zu kräftigen suchen.

Literatur.

Literatur bis 1916 bei H. Hecht im Handbuch für Geschlechtskrankheiten, herausgegeben von Finger, Jadassohn, Ehrmann, Gross. Verlag Hölder.

Arzt, L.: Ein Fall von Lues ulcerosa. Wien. dermatol. Ges., Sitzg. v. 13. Januar 1921. Ref. Zentralbl. f. Haut- u. Geschlechtskrankh. Bd. 1, S. 16. 1921. — Azoulay, R.: Un cas de syphilis maligne traité par l'iodobismuthate de quinine. (Ein Fall von Syphilis maligna mit Jod-Wismuth-Chinin behandelt.) Bull. de la soc. franç. de dermatol. et syphil. Tome 29, p. 57. 1922.

Bon: Lues maligna. Herbsttagung der Vereinigung rheinisch-westfälischer Dermatol. in Düsseldorf am 8. 11. 1925. Dermatol. Zeitschr. Bd. 46, S. 228. 1926. — Bogdanow: Lues maligna unter dem Bilde des Rotz. Moskauer venerolog. u. dermatol. Ges., Sitzg. v. 2. 10. 1924. Ref. Zentralbl. f. Haut- u. Geschlechtskrankh. Bd. 15, S. 415. 1925. — Bonnet, L. M.: La syphilide varioliforme. (Syphilis varioliformis.) Lyon méd. Tom. 130, p. 379. 1921. Ref. Zentralbl. f. Haut- u. Geschlechtskrankh. Bd. 1, S. 595. 1921.

Chassin, M. J.: Zur Frage des knotenförmigen Erythems als Symptom einer frühen malignen Syphilis. Venerol. i. dermatol. 1925. p. 22. Ref. Zentralbl. f. Haut- u. Geschlechts-krankh. Bd. 18, S. 104. 1926. — Clark, Oscar: Bösartige Syphilis. Brazil. méd. Tom. 1, p. 88. 1921. Ref. Zentralbl. f. Haut- u. Geschlechtskrankh. Bd. 1, S. 361. 1921. — Cubero: Maligne Syphilis. Actas dermo-sifilogr. (keinerlei sonstige Angabe dabei!). Ref. Urol. a. cur. review. Vol. 25, p. 487. 1921.

Dalinier und Levy-Franckel: Das Daniszsche „102" in der Behandlung der schweren oder malignen Syphilis. Acad. de science. 20. 3. 1916. Ref. Dermatol. Wochenschr. Bd. 65, S. 684. 1917. — De Buy Wenniger: Een geval van syphilis gravis. (Ein Fall von Syphilis maligna.) Nederlandsch. Tijdschr. v. geneesk. Bd. 2, S. 643. 1920. — Donagh, Mc.: Malaria-behandlung bei Syphilis maligna. Rossal soc. of med., Sect. of dermatol. Vers. v. 17. 1. 1924. Brit. journ. of dermatol. Vol. 36, Nr. 8/9. 1924. Dermatol. Zeitschr. Bd. 46, S. 325. 1926.

Ehrmann: Psoriasis vulgaris rupioides und Lues. (Ein Fall von Syphilis ulcerosa prae-cox.) Wien. dermatol. Ges., Sitzg. v. 28. 4. 1921. Ref. Zentralbl. f. Haut- u. Geschlechts-krankh. Bd. 1, S. 459. 1921. — Eliascheff, Olga: Gommes syphilitiques tertiaires précoces. (Frühzeitige syphilitische Gummata.) Bull. de la soc. franç. de dermatol. et de syphil. 1923. p. 51. Ref. Zentralbl. f. Haut- u. Geschlechtskrankh. Bd. 9, S. 467. 1924.

Fischer, W.: Maligne tertiär-ulceröse Lues der Vulva. Berlin. dermatol. Ges., Sitzg. v. 13. 5. 1924. Dermatol. Zeitschr. Bd. 42, S. 200. 1925. — Fischl: Malignes ulceröses Syphilid. Wien. dermatol. Ges., Sitzg. v. 12. 2. 1920. Ref. Arch. f. Dermatol. u. Syphilis. Bd. 137. 1921. — Forms: Maligne vorzeitige Syphilis. Soc. espanola de dermatol. y sifil., Sitzg. v. Oktober u. November 1918. Ref. Arch. f. Dermatol. u. Syphilis Bd. 137, S. 172. 1921.

Fraser, A. Reith: (a) rupial eruption of unusually large dimensions. (Ein Rupiaausschlag von ungewöhnlich großer Ausdehnung.) South. African med. record. Vol. 23, p. 96. 1925. Ref. Zentralbl. f. Haut- u. Geschlechtskrankh. Bd. 18, S. 700. 1926. (b) Rupial eruptions: A case of unusual size and distribution. (Rupiöser Ausschlag: ein Fall von ungewöhnlichem Umfang.) Americ. journ. of syphilis. Vol. 9, p. 113. 1925. Ref. Zentralbl. f. Haut- und Geschlechtskrankh. Bd. 17, S. 675. 1925.

Hartung: Lues maligna. Breslauer dermatol. Vereinigung, Sitzg. v. 26. 1. 1918. Ref. Arch. f. Dermatol. u. Syphilis. Bd. 125, S. 362. 1920. — Hoffmann: Maligne Syphilis. Urol. a. cutan. review. August 1915. Ref. Dermatol. Wochenschr. Bd. 64, S. 346. 1917.

Jadassohn: Handb. d. prakt. Med. 3. Bd. 1900. 1. T. Arch. f. Dermatol. u. Syphilis. Bd. 86. 1907.

Kerber: Lues maligna mit Ikterus. Vers. südwestdeutscher Dermatol. in Stuttgart. 27. u. 28. 5. 1922. Ref. Dermatol. Wochenschr. Bd. 75, S. 1141. 1922. — Kiendl, Wilhelm: Ein Beitrag zur Syphilis gravis. Dermatol. Zeitschr. Bd. 34, S. 138. 1921. — Krüger: Ulceröse Lues. Wien. dermatol. Ges., Sitzg. v. 6. 12. 1923. Ref. Zentralbl. f. Haut- u. Geschlechtskrankh. Bd. 12, S. 135. 1924.

Lacapère et Decrop: Le syndrom malin dans la syphilis. Paris méd. Tom. 35, p. 203. 1920. — Lacapère et Queyrat: Zur Malignität der Lues. Verhandl. d. soc. franç. de dermatol. et de syphil. Sitzg. v. 8. 1. 1919. Ref. Arch. f. Dermatol. u. Syphilis. Bd. 125, S. 881 u. 882. 1920. — Lonormant, Ch.: Trois exemples de lésions „historiques" de la vérole et de son traitement. (Über drei Fälle von Syphilis mit „historischen Läsionen und deren Behandlung.) Ann. de dermatol. et de syphil. Vol. 5, p. 1. 1924. Ref. Zentralbl. f. Haut- u. Geschlechtskrankh. Bd. 13, S. 187. 1924. — Leri, Tzanck und Weismann-Netter: Syphilis maligne précoce atypique. Guérison par bismuth. Lésion linguale de nature indéterminée. (Frühe atypische Syphilis maligna. Heilung durch Wismut.) Bull. de la soc. franc. de dermatol. et syphilis. Tome 29, p. 56. 1922. — Lindt: Frühgummen. Deutsche dermatol. Ges. i. d. tschechoslowakischen Republik, Sitzg. v. 9. 11. 1924. Ref. Zentralbl. f. Haut- u. Geschlechtskrankh. Bd. 15, S. 407. 1925. — Lutz, Wilhelm: Lues maligna. Med. Ges. Basel. Sitzg. v. 20. 11. 1924. Ref. Schweiz. med. Wochenschr. 1925, Jg. 55, S. 350 u. 351.

Morelli: Maligne Syphilis. Rev. med. del Uruguay (keinerlei sonstige Angabe dabei!). Ref. Urol. a. cut. review. Vol. 29, p. 312. 1925.

Parounagian: (a) Secondary syphilis with tertiary manifestations while under treatment. (Sekundäre Syphilis mit während der Behandlung aufgetretenen tertiären Erscheinungen.) New Yorker acad. of med., sect. on dermatol. a. syphil. 6. 1. 1925. Arch. of dermatol. a. syphil. Vol. 12, p. 278. 1925. Ref. Zentralbl. f. Haut- u. Geschlechtskrankh. Bd. 18, S. 699. 1926. (b) Malignant syphilis. (Syphilis maligna.) Journ. of cut. dis. incl. syphil. Vol. 36, p. 199. 1918.

Queyrat: Zur Kenntnis der Syphilis maligna praecox. Soc. franc. de dermatol. et de syphil. Sitzg. v. 22. 1. 1920. Arch. f. Dermatol. u. Syphilis. Bd. 137, S. 160. 1921. — Queyrat und Mouquin: Zwei Fälle von Syphilis maligna. Soc. franç. de dermatol. et syphil. Sitzg. v. 22. 1. 1920. Arch. f. Dermatol. u. Syphilis. Bd. 137, S. 159. 1921.

Radnai: Syphilis tertiaria praecox. Dermatol. Zusammenkünfte in Budapest, Sitzg. v. 9. 2. 1925. Ref. Zentralbl. f. Haut- u. Geschlechtskrankh. Bd. 77, S. 627. 1925. — Ragusin, N.: Sobre la evolucion de dos casos de sifilis grave. (Über die Entwicklung zweier Fälle maligner Syphilis.) Prensa med. argentina Vol. 3, p. 222. 1916/17. — Reyn: Ausgebreitete syphilitische Gesichtsgeschwüre mit Zerfall. Hospitalstidende. 1921. Jg. 64, S. 7 (dänisch). Ref. Zentralbl. f. Haut- u. Geschlechtskrankh. Bd. 1, S. 597. 1921. — Rodziewicz: Lues maligna praecox. Sitzg. v. 6. 9. 1923. Ref. Zentralbl. f. Haut- u. Geschlechtskrankh. Bd. 13, S. 244. 1924.

Saphier: Rupia syphilitica. Münch. dermatol. Ges., Sitzg. v. 1. 5. 1920. Ref. Arch. f. Dermatol. u. Syphilis. Bd. 137, S. 120. 1921. — Scherber: Lues maligna. Verhandl. d. Wien. dermatol. Ges., Sitzg. v. 2. 5. 1918. Ref. Arch. f. Dermatol. u. Syphilis. Bd. 125, S. 596. 1920. — Stroscher: Papulo-pustulo-krustöses Frühsyphilid. Vers. Dresdner Dermatol. u. Urol., Sitzg. v. 7. 5. 1924. Ref. Zentralbl. f. Haut- u. Geschlechtskrankh. Bd. 14, S. 303. 1924. — Sylvester, P.: Un cas de syphilis maligne précoce. (Ein Fall von Syphilis maligna praecox.) Rev. méd. de la Suisse Romande 1923. Jg. 43, p. 172. Ref. Zentralbl. f. Haut- u. Geschlechtskrankh. Bd. 9, S. 51. 1924.

Ullmann: Lues maligna ulcerosa. Verhandl. d. Wien. dermatol. Ges., Sitzg. v. 22. 3. 1917. Ref. Arch. f. Dermatol. u. Syphilis. Bd. 125, S. 78. 1920. — Umansky: Die Pathogenese der Syphilis maligna. Schweiz. med. Wochenschr. 1923, Jg. 51, S. 1112.

Wallon: Cas de syphilis maligne précoce. (Fall von Syphilis maligna praecox.) Scalpel. 1923. Jg. 76, p. 1410. Ref. Zentralbl. f. Haut- u. Geschlechtskrankh. Bd. 12, S. 192. 1924. — Watrin und Benesch: Syphilis intense précoce. (Syphilis praecox.) Soc. de méd. Nancy, 12. 1. 1921. Rev. méd. de l'est Tom. 49, p. 204. 1921. Ref. Zentralbl. f. Haut- u. Geschlechtskrankh. Bd. 2, S. 92. 1921. — Werther: Praekoziertes Spätsyphilid. Vers. Dresdner Dermatol. u. Urol., Sitzg. v. 8. 12. 1922. Ref. Zentralbl. f. Haut- u. Geschlechtskrankh. Bd. 14, S. 296. 1924.

Syphilis-Endemien.

Von

KRISTIAN GRÖN-Oslo.

Einleitende Bemerkungen.

Auf Syphilis angewendet, ist die Bezeichnung *Endemie* nur dann zulässig,
wenn die Krankheit innerhalb eines bestimmt begrenzten Zeitraums auftritt
und sich auf einen größeren oder kleineren Landesteil oder ein einzelnes Land
beschränkt, wenn ferner die Krankheit plötzlich in Erscheinung tritt und sich
in allen Schichten der Bevölkerung, ohne Ansehen von Stellung, Geschlecht und
Alter, verbreitet, wenn der Ursprung der Krankheit rätselhaft ist oder wenigstens
erst nach einiger Zeit näher bestimmt werden kann und sich dann zeigt, daß
beim ersten Auftreten zwar wie gewöhnlich der genitale Ansteckungsweg in
Betracht kommt, die weitere Verbreitung jedoch hauptsächlich extragenital
erfolgt[1].

Eben weil das Entstehen der Krankheit im Dunkel liegt, fehlt oft das
rechte Verständnis für ihre Natur. Daher kann Mangel an Wissen nicht nur
beim Laien, sondern vielleicht in noch höherem Maße bei den medizinischen
Autoritäten Verwechslungen veranlassen mit verschiedenen anderen, in makro-
skopischer wie klinischer Beziehung ähnlichen Krankheiten, und zwar besonders
mit solchen, deren Ansteckungsfähigkeit schon früher erkannt oder vermutet
worden ist.

Mit den Endemien dürfen nicht die mehr lokalen Syphilisepidemien verwechselt werden, die ein viel enger umschriebenes Gebiet, z. B. einen kleineren
Bezirk, eine Familie oder einen einzelnen Hausstand betreffen. Der Ursprung
solcher kleineren Epidemien läßt sich oft auf ausgesetzte Säuglinge mit angeborener Syphilis zurückführen; die weitere Ansteckung erfolgt dann wesentlich buccal (durch den gemeinsamen Gebrauch von Eßgeräten) und nur ausnahmsweise genital (zwischen Eheleuten). Eine strenge Unterscheidung aber,
was als Endemie und was als Epidemie anzusprechen sei, ist in vielen Fällen
nicht leicht.

---

[1] Eine treffende und klare Darstellung, was man jetzt unter endemischer Syphilis
versteht, hat KAPOSI in folgenden Worten gegeben: „Radesyge, MARSCHSsche Krankheit,
die Falcadina, Scerljevo, Mal di Fiume, der Sibbens in Schottland, das JÜTLANDsche Syphiloid v. DEURS, das esthonische Syphiloid, das lettische Syphiloid, und eine ganze Reihe
von ähnlichen endemischen Krankheiten haben sich als Sammelnamen von aller Art nicht
genau diagnostizierten chronischen Hautkrankheiten herausgestellt, unter denen allerdings in hervorragender Menge hereditäre Syphilis, aber außerdem noch Lupus, Scabies,
Psoriasis, Elephantiasis Arabum, kurz allerlei mit Entzündung, Verdickung, Ulceration
und Entstellung der betroffenen Extremitäten einhergehende, chronische, syphilitische
und nicht syphilitische Prozesse sich vorfanden, mit deren korrekter Diagnose das Substrat
für die jeweilige supponierte, spezifische Endemie genommen war, und die letztere zu
existieren aufgehört hat".

Die sogenannte endemische Syphilis hat für Europa mit Ausnahme eines
Landes (Rußland) wohl nur noch historisches, man möchte fast sagen anti-
quarisches Interesse. Doch außerhalb Europas treten in einigen subtropischen
und exotischen Ländern auch heute noch Leiden unter demselben oder fast
demselben Krankheitsbilde auf; dies wird unten näher besprochen werden.

Die Geschichte der endemischen Syphilis.

Ohne einen bestimmten Standpunkt zu der Beurteilung des Ursprungs
der mehr generellen Syphilisepidemie zu nehmen, die sich von Ende des 15. Jahrhunderts (genauer 1493) an in reißender Geschwindigkeit über den größten
Teil von Europa verbreitete, dürfte es hier am Platze sein anzuführen, daß
schon sehr bald mehr begrenzte Endemien beobachtet werden konnten. Eine
der ersten scheint eine Endemie in Nürnberg gewesen zu sein, denn schon
1496 und 1497 erschienen Verordnungen, die den Badern verboten, die bei
Syphilitikern verwendeten Instrumente abermals zu benutzen (Sudhoff).
Nach Ehlers hat Erasmus von Rotterdam 1524, ebenso in Dänemark
Poul Helgesen 1527 und Peder Plade 1556 auf die Verbreitung der Syphilis
durch die öffentlichen Bäder aufmerksam gemacht. Zufolge amtlicher und mit
Quellenangabe belegter Untersuchungen von Konrad Meyer-Ahrens (1841)
hatte 1570 die Syphilis im Kanton Bern (Schweiz) aus nicht erforschten Ursachen
so stark um sich gegriffen, daß die Regierung es für nötig erachtete, strenge
Maßregeln für die Absonderung und Behandlung aller dieser Kranken zu geben,
und zwar mußten diese Verordnungen von allen Kanzeln herab verkündet
werden; auch die schon „Geheilten" wurden weitere drei Monate von jedem
gesellschaftlichen Verkehr ausgeschlossen. Diese Verordnungen mußten 1592
und 1609 erneuert werden (Proksch).

Danach scheint es nicht richtig zu sein, die bekannte 1577 in Brünn-Mähren
auftretende Endemie (die Seuche von Brünn, Morbus Brunogallicus) als die
zuerst beobachtete anzusehen. Sie ergriff 80 Personen in der Stadt, 100 in
den Vorstädten und viele Landbewohner. Thomas Jordan, der die Krankheit
1580 zum erstenmal beschrieb, wies nach, daß es sich um Syphilis (Lues nova
in Moravia exorta) handele, während die andern Ärzte noch eine Zeitlang
im Ungewissen über Wesen und Bedeutung der Seuche waren. Spätere Beschreibungen stammen von Sporischius und dem Leibarzt Kaiser Maximilians
Crato v. Kraftheim, und 1863 hat Jeittels, sowie 1912 T. v. Györy die
Krankheit zum Gegenstand einer Monographie gemacht. Nach Jordan hatte der
notorisch syphilitische Bader eines der besuchtesten Badehäuser im Dezember
1577 zum Schröpfen gesunder Personen dieselben Apparate gebraucht, womit er
unmittelbar vorher einen Syphilitiker geschröpft hatte, und zwar ohne diese
Apparate zu reinigen. Er gab den sehr neuzeitlich klingenden Rat, die Gebrauchs-
gegenstände im Bade auszuglühen oder sie teilweise zu zerstören. Inzwischen
wurden die betreffenden öffentlichen Badestuben geschlossen, und die Epidemie
erlosch. Ob dieses in größerem Umfang erfolgende Schließen der Badehäuser
beigetragen haben kann „to the ablation of the old German bath and thereby
caused a detorioration in the hygienic condition of the German people", wie
A. Martin-Bad Nauheim betont hat, mag, wiewohl er sich auf zahlreiche derzeitige literarische Mitteilungen und Verordnungen gestützt zu haben scheint,
dahingestellt bleiben.

Nach Reber sind in dem im Staatsarchiv zu Luzern aufbewahrten „Pest-
buch" vom Jahre 1591 sehr strenge Vorschriften für die von der „Franzosen-
krankheit" ergriffenen Personen gegeben. Mitteilungen mit Bezug auf die
Ansteckung in Badehäusern finden wir u. a. auch bei Schnitzer (1603, Bamberg)

und MARCUS WISMANN in Winzheim (hier waren über 70 Personen befallen). GEIGEL (Würzburg, zit. bei REUSS-Würzburg), der über eine 1615 durch das Schröpfen verursachte kleinere Syphilisendemie in Sommerach a. M., Franken, berichtet: Der betreffende Bader, Bernhard Holzheuer, war seit 1595 wohl bestallter und einziger Bader in Sommerach gewesen; die Zahl der durch Schröpfen angesteckten Personen stieg allmählich auf 28. Holzheuer mußte laut fürstbischöflichen Urteils vom 16. 12. 1615 Kur und Bad verkaufen und starb im Exil[1].

Im Anschluß hieran mag auch eine von ANTON EVERHAERS (1661) beschriebene kleinere Syphilisendemie in Middelburg, die „Säugerseuche", erwähnt werden; eine Frau, die sich dazu gebrauchen ließ, den Wöchnerinnen die erste „ungesunde" Milch abzusaugen, soll die Krankheit veranlaßt haben.

Zu den ältesten Syphilisendemien gehört der *Sibbens,* von dem Schottland im 17. und 18. Jahrhundert stark heimgesucht wurde. Sein erstes Auftreten fällt mit dem Einrücken der Cromwellschen Soldaten (1640, 1650—1653) zusammen, und Dr. FREER in Glasgow berichtete dem dänischen Arzt WILLEMOES, der die Seuche 1810 beschrieben hat, daß die Krankheit von diesen Truppen nach Inverness eingeschleppt worden wäre; Sibbens sei der Name einer der Cromwellschen Generäle gewesen. Nach andern Angaben sei der Ursprung des Namen Sibbens (Sivvin oder Sibben) darin zu suchen, daß man in den durch die Krankheit erzeugten harten, schmerzhaften, warzenartigen oder Flüssigkeit absondernden Hautknoten eine gewisse Ähnlichkeit sah mit der Frucht eines wilden schottischen Himbeerstrauchs, der in der keltischen Sprache den Namen Sivvin trug Die Krankheit suchte vor allem die Grafschaften Ayrshire, Galloway und Dumphries heim; genauer beschrieben ist sie 1771 von GILCHRIST und BENJAMIN BELL. WILLEMOES meint, die starke Ausbreitung der Krankheit unter den Gebirgsschotten sei auf die von den Einwohnern, auch den ärmsten, bewiesene große Gastfreiheit zurückzuführen, indem selbst fremde Reisende in den eigenen Betten aufgenommen wurden, ferner auf die Neigung, aus derselben Pfeife zu rauchen, aus derselben Schüssel zu essen, denselben Löffel wechselweise zu gebrauchen, „wobei der Gesunde den Ansteckungsstoff aus dem Munde des Kranken, der den Löffel soeben berührt hat, ja aus den Speisen selbst absorbieren müsse" (zit nach EHLERS). Es soll auch in Irland eine *Button-Scurvey* (von WALLACE Beerenausschlag genannt) aufgetreten sein (GRÜNFELD).

Zu den Syphilisendemien des 18. Jahrhunderts muß auch das sogenannte *Kanadische Syphiloid* gerechnet werden, daß nach HECHT zuerst 1760, nach WILLIAM RIDDELL 1770, in Mal Baie, dem jetzigen Murray Bay, zur Erscheinung kam. Die Krankheit hat viele verschiedene Namen gehabt, Mal de la Bay (Baie) de St. Paul, mal de chicot, vilain mal, mauvais mal, gros mal, maladie des éboulements, Ottawa-Krankheit, Justa-crue, mal anglais, maladie allemande; man vermutete, sie sei von Engländern oder Deutschen eingeschleppt worden (J. K. PROKSCH). Es wird ausdrücklich angeführt, daß die Beschreibung der Krankheitserscheinungen an die von FRACASTORIUS zuerst geschilderten Formen des Morbus Gallicus erinnerten. Die Seuche griff rasch um sich, soll aber merkwürdigerweise in den von ihr heimgesuchten Gegenden keine eigentlich merkbaren Spuren hinterlassen haben (RIDDELL).

Obwohl, wie in einer auf genaue Studien von Kanzleischreiben begründeten Darstellung von EDV. EHLERS nachgewiesen ist, in Dänemark schon von

---

[1] Daß auch in einer der Gegenwart viel näher liegenden Zeit vereinzelte durch Schröpfen überführte Syphilisfälle vorgekommen sind, zeigen u. a. die Mitteilungen von POLETHAJEW (1889), RÓNA (1890, wo Frau, Sohn und Schwiegertochter in dieser Weise angesteckt wurden) und RECHOTNIKOFF (1892, Sklerose am Rücken).

1757 an, zunächst auf den Inseln, später von 1777 an auch auf dem Festlande [1], eine Reihe von Syphilisepidemien auftraten — jedoch so lokaler und sporadischer Art, daß sie nicht als Endemien angesprochen werden können —, so hat doch vor allem der Morbus Dithmarsicus („Marsksyken") die Aufmerksamkeit auf sich gelenkt. Das erste Auftreten der Krankheit lag zwischen 1785 und 1787 (Lesser und Peter Hansen nennen die Jahreszahl 1785, Ehlers 1786), als der Kronprinzenskog im südlichen Teil des Dithmarschen eingedämmt werden sollte, und sie soll laut Struve (zit. nach Grünfeld) von norwegischen Arbeitern eingeschleppt sein. 1789 hatte die Krankheit solchen Umfang angenommen, daß der Superintendent Callisen die Aufmerksamkeit der Regierung anrief. Die Kieler Fakultät holte eine Erklärung von Hensler ein, und 1804 erhielt das Gesundheitskollegium in Kiel von der Regierung den Auftrag, erneute Untersuchungen anzustellen, und zwar wurden diese in die Hände des Leibarztes Brandis (1813) gelegt.

Zu den Ländern, wo die endemische Syphilis von Anfang des 18. bis hinein in das 19. Jahrhundert auftrat, gehört auch *Norwegen*. Es fehlen bestimmte Nachrichten darüber, wann und an welchem Ort sich die Krankheit zuerst zeigte. Die Wahrscheinlichkeit spricht dafür, daß die Einschleppung an verschiedenen Punkten erfolgte und verschiedene Quellen hatte. Dem ältesten Verlauten nach soll sie im Jahre 1709 oder 1710 durch die Mannschaft eines russischen Kriegsschiffs, das an der Westküste des Landes, in der Nähe von Stavanger überwinterte, ins Land gekommen sein. Die Ansteckung erfolgte auf genitalem Wege durch den lebhaften Umgang der Matrosen mit den Weibern der benachbarten Bauernhöfe. Etwa gleichzeitig soll übrigens in der Nähe von Egersund (an der Südküste) ein dänischer Ostindienfahrer gelegen haben, von wo aus sich die Krankheit in derselben Weise wie von dem russischen Schiff verbreitete. Die Möglichkeit einer Verpflanzung von Holland, mit dem Norwegen damals in sehr lebhafter Handelsverbindung stand und wohin nicht wenige auswanderten oder verzogen, scheint ebenfalls vorhanden gewesen zu sein (L. Daae, Arbo); nach ihrer Rückkunft verbreiteten die Leute ihre „hervorbringenden und verpflanzenden verkehrten Sitten" weiter. Neben den zureisenden Seeleuten können auch heimkehrende Soldaten zu der Weiterverbreitung der Krankheit beigetragen haben; nach Aal in Hallingdal (im Innern des Landes) soll z. B. die Krankheit 1718 durch dänische Reiter gekommen sein.

Die ersten Mitteilungen über die Krankheit entstammen jedoch einer viel späteren Zeit. v. See berichtet, daß er in den Jahren 1743 und 1744 eine Menge an „Radesyge" erkrankter Menschen in Egersund gesehen habe, und eine ähnliche Mitteilung ist von de Fine überkommen (Beschreibung vom Stavanger Amt, 1745; Norske Magazin Bd. 3, S. 137). Obwohl Honoratus Bonnevie in Mandal 1758 den öffentlichen Auftrag erhielt, die in Egersund und Stavanger wütende Seuche zu untersuchen und also die Aufmerksamkeit der Ärzte und der Obrigkeit geweckt war, wurde Eingreifendes doch nicht vor 1761 getan, als man in Kristianssand ein Krankenhaus für Radesyge errichtete (das 1766 schon wieder aufgehoben wurde). Die Krankheit breitete sich aber je länger je mehr aus, es mußten reisende Ärzte angestellt werden — eine Maßnahme, die bis 1836 aufrechterhalten wurde — und an mehreren Orten mußte man Krankenhäuser erbauen [2].

---

[1] Man hat übrigens auch von einem „Jütländischen Syphiloid" gesprochen; die Krankheit erlosch allmählich zu Anfang des 19. Jahrhunderts, nachdem sie zuletzt die entlegeneren Inseln (Anholt 1816) erreicht hatte; aber noch 1835 konnte van Deurs die verheerenden Wirkungen der Krankheit nördlich vom Limfjord studieren.

[2] Als ein Beispiel dafür, welche Ausbreitung die Krankheit in dem verhältnismäßig spärlich bevölkerten Lande gewonnen hatte, seien hier einige statistische Daten, die mir vom staatlichen Epidemiearzt Dr. med. P. M. Holst gütigst überlassen wurden, angeführt.

Es ging aber schlecht mit der Spitalbehandlung; die Krankenhäuser kamen in üblen Ruf, und die Quacksalberei nahm überhand. Nun wurde durch ein kgl. Reskript vom 14. Januar 1778 eine Kommission von fünf Mitgliedern zur Erforschung der Seuche und zur Heilung der Kranken berufen. Die Kommission veranlaßte die Bischöfe verschiedene Fragen zu beantworten, Aus den von den Geistlichen abgegebenen Berichten ging hervor, daß sich die Krankheit, mit Ausnahme des allernördlichsten Teils, Ostfinnmarken, über ganz Norwegen verbreitet hatte.

Die Kommission machte zunächst verschiedene Vorschläge, unter anderem, daß eine größere Anzahl Krankenhäuser errichtet würde, daß in den von der Seuche heimgesuchten Gegenden kein der Krankheit Verdächtiger ohne ärztliche Bescheinigung, nicht von der Krankhoit befallen zu sein, die Ehe eingehen dürfe, daß die Geistlichen und andere Behörden wenigstens zweimal jährlich die Anzahl der im Bezirk befindlichen Kranken angeben und auch die einberufenen Rekruten auf diese Krankheit hin untersucht werden sollten. Die Arbeit der Kommission blieb jedoch ohne sonderlichen Erfolg, und das Collegium medicum schlug 1788 sogar die Einziehung der Krankenhäuser vor, da sie angeblich nicht den erwünschten Nutzen gebracht hätten. 1789 wurden 13 Kranke zur Beobachtung nach Kopenhagen geschickt, und bei 9 von diesen wurde „Lues veneria" festgestellt.

Der erste, der die deutsche medizinische Literatur mit der Radesyge bekannt machte, war P. G. HENSLER, und zwar auf Grund eines Briefes von J. MÖLLER (Porsgrund). Hierzu gesellten sich 1792 weitere Mitteilungen von N. ARBO in dänischer Sprache (die 1797 von ihm und MANGOR ins Deutsche übersetzt und von HENSLER mit einem Vorwort versehen wurden). PFEFFERKORN meinte, die Radesyge nähere sich offenbar den leprösen Krankheiten mit einer Komplikation von Skorbut, während HÜNEFELD in Greifswald, der Gelegenheit gehabt hatte, die Radesyge sowohl in Norwegen wie in Schweden zu sehen, offen erklärte, daß er nicht imstande wäre, die Krankheit von der syphilitischen zu unterscheiden. FUCHS meinte ebenfalls, Radesyge sei etwas anderes als Lepra Graecorum et Arabum.

Was in Norwegen in hohem Maße dazu beitrug, die Verwirrung, die mit Bezug auf die gegen die Krankheit zu ergreifenden Maßnahmen herrschte, zu mehren, war unzweifelhaft der Umstand, daß viele der Ärzte gegenüber den Geistlichen, die in den obenerwähnten Berichten die Krankheit schon verhältnismäßig früh als venerisch auffaßten und sogar die extragenitale Ansteckungsweise erkannten[1], eine ganz auffallende Unsicherheit verrieten, wie die Krankheit aufzufassen, wie sie zu behandeln und ihre Weiterverbreitung zu verhüten sei. Besonders starke Meinungsverschiedenheiten herrschten über das Wesen der Krankheit, d. h. darüber, wie sie nosologisch anzusehen sei. Es

---

Nach B. H. LÖVENSKJOLD (Beskrivelse over Bradsberg, Christiana 1784) wurden in den Jahren 1778—1783 im Bratsberger Amtskrankenhaus (für Radesyge) 392 Kranke aufgenommen. Laut P. HOLM in Bakke (Topografisk Journal for Norge, Bd. 4, Christiania 1795) wurden in dem 1775 in Flekkefjord eröffneten Krankenhaus vom 1. November 1776 bis zum 31. Dezember 1791 im ganzen „395 Personen beiderlei Geschlechts kuriert, die Anzahl der Toten belief sich auf 54 und die der Inkurabeln auf 30". In Mandal wurden zufolge derselben Mitteilung (ebenda Bd. 3, 1794) von 1779—1791 530 Fälle von „Radesyge" behandelt; 11 starben, 32 waren inkurabel. Was die anderen, gegen die Krankheit getroffenen Maßnahmen betrifft, so hat Dr. C. J. BORGE 1905 darüber eine Gesamtübersicht gegeben, der ein Teil der obigen Daten entnommen ist.

[1] So scheint oft eine Übertragung beim Stillen stattgefunden zu haben. Ein Pfarrer aus Orkedalen berichtete, daß die Krankheit vor 14 Jahren von einer Amme aus Tönset dorthin gebracht worden sei — 100—200 wurden ergriffen. Ein anderer Pfarrer aus Röraas teilte mit, daß die Krankheit vor etwa 20 Jahren aus Drontheim dort eingeschleppt worden war — es gäbe nunmehr 100 Kranke (zit. nach R. KREFTING).

würde zu weit führen, auf die von den einzelnen Autoren ausgesprochenen Anschauungen näher einzugehen; eine gute Übersicht hierüber findet man in dem Einleitungskapitel bei W. Boeck und Danielssen: Traité de la Spedalskhed sowie in dem obengenannten Artikel von C. A. Borge. Es sollen hier in groben Zügen nur die wichtigsten Meinungen wiedergegeben werden.

Einige Ärzte — lobenswerte Ausnahmen — erklärten, gestützt auf eigene Anschauungen die Krankheit ohne weiteres für Syphilis (z. B. Deegen 1788); daneben gaben andere Ärzte allerdings die Möglichkeit eines gewissen Zusammenhangs mit diesem Leiden zu, meinten aber doch, es handle sich hier um eine „entartete" Form, vielleicht entstanden durch die Komplikation mit anderen Krankheiten (z. B. Skorbut, Skrofulose, Ulcera cruris, Scabies, Elephantiasis Arabum usw.). Andere wiederum, darunter Arbo, Mangor, Struve, stellten einen Zusammenhang mit der Syphilis vollständig in Abrede, wobei jedoch Struve die Möglichkeit einer Ähnlichkeit mit dem schottischen Sibbens anerkannte. Sehr allgemein war die Neigung, die Krankheit als eine Art Lepra zu betrachten, einige gingen so weit, beide Krankheiten ohne weiteres zu identifizieren, während andere meinten, die neue Krankheit sei eine Sonderform der Lepra (Gedicke) — nach Ansicht der Kommission von 1778 sollte diese die höchste Stufe der Radesyge darstellen — oder man habe mit einer Komplikation dieser beiden Leiden zu tun. Die bedauernswerte Vermischung dieser beiden Krankheiten „Radesyge" und „Spedalskhed" (Lepra) wurde auch in die ausländische (deutsche und französische) Literatur übergeführt; nur Simpson (in Schottland) bemerkt treffend, daß die „Radesyge" wahrscheinlich als identisch mit dem „Sibbens" anzusehen sei.

Einen Lichtblick in dieser Verwirrung bildet der Artikel eines der ältesten norwegischen Dermatologen Hans Munk, der scharf unterschied zwischen 1. Radesyge, die er mit dem schottischen Sibbens identifizierte, 2. Lepra und 3. bösartigen Geschwüren. Übrigens wurde diese von Munk geltend gemachte Auffassung von dem späteren Professor Fr. Holst in seiner Doktorabhandlung in ausführlicher Weise und mit Angabe der, wie er meinte, dagegen sprechenden Gründe, widerlegt; er zog die Schlußfolgerung, daß Radesyge und Lepra Arten derselben Familie seien. Es muß jedoch bemerkt werden, daß Holst seine Abhandlung während seines Studienaufenthaltes in Kopenhagen ausarbeitete, und zwar ehe er noch in Norwegen praktiziert und daher wohl kaum einen wirklichen Leprafall gesehen hatte [1]. Holst hat dann in Hufelands Journal der prakt. Heilkunde 1819 noch einen Artikel über diesen Gegenstand geschrieben. Seiner Ansicht schloß sich Bägenholm an (in Svenska Läkaresällkapets Handlingar 1817, Bd. 4 und in einer Rezension in Edinburgh medical and surgical Journal. Bd. 18, 1822).

Als Entschuldigung für diese andauernd über das Wesen der Radesyge herrschende Unsicherheit ließe sich wohl anführen, daß ein Teil der Autoren, wie z. B. Fr. Holst, tatsächlich niemals weder Radesyge noch Lepra zu Gesicht bekommen hatte. Munk bemerkt sehr treffend, daß die einzelnen Autoren als Radesyge jeweilig die von den drei von ihm genannten Krankheiten beschrieben

---

[1] Eine ähnliche Auffassung wurde, wie schon oben erwähnt, 1797 von Pfefferkorn geltend gemacht. Nach seiner Ansicht muß der „geringere" Grad der Krankheit Radesyge, der „höhere" Spedalskhed (Lepra) genannt werden. Seiner Darstellung läßt sich unmöglich entnehmen, ob er beide Krankheiten gesehen hat; die ganze Abhandlung trägt das Gepräge solcher Unklarheit, daß er jedenfalls nichts von dem, was er gesehen haben mag, aufgefaßt haben kann. Mit Mülertz (1799) darf man es nicht so genau nehmen, da er keine medizinischen Kenntnisse besaß. Er verstieg sich sogar zu der Ansicht, daß Radesyge Leiden wie Lepra, Skorbut, Salzfluß, offene Rose, „Skarvesyge", starke Erkältung (!) usw. umfasse. In seiner Beschreibung wird kein einziges der Leprasymptome erwähnt (zit. nach Boeck und Danielssen: Über Spedalskhed, S. 21).

hätten, die gerade in der Gegend, wo sie praktizierten, die herrschende gewesen sei. Unter diesem Gesichtswinkel muß auch der Umstand angesehen werden, daß die Ärzte der Westküste, wo die Radesyge tatsächlich am meisten verbreitet war, zuerst an Lepra dachten, die als bekannte Volkskrankheit seit Jahrhunderten ebenfalls hier ihre größte Ausbreitung gefunden hatte. Zudem scheiterten die Lokaluntersuchungen der Ergriffenen oder Verdächtigen, die einige Ärzte laut kgl. Resolution vom 5. August 1796, besonders im südlichsten Teil des Landes vorzunehmen hatten, zum großen Teil an dem Widerwillen der Bevölkerung, sich an den hierfür bestimmten Orten einzufinden; die Statistik fiel daher sehr mangelhaft aus.

Eine Wendung zum Bessern, d. h. zu einer richtigeren Auffassung der Radesyge knüpft sich an den Namen J. J. HJORT, der 1832 einen Teil des südlichen und westlichen Norwegens bereist hatte und eigentlich der erste ist, der die Symptomatologie der Krankheit näher festgestellt hat. Er unterscheidet eine pustulöse, eine tuberkulöse und eine phlegmonöse Form. Doch wagte er noch nicht, die Verbindung der Krankheit mit Syphilis in vollem Maße anzuerkennen, er betrachtete sie vielmehr als eine Krankheit sui generis, der er (1840) den Namen „Theria" gab (nach Hippokrates $\xi\lambda\varkappa o\varsigma\ \vartheta\eta\varrho\iota o\nu$ — Ulcus ferum s. ferium — ein. bösartiges, fressendes Geschwür [1]. HJORT kommt das Verdienst zu, die verschiedenen Formen, unter denen die Radesyge auftrat, näher beschrieben zu haben. Er kann in gewissem Sinne als ein Vorläufer W. BOECKs angesehen werden, dieses Forschers, der zwar zuerst unter Widerspruch doch bald [2] unwiderleglich feststellte, daß Radesyge Syphilis sei und nichts anderes. Zu derselben Ansicht waren etwa gleichzeitig F. v. HEBRA, der sich vier Wochen lang in Norwegen aufgehalten hatte, und SIGMUND gekommen (eigentlich auf Grund des unten näher zu besprechenden Skerljevo).

Im Nachbarlande Norwegens, in *Schweden*, wo die Krankheit zum mindesten in Stockholm, wahrscheinlich schon im 16. Jahrhundert sehr verbreitet war, hat sich ein endemisches Auftreten der Syphilis kaum vor der letzten Hälfte des 18. Jahrhunderts bemerkbar gemacht (nach H. v. ZEISSL angeblich 1762). Sie ist hier ebenso wie in Norwegen an mehreren Orten und aus verschiedenen Quellen stammend eingeschleppt worden. v. SCHULZENHEIM meint, die Ansteckung sei zuerst durch Händler und Reisende ins Land gebracht, oder sie rühre von heimkehrenden Seeleuten her, die die Krankheit im Ausland erworben hatten. Am meisten schiebt man die Schuld auf die heimkehrenden Krieger, und bei

---

[1] Die Etymologie des oben so oft benutzten Namens „Radesyge" ist etwas unsicher; er hat verschiedene Deutungen erfahren. Sehr allgemein ist er von „rada" abgeleitet worden (einem Wort, daß in der Gegend von Stavanger gebraucht wird und schlecht, häßlich, elend bedeutet), sowie von „syge" (Seuche). Diese Erklärung hat besonders FR. HOLST angenommen, und sie dürfte vielleicht die richtige sein. Sie ist auch von VOUIGT, AHLANDER und MUNK anerkannt worden. Oder auch sollte der Name von dem plattdeutschen „rate", „rote" (faul) stammen; man hat ihn auch in Verbindung gebracht mit „raa", „raad", „ras" (= Fischschuppen, Fischhaut); hierfür dürfte sprechen, daß die Krankheit hauptsächlich Fischer angriff (GEDICKE führt an, daß die norwegische Sprache so reich an Ausdrücken aus dem Fischerleben sei, daß sie den Namen einer Fischersprache — lingua, ut ita dicam, piscatoria — verdiene). Im übrigen waren auch — wie bei dem unten noch zu erwähnenden Skerljevo — Lokalbezeichnungen nach den Orten, wo die Krankheit am stärksten auftrat, gebräuchlich; man sprach z. B. von der „Egersundkrankheit", der „Giljekrankheit" (nach dem Giljetal, einige Meilen von Stavanger), der „Guikrankheit" (nach dem Gehöft Gui in Jarlsberg). Sonst im ganzen Land bekannte Namen waren „röita", „klubba", „franzoser" (zit. nach C. A. BORGE).

[2] Bei DANIELSSEN und W. BOECK: Über Spedalskhed, Christiania 1847 (Traité de la Spedalskhed, vom selben Jahre), wo übrigens MUNK und HJORT alle Ehre zuteil wird, liegt diese Frage mehr in der Peripherie, da es vor allem auf die Unterscheidung von Lepra und Radesyge ankommt: ein entschiedener Standpunkt wird von W. BOECK in Traité de la Radesyge, Christiana 1860, und von BOECK und DANIELSSEN in Recueil d'observations sur maladies de la peau. Christiania 1860 eingenommen.

den unaufhörlichen Kriegen, in die das Land fast während des ganzen 18. Jahrhunderts verwickelt war, wird wohl reichliche und wiederholte Gelegenheit zur Einführung des Ansteckungsstoffs vorhanden gewesen sein. Hallman berichtet 1774, er habe während eines Aufenthaltes in Wien von van Swieten gehört, daß venerische Krankheiten in Sibirien, an den Ufern des Flusses Tobols, sehr allgemein seien und daß sie dort seit 1715 und 1716 viel Schaden angerichtet hätten; man vermutete, daß schwedische Gefangene, die nach der Niederlage bei Pultawa nach Sibirien gebracht wurden, die Krankheit aus Sachsen eingeschleppt hätten. Nach dem langen russischen Krieg (beendigt durch den Frieden von 1721) kam die Krankheit nach Åbo, in dem damals zu Schweden gehörigen Finnland. Ein neuer Import scheint 1762 durch die Heimkunft der Truppen aus dem Pommerschen Krieg stattgefunden zu haben und ebenso nach dem Finnischen Krieg 1788—1790. Dagegen ist die Krankheit wohl nur in geringem Maße aus den Nachbarländern Norwegen und Dänemark eingeschleppt worden. Als eine sehr bedeutsame Ansteckungsgelegenheit sind ferner die großen jährlichen Heringsfischereien und Heringssalzereien in Bohuslän anzusehen; denn hier versammelten sich große Menschenscharen aus dem ganzen Land, welche die Krankheit dann in ihre Heimat brachten. Besonders im Anfang des 19. Jahrhunderts war die endemische Syphilis eine wahre Geißel der Bevölkerung.

Während man, wie oben dargelegt, in Norwegen über das Wesen der endemischen Krankheit lange im unklaren war, scheinen wenigstens eine große Anzahl von Ärzten in Schweden schon um die Mitte des 18. Jahrhunderts vollkommen erkannt zu haben, daß man es hier mit einem auf sexuellem oder extragenitalem Wege sich verbreitenden venerischen Leiden zu tun habe. So machte besonders v. Schulzenheim darauf aufmerksam, daß die sogenannten Primärsymptome recht selten vorkämen. Die Krankheitserscheinungen werden im allgemeinen als schwer beschrieben, sehr oft kam es zu dem Verlust von Nase, Gaumen usw. Wenn auch die Symptome des Haut- und Knochensystems am meisten geschildert werden, findet man doch auch Beschreibungen der Leiden der inneren Organe (Welander erwähnt z. B. Kehlkopf und Lungen). Eine Ursache der abweichenden Anschauungen dürfte wohl auch in der damals allgemein herrschenden Auffassung der Einheit aller venerischen Leiden zu suchen sein, die sich auf den wohlbekannten Hunterschen Selbstversuch von 1767[1] (nach Proksch nicht vor 1786 veröffentlicht) stützte, dem erst 1838 Ricord entgegentrat. Der Name „Radesyge" scheint in Schweden zuerst 1798 in einem Memorial von Hedin an das Collegium medicum gebraucht worden zu sein, und etwas später (1803) in einer von v. Schulzenheim bei der Niederlegung des Präsidiums der kgl. Akademie der Wissenschaften gehaltenen Rede; er identifizierte die Krankheit mit dem schottischen Sibbens[2].

Die Maßnahmen zur Bekämpfung der Krankheit in Schweden stimmen teilweise mit den in Norwegen getroffenen überein. Auch hier wurden (1811) vom Collegium medicum Rundschreiben an die Ärzte mit dem Ersuchen ausgesandt, Aufschlüsse über die Krankheit zu geben. Natürlich brachten die Antworten manche Meinungsverschiedenheiten zum Ausdruck. Nur wenige

---

[1] Eine Selbstbeschreibung von Hunter über die Ansteckung und den Verlauf der Krankheit ist in The urologic and cutaneous review, April 1928, p. 274—275 wiedergegeben („Experiments made to ascertain the progress and effects of the venereal poison").

[2] Sonst braucht man in Schweden als mehr „offizielle" Namen „Franzosen" (in schweren Fällen „Bauernfranzosen"), „Saltflod" („Salzfluß"), „Sjelfrätsår" (fressendes Geschwür), „urartad eller ille artad venerisk sjukdom" (entartete oder bösartige venerische Krankheit). Im übrigen bediente man sich hier, ebenso wie in Dalmatien für Skerljevo, zahlreicher Synonyme, die teils von den besonders hervortretenden Krankheitserscheinungen abgeleitet, teils, um die Natur der Krankheit zu verdecken, mehr euphemistischer Art, teils Lokalbezeichnungen nach den verschiedenen Landesteilen waren. Die Lappen nannten die Krankheit „Knappa tauti" oder „Pojta Wancka" (Ulcus penis).

meinten, es handle sich um eine Krankheit sui generis, während eine nicht geringe Anzahl von Ärzten eine Mischinfektion von Syphilis und anderen Krankheiten (Lepra, Skrofulose, Skorbut, Rheumatismus, Gicht usw.) in Betracht zogen. Man hat sogar der Annahme, daß man es mit einem mercurialen Leiden zu tun habe, nicht fremd gegenüber gestanden. Es wird auch angeführt, daß die früher nicht ungewöhnliche Ansicht, es sei überhaupt unter der Würde eines geprüften Arztes, venerische Kranke zu behandeln, viele in die Hände von Quacksalbern trieb. Schon früher hatte man in Erwägung gezogen, freie Behandlung zu versprechen sowie die Kranken nicht namhaft zu machen; auch versuchte man, Personen, die ihre Krankheit wissentlich verheimlichten, zur Bestrafung zu bringen. Visitationsreisen wurden vorgeschlagen, um in einzelnen Landesteilen alle Einwohner einer Besichtigung zu unterziehen; nachdem das schon um das Jahr 1750 von mehreren Landärzten auf eigene Hand ausgeführt worden war, erschien 1766 eine besondere Verordnung dafür. Aus dem Jahre 1812 liegt ein ausführlicheres Rundschreiben vor, das eine Verordnung über Ausfertigung von Gesundheitspässen enthält. Um die Einrichtung von Krankenhäusern und auch um die ambulatorische Behandlung war es aber wegen fehlender Mittel schlecht bestellt. Daß die oben erwähnten Besichtigungen nicht ohne Erfolg blieben, geht aus den vorhandenen Berichten hervor, aber eine wirkliche Wendung zum Besseren trat doch erst mit der Verordnung von 1817 ein, die allen venerisch Erkrankten Freiplätze in den Krankenhäusern anwies; es war dies eine Maßnahme, die zum erstenmal in Schweden durchgeführt wurde. Im Jahre 1823 schrieb die Akademie der Wissenschaften eine Preisaufgabe über das Thema aus, wie man venerische Krankheiten mit Sicherheit von der sogenannten Radesyge und dem Salzfluß unterscheiden könne. WELANDER hat nicht ersehen können, daß irgendeine Beantwortung der Aufgabe eingelaufen sei, jedenfalls ist der Preis (75 Dukaten) nicht verteilt worden. Erst 1822 wurden die Spitalärzte vom Gesundheitskollegium beauftragt, jährliche Berichte büer die von ihnen wegen endemischer Krankheiten Behandelten einzusenden. Ein neues Rundschreiben von 1827 konnte nun auf Grund dieser Berichte nachweisen, daß die ältere Ansicht, die Krankheit trete an der Küste häufiger als im Binnenlande auf, unrichtig sei, daß die Krankheit vielmehr fast ebenso oft an beiden Stellen und etwa unter denselben Erscheinungen vorkomme. Im Jahre 1856 ließ sich endlich für die letzten fünf Jahre ein erheblicher Rückgang der Krankheit feststellen.

Auf welchen Wegen der *Skerljevo*[1] nach *Bosnien* und *Dalmatien* gelangt ist, darüber herrschen äußerst verschiedene Anschauungen. Man kann wohl ganz von der vereinzelt aufgestellten Hypothese absehen, daß die Krankheit schon im Jahre 1463 — nach dem Fall des Königreichs Bosnien — von den das Land überschwemmenden Osmanen eingeschleppt sei. Diesen — den Osmanen — ist die Schuld auch für Infektionen in späteren Zeiten beigemessen worden; so äußert der Franziskanermönch J. F. JUKIĊ im ersten Bande seines „Pryatelj Bosanskie" (Bosnischer Freund) vom Jahre 1850, daß die Syphilis vor etwa 70 Jahren — also um das Jahr 1780 — zum erstenmal von den Osmanen nach Bosnien verschleppt sei. FR. STEPHAN CHRISTIĊEVIĊ spricht in der von ihm geschriebenen „Libellus medicinalis novus", 1834, schon von zwei Arten Syphilisbehandlung; der Verfasser würde sicherlich nichts über die Behandlung dieser „schändlichen" Krankheit geschrieben haben, wenn sie nicht im Lande geherrscht hätte. L. GLÜCK war seinerzeit der Ansicht, daß die Krankheit

---

[1] *Skĕrljevo* ist kroatisch, *Scherlievo* italienisch (A. PERNHOFFER). Scarlievo ist unrichtige Schreibart (H. ZEISSL). Synonyme sind die lokalgefärbten Namen mal di Fiume, Grobenigger Krankheit, mal di Fuccine, mal di Ragusa, Margherizza, mal di Breno, Falcadine (vgl. unten).

erst 1832 durch das Heer Mahmut Paschas, das zur Bekämpfung eines Aufstandes der heimischen Magnaten gegen die Oberherrschaft des Sultans ins
Land geschickt wurde, eingeschleppt sei; er meinte aber später, dies Heer könne
doch nicht verdächtigt werden. Bei einer späteren Gelegenheit hat er dann
wiederum als Ansicht anderer angeführt, daß Omar Pascha, der 1849 mit seinen
Osmanen und Anatoliern den Trotz der heimischen Magnaten brach, die Syphilis
ins Land gebracht hätte. Nach einem anderen Gerücht sollten die 1863 aus
Serbien nach Nordost-Bosnien ausgewanderten Türken die Urheber der Seuche
gewesen sein. Aus noch späterer Zeit wird berichtet, daß bei dem Aufstand
von 1876 viele von den in den Niederungen der Savegegend wohnenden Familien
in österreichisch-ungarisches Gebiet, besonders nach Slavonien hinüberflüchteten,
und daß diese Flüchtlinge bei ihrer 1878 erfolgenden Repatriation die Syphilis
mit in die alte Heimat hätten bringen müssen; in dem damaligen Grenzgebiet
war die Krankheit stark verbreitet.

Für die Anschauung, daß die Syphilis in den 40er Jahren nach Bosnien,
Serbien und Bulgarien von Osten her eingeschleppt sei — eine Anschauung,
die unter anderen auch von v. Dühring-Pascha geltend gemacht ist —, dürfte
vielleicht der Umstand sprechen, daß Syphilis in den östlichen Teilen des Landes
viel öfter gesehen wird als in den westlichen, an Dalmatien grenzenden Gebieten,
ferner, daß einige auf die Krankheit sich beziehende Ausdrücke türkischen
Ursprungs sind[1]. Es scheint jedoch, als habe die Syphilis in der ersten Hälfte
des vorigen Jahrhunderts eine verhältnismäßig geringe Ausbreitung im Orient
gefunden. Nach Bernhard Stern galt (zit. nach Maurokordato) die Syphilis
1832, als sie in der Wallachei und Moldau wütete, in der Türkei noch für selten.
Oppenheim meint, als er um das Jahr 1838 von der Syphilis in den großen
Städten berichtet, daß nasenlose Gesichter und andere schreckliche Folgen
der Krankheit hier seltener als in Europa zu sehen wären. Erst 1852 teilt Rigler
mit, daß sich die Syphilis rasch über den ganzen Orient verbreite.

Wenn auch die oben besprochenen Möglichkeiten für die Einschleppung
der Syphilis in Bosnien einige Bedeutung, wenigstens für die keineswegs seltenen
Recrudescenzen der Krankheit haben können, so läßt sich das erste Erscheinen
des Skerljevo doch tatsächlich auf eine viel frühere Zeit, nämlich auf das Ende
des 18. Jahrhunderts zurückführen. Vielleicht sind die verschiedenen Herde
im Lande verschiedenen Alters auf Grund von Einschleppung zu verschiedenen
Zeiten (L. Glück). Nach der Tradition soll sie zum erstenmal nach Skérljevo,
einem kleinen Dorf in dem kroatischen Littorale, nahe der Quarneroküste,
erfolgt sein; hier soll die Krankheit 1788 zuerst erkannt worden sein (J. K.
Proksch); jedenfalls meint man, sie zuerst im Fiumebezirk beobachtet zu
haben. Sie verbreitete sich dann rasch in die benachbarten Bezirke von Buccari,
Viccodol, Gradenigo und Fuccini. Die ersten Mitteilungen über die endemische
Syphilis gingen der österreichischen Regierung im Jahre 1800 vom Kastellan
in Fuccini im Kreise Trient zu, der aus Anlaß der Rekrutierung berichtete,
daß sich eine große Anzahl von kräftigen, gesunden Leuten bei der Untersuchung
wegen aussatzähnlicher Geschwüre und Ausschläge als untauglich zum Militärdienst erwiesen hätten. Noch im selben Jahre wurde von Fiume aus eine Kommission mit dem Oberphysikus Massič an der Spitze ausgesandt, um Untersuchungen über die Natur der Krankheit, ihr Auftreten und ihre Verbreitung
anzustellen; ein Bericht der Kommission liegt vom 25. Juli 1800 vor. Im März

---

[1] In diese Richtung deutet z. B. die Bezeichnung der Krankheit mit dem türkischen
Wort *Frenjak*; die Türken nennen die Syphilis „Frengi illata" oder „Frengi hastaluk",
was gleichbedeutend ist mit Krankheit der Franken, des Westens, während die slavischen
Namen „stranna"(fremd), „poganna", „nuschista"(schlecht, schmutzig) und „bludne Boljest"
(Geschlechtskrankheit) Neubildungen sind. In vielen Bezirken nannte man sie auch auf
Türkisch eine „Franzosen-" oder „Ausländer-" oder „Räucherungskrankheit" (L. Glück).

1801 wurden abermals drei Professoren aus Pest mit den Untersuchungen betraut, und der Leiter STÁHLY schritt zusammen mit PETER FRANK zu der Anordnung von Heilversuchen. Das Sanitätslazarett in Fiume mit seinen 200 Betten wurde auf Vorschlag der Kommission als Epidemiespital eingerichtet, und schon nach 15 monatlicher Tätigkeit konnte es wieder geschlossen werden; die leichter Ergriffenen sollten von 10 ad hoc ernannten Bezirksärzten behandelt werden. Wie die beiden Inspektionskommissionen erklärten, sei die Krankheit auf vier Matrosen, die nach Beendigung des Feldzuges von 1799 vom Kriegsschauplatz an der Donau heimkehrten und zwei sie begleitende Weiber zurückzuführen. Anderen Angaben zufolge soll ein Einwohner von Kukuljanovo nach einem dreijährigen Aufenthalt in Bosnien die Krankheit nach seiner Rückkunft auf seine Eltern und mehrere andere Personen übertragen und so nach Dalmatien eingeschleppt haben. Schließlich wird eine gewisse Marghizza, ein Freudenmädchen, das von heimkehrenden Matrosen angesteckt sein sollte, als die Urheberin für die weitere Verbreitung des Leidens genannt (PERNHOFFER). Nachdem nun die Krankheit, dank den getroffenen energischen Maßnahmen, fast als erloschen angesehen werden konnte, kam sie, und zwar besonders im Gebiet von Cazin und in der Savegegend abermals zum Ausbruch, und hier scheint das erst 1805, später 1809 erfolgende Einrücken französischer Truppen in Türkisch-Kroatien, Dalmatien, überhaupt die Illyrischen Provinzen, eine wichtige Rolle gespielt zu haben [L. GLÜCK[1]]. In den Jahren 1808—1809 griff die Krankheit, obwohl ihrem Wesen nach erkannt, besonders stark um sich[2]. Die von den Franzosen in den okkupierten Provinzen eingesetzte Behörde (der Herzog von Ragusa) fand sich zwar veranlaßt, den Chefarzt der französischen Armee in Illyrien BAGNERIS zu beauftragen, zusammen mit dem einheimischen Arzt CAMBIERI Untersuchungen über die Krankheit anzustellen[3], und es kam auch zu einer Denkschrift an die Akademie der Medizin in Paris, aber es wurde doch nichts damit erzielt und alles blieb beim alten. Aus der französischen Okkupationszeit stammt allerdings eine ziemlich reiche Fachliteratur, doch scheint diese mehr oder weniger aus Wiederholungen der Arbeit CAMBIERIs zu bestehen; nur BONÉ, der sich auf die Beobachtung von sechs Kranken beruft, hebt das Vorkommen der außerordentlich großen hypertrophischen Papeln an den Genitalien hervor. Etwa gleichzeitig mit der Eroberung von Ragusa durch die Franzosen machte sich auch im Norden von Ragusa bis Slano und im Süden bis Gruda eine Endemie bemerkbar, die als eine Verschleppung des Skerljevoübels aus dem Fiumegebiet anzusehen ist, und die nach dem fruchtbaren und dichtbevölkerten Brenotal den Namen „Mal di Breno" erhalten hat.

Erst nach dem 1814 erfolgenden Abmarsch der Franzosen schritt man zu energischen Maßregeln. 1816 besuchte Kaiser Franz I. selbst die vom Skerljevoübel heimgesuchten Bezirke des österreichischen Küstenstrichs, und 1818 kam es infolge eines kaiserlichen Beschlusses zu einer rigorosen Volksvisitation in den betroffenen Gegenden. Sie nahm im Mai 1918 in 11 Bezirken (Fiume, Buccari, Fučine, Crkvanica, Čubar, Ravnagova, Belaj, Castna, Castelnuovo, Lovrana und Pisino) ihren Anfang. Diese Lustationes populares umfaßten alle Einwohner, ohne Rücksicht auf Alter, Stand und Geschlecht; nur für die

---

[1] Wegen des abermaligen Aufloderns der Krankheit nach 1805 konnte die Ausarbeitung eines allgemeinen Heilplans, womit STIFFT in Wien beauftragt worden war, nicht zur Ausführung kommen.

[2] Im Jahre 1811 berichtete der Ortsrichter von Grobnik an den Commissaire de police in Fiume, daß sich in dem 3467 Einwohner zählenden Grobnik nicht weniger als 300 Kranke fänden.

[3] Als Ergebnis dieser Untersuchungen teilte CAMBIERI mit, daß unter 39 000 Einwohnern 6000 schwer und 8000 leichter erkrankt waren.

Honorationes in Fiume genügte eine von ihrem Hausarzt ausgestellte Bescheinigung. Alle wurden vollständig entkleidet untersucht, die weibliche Bevölkerung in einem eigenen, hierfür bestimmten abgesonderten Raum. Die Besichtigung erfolgte durch eine aus dem Bezirksvorsteher, zwei Gemeinderichtern und einem Arzt bestehende Kommission. Die am stärksten Befallenen wurden in zwei, eigens hierfür errichteten Krankenhäusern von je 1000 Betten untergebracht. Das eine wurde am 1. April 1818 in Fiume eröffnet und konnte am 30. November desselben Jahres schon wieder geschlossen werden, das andere wurde am 30. Juni 1818 in Portoré im Schloß Castel nuovo, dem bekannten Herrensitz des ausgestorbenen Frangepans, eingerichtet, und Zirovčić beschreibt pathetisch, wie die öden Räume des herrlichen Schlosses, die Zeugen fürstlicher Pracht, fröhlichen Lebensgenusses und historischer Ereignisse, nunmehr in ihrer Eigenschaft als Syphilisspital die Zufluchtsstätte für Jammer und Elend geworden seien. In diesem Krankenhaus wurden bis zu seiner Aufhebung am 28. Dezember 1859, also während 41 Jahren, etwa 19 000 Personen mit einem Kostenaufwand von 3 200 000 österreichischen Kronen verpflegt. Als andere Maßnahmen sind zu nennen, daß einzelne besonders durchseuchte Ortschaften und Bezirke durch Militärkordons abgesperrt, daß eine Beschränkung des Ehekonsenses eingeführt, und alle Häuser, nachdem die Kranken daraus entfernt waren, einer durchgreifenden Desinfektion unterworfen wurden, und zwar galt diese nicht nur Kleidungsstücken, Eß- und Trinkgeräten, sondern auch die Türen, Fenster und Wände der Häuser wurden mit Seife und Lauge abgescheuert; Pelzwerk und unbrauchbares Hausgerät wurde, wenn es Ansteckung befürchten ließ, ganz vernichtet. Der Besuch der Kranken durch ihre Verwandten im Krankenhaus war nur zu bestimmten Zeiten und nur hinter einer Gittertür gestattet. Dank dieser Maßregeln nahm auch der Krankenbestand bedeutend ab.

Die Ansichten der damaligen und teilweise auch noch späterer Ärzte über das Wesen des Skerljevoübels gingen zwar etwas auseinander, aber doch zeigt sich nicht die Zerfahrenheit wie bei den anderen Syphiloiden. Schon im Jahre 1800 betonte Massić, daß die syphilitische Natur der Seuche nicht anzuzweifeln sei, und der Leiter der Kommission von 1801, Stáhly, war derselben Meinung. Giambattista Cambieri war der erste, der etwas über Skerljevo veröffentlichte, er erklärte die Krankheit für „una particulare forma di sifilide", und im wesentlichen einig mit ihm war Jennike. Verdoni aber und ebenso Michaelles — dieser noch 1833 — identifizierten sie mit Lepra, während Laris sie für endemischen Skorbut hielt. Sehr bezeichnend ist auch eine Äußerung von Sax aus dem Jahre 1807; er beklagt sich in einem Bericht an das ungarische „Gubernium" über die nicht selten vorkommende Einreihung von Skrofulösen unter die Skerljevokranken. Eine endgültige Entscheidung der Frage wurde erst durch die obenerwähnten bahnbrechenden Arbeiten von W. Boeck und Hebra, die in das Wesen der Radesyge eindrangen, herbeigeführt, sowie durch die auf wiederholten langen Reisen in den heimgesuchten Gebieten vorgenommenen Untersuchungen von Sigmund.

Die stürmischen Jahre der Freiheitskämpfe 1848—1849 und der darauffolgende italienische Feldzug hatten für das westliche Kroatien nur eine geringe Zunahme der Krankheit im Gefolge; in Slavonien hingegen griff sie abermals stark um sich, so daß in der Nähe der alten berühmten Jodthermen in Lipik Anfang der 50er Jahre ein Syphilisspital in Pakrač mit einer Belegzahl von 120 Kranken errichtet werden mußte. Es wurde nach Erfüllung seiner Bestimmung in ein Landesspital umgewandelt (Zechmeister).

Im Jahre 1851 richtete die Regierung ihre Aufmerksamkeit abermals auf das Skerljevoübel. Um diese Zeit etwa wurde Professor Sigmund (der das

Krankenhaus in Portoré 1854 besuchte) und später Professor F. v. Hebra zur Untersuchung der dortigen Verhältnisse nach Portoré entsandt, und schließlich erhielt 1857 Gustav v. Pernhoffer den Ruf als Arzt an das Krankenhaus in Portoré, dessen Leitung er 1858 übernahm. Einen nur flüchtigen Besuch stattete Lorinser dort 1859 ab [1]. Die getroffenen Maßnahmen zeitigten tatsächlich so gute Früchte, daß die Krankheit 1859 im Triester, Krainer und kroatischen Gebiet als erloschen bezeichnet werden konnte. Auch in Ragusa und dem $1/_2$ Stunde davon entfernt liegenden Breno verschwand die Krankheit allmählich. In den beiden Krankenhäusern waren bis 1859 41 000 Personen behandelt worden, und im Krankenhaus von Portoré, das noch während des Besuchs Sigmunds einen recht großen Krankenbestand hatte, bildete im Herbst 1859, als v. Pernhoffer die unter falscher Diagnose aufgenommenen Kranken ausgeschieden hatte, die Zahl der wirklich an Skerljevo Erkrankten einen so kleinen Rest, daß man dies kostspielige Spital aufheben und die Kranken im städtischen Krankenhaus in Fiume unterbringen konnte.

Noch war aber die Macht der Skerljevokrankheit nicht gebrochen. Eine neue Epidemie entstand 1860 im Brenotale und längs der Ombla bei Ragusa, und zwar durch das Impfen mit humanisierter Lymphe von Kindern, die merkwürdigerweise fast alle im Säuglingsalter gestorben sein sollen (Zechmeister). Doch besonders in den Jahren 1880—1881 nahm die Zahl der Ergriffenen in gewissen Bezirken Dalmatiens in so hohem Maße zu, daß die Regierung sich abermals veranlaßt sah, mit umfassenden hygienischen Verhaltungsregeln einzugreifen. Hierzu trat noch die Notwendigkeit, in Bosnien und Herzegowina Wandel zu schaffen, diesen Ländern, die Österreich 1878 wegen eines Aufstandes besetzt hatte und die es, um Ordnung zu schaffen, laut dem Mandat vom Berliner Kongreß im selben Jahre, weiter besetzt hielt (1909 wurden diese Landesteile dem Kaiserreich formell einverleibt). Unter der osmanischen Regierung hatten Bosnien und Herzegowina unter einem fast vollständigen Mangel an ausgebildeten Ärzten gelitten, auch war das ganze Gebiet, wiewohl auf dem europäischen Kontinent liegend, nicht nur allgemein, sondern auch in ärztlichen Kreisen wenig bekannt. Erst von dem Augenblick an, als die österreichisch-ungarische Monarchie die Verwaltung übernahm, steigerte sich das allgemeine Interesse für Land und Volk. Zur Unterdrückung des Skerljevoübels in Dalmatien erließ die österreichische Regierung am 1. Juni 1884 ein neues Gesetz, demzufolge die mit der Krankheit Behafteten oder die der Krankheit Verdächtigen, wenn erforderlich zwangsweise, in den dazu bestimmten Spitälern untergebracht und dort auf Staatskosten verpflegt werden mußten. Es wurden 60 000 österreichische Kronen für die Bekämpfung der Krankheit in Dalmatien bewilligt, und im Landesspital von Sebenico waren 64 Betten ausschließlich Skerljevokranken vorbehalten; im Februar 1883 wurde diese Zahl auf 32 herabgesetzt. In Sebenico sind im ganzen 441 Kranke behandelt worden. Ende 1889 wurde auf den Vorschlag von Lalić die zwangsweise, wissenschaftlich völlig unbegründete Internierung der tertiärsyphilitischen Kranken, die einige sogar zum Selbstmord getrieben hatte, aufgehoben. In Kroatien wurden auf die Veranlassung von Brodszky 1893 ähnliche Verordnungen getroffen; im Krankenhaus in Gospič kamen 1894—1896 131 syphilitische Patienten zur Behandlung. Die Krankheit war nun stark im Abnehmen; von den in Sebenico 1891—1894

---

[1] Aus Anlaß einer Behauptung von Lorinser, „den Skerljevo der Hauptsache nach für Mercurialismus zu erklären", begab sich v. Pernhoffer in die Quecksilberbergwerke von Idria. Der dortige Bergwerksphysikus Gerbić konnte unter der zahlreichen Arbeiterbevölkerung keinen einzigen Fall nachweisen, der andere Symptome als mercurielle Salivation und Tremor mercurialis gezeigt hätte. Skerljevo-Fälle, die man vor Jahren einige Wegstunden von Idria entfernt häufig beobachtet hatte, waren in der Gerbićschen Praxis überhaupt nicht vorgekommen.

verpflegten Kranken hatten nur 3,4%, und von den im Spital zu Karlstadt 1898—1901 aufgenommenen Kranken 5,6% Syphilis.

Anfang des Jahres 1885 war Auspitz von der Regierung mit dem Studium des Skerljevoübels in Dalmatien beauftragt worden; er starb jedoch schon am 23. Mai 1886, und sein Nachfolger wurde Isidor Neumann, der die betreffenden Ortschaften, besonders in Bosnien und Herzegowina zu wiederholten Malen, 1890, 1892, 1894 und 1897, besuchte. In dem letztgenannten Jahre besichtigte er vor allem die Hauptherde der Krankheit in den Kreisen Bihač, Krupa, Časin und Petrovacz. Überhaupt muß wohl Neumann das Hauptverdienst für die vorzüglichen sanitären Einrichtungen des besetzten Gebietes zuerkannt werden. Er war der ärztliche Berater in allen die Reichslande betreffenden sanitären Fragen und stand in nahen Beziehungen zu dem österreichisch-ungarischen Finanzminister von Kallay, dem Reichsverweser von Bosnien und Herzegowina. Wegen seiner Verdienste wurde Neumann auch am 9. September 1894 zum Hofrat ernannt. Auch Maximilian v. Zeissl erhielt (im Oktober 1896) von dem österreichischen Ministerium des Innern den Auftrag, eine Studienreise durch Dalmatien, Bosnien und Herzegowina zur Erforschung des Skerljevoübels zu unternehmen; er untersuchte 171 Kranke. Am 24. Januar 1911 konnte Neumann in der Wiener Dermatologischen Gesellschaft einen Skerljevokranken aus Kroatien vorführen, und zwar aus dem vollständig durchseuchten Ort Dabar im Lika-Krbovaer Komitat, wo, wie der Kranke berichtete, zahlreiche Verwandte und Bekannte von der Seuche ergriffen waren. Hugo Zechmeister [1], der viele Jahre lang an der venerologischen Abteilung des Marinehospitals in Pola tätig war, und im Frühjahr 1901, eigentlich um Lepra zu studieren, nach Dalmatien und Westkroatien entsendet wurde, teilte Neumann mit, daß er im kroatischen Littorale mehrere Fälle von Skerljevo gesehen und auch erfahren habe, daß in dem oben kurz erwähnten Komitat ganze Ortschaften mit Skerljevo behaftet waren.

Wegen der Unbotmäßigkeit und des Mißtrauens der Bevölkerung war es notwendig, die für die Beschränkung der Krankheit erforderlichen gesundheitlichen Maßnahmen schrittweise ins Werk zu setzen Es wurden zunächst, wie schon erwähnt, im Landesspital von Sebenico 331 Skerljevokranke interniert, ferner 130 im Krankenhaus von Gospič und 152 im Spital von Karlstadt (Zechmeister). Im ganzen wurden bis zum Jahre 1889 11 Spitäler errichtet, aber dennoch standen den etwa $1^1/_2$ Millionen Einwohnern der betreffenden Landesteile nur 40 Zivilärzte und doppelt so viele Militärärzte zur Verfügung. Nach den von Neumann 1890 gemachten Vorschlägen war es der Regierung durch Berufung von Ärzten aus der Monarchie vor allen Dingen um die Abhilfe des Ärztemangels zu tun. Ganz systematisch mußte die früher mißtrauische Bevölkerung an die besseren Zustände gewöhnt werden, und allmählich fingen dann auch die Stadtbewohner und etwas später die Landbewohner an, ärztliche Hilfe anzurufen. Nach und nach wurde die Anzahl der Ärzte erhöht, es wurden 60 neue Stellen errichtet, für deren Besetzung nicht nur das bestandene Staatsexamen, sondern auch eine zweijährige Praxis an einem Krankenhaus gefordert wurde; zudem wurde bevorzugt, wer an einer syphilitischen Abteilung tätig gewesen war und sonstige Erfahrungen in Syphilisbehandlung besaß. Schließlich wurden in der Landpraxis für die Behandlung islamitischer Frauen auch vier Ärztinnen angestellt. Alle Ärzte waren zu genauen Aufzeichnungen

---

[1] Zechmeister hat seiner gut geschriebenen Monographie, die der obigen historischen Darstellung vielfach als Unterlage gedient hat, eine sehr übersichtliche Karte beigelegt, die durch Farben und Schraffierungen die verschiedenen Verbreitungs- und Invasionsstellen angibt für 1. die unter dem Namen Skerljevo bekannte Endemie, 2. die durch flüchtende Bosniaker eingeschleppte Syphilisepidemie und 3. das sog. mal di Breno.

über die Anzahl der in ihrem Bezirk erkrankten Personen, sowie zu vierteljährlichen oder jährlichen Berichten an die höchsten Sanitätsbehörden verpflichtet, damit die Regierung einen immer klareren Einblick in die Morbiditätsverhältnisse der Bevölkerung gewinnen und die Syphilisbewegung verfolgen konnte. Als 1885 eine neue Syphilisepidemie die Schulen bedrohte, wurden die Bezirksärzte beauftragt, auf ihren Dienstreisen auch dem Gesundheitszustand der Schuljugend volle Aufmerksamkeit zu schenken, von Syphilis ergriffenen Schulkindern den Schulunterricht zu verbieten und ihre Behandlung zu veranlassen.

Um die Kranken in Spitälern unterbringen zu können, schlug NEUMANN anfangs die Einrichtung von Syphilisbaracken an den Hauptorten der am stärksten heimgesuchten Bezirke vor. Aber nach Ermittlungen der Landesregierung wurde statt dessen beschlossen, sogenannte Bezirkskrankenhäuser zu bauen, wo alle Krankheiten der Bevölkerung, nicht nur Syphilis, unentgeltlich behandelt werden sollten. Auf diese Weise verloren diese Krankenhäuser das odiöse Gepräge einer Spezialanstalt sowie den provisorischen Charakter. Es wurde nunmehr der Bau von vier solchen Krankenhäusern beschlossen, drei davon wurden 1891, das vierte 1892 eröffnet, hierzu kamen später noch fünf neue Krankenhäuser. Einen großen Fortschritt bezeichnet ferner die Einrichtung des 1894 in Sarajevo eröffneten bosnisch-herzegowinischen Landesspitals mit Unterabteilungen für Augenkrankheiten, Chirurgie und Geburtshülfe. Die Abteilung für Hautkranke und Syphilitiker, an deren Spitze LEOPOLD GLÜCK als Primararzt stand, verfügte über 77 Betten und war in jeder Beziehung gut ausgestattet. Die Bestrebungen des Krankenhauses gingen darauf aus, den Kranken alle neuzeitlichen wissenschaftlichen Heilmittel zu bieten, und so wurde das Krankenhaus zu einem Zentrum der medizinischen Forschung auf dem Balkan. Neben den von der Regierung errichteten 10 Landeskrankenhäusern wurden weitere 15 Gemeindespitäler gebaut. Alle ortsständigen Kranken wurden in den Bezirkskrankenhäusern völlig unentgeltlich behandelt, und die ortsständigen unbemittelten Syphilitiker auch in den Landeskrankenhäusern und Gemeindespitälern.

Sämtlichen 25 Krankenhäusern wurden Ambulatorien mit freien Sprechstunden angegliedert; die erforderliche freie Arznei erhielten die Kranken in den Bezirkskrankenhäusern. Auch die unter der Leitung der Bezirks- oder Gemeindeärzte stehenden Gemeindeambulatorien bildeten einen wesentlichen Fortschritt im Kampf gegen die Syphilis. Ende 1902 waren, um der Bevölkerung die unentgeltliche ärztliche Behandlung zu verschaffen, 42 solcher Anstalten in Bezirken, wo es keine Krankenhäuser gab, errichtet worden; zudem stellte die Landesregierung auch die erforderlichen Arzneimittel zur Verfügung.

Zu den Anordnungen, welche getroffen wurden, um die Ausrottung der Syphilis zu fördern und die Indolenz der Bevölkerung zu bekämpfen, gehörten auch populäre, in der Landessprache verfaßte Schriften, die Aufschlüsse über das Wesen der Krankheit, ihre Verbreitung, ihre Symptome und Folgen gaben; sie wurden von Lehrern, Geistlichen, Kadis[1] und größeren Grundbesitzern unentgeltlich im ganzen Lande verteilt; auch hatten die Bezirks- und Gemeindeärzte ab und zu volkstümliche belehrende Vorträge zu halten. Die Prostitutionsfrage, die ja übrigens in keinem unmittelbaren Zusammenhang mit der Syphilis steht, suchte man zu ordnen durch Kasernierung und strenge Beaufsichtigung durch die Sittenpolizei. Da sich ein Teil der Bevölkerung aus Unwissenheit immer noch der Behandlung entzog, sollten regelmäßige, systematische Untersuchungen über das ganze Land ins Werk gesetzt werden, bei denen auf Grundlage der Volkszählungslisten sämtliche Bewohner in bestimmter Reihenfolge in ihren Häusern untersucht, behandelt und über die Krankheit belehrt

---

[1] Kadi ist Benennung des türkischen Richter.

würden. Da bei Syphilis mehrere Jahre hindurch Ansteckungsgefahr vorhanden ist, sollten zudem alle in ihren Häusern, in den Ambulatorien oder Krankenhäusern behandelten ortsständigen Syphilitiker in die bezirksweise eingerichteten Register eingetragen und drei Jahre lang mit regelmäßigen, nicht zu großen Zwischenräumen untersucht und nötigenfalls behandelt werden.

Dank dieser als notwendig zu bezeichnenden Maßnahmen konnte L. Glück schon im September 1903 bei der Tagung des 8. Deutschen dermatologischen Kongresses in Sarajevo die Mitteilung machen, daß mehrere kleine Syphilisherde vernichtet seien, der zuvor stark verbreitete Tertiarismus sei schon seltener geworden, Zahl und Umfang neu hinzukommender Krankheitsherde im Abnehmen begriffen, die Quacksalberei in den Hintergrund getreten und die Bevölkerung habe sich an die sachkundige Behandlung gewöhnt.

Da die Krankheit (nach Ehlers und Hecht) auch heutigentags noch in Dalmatien zu finden ist, mag hier angeführt sein, daß nach L. und Marianne Neumayer jedenfalls noch 1915 dieselben gesundheitlichen Vorschriften wie ehedem beobachtet wurden: Visitation sämtlicher Einwohner und Durchforschung der von Syphilis heimgesuchten Gegenden in Bosnien und Herzegowina (fortdauernd bis 1914). Die bei der Durchforschung ermittelten Kranken wurden 5 Jahre lang, und zwar im 1. Jahre allmonatlich, im 2. Jahre alle zwei Monate usw. untersucht. Von der Anwendung der Wa.R. mußte man absehen, und auch die regelmäßigen Untersuchungen der Cerebrospinalflüssigkeit waren undurchführbar.

Im obigen sind die Syphilisendemien in Dalmatien, Bosnien und Herzegowina zunächst deshalb zu so ausführlicher Darstellung gekommen, weil der österreichisch-ungarischen Regierung die Ehre zukommt, hier Maßregeln zur Bekämpfung der Krankheit ergriffen zu haben, die für andere Länder in ähnlichen Fällen mustergültig gewesen sind, dann aber auch, weil die ausführlichsten und besten Mitteilungen über das klinische Verhalten der Krankheit von Forschern stammen, die in diesen Bezirken gewirkt haben.

Die sogenannte *Krim-Krankheit,* die Gmelin und Pallas auf ihren Reisen in Rußland beobachtet haben, dürfte nach heutigen Anschauungen ebenfalls ein „Syphiloid" gewesen sein [1]. Der lokale Name der Krankheit in Astrachan war Krimskaja Bolesna oder Krimskaja Prokasa, weil sie aus der Krim durch russische Kriegsheere dort eingeschleppt war.

Zu den Syphilisendemien sind, doch wohl mit Unrecht, noch eine Anzahl anderer und sehr begrenzter Epidemien gerechnet worden, worüber vollständigkeitshalber noch folgendes angeführt sei.

Mal de St. Euphemie, eine Seuche, die 1797 in dem Dorf gleichen Namens in Drôme in Frankreich ausbrach. Jean Bayer tat dar, daß sie von einer Geburtshelferin, die am Zeigefinger einen syphilitischen Schanker trug, herrührte, daß diese Frau 50 andere Frauen und diese wiederum Kinder und Männer ansteckten.

Pian de Névac 1785. Durch ein von seiner Amme angestecktes neugeborenes Kind wurde die Krankheit auf mehrere Frauen und von diesen wiederum auf ihre Familien überführt.

---

[1] Es ist wohl kaum richtig, wenn W. Boeck und Danielssen unter Berufung auf die Untersuchungen von Martius (1816 und 1819) es als hinreichend bewiesen ansehen, daß die Krankheit nichts anderes als Elephantiasis graecorum gewesen sei. Sie mögen zu dieser Annahme gelangt sein, weil die Krankheit, die Martius für ein Gemisch von Lepra squamosa, nodosa et rubra hielt, auch das Synonym Lepra taurica s. chersonea getragen hat und weil die Kosaken bei Jaik sie Tschornaja Nemeschtsch, die schwarze Krankheit nannten, weil „die ersten Symptome beim Ausbruch in einer schwärzlich werdenden Färbung des Gesichts bestehen", was sie wahrscheinlich für die der Lepra eigentümlichen Rotbraunfärbung hielten. — Bei dem 12. internationalen medizinischen Kongreß in Moskau 1897 machte aber Tarnowsky mit Bestimmtheit geltend, daß die „Krimka" (Lepra taurica) Lepra sei; jedoch war die Krankheit nach der in den 50er Jahren stattfindenden Auswanderung der Bevölkerung in Nogai nach der Türkei ganz erloschen, und es gab in der Krim keinen einzigen Leprösen mehr.

Mal de Chavanne-Lure in Haute Saône in Frankreich, trat 1818 auf und ist 1819 von FLAMAND beschrieben worden. Die Epidemie erstreckte sich auf 20—25 Personen. Der zuerst Angegriffene war ein Mann, der während der zweiten Truppeninvasion nach den Napoleonskriegen von österreichischen Soldaten in Montbéliard angehalten worden war; er hatte aus den Tassen der Soldaten getrunken und durch ihn wurden seine Frau und drei Kinder, dann noch andere Verwandte, im ganzen 20—25 Personen angesteckt.

Auch aus jüngerer Zeit liegen Berichte über begrenzte Syphilisepidemien vor.

So berichtet STRAVINO über eine solche Epidemie in *Terra di Lavoro* im Kapuabezirk. Hier sollte die Ursache teils im Volkscharakter zu suchen sein — die Bevölkerung war schon im Altertum wegen ihres lockeren Lebenswandels und ihrer Vergnügungssucht bekannt, — teils in der sehr verbreiteten Prostitution, ferner in der dort üblichen Ernährung der Kinder durch Ammen sowie dem fehlenden Reinlichkeitssinn der Frauen. Eine ähnliche kleinere Epidemie in Casalioma in der Nähe von Pavia, worüber MASSAZZA und TRUFFI berichten, wird ebenfalls auf eine Übertragung durch das Stillen zurückgeführt, noch begünstigt durch die Gewohnheit der Mütter, auch fremden Kindern die Brust zu bieten.

Als Syphilisendemien lassen sich hingegen mit voller Berechtigung mehrere Ausbrüche Ende des 18. und am Anfang des 19. Jahrhunderts ansehen. Unter diesen ist *Falcadina* (die Tyroler Krankheit) zu nennen, die 1786 (EHLERS; v. ZEISSL führt 1790 an) in dem Dorf Falcadina in der Provinz Belluno im italienischen Tirol (Venetien) ausbrach und eine größere Anzahl Personen ergriff. Nachdem man über die Art der Krankheit lange im ungewissen war, wies MARCOLINI 1829 nach, daß es sich um Syphilis handelte, die von einer Bettlerin von Haus zu Haus verschleppt worden war (zit. nach EHLERS).

Es hat auch ein *littauisches*, ein *estländisches* und ein *kurländisches Syphiloid* gegeben. Im ersten Jahrzehnt des vorigen Jahrhunderts hörte man zudem von einem *hessischen Syphiloid*, das, wie es schien, durch den hessischen Truppenteil des das Fiumegebiet in den Jahren 1805 und 1809 besetzthaltenden französischen Invasionsheeres nach Deutschland gebracht worden war.

Besonders heimgesucht war zu dieser Zeit Südeuropa. So trat 1801 eine ansteckende, den Namen „*Frenga*"[1] tragende Krankheit in Serbien auf.

In Griechenland wurde die *Spyrokolon* (mit den Synonymen *Orchida, Frango, Franzo*) zum erstenmal während des Freiheitskrieges oder richtiger unmittelbar danach (um 1820—1825) beobachtet. Ihre Einschleppung war, wie man vermutete, den aus Albanien, Asien, Afrika und besonders Ägypten hereinströmenden türkischen Armeen zu danken. Es wurden fast alle Provinzen, doch vor allem die nördlichen, Böotien und Beltos, heimgesucht. Der endemische Charakter der Krankheit machte sich besonders 1835 in mehreren kleineren Städten und Dörfern geltend; so waren in Lionidion von 600 Einwohnern 200 ergriffen. Von den Ärzten wurde die Krankheit vielfach verkannt, doch gab es einige, die sie für Syphilis oder eine bisher unbekannte und noch nicht beschriebene Art der Lepra hielten, aber erst KARL WIBMER, der diese Gegenden 1837 und 1838 besuchte, identifizierte die Krankheit mit Skerljevo und Radesyge. Es wurde dann durch die Errichtung von besonderen Krankenhäusern energisch gegen die Seuche eingegriffen. Sie ist ausführlich von ALBANARIUS beschrieben worden, und zum letztenmal hat man im September 1892 auf dem 2. internationalen dermatologischen Kongreß in Wien (durch JOANNU-Athen) etwas über die Spyrokolon gehört; sie schien damals immer noch an einigen Orten Griechenlands endemisch aufzutreten.

---

[1] Die Bezeichnung Frenga (Frenjak) war auch in Süddalmatien, Mittelbosnien und einem Teil der Herzegowina gebräuchlich; im nördlichen und westlichen Teil des besetzten Gebiets der Herzegowina wie auch in Kroatien und Dalmatien hieß die Krankheit *Franza* (vgl. oben S. 294). In Süd- und Südost-Bosnien trifft man den Namen *Kadori* (Räucherungen), der abgeleitet ist von der üblichen Behandlungsweise der Krankheit (durch Zinnober-Räucherungen). Über das ganze Land kannte man aber Syphilis als die „Gadua bolest" (abscheuliche Krankheit) (GLÜCK). In Siebenbürgen, der Walachei, Rumänien und der Bukowina trug die Krankheit den Namen „Boala".

Auch in *Siebenbürgen* machte sich im 18., teilweise auch im 19. Jahrhundert eine endemische Ausbreitung der Syphilis bemerkbar. Die ersten Berichte über das Auftreten der Krankheit stammen aus dem Jahre 1500, aber erst im Jahre 1784 wurden ihre schlimmen Folgen in den Bezirken Temesvar, Caras-Severin und besonders Zlatna bekannt; die Krankheit war hier durch die großen Truppenansammlungen begünstigt worden und richtete große Verheerungen an. Der Grund dieser lokalen Syphilisendemie war in dem Umstand zu suchen, daß, um die Truppen Maria Theresias gegen Ansteckung zu schützen, alle Prostituierten Wiens in den Jahren 1752—1769 in die Gegenden von Temesvar verwiesen wurden. Gegen Ende des 18. Jahrhunderts verbreitete sich die Krankheit in Siebenbürgen ungeheuer, und zwar waren die Bezirke Arad, Temes-Torontal, Bistritza-Nasaud, Maramuresch, Zlatna, Caras-Severin und Lugosch, wo die Krankheit von den Soldaten der Monarchie eingeschleppt worden war, besonders heimgesucht. Zu dieser Zeit schritten auch die obersten Behörden durch Entsendung einer Anzahl Ärzte nach diesen Bezirken zum erstenmal gegen die Krankheit ein; 1808 wurde die zwangsweise Untersuchung und Behandlung der Bevölkerung eingeleitet und zu gleicher Zeit ein eigenes Krankenhaus in Zlatna errichtet; ähnliche Spitäler wurden 1844 in Mocin und Huedin, sowie 1848—49 in Klausenburg, wo die Verbreitung der Syphilis durch die Revolution stark gefördert wurde, errichtet. Andere Mitteilungen über die Syphilis in Siebenbürgen haben der ungarische Dermatologe Lajos Nékam (1908 und 1916), sowie Denko Kalman (1894) und Gyory Tibor (1900) gemacht. Die getroffenen prophylaktischen Maßnahmen sind Brambilla und Andrei Etienne zu danken. (Rev. stiintalor. med. Jg. 14 (1925), S. 811—816, und S. 898—900. (Rumänisch.) (Ref.: Zentralbl. f. Haut- u. Geschlechtskrankh. Bd. 21, S. 247—248.)

Zu den Gegenden, in denen der Kampf gegen Syphilis noch im 20. Jahrhundert (1902) aufgenommen werden mußte, gehört der Bezirk Kosow, der, das südliche Galizien (jetzt westl. Kleinpolen) bildend, im östlichen Karpathenland zwischen Ungarn und der Bukowina liegt; die Bewohner gehören zum ruthenischen Stamme, und heißen Huzulen. Die speziellen Sitten und schrankenlose Freiheit des geschlechtlichen Verkehrs, nicht nur zwischen den Ledigen, sondern auch zwischen Verheirateten, tragen zur leichten Verbreitung der Lues bei. Die Hauptursache der Krankheit ist in der durch gewisse eigentümliche Moralbegriffe bedingten starken Unsittlichkeit der Bevölkerung zu suchen. Unter 11 863 Einwohnern wurden im Laufe eines Jahres 520 Syphilisfälle (also über $4^0/_0$ Erkrankte) festgestellt. Man nahm den Kampf in ähnlicher Weise auf wie gegen das Skerljevoübel: In dem größten Dorf des Bezirks wurde ein Krankenhaus für Syphilitiker mit 20 Betten eröffnet, und fünf Ärzte wurden beauftragt, die Kranken in dazu bestimmten Ambulatorien unentgeltlich zu behandeln, die Hütten und ihre Bewohner zu untersuchen und die Leute über die Gefahren der Syphilis und die dagegen zu ergreifenden Maßnahmen zu belehren (Doboszynski). Die Krankheit hatte dort schon seit Jahren gewütet. Nach etwas späteren Mitteilungen (Sofer) über die Zustände unter der Landbevölkerung des südöstlichen Galiziens steht die Ausbreitung der Krankheit nicht nur mit der tiefen Kulturstufe der Bevölkerung, sondern auch mit der recht verbreiteten Trunksucht und dem Mangel an Ärzten in Verbindung. Nach Nachrichten von Milgrom herrscht die Krankheit noch immer. Nach den letzten Mitteilungen von Sobanski waren nach seinen Berechnungen vom 1. Januar 1927 im Bezirke von 11 Gemeinden mit 11 925 einheimischen Einwohnern im ganzen 4378 (davon 3061 Kinder), also $37^0/_0$ der ganzen Bevölkerung, syphilitisch erkrankt. Von den zuständigen Ministerien wurde das sogenannte Epidemieverfahren eingeleitet. Die Epidemieärzte wurden vom Staat angestellt, und der Staat trug auch die Kosten für die den Kranken verabreichten Arzneien. Man erhöhte die Zahl der Epidemieärzte auf neun, und es wurde jedem dieser Ärzte ein Krankenhaus oder ein Ambulatorium zur Behandlung von Geschlechtskranken angewiesen. Die Leute faßten schließlich Vertrauen zu der medizinischen Behandlung, und mit der zunehmenden Anzahl der Geheilten verringerte sich dann auch die Ansteckungsgefahr. Aus der Statistik über die in Österreich mit Geschlechtskrankheiten behafteten Personen läßt sich ersehen, daß in den Jahren 1881—1890 $28,3\%$ auf Galizien entfielen, während diese Zahl in den Jahren 1901—1904 fast um ein Drittel bis auf $23,2\%$ gesunken war.

Die Mitteilungen über die Häufigkeit der Syphilis im Verhältnis zur Gesamtbevölkerung an den Orten, in denen die Krankheit endemischen Charakter hatte, sind natürlich höchst schwankend; es finden sich hierüber nur wenige wirklich wertvolle statistische Angaben. Eine der ältesten Zählungen aus dem Skerljevogebiet gibt 4500 Ergriffene unter 14000—15000 Einwohnern (etwa 33%) an; zu ähnlichen Zahlen (13000 Kranke unter 38000 Einwohnern) gelangte nach PERCY und LAURENT die 1801 berufene Ärztekommission (zit. nach EHLERS). Über die von CAMBIERI vorgenommenen Zählungen s. S. 295. Die 1818 auf Grund eines kaiserlich österreichischen Beschlusses veranstaltete Volksvisitation kam zu erheblich niedrigeren Ziffern. Unter einer Bevölkerung von 131484 Personen, wovon allerdings 2953 abwesend waren, stellte man, statt wie erwartet, 14000—20000, im ganzen nur 2970 unzweifelhaft Skerljevokranke und außerdem noch 1194 verdächtige Fälle fest (zit. nach ZECHMEISTER und PROKSCH). Sonst bewegen sich viele der Berichte in mehr allgemeinen Ausdrücken. So sagt PETRINI DE GALATZ mit Bezug auf Rumänien: Starke Verbreitung in den Städten und wohl noch in höherem Maße auf dem Lande. Aus Japan berichtet OKAMURA, daß $60—70\%$ der erwachsenen Männer Blennorrhöe hätten und daß von den drei venerischen Krankheiten auf Syphilis 25% entfielen. PRINCE A. MORROW sagt in seinen Schilderungen von den Sandwich-Inseln, daß vielleicht kein anderes Volk der Erde so vollständig durchseucht von Syphilis sei wie die Hawaianer; angeblich sei die Krankheit zuerst 1796 durch die Besatzung der James-Cookschen Schiffe dorthin gebracht worden[1]. Nach den Berichten von A. LUTZ hat er als Mitglied einer Untersuchungskommission für Lepra bei etwa 5% der Kanaken floride syphilitische Prozesse gefunden. Nach REITH-FRASER ist die Bevölkerung der Kapstadt hochgradig syphilitisch, und ebenso sollen die Südseeinseln, Samoa und die Marshallinseln nach den Berichten dortiger Ärzte durchseucht sein (MENSE). E. LESSER berichtet, daß auf den Marshallinseln, die im Jahre 1900 eine neue deutsche Kolonie waren, 75% einer Bevölkerung von 13000 Menschen mit Syphilis infiziert waren (STEINBACH). Auf Atolen Jalnit wurden 730 von 1100 Einwohnern

---

[1] Es scheint indessen sehr zweifelhaft zu sein, ob die Mannschaft des JAMES COOKschen Schiffes „Endeavour" (ausgeschickt um die Venuspassage zu beobachten) erst die Syphilis nach Tahiti gebracht hat, wie es z. B. von HIRSCH angegeben ist. Seine erste Reise wurde in 1768—1771 vorgenommen. (Das von PRINCE A. MORROW angegebene Jahr 1796 ist entschieden ein Fehler; COOK wurde auf seiner dritten Reise nach dem Stillen Meer mit „Resolution" und „Discovery" am 14. Februar 1779 getötet und die Schiffe von dem Nächstkommandierenden nach England zurückgeführt.) Sicher ist, daß BOUGAINVILLE mit „Dolphin", „Boudeuse" und „Etoile" ein Jahr früher Tahiti besucht hatte, und in seinem Reisebericht teilt er mehrere Fälle von Ansteckung bei seinen Matrosen mit. COOK schiebt wenigstens die Schuld der Einführung der Krankheit auf die Franzosen und wird in dieser Richtung gestützt von WALLIS (der erste Entdecker von Tahiti). Übrigens haben auch mehrere Autoren (z. B. FORSTER, ANDERSON, ELLIS, DUNCAN, QUATREFAGES) geglaubt, daß Syphilis eher als die Entdeckung von Tahiti dort vorgekommen ist, vielleicht vom amerikanischen Kontinent hinübergeführt. Alles in allem ist die Einschleppung von Syphilis nach den Sandwichinseln noch eine offene Frage (vgl. H. GROS: Une vieille querelle entre Anglais et Français. Paris Médical. Jahrg. 1928. Nr. 18. S. VII—X).

untersucht, 641 (69%) hatten Syphilis. Nach Braunerts Berichten von den Marshallinseln 1913 betrage der Prozentsatz an Syphilitikern unter den Männern 10, unter den Frauen 13,5; am stärksten ergriffen seien die Atolle Arno und Mejit gewesen, bei vielen von ihnen waren zahlreiche Hautnarben zu sehen. Wie A. R. Cook mitteilt, waren nach den statistischen Mitteilungen des Missionsspitals in Mango, der Hauptstadt von Uganda, von den 13 000 im Jahre 1908 ambulatorisch behandelten Kranken etwa 14,8% Syphilitiker; von den in den Jahren 1903—1907 im Spital aufgenommenen Kranken hatten 11,4% Syphilis. Von anderer Seite ist der Prozentsatz unter den Eingeborenen Afrikas noch viel höher geschätzt worden. Aus Siam teilt Rasch (1897) mit, daß nach seinen Erfahrungen auf 100 erkrankte Siamesen 33—37 venerische Kranke kämen. Broc berichtet 1919 aus Tunis, daß die Krankheit unter den Eingeborenen sehr verbreitet sei; er hat übrigens nur männliche Kranke untersuchen können[1]. Aus Tunis teilt 1893 Raynaud mit, daß ein dort von 1859—1861 tätiger französischer Militärarzt Vincent unter 423 Personen 188 Syphilisfälle (über 44%) festgestellt habe. Nach Remlingers Mitteilungen von 1913 hätten sich 1911 in Marokko, wo die Syphilis sehr verbreitet ist, unter 11 524 ärztlichen Konsultationen 3646 (etwa 31,6%) auf venerische Krankheiten bezogen (38% bei der ärmeren arabischen Bevölkerung)[2].

Ziffernmäßig hat Rußland die wichtigsten Angaben über die Ausbreitung der Syphilis gegeben, wiewohl natürlich auch diese, wie jede andere Statistik, an fühlbaren Mängeln leiden[3]. Mit Ausnahme von Estland, wo die Krankheit nach Alexijewsky eine sehr geringe Ausbreitung zeigte — 1885 gab es hier nur 1,9% venerische Kranke und in den letzten Jahren war ein allgemeines Abnehmen der syphilitischen Leiden beobachtet worden — findet man für die meisten Bezirke sehr hohe Zahlen. Zufolge Barssukow waren nach den Jahresberichten der zuständigen Ärzte in den vier ersten Bezirken des Kreises Koslow durchschnittlich 6% aller Kranken Syphilitiker, und in dem von ihm selbst verwalteten 5. Bezirk stellten sie 18% der ambulatorisch Behandelten dar. Eltzinoi hatte 5474, darunter 3316 Kinder, untersucht; hiervon waren 413 (12%), sowie von 2951 Frauen 314 (14%) mit Syphilis behaftet; frische Fälle wurden nicht beobachtet. Flietner und Stepanow untersuchten im Gebiete Narym im Gouvernement Tomsk 147 syphilitische Ostjaken, d. h. 8,6% der Gesamtanzahl der von ihnen untersuchten Ostjaken. Finowsky konnte in vielen Dörfern bis zu 84% Syphilitiker feststellen. Generopitowzeff hatte durch Aufnahme von Listen in den einzelnen Familien des Paraflewskisken Kreises im Gouvernement Tschernugow in den letzten drei Jahren festgestellt, daß in diesem, 6 Dörfer mit etwa 9000 Einwohnern umfassenden Kreise etwa 5% der Bevölkerung syphilitisch waren. Kiwull in Wenden teilte 1897 mit, daß eine auf Ersuchen des Ministeriums des Innern eingesetzte Kommission feststellte, daß in Kurland in den letzten vier Jahren gegen 5000 Fälle von Syphilis eingetragen waren. Nach den Angaben Herzensteins (1895) entfielen in einigen Kreisen fünf Syphilitiker auf 100 Einwohner, einige Bezirke wären ganz durchseucht. In einem etwas späteren Artikel (von 1896) macht er geltend, daß die Anzahl der Syphilitiker im Gouvernement Novgorod im Zunehmen, und zwar von 7,37% der Bevölkerung im Jahre 1888 auf 8,7% im Jahre 1894 gestiegen sei. Leinenberg teilt mit, daß nach einer Mitteilung des Kriegsministeriums von 1881 40,9% der Soldaten dieses Jahres Syphilitiker waren. Aus dem

---

[1] Über die Verbreitung der Syphilis unter den verschiedenen Rassen der Bevölkerung in Tunis vgl. Hecht (Die soziale Bedeutung und Bekämpfung der Geschlechtskrankheiten, dieses Handbuch Bd. 22, S. 3).

[2] Über die Verbreitung unter den Truppen in Indochina vgl. Hecht (Band 22, S. 3).

[3] Genaueres über die Russischen Statistiken vgl. Haustein (dieses Handbuch, Band 22, S. 531 ff.).

Gouvernemente Minsk berichtet Liwschütz, daß die Syphilis unter der dortigen Landbevölkerung durchschnittlich mit 4,1$^0/_0$ vertreten sei — in den verschiedenen Gegenden des Gouvernementes schwankte der Prozentsatz zwischen 1 und 16$^0/_0$. Masslowsky gibt an, daß die Zahl der Syphilitiker im Kreise Borrissoglebsk 2,5$^0/_0$ aller Kranken betrüge, er sei aber überzeugt, daß die Syphilisation der Bevölkerung fast vollständig sei (zit. nach Dina Sandberg). Nikitin schreibt über den Kreis Nicolajewsk im Gouvernement Samara, daß im Jahre 1893 198 Männer unter 45000 Einwohnern als Syphilitiker eingetragen wurden (Rosumowsky bezeichnet Samara im Hinblick auf die Häufigkeit der Syphilis als die 7. unter den Städten des europäischen Rußlands). Nikolsky: Im Kreise Tambow betrug die Zahl der Luetiker in den letzten fünf Jahren 15,7$^0/_0$ aller Kranken. Dina Sandberg, die sich 7 Monate lang in dem Dorf Nikolskoje im Kreise Koslow aufhielt, fand unter 523 ambulant behandelten Kranken 20,6$^0/_0$ Syphilitiker. Nach den Erfahrungen aus dem Kreise Tschernogrjaska im Gouvernement Moskau stellte Skatkin fest, daß die durchschnittliche alljährlich eingetragene Zahl der Syphilitiker auf 4,13$^0/_0$ der Bevölkerung lautete, doch scheine die Krankheit in den letzten fünf Jahren etwas abgenommen zu haben. Gelegentlich des 12. internationalen medizinischen Kongresses in Moskau 1899 führte Tarnowsky eine von Grebenehikow ausgearbeitete kartographische Darstellung der je auf 1000 Einwohner der Gouvernements annähernd berechneten Mittelzahl der Jahre 1888—1894 vor. Diese ist jedoch sehr unvollständig, da nur die von den Ärzten in den Bezirken (Zemstwo) und den zivilen Spitälern eingetragenen Kranken mitgerechnet sind und nicht die Syphilitiker der Armee, der Flotte und der Privatklientel der Ärzte. Nach der Karte waren die zentralen Bezirke Tambow und Saratow am stärksten heimgesucht (bis 25$^0/_{00}$ der Bevölkerung). Im Gouvernement Wjätka fand Tepljaschin unter 81 Familien (532 Personen) 26 Familien (68 Personen), d. h. 13$^0/_0$, mit Syphilis infiziert. In dem Kunske-Kreise des Gouvernements Tomsk stellte Tschapin bei der Untersuchung von 12 Dörfern 4,25$^0/_0$ Syphilitiker der Gesamtbevölkerung fest. N. Tschistiakow untersuchte auf einem Gebiet von etwa 1000 Quadratmeilen in 37 Dörfern 25025 Personen (87$^0/_0$ der Gesamteinwohnerschaft, die übrigen waren abwesend) und zählte 1184 Syphilitiker (4,73$^0/_0$). Auch in Livland scheint die Syphilis sehr verbreitet gewesen zu sein. Nach einer durch die Gesellschaft Livländischer Ärzte veranstalteten Rundfrage stellte sich, nach Truhart, heraus, daß in den Jahren 1892—1893 5350 Syphilisfälle (4,46$^0/_0$ der Gesamtbevölkerung) vorgekommen waren. Auch Wirpscha (in Samara) hebt die gewaltige Verbreitung der venerischen Leiden in den russischen Ortschaften hervor[1]. Von einer neueren Zeit hat Haustein den Versuch einer Statistik gegeben. Die alte Statistik gibt viel geringere Zahlen (für 1902—1907 0,06 bis 2,14$^0/_0$), die neue auch nicht eben hohe, aber bis 10- oder 20 mal höhere Zahlen aus einzelnen Orten der verschiedenen Gouvernements (2,1—20$^0/_0$). Bei den Nomadenstämmen Sibiriens sind bis zu 61$^0/_0$ der Menschen syphilitisch gefunden worden. Im ganzen scheint es bei Samojeden, Kalmücken, Turkmenen und Burjaken recht viel Syphilis zu geben[2]. Zemlinow stellte Ermittlungen an der ihm unterstehenden Eisenbahnlinie von Syvran-Wjasma an und fand 2163 Syphilitiker, wovon 40,3$^0/_0$ auf die Angestellten selbst, 59,68$^0/_0$ auf ihre Familien entfielen, und zwar waren die Telegraphisten — fast nur

---

[1] Die Statistiken von Kurkin (Moskauer Gouvernement Moskau 1906—1908) und Zwjetajeff (Kostroma 1895—1910) sind bei Haustein (dieses Handbuch, Bd. 22, S. 535) wiedergegeben.

[2] Über die Häufigkeit der venerischen Krankheiten in der Burjato-Mongolie wird z. B. von Zaks und Iljin berichtet; sie machten Juli bis Oktober 1927 eine Expedition dorthin (Venerologija i dermatologija Jg. 1927. Nr 9. S. 857—875). (Ref. Zentralbl. f. Haut- u. Geschlechtskrankh. Bd. 28. S. 110—111.)

junge, unverheiratete Leute — mit am stärksten beteiligt (bis 2,96%/₀). Alljährlich wurden ¹/₂—2⁰/₀ aller Angestellten neu infiziert, so daß, falls das Personal nicht sehr oft wechselte, eine allmählich eintretende Infektion aller Angestellten zu befürchten war. Gilman hat auch bei Untersuchung der Angestellten der Moskau-Kiew-Weronež-Eisenbahn ziemlich hohe Zahlen gefunden (1925: 5,11⁰/₀₀); hier war die genitale Ansteckung überwiegend (67⁰/₀ gegen 47,3⁰/₀ extragenital bei den meist auf dem Lande wohnenden Angehörigen).

Ähnliche Berichte über die Häufigkeit der Syphilis unter den Eisenbahnern und ihren Familien liegen auch von Burko und Simanović vor[1].

Die Kriege, in die Rußland in diesem Jahrhundert verwickelt war, haben ebenfalls dazu beigetragen, der Syphilis und damit etwaigen späteren Endemien den Boden zu bereiten, es liegen z. B. Mitteilungen von Ludwig Falk aus dem japanisch-russischen Krieg über einen außerordentlich hohen Prozentsatz venerischer Krankheiten unter den Truppen vor. Schmalz hat ebenfalls betont, daß zahlreiche deutsche Gefangene Geschlechtskrankheiten mit aus Rußland zurückgebracht hätten.

Obwohl, wie schon oben angeführt und auch von mehreren Autoren betont ist, die älteren Syphilisendemien im wesentlichen nur historisches Interesse beanspruchen, so sind solche Endemien doch auch in einer uns viel näher liegenden Zeit beobachtet worden. Hierin gehört z. B. die von M. Rosentul beschriebene, 1924 unter den Kalmücken und Kirgisen auf den Steppen des Gouvernements Astrachan (Rußland) herrschende Endemie. Die auf niedriger Kulturstufe stehenden Steppenbewohner haben kein Verständnis für die Ansteckungsgefahr der Krankheit. Nur in wenigen Fällen erfolgt die Infektion auf sexuellem Wege, meist ist die Syphilis angeboren oder wird auf Grund der eigentümlichen, Jahrhunderte alten Sitten der Kalmücken durch den Mund überführt. Kommt ein Fremder in die „Jute" eines Kalmücken, so reicht ihm der Besitzer seine Pfeife — raucht der Gast, so nimmt der Kalmücke dessen Pfeife, tut einige kurze Züge und gibt sie ihm zurück. Kommen mehrere Gäste, so geht eine Pfeife im Kreise herum, jeder tut einige Züge und bringt damit zum Ausdruck, daß alle gleich sind. Darauf muß jeder Gast Tee oder saure Milch („Arian") trinken, eine Weigerung ist eine Kränkung; falls die Gäste Eile haben, geht dann nur eine Tasse von Mund zu Mund. Hat eine alte Person bei der Mahlzeit einige Reste liegen lassen, so halten die jungen Leute es für eine große Ehre, diese verzehren zu dürfen. Niemals werden die Eßgerätschaften mit Wasser gereinigt, sondern nur mittels der Zunge oder den Fingern. Auf diese Weise gewinnt die Syphilis natürlich immer mehr Ausbreitung. Die Kalmücken geben ihr den Namen „horr-ha" (Insekt). Bei einem von Ssyskin mit einer venerologischen Expedition im Kalmückengebiet vorgenommenen Besuch fanden sich unter 2562 Menschen 14,5⁰/₀ Syphilis; von diesen waren 41,7⁰/₀ extragenital angesteckt.

Einige statistische Untersuchungen des Jahres 1925 tun dar, daß die endemische Syphilis in Rußland noch nicht zum Aufhören gekommen ist, ja, daß bisweilen ein Zunehmen der Fälle beobachtet wird. So fand Elian, daß es im Lukojanowska-Gebiet im Verhältnis zu sämtlichen Kranken 1923 0,9⁰/₀ Syphi-

---

[1] Burko: Das Geschlechtsleben und die venerischen Erkrankungen unter den Angestellten der Verkehrswege. Vračebnoe Dělo Jg. 10. S. 1644—1646 (ref. Zentralbl. f. Haut- u. Geschlechtskrankh. Bd. 28. S. 111). — Simanović nahm eine Untersuchung über die Verbreitung venerischer Krankheiten im Charkover Eisenbahnnetz vor; am meisten gefährdet war das fahrende Personal, während die Telegraphisten, die in der Vorkriegszeit für besonders durchseucht galten, jetzt bloß 0,3⁰/₀ lieferten, was wohl eine Folge ihrer besser gewordenen Gagierung ist (Profilaktičeskaja Medicina Jg. 6, Nr 12, S. 78—84) (Simanović: ref. Zentralbl. f. Haut- u. Geschlechtskrankh. Bd. 28. S. 111). — Lavrov fand auch eine bedeutende Verbreitung von Syphilis und venerischen Krankheiten überhaupt bei der Schiffahrt auf dem Don und Asowschen Meer Angestellten (Venerologija i dermatologija Jg. 1927, Nr 1, S. 75—83) (Ref. Zentralbl. f. Haut- u. Geschlechtskrankh. Bd. 28. S. 100).

litiker gab, im Mai 1924 1,35%. Aus anderen Orten lauten die Berichte noch schlimmer. FEDOROWSKIJ meldet, daß während in 1900—1912 die Zahl der Syphilitiker, die in ganz Rußland im Laufe eines Jahres registriert worden waren, nahm von 70,4 pro 10000 der Bevölkerung auf 77,8 pro 10000, d. h. um 7,6% zu, stieg von 1912—1924 die entsprechende Zahl in der Ukraine von 41,3 auf 44,9 pro 10000, d. h. um 8%. Das Tempo der Zunahme ist also ziemlich dasselbe geblieben, aber unter den neu registrierten sind viel mehr frische Syphilitiker als früher. Ferner unterscheidet sich die Syphilis der Nachkriegszeit auf dem Lande von den früheren durch das Häufigerwerden der genitalen Ansteckung, so daß im Jahre 1924 nur etwa 25% extragenital angesteckt wurden (vgl. HALPERIN, s. S. 335). Die Untersuchungen von BRONNER an 55 000 Bauern ergaben den mittleren Satz von 1,6% Syphilitikern (natürlich schwankten die Ziffern für die einzelnen Ortschaften erheblich, in einigen Bezirken des Gouvernements Kostroma stiegen sie bis 5%, im Gouvernement Tomsk bis zu 15% und im Kreise Chohan im Gouvernement Pskow sogar bis zu 40%). OKUN fand unter den Einwohnern der Dörfer Naryschkina, Hudonowka und Neu-Hudonowka bzw. 3,8, 6,6 und 7,5% Syphilitiker. PARFENENKO betonte 1913, daß 5,4% aller Familien des großen russischen Reichs syphilitisch infiziert seien. Nach SCHWARZMANN wurden durch eine unter die muhamedanische Bevölkerung des Kaukasus entsandte ärztliche Exkursion 5044 Menschen auf Syphilis untersucht; von diesen hatten im ganzen 9,8% Syphilis. Parasyphilis kam nicht vor. Für die erschreckende familiäre Verbreitung der Syphilis, wofür dem dichten Zusammenleben in engen Wohnungen und der niedrigen Kulturstufe die Schuld beizumessen ist, zeugen auch die 64 auf 20 Familien verteilten Fälle, die KOWALSKI im Laufe von 9 Jahren unter den Kranken der 2. Moskauer Universitäts-Hautklinik sammelte.

Daß die endemische Syphilis in gewissen Ländern keine weitere Verbreitung gefunden, hat man durch eine Immunität der Einwohner gegen die Krankheit erklären wollen. ALEXANDER V. HUMBOLDT ließ sich sogar durch die Tatsache, daß die Syphilis bei den Eingeborenen Südamerikas oft einen auffallend leichten und gutartigen Verlauf nimmt, zu der Annahme verleiten, daß diese immun wären. Nach der Anschauung REYs sollte es auf *Island,* der französischen Insel Miquelon, Madagaskar und den benachbarten Inseln keine Syphilis geben, doch steht diese Auffassung nicht mit den tatsächlichen Verhältnissen in Einklang, jedenfalls nicht, wie sie sich später gestalteten.

Die alte, schon vor REY von mehreren Autoren geltend gemachte Meinung, daß die isländische Bevölkerung eine gewisse Immunität gegen Syphilis besäße, ist schon 1891 durch den Briefwechsel zwischen EDM. LESSER, Leipzig, und dem damaligen Gesundheitsinspektor auf Island SCHIERBECK widerlegt worden; dieser hatte in den besseren Klassen 5—6 sichere, im Ausland erworbene und von dort eingeführte Fälle festgestellt. Daß ein Fall auf Island entstanden wäre, war ihm nicht bekannt. Er meint, ebenso wie später EHLERS, daß die Isländer nicht immun seien. Obwohl SCHIERBECK erfolglose Nachforschungen in isländischen Annalen vom Ende des 15. und Anfang des 16. Jahrhunderts an vorgenommen hatte, meint EHLERS doch, die Syphilis sei schon im 16. und 18. Jahrhundert epidemisch aufgetreten und hätte den Namen „Sárasótt" (geschwürige Krankheit) getragen; das erstemal sei sie 1756 durch einen deutschen Matrosen, das zweitemal durch französische Arbeiter eingeschleppt worden. Von 1774 bis 1824 sei das Land syphilisfrei gewesen, aber 1824 hätte ein neuer Import durch dänische Matrosen stattgefunden. Dr. ZEUTLEN in Eskitjon hatte 1859 mehrere durchseuchte Familien gefunden, für deren Krankheit französische Fischer verantwortlich gemacht wurden. Die progressive Paralyse war unbekannt auf Island; es sind nur zwei Fälle im Hafengebiet unter der ärmeren

Bevölkerung und ein einziger eingewanderter Fall in der Hauptstadt beobachtet worden [1].

Auch die *Grönländer* hat man zu den Völkern gerechnet, die eine sehr geringe Disposition für Syphilis haben. So berichtet z. B. Karl Lange 1864, daß es in Grönland keine Syphilis gäbe, während wiederum O. Helms mitteilt, daß 1872 Syphilisfälle in Ivigtut und 1874 in Asuk (beides Orte in Südgrönland) aufgetreten seien; die Krankheit sei durch ausländische Bergwerksarbeiter eingeschleppt worden. Jedoch wurden unter den 50 erkrankten Eskimos nur 25 als ganz sichere Syphilisfälle konstatiert. Rey gibt an, daß Behebon und Guérault in Grönland Syphilis gefunden hätten, doch nur unter der Küstenbevölkerung, nicht im Binnenlande (zit. nach Trebitsch). Sicher ist, daß man in den 80er Jahren des vorigen Jahrhunderts in den obenerwähnten Gegenden Südgrönlands noch vereinzelte Syphilisfälle beobachtet hat, aber etwa 1890 konnte Helms auch nicht mehr die geringste Spur einer überstandenen oder frischen Syphilis finden. Später haben dann dänische Ärzte festgestellt, daß nach 1890 kein Syphilisfall mehr in Grönland vorgekommen ist. Das vollkommene Erlöschen dieser kleinen Epidemie ist jedenfalls höchst auffallend und fast einzig in seiner Art. Scheube-Griess, der die Ansicht vertritt, daß es neueren Forschungen zufolge weder bei den Grönländern noch anderen Rassen eine Immunität gegen Syphilis geben könne, meint, daß die Krankheit, trotz der wiederholten Einschleppung, nur deshalb so geringe Verbreitung in Grönland gefunden hätte, weil das Land so fern vom allgemeinen Weltverkehr läge und zudem die Bevölkerung so spärlich wäre. Über eine ähnliche sukzessive Auslöschung von Syphilis wird von Gückel aus Nord-Sibirien berichtet. Von den Ostjaken hatten nur 1,86% die Krankheit, die früher sehr verbreitet bei ihnen war, und zwar meist in veralteter Form. Die Syphiliskranken waren hier entweder ausgestorben oder weiter nach Norden ins Ssurgutgebiet ausgewandert.

Auf *Madagaskar*, das, wie oben erwähnt, von Rey für syphilisfrei gehalten wurde, haben sich die Verhältnisse, wenigstens in jüngerer Zeit, erheblich verschlimmert. Der norwegische Missionsarzt O. Thesen berichtet 1891, daß drei Viertel seiner Klientel an Syphilis litten, und auch der französische Arzt R. Suzon spricht von der starken Verbreitung der Krankheit; Syphilis, Pocken und Pediculosis wetteiferten um die Herrschaft [2].

Über die wenigen Stellen, an denen noch keine oder fast keine Syphilis geherrscht hat, ist nach Jullien, Mense und Scheube folgendes anzuführen: An der Ostküste von Afrika, dort, wo die Vorschriften des Islams streng befolgt werden, tritt die Krankheit selten auf, ebenso in Senegambien; dasselbe gilt von den streng mohammedanischen Völkern in den französischen Besitzungen der afrikanischen Westküste (Jullien). Weiter können in dieser Beziehung einige wenige Gegenden Hinterindiens genannt werden, der Stamm „Mois" in Asien, einige Bezirke auf den holländisch-indischen Inseln, Luzon, Neu Guinea, die Australneger im Innern, die Bewohner im tiefsten Innern von Brasilien, einzelne

---

[1] Ehlers suchte die Ursache für das Fehlen der Syphilis auf Island in der isolierten Lage der Insel und meint nicht, es sei durch die besondere Sittenreinheit der Einwohner bedingt; vielmehr führt er manche Züge aus dem isländischen Volksleben an, die zeigen, „daß die Isländer ein lebens- und liebeslustiges Völklein sind". Dieser Artikel Ehlers veranlaßte den isländischen Arzt Dr. Finnur Jónsson besonders für die Sitten der Isländer einzutreten, worauf Ehlers in seiner Antwort betonte, daß die Sitten der Isländer sicher weder besser noch schlimmer als die anderer Nationen seien, und zwar beruft er sich in dieser Beziehung auf die isländische Gepflogenheit, daß viele Personen (Männer, Frauen und Kinder, 12—14 Personen) in einem Raume (in 6—8 Betten) schlafen. — Über das Vorkommen von Syphilis in *Island* vgl. Haustein (dieses Handbuch, Bd. 22, S. 529—531).

[2] Über Verbreitung von Syphilis auf Madagaskar seit 1921 vgl. Hecht (dieses Handbuch, Bd. 22, S. 3).

Inselgruppen in der Südsee, besonders die vom allgemeinen Verkehr ganz
abgesonderten australischen Inseln Rapa, Raiata und Taha. Schließlich
sollen die von der Kultur unberührten Negerstämme im Innern Afrikas noch
nicht von Syphilis heimgesucht sein. Nach der Ansicht JULLIENs scheinen
die Neger eine gewisse Immunität gegen die Krankheit zu besitzen, während
die Mestizen ihr um so rascher anheimfallen sollen, je mehr europäisches Blut
in ihrem Gefäßsystem kreise. Es ist schon von LIVINGSTONE betont worden,
daß die Neger Zentralafrikas im gewissen Sinne immun gegen Syphilis seien,
so· lange sie nämlich die Reinheit ihrer Rasse vollkommen unversehrt erhalten;
überhaupt stand seiner Ansicht zufolge die Häufigkeit der Krankheit unter
den Eingeborenen in direktem Verhältnis zu ihren Beziehungen zu den Europäern;
sofern sich die schwarze Rasse von der Mischung mit fremdem Blute rein erhielte,
sei sie in gewissem Sinne gegen das syphilitische Gift unempfänglich (zit. nach
REY).

Was die Ausbreitung der Syphilis unter den *Negern* überhaupt betrifft, so
haben die Anschauungen über die von einzelnen vermutete Immunität im
Laufe der Jahre stark gewechselt. Schon 1888 berichtete ROBERTSON über
die außerordentliche Häufigkeit der Krankheit unter den Negern sowohl in
Afrika wie in Amerika, und dies ist durch spätere Mitteilungen insbesondere
von amerikanischen und englischen Autoren noch weiter bestätigt worden[1];
namentlich hätte die Krankheit seit der Emanzipation der Neger eine reiche
Ernte unter ihnen gehalten (JONAS FRANK, dessen Erfahrungen an einem großen
Krankenmaterial in Memphis, Tennessee, gewonnen sind), so daß die KRAFT-
EBINGsche Maxime „Syphilisation = Zivilisation" ihre volle Gültigkeit bewährt.
Ähnliches ist von HOWARD FOX, H. H. HAZEN, THOMAS MURELL geltend gemacht
worden. FOX stellte seine Untersuchungen an 4000 Fällen an, je zur Hälfte
Weiße und Neger; er fand Syphilis etwa $1^1/_2$ mal häufiger bei Schwarzen als
bei Weißen. Nach THORNs Ansicht sind in Amerika $10—20^0/_0$ der weißen
und $30^0/_0$ der schwarzen Rasse infiziert, und ZIMMERMANN fand bei einer kritischen Zusammenstellung von 1843 Syphilisfällen $40^0/_0$ Weiße und $60^0/_0$ Neger.
Ganz hiermit im Einklang steht das häufige Vorkommen der positiven Wa.R.,
die nach M. NEIL unter anscheinend gesunden erwachsenen Negern bei $25—30^0/_0$
zu finden war, während der mittlere Prozentsatz unter Kranken $40—50^0/_0$
beträgt; in einem Gefängnis in New York hatten $16{,}65^0/_0$ der Neger und $33{,}85^0/_0$
der Negerinnen + Wa.R. (THORN[2]). Bei den Negern erfolgt die Ansteckung
im allgemeinen 1—2 Jahre früher als bei den Weißen (ZIMMERMANN, FOX,
entsprechend der früheren Reife und der niedrigeren Kultur), und meist
handelt es sich um sexuell erworbene Syphilis; extragenitale Ansteckung
kommt bei ihnen selten vor (HAZEN), und selten werden ihre Kinder vor dem
Pubertätsalter ergriffen (NEIL). Mit Bezug auf die Symptomatologie heißt es,
daß Polyskleradenitis sehr kennzeichnend im sekundären Stadium sei, ebenso
trete Iritis häufig (bei $1{,}8^0/_0$ der Weißen, $12{,}9^0/_0$ der Schwarzen) auf[3]. Obwohl

---

[1] Über Verbreitung unter den Negern vgl. HECHT (l. c. S. 4).

[2] Ähnliche Erfahrungen über die Häufigkeit der + Wa.R. bei selbst scheinbar Gesunden hat NOGUE in Senegal gemacht.

[3] Nach FOX ist der Charakter der Krankheit im ganzen beim Neger milder und leichter
beeinflußbar; der Initialaffekt ist häufiger multipel und weniger extragenital als bei der
weißen Rasse. Die annulären Syphilide des frühen Sekundärstadiums, am häufigsten im
Gesicht, weniger häufig im oberen Teile des Rumpfes, kommen hier besonders in Frage.
Makulöse Syphilide waren beim Neger seltener als beim Europäer, ebenso Affektionen
der Palma manus. Pustulöse Syphilide wiederum häufiger bei Negern als bei Europäern.
Breite Kondylome wären bei Negerfrauen häufiger als bei weißen. Infolge des mangelnden
Gebrauches von Seife und Wasser zeigten die Papeln beim Neger oft eine ungewöhnliche
Schälung; Pruritus soll häufiger bei Hautsyphilis der Neger sein als bei Weißen. Leuko-
plakie wurde gewöhnlich als selten beim Neger betrachtet.

die Neger in der Behandlung ihrer Syphilis sehr nachlässig sind[1], kommen die tertiären Formen nicht öfter bei ihnen als bei den Weißen vor. Sehr oft aber sieht man schwere osteoarthritische Symptome, wie überhaupt meist Knochensyphilis die Äußerungsform des Tertiarismus bei ihnen ist. Obwohl zu den Rasseeigentümlichkeiten der Neger ihre Neigung zu Keloid- und Fibrombildungen gehört, so ist doch ihre Haut im allgemeinen weniger für die Krankheit disponiert. Auch die Schleimhäute bleiben meist intakt; Leukoplakie beobachtet man außerordentlich selten (Fox, Zimmermann). Was die visceralen Formen betrifft, so soll die kardiovasculäre Syphilis doppelt so oft unter den Negern als unter den Weißen vorkommen. Nach Neil steht vielleicht in Beziehung zur Syphilis, ohne daß diese jedoch die einzige Ursache zu sein scheint, eine charakteristische Form akuter und subakuter diffuser Nephritis, eine der häufigsten zum Tod führenden Krankheiten bei den Negern; Syphilis überhaupt ist zweifelsohne eine der Hauptursachen zu Krankheit und Tod unter ihnen. Die farbigen Frauen leiden oft an Strikturen des Rectums und Elephantiasis vulvae. Parasyphilitische Krankheiten treten, wie allgemein angenommen wird, bei Vollblutnegern überhaupt nicht auf, dagegen oft bei Mulatten, wenn auch stets seltener als bei Weißen (Hummel). Auch haben die Neger geringe Neigung zu Tabes und Paralyse, während Syphilis cerebrospinalis wiederum bei beiden Rassen im gleichen Prozentsatz gefunden wird und zwar bei Negern besonders in der Form von Endarteriitis cerebrospinalis (Zimmermann); in Panama herrschte nach den Befunden von Wender und Sampson unter der westindischen farbigen Bevölkerung die Nervensyphilis in besonders hohem Maße (23,35%). Infolge statistischer Erhebungen in den Südstaaten von Nordamerika zeigte es sich doch, daß die Paralyse hier bei den Negern etwas häufiger vorkommt als bei den Weißen. Remissionen finden sich weniger häufig, und der Verlauf ist rapider als bei der weißen Rasse (Foster). Die Ergebnisse der von Plaut gemeinsam mit Kräpelin angestellten Untersuchung über Paralyse und Syphilis bei Negern und Indianern in den Vereinigten Staaten, in Mexiko und auf Cuba stimmen gut mit den Mitteilungen anderer Beobachter überein. Plaut hebt besonders hervor, daß, während die Neger in den Vereinigten Staaten bis zur Aufhebung der Sklaverei im Jahre 1864, nur selten an Syphilis, nahezu nie an Paralysis erkrankten, zeigen dieselben gegenwärtig in einzelnen Staaten 2—3 mal so viel Syphilis und Paralyse als die Weißen. Merkwürdig erscheint die große Seltenheit der Paralyse bei den Negern auf Cuba, trotzdem auch unter ihnen Syphilis sehr verbreitet ist. Ebenso findet sich bei den in Reservationen lebenden Indianern der Vereinigten Staaten die Paralyse selten trotz recht erheblichen Vorkommens von Syphilis. Dagegen sind bei den in Großstädten lebenden Indianern die Paralyseziffern die gleichen wie sie sich etwa bei der übrigen großstädtischen Bevölkerung Europas und Amerikas finden. Daß die Neger, trotz der starken Verbreitung der Syphilis, so selten an Tabes leiden, sucht Hummel durch die im Verhältnis zu den Weißen geringere Belastung ihres Nervensystems und überhaupt ihre im allgemeinen wohl größere Widerstandsfähigkeit zu erklären. B. G. Brock hat nach seinen Erfahrungen unter den Eingeborenen Südafrikas behaupten wollen, daß die Syphilis für das Entstehen der Lungentuberkulose bei Jungen wie Erwachsenen eine wichtige Rolle spiele, und er beruft sich hierfür auf die Tatsache, daß er bei 35% einen fibrösen Zustand der Lungenspitzen und bei 68% Verhärtung und Vergrößerung der epitrochlearen Drüsen gefunden habe. Für beide Zustände, meinte er, sei die Syphilis verantwortlich, und außer-

---

[1] Als Ursache der verhältnismäßig hohen Mortalität von Syphilis bei den Negern in den Südstaaten heben Paullin, Davison und Wood hervor, daß die Patienten meistens das Spital erst aufsuchen, wenn jede Therapie versagt.

ordentlich oft habe er beide Krankheiten vereint gefunden- BROCKs Auffassung
ist jedoch, wenigstens mit Bezug auf das Bechuanaland, von Mc ARTHUR widerlegt worden.

Symptomatologie.

Welche Stellung man auch zu den verschiedenen Theorien über das erste
Auftreten der Syphilis in Europa einnehme — die des amerikanischen, besonders
stark von IWAN BLOCH vertretenen Ursprungs scheint durch die Arbeiten SUD-
HOFFs und anderer erheblich an Wert verloren zu haben —, so kann doch kein
Zweifel darüber walten, daß der Krankheit damals die für die endemische Form
bezeichnende Art des Auftretens, der Verbreitung und Symptomatologie eigen
war, wie man denn auch, wenigstens anfangs, sehr im ungewissen über die Behandlungsweise war. Die große Ähnlichkeit, die die Fälle der endemischen Syphilis
vom Anfang ihres Auftretens Ende des 15. Jahrhunderts bis hinein ins 3. Jahrzehnt des 16. Jahrhunderts mit dem Verlauf der manchmal noch sporadisch
vorkommenden Syphilis maligna[1] und der Syphilis tertiaria praecox boten,
ist unter anderen von KROWCZYNSKI unter Angabe der ältesten polnischen
Quellen (Oczko 1581) geltend gemacht worden, zudem von E. LESSER und
AUSPITZ (in seiner Antrittsrede als Professor); auch IVEN betont, daß an den
bösartigen Verlauf der Syphilis bei ihrem ersten Auftreten noch zwei Formen
— die endemischen Syphiloiden und die maligne Syphilis — erinnerten.

Schon AUSPITZ hat sich dafür ausgesprochen, daß die besonders in Dalmatien auftretende, endemische Syphilis in gewissen Beziehungen zu einer
klinischen Sonderstellung berechtigt sei[2], doch muß man wohl der Behauptung
A. GLÜCKs beipflichten, daß die meisten Forscher ihr eine solche absprechen.
Eine kurze Übersicht über die wichtigsten klinischen Eigentümlichkeiten wird
jedoch das charakteristische Gepräge dieser Syphilisform zutage treten lassen.
Die wesentlichsten Mitteilungen hierüber verdanken wir deutschen bzw. öster-
reichischen Forschern (v. PERNHOFFER, PERIČIČ, LEOPOLD und ALEXANDER
GLÜCK, NEUMANN, v. DÜRING-Pascha, ZECHMEISTER, LESSER, M. v. ZEISSL).
Von französischen Autoren sind uns Aufschlüsse über die in den Kolonien,
besonders in Nordafrika, auftretenden malignen Formen geworden (JULLIEN,
JEANSELME, RAYNAUD, LACAPÈRE, JANIN, BATUT), und vielen russischen
Ärzten sind wir für die zahlreichen, an anderer Stelle wiedergegebenen statisti-
schen Angaben verpflichtet.

Was von den Autoren immer von neuem betont und namentlich von
A. GLÜCK als besonders bedeutungsvoll hingestellt wird, das sind die außerordentlich häufigen, ohne Primäraffekt verlaufenden Fälle der endemischen Syphilis.
L. GLÜCK führte auf dem Sarajewo-Kongreß 1903 an, daß unter einem Material
von vielen Tausenden nur vereinzelte Fälle mit Primäraffekten vorkämen,
er hätte im Laufe von drei Jahren unter 3887 Syphilisfällen überhaupt keine
Sklerose gesehen[3]; eine spätere Statistik über 10 173 Erkrankte zeige nur 33
(etwa 0,3%) mit Primäraffekten; höhere Ziffern finde man bei infizierten Kindern

---

[1] W. BOECK schildert dies folgendermaßen: Statt des mehrere Wochen dauernden
Latenzstadiums zwischen dem Auftreten der Primäraffektionen und den sekundären Symptomen, dauert das erste, durch Kopfschmerzen, reißende Gliederschmerzen, Schwäche-
gefühl und Schlaflosigkeit eingeleitete Stadium nur einige Tage; 8—14 Tage nach der Ansteckung ist der Kopf, dann der Rumpf mit Schorfen bedeckt, und es tritt ein Ausschlag
ein, der tiefe Geschwüre oder schnell zerfallende gummöse Geschwülste, Knochenaffektionen, oft auch Gangrän hinterläßt. (Wenn HECHT geltend macht, daß NEISSER der erste
gewesen sei, der das Krankheitsbild scharf von dem der Syphilis maligna unterschieden
hat, so ist dies weniger korrekt.)

[2] Die eingehende Begründung wurde durch seinen frühen Tod verhindert (zit. nach
PERIČIČ, Dermatol Zeitschr. Bd. 2, S. 605).

[3] Vgl. HECHT, dieses Handbuch, Band 22, S. 12.

unter 14 Jahren (35 unter 169, mithin 20%) (zit. nach Hecht). v. Düring-Pascha kommt, übrigens ohne besondere Statistik, zu einer von Glücks letzter Zahl nicht sehr abweichenden Ziffer, indem er mit weniger als 4‰ rechnet, während er bei Kindern keine Primäraffekte findet. Wenn man bedenkt, wie außerordentlich oft die Ansteckung auf buccalem Wege erfolgt, so ist der Mangel an extragenitalen Primärläsionen, besonders an den Lippen, sehr auffallend. Diesen Mangel der extragenitalen Primäraffekte sucht A. Glück aus dem Umstand zu erklären, daß die Kranken sie oft übersehen oder ihnen als unbedeutenden Verletzungen keine größere Bedeutung zulegen. Auch Narben nach Primärsklerosen waren selten nachzuweisen; so konnte v. Düring-Pascha an Hand der Narbenlokalisation nur in kaum 100 Fällen die ursprüngliche Sklerose erkennen, meist ließ sich die Diagnose am besten auf Grund von großen, flächenhaften, am Rande stark pigmentierten Narben am unteren Teil des Unterleibes stellen. Nur wenn neben der endemischen Syphilis auch auf genitalem Wege erworbene Fälle auftraten, war eine größere Anzahl von Primäraffekten zu beobachten. Auch bei dem griechischen Spyrocolon wird das Fehlen der Primärsymptome betont (Joannu), und ebenso waren (nach Thesen) die Primärulcerationen auf Madagaskar selten; nur aus Indo-China wird von Jeanselme das häufige Auftreten extragenitaler Sklerosen gemeldet. Treten aber doch Primäraffekte auf, so entwickeln sich diese, wie Carle und Boucart anführen, bei den Marokkanern, und — nach Lévy-Bing und Gerbay überhaupt bei den Arabern — oft in phagedänischer Richtung; auch Jeanselme gibt an, daß bei den exotischen Völkern viel öfter als in Europa phagedänische Veränderungen der Initialsklerosen einträten. Lacapère, von dem wohl französischerseits die sorgfältigsten symptomatologischen Mitteilungen stammen, hebt die auffallende, etwas unregelmäßige Form der Primäraffekte, die häufige Sekundärinfektion und den dicken Schorfbelag hervor. Oft sollen die Geschwüre bei den Arabern tiefer als gewöhnlich sein, multipel auftreten und grauen oder gelblichen Grund haben.

Das Vorhandensein einseitiger Drüsenschwellungen hat zum Bestimmen der Eingangspforte geführt. So macht L. Glück auf die häufige und starke Schwellung der Drüsen am Unterkiefer aufmerksam, die, beim Fehlen anderer spezifischer Symptome der Mundschleimhaut, auf buccale Infektion schließen lasse (A. Glück).

Andere prämonitorische Allgemeinsymptome als die oben nach W. Boeck für die Syphilis maligna als charakteristisch angegebenen, sind selten erwähnt worden; nur in bezug auf das Spyrocolonübel heißt es, daß man bei Beginn der Krankheit Schwindelanfälle und Kopfschmerzen. beobachtet habe, worauf sich nach kürzerer oder längerer Zeit mit allnächtlichen Exacerbationen Gliederschmerzen, besonders in den Gelenken, und darauf die spezifischen Ausbrüche eingestellt hätten (Rex).

Eine weitere Eigentümlichkeit der endemischen Syphilis bestand in der außerordentlichen Seltenheit der gewöhnlichen Erstexantheme, was jedoch nicht so zu verstehen ist, als ob die sekundären universellen cutanen Syphilide der Frühperiode ganz ausgeblieben wären; wahrscheinlich sind sie verhältnismäßig selten beobachtet worden, weil sie den Erkrankten zu bedeutungslos erschienen, um deshalb einen Arzt zu befragen. Aus Nordafrika führt Lacapère in dieser Beziehung einen anderen, nicht unwichtigen Umstand an, daß nämlich die dunkle Hautfarbe der Eingeborenen die Roseola und andere leichtere Symptome vielleicht nicht erkennen lasse. Lévy-Bing und Gerbay sprechen von dem seltenen Vorkommen der Roseola unter den Arabern der französischen Armee; dasselbe berichten Carle und Boucart von den Marokkanern. Als einzige Übergangsform nennt Lacapère das pseudoseborrhoische makulöse

Syphilid. Sonst werden die *makulösen* und makulo-papulösen Syphiliden, wie sie bei den meisten der *sporadischen* Syphilisfälle gesehen werden, als selten bezeichnet. M. v. ZEISSL führt ganz im allgemeinen an, daß sich nur drei der von ihm 1887 untersuchten 165 Fälle in dem kondylomatösen Stadium befanden; ähnliches berichtet JEANSELME über die exotischen Endemien. Sind sekundäre cutane Syphilide beobachtet worden, so haben sie meist mehr fortgeschrittenen Formen angehört, z. B. früher gruppierten Ausbrüchen kleiner Papeln (Lichen syphiliticus). Bei den Negern soll eine starke Neigung zu den annulären Syphiliden vorhanden sein (s. S. 309) (FOX, HAZEN, ZIMMERMANN). Doch scheinen die *papulösen* Eruptionen häufiger zu sein, so berichtet ALDO aus Cyrenaika, daß unter den sekundären Hautsyphiliden namentlich das papulo-circinäre Syphilid beobachtet würde, und aus Marokko hat ESCOBAR als häufig rezidivierende Sekundärexantheme besonders das circinäre und papulo-ulceröse Syphilid, bisweilen auch mit framboesiformen Efflorescenzen, hervorgehoben. Nach der Ansicht von PROTEUS sind die circinären (und pustulösen) Syphilide in den heißen Ländern bösartiger und stärker verbreitet als in Europa. Wenn der erste sekundäre Ausbruch, wie dies oft der Fall gewesen, in Gestalt verstreuter Papeln auftrat, hatten diese eine starke Neigung, sich an den verschiedensten Körperstellen in nässende Kondylome umzuwandeln[1], oder, wie JOANNU mit Bezug auf das Spyrocolonübel anführt, zu ulcerieren. Am meisten werden übrigens die schweren pustulösen, follikulären [oft mit Pruritus verbundenen, FOX (bei Negern)], ZIMMERMANN), impetiginösen (varioliden), ekthymatösen, rupioiden Formen erwähnt, die nach FRASER (Südafrika) häufig in der Gefolgschaft von

---

[1] Einige eigentümliche Lokalisationen nässender Papelausbrüche, die für die endemische Syphilis charakteristisch zu sein scheinen, verdienen kurz erwähnt zu werden. ROSENTUL sah während der von ihm beschriebenen Endemie unter den Kalmücken einige Male nässende Papeln an der Stirn, die eine charakteristische Neigung zu Herdbildung zeigten: im Gesicht können diese oft mit Trichophytia superficialis verwechselt werden. Die Ursache dieser Ausbrüche ist das dauernde Reiben der von den Kalmücken Sommer und Winter getragenen Pelzmütze an der Stirn. — Zu den papulösen Ausbrüchen ist auch eine eigentümliche herdartige Affektion bei den eingeborenen Syphilitikern des Bechuanalandes in Südafrika zu rechnen. Zuerst machten 1910 Mc ARTHUR und THORN-FRASER auf diesen Zustand aufmerksam, worauf REITH-FRASER 1922 und 1924 eine vorzügliche Beschreibung davon geliefert hat. Die Krankheit beginnt mit einem oder mehreren unscheinbaren, mit Schorf bedeckten Flecken im Capillitium, die, wie die nähere Untersuchung ergibt, aus kleinen unreifen infiltrierten Papeln gebildet sind. Weder Hyperämie noch inflammatorische Zeichen sind zu bemerken. Allmählich treten andere, nun nicht mehr unscheinbare Flecken hinzu, die, unter Bildung erhabener Schorfe zusammenfließen; die letzten konfluieren zu großen, schließlich den ganzen Haarboden bedeckenden Plaques. Das Haar leidet bald unter diesem Druck, es wird trocken, mürbe, glanzlos und ist leicht zu spalten, eine Weile noch steht es wie Büschel und fällt dann wegen trophischer Störungen aus, indem nur vorn ein schmaler Rand zurückbleibt. Ist die Krankheit voll entwickelt, macht es den Eindruck, als sei der ganze Kopf von einer weißen dichtanliegenden Mütze bedeckt, die am Rande dünne Härchen trägt. Unter den Eingeborenen hat der Zustand den Namen „wit-kop" (Weißkopf oder „dikwakwadi"). Er wird nur bei den Eingeborenen (niemals bei Europäern) beobachtet, und zwar vor allem bei den mit angeborener, nur gelegentlich bei den mit erworbener Syphilis behafteten. Für ihre Häufigkeit zeugt z. B. der Umstand, daß in einer Familie mit angeborener Syphilis 10 von 11 Mitgliedern einer Generation von „Wit-kop" angegriffen waren. Für die Spezifität der Affektion spricht, daß oft gleichzeitig an Nase und Gaumen Leiden mit sekundärer Destruktion auftreten, daß sämtliche davon befallene Personen positive Wa.R. haben und daß das Leiden durch die spezifische Behandlung mit Mercur oder Salvarsan günstig beeinflußt wird. Die große Ähnlichkeit des makroskopischen Bildes mit der Dermatomycosis hatte vermuten lassen, daß die Ursache des „Wit-kops" vielleicht in einem cutanen Fungus zu suchen sei, und es ist auch MITCHELL und ROBERTSON gelungen, einen solchen zu isolieren, den sie als nahe verwandt mit dem Favuspilz *Achorion Schoenleinii* beschreiben. Es glückte ferner, ihn auf Mäuse zu übertragen, wo er jedoch stärkere inflammatorische Symptome als bei dem „Wit-kop" des Menschen erzeugt hat. Sicher ist jedoch, daß kein einziger Fall von Ansteckung von einer Person auf die andere bekannt ist, so daß der Zustand als nicht kontagiös bezeichnet werden muß.

Pigmentveränderungen auftreten. Die Häufigkeit von pustulösen Syphiliden im Sekundärstadium zeichnete auch die von Pirlik in den Hungerjahren 1921—1922 beobachtete Endemie in Simferopol aus: Im Jahre 1922 waren die pustulösen Formen dort bis zu 37% vertreten, im Mai 1923, nach dem Abklingen des Hungers, nur mit 3%. Im Winter 1921/22, der schlimmsten Hungerperiode, wurden auch hämorrhagische Formen gesehen. Im ganzen waren es aber die für die endemische Syphilis charakteristischen tuberoserpiginösen Syphilide, die zur Beobachtung kamen. Jeanselme hat in den Tropen schon wenige Wochen nach der Infektion das Entstehen von tuberösen Syphiliden mit rupiaähnlichen Knotenbildungen, und zwar besonders an den unteren Extremitäten bemerkt. Französische Autoren (Jannin, Lacapère) haben betont, daß die nicht behandelten Syphilisformen der Eingeborenen oft ineinander verschmolzene Sekundär- und Tertiärstadien zeigen und so die von Fournier als lésions secondo-tertiaires beschriebenen Bilder darstellen. Nach Lacapère sind diese „lésions" im Gesicht, am Nacken und an den Unterextremitäten lokalisiert, seltener am Rumpf und dann nur an Stellen, die dauerndem Reiz ausgesetzt sind; die papulo-pustulösen und die varioliformen Syphilide zeigen nach seinem Dafürhalten keine fortschreitende Entwicklung zu tertiären Formen, nach dem Abstoßen der Nekrose heilen sie unter Narbenbildung. Er erwähnt jedoch auch Fälle, bei denen die flacheren, gutartigen, zu Resolution geneigten Symptome des Sekundärstadiums vor dem normalen Zeitpunkt in die schweren, tiefer lokalisierten, destruierenden, der Tertiärperiode angehörenden Formen übergingen. Eine ähnliche Gleichzeitigkeit frischer und tardiver Syphiliden bei derselben Person meint L. Glück besonders oft bei kongenitaler, doch auch bei acquirierter Syphilis beobachtet zu haben.

In *China* scheinen außer den primären merkwürdigerweise auch die sekundären Fälle häufiger als an anderen Orten und die tertiären weniger häufig zu sein (Reed, der über einige auffallende Syphilide der Haut und der Nägel berichtet).

Verglichen mit der verhältnismäßigen Seltenheit der sekundären cutanen Syphilide, war das Auftreten von Schleimhautaffektionen außerordentlich häufig. A. Glück fand diese in etwa 55% der von ihm beobachteten endemischen Frühfälle. Besonders werden die Genitalien als die Lieblingsstelle der Sekundärsyphilis hervorgehoben (Carle und Boucart, die zudem die häufigen Rückfälle an der Mundschleimhaut betonen). Lévy-Bing und Gerbay, Lacapère und Escobar machen auf die Mundaffektionen der Kinder aufmerksam, während noch mehrere Autoren die Massenhaftigkeit entweder flacher oder noch öfter mehr oder weniger hypertrophischer Schleimhautpapeln an Genitalien, Scrotum und Analöffnung schildern.

Was die endemische Syphilis jedoch am besten kennzeichnete, waren die ungewöhnlich frühzeitig auftretenden, sehr verbreiteten und schweren Formen der tertiären Erscheinungen. Bei ganz gesunden und jungen Leuten trat oft schon im ersten Jahre Tertiarismus zutage, so daß der Gesamtverlauf der Syphilis rascher als sonst vor sich ging[1]. Mit Bezug auf die absolute Häufigkeit der Spätformen herrschten unter den Forschern höchst abweichende Anschauungen, da man teilweise mehr von schätzungsweisen Beobachtungen als von wirklich statistischen Zahlen ausging. Wenn z. B. M. v. Zeissl unter den 1887 von ihm untersuchten 171 Kranken von 165 nur 3 als zur kondylomatösen, alle die anderen als zur gummösen Periode gehörig fand, kann dies auf Zufällen

---

[1] Nach Khijin nahm der Tertiarismus gleichmäßig mit zunehmendem Alter bis zum 3. Dezennium zu, worauf er im Abklingen war; später wurde er dann immer häufiger. L. Glück spricht auch von dem häufigen Vorkommen tertiärer Symptome im *reiferen* Kindesalter.

bei den vorgeführten Patienten beruhen. v. Düring-Pascha nimmt an, daß sich die Häufigkeit tertiärer Syphilis zur sekundären wie 1 zu 1,2 verhalte. Weiter macht er geltend, daß der Durchschnittskoeffizient der Späterkrankungen bei endemischer Syphilis bei weitem nicht so hoch, wie bis dahin angenommen, sei, gibt aber doch zu, daß die Anzahl noch immer $30^0/_0$ übersteige. Jedenfalls hebt er, und sicher nicht grundlos, hervor, daß die von Neumann angegebene Mittelzahl ($64^0/_0$ Tertiäre) entschieden zu hoch sei; es war dies übrigens das Ergebnis einer ziemlich bescheidenen Statistik über 334 Kranke. Größerer Wert ist den Zählungen von L. Glück beizumessen: er fand unter 18 541 Syphilitikern in Bosnien 6727 ($= 36^0/_0$) mit Späterscheinungen, wobei jedoch die Ziffern der einzelnen Bezirke von $16^0/_0$ bis $67^0/_0$ schwankten. (Bei behandelten Kranken trat Tertiarismus nur bei etwa $2^0/_0$ ein.) Nach Lacapères Befunden zeigten in Fez $70^0/_0$, in Tunis $60^0/_0$ der Behandelten echte tertiäre Syphilis.

Die stärksten Differenzen mit Bezug auf das prozentuale Verhalten zeigen jedoch die, besonders von den 80er Jahren des vorigen Jahrhunderts an geführten russischen Statistiken, ohne daß jedoch die hier folgenden Angaben Anspruch der Vollständigkeit erheben dürften.

So fand Aiklender (im Gouvernement Astrachan) $65,7^0/_0$ Tertiärsyphilitiker, Antaew (Gouvernement Simbirsk) $69,0^0/_0$, Efrenow (Bogdanower und Trostjanscher Bezirk) $44,5^0/_0$, Fedorovskij (Ukraine 1926) fand $16^0/_0$ Lues III. Flietner und Stepanow (Ostjaken im Narymgebiet) $94,5^0/_0$, Generopitomzew (Paraflewscher Bezirk im Gouvernement Tschernogow) $53,3^0/_0$, Hberostanski (Woronescher Kreis) $15^0/_0$. Herzenstein gab 1884 das Verhältnis der syphilitisch Infizierten innerhalb der russischen Landbevölkerung mit $36,7^0/_0$ an, fügt jedoch hinzu, daß die Verhältnisse in den einzelnen Teilen Rußlands sehr verschieden seien[1]. Jarotzki (Tischwinscher Kreis) hat nur $1,3^0/_0$ Tertiärsyphilitker, Jastremski (Kursker Kreis) $47,4^0/_0$, Khijin $73,7^0/_0$, eine 1895 von livländischen Ärzten gestellte Rundfrage ergab $19,8^0/_0$, Liwschütz (Gouvernement Minsk) hat $75,3^0/_0$ (1900 30—$42^0/_0$ Kondylomatöse und 58—72 Gummöse), Nikolski (Tambowscher Kreis) $40,1^0/_0$ der Männer, $46,4^0/_0$ der Frauen, Piljuschkin (Gouvernement Pskow) $64,3^0/_0$, Popow $38,2^0/_0$, Dina Sandberg (Nikolskoje im Kreise Koslow) $82,3^0/_0$ männliche und $86,1^0/_0$ weibliche (Jordan gibt an, daß Sandberg $72,1^0/_0$ Tertiärsyphilitiker fand), Skatkin stellte (im Tschernogrjaschen Kreis, Gouvernement Moskau) unter 3880 ambulatorisch zu behandelnden Kranken über $^3/_4$ Tertiäre fest, Solotawin im Kreis Osmink $18,8^0/_0$, im Kreise Jamburg (beide im Gouvernement Petersburg) $28,7^0/_0$, Speranski (Landbevölkerung des Gouvernements Moskau) $48,7^0/_0$, Tapelson, (Belsk, Gouvernement Smolensk, 1926) 52—$60^0/_0$, Tschapin (Gouvernement Tomsk) $87^0/_0$ der untersuchten Syphilitiker, Tschistiakow etwa $33,6^0/_0$ unter 1184 untersuchten Syphilitikern, Wirpscha (Samara) $21,4^0/_0$ unter 2700 Syphilitikern. Durchgehends sieht man, daß sowohl von den Moskauer wie von den Landärzten Rußlands mit Bezug auf die Landbevölkerung eine höhere Zahl für die tertiärsyphilitischen Personen weiblichen Geschlechts als für die männlichen Geschlechts angegeben wird (zit. nach Jordan).

Trotzdem, wie unter anderen von Peričić betont, die Symptome der von endemischer Syphilis Befallenen keineswegs von den gewöhnlichen Lueserscheinungen abweichen, macht doch schon v. Pernhoffer mit Recht darauf aufmerksam, daß allen endemischen Syphilisfällen gewisse Züge eigen sind,

---

[1] Nach einer allgemeinen Rundfrage in Rußland über die Zeit 1889—1893 gaben O. v. Petersen und Stürmer das Verhältnis zwischen tertiärer und sekundärer Syphilis in den Hauptstädten St. Petersburg und Moskau wie 1:4, in den kleineren Orten wie 1:3,6 an (zit. nach Jordan). Später (1895) bemerkt man, verglichen mit einer Angabe Herzensteins über das dauernde Zunehmen der syphilitischen Krankheiten im russischen Volk, daß auch die Anzahl der Tertiärsyphilitischen auf dem flachen Lande zugenommen hat. Nach Angabe des Medizinalministeriums in Petersburg von 1903 betrug die Anzahl der Tertiärsyphilitiker in ganz Rußland $49,50^0/_0$ (in den Städten $34^0/_0$, auf dem Lande $55,8^0/_0$) aller Syphilitiker. Es handelt sich jedoch hier um approximative Zahlen, da sich die Berechnungen nur auf Spitäler und Ambulatorien in Stadt und Land beziehen. Aber doch dürften die Zahlen, nach Jordan (l. c. S. 356—357), maßgebend für die Landbevölkerung sein, weil sie etwa dem Mittel der von ihm gefundenen Ziffer entsprechen. Mit Bezug auf die Städte sollen sie aber zu hoch gegriffen und durch das mehrfache Zählen ein und derselben Person entstanden sein, so daß die von ihm für Moskau gefundene Zahl, $22^0/_0$, dem tatsächlichen Verhältnis zu entsprechen scheint.

unter denen, wie von allen Forschern betont wird, die Erscheinungen an der *Haut* am meisten in die Augen fallen. Neumann nennt in dieser Beziehung eine so hohe Zahl wie $48,67\%$, Dina Sandberg hat 28%. Diese Symptome nahmen vielfach die Gestalt von tubero-serpigino-gummösen Syphiliden an, die sich langsam über große Flächen verbreiteten und durch Involution bald gespannte, bald weichere Narbenbildung veranlaßten; es kam dann in der Mitte meist zu Pigmentatrophie und im Umkreis zu Hyperpigmentierung. Neumann fand bei vielen Kranken die Haut des Rückens, der Brust und der Extremitäten zu konstringierenden Narben verwandelt; war so die Haut ihrer Elastizität verlustig gegangen, so wurde die Funktion der entsprechenden Organe hochgradig gestört. Ohne daß irgendeine Neigung zur Verheilung zu spüren war, konnten sich auch, besonders in der Sakralgegend, an den Nates, am Nacken und an den Schulterblättern allerlei große, tiefe, oft zusammenfließende ulceröse Prozesse bilden, an derem Entstehen auch Ungeziefer teilhaben mochte, insofern Kratzwunden die Eingangspforte für pyogene Bakterien bilden können. Nicht selten wurden auch mehr umschriebene subcutane Gummata beobachtet, die in der Tiefe oft auf darunterliegende Knochen und Gelenke übergriffen und durch die Bildung von straffen Narben die Veranlassung zu Schrumpfungen insonderheit des Ellenbogengelenks wurden. Bei langer Dauer konnte die Krankheit, namentlich im Gesicht, fürchterliche Verheerungen anrichten; ganz besonders oft wird der Verlust der Nase berichtet [1], aber auch die Ohrmuscheln, die Lippen, Augenlider und die Augen fielen der Krankheit zum Opfer, und vom Mund blieb durch Narbenverziehungen oft nur eine winzige Öffnung übrig, was wiederum die Nahrungszufuhr sehr beeinträchtigte (ähnliche Mitteilungen machte Rosentul in seiner Beschreibung der Kalmückenendemie). Jeanselme berichtet aus Indochina sogar vom Verlust ganzer Finger und Zehen.

Einen sehr breiten Platz nehmen die Affektionen des *Mund-, Rachen- und Nasenraums* ein. Neumann beschäftigt sich in seinen Berichten ausführlich mit den hierher gehörigen Formen und ihren Folgezuständen. Die Angaben über die Häufigkeit weichen aber auch hier sehr voneinander ab. Nach v. Düring-Paschas Befunden zeigten etwa 40% aller tertiären Fälle destruktive Prozesse des Gaumens und der Nase; ihm zufolge war die Mundhöhle besonders oft ergriffen. Neumann gibt für die Affektionen der Nase 32%, des Rachens 25% an, und Zechmeister fand in Dalmatien bei 53%, in Kroatien bei 38% den Nasenrachenraum ergriffen (die Ursache dieses nicht unwesentlichen Unterschieds sucht er in den jeweiligen Wohnungsverhältnissen dieser beiden Länder, denn während die Häuser in Dalmatien keine Fenster haben und auch nur selten ein Loch oben im Dach, wodurch der Rauch der Feuerstätte entweichen kann, sind die Häuser in Kroatien meist mit Fenstern und auch einer Rauchluke oben im Dach versehen). In Rußland stellte Khijin in 79% gummöse Prozesse der Haut und Schleimhaut (ohne nähere Spezifizierung) fest, Dina Sandberg mit Bezug auf Mund und Rachen nur $6,25\%$. Allein Jeanselme berichtet (aus Indochina), daß die Schleimhäute dort fast ausnahmslos verschont blieben. Als einzig in seiner Art mag ein von Suttina beschriebener Skerljevofall erwähnt werden, bei dem es zu einer elephantiasisartigen Verdickung der Unterextremitäten mit der Bildung kindkopfgroßer Geschwülste an beiden Labia majora kam; diese mußten zuletzt durch Amputation entfernt werden.

Auch das *Knochensystem* und die *Gelenke* werden oft in Mitleidenschaft gezogen, nur Batut berichtet aus Tunis, daß dies zu den Seltenheiten gehöre. Jeanselme spricht von heftigen Dolores osteocopi, ja die Gelenkleiden bildeten

---

[1] So führt Suzon aus Madagaskar an, daß man in Tananariffa fast auf jeder Straße Leute, und zwar besonders Frauen mit eingesunkenen Nasen antreffe.

oft einen wirklichen syphilitischen Pseudorheumatismus. Wie schon oben
erwähnt, traten auch während der Spyrocolonendemie oft Gelenkschmerzen
mit nächtlichen Exacerbationen auf. Was die Knochenleiden betrifft, so werden
diese von Dina Sandberg mit 31% — was ihre höchste Prozentzahl darstellt —
angegeben. Khijin führt für Knochengummata 61%, und für Gelenkleiden
7% an, während M. v. Zeissl das Knochensystem verhältnismäßig selten
ergriffen fand. v. Pernhoffer sah Knochenleiden niemals allein, sondern
immer mit Leiden der Haut oder Schleimhaut verbunden; ihm zufolge waren
Sitz der Knochenschwellungen meist Tibiae oder Costae, seltener Schädelknochen, besonders Stirn, doch nennt er auch Fälle, bei denen sie an der Clavicula, den Knochen der Mittelhand und der Handwurzel zu finden waren; die
harten Knochengeschwülste waren meist schmerzlos, während die weichen
mit heftigen reißenden, nachts und bei Druck sich verschlimmernden Schmerzen
verbunden waren. Nach Rosentul traten neben Ostitis gummosa des Schädels
auch ähnliche, wahrscheinlich von den benachbarten Schleimhäuten fort-
geleitete Prozesse in Nasenbein und Oberkiefer auf.

Soweit ersichtlich, hat nur v. Pernhoffer erwähnt, daß in den meisten
Fällen die *Lymphdrüsen* erkrankt waren, entweder in Form von akuten, in Verbindung mit den Ulcerationsbildungen stehenden Schwellungen oder als chronische Infiltration der Drüsen, besonders an Hals und Nacken, seltener an
Leisten und Ellenbogen.

Leukoplacia mucosae oris wurde von Neumann und v. Düring oft gefunden,
von letztgenanntem übrigens auch bei Nichtsyphilitikern; sah er sie bei Syphilitikern, so faßte er sie als das Zeichen einer Parasyphilis auf [1].

Seltener ist, wie A. Glück betont, das Vorkommen von *Leukoderma,* das
er unter seinen (über $7^1/_2$ Tausend zählenden) Syphilisfällen nicht ein einziges
Mal sah; auch Alopecia specifica beobachtete er nur in zwei Fällen. Ähnliches
über die Seltenheit von Leukoderm und Alopecie berichtet auch Rosentul
bei der Kalmückenendemie. Nur Raynaud fand, daß Leukoderm bei den
arabischen Frauen noch häufiger als bei den Europäerinnen auftrete. Leuko-
melano-derma nennt Gemy syphilitische, residuale, farblose, narbige Flecke,
die man besonders oft bei Arabern wahrnehmen kann. Wie Pirlik berichtet,
stieg die Zahl der von ihm in Simferopol beobachteten Leukodermfälle in den
Hungerjahren 1921/22 bis auf 70%, und fiel dann 1923 wieder auf 16%.

Ein Organ, das ebenfalls von der endemischen Syphilis oft in Mitleidenschaft
gezogen wird, ist der *Kehlkopf* (Broc und andere). Schon in den Berichten
über die Spyrocolonendemie wurde das häufige Heiserwerden angeführt; es
trat Dyspnoe ein, dazu auch Zeichen bleibender Heiserkeit. Auch Suttina
und M. v. Zeissl haben Zerstörungen des Kehlkopfes beobachtet. Doch besonders sorgfältige statistische Untersuchungen sind in dieser Beziehung von
Kobler und L. Glück angestellt worden (etwa 22% unter den von $1897-1899$
im Landesspital von Sarajevo Behandelten), ebenso von Zechmeister (über 10%
von 247 untersuchten Spätsyphilitikern).

---

[1] Zu einem ganz anderen Ergebnis kam Montpellier nach seinen Erfahrungen aus
Algier. Unter 150 wegen Syphilis behandelten Eingeborenen hatten 20 buccale Leukokeratosis und 4 Zungenleukoplakie, eine Zahl übrigens, die trotz des starken Rauchens
der Eingeborenen keineswegs die Prozentzahl der Pariser Bevölkerung übersteigt. Von diesen
24 zeigten 18 schwere Haut- und Knochensymptome. Wenn nun diese Leukokeratosis
wirklich ein Syphiliszeichen gewesen ist, so war sie jedenfalls oft im Verein mit Hautaus-
brüchen und bei fehlender Nervenlues zu sehen; auf einem besonderen neurotropen Virus
konnte die Leukoplakie also nicht beruhen. Die Frage nach der Spezifität der Leukoplakie
müßte erst entschieden werden. Sind die „plaques des fumeurs" nicht spezifisch, so ließe sich
aus der geringen Anzahl (4) der spezifischen Leukoplakien eben ihre Nichtspezifität nachweisen.

Die *Augen* werden selten ergriffen (v. Düring-Pascha); dasselbe sagt Escobar von Marokko, sowie A. Glück.

Was in den verschiedenen Berichten über die endemische Syphilis, auch in denen aus den exotischen Ländern, wo die Krankheit 'endemischen Charakter angenommen hatte, durchgehends zutage tritt, ist die große Seltenheit der *Visceralsyphilis* im allgemeinen und besonders der Leiden des *Zentralnervensystems*. So sah M. v. Zeissl niemals solche Fälle, auch nicht Peričić (unter 6000 spitalbehandelten Bauern gab es keinen Fall von Tabes, und unter 22 aufgenommenen Paralytikern war kein einziger Bauer). v. Düring, der allerdings unter 2000 Kranken 7 Fälle von Meningitis und 3 Fälle von Myelitis beobachtet hatte, sieht Tabes und Paralyse als große Seltenheit an; unter vielen tausenden von Syphilisfällen gab es keinen einzigen Todesfall (im ganzen sah er Tabes nur dreimal). Fast ebenso lautet sein Bericht über Paralyse, obwohl er davon einige Fälle konstatiert hat; doch bemerkt er treffend, daß es, wenn 15—20$^0/_0$ der Bevölkerung Syphilitiker wären oder gewesen wären, ja nichts Merkwürdiges daran sei, wenn auch einmal Syphilis und Paralyse zusammen bei einer Person aufträten. Viel Interesse bietet eine größere Sammelstatistik von Hödlmoser aus Bosnien und der Herzegowina; im ganzen hat er 26 Fälle von Tabes beobachtet, in deren Anamnese nur in 3 Fällen Syphilis sicher angeführt war. In den Jahren 1898—1900 kamen unter 7200 Kranken der innermedizinischen Abteilung des Landesspitals unter den Eingeborenen nur 9 Tabesfälle vor; nach dem Bericht von 42 Ärzten in Bosnien und der Herzegowina hatten diese 14 solche Fälle gesehen, und Hödlmoser selbst hat nur 2 Fälle in Bosnien beobachtet. An den früher von L. Glück (1896) und Bermann (1901) gelieferten Nachweis des seltenen Vorkommens von Tabes und Paralysis in den Okkupationsländern knüpfte Kötschet 1903 die Mitteilung, daß sich im Irrenhaus dieser Länder unter 614 eingeborenen Geisteskranken nur 4 Paralytiker befanden, von denen 2 der Anamnese nach sicher mit Syphilis behaftet waren. Dabei wurde auch angeführt, daß die Mercurialbehandlung von Syphilis nicht fördernd auf das Entstehen der Paralyse wirke. Auch den Befunden von P. Näcke zufolge gehören Gehirnerweichung und Tabes zu den seltensten Erscheinungen in diesen Ländern. In bezug auf andere europäische Statistiken sei bemerkt, daß Dina Sandberg das Nervensystem bei 12,25$^0/_0$ angegriffen fand, und Khijin bei 5,4$^0/_0$; dieser meinte zudem, daß Syphilis des Nervensystems seltener bei der Landbevölkerung als bei den Städtern nachgewiesen werde. Bei der Kalmückenendemie, berichtet Rosentul, seien Kopfschmerzen selten und Neurosyphilis überhaupt nicht vorgekommen. Nur von der Spyrocolonendemie heißt es, daß die Krankheit „nach jahrelangem Bestehen in Tabes überginge".

Um auch einige Mitteilungen aus den subtropischen und tropischen Ländern anzuführen — Mitteilungen, die übrigens keinen Anspruch auf Vollständigkeit erheben — sei erwähnt, daß Lacapère die Seltenheit der visceralen und nervösen Symptome in Nordafrika (weniger als 10$^0/_0$) auffallend fand; Paralyse (1 Fall) und Tabes (4 Fälle) seien fast unbekannt; parasyphilitische Leiden seien besonders selten bei den Mohammedanern, häufiger bei den Israeliten und den Fremden. Der erste Fall von Paralyse sei 1877 verzeichnet worden. Meilhan beobachtete jedoch 1890 unter 500 Geisteskranken 13 Paralytiker, während Dubuisson (gleichzeitig) unter 107 geisteskranken Eingeborenen keinen solchen sah. Aus Algier berichten Raynaud und Jullien, daß die tertiäre Syphilis schwere Erscheinungen veranlasse, das Nervensystem sei aber selten befallen. Dagegen steht eine Angabe von L. Fournier, wonach in Wirklichkeit zahlreiche Formen der Nervensyphilis bei den Eingeborenen in Algier vorkommen, z. B. spezifischer Kopfschmerz. Auch der *Liquor* zeigte im sekundären und tertiären Stadium oft spezifische Reaktion. Progressive Paralyse sei nicht selten, wenn auch seltener als bei den Europäern. Die Abstinenz bei den Eingeborenen spielte eine Rolle; bei den nach Europäerart Lebenden verlief die Nervenlues wie bei den Europäern. Unter den Arabern der Armee kommen, nach Lévy-Bing und Gerbay, allerdings schwere Nervenläsionen vor, doch sind sie verhältnismäßig selten. Aus Tunis, wo die Infektion unter den Eingeborenen stark verbreitet ist, berichten Batut, Broc, Grober und Jullien von der außerordentlichen Seltenheit syphilitischer Leiden an Hirn und Rückenmark. Jannin sah keinen einzigen Fall von Nervensyphilis. Auf der Halbinsel Cyrenaika, wo die Beduinen sehr unter der Syphilis leiden, kommen paralytische Erscheinungen höchst selten zur Beobachtung, Tabes überhaupt nicht; jedoch hat Mei Aldo 5 Fälle transversaler Myelitis gefunden. Marokko ist eines der Länder, die am stärksten von der Syphilis heimgesucht sind; nach Carle und Boncart sind $^2/_3$ der eingeborenen Bevölkerung infiziert, Proteus gibt (nach französischen Autoren) 71—75% an, Decrop und Salle 75—80%. Colombani 80%. Escobar spricht ebenfalls von der starken Verbreitung unter den Eingeborenen, und Comby meint sogar, daß man bei einer Bevölkerung von etwa 5 Millionen mit 3—4 Millionen Syphilitikern rechnen müsse; unter den Juden stehe die Prozentzahl der Infizierten erheblich unter der der Eingeborenen. Alle diese Autoren, zu denen man noch José Martinez hinzufügen kann, betonen die außerordentliche Seltenheit von Paralyse und Tabes; dem stimmt auch Remlinger zu, der außerdem erwähnt, daß syphilitische Nervenkrankheiten unter den Israeliten ebenso häufig wie unter uns seien. Fast wie ein Kuriosum wird 1923 eine an Tabes leidende Marokkanerin von Azemar und Lepinay erwähnt; nach deren weiterem Bericht waren bis dahin im ganzen nur 2—3 marokkanische Tabetiker beobachtet worden. Indessen gibt Montpellier an, daß seit der Jahrhundertwende sich die Fälle von Syphilis des Zentralnervensystems in Nordafrika häufen. Das ist durch Beobachtungen zahlreicher Autoren (Battavel, Gillot, (1902) Scherb (1903 und 1905), Gillot (1905), Gros (1906), Sicard (1907), Perot (1916—1919), Montpellier (1919) u. a. bewiesen. Wenden wir uns nun Westafrika zu, woher Nogue sehr ausführliche Beiträge für die Symptomatologie der endemischen Syphilis geliefert hat, so soll die Syphilis in Senegal — allerdings weniger unter den Eingeborenen als unter den sudanesischen Rassen — stark verbeitet sein, doch sah er während seines achtjährigen Aufenthaltes in Westafrika weder Tabes noch Paralyse. Seit 1921 wird im Mulago-Hospital in Bugando (Provinz des Ugandaprotektorats in Zentralafrika) eine Registrierung aller ins Lazarett gekommenen Fälle von Spätlues vorgenommen. Webb und Margaret Holliday, deren Zusammenstellung sich auf 7711 Fälle bezieht, haben gefunden, daß die Erscheinungen meistens in Geschwüren und Schmerzen im Körper, ferner verschiedenen Formen der Dermatitis und Gummata bestanden. Parasyphilis war dagegen nahezu unbekannt, selten kamen auch spezifische Nervenlues vor. In Südafrika soll, nach Reith-Fraser, die Syphilis des Zentralnervensystems überhaupt nicht vorkommen. Thesen gibt aus Madagaskar an, daß tertiäre Gehirn- und Nervensyphilis weniger verbreitet sei; doch meint Thiroux aus einer viel späteren Zeit, daß viele Fälle zweifellos verkannt würden. Er hatte schon 1922 die Behauptung aufgestellt, daß Syphilis des Nervensystems — nicht nur Paralyse, sondern auch Tabes — bei den Eingeborenen wirklich vorkäme, und zwar um so mehr, je länger man danach suchte. Fontoynant wußte nur von einem einzigen Tabesfall auf Madagaskar. Nach le Dantec, der selbst keinen Fall gesehen hatte, waren Myelitis und Paralyse häufiger als Tabes. Im Jahre 1921 berichteten Allain und Augagneur von Madagaskar über 3 unverkennbare Tabesfälle unter 4014 Syphilisfällen, und in einem neuen Bericht von 1922 sprechen sie von abermals 3 Fällen. Aus Abessinien teilt Holzinger mit, daß dort trotz fehlender Behandlung Metalues kaum je und Paralyse überhaupt nicht beobachtet worden wären, und besonders soll in West-Abessinien, wo Syphilis so verbreitet ist, daß etwa die Hälfte aller Kranken davon ergriffen ist, nach Nägelbachs Berichten, weder Tabes noch Paralyse jemals auftreten; nur in der Hauptstadt Adis-Abeba, die schon in Eisenbahnverbindung mit dem allgemeinen Weltverkehr steht, kommen bei den „Amharas" vereinzelte Fälle von Gehirnsyphilis vor. Als ganz bezeichnend hebt er die Beobachtung hervor, daß der einzige abessinische Tabiker wiederholt Reisen nach Europa gemacht hatte. Eine Sonderstellung nimmt Ägypten ein, dieses, wie schon von Rey erwähnt, von Fremden am stärksten bereiste und bewohnte Land; denn hier hat die Syphilis aller Formen und Grade ihre größte Verbreitung gefunden, und zwar seien nach Rabitsch-Bey viele Araber heimgesucht. Nach Willmanns und Steiner (ohne Angabe der Quelle) seien die sozial besserstehenden Klassen mehr von Syphilis betroffen als die unteren Klassen; von 10 000 ägyptischen Städtern seien 4,2, von einer ähnlichen Anzahl auf dem Lande nur 0,21 wegen Paralyse in die Spitäler aufgenommen. Marie hält es für ein Vorurteil, daß fast alle Araber Syphilitiker, doch keiner von ihnen Paralytiker sein solle; er macht vielmehr die allgemeine Auffassung geltend, daß sich Paralysis generalis oft bei Arabern nachweisen lasse, wenn auch die Prozentzahl unter Christen und Juden höher sei. Für die Häufigkeit der Syphilis unter den Arabern zeugt der Umstand, daß $12^0/_0$ der in den Krankenhäusern aufgenommenen Kranken an Syphilis litten, und von diesen waren wiederum $79^0/_0$ Araber. Statistisch ist festgestellt, daß unter $12^1/_2$ Millionen Einwohnern in den letzten 30 Jahren mehr als 1000 Paralysefälle vorgekommen sind. Auch Raynaud spricht von dem häufigen Auftreten nervöser Erscheinungen in Ägypten; er sah in einer Irrenanstalt wenigstens 50 Fälle genereller Paralyse und meint als etwaige Erklärung hierfür eine „geistige Superiorität" der ägyptischen Rasse annehmen zu können.

Um nun auf *Asien* zu kommen, so gehen die Angaben der verschiedenen Autoren über die Häufigkeit der Nervensyphilis stark auseinander, doch scheinen alle früheren dahin einig zu sein, daß Tabes mit zu den seltensten Krankheiten in den Tropen gehört. Harris hatte im Laufe von 30 Jahren nur 3 Paralysefälle in Indien gesehen, und Shaws während zweier Jahre ebenfalls nur 3 Fälle. Während einer 20jährigen Tätigkeit in Lahore hat G. F. Ewans in dem dortigen Asyl keinen einzigen Fall von Paralyse erlebt. Auch auf Ceylon sind progressive Paralyse und Tabes unbekannt, und in Singapore sollen die Malaien ganz frei von diesen Leiden sein. In Indochina (Yunnan, Tonkin, Annam, Laos) und auf Java, wo die Syphilis, und zwar namentlich Syphilis maligna praecox unter der ärmeren eingeborenen Bevölkerung sehr verbreitet ist, scheinen die parasyphilitischen Krankheiten des Nervensystems überhaupt nicht vorzukommen; wenigstens konnte Jeanselme keinen solchen Fall dort beobachten. Während 23 Jahren sah Montel in Cochinchina unter mehr als 150 000 Kranken nur 2 Fälle von Tabes und niemals einen Fall von Paralyse; auch Ferris hat nur wenige Tabesfälle verzeichnet [1]. Nach Rasch ist Syphilis des Zentralnervensystems in Siam, wo die venerischen Krankheiten sonst stark verbreitet sind, sehr selten. Aus Niederländisch-Indien berichtet Hermans, daß die während

---

[1] Ebenso liegen von Gauducheau und Coppin Mitteilungen darüber vor, daß Nervensyphilis wie Tabes und Paralyse, praktisch genommen, in Indochina nicht vorkommen. Motais bestreitet jedoch, daß die Tabes in Cochinchina eine besonders seltene Erkrankung sei. Man bekäme nur deshalb so wenig Tabesfälle zu sehen, weil die Bewohner Cochinchinas mit derartigen chronischen und selbst schmerzhaften Affektionen nicht zum Arzt gehen. Daß man nur selten einen ataktischen Gang beobachten kann, liege daran, daß der Eingeborene seine Ataxie gut korrigieren kann, da er kein Schuhwerk trägt.

der letzten Zeit in Zunahme begriffene Tabes und Paralyse noch immer selten sind, wenigstens im Vergleich zu europäischen Verhältnissen. Die Syphilis verläuft beim Eingeborenen milder, als man es bei den Europäern gewohnt ist. Die Erscheinungen an der Haut und der Schleimhaut sind zwar öfters stärker ausgeprägt, aber die schweren Folgen der Lues, der kongenitalen Syphilis, die „metaluetischen" Krankheiten und die Syphilis der inneren Organe findet man selten. In den Irrenanstalten von Niederländisch-Indien war, wie KIRSCHNER und VAN LOON angeben, in den letzten fünf Jahren die mittlere Aufnahmeziffer für europäische Paralytiker von $9,5\%$ dreimal so hoch wie die für die männlichen Asiaten — Malaien und Chinesen; die Zahl der weiblichen Paralytiker war für eine Prozentberechnung zu klein. In Ostasien macht sich ein eigentümlicher Unterschied zwischen Japan und China geltend. Während progressive Paralyse und auch Tabes ebenso häufig in Japan wie in Europa sind, ob sie wohl noch vor 3 Jahrzehnten so gut wie unbekannt gewesen sein sollen (PFISTER), kommen sie in China, trotz der dort stark — nach LENNOX 2—3mal so stark als in Amerika — verbreiteten Syphilis überhaupt nicht vor. Die Wa.R. ist in China bei 24 bis 39%, (PFISTER fand 22%)[1], in Amerika bei $10—30\%$ positiv (LENNOX, FAUST), doch tritt Neurosyphilis (meistens Spinallues, sehr selten Paralyse) dort nur bei $2—5\%$ (in Amerika bei $7,6—39,8\%$) auf. Dies gilt, nach BOECK, nicht nur von dem Innern Chinas (Hoyon), sondern, wie ärztlicherseits, so von REED, HEATH, JEFFERYS und MAXWELL berichtet wird, auch von Peking, Tientsin und Shanghai. Daß in den Hafenstädten (im Kerrhospital zu Kanton) Paralyse ziemlich oft und Tabes mehr vereinzelt vorkommen, hat in dieser Beziehung weniger zu bedeuten, da die Paralytiker (zum größten Teil Matrosen) aus den Häfen des südlichen Chinas stammen. Nach späteren Nachrichten von PFISTER scheint es indessen, daß während Tabes und Paralyse *früher* als selten in China betrachtet wurden, — wahrscheinlich wegen mangelnder Statistik bzw. Diagnose —, werden *jetzt* aber Formen der Nervensyphilis, mindestens in der Gegend von Peking, ebenso oft wie in Europa beobachtet. Häufig wurden Hemiplegien bei Männern im 4. und 5. Jahrzehnt auf Grund Arteriitis syphilitica gesehen[2]. Er beobachtete selbst in seinem ambulanten Material 29 Paralysen bei Chinesen; betroffen waren hauptsächlich Kopfarbeiter und die gebildeten Stände. Auch MON-FA CHUNG hebt hervor die verhältnismäßige Häufigkeit der akuten und subakuten Formen der syphilitischen Paralyse in China. WEI YU LIN, dessen Beobachtungen sich über 60 Fälle des Union Medical College in Peking erstrecken, geht so weit, zu behaupten, daß Tabes nahezu ebenso häufig sein soll wie in Amerika und Europa.

Es ist sicher richtig, wenn SCHEUBE zusammenfassend angibt, daß Tabes und progressive Paralyse, trotz der stark verbreiteten Syphilis, in den tropischen Ländern seltene, wenn nicht unbekannte Leiden seien. Auch in Ascension (Paraguay, Süd-Amerika) ist ANDRÉ während einer 3 jährigen Tätigkeit überrascht gewesen über den andersartigen Verlauf der Syphilis daselbst, nämlich die stark ausgesprochenen primären und sekundären Erscheinungen und den Mangel an „quartären" Erscheinungen, vor allem Paralyse und Tabes. Diese beiden Krankheitsformen der Syphilis waren fast unbekannt und in den Ausnahmefällen ganz auf die städtische Bevölkerung beschränkt.

Die Tatsache, daß in vielen Gegenden Syphilis häufig, besonders aber Tabes sehr selten ist, veranlaßte seinerzeit (1896) L. GLÜCK dazu, sich den Gegnern der Annahme eines Zusammenhangs zwischen den beiden Leiden anzuschließen; er hatte damals 15 Jahre

---

[1] WU LIEN TEH zufolge fanden sich nach den übrigens beschränkten Untersuchungen mit der Wa.R. bisher $17,3\%$ positiven Reaktionen.

[2] Ebenso berichtet G. W. LEAVELL über die Häufigkeit im Sekundär- und Tertiärstadium von Arteriitis syphilitica. Die große Mehrzahl der Aneurysmen im 4. und 5. Jahrzehnt sind auf Syphilis beruhend.

lang oft inveterierte Syphilis, aber, wie andere Ärzte, niemals Tabes gesehen. Noch entschiedener vertritt (1900) v. Düring-Pascha nach seinen in Anatolien gemachten Erfahrungen die Ansicht, daß Syphilis nicht die Ursache von Tabes sein könne; Peričić hatte schon früher (1896) der Annahme, daß Syphilis bei Tabes und Paralyse als Hauptfaktor in Betracht käme, widersprochen, und Scheube hatte die Tatsachen als Zeuge dafür angerufen, daß Syphilis nicht die einzige Ursache sein könne. Auch Näcke (1806) gehört zu denen, die Syphilis nicht einmal für die häufigste Ursache der Paralyse halten; indem er sich auf die Lehre Joffroys über das ab ovo invalide Hirn der Paralytiker beruft, meint er, daß diese angeborene Gehirndisposition den künftigen, durch verschiedene Ursachen (psychische und körperliche Traumen, Alkohol, Syphilis usw.) hervorgerufenen Leiden Paralyse und Tabes, den Boden bereite. Ebenso hat sich (1905) Koetschet denen angeschlossen, die die Ansicht der Anhänger der „parasyphilitischen" Natur der Paralyse, als komme Syphilis bei Paralyse als *einziges* ätiologisches Moment in Betracht, bekämpfen, die aber, ohne so weit zu gehen, bei vorhandener Paralyse ohne weiteres auf überstandene Syphilis zu schließen, doch Beziehungen zwischen den beiden Leiden bestehen lassen. So wie Koetschet meinte indessen Hödlmoser schon im Jahre 1903, daß Syphilis ein prädisponierendes Moment für Tabes bilde, er hält aber geistige Strapazen für die eigentliche auslösende Ursache. Auch eine, von L. Glück 1903 herausgegebene Statistik macht den Einfluß der Syphilis auf Paralyse wahrscheinlich.

Die angeborene Disposition für ein invalides Nervensystem sollte häufiger in zivilisierten als in unzivilisierten Ländern zu finden sein (Näcke); wenn man bedenkt, daß die Eingeborenen, besonders der tropischen Himmelsstriche, mit ihrer apathischen Natur und der orientalischen sorglosen Lebensweise nur geringe Anforderungen an ihr Nervensystem stellen und geistigen Anstrengungen so gut wie enthoben sind (Batut, Jeanselme), muß man Jessner zustimmen, wenn er (in einer kritischen Bemerkung zu dem Artikel Peričićs von 1892) betont, daß das Auftreten der Nervensyphilis parallel laufe mit der Reizbarkeit der Menschen und den an sie gestellten Ansprüchen, die bei den zivilisierten und leicht reizbaren Völkern, deren Nervensystem ja einen *Locus minoris resistentiae* darstelle, höher sind als bei andern. Als, auslösende ursächliche Momente nennt Koetschet starke Gemütsbewegungen, körperliche Überanstrengung, die Jagd nach dem Glück, die wilde Hetze des Lebens, alles zusammen Momente, die bei den sogenannten Kulturnationen in weit höherem Maße vorhanden sind als bei den unbeschwert dahinlebenden Orientalen. Im Anschluß hieran interessieren auch die statistischen Forschungen in Japan, in Singapore und bei den Negern Nordamerikas, nach denen Dementia paralytica und Tabes zunehmen, je nachdem die fortschreitende Zivilisation höhere Forderungen an die Gehirnarbeit stellt (zit. nach Näcke). Außer den oben erwähnten Momenten spielt neben erblicher Belastung vielleicht auch der Alkoholismus eine gewisse Rolle (Raynaud); nach Hödlmoser kommt Alkoholmißbrauch in Bosnien fast gar nicht vor, und v. Düring-Pascha bezeichnet Alkoholismus als eine fast unbekannte Erscheinung unter den Türken.

Viscerale Lues ist bei der endemischen Syphilis verhältnismäßig selten beobachtet worden. Suttina sah fast niemals Leiden der inneren Organe, auch M. v. Zeissl fand weder Brust- noch Unterleibsorgane angegriffen. Peričić bezeichnet Visceralsyphilis als selten, dasselbe sagen Batut und Broc von Tunis, und Jeanselme von Indo-China, so beobachtete Wodynski sie bei den in 10 Jahren vorgenommenen 2500 Sektionen nur 18mal bei Eingewanderten und 16mal bei Eingeborenen. Dina Sandberg fand Syphilis in parenchymatösen Organen bei 5,5%, Dolgopolow unter 2770 auf 27 Dörfer verteilten Syphilitikern in 30 Fällen, also bei etwas mehr als 1%. Nach Reith Fraser (Südafrika) werden die inneren Organe verhältnismäßig selten befallen, was nach Mc Arthur auch in Bechuanaland der Fall ist. Etwas häufiger wird der kardio-vasculäre Apparat in Mitleidenschaft gezogen; v. Düring berichtet aus Kleinasien, daß Gefäßleiden (Aneurysmen) außerordentlich häufig seien; dasselbe wird von Nogue aus Senegal (zweimal Aneurysma aortae) und von Nägelsbach aus West-Abessinien (dreimal Aorta-Aneurysma, wahrscheinlich als Folge der

Syphilis) mitgeteilt. Das Vorkommen von Gefäßleiden bei den Negern Nordamerikas ist schon oben besprochen worden. Nach Scheube werden Arteriosklerose und Aneurysmen in einigen Ländern (z. B. in der Türkei, in Japan, Ägypten, Kalifornien, auf Cuba, Haiti, in Brasilien) auffallend oft, in anderen wiederum seltener beobachtet. (Über Arteriitis in China vgl. S. 321). Für die Neger meint Jonas Frank, daß in vielen Fällen bedeutender pleuritischer Exsudate und Herzkrankheiten, mit denen vereint Endo-, Myo- und Perikarditis sowie Zeichen von Arteriosklerose auftreten, die Syphilis als die Urheberin bezeichnet werden müsse; er glaubt auch, daß die Kombination mit Syphilis für die große Tuberkulosen-Sterblichkeit unter den Negern verantwortlich zu machen sei.

Frank sah bei Negern auch sehr oft Leiden des Rectums mit Strikturen[1]; über Zerstörungen des Mastdarms berichtet zudem Suttina aus Bosnien.

Sowohl sekundäre wie neurogene tertiäre Leiden der *Sinnesorgane* (Atrophia nervi optici, Muskellähmungen usw.) gehören zu den größten Seltenheiten (Jeanselme, Blatt) oder fehlen vollständig (v. Düring, M. v. Zeissl). Blatt macht jedoch auf das bisher nicht genügend beachtete und sehr häufige Auftreten der luetischen Retino-Chorioiditis bei den kein Kulturleben sondern mehr ein für die Nerven reizloses Dasein führenden Völkern des Südens aufmerksam.

Gonder sah bei der Untersuchung auf Spirochaeta pallida negative Ergebnisse in 10 Fällen schwerer tardiver Formen der Syphilis; er deutet die Möglichkeit an, daß es bei Spätsyphilis zu bisher noch unbekannten Entwicklungsstufen des Spirochaeta kommen könne.

Unter den kongenitalen syphilitischen Krankheitsformen erwähnt v. Düring-Pascha diffuse Hautinfiltrate, sehr oft Knochen-[2] und Gelenkkrankheiten, besonders der Kniegelenke (selten mit Exsudat), Hervorragung der Tubera frontalia und des Occipitalbeines, Veränderungen des Nasengerüstes und der röhrenförmigen Knochen, Hutchinsonsche Zähne, diffuse interstitielle Glossitis; seltener seien Keratitis und peribuccale Narben. Nach den letzten Mitteilungen von A. Glück kommt auch parenchymatöse Keratitis sehr selten vor; es sind ihm keine Fälle von Labyrinthtaubheit zu Gesichte gekommen, und Hutchinsonsche Zahnanomalien hat er nie beobachtet, was auch von Nägelsbach aus Abessinien berichtet wird. Ebenso hat Reith Fraser Taubheit niemals und Keratitis nur selten gefunden.

Ätiologie und Entstehungsursachen.

Da die Infektion bei endemischer Syphilis, wie unten näher besprochen werden wird, zum größten Teil extragenital erfolgt, kann eine Infektion auf jeder beliebigen Krankheitsstufe stattfinden[3]. L. Glück sah von 1897 bis

---

[1] In dieser Rücksicht hat eine tabellarische Zusammenstellung von Curtice-Rosser ein gewisses Interesse. Bei Untersuchungen in Texas konnte er gegenüber 8 Mastdarmstrikturen von Weißen 26 bei Negern feststellen. Von diesen 26 bezogen sich 6 (=23%) auf Syphilis.

[2] Über die Häufigkeit von Knochenleiden bei kongenitaler Syphilis berichtet auch Jeanselme aus Indochina.

[3] In dieser Beziehung hat für Säuglinge die sogen. *Vaccinationssyphilis* eine große Rolle bei der Entstehung größerer und kleinerer Syphilisepidemien gespielt, die an manchen Orten einen fast endemischen Charakter annahmen. Schon 1807 hatten Mosely in England, und Montegyia in Italien Symptome beobachtet, die infolge der Impfung eintraten und Ähnlichkeit mit Syphilis hatten. Köbner nennt als die ersten Beobachtungen die von Marcolini (1814 in Udina, (6 Angesteckte unter 11 Vaccinierten) und die von Cereoli (in Cremona 1821, unter 46 Geimpften 40 Angesteckte). In Dänemark sah Evertzen in Fredriksberg 1830 unter 8 vaccinierten Kindern 7 infizierte. Besonders um die Mitte des 18. Jahrhunderts hat man mehrere, teilweise recht große Epidemien von Vaccinationssyphilis beobachtet; eine der schlimmsten war die in Grumello 1841, wo Tassini unter 64 vaccinierten

1904 in seiner Klinik 215 Kinder unter 14 Jahren mit frischer sekundärer, erworbener Syphilis. Mitteilungen aus Rußland besagen dasselbe; nach Nikolski zeigten Kinder unter zwei Jahren ein Maximum von Syphilisinfektion; Khijin berichtet, daß gummöse Syphilis schon oft in den ersten fünf Lebensjahren auftrete. Auch aus Tunis gibt Jannin (1920) an, daß die Infektion in den Kinderjahren beginne. Lepulkaln und Aubrecht fanden bei der Untersuchung von 8178 den Bauernfamilien angehörenden Personen im Gouvernement Woronesch an der ukrainischen Grenze, daß 30$^0/_0$ der Kranken im Alter von 6 bis 15 Jahren standen, die extragenitale Ansteckung demnach im Vordergrund stehen sollte; diese kann beim Abendmahl erfolgen, durch die Beherbergung von Wanderburschen aller Gewerbearten, durch Hirten usw. Es ist schon 1901 von Neumann betont worden, daß die Ausbreitung der endemischen Syphilis zum größten Teil auf frühzeitiger extragenitaler Kontaktinfektion beruhe. Liwschitz fand, daß über $^2/_3$ aller Fälle durch Frauen und Kinder vertreten waren. Nach der Ansicht von Dazenko, Efrenow, Generopitowzew, Khijin, Speranski und Timoschok, der sich auch die meisten der russischen Landärzte anschließen, gebe es viel mehr infizierte Frauen als Männer (45$^0/_0$ Frauen gegen 30$^0/_0$ Kinder und 25$^0/_0$ Männer), weil nämlich (nach Dazenko) hauptsächlich Frauen die infizierten Kinder betreuten. Tapelson (1926, Kreis Belsk, Gouvernement Smolensk) gibt für kranke Frauen an 56,9—58% gegen 42—43,1% bei Männern. Treffend bemerkt er, daß in der Regel der Mann die Syphilis in die Familie bringt, die Frau und die Kinder kultivieren sie. Fedorowskij (1927) findet auch als charakteristisch für die Syphilis auf dem Lande nach wie vor die große Anzahl der kranken Frauen (60% nach Erfahrungen in der Ukraine). Hiergegen macht Dina Sandberg geltend, daß dies mehr ein scheinbares als tatsächliches Übergewicht darstelle, denn nach ihrem Dafürhalten sei Syphilis verhältnismäßig in gleichem Maße unter Männern, Frauen und Kindern verteilt. Die 1868 von v. Pernhoffer herausgegebene kleine Statistik umfaßt 96 Fälle, darunter 38 männliche und 58 weibliche.

Obwohl die extragenitale Infektion, wie schon erwähnt, bei der endemischen Syphilis die Hauptrolle spielt und dies zu den Kennzeichen der Krankheit gerechnet, und von mehreren Autoren (u. a. von E. Lesser, L. Glück und A. Glück, v. Düring-Pascha [1] betont worden ist, hat für das Entstehen und die weitere Ausbreitung der Krankheit doch auch die genitale Infektion eine gewisse, wenn auch meist untergeordnete Bedeutung gehabt. Das beweisen am besten eine Reihe, russischen Quellen entnommene Zahlen über das prozentuale Verhältnis zwischen diesen beiden Ansteckungswegen.

Kindern 46 infizierte fand. Die Rivalta-Epidemie (Pacchiotti 1861) umfaßte 38 Angesteckte unter 46 Geimpften (zit. nach Köbner). Auspitz gibt noch höhere Ziffern an: von einem Geimpften wurden etwa 80 Personen angesteckt, wovon 8 starben; die Epidemie erweckte seinerzeit ungeheures Aufsehen. Zu gerichtlicher Austragung kam die Epidemie in Koblenz (Wegeler 1849, von 26 geimpften Erwachsenen zeigten sich 19 als angesteckt), sowie die sog. Hübnersche Epidemie (in Freienfels, Oberfranken, Bayern 1852—1853, wo 8 von 13 vaccinierten Kindern infiziert wurden). Die Steiermarkepidemie (Kocewar, Cilli 1869, Scheinitz und St. Veit) umfaßte 35 Angesteckte unter 40 Geimpften oder richtiger 63 Kranken). Nach Köbners Sammelstatistik wurden von 334 Geimpften 222 angesteckt. Duncan Bulkley hat 1894 eine Zusammenstellung der Syphilisepidemien seit dem Jahre 1557 veröffentlicht; es kommen hier über 100 größere und kleinere Epidemien zur Erwähnung, denen über 3000 Personen zum Opfer fielen; 1863 von diesen seien durch Vaccination infiziert worden, und zwar 887 in den Vereinigten Staaten und 54 in Deutschland, Holland und der Schweiz zusammen (die Zahl für Amerika mag wohl richtig sein, aber die der anderen Länder ist sicher zu niedrig; vgl. die obigen Angaben). Die Vaccinationssyphilis war Anfang der 80er Jahre im vorigen Jahrhundert der Gegenstand langer Diskussionen, unter anderem in Wien, Prag und London.

[1] Er führt z. B. an, daß man in Europa höchstens 5 extragenitale Infektionen auf je 100 Fälle rechne, während dies Verhältnis im Vilajet Castamuni in Kleinasien „fast umgekehrt" sei.

BELOUSSOW fand im Kreise Odajen 88%, CHISCHIN 81% extragenitaler Infektion durch den Mund; nach GENEROPITOWZEFF sollten 83,4% extragenital (und nur 4,7% genital) angesteckt worden sein. KHIJIN fand 81% aller Fälle extragenital oder „unschuldig" angesteckt, LIWSCHÜTZ bei 10,5% genitale, bei 72,7% extragenitale Infektion. Nach MICHAILOWs Befunden waren unter anderem auf dem Lande nur 11 auf sexualem Wege infiziert, 42 auf extragenitalem. NIKOLSKI führt an, daß die extragenitale Ansteckung unter der russischen Bauernbevölkerung manchmal 50—90% betrage (es werden folgende Zahlen angegeben: im Gouvernement Rjäsan unter 2675 Fällen 74%; im Gouvernement Woronest 76,7%, im Gouvernement Kursk 85%, im Gouvernement Wladimir 91,3% (POROW), im Gouvernement Petersburg 1889 unter 1335 Luetikern 358 (26,8%) extragenital Infizierte; rechnet man hierzu 29 durch Säugen angesteckte Frauen, so werden 28,9% erreicht; im Kreise Luga betrug die Ziffer 59,6%). In den Städten hat man natürlich so hohe Zahlen seltener beobachtet, doch führt HAY in Kasan bei Männern 38%, bei Frauen 18,4% extragenitale Infektionen an. Nach den Befunden v. PETERSENs waren unter der Landbevölkerung 70—80% aller Luetiker extragenital angesteckt. PILJUSCHKIN gibt an, daß die extragenitale Infektion im Pleskowschen Gouvernement etwa 90% aller Infektionen ausmache. POPOW (Gouvernement Kursk) fand, daß 85% der Syphilisfälle auf extragenitale Ansteckung zurückzuführen seien, und in den Jahren 1884/85 waren 78% durch das Zusammenwohnen mit Syphilitikern infiziert. Nach MILITSCHEWITSCH wurde in Serbien die Hälfte aller Syphilitker auf extragenitalem Wege angesteckt. Daß die Übertragung in Rußland auch jetzt noch oft extragenital erfolgt, bezeugen einige Statistiken von 1925; so fand BRONNER, daß die Ansteckung im Cholmer Kreis bei 81,5% meist in extragenitaler Weise stattgefunden hatte, im Kreise Belsk (Gouvernement Smolensk 87%, TAPELSON 1926). Wie FEDEROWSKIJ mitteilt, befanden sich unter 8000 im Bezirk Priluk (Gouvernement Poltawa) untersuchten Personen 381 Syphilitiker (48% Männer, 52% Frauen), hiervon waren 21% genital, 79% extragenital infiziert. Bei einer vom Poltawaska venerologischen Dispensarium veranstalteten Expedition in der Nowo-Sanscharenskegegend untersuchte JOLLOS 3054 Personen, von denen 150 Syphilis hatten und von diesen waren wiederum 31 (20,8%) extragenital infiziert [1].

Es sind früher zahlreiche Beispiele dafür angeführt worden, daß das erste Auftreten der endemischen Syphilis immer auf eine durch Schiffe, Truppenabteilungen usw. vermittelte Einschleppung von außen in Gegenden, die dem allgemeinen Verkehr fern liegen, zurückzuführen ist (v. PERNHOFFER, LESSER), ein Verhalten, das auch jetzt noch bei Endemien in exotischen und tropischen Gegenden beobachtet wird. So führt MENSE besonders mit Bezug auf Afrika an, daß die Küsten noch heutigentags den Ausgangspunkt der Krankheit bilden könnten und daß überhaupt der Handelsverkehr stark zur Verbreitung der Syphilis beitrage [2]; dasselbe gelte für diejenigen australischen Inseln, die von der Kultur berührt worden sind. WOODRUFF, der $1^1/_2$ Jahr unter den Indianern in Hoope Valley, Kalifornien, lebte, meint, daß die den Indianern früher unbekannte Syphilis im Jahre 1851 durch Weiße eingeschleppt zu sein scheine, 1893 sei ein großer Prozentsatz der Indianer befallen gewesen. Von den Sandwich-Inseln berichtet PRINCE A. MORROW, daß die Syphilis vor etwa einem Jahrhundert durch die Mannschaft des Kapitäns Cook dort eingeführt worden sei (vgl. oben S. 303) und daß auch später noch von Zeit zu Zeit durch Matrosen, die an den Inseln anlegten, Ansteckungsstoff zugeführt worden sei. Nach JULLIEN werde die Krankheit in den französischen Kolonien in Asien, Amerika und Australien durch die alle zwei Jahre wechselnden französischen Truppen teilweise immer von neuem eingeführt. In Japan scheint die Krankheit nach FUJIKAWA und DOHI etwa 1512, vielleicht mit den Liu-Kiu-Inseln als Zwischenstation, aus China eingeschleppt worden zu sein. Nach einer Mitteilung von GÜCKEL (Ufa) wurde unter den Jakuten die Syphilis 1923 durch die Armee von Pegeljajew verbreitet. Aus Rußland berichtet LEINENBERG, daß die

---

[1] Mit einem gewissen Recht betont WEISS, daß die großen Schwankungen in den Zahlenangaben über extragenitale Syphilisinfektionen sich durch die unterschiedliche Auffassung des Begriffes erklären. Ein Teil der Autoren berücksichtigt alle, nicht direkt am Genitale lokalisierten Schanker, ein anderer zieht streng den Infektionsmodus in Betracht.

[2] REITH FRASER gibt an, daß die Syphilis bei den Eingeborenen Südafrikas eine erst in neuerer Zeit eingeführte Krankheit zu sein scheine.

Ansteckung teils durch Bauern erfolge, die alljährlich ihren Verdienst in den Städten suchten und den Infektionsstoff mit zurückbrächten, teils auch durch das Militär. Nach Parfenenko besteht in Rußland die große Gefahr, daß die Syphilis nicht wie in andern Ländern von den Städten nach dem Lande, sondern umgekehrt, von den Dörfern nach den großen Städten eingeschleppt werde.

Was die *Weiterverbreitung durch extragenitale Infektion* betrifft, so kommen verschiedene Modalitäten in Betracht. Meist erfolgt die Ansteckung durch den Mund. Auf kleine Kinder wird die Krankheit oft direkt von der Mutter (oder dem Vater) übertragen, doch hebt Jakoslow die häufige Ansteckung von Kindern durch das Dienstpersonal hervor und macht besonders auf die gruppenweise Anordnung der Ergriffenen innerhalb bestimmter Bestellungs- und Arbeitsklassen aufmerksam. Auch Kalmanowski hält Dienstmädchen, deren Fürsorge kleine Kinder überlassen werden, sehr oft für die Urquelle der extragenitalen Syphilis. Nach Nikolski werden Mädchen meist im Alter von 12—15 Jahren angesteckt, in dem Alter, in dem sie auf Grund ihrer Lebensstellung genötigt sind, Stellen als Pflegerinnen kleiner Kinder anzunehmen und auf diese Weise die doppelte Gefahr laufen, sich selbst Syphilis zu erwerben und sie auch von der einen Familie auf die andere zu verschleppen. Kinder können sich übrigens auch beim Spielen gegenseitig anstecken; überhaupt sind Kinder vielfach Infektionsvermittler unter den Bauern (Dazenko). Mirakjanz hat aus den russischen Statistiken berechnet, daß die Hälfte (50,5%) des Primäraffekts der Brustdrüsen professionelle Erkrankungen der Ammen ist, d. h. durch Ausübung ihres Berufs bedingt, solche würden etwa 8% aller extragenitalen Luesinfektionen ausmachen. L. Glück berichtet aus Bosnien und Herzegowina, und v. Düring-Pascha aus Kleinasien über die große Unreinlichkeit beim Benutzen der Eßgeräte; v. Düring-Pascha erwähnt auch das Trinken aus den spitztutigen Trinkgefäßen, und beide Autoren berichten über die von Mund zu Mund wandernden Zigaretten und Pfeifen (Tschibuks und Nargilehs-Wasserpfeifen), die tagelang ungewaschen bleiben. Wie Raynaud anführt, benutzt die ganze Familie zusammen nur ein Eßgerät [1]. Ähnliche Übertragungsweisen sind schon oben bei der von Rosentul beschriebenen Endemie unter den Kalmücken und nach den Berichten Reith Frasers aus Südafrika besprochen worden. Eine auf Unsittlichkeit der Bevölkerung beruhende Übertragung spielt eine geringere Rolle; die Prostitution ist in den betreffenden Gegenden, mit Ausnahme des früher erwähnten Bezirks Kosow in Galizien, wenig verbreitet. Eine gewisse Bedeutung mag Circumcision und Tätowierung zugeschrieben werden (Raynaud). v. Düring-Pascha nennt in dieser Beziehung auch den gemeinsamen Gebrauch von Rasiermessern; die Türken rasieren nicht nur den ganzen Kopf, sondern lassen sich in den Bädern, wo vielfach Päderastie betrieben wird, regelmäßig den unteren Teil des Unterleibes und die Genitalregion rasieren; an diesen Stellen findet man oft bis zu handflächengroße Primäraffekte, gleich flachen Epitheliomen (Lacapère und Proteus berichten ähnliches von den Arabern). Zu den selteneren Ansteckungsarten gehört die in Rußland häufige Gewohnheit, Fremdkörper, die unter das Augenlid geraten sind, mit der Zunge wegzulecken; Tepljaschin berichtet

---

[1] Daß auch in unserem Weltteil noch durch den gemeinsamen Gebrauch von Eß- und Trinkgeräten veranlaßte Syphilisepidemien vorkommen können, zeigt eine von O. Grütz (Kiel) beobachtete extragenitale Syphilisepidemie unter holsteinischen Landarbeitern. Von einer 24 Mann starken Besatzung an einer Trockenmaschine wurden im Laufe einiger Wochen 11 Männer und 2 Kinder von einem an florider sekundärer Syphilis mit ausgedehnten Mundaffektionen leidenden Kameraden angesteckt. Alle aßen in den Arbeitspausen aus einem Gefäß und tranken aus einem Becher. (Vgl. Hecht, dieses Handbuch, Band 22, S. 13.)

von einer „Wunderfrau", die selbst auf diese Weise angesteckt worden war
und 34 Kinder im Alter von 13—15 Jahren infizierte; in sieben Fällen befand
sich die Primärsklerose auf dem oberen Augenlid; auch Buch berichtet aus
Finnland von einer ähnlichen, auf diese Weise entstandenen Epidemie [1]. In
den Tropen wird die Verbreitung der Syphilis nach Jeanselme noch durch
die Schwärme von Moskitos und andern hautverletzenden Insekten und die
Gewohnheit, nackend zu gehen, begünstigt.

Als eine der Hauptursachen dafür, daß *die einmal eingeschleppte Krankheit
zu endemischer Verbreitung* mit dem häufigen und baldigen Übergang zu den
tertiären Formen kommen kann, wird angeführt, daß frische Fälle mit noch
bestehendem Infektionsherd fast nie beobachtet werden (Tschistiakow);
von einer Behandlung der Frühformen ist bei den russischen Bauern kaum
je die Rede (Leinenberg, Rosentul). M. v. Zeissl sucht die Erklärung in
der Indifferenz der Erkrankten gegenüber jeder ärztlichen Behandlung. E. Lesser
betont auch die meist vollständige Unwissenheit über die Krankheit, woraus
wiederum der völlige Mangel einer zweckmäßigen oder doch einigermaßen hin-
reichenden Therapie entspringe. Manchmal wird auch — unterstützt durch
die höchst mangelhafte ärztliche Hilfe in der betreffenden Gegend — eine
verkehrte Behandlung, z. B. durch Wunderdoktoren oder Kurpfuscher, eingeleitet (Tschapin-Rußland, Suzon-Madagaskar). Gewöhnlich kommen dem
Arzt nur schon seit Jahren bestehende tertiäre Äußerungsformen zu Gesicht
(Leinenberg, Rosentul); so berichten Flietner und Stepanow von den
Ostjaken, daß die oft schweren Symptome sie nicht der Möglichkeit beraubten,
die mit dem Jägerleben verbundenen Entbehrungen und Kämpfe weiter bestehen
zu können. Hierzu kommen dann noch die mehr oder weniger niedrige Kulturstufe und der vollständige Mangel jeder Hygiene (Raynaud) oder doch jedenfalls
schlechte hygienische Verhältnisse (M. v. Zeissl, Petrini de Galatz mit
Bezug auf Rumänien); dicht zusammen wohnend wachsen die Leute in Schmutz
und Armut auf. Betreffs des die Verbreitung der Geschlechtskrankheiten
beeinflussenden kulturellen Niveaus berichtet Schein-Vogel, daß bei der zu
Anfang des Jahres 1925 erfolgten Untersuchung von 1524 Arbeitern und Ar-
beiterinnen dreier in Shitomirschen Kreise gelegener Fabriken fanden sich
$11,7\%$ Analphabeten. Meist wohnten 3—10 Menschen in ein und demselben
Zimmer und schliefen in einem gemeinsamen Bett, 77% ohne verheiratet zu
sein. Bei $84,2\%$ war das Handtuch, bei $90,9\%$ das Eßgeschirr gemeinsam.
Zudem meint v. Düring-Pascha, daß unzureichende Ernährung und andere
den Organismus schwächende Faktoren die hohen Ziffern der Späterkrankungen
mitbedingten [2].

Eine strittige Frage bei der endemischen Syphilis ist die Bedeutung der
kongenitalen Entstehung. Generopitowzow steht mit seiner Angabe, daß
$66,1^0/_0$ kongenital erkrankt waren (bei $17,3^0/_0$ war die Ursache dichtes Bei-
sammenwohnen, bei $11,9^0/_0$ unbekannt) wohl ziemlich allein; auch v. Pernhoffer konnte in vielen Fällen, namentlich solchen unter 20 Jahren, Kon-
genitalität, und zwar gewöhnlich als Syphilis tarda nachweisen. Da, wie früher

---

[1] Rossow hat eine — übrigens wohl kaum vollständige — Statistik der russischen
Literatur veröffentlicht; unter 50 mitgeteilten Fällen von Primäraffekten des Auges waren
18 durch Auslecken des Auges veranlaßt.

[2] Daß Hungerzustände auch in späterer Zeit an dem bösartigen Verlauf der Syphilis
mitgewirkt haben, wird von Pirlik bestätigt; nach den Mitteilungen aus Simferopol verlief
die Krankheit in den Hungerjahren 1921 und 1922 unter viel schwereren Symptomen als
vorher. Die erste Inkubation war kürzer als gewöhnlich; nicht ulcerierende Sklerosen
wurden nur bei $5^0/_0$ aller Fälle gefunden, aber oft bemerkte man multiple Sklerosen und ein
Zunehmen der extragenitalen Schanker. Die sekundäre Periode bot oft pustulösen Ausschlag, Leukoderma nur bei $5^0/_0$; die tertiären Symptome stellten sich frühzeitig ein und
verheilten gewöhnlich langsam.

erwähnt, die für die angeborene Syphilis charakteristischen Merkmale in diesen Fällen meist ganz fehlen, kann es schwer sein, zwischen diesen und der erworbenen zu unterscheiden (Reith Fraser-Kapstadt, der übrigens ebenfalls betont, daß Syphilis congenita tarda häufig vorkomme). Auch M. v. Zeissl gehört zu denen, die meinen, eine große Anzahl von Kindern und Erwachsenen litten nicht an erworbener, sondern an kongenitaler Lues, und zwar besonders oft an tarda. Robertson beobachtete unter den Negern Afrikas und Amerikas eine große Anzahl von Fällen „hereditärer" Syphilis. Kindersyphilis sei in Madagaskar, wie Suzon mitteilt, doch ohne zwischen angeborener und erworbener Syphilis zu unterscheiden, eine allgemeine Erscheinung. Jeanselme hält die kongenitale Syphilis für die Ursache der großen Kindersterblickheit. In ähnlicher Weise äußert sich auch v. Düring - Pascha; er meint, daß unzweifelhaft kongenitale Syphilis nicht so oft, wie man glauben sollte, bei Syphilisendemien beobachtet würde, da die Kinder massenhaft zugrunde gingen. Andere Forscher sprechen wiederum von der Seltenheit der angeborenen Syphilis, so Nikolski nach seinen in Rußland, und Jannin nach den in Tunis gemachten Erfahrungen (als Grund hierfür gibt dieser an, daß die Krankheit, wegen der oft schon früh erfolgten Infektion der Eltern, zur Zeit der Eheschließung schon im 3. Stadium und darum wenig infektiös sei). Auch von Niederländisch-Indien berichtet Hermans, daß angeborene Lues und Fehlgeburten selten sind, selbst in stark verseuchten Gebieten. Derselben Auffassung ist L. Glück, dessen reichen Erfahrungen besonderer Wert beizumessen ist; nach seinen Befunden waren von den Kindern syphilitischer Eltern kaum $4-5^0/_0$ erkrankt, die Anzahl der Aborte betrug nur $2,4^0/_0$. Die letzten Mitteilungen von A. Glück (1921) aus der Geburtsklinik des Vakuspitals besagen, daß keine einzige dort aufgenommene Bauernfrau ein syphilitisches Kind geboren hat, früh- oder spätsyphilitische Mütter sollen symptomfreie, ausgetragene, kräftige Kinder zur Welt gebracht haben. Auch die Landärzte seien der Anschauung, daß Aborte trotz der starken Ausbreitung der Syphilis sehr selten auf syphilitischer Basis erfolgen, was auch schon vor dem Weltkrieg der Fall gewesen sei.

Die Frage, *warum die endemische Syphilis in gewissen Beziehungen anders als die sporadische verlaufe,* ist besonders von A. Glück und später zwischen anderen von Sézary (1926) erörtert worden [1]. Es kommen hierbei mehrere Möglichkeiten in Betracht. Die Theorie des anders gearteten Nährbodens hat, wie schon oben berührt, kaum größere Bedeutung. A. Glück meint, es sei ernstlich in Erwägung zu ziehen, ob nicht die durch die endemische Syphilis erzeugte Spirochäte gewisse biologische Eigentümlichkeiten angenommen haben könne, woraus sich die Modifikationen im Verlauf der endemischen Syphilis erklären ließen. Man nähert sich hier der zuerst von Morell-Lavallée anerkannten, schon früher erwähnten Theorie eines Unterschiedes zwischen dem dermatotropen und dem neutropen Virus [2] (vgl. weiter unten). Sézary weist jedoch diese Theorie zurück, da sie nicht die Seltenheit der Neurosyphilis erklären könne, wenn Europäer im selben Lande und aus denselben Quellen infiziert, sehr wohl von Neurosyphilis ergriffen werden könnten. Da im Sekundärstadium Leukocytose im Liquor cerebrospinalis ebenso oft bei Europäern wie bei Arabern vorkäme — unter andern von Montpellier in Algier und von Lévy-Bing und Gerbay nachgewiesen, die bei Arabern der Armee meningitische Anzeichen

---

[1] Vgl. Hecht, dieses Handbuch, Band 22, S. 25 ff.

[2] In diese Richtung deuten beispielsweise die Beobachtungen von Brosius gelegentlich der Nachuntersuchung einiger Kranken einer kleinen Syphilisendemie, alle Glasbläser, die aus derselben Quelle (durch den Mund) angesteckt worden waren; es stellte sich heraus, daß von 8 gleichzeitig Angesteckten 4 an schweren Gehirn- und Rückenmarkssymptomen (progressiver Paralyse oder Tabes dorsalis) litten. Über eine andere Glasbläserendemie berichtet Jakoby (zit. nach Hecht [dieses Handbuch, Bd. 22, S. 13]).

oft auch dort, wo klinische Anhaltspunkte dafür fehlten, fanden —, und sich das Virus demzufolge in den Nervenzentren der Eingeborenen ebensowohl wie in denen der Europäer fände, könne sich der verhältnismäßige Mangel an Nervensyphilis unter den Eingeborenen nur auf eine andersgeartete Reaktionsfähigkeit des betreffenden Volksstammes beziehen. Doch sollten wiederum die Rasseeigentümlichkeiten an sich nicht ausschlaggebend sein; es sind im vorhergehenden dafür Beispiele angeführt, daß die vermutete Immunität gewisser Völker nicht besteht, wie auch das Klima mit Bezug auf die Infektion ganz belanglos ist.

E. LESSER hat besonderen Wert auf die Nichtdurchseuchung der betreffenden infizierten Bevölkerung gelegt, unter Bezugnahme auf die bekannte Tatsache, daß ansteckende Krankheiten, wenn sie endemisch auftreten, sich gewöhnlich am bösartigsten an solchen Stellen zeigen, die am längsten von ihnen verschont geblieben sind, mit andern Worten, daß eine Epidemie in einer Gegend um so heftiger auftrete, je weniger diese früher von der betreffenden Krankheit durchseucht war (S. 631—632); sie nimmt dann viel größere Dimensionen an. Der Grund dafür, daß das Nervensystem bei der endemischen Syphilis und besonders der exotischen Syphilis so selten von Neurolues (Tabes und Paralyse mit einberechnet) angegriffen wird, ist in neuerer Zeit der Gegenstand theoretischer Betrachtungen mehrerer Autoren gewesen, unter denen besonders SÉZARY (und ALIBERT) zu nennen sind, zudem WILMANNS (an der psychiatrischen Klinik Heidelberg) teils allein, teils zusammen mit STEINER, GÄRTNER (am hygienischen Institut in Kiel), GASTINEL und BOUTELIER, H. SALOMON, NÄGELSBACH usw. Man kann jetzt wohl sagen, daß der oben mehrmals zu Worte gekommenen *älteren* Anschauung, als sei die Haupterklärung in der fehlenden stärkeren Inanspruchnahme der geistigen Tätigkeit bei den auf einer niederen Kulturstufe stehenden Völkern zu suchen, nicht mehr dieselbe Bedeutung wie früher zuzuschreiben ist, jedenfalls sieht man in einer solchen Ursache kein determinierendes, sondern höchstens in gewisser Weise ein prädisponierendes Moment. Tatsache ist ja, daß auch Nicht-Geistesarbeiter — wenn auch nur ausnahmsweise — von Paralyse befallen werden (unter andern angeführt von NÄGELSBACH). Auch kann man den Grund nicht in einer von den Europäern abweichenden Konstitution der exotischen Völkergruppen sehen, denn tatsächlich reagieren viele, nicht miteinander verwandte Rassen in vollkommen gleicher Weise, während wiederum innerhalb derselben Rasse Unterschiede offenbar werden; es ist früher mehrmals betont worden, daß praktisch betrachtet bei keiner Rasse Immunität vorkommt.

Es wird von vielen als zweifellos angesehen, daß in den letzten Jahrzehnten eine merkbare Veränderung im ganzen Verlauf der Syphilis eingetreten ist, und zwar besonders in den mehr zivilisierten Ländern, doch, je nachdem die Zivilisation fortschreitet, auch in den weniger zivilisierten[1]. WILMANNS hat auf den Parallelismus zwischen Ausbreitung der Syphilis und Häufigkeit von Paralyse aufmerksam gemacht, und daß man in allen Gegenden, wo die Syphilis den Charakter im Sinne eines Abnehmens der schweren Haut- und Schleimhautleiden ändere, mit einem Zunehmen von Tabes und Paralyse rechnen müsse. Es ist schon von v. DÜRING-Pascha treffend bemerkt worden, daß die Ansicht, als mache sich ein Abklingen der Syphilis bemerkbar, wenn sie mehrere Generationen hindurch geherrscht hätte, im Grunde durch nichts bewiesen sei, für eine solche Anschauung könne man sich eigentlich nur auf den Vergleich berufen, der zwischen der Syphilis bei ihrem endemischen Auftreten im 15. und 16. Jahrhundert und ihren jetzt gewöhnlich beobachteten Symptomen angestellt werde.

---

[1] Zur Statistik der progressiven Paralyse vgl. HAUSTEIN (dieses Handbuch, Bd. 22, S. 820—837).

Wilmanns nimmt bestimmt Abstand von der von einigen Forschern geltend gemachten Meinung, als sollten Völker, bei denen die Syphilis schon Jahrhunderte hindurch geherrscht hätte, jetzt eine gewisse Immunität erworben haben [1].

Die Erklärung dafür, daß beim ersten Auftreten der Syphilis in Europa ebenso wie bei den späteren Epidemien namentlich die floriden Ausbrüche des Haut- und Knochensystems und seltener die Leiden des Nervensystems beobachtet wurden, und daß das zunehmende Auftreten von Tabes und Paralyse vom Ende des 19. Jahrhunderts an bis hinein in das 20. Hand in Hand gegangen ist mit einem Rückgang der ersterwähnten Leiden, muß daher wo anders gesucht werden [2]. Hierbei hat man die Aufmerksamkeit besonders auf etwaige Eigentümlichkeiten des Krankheitserregers, der Spirochaete pallida, gewendet. Als ziemlich naheliegend und leicht gewonnen muß die von Levaditi, Plaut, Mulzer und andern ausgesprochene Vermutung bezeichnet werden, daß es besondere dermotrope und neurotrope Stämme der Spirochäte geben müsse, jener sei der Urheber des floriden — jetzt selteneren — Verlaufs der Krankheit, dieser der des mehr schleichenden Verlaufs. Für diese Anschauung sind auch Gauducheau, Escobar, Salomon, A. Marie und Nägelsbach eingetreten; dieser letzte meint, daß in Europa beide Formen, teilweise auch Zwischenformen vorkämen, während in Afrika, Asien und den Malayischen Inseln nur die dermotrope Form aufgetreten sei, bis mit dem europäisch-amerikanischen Weltverkehr in den letzten Jahrzehnten eine neue Einfuhr frischer Stämme stattgefunden habe. Dieser Auffassung schließt sich in gewissem Sinne auch Wilmanns an, obwohl er es nicht für notwendig hält, zwei bestimmt zu unterscheidende Virusformen aufzustellen, sondern meint, den biologischen Eigenschaften der Spirochäte eine gewisse Rolle zuschreiben zu müssen; neben dem dermotropen Virus, das häufig bei den Naturvölkern, besonders so lange sie unbehandelt bleiben, zu finden ist, solle es auch eine neurotrope Modifikation geben, nicht an sich von dem dermotropen Virus verschieden, sondern erst infolge der spezifischen Behandlung aus diesem entstehend. Sézary und Alibert, denen sich auch Sicard anschließt, scheinen teilweise derselben Ansicht zu sein. Wilmanns glaubt zudem, daß der Ausbreitung besonderer Spirochätenstämme durch die Prostitution eine gewisse Bedeutung zuzulegen sei.

Die neueste Auffassung, so wie sie von einer Mehrheit der obenerwähnten deutschen und französischen Autoren vertreten wird, besagt, daß der Unterschied in der jeweiligen Reaktion des Haut- und Knochensystems und des Nervensystems auf das syphilitische Virus wesentlich auf Verschiedenheiten in der Entwicklung der Immunitätsprozesse und der daraus erzeugten Allergie beruhe; von entscheidender Bedeutung hierbei sei die Behandlung, namentlich die unzureichende oder fehlende Behandlung. Nach Mc Arthur scheint englischerseits zuerst Mehliss darauf aufmerksam gemacht zu haben, daß bei

---

[1] Vollständigkeitshalber möchte ich die Annahme Shelbys anführen, daß alle Geschlechtskrankheiten bei der Überführung von einer Rasse auf die andere an Virulenz zunahmen; insofern sei der Einfluß der aus Westindien und den Philippinen stammenden venerischen Leiden auf das amerikanische Volk, wo in den letzten 5 Jahren schon ein Rückgang zu verzeichnen war, nicht günstig gewesen.

[2] Beispielsweise haben unter anderen Wilmanns und Salomon darauf hingewiesen, daß Paralye und Tabes gern auf eine an äußeren Symptomen arme Syphilis folgen; Metalues ist überall, wo schwere Haut- und Knochenleiden der Tertiärperiode sehr verbreitet sind, ganz oder fast ganz unbekannt, ein Umstand, der auch mit Bezug auf Einzelpersonen bei sporadischer Syphilis zutage tritt; besonders scheint tertiäre Knochensyphilis sehr selten zusammen mit Metasyphilis vorzukommen. In derselben Richtung gehen u. a. auch die Beobachtungen von Grscherin (Rußland, Gouvern. Smolensk), wonach bei schweren Fällen von Tertiarismus mit wahrhaft scheußlichen Verwüstungen bei Untersuchung des Zentralnervensystems und der Lumbalflüssigkeit keine Abnormitäten nachgewiesen wurden.

den Eingeborenen in Südafrika erst nach Einführung der Salvarsantherapie Fälle von Neurosyphilis — zunächst in mildester Form — aufgetreten seien. Übrigens hat NÄGELSBACH nach seinen in Abessinien gemachten Erfahrungen dieser Behauptung bestimmt widersprochen, denn er habe auch nach der Einführung der obigen Behandlung keine Veränderung der Syphilisformen in diesem Lande wahrnehmen können. Die andern Autoren stimmen darin überein, daß die — selbst unzureichende — Behandlung die Spirochäten zwar in der gefäßreichen Haut, aber nicht in den schwach vascularisierten meningealen Herden abtöten könne. Da die Haut das Hauptorgan für die Bildung von Immunstoffen darstellt, würde das zu frühe Verschwinden der Spirochäten aus der Haut der Immunisierung hinderlich sein (SALOMON). Es sei die Frage, ob die durch die spezifische Behandlung eingeleitete Unterbrechung der in der Haut sich vollziehenden Immunisierungsvorgänge und der daraus sich ergebenden Allergie nicht eher schädlich als nützlich sei, denn die Bildung der durch die Hautleiden erst zur Entwicklung kommenden Antikörper werde auf diese Weise gehemmt; durch den nunmehr ausbleibenden Antigenreiz komme es nicht zur Entwicklung einer für die Bekämpfung der in den Meningen lokalisierten Spirochäten erforderlichen Allergie. Das Baden in Antikörpern vom ersten Tage der Infektion an solle das Nervensystem, selbst während einer nicht behandelten und übersehenen Frühperiode, gegen Angriffe der Spirochäten schützen. Mc. ARTHUR behauptet, daß die Antikörperproduktion durch die fast allgemeine Behandlung der Syphilis mit kleinen Gaben Mercur gesteigert, und durch Jodkalium jedenfalls nicht gehemmt werde. SÉZARY meint zudem, daß Arsen nicht neurotrop sei. Das Nervensystem sei nicht ohne jede Immunität, es besitze sogar in gewissem Maße eine natürliche Immunität gegen Spirochäten, nur reiche sie nicht aus zu deren Abwehr, und an den Immunitätsbestrebungen des Organismus beteilige sich das Nervensystem nur in unvollkommener Weise. Als ein Moment, das zu den — verglichen mit Zuständen bei den Endemien früherer Zeiten — verhältnismäßig seltenen Affektionen des Haut- und Knochensystems bei den kultivierteren europäischen Nationen der Jetztzeit beitragen könne, ist angedeutet worden, daß sich im Laufe der Zeit eine Art kongenitaler Allergie entwickelt haben könne, wogegen sich die Seltenheit der Neurosyphilis bei den exotischen Völkern nur teilweise durch die verhältnismäßig späte Einschleppung der Syphilis in die betreffenden Gegenden erklären lasse; MONTPELLIER hat die Ursache hierfür auch in einer eigentümlichen Spezialisierung des Virus gesucht, indem die Spirochäten bei den Eingeborenen durch etwaige, die Haut reizende traumatische, toxische, bakterielle oder parasitäre Einflüsse gewissermaßen nach der Haut gedrängt würden, wozu dann außerdem eine starke Hyperalgie der Haut treten könne. GASTINEL und BOUTELIER sind zu der Schlußfolgerung gelangt, daß es bei Syphilis zweifelsohne eine Allergie gäbe, und daß diese wohl auch den Tertiarismus erklären könne, aber für die Parasyphilis ebenso die Anergie nicht zu verwerten sei (BLOCH faßt Parasyphilis als Anergie auf, wofür auch die Seltenheit cutaner Manifestationen in diesen Stadien der Krankheit sprechen sollte; HEAD sieht Tabes als Hypersensibilität der Gewebe gegen *wenige* Parasiten an).

Die Erklärung LACAPÈREs, daß die Seltenheit der Neurosyphilis besonders bei den Nordafrikanern durch eine Hypertension der Arterien oder richtiger durch herabgesetzten Blutdruck bedingt sei, ist von MONTPELLIER abgelehnt worden. Es ist auch die Vermutung, daß Malaria hinderlich für Syphilis in den Tropen sei, ausgesprochen worden; besonders haben KIRSCHNER und VAN LOOM gemeint, daß häufige Fiebererkrankungen (an Malaria und auch Typhus) den Verlauf der Syphilis bei den Eingeborenen der Tropen beinflusse; sie fanden, daß ein großer Prozentsatz der wiederholt (4—5mal) erst intravenös, dann auch subcutan mit Tertiana, und zwar mit verhältnismäßig großen Blutmengen inokulierten Kranken, die von Kindheit an in den Tropen gelebt hatten, absolut immun gegen Syphilis war; andere wurden wohl angegriffen, aber nur ganz leicht, und Sterilisierung trat nach wenigen Anfällen von selbst ein. Nägelsbach bemerkt jedoch, daß diese Annahme jedenfalls nicht für Westabessinien, das malariafrei sei, zutreffe, und Hauer führt an, daß sich nicht entscheiden lasse, ob die Syphilis bei den Eingeborenen der mit endemischer Malaria behafteten Gegenden leichter verliefe als in den malariafreien Hochländern, er hätte keinen merkbaren Unterschied wahrnehmen können. Von Sézary und Barbé wird hervorgehoben, daß eine Malaria, die vor oder nach einer syphilitischen Infektion durchgemacht wird, nicht vor einer späteren Paralyse schützt. Die Seltenheit der Paralyse bei den Eingeborenen hängt also nicht von der überstandenen Malaria ab. Lurz sah in Gegenden mit schwerster Malaria schwerste Syphilis (zit. nach Hauer). Ruge meint doch, daß die fieberhaften Erkrankungen, unter denen Malaria durchaus die Hauptrolle spiele (89%), den Verlauf in der Weise zu beeinflussen scheinen — soweit sich aus dem nicht sehr großen Material (187 Kranke) Schlüsse ziehen lassen —, daß sich in den späteren Jahren mehr Haut- und Knochenlues als Viscerallues und Lues des Zentralnervensystems zeigen. Vielleicht kommt eine Haut- oder Knochenlues durch Überstehen einer Malaria oder eines Typhus etwas eher zum Ausbruch als ohne sie. Dagegen scheint der Ausbruch einer Lues des Zentralnervensystems hinausgeschoben zu werden.

Eine andere Erklärung des modifizierten Verlaufs der endemischen Syphilis hat A. Glück in der Vermutung gesucht, daß der fast konstante Mangel des Primäraffekts auf eine direkte Blutinfektion schließen lasse (Reith Fraser, Kapstadt, nennt ebenfalls Syphilis d'emblée als häufig vorkommend). A. Glück hält auch eine Übertragung der Krankheit durch die Vermittlung von Wanzen, Läusen oder Flöhen für möglich; einige von ihm angestellte Versuche mit Wanzen führten jedoch zu negativen Ergebnissen.

Trotz aller der modernen Therapie anhaftenden Mängel tritt Wilmanns doch für ihre unbedingte Fortsetzung ein; sie einzustellen würde eine stark erhöhte Anzahl von Ansteckungen, sowie eine größere Virulenz der Krankheit zur Folge haben; er meint auch, daß die durch verhältnismäßig schwach virulente Spirochätenstämme erzeugten Leiden Tabes und Paralyse vielleicht nur eine Etappe auf dem Wege weiterer Abschwächung der Spirochaete pallida darstellten, dem Wege, der schließlich zu der von Hoche prophezeiten endgültigen Überwindung der Krankheit führen würde.

Verlauf.

Mit Bezug auf den *generellen Verlauf* der Krankheit widersprechen sich die Anschauungen in dem Maße, daß es unmöglich ist, etwas Bestimmtes auszusagen. Während Howard Fox geltend macht, daß die Syphilis bei den Negern wahrscheinlich nicht virulenter als bei den Weißen sei, geben Robertson und Jonas Frank an, daß die Krankheit bei den Negern oft unter den schwersten Erscheinungen auftrete und fast immer Spuren hinterlasse. Nach Rothschuhs Erfahrungen aus Zentralamerika — wo die Syphilis besonders in Nicaragua verbreitet sein soll — erkranken Indianer reinen Bluts zwar häufig, doch in leichter Weise an Syphilis; je stärker der Zusatz von weißem Blut sei, desto seltener, aber dann unter schwereren Formen, trete die Krankheit auf. Von Kräpelin war seinerseits darauf hingewiesen, daß während die *Indianer* Brasiliens augenscheinlich nicht an Paralyse litten, diejenigen Nordamerikas darunter schwer zu leiden hätten. Nach G. Adams und L. Kanner scheint indes Paralyse unter den Indianern Nord-Amerikas, bei denen Syphilis außerordentlich häufig vorkommt, selten vorzukommen. Über einen größtenteils leichten Verlauf der Krankheit haben LUTZ von Honolulu und PRINCE A. MORROW von den Sandwich-Inseln berichtet. Nach den Befunden BROCs in Afrika verlaufe die Syphilis unter den Eingeborenen in Tunis verhältnismäßig günstig, und auch GROBER teilt aus Belad el Djerid (Südtunis) mit, daß die Krankheit dort wenig bösartig sei. Schon GLÜCK berichtete (1905) aus Bosnien, wie mild die Krankheit trotz der häufigen Rückfälle und der leicht eintretenden Heilung der einzelnen Ausbrüche verlaufe; aus noch älterer Zeit stammen die Beobachtungen ALEX. v. HUMBOLDTs über die auffallende Harmlosigkeit der Syphilis unter den Indianern Südamerikas (zit. nach OTTO EFFERTZ-MUHUATLAN). Ähnliches über den, trotz fehlender Behandlung im allgemeinen leichten Verlauf der Krankheit teilt HOLZINGER aus Abessinien, wo die Krankheit kolossale Verbreitung hat, mit; von Zanzibar gilt dasselbe. Unter den Eingeborenen Libyens sei die Krankheit, wie PIETRO FUSCO fand, ungewöhnlich stark verbreitet, hätte aber doch einen so milden Verlauf, daß sie oft nicht erkannt werde, allerdings seien schwere tertiäre Formen nicht ausgeschlossen. Auf Java, wo etwa $30^0/_0$ der eingeborenen Bevölkerung infiziert ist, bezeichnet MULDER den Verlauf der Krankheit als gutartig; luetische Leiden der inneren Organe und des Zentralnervensystems sah er selten, er meint, daß in Niederländisch-Indien Lues nervosa nur bei den Europäern, Chinesen, Arabern und den zivilisierten Eingeborenen vorkomme. In Persien, das seinerzeit der von Syphilis am wenigsten heimgesuchte Staat Asiens war, soll Syphilis, nach den Berichten POLAKs (zit. nach REY) nicht nur weniger extensiv, sondern auch mit geringerer Intensivität herrschen; doch scheinen sich die Verhältnisse in letzter Zeit verschlimmert zu haben. Aus Cyrenaika teilt ALDO mit, die Krankheit gelte dort für leicht, weil die gummösen und verheerenden Formen der Spätsyphilis, im Gegensatz zu den häufig vorkommenden und oberflächlichen Krankheitssymptomen der Primär- und Sekundärperiode, sehr selten seien. FAUST beobachtete in China den gutartigen Charakter der Gummata und Syphilide. Aus Indochina berichtet COPPIN, daß die Krankheit, trotz der ungeheuren Ausbreitung der Geschlechtskrankheiten und obwohl sich die Seroreaktion dort hartnäckiger als in Frankreich halte, doch harmloser als bei den Europäern verlaufe.

Ganz anders lauten die Angaben RAYNAUDs aus Algier, wonach die Syphilis unter den Eingeborenen viel schlimmere Verheerungen als unter den Europäern, die sie doch ursprünglich eingeführt hatten, anrichte; dieselbe Anschauung ist von REY ausgesprochen worden. Als eine etwaige Erklärung dieses Unterschiedes spricht MENSE, dessen Erfahrungen ebenfalls wesentlich Afrika betreffen, die Vermutung aus, daß an einigen Orten eine Neigung zum Erlöschen und zu milderen Formen der Syphilis herrsche, und es nicht undenkbar sei, daß sie die betreffenden Volksstämme schon in früheren Generationen heimgesucht hätte und dann erloschen sei, aber solche Stämme könnten von neuem infiziert werden (vgl. was oben über die vermutliche Bedeutung der Durchseuchung angeführt ist [1]).

Der Einfluß der endemischen wie der exotischen Syphilis auf die *Sterblichkeit* scheint, abgesehen von der Kindersterblichkeit, gering zu sein [2]. So berichtet

---

[1] PRINCE A. MORROW hat mit Bezug auf die Sandwich-Inseln ähnliches angedeutet. Während die Syphilis früher einen außerordentlich verderblichen Einfluß auf die Bevölkerung gehabt hatte, so daß viele ihr zum Opfer fielen und die Überlebenden ihre kräftige Konstitution einbüßten sowie große Empfänglichkeit für andere Krankheiten bekundeten, habe die hereditäre Immunität im Laufe von 3—4 Generationen weit mildere Formen der syphilitischen Leiden geschaffen.

[2] Über den Einfluß der endemischen Syphilis auf Kindersterblichkeit in Rußland vgl. HAUSTEIN (dieses Handbuch, Band 22, S. 276).

Jeanselme aus den exotischen Ländern, daß die Syphilis bei den Eingeborenen äußerst selten zum Tode führe, und auch Prince A. Morrow sagt, daß sie auf den Sandwich-Inseln nur einen geringen Mortalitätsprozent ergebe. Eine Ausnahme hiervon bildet allein eine von Auspitz in seiner Antrittsrede ohne nähere Quellenangabe berichtete Mitteilung Fourniers, wonach die Statistik der Sterbefälle in Südamerika, wo die Syphilis noch vor 50 Jahren als eine epidemisch-endemische Krankheit gewütet habe, erschreckende Zahlen zeige. Bei einem 1874 im Hospital de la Caridad in Valparaiso abgestatteten Besuch bekam er zu wissen, daß unter den vom Mai 1871 bis zum März 1872 im ganzen eingetretenen 912 Sterbefällen 52 (15 Männer, 37 Frauen) auf Syphilis zurückzuführen waren. Es erinnert dies an die furchtbare Sterblichkeit während des ersten epidemischen Ausbruchs der Krankheit Ende des 15. Jahrhunderts.

Behandlung.

Mit Bezug auf die *Behandlung* der endemischen Syphilis sollte zunächst wohl die *Prophylaxe* in Betracht kommen. Die Vorschläge für eine Begrenzung des Übels bewegen sich übrigens im großen ganzen in denselben Bahnen, die, wie oben ausführlicher besprochen, mit so gutem Erfolg in den österreichischen Ländern vorgezeichnet worden sind. Hinsichtlich der französischen Kolonien und der exotischen Länder bringt Jullien folgendes in Vorschlag: Belehrung der zum Dienst in den Kolonien bestimmten Soldaten sowie der europäischen und eingeborenen Bevölkerung durch mündliche Vorträge und unentgeltliche Verteilung leicht faßlicher Broschüren über Ausbreitung und Gefahren der Krankheit; Unschädlichmachung der geschlechtskranken Soldaten durch ihre Unterbringung in Kasernen und Spitälern; milde Überwachung der Prostituierten; unentgeltliche Behandlung der angesteckten Europäer und Eingeborenen durch die Einrichtung von Polikliniken, verbunden mit der gewöhnlichen freien Behandlung oder Massenverteilung der erforderlichen Arzneimittel an die Kranken; Gelegenheit für die gesunden Soldaten, in Klub- und Gesellschaftsräumen Erfrischung und Unterhaltung zu suchen. Nach Mitteilungen von Abatucci, Collin, Comby, Coppin, Nogue sind in verschiedenen französischen Kolonien (Madagaskar, Marokko, Senegal, Indochina) diese und ähnliche Veranstaltungen getroffen worden. Collin (Madagaskar) schlägt auch vor, daß man es nicht nur bei den den jeweiligen Soldatenklassen angepaßten und in anschaulicher Weise mit Bildstoff versehenen Merkblättern sowie bei der Aufklärung durch Vorträge mit stereoskopischen oder kinematographischen Bildern bewenden lasse, sondern daß man die Truppen auch mit Schutzmitteln versehe und sie eigens in der Prophylaxetechnik unterrichte; er meint nämlich, daß der unzureichende Vorrat an zweckmäßigen Schutzmitteln teilweise die Schuld an dem hohen Prozentsatz der venerischen Krankheiten unter den garnisonierten Truppen trage (dieser belief sich in den Jahren 1909—1920 auf $^1/_3$ aller Krankheitsfälle). Nach Abbatucci hat das Gouvernement seit 1921 den Kampf mit den Geschlechtskrankheiten unter anderm in der Weise aufgenommen, daß im Laufe von fünf Jahren 73 Ambulanzen unter der Leitung eines europäischen Arztes und mit einem der Medizinschule in Tananarivo entnommenen Personal errichtet sind, wo durch Vorträge, Verteilung von Schriften und persönliche Beratung, gegebenenfalls Behandlung gearbeitet wird. Ein Erfolg ist insofern zu verzeichnen gewesen, als bei den Rekrutierungen die Anzahl der Kranken mit manifesten Symptomen abgenommen hatte. Weitere Verbesserungen sollen durch Untersuchungsstellen, Entbindungsanstalten und serologische Laboratorien eingeführt werden. Auch in Marokko sind Fürsorgestellen (Ambulanzen) errichtet; die erste 1916 durch

Leredde in Casablanca, die nächste im Juli 1916 durch Lacapère in Fez, wozu sich dann später ähnlich organisierte Fürsorgestellen in verschiedenen größeren Städten (nach Colombani insgesamt sieben) gesellt haben; die erfolgreiche Behandlung hat zu einem immer größer werdenden Besuch seitens der eingeborenen Bevölkerung geführt. Aus Indochina kommt jedoch die Klage, daß die getroffenen Maßnahmen an der Indolenz und dem steten Geldmangel der Behörden scheiterten (Coppin), und in Marokko mußte wegen der schlechten wirtschaftlichen Lage Frankreichs der Preis für die bisher unentgltlich verabreichten Salvarsaneinspritzungen vom März 1923 an auf zwei Franken pro Injektion gesetzt werden, was ein Sinken der verabreichten Injektionen von 2059 im März 1922 auf 866 im März 1923 zur Folge hatte (Comby). Nur Heim bezeichnet nach seinen in Deutsch-Südafrika gemachten Erfahrungen Aufklärungsarbeit, Gesundheitsbesichtigungen, Verteilung von Merkblättern und prophylaktischen Mitteln als erfolglos, soweit es die Ausbreitung der Syphilis betrifft. In Sowjet-Rußland wird nach den Mitteilungen von Bronner ein energischer Kampf in prophylaktischer Richtung gegen die Geschlechtskrankheiten geführt, der zwar schon nach der Februarrevolution 1917 einsetzte, doch erst nach der Oktoberrevolution 1918 durch die Einrichtung des Volkskommissariats für Gesundheitswesen in systematischer Weise erfolgte. Es wurde ein venerologisches Ambulatorium gegründet, woraus 1921 ein groß angelegtes klinisches und experimentelles venereologisches Institut in Moskau entstand. Haustein gibt genauere Nachrichten über die getroffenen Verhältnisregeln: Massenuntersuchungen, Aufklärung und Belehrung, Einrichtung von „Gesundheitszellen" in Wohnhäusern, Fabriken und anderen Betrieben, ausgedehnte statistische Mitteilungen über die Dispensaires des ganzen Landes usw. Bestimmte Ergebnisse scheinen noch nicht vorzuliegen, es sind aber auch die Verhältnisse in Rußland, unter anderem in Ansehung der durchseuchten asiatischen Volksstämme, sehr schwierig (Hecht und Haustein). Über die Tätigkeit der Dispensaires, von denen es um 1927 159 gab, und die zum Kampf gegen die Syphilis auf dem Lande organisierten Expeditionen (1927 funktionierten 149) sind genauere Angaben besonders von Halperin, Issajew u. a. mitgeteilt[1]. Weil die Registrierung in der Vorkriegszeit sehr unvollständig war, hat man sogenannte venereologische Detachements in verschiedenen Gegenden geschickt. In den russischen Dörfern scheint die Verbreitung der Krankheit ungefähr zu sein wie vor dem Kriege; indessen hat der Charakter sich insofern verändert, daß jetzt weniger als die Hälfte der gummösen Form angehört und die frischen Fälle zugenommen haben, woraus folgt, daß „eine Welle der frischen Syphilisation" über die russischen Dörfer hingegangen ist (Halperin)[2]. Auch unter der Stadtbevölkerung scheint die Dispensairhilfe

---

[1] Genaueres vgl. Hecht, dieses Handbuch, Bd. 22, S. 43, 79, 129, 137.

[2] Auch bei dem noch häufigen Vorkommen von endemischer Syphilis, besonders in Rußland, wird über die größere Seltenheit der tertiären und entsprechend größeren Häufigkeit der sekundären Symptome berichtet. Pashalov (Die Bekämpfung der Syphilis unter der kosakischen [kirgisischen] Bevölkerung im Gouvernement Astrachan. Venerol. [russ.] 1927, Nr 1, 67—74) (Pashalov: Ref. Zbl. Hautkrkh. 28, 110) bezeichnet als die häufigste Form die sekundäre; Nervensyphilis ist unter den Kirgisen sehr selten. Rossijansky (Venerol. (russ.) 1927, Nr 1, 60—65), der übrigens auf die Unbrauchbarkeit der absoluten Zahlen der Registrierung sowohl aus der Vorkriegszeit wie der Jetztzeit und in bezug auf die Daten der fliegenden Kolonnen auf die überaus unregelmäßige Verbreitung auf dem Lande aufmerksam macht, hebt hervor, daß während der Vorkriegszeit das Überwiegen der tertiären Formen charakteristisch war, so haben wir jetzt ein Überwiegen der aktiven Form der Syphilis. Zaks und Hjin (Venerol. [russ.] 1927, Nr 9, 857—875) (Zaks und Hjin: Ref. Zbl. Hautkrkh. 28, 110) berichten über häufige riesige breite Kondylomen. Daß Roseola so selten beobachtet wird, führen sie teils auf die dunkle Hautfarbe der

einen gewissen Niedergang der Syphilis bewirkt zu haben (Issajew). In Dakar (Senegal) gründeten die Franzosen 1922 ein Institut für soziale Hygiene (Nogue).

Während einer Diskussion in der St. Petersburger syphilidologischen Gesellschaft sprach Herzenstein 1895 mit Bezug auf das merkbare Zunehmen der Syphilis in Rußland den Gedanken aus, den Kampf gegen die Krankheit in den Dörfern durch die Einrichtung „fliegender Sanitätskolonnen" und zeitweiliger Spitäler aufzunehmen, da lokale Maßnahmen, seiner Ansicht nach, ganz unzureichend seien, und zwar müsse die Arbeit zunächst in den an der Wolga liegenden Gouvernements und in einigen Gouvernements im Innern Rußlands beginnen. Seine Idee der eigens aus Ärzten und medizinischen Helfern (Feldscherern) gebildeten Kolonnen fand jedoch keinen Beifall, denn, wie besonders O. v. Petersen betonte, wäre eine derartige Bekämpfung bzw. Behandlung der Syphilis ganz unmöglich, da die hierzu erforderlichen Mittel kolossal sein müßten. Nach einer Mitteilung von Lapyschoff scheint jedoch Sowjet-Rußland in letzter Zeit die Aussendung derartiger Kolonnen aufgenommen zu haben (s. oben). In Marokko sind, wie von Comby berichtet wird, ähnliche fliegende Impfambulanzen angeordnet.

Was die eigentliche *medikamentöse Behandlung* der endemischen Syphilis betrifft, so verfügt man allerdings über einige Erfahrungen, daß es auch hier, wie bei der sonstigen erworbenen Syphilis zu Spontanheilungen kommen kann (Lacapère). Auffallend sei es z. B. bei den Cattarangus-Indianern, daß so viele, selbst an schweren Formen leidenden, ohne jede Therapie vollständig genesen. Dazu kommt noch, daß viele tertiäre Syphilide fast stationär werden, keine Beschwerden verursachen und trotz ausbleibender Behandlung das Allgemeinbefinden kaum beeinträchtigen (Mc. Arthur aus Südafrika). Bei den älteren Endemien verhielt man sich aus Unwissenheit über das Wesen der Krankheit ziemlich schwankend in der Wahl der Behandlungsverfahren; so teilt Welander aus Schweden mit, daß man Mercurialien (besonders Zinnober-Räucherkuren), Goldkuren, Hungerkuren zur Anwendung brachte, sowie die sogenannte Osbecksche Kur, die nicht nur in einer Hungerkur bestand, sondern auch in der Verabreichung von Decoct. Rad. sarsaparillae, Pillen aus Conium maculatum, Decoct aus Cicuta virosa und Pillen aus Extr. et pulv. chaerophylli sylvestris. Aus Norwegen heißt es, daß man um das Jahr 1770 gegen die Radesyge hauptsächlich Antiscorbutica sowie Mercurialien gebrauchte (Borge). Bei den 1789 nach Kopenhagen geschickten Radesyge-Kranken sah Bang gute Wirkungen einer Behandlung mit Bädern und Mercurialien. Während der Spyrocolon-Endemie erwies sich antisyphilitische Therapie als erfolgreich. Die Wahl zwischen den verschiedenen antisyphilitischen Mitteln scheint eine verhältnismäßig geringere Bedeutung zu haben. So führt Raynaud aus Algier an, daß oft schon kleine Gaben Jodkalium eine fast zauberhafte Wirkung selbst auf schwere tertiäre Syphiliden hatte. Überhaupt reagiere selbst die oft großen Ulcerationen des 3. Stadiums sehr rasch auf die Behandlung (Carle und Boucart). Ähnliches wird berichtet von Coppin (Indochina), Escobar (Marokko), Heim (Deutsches Schutzgebiet) und Broc (Tunis); Nogue sah sogar bei fünf Kranken, die fast alle an hypertrophischer Lebercirrhose litten und positive Wa.R. zeigten, deutliche Besserung nach Mercur und Jodkalium. Schwächer war die Wirkung von Hg, Salvarsan und JK bei der vorerwähnten Hunger-

---

Burjaten, teils auf die durch jahrelange Anhäufung gebildete Schmutzschicht auf dem Körper zurück.

Von Bulgarien erzählt Beron (Clin. Bulgara 1, H. 1, 1—12. Ref. Zbl. Hautkrkh. 27, 671), allerdings auf sehr unzureichende Statistiken gestützt, daß die Krankheit sich hauptsächlich in Erscheinungen an Haut, Schleimhäuten und Knochen abspielt; in einzelnen Dörfern trifft man noch schwere Zerstörungen der Nase und am Rachen. Primäraffekte sind sehr selten. Metaluetische Erkrankungen und Gefäßlues sind nicht im Zunehmen begriffen.

endemie (PIRLIK). Nach REMLINGER wird Mercur von den Arabern in Marokko gut vertragen, doch hat ZIEMANN immer vor dem Gebrauch von Quecksilber bei Eingeborenen gewarnt, und NÄGELSBACH wagte es aus Furcht vor Stomatitis in Westabessinien überhaupt nicht anzuwenden. JEANSELME benutzte ausschließlich Hg-Injektionen, „da die Haut wie auch besonders der Magendarmkanal bei den Bewohnern der warmen Länder sehr empfindlich sind und geschont werden müssen". Die starke Empfindlichkeit der Neger für Mercur wird unter andern auch von A. R. COOK aus Uganda bestätigt, doch hatte er auch gute Ergebnisse der intramuskulären Einspritzungen gesehen. Übrigens spricht LACAPÈRE von der Abneigung der mohammedanischen Bevölkerung, sich europäischer Behandlung zu unterziehen. FAUST berichtet, daß die Ergebnisse der Behandlung in China wenig ermutigend seien, da die Chinesen nichts von langen Kuren wissen wollten. NOGUE erwähnt, wie schwierig es anfangs gewesen sei, Arzneimittel anders als per os und durch Einreibungen zu verabfolgen, daß aber die endovenöse Behandlung allmählich durchgedrungen sei, und in Marokko drängten sich, wie COMBY erzählt, besonders die eingeborenen Frauen zu den Injektionen. Doch sollte hier wohl bemerkt werden, daß unter den neuesten antisyphilitischen Mitteln die Salvarsanpräparate natürlich nur in geringerem Umfang erprobt werden konnten. VICTOR und MARIANNE NEUMEYER leiteten 1911 im Ključ-Kreishospital in Bosnien die Salvarsanbehandlung ein und hielten 3 Jahre lang damit an; sie sahen wohl Erfolge, doch verhältnismäßig viele Rückfälle, wahrscheinlich weil sie nur die Gelegenheit zur Verabreichung einzelner oder weniger Injektionen hatten. ROSENTUL gebrauchte bei den Kabylen Neosalvarsan in großen Dosen (0,90), und obwohl die meisten Kranken sich mit schweren tertiären Symptomen einfanden, erzielte er doch sehr gute Ergebnisse; Wismut erwies sich nur bei sekundärer Syphilis als nützlich. Die NÄGELSBACHsche Behandlung bestand in vier intravenösen Neosalvarsaninjektionen (0,60, 0,75, 0,75, 0,75); in frischen sekundären Fällen fing er mit 0,45 an; zuletzt verordnete er Jodkalium. Kleine Kinder erhielten Neosalvarsan intramuskulär (0,05—0,075 aufgelöst in 0,20—0,30 Wasser). Wismut hielt er für überflüssig. In mehreren Fällen trat einige Monate nach einer vereinzelten Kur Reinfektion ein, woraus er auf eine nach der ersten Kur erfolgten Radikalheilung schließt. Die reichste Gelegenheit sich von den Erfolgen der Arsenbehandlung bei endemischer Syphilis zu überzeugen, haben wohl DECROP und SALLE in Marokko gehabt (über 10 000 Kranke); es kam hauptsächlich Novarsenobenzol „Billon" zur Verwendung, später Rhodarsan und in einigen gegen Novarsenobenzol refraktären Fällen Altsalvarsan. Obwohl die Kranken die Arsenbehandlung im allgemeinen gut vertrugen, trat doch eine unheimliche Menge unangenehmer Zwischenfälle (bei 318, d. h. 17%) ein, davon 3 mit tödlichem Ausgang. In Sowjet-Rußland ist der Verbrauch an Salvarsan sehr bedeutend gewesen, nach BRONNER belief er sich auf zwei Tonnen, wovon 1800 kg russisches Salvarsan waren, doch sei der Bedarf noch nicht gedeckt worden; es wird angeführt, daß die Salvarsanbehandlung der Syphilis in Rußland nicht, wie teilweise in Deutschland, bekämpft worden sei.

Literatur.

ABBATUCCI, S.: La lutte antivénérienne à Madagascar. Presse méd. 1925. Nr 50, p. 852. Ref. Zentralbl. f. Haut- u. Geschlechtskrankh. Bd. 18, S. 450. 1925. — ADAMS, G. S. u. LEO KANNER: (a) General paralysis among the North American Indians. A contribution to social psychiatry. Americ. journ. of psychiatry Vol. 6, p. 125—133. 1926. Ref. Zentralb. f. Haut- u. Geschlechtskrankh. Bd. 22, S. 686. (b) La paralysie générale chez les Indiens de l'Amerique du Nord. Arch. internat. d. Neurologie. Jg. 46. S. 168—170. 1927. Ref. Zentralbl. f. Haut- u. Geschlechtskrankh. Bd. 25, S. 836. — AIKLENDER: Die Syphilis unter der Dorfbevölkerung des Astrachanschen Gouvernements. Ref. Russ.

Journ. f. Haut- u. vener. Krankh. Bd. 10, S. 164. 1905. Zit. nach Jordan. — Albanarius: Zit. nach Rex. — Aldo, Mei: Die Syphilis in Cyrenaika mit vorläufigem Bericht über die Framboesie. Giorn. ital. d. malatt. vener. e d. pelle. Vol. 58. 1917. Ref. Arch. f. Dermatol. u. Syphilis. Bd. 137, S. 269—270. 1921. — Alexiejewsky: Über die Verbreitung der Syphilis in Estland. Russkaja Medizina. 1888. Nr. 29/30. Ref. Arch. f. Dermatol. u. Syphilis. Bd. 20, S. 113. 1889. — Alibert, J.: Siehe Sézary. — Almkvist, Joh.: Översikt över Japans medicinska historia. (Übersicht über die medizinische Geschichte Japans.) Hygiea 1925. S.-A. 1—41. (Mit Literaturverzeichnis.) — Andrè, Ch.: A propos de la Syphilis nerveuse exotique. Lyon med. Tome 139. p. 683—687. 1927. Ref. Zentralbl. f. Haut- u. Geschlechtskrankh. Bd. 25. S. 355. — Antaew: Über die Frequenz der Syphilitischen im Gouvernement Simbirsk. Russki Wratsch. Bd. 3, S. 1090. 1904. Zit nach Jordan. — Arbo, N.: Afhandling over Radesygen. (Bericht über die Radesyge.) Kopenhagen. p. 19. 8º. 1792. Deutsch unter Arbo und Manger: Zwei Abhandlungen von den Kennzeichen, Ursachen und der Heilmethode der Radesyge. Aus dem Dänischen. Mit einer Vorrede von Ph. G. Hensler. 8º. S. XXIV + 295. Altona 1797. Zit. nach Proksch. — Aubrecht: siehe Lepulkaln. — Auspitz: (a) Vortrag über Vaccinationssyphilis im Wien. ärztl. Ver. 15. Mai 1870. Vierteljahrsschr. f. Dermatol. u. Syphilis. Bd. 2, S. 116. 1871. (b) Vierteljahrsschr. f. Dermatol. u. Syphilis. 1885. S. 145. Ref. Monatshefte f. prakt. Dermatol. Bd. 4, S. 179. (c) Wo stehen wir heute gegenüber der Syphilis? Antrittsrede. Vierteljahrsschr. f. Dermatol. u. Syphilis. Bd. 16, S. 420—421. 1884. — Azemar und Lepinay: Un cas de tabès chez une indigène maroccaine. Marseille méd. Jg. 60, Nr. 30, p. 1439—1440. 1923. Ref. Zentralbl. f. Haut- u. Geschlechtskrankh. Bd. 12, S. 310.

Barbé siehe Sezary. — Barssukow: Sdorowje. 1878. Zit. nach Dina Sandberg. — Batut: De la syphilis tertiaire dans l'armée et en population du Tunisie. Journ. des maladies cut. et syphilit. 1903. H. 5/6, p. 321. Ref. Monatshefte f. prakt. Dermatol. Bd. 37, S. 214. 1903 und Arch. f. Dermatol. u. Syphilis. Bd. 74, S. 427—428. 1905. — Bayer, Jean: Zit. nach Ehlers. — Beloussow: Zit. Monatshefte f. prakt. Dermatol. Bd. 6, S. 848. 1887. — Bentowin: Ein Fall von Familiensyphilis. Prakt. Wratsch. 1902. S. 899. — Blatt, N.: Klinische Erfahrungen über spätluetische Augenhintergrunderkrankungen in Bosnien. Arch. f. Ophth. Bd. 104, H. 3. 1921. Ref. Dermatol. Zeitschr. Bd. 38, S. 239—240. 1927. — Bloch: Zit. nach Gastinel und Boutelier. — Boeck, C. W.: (a) Historisch-kritische Bemerkungen über Radesyge. Deutsch von F. W. F. v. Bärensprung. Dtsch. Klinik. Bd. 5, S. 28. Berlin 1853. (b) Traité de la Radesyge. Christiania 1860. IV. 51 Seiten. (Angemeldet von J. J. Hjort. Norw. Magazin f. Ärztewissensch. 1863.) (c) Erfahrungen über Syphilis. Stuttgart 1875. Vgl. auch D. C. Danielssen. — Boné, Claude Antoine: Essai sur la maladie de scherlievo. Paris 1812. Zit. nach Zechmeister. — Borge, C. J.: Radesygen. (Die Radekrankheit.) Zeitschr. d. norweg. Ärztevereins. 1905. Nr. 12, S. 427—432, Nr. 13, S. 467—475. — Boucart: Siehe Carle. — Boutelier: Siehe Gastinel. — Brandis: De morbo in Holsatiae nonnullis regionibus grassante, contagioso ex genere leprae. Bibliothek f. Ärzte. (Dänisch.) Bd. 4, S. 1. Zit. nach Hansen. — Braunert: Reisebericht über einen Besuch verschiedener Atolle der Marschallinseln. Arch. f. Schiffs- u. Tropenhyg. Bd. 17, Nr. 1. 1913. Ref. Arch. f. Dermatol. u. Syphilis. Bd. 115, S. 1142. 1913. — Broc: Die Syphilis bei den Eingeborenen von Tunis. Ann. des maladies vénér. 1909. Nr. 7. Ref. Arch. f. Dermatol. u. Syphilis. Bd. 103, S. 526—527. 1903. — Brock, B. G.: Bericht über eine Studie über das Prävalieren der Syphilis unter den Eingeborenen in Südafrika und ihren Einfluß auf die Ausbreitung der Tuberkulose. Lancet. 11. Mai 1912. S. 1270. Ref. Arch. f. Dermatol. u. Syphilis. Bd. 115, S. 523—524. 1913. — Brodszky, Ljudevic: Strukosno liečničko izvješč o stanju botestì-škérljevo u području županije lickokrbavske god. 1896. Zit. nach Zechmeister. — Bronner: (a) Die bevorstehenden Aufgaben der Syphilisbekämpfung in den Dörfern. Venerol. u. Dermatol. 1925. Nr. 3, Seite 97—100. (Russisch.) Ref. Zentralbl. f. Haut- u. Geschlechtskrankh. Bd. 18, S. 300—301. 1925. (b) Notwendige gegenwärtige Aufgaben zur Bekämpfung der Syphilis auf dem Lande. Westnik Sowremennoi Mediciny. 1925. Nr. 3. Ref. Dermatol. Wochenschr. 1925. S. 1616. (c) Die Bekämpfung der Geschlechtskrankheiten in Sowjet-Rußland. Mitt. d. dtsch. Ges. z. Bekämpfung d. Geschlechtskrankh. Bd. 24, Nr. 2, S. 11—15. 1926. Ref. Zentralbl. f. Haut- u. Geschlechtskrankh. Bd. 20, S. 904—905. — Brosius: Eine Syphilisendemie vor 12 Jahren und ihre heute nachweisbaren Folgen. Arch. f. Dermatol. u. Syphilis. Bd. 71, S. 377—384. 1904. — Buch: Über eine lokalisierte Syphilisepidemie. Finska läkaresällskapets handlingar. Helsingfors. Mai 1888. S. 303—306. Ref. Vierteljahrsschr. f. Dermatol. u. Syphilis. Bd. 20, S. 983. 1888. — Bulkley, L. Duncan: Syphilis in the innocent. (Syphilis insontium.) Clinically and historically considered with a plan for the legal control of the disease. New York 1894. 398 Seiten. Ref. Monatshefte f. prakt. Dermatol. Bd. 19, S. 262—263. 1894. Zit. Arch. f. Dermatol. u. Syphilis. Bd. 29, S. 492. 1894. — Burko, L.: Das Geschlechtsleben und die venerischen Erkrankungen und ihre Familien. Vračebnoe delo. Jg. 10. S. 1559—1563 u. 1644—1646 (russisch). 1927. Ref. Zentralbl. f. Haut- u. Geschlechtskrankh. Bd. 26. S. 766.

Cambieri, Giambattista: (a) Malattia di Scherlievo. Giorn. di med. practica completa del prof. Breva. Padova 1812. Vol. 5, p. 167. Zit. nach Zechmeister. (b) Storia della malattia della skrilievo. Ann. universali di med. di omodni. Vol. 12, p. 5—67, 273—310. Milano 1819. Zit. nach Proksch. — Carle und Boucart: Über den Verlauf der Syphilis bei den Marokkanern. Ann. des maladies vénér. 1917. Nr. 4, p. 193. Ref. Arch. f. Dermatol. u. Syphilis. Bd. 125, S. 394—395. 1919. — Chung, Mon Fah: A study of thirty-four cases of rapidly developing syphilitic paraplegia. Arch. of dermatol. a. syphilol. Vol. 14. p. 111—121. 1926. Ref. Zentralbl. f. Haut- u. Geschlechtskrankh. Bd. 22. S. 686. — Chischin, P. P.: Materialien zur Kenntnis der Syphilis der Dörfer. Weronesch. 1892. Zit. nach Zarubin. — Collin: Sur les maladies vénériennes dans la garnison de Tananarive. Bull. de la soc. de pathol. exot. Tome 16, Nr. 7, p. 534—541. 1923. Ref. Zentralbl. f. Haut- u. Geschlechtskrankh. Bd. 11, S. 268. 1924. — Colombani: La syphilis au Maroc. État actuel de la question. Rev. d'hyg. Tome 48, Nr. 2., p. 162—166. Ref. Zentralbl. f. Haut- u. Geschlechtskrankh. Bd. 20, S. 503 bis 504. — Comby, J.: La défense du Maroc contre la syphilis. Bull. et mém. de la soc. méd. des hôp. de Paris. 1923. Jg. 39, Nr. 18, p. 736—743. Ref. Zentralbl. f. Haut- u. Geschlechtskrankh. Bd. 10, S. 309. — Cook, A. R.: Syphilis et Uganda. Lancet 12. 12. 1908. Ref. Monatshefte f. prakt. Dermatol. Bd. 48, S. 330. 1909. — Coppin, H.: Sur le péril vénérien en Indochine et la prophylaxie dans le pays. Rev. d'hyg. 1926. Nr. 2, p. 150—162. Ref. Zentralbl. f. Haut- u. Geschlechtskrankh. Bd. 20, S. 243. — Crato: In Scholz Epistola. Hannover 1610. Zit. nach v. Zeissl.

Danielssen, W. C. und C. W. Boeck: (a) Om Spedalskhed. Christiania 1847. (b) Traité de la spedalskhed ou elephantiasis des Grecs. Paris 1848. (c) Recueil d'observations sur maladies de la peau. Christiania 1860. — Davison, vgl. Paullin. — Dazenko, A. N.: Die Syphilis im Sjenkowschen Kreise des Gouvernements Poltawa. Wratsch. 1892. Nr. 46, S. 1162. Ref. Arch. f. Dermatol. u. Syphilis. Bd. 27, S. 451. 1894. — Decrop et Salle: Accidents et résultats de la médication arsénobenzolique intraveineuse. Á propos de dix mille observations recueillies au dispensaire antisyphilitique de Fez. Ann. des maladies vénér. Jg. 18, Nr. 12, p. 897—923. 1923. Ref. Zentralbl. f. Haut- u. Geschlechtskrankh. Bd. 11, S. 484—485. — Doboszynski, L.: Zur Bekämpfung der Syphilis im Bezirke Kosow (Galizien). Przeglad lekarski. 1904. p. 1—2. Ref. Monatshefte f. prakt. Dermatol. Bd. 39, S. 295. 1904. — Dohi: Beiträge zur Geschichte der Syphilis, insbesondere über ihren Ursprung und ihre Pathologie in Ostasien. 1923. 195 Seiten. Ref. Dermatol. Wochenschr. 1924. S. 685—686. — Dolgopolow, N.: (a) Über Syphilis der inneren Organe bei der Landbevölkerung. Journ. russe de mal. cut. etc. 1901. p. 481. Ref. Arch. f. Dermatol. u. Syphilis. Bd. 38, S. 233—234. 1903. (b) Zur Frage der Frequenz und der Lokalisation der primären syphilitischen Verhärtungen unter der Landbevölkerung. Russ. Journ. f. Haut- u. vener. Krankh. Bd. 1, 1902, S. 1—2. Zit. nach Zarubin. (c) Über die Verbreitung der Syphilis im Oserowschen Kreise. Russki Wratsch. Bd. 1. S. 438. 1902. Zit. nach Jordan. (d) Beobachtungen über die Häufigkeit der tertiären Syphilisformen bei der ambulanten Behandlung der Landbevölkerung. Russ. Zeitschr. f. Dermatol. u. vener. Krankh. 1903. Nr. 7. Ref. Monatshefte f. prakt. Dermatol. Bd. 38, S. 205. 1904. — v. Düring-Pascha, E.: (a) Studien über endemische und hereditäre Syphilis. Arch. f. Dermatol. u. Syphilis. Bd. 61, S. 3—32 u. 357—450. 1902. Ref. Monatshefte f. prakt. Dermatol. Bd. 35, S. 239—240 u. 291—293 u. Dermatol. Zentralbl. Bd. 6, S. 82—83. 1902/03. (b) Brief von Kleinasien. Dtsch. med. Wochenschr. 1902. Nr. 12. Vgl. also Ogilvie. (c) Erfahrungen in Kleinasien über endemische Syphilis. Münch. med. Wochenschr. 1918. Nr. 36, S. 1000. Ref. Arch. f. Dermatol. u. Syphilis. Bd. 137, S. 417. 1921. — Duschinski: Aus der Dorfpraxis. Wratsch. 1889. S. 167.

Efrenow: Die Syphilis im Bogdanower und Trostjanscher Bezirk. Ref. Russ. Journ. f. Hautkrankh. Bd. 1, S. 573. 1901. Zit. n. Jordan. — Ehlers, Edv.: Folkesyphilis i Danmark (Völkersyphilis in Dänemark). Köbenhavn 1919. 90 Seiten (dänisch). (b) Le syphiloid de Jütland. Paris 1923. Ref. Zentralbl. f. Haut- u. Geschlechtskrankh. Bd. 12, S. 232. 1924. (c) Syphilis und Dementia paralytica auf Island. Ugeskrift f. Laeger. 1894. Nr. 41. (Dänisch.) Ref. Monatshefte f. prakt. Dermatol. Bd. 21, S. 42—43. 1895. (d) Syphilis et paralysie générale en Island. Ann. de dermatol. et de syphiligr. 1894. Nr. 12. Ref. Arch. f. Dermatol. u. Syphilis. Bd. 33, S. 274—275. 1895 u. Dermatol. Zeitschr. Bd. 2, S. 266 bis 267. (e) Polemik gegen Dr. Finnur Jonsson. Ugeskrift for Laeger. 1894. Nr. 47. Ref. Monatshefte f. prakt. Dermatol. Bd. 21, S. 43. 1895. — Elian, E. J.: Zur Frage der Zunahme der Syphilis in den Dörfern. Venerologia und Dermatologia. 1925, Nr. 2, S. 108 bis 110. Ref. Dermatol. Wochenschr. 1925. Nr. 32, S. 1192 u. Zentralbl. f. Haut- u. Geschlechtskrankh. Bd. 18, S. 301. 1925. — Elnizkaja, L.: Prophylaktische Bekämpfung der akquirierten Syphilis der Kinder bei der Arbeiterbevölkerung. Russkij Westnik dermatol. Vol. 3, p. 896—903. 1925. Ref. Zentralbl. f. Haut- u. Geschlechtskrankh. Bd. 20, S. 504. —

Eltzinoi, Sinaida: (a) O rasprostraneimi sifilida sredi jentshin i dietei selskag naselendja. (Das Vorherrschen der Syphilis unter den Weibern und Kindern der ländlichen Bevölkerung.) Wratsch. Vol. 5, p. 113—136. 1884. Ref. Monatshefte f. prakt. Dermatol. Bd. 8, S. 251. (b) Syphilis und Hautkrankheiten unter der weiblichen arbeitenden Bevölkerung. Wratsch. 1896. Nr. 42, S. 1175. Zit. nach Jordan. (c) Zur Frage der Erweiterung der Maßregeln im Kampf gegen die Syphilis. Wratsch. 1902, S. 969. Zit. nach Jordan. — Escobar, José: Die Syphilis bei den Eingeborenen von Yebala (Marokko). Progr. de la clin. Jg. 10, Nr. 121. S. 1—15. 1922. (Spanisch.) Ref. Zentralbl. f. Haut- u. Geschlechtskrankh. Bd. 5, S. 157. 1922. — Ewertzen: Ref. Frorieps Notizen. 1832. Nr. 745. — Eysel, Willy: Extragenitale Syphilisinfektionen bei Glasbläsern. Inaug.-Diss. Göttingen. Zit. nach Zarubin.

Falk, Ludwig: Dermatologische Impressionen (vom 4. Charbinschew-Feldhospital für venerische Kranke). Dermatol. Centralbl. Jg. 8, S. 354 f. 1904/05. — Faust, Ernest Carroll: Social diseases in China. Social pathology. Vol. 1, Nr. 6, p. 274—277. 1925. Ref. Zentralbl. f. Haut- u. Geschlechtskrankh. Bd. 18, S. 451—452. — Federowskij, A. N.: (a) Bevorstehende Aufgaben der Bekämpfung der venerischen Krankheiten in den Dörfern. Prophylaktičeskaja Medizina. Jg. 4, Nr. 2, p. 62—68. 1925. Ref. Zentralbl. f. Haut- u. Geschlechtskrankh. Bd. 17, S. 817. 1925. (b) Die Verbreitung der venerischen Krankheiten in der Ukraine. Profilaktičeskaja medicina. Jg. 5. S. 77—83. 1926 (russisch). Ref. Zentralbl. f. Haut- u. Geschlechtskrankh. Bd. 21, S. 912. — Finowski: Zur Organisation des Kampfes gegen die Syphilis auf dem Lande. Jeszenedjelik. 1895. Nr. 15, p. 217—226. Ref. Arch. f. Dermatol. u. Syphilis. Bd. 39, S. 147—148. 1897. — Fiweisky: Zur Syphilisstatistik unter den Prostituierten der öffentlichen Häuser in Moskau. Sitzungsber. d. Moskauer vener.-dermatol. Ges. Bd. 2, S. 94. 1894. Zit. nach Jordan. — Flamand: Zit nach Ehlers. — Flietner: Bericht über eine Exkursion in das Narymgebiet. Jeszenedjelvik. 1895. Nr. 20. Zit. nach v. Tarnowsky. Monatshefte f. prakt. Dermatol. Bd. 23, S. 435. 1896. — Foster, Robert: In the negro. Americ. journ. of psychiatry. Vol. 5. p. 631—640. 1926. Ref. Zentralbl. f. Haut- u. Geschlechtskrankh. Bd. 22, S. 106. — Fox, Howard: (a) Beobachtungen über Hautkrankheiten bei Negern. Journ. of cut. dis., including syphilis. 1898. Febr.-März. Ref. Monatshefte f. prakt. Dermatol. Bd. 47, S. 265. 1908. (b) Syphilis in the Negro. New York state journal of med. Vol. 26, p. 555—556. 1926. Ref. Zentralbl. f. Haut- u. Geschlechtskrankh. Bd. 21, S. 875—876. — Fournier: Zit nach Auspitz. — Fournier, L.: Preuves de l'existence de la syphilis nerveuse chez les indigènes. Clinique. Jg. 21, p. 209. 1926. Ref. Zentralbl. f. Haut- u. Geschlechtskrankh. Bd. 21, S. 889. — Frank, Jonas: Syphilis in the negro. Journ. of the Americ. med. assoc. Vol. 42, Nr. 32. Ref. Arch. f. Dermatol. u. Syphilis. Bd. 74, S. 431. 1905. — Fraser, A. Reith: (a) A specilised scalp condition peculiar to the syphilitic native of South-Africa. Brit. journ. of dermatol. a. syphilis. Vol. 34, Nr. 8—9. p. 267—274. 1922. (b) Syphilis in the South-African nations. The urol. a. cut. review. Vol. 28, Nr. 10, p. 581—585. 1914. Ref. Zentralbl. f. Haut- u. Geschlechtskrankh. Bd. 18, S. 93. 1925 u. Dermatol. Wochenschr. 1925. S. 185. — Freer: Zit. nach Ehlers. — Fuchs, C. H.: Die ältesten Schriftsteller über die Lustseuche in Deutschland. 1831. — Fusco, Pietro: Considerazioni sulle malattie cutanea in Libia. Arch. ital. di scienze med. colon. Jg. 3, p. 165—173. 1922. Ref. Zentralbl. f. Haut- u. Geschlechtskrankh. Bd. 7, S. 500—501. — Fujikawa, Y.: Über den Ursprung der Syphilis in Ostasien. Japan. Zeitschr. f. Dermatol. u. Urol. Bd. 2, H. 3—4. 1902. Ref. Monatshefte f. prakt. Dermatol. Bd. 38, S. 346. 1904.

Gärtner, Wolf: (a) Über den Einfluß der Kultur auf die Paralyseentstehung. Dtsch. med. Wochenschr. 1920. Nr. 42. Ref. Arch. f. Dermatol. u. Syphilis. Bd. 137, S. 410. 1921. (b) Über die Ursachen der Seltenheit der Paralyse bei unkultivierten Völkern. Münch. med. Wochenschr. 1921. Nr. 24, S. 734. Ref. Zentralbl. f. Haut- u. Geschlechtskrankh. Bd. 2, S. 459—460. (c) Über die Häufigkeit der progressiven Paralyse bei kultivierten und unkultivierten Völkern. Zeitschr. f. Hyg. u. Infektionskrankh. 1921. Heft 3, S. 341 bis 474. — Gastinel, P. et A. Boutelier: L'allergie dans la syphilis. Bull. méd. Jg. 37, Nr. 31, p. 897—900. 1923. Ref. Zentralbl. f. Haut- u. Geschlechtskrankh. Bd. 11, S. 484 bis 485. — Gauducheau: Société méd. chirurg. de la Indochine, 10. 9. 1916. Zit. nach Montel. — Gay, A.: Siphilis i selskoe naseleine. (Syphilis unter der ländlichen Bevölkerung.) Medizinski Westnik St. Petersburg. Vol. 21, p. 618, 635, 654. — Gedike: De morbo, quem Radesyge dicunt, in Norwegia endemica. Diss. Berlin 1819. Zit. nach Peter Hanssen. — Geigel (Würzburg): Bernhard Holzhäuser, ein Studienkopf zur Geschichte der Syphilis. Vierteljahrsschr. f. Dermatol. u. Syphilis. Bd. 3, S. 397—409. 1871. — Generopitowzow: Die Syphilis im paraflewskischen Kreise des Gouvernements Tschernugow. Wratsch. Bd. 22., Nr. 38, S. 1162. 1901. Ref. Monatshefte f. prakt. Dermatol. Bd. 34, S. 95. 1902. — Gerbay: Zit. n. Levy-Bing. — Giacich, A. F.: Über die Skerljevokrankheit im österreichisch-ungarischen Küstenland. Wien. med. Wochenschr. 1865. Zit. nach Zechmeister. — Gilman, L.: Charakteristik der venerischen Erkrankungen unter den Angestellten der Moskau-Kiev-Woronez-Eisenbahn. Profilaktičeskaja medicina. Jg. 5. S. 93—98. 1926 (Russisch). Ref. Zentralbl. f. Haut- u. Geschlechtskrankh. Bd. 23, S. 458. — Glück, Leopold: (a) Beiträge zur Kenntnis der Syphilis in Bosnien und der Herzegowina. Wien. med. Presse. 1888. Nr. 27—28. Ref. Monatshefte f. prakt. Dermatol. Bd. 7, S. 870. 1888 u. Vierteljahrsschr. f. Dermatol. u. Syphilis. Bd. 20, S. 982—983. 1888. (b) Przeglad lekarski. 1888. Nr. 15. Ref. Vierteljahrsschr. f. Dermatol. u. Syphilis. Bd. 19, S. 1132—1133. 1888. (c) Über das Alter, den Ursprung und die Benennung der Syphilis in Bosnien und Herzegowina. Arch. f. Dermatol. u. Syphilis. Bd. 21, S. 347—352. 1889. (d) Über die landesübliche Behandlung der Syphilis in Bosnien und Herzegowina. Verhandl. d. 1. Kongr. d. dtsch. dermatol. Ges., Prag 1889. S. 311 bis 314. (e) Tabes dorsalis und Syphilis. Wien. med. Wochenschr. 1896. Nr. 7. Ref. Monatshefte f. prakt. Dermatol. Bd. 23, S. 314—315. 1896. (f) Zur Statistik der erworbenen Syphilis bei Kindern und jugendlichen Personen. Wien. med. Wochenschr. 1898. Nr. 49. Zit. nach Zechmeister. (g) Mitteilungen aus der Abteilung für Syphilis- und Hautkranke des bosnisch-herzegowinischen Landesspitals in Serajevo. Wien: Josef Šafar 1898. Ref. Monatshefte f. prakt. Dermatol. Bd. 17, S. 466—467. 1898 u. Arch. f. Dermatol. u. Syphilis. Bd. 52, S. 156. 1901. (h) Prostitution et maladies vénériennes en Bosnie et Hercegovine. Enquêtes sur l'état de la prostitution et la frequence de la syphilis et des maladies vénériennes. Cpt. rend. de la conférence internationale pour la prophylaxis des maladies vénériennes à Bruxelles 1899. Tome 1, p. 310. Zit. nach Zechmeister u. v. Dühring. (i) Mitteilungen aus der Abteilung für Syphilis- und Hautkranke des bosnisch-herzegowinischen Landesspitales in Serajevo 1897—1900. Serajevo 1903 (Landesdruckerei). Ref. Dermatol. Centralbl. Bd. 7, S. 110—111. (k) Über die Bekämpfung der Volkssyphilis in Bosnien und der Herzegowina. Verhandl. d. 8. Kongresses der dtsch. dermatol. Ges. in Serajevo. Arch. f. Dermatol. u. Syphilis. Bd. 72, S. 99—102. 1904. Ref. Dermatol. Centralbl. Bd. 7, S. 60 u. Monatshefte f. prakt. Dermatol. Bd. 37, S. 386—387. 1903. (l) Wien. med. Presse. 1903. Nr. 42. Ref. Monatshefte f. prakt. Dermatol. Bd. 39, S. 294—295. 1904. (m) Zur Kenntnis der klinischen Eigentümlichkeiten der sog. endemischen Syphilis. Verhandl. d. 8. Kongr. d. dtsch. dermatol. Ges. in Serajevo 1903. Arch. f. Dermatol. u. Syphilis. Bd. 72, S. 103—109. 1904. (n) Zur Charakteristik der erworbenen rezenten Syphilis des Kindes. Wien. med. Wochenschr. 1905. Nr. 43. Ref. Arch. f. Dermatol. u. Syphilis. Bd. 81, S. 466. 1906 u. Monatshefte f. prakt. Dermatol. Bd. 43, S. 138—139. 1906. — Glück, Leopold und G. Kobler: Zur Kenntnis der Kehlkopfsyphilis. Festschrift f. J. Neumann. Wien 1900. Zit. nach Zechmeister. — Glück, A.: Über die klinischen Eigentümlichkeiten der endemischen Syphilis in Bosnien. Verhandl. d. 12. Kongr. d. dtsch. dermatol. Ges. im Hamburg 1921. Arch. f. Dermatol. u. Syphilis. Bd. 138, S. 214—221. 1922. — Gonder, R.: Beobachtungen über die endemische Lues in Bosnien. Arb. a. d. kaiserl. Gesundheitsamte 1908. Heft 14, S. 139. Ref. Dermatol. Centralbl. Bd. 11, S. 238—239. — Grober: Hygienische und ärztliche Beobachtungen im Belad-el-Djerid, Süd-Tunesien. Münch. med. Wochenschr. Jg. 14, S. 506. 1915. — Grschebin: Illustration der Sittensyphilis (Syphilis insontium) im Gouvernement Smolensk. Dermat. Wochenschr. Bd. 84, S. 545—550. 1827. Ref. Zentralbl. f. Haut- u. Geschlechtskrankh. Bd. 23, S. 264—265. — Grünfeld: Radesyge. Eulenburgs Realencyklopädie der gesamten Heilkunde. 1. Aufl. Bd. 11, S. 328—332. 1882. — Grütz, O. (Kiel): Extragenitale Syphilisendemie unter holsteinischen Landarbeitern. Dtsch. med. Wochenschr. 1923. Nr. 24. Ref. Zentralbl. f. Haut- u. Geschlechtskrankh. Bd. 11, S. 66. 1924 u. Dermatol. Zeitschr. Bd. 63, S. 205. 1925. — Gückel: Medizinisches aus Nordsibirien. Münch. med. Wochenschr. Jg. 74, S. 899—900. 1927. Ref. Zentralbl. f. Haut- u. Geschlechtskrankh. Bd. 24, S. 320. — Györy, Tiberius v.: Der Morbus Brunogallicus (1577). Ein Beitrag zur Geschichte der Syphilisepidemien. Gießen: Töpfelmann 1912. Ref. Dermatol. Centralbl. Jg. 16, S. 318 u. Arch. f. Dermatol. u. Syphilis. Bd. 115, S. 829. 1913.

Hacker: Über die Formen der sog. Syphilis modificata. Schmidts Jahrbücher. Bd. 72. Zit. nach Zechmeister. — Halperin, S.: Das Auftreten der extragenitalen Syphilis in den russischen Dörfern der Jetztzeit. Mitt. d. dtsch. Ges. z. Bekämpf. d. Geschlechtskrankh. Bd. 25, S. 107—109. 1927. Ref. Zentralbl. f. Haut- u. Geschlechtskrankh. Bd. 26, S. 300. — Halperin, S. u. Issajew N. S.: Die Geschlechtskrankheiten unter der Stadtbevölkerung Rußlands. Mitt. d. dtsch. Ges. z. Bekämpf. d. Geschlechtskrankh. Bd. 25, S. 13—17. 1927. Ref. Zentralbl. f. Haut- u. Geschlechtskrankh. Bd. 26, S. 765—766. — Hanssen, Peter: Geschichte der Epidemien bei Menschen und Tieren im Norden. Glückstadt 1925. — Hauer: (a) Die Verbreitung der Geschlechtskrankheiten unter den Eingeborenen im ehemaligen Deutsch-Ostafrika. Vortr. in d. Berl. dermatol. Ges. 22. 6. 1926. Zentralbl. f. Haut- u. Geschlechtskrankh. Bd. 20, S. 644—645. (b) Die Verbreitung der Geschlechtskrankheiten unter den Eingeborenen im ehemaligen Deutsch-Ostafrika. Arch. f. Schiffs- u. Tropenhyg. Bd. 31, S. 258—270. 1927. Ref. Zentralbl. f. Haut- u. Geschlechtskrankh. Bd. 25, S. 228. — Haustein, H.: Zur sexuellen Hygiene in Sowjet-Rußland. Abhandl. a. d. Gebiete der Sexualforschung. Bd. 5, S. 1—41. 1926. Ref. Zentralbl. f. Haut- u. Geschlechtskrankh. Bd. 22, S. 896—897. — Hazen, H. H.:

Syphilis beim amerikanischen Neger. Journ. of the Americ. med. assoc. 8. 8. 1914. p. 463. Ref. Arch. f. Dermatol. u. Syphilis. Bd. 122, S. 773. 1918. — Hborostanski: Kampf mit der Syphilis im Woroneschen Kreise. Russ. Journ. f. Hautkrankh. Bd. 10, S. 152. 1875. Zit. nach Jordan. — Head: Zit. nach Gastinel und Boutelier. — Heath, Francis S.: Venereal diseases in relation to prostitution in China. Social pathology. Vol. 1, p. 278—284. 1925. Ref. Zentralbl. f. Haut- u. Geschlechtskrankh. Bd. 16, S. 452—453. — Hebra, Fr. v.: Über Radesyge, Morbus Dithmarsicus, Spedalskhed und norwegischer Krätze. Wien. med. Wochenschr. 1852. Nr. 48. u. Zeitschr. d. Ges. d. Ärzte in Wien. Bd. 9, I, S. 60. 1853. Zit. nach Grünfeld. — Hecht, Hugo: (a) Lues maligna. Arch. f. Dermatol. u. Syphilis. Bd. 108, S. 387—434. 1911. (b) Endemische Syphilis. Handbuch der Geschlechtskrankheiten. Bd. 3, S. 2350—2356. — Heiberg, E. T.: Syphilis blandt Arbeiderne paa Aalborg Glasverk. (Syphilis unter den Arbeitern in den Glaswerken von Aalborg.) Hygienische Mitteilungen Kopenhagen. 3. Reihe II. 1883. S. 59—64. (Dänisch.) — Heim, Gustav: Die Syphilis in den deutschen Schutzgebieten. Arch. f. Dermatol. u. Syphilis. Bd. 118, S. 165—198. 1913. Ref. Dermatol. Centralbl. Jg. 17, S. 155. — Helms, O.: Syphilis in Grönland. Wochenschr. f. Ärzte Kopenhagen. 1894. (Dänisch.) Zit. nach Trebitsch. — Henssler, P. G.: Vom abendlichen Aussatz im Mittelalter. Hamburg 1790. 8⁰. Zit. nach Proksch. — Hermans, E. H.: (a) Der Verlauf der Syphilis beim Eingeborenen. Geneesk. tijdschr. v. Nederlandsch Ind. Bd. 66. S. 531—545. 1926. Ref. Zentralbl. f. Haut- u. Geschlechtskrankh. Bd. 22, S. 548. (b) Der Verlauf der Syphilis beim Eingeborenen. Nederlandsch tijdschr. v. geneesk. Jg. 70, S. 2445—2447. 1. Hälfte, 1926 (holländisch). Ref. Zentralbl. f. Haut- u. Geschlechtskrankh. Bd. 21, S. 876. (c) Die Syphilis in Niederländisch Ost-Indien. Arch. f. Schiffs- u. Tropenhyg. Bd. 31, S. 2—13. Ref. Zentralbl. f. Haut- u. Geschlechtskrankh. Bd. 22, S. 813. — Herzenstein, G. M.: (a) Über die Verbreitung der Syphilis in Rußland. Wratsch. Bd. 5, S. 213. 1884. Zit. nach Jordan. (b) Syphilis in Rußland. Bd. 1. St. Petersburg 1885. Zit. nach Zarubin. (c) Über die Maßregeln zur Bekämpfung der Syphilis auf dem Lande. Vortr. i. d. russ. dermatol. Ges. 29. 4. 1895. Jeszenedjelnik. 1895. Nr. 26, p. 289—396. Ref. Monatshefte f. prakt. Dermatol. Bd. 22, S. 523. 1896 u. Bd. 23. 1896. (d) Die Verbreitung der Syphilis im Gouvernement Novgorod. Zeitschr. f. Hyg., gerichtl. u. prakt. Med. 1896. Nr. 4. Ref. Monatshefte f. prakt. Dermatol. Bd. 24, S. 388. 1897. — Hjort, Jens J.: Die Kurmethode der Syphilis und der Lepra in dem jetzt aufgelassenen Krankenhause des Amts Akershus in Oslo. Eyr.-Bd. 2, S. 205—225. 1827. (Norwegisch.) (b) Bericht zur Ekklesiastikdepartement über eine im Sommer 1832 im westlichen Teile Norwegens zur Untersuchung der dort vorkommenden bösartigen Hautkrankheiten vorgenommenen Reise. Eyr.-Bd. 8, S. 1—43, 101—116. 1833. (Norwegisch.) (c) Beiträge zur Kenntnis der endemischen Hautkrankheiten. Norweg. Magazin f. Ärztewissenschaft. Bd. 1, S. 1—25. 1840. (d) Die geographische Verteilung der endemischen Hautkrankheiten in Europa. Verhandl. d. Kongr. d. skandinavischen Naturforscher 1840. S. 67—78. (Norwegisch.) (e) Beitrag zur Kenntnis der endemischen Hautkrankheiten. Erstes Stück: Radesyge. Zeitschr. f. d. ges. Med. Bd. 16, Heft 1. Ref. von H. A. Hacker in Schmidts Jahrbücher. Bd. 32, S. 181. 1841. Zit. nach Grünfeld und Proksch. (f) Über die Diagnose der Radesyge als selbständige Krankheit, abgetrennt von Syphilis. Verhandl. d. Kongr. d. skandinavischen Naturforscher 1842. S. 795—796. (Norwegisch.) — Hoche: Zit. nach Wilmanns. — Hödlmoser: (a) Über Tabes und Syphilis (in Bosnien und der Herzegowina. Verhandl. d. 8. Kongr. d. dtsch. dermatol. Ges. 1903. Arch. f. Dermatol. u. Syphilis. Bd. 72, S. 111 bis 113. 1904. Ref. Dermatol. Centralbl. Bd. 7, S. 61. (b) Tabes und Syphilis mit besonderer Berücksichtigung der Verhältnisse von Bosnien und der Herzegowina. Wien. klin. Rundschau. 1904. Nr. 13—15. Ref. Monatshefte f. prakt. Dermatol. Bd. 39, S. 611—612. 1904. u. Arch. f. Dermatol. u. Syphilis. Bd. 75, S. 145. 1905. — Holiday, siehe Webb. — Holst, Fredrik: (a) Morbus quem radesygevocant, quinam sit, quanamque e Scandinavia tollendus. Inaug.-Diss. Kopenhagen 1817. Ref. von F. Bågenholm in Handlungen der schwedischen Ärztegesellschaft. Bd. 4. 1817. u. Edinburgh med. a. surg. journ. Vol. 18. 1822. Zit. nach Borge. (b) Kann man nach den bisher aufgestellten Beweisen annehmen, daß die skandinavische Radesyge der Syphilis entspricht? Hufelands Journ. d. prakt. Heilkunde. Oktober. 1819. S. 96—103. (c) Über die Kurmethode der Syphilis und der Lepra im Osloer Krankenhause. Eyr. Bd. 2. 1827. (Norwegisch.) (d) Über Veranstaltungen gegen Radesyge und Lepra in Romsdals Amt. Eyr.-Bd. 2. 1827. (Norwegisch.) (e) Krankenhäuser für venerische Kranke, Radeyge usw. in Norwegen 1822—1831. Eyr.-Bd. 10, S. 1—44. 1836. (Norwegisch.) (f) Bericht über Radesyge und Spedalskhed in Norwegen. Verhandl. d. Kongr. d. skandinavischen Naturforscher 1842. S. 255, 264. (Norwegisch.) — Holzinger, F.: (a) Über Nervenkrankheiten in Abessinien. Neurol. Zentralbl. 1898. S. 137. (b) Lues, Paralyse, Tabes. Klin. Wochenschr. Jg. 4. Nr. 41, S. 1966. 1925. Ref. Zentralbl. f. Haut- u. Geschlechtskrankh. Bd. 19, S. 159. 1926. — Hübner: De morbi dithmarsici natura etc. Kiliae 1821. Diss. — Hünifeld, Ludwig: Die Radesyge oder das skandinavische Syphiloid. Leipzig 1828. 8⁰, XII u. 136 S. Zit. nach Proksch und Grünfeld. Ref. in Eyr.-Bd. 5.

1830. — HUMBOLDT, ALEX. V.: Zit. nach OTTO EFFERTZ MUHUOTLAN. — HUMMEL: Die Seltenheit tabetischer und paretischer Zustände beim Neger mit Mitteilung eines Falles von Tabes bei einer Vollblutnegerin. Journ. of the Americ. med. assoc. 1911. p. 1645. Ref. Arch. f. Dermatol. u. Syphilis. Bd. 112, S. 217. 1912.

ISSAJEW, siehe HALPERIN. — ISSAJEW, N.: Bekämpfung der Geschlechtskrankheiten in den letzten 10 Jahren. Gigiena i dermatologija. Jg. 1927, S. 907—915 (russisch). Ref. Zentralb. f. Haut- u. Geschlechtskrankh. Bd. 26, S. 761. — IVEN: Über Syphilis maligna. Inaug.-Diss. Bonn 1890. Ref. Monatshefte f. prakt. Dermatol. Bd. 12, S. 472. 1891.

JAKOSLOW: Über die unmäßige Verbreitung der venerischen Erkrankungen in der Stadt Simbirsk. Ssanitasnoi delst 1893. Nr. 13—14. Ref. Arch. f. Dermatol. u. Syphilis. Bd. 30, S. 130. 1895. — JANNIN: Cures de blanchiments antisyphilitiques en Tunisie. Reflexions sur la syphilis indigène. Ann. des maladies vénér. 1920. Sept. Ref. Dermatol. Wochenschr. 1921. Nr. 16, S. 329—330. — JAROTZKI: Zur Frage der Syphilisverbreitung im Dorf. Wratsch. Bd. 13, S. 74. 1892. Zit. nach JORDAN. — JASTREMSKI: Zur Verbreitung der Syphilis im Kursker Kreise. Wratsch. Bd. 21, S. 275. 1900. Zit. nach JORDAN. — JEANSELME, E.: (a) La syphilis dans la peninsule indochinoise. Ann. de dermatol. et de syphiligr. 1901. Nr. 10—11. Ref. Monatshefte f. prakt. Dermatol. Bd. 24, S. 76. 1902 u. Arch. f. Dermatol. u. Syphilis. Bd. 66, S. 294—295, 817. 1903. (b) Diagnose et traitement de la syphilis chez les peuples exotiques. Journ. des praticiens. 1904. Nr. 3. Ref. Monatsh. f. prakt. Dermatol. Bd. 38, S. 566—567. 1904. — JEITTELES: Über ein Syphiloid, das im Jahre 1577 zu Brünn, der Hauptstadt Mährens, geherrscht hat. Prager Vierteljahrsschr. Bd. 79. 1863. Zit. nach GRÜNFELD. — JENNIKER: Geschichtlich-administrativer Hauptbericht über die Skerljevo-Heilanstalten Fiume und Portoré. Med. Jahrbücher des österreichischen Kaiserstaates. Bd. 5, Heft 3, S. 104—138, Jg. 1819—1820, Heft 4, S. 43—109. Zit. nach PROKSCH u. ZECHMEISTER. — JOANNU: Spyrocolon. Verhandl. d. 2. internat. dermatol. Kongr. i. Wien 1892. S. 606. Ref. Monatshefte f. prakt. Dermatol. Bd. 15, S. 441. 1892. — JOLLES, M.: Bekämpfung der venerischen Krankheiten in Dörfern. Profilaktičeskaja Medicina. Jg. 1925. Nr. 12, S. 99—104. Ref. Zentralbl. f. Haut- u. Geschlechtskrankh. Bd. 20, S. 244. — JONSSON, FINNUR: Polemik gegen EHLERS. Wochenschr. f. Ärzte. 1894. Nr. 43. (Dänisch.) Ref. Monatshefte f. prakt. Dermatol. Bd. 21, S. 43. 1895. — JORDAN, A.: (a) Über syphilitische Hausepidemien. Monatshefte f. prakt. Dermatol. Bd. 36, S. 440—444. 1903. (b) Zur Statistik der tertiären Syphilis in Moskau. Arch. f. Dermatol. u. Syphilis. Bd. 83, S. 353—372. 1907. — JORDAN, TH.: Luis novae in Moravia exortae descriptio. Frankfurt 1580. Zit. nach v. ZEISSL. — JULLIEN: (a) Les maladies vénériennes et leur prophylaxie aux colonies françaises. Policlinique. 1904. Nr. 12. Ref. Monatshefte f. prakt. Dermatol. Bd. 40, S. 331. 1905 (b) Journ. des maladies cut. et syphil. 1904. Juni. Ref. Monatshefte f. prakt. Dermatol. Bd. 39, S. 349—350. 1904 u. Dermatol. Centralbl. Jg. 8, S. 90.

KALMANOWSKI, M. S.: Beobachtungen über die Syphilisverbreitung im 2. medizinischen Revier des Kreises Lodejnopol, Gouvernement Olonetz. Russ. Journ. f. Haut- u. vener. Krankh. Bd. 5, S. 725. 1903. Zit. nach ZARUBIN. — KAPOSI: Virchows Handb. d. spez. Pathologie u. Therapie. 1872. Bd. 3. Tl. 2, S. 390—391. Zit. nach PROKSCH. — KAZANSKI: Sifilis krestjan Belgorodskaye nezda, kurskoi guberni. (Syphilis unter dem Landvolke in Belgerod.) Vrachebnyjed Vaitomesti St. Petersburg. Vol. 8, p. 3950—3954. — KHIJIN, PAVEL P.: Rural Syphilis. Wratsch. 1893. Nr. 38, p. 1064. Ref. The St. Louis med. a. surg. journ. 1893 u. Arch. f. Dermatol. u. Syphilis. Bd. 31, S. 134—135. 1895. — KIRSCHNER, L. und H. F. VAN LOON: Zur Malariabehandlung der progressiven Paralyse in den Tropen. (Zugleich ein Beitrag zur Malariaimmunität.) Klin. Wochenschr. Jg. 3, S. 2001 bis 2003. 1924. Ref. Zentralbl. f. Haut- u. Geschlechtskrankh. Bd. 16, S. 271—272. — KIWULL (Wenden): Zit. Dermatol. Zentralbl. Bd. 1, S. 207. — KJERRULF, C. J.: Über den Bolluslinschen Salzfluß oder Radesyge. Schmidts Jahrbücher. Bd. 75, S. 40. 1852. Zit. nach GRÜNFELD. — KOBLER, G.: vide L. GLÜCK. — KOCEWAR, CILLI (Schleinitz u. St. Veit): Zur Impfgeschichte von St. Marein. Allg. Wien. med. Zeit. 1870. Nr. 21, 24. Ref. Vierteljahrsschr. f. Dermatol. u. Syphilis. Bd. 2, S. 453. 1870. — KÖBNER: Die Übertragung der Syphilis durch Vaccination. Vierteljahrsschr. f. Dermatol. u. Syphilis. Bd. 2, S. 133. 1871. — KÖCHER: Über Syphilis des Gouvernements Saratow. St. Petersburg. med. Wochenschr. Bd. 2, Nr. 41—42. — KOETSCHET: (a) Die progressive Paralyse und die Syphilis mit Berücksichtigung der diesbezüglichen Verhältnisse in Bosnien und der Herzegowina. Verhandl. d. 8. Kongr. d. dtsch. dermatol. Ges. 1903. Arch. f. Dermatol. u. Syphilis. Bd. 72, S. 109—111. 1904. (b) Progressive Paralyse und Syphilis mit Berücksichtigung der in Bosnien und der Herzegowina gesammelten Erfahrungen. Wien. med. Wochenschr. 1904. Nr. 24—26. Ref. Monatshefte f. prakt. Dermatol. Bd. 40, S. 112 bis 113. — KOWALSKI: Zur Kenntnis familiärer Epidemien von Syphilis. Moskowski Medizinski Journal. 1925. Nr. 1, S. 53—55. Ref. in Dermatol. Zeitschr. Bd. 46, S. 246 u. Zentralbl. f. Haut- u. Geschlechtskrankh. Bd. 17, S. 670. — KRAJEWSKI: Jahresbericht der Amtsärztin TH. K. in Serajevo für das Jahr 1902. Wien. med. Wochenschr. Bd. 1903,

Nr. 38. Ref. Monatshefte f. prakt. Dermatol. Bd. 38, S. 113. 1904. — Kraskovsky, P.: Die Syphilis in den Dörfern und ihre Bekämpfung. Profilaktičeskaja medicina. Jg. 1926, Nr. 2, S. 76—83. Ref. Zentralbl. f. Haut- u. Geschlechtskrankh. Bd. 20, S. 504. — Krefting, R.: Extragenitale Syphilisinfektion. Arch. f. Dermatol. u. Syphilis. Bd. 26, S. 168. 1891. — Krowczynski: Syphilis maligna. Vierteljahrsschr. f. Dermatol. u. Syphilis. Bd. 12, 1886.

Lacapère, G.: (a) Allgemeine Charaktere und Verlauf des syphilitischen Schankers beim Araber. Ann. des maladies vénér. 1915. Nr. 2, p. 615. Ref. Arch. f. Dermatol. u. Syphilis. Bd. 25, S. 615. 1919. (b) Les accidents cutanés de la syphilis secondaire et la syphilis chez les indigènes de l'Afrique du nord. Ann. des maladies vénér. Jg. 16, Nr. 4, p. 193—229. 1921; Nr. 5, p. 279—315. Jg. 17, Nr. 5, p. 321—370, Nr. 7, p. 493—515, Nr. 8, p. 561—602, Nr. 10, p. 734—787. 1922. Ref. Zentralbl. f. Haut- u. Geschlechtskrankh. Bd. 2, S. 191, Bd. 7, S. 274, Bd. 8, S. 519—521 u. Dermatol. Wochenschr. 1921. S. 1110 bis 1111. — Lange, K.: Über die Krankheitsverhältnisse Grönlands. Bibliothek f. Ärzte. Kopenhagen 1864. (Dänisch.) Zit. nach Trebitsch. — Lapyschoff: Über die Arbeit einer Kolonne, entsandt zur Bekämpfung der Syphilis in der Burjato-mongolischen Republik im Sommer 1924. Venereologia u. Dermatologia 1925. Nr. 1. Zit. Dermatol. Wochenschr. 1925. S. 878. — Leavell, G. W.: Syphilis; its importance to physicians in China. Chin. med. journ. Vol. 39, p. 776—785. 1926. Ref. Zentralbl. f. Haut- u. Geschlechtskrankh. Bd. 23, S. 260—261. — Leinenberg: Die Syphilis in Rußland. Münch. med. Wochenschr. 1887. Nr. 27. Ref. Vierteljahrsschr. f. Dermatol. u. Syphilis. Bd. 19, S. 1134. 1887. — Lennox: Neurosyphilis among the Chinese with findings in 65 cases. Arch. of neurol. a. psychiatrie. Vol. 9, Nr. 1, p. 26—33. 1923. Ref. Zentralbl. f. Haut- u. Geschlechtskrankh. Bd. 8, S. 61 bis 62. — Lepinay s. Azemar. — Lepulkaln, A. und B. Aubrecht: Die Syphilis in den Dörfern. Wratschebnoje Djels. Jg. 1925. Nr. 9, S. 764—766. Ref. Zentralbl. f. Haut- u. Geschlechtskrankh. Bd. 18, S. 451. — Lévy-Bing und Gerbay: Die Syphilis und besonders ihre nervösen Manifestationen bei den Arabern in der Armee. Ann. des maladies vénér. 1917. Nr. 8, p. 500. Ref. Arch. f. Dermatol. u. Syphilis. Bd. 125, S. 400. 1919. — Lesser, Edm.: (a) Über Syphilis maligna. Vierteljahrsschr. f. Dermatol. u. Syphilis. Bd. 14, S. 620. 1882. (b) Geschlechtskrankheiten und Volksgesundheit. Berl. klin. Wochenschr. 1897. S. 43—44. Ref. Dermatol. Zeitschr. Bd. 4, S. 812—814. 1897. (c) Diskussionsbemerkung in Berl. dermatol. Ges. 14. 6. 1898. Dermatol. Zeitschr. Bd. 5, S. 647. 1898. (d) Geschichte und allgemeine Pathologie der Syphilis. Berl. klin. Wochenschr. 1900. S. 44. Ref. Monatshefte f. prakt. Dermatol. Bd. 32, S. 365. 1901. — Lien Teh Wu: (a) The problem of venereal diseases in China. China med. journ. Vol. 41. p. 28—36. 1927. Ref. Zentralbl. f. Haut- u. Geschlechtskrankh. Bd. 24, S. 878. (b) Tabes dorsalis among the Chinese. A study of the symptoms and serology of sixty cases. China med. journ. Vol. 41. p. 698—711. 1927. Ref. Zentralbl. f. Haut- u. Geschlechtskrankh. Bd. 26, S. 310. — Liwschütz, A.: (a) Beobachtungen eines Arztes, der zum Kampf mit den ansteckenden Krankheiten in das Gouvernement Minsk geschickt wurde. Wratsch. Bd. 20, S. 175. 1899. Zit. nach Jordan. (b) Syphilis im Gouvernement Minsk. Ehschened. 1900. Nr. 9, 10, 11. Ref. Arch. f. Dermatol. u. Syphilis. Bd. 54, S. 442—443. 1901. — Lorenzutti: Specimen inaugurale medicum de peculiari syphilidis quadam forma nomine luis Fiumensis sive morbi de Scherlievo. 1835. Zit. nach Zechmeister. — Lorinser: Über die Skérljevokrankheit im österreichischen Küstenlande. Wien. med. Wochenschr. 1865. Nr. 93—94. Zit. nach Grünfeld. — Lutz, A. (Honolulu): Korrespondenz zu Monatshefte f. prakt. Dermatol. Bd. 13, S. 391. 1891.

Mac Arthur, D. C.: (a) Syphilis as we see it among the nations of Bechuanaland today. Being a study of some 1547 cases of syphilis among the native tribes of Taung, extending over a period of six years. Americ. journ. of syphilis. Vol. 7, Nr. 3, p. 569—607. 1923. Ref. Zentralbl. f. Haut- u. Geschlechtskrankh. Bd. 11, S. 146—147. (b) Syphilis in the Bechuanaland nation. Some points, wherein it differs from that seen in the European. Brit. journ. of dermatol. a. syphil. Vol. 35, Nr. 11, p. 411—425. — Mangor, C. C. E.: Bericht über die Kennzeichen, die Ursachen und die Heilung der Radesyge. Kopenhagen 1793. 8⁰. (Dänisch.) (Deutsch nach Arbo.) — Marie, A.: (a) Gaz. méd. Paris 1895. Zit. nach Montel. (b) Sur la paralysie générale et la syphilis chez les Arabes. La syphilis. Tome 6, p. 1. 1906. Ref. Monatshefte f. prakt. Dermatol. Bd. 42, S. 357—358. 1906 u. Arch. f. Dermatol. u. Syphilis. Bd. 82, S. 452—453. 1906. (c) L'aliénation mentale en Égypte au cours des dernières 30 ans. Bull. de l'acad. de méd. Tome 88, Nr. 34, p. 54—57. 1922. Ref. Zentralbl. f. Haut- u. Geschlechtskrankh. Bd. 7, S. 349. 1923. — Martin, Alfred: Did the appearance of syphilis conduce to the abolition of the old german bath, and thereby cause a deteriation in the hygenic condition of the german people? Urol. a. cut. review. Vol. 27, Nr. 10, p. 609—612. 1923. Ref. Dermatol. Wochenschr. 1924. S. 142 u. Zentralbl. f. Haut- u. Geschlechtskrankh. Bd. 11, S. 184. — Martinez, José Crende: Hautkrankheiten der Mauren in der Gegend von Yebala (Tetuán). Med. ibera. Vol. 17, Nr. 308, p. 234—241. 1923 u. Nr. 309, p. 254—261. (Spanisch.) Ref. Zentralbl. f. Haut- u. Geschlechtskrankh. Bd. 12, S. 288—289. — Marzolo, J.: Sullo scherlievo. Venezia

1871. Zit. nach Zechmeister. — Massazza, G. u. M. Truffi: Epidemia di sifilide nel commune di Casalioma durante gli anni 1895/96. Giorn. ital. d. malatt. vener. e d. pelle. Anno 32, Nr. 3, p. 273. 1897. Ref. Arch. f. Dermatol. u. Syphilis. Bd. 48, S. 157. 1899. — Masslowsky (Borissoglebsk): Semsky Wratsch. 1890. — Medical register, The. 1888. August. (Kein Verfassername.) Ref. Monatshefte f. prakt. Dermatol. Bd. 7, S. 1213. 1888. — Mehliss: Zit. nach Mc. Arthur. — Mense: Syphilis und venerische Krankheiten in den neu der Kultur erschlossenen Ländern, besonders in Afrika. Arch. f. Schiffs- u. Tropenhyg. 1900, April. Ref. Monatshefte f. prakt. Dermatol. Bd. 31, S. 449. 1900. — Michaelles, G. C. C. W.: Das Male di scarlievo in historischer und pathologischer Beziehung. Nürnberg 1833. 64 Seiten. Zit. nach Proksch u. Zechmeister. — Michailow: Material zur Frage von der Verbreitung der Syphilis auf dem Lande. Westnik obschtschest. wennoi gigieny subebnoe i praktitscheskoi mediciny. 1893. Marts. Ref. Arch. f. Dermatol. u. Syphilis. Bd. 30, S. 131. 1895. — Milgrom, Natan: Lues bei Huzulen. Polska gazeta lekarska. Jg. 2, Nr. 20, p. 353—355. (Polnisch.) Ref. Zentralbl. f. Haut- u. Geschlechtskrankh. Bd. 16, S. 236. 1923. — Militschewitsch: Internat. Kongr. in Brüssel 1899. Zit. nach Zarubin. — Mirakjanz, E.: Zur Frage der professionellen syphilitischen Infektion der Ammen. Russkij Westnik dermatologie. Bd. 5. S. 582—588 (russisch). Ref. Zentralbl. f. Haut- u. Geschlechtskrankh. Bd. 26, S. 766—767. — Möller, J.: Nachricht von der Radesyge in Norwegen. Nach einem Briefe von Porsgrund 8. 2. 1786. Zit. von Hensler. Excp. 119—125. — Montel, M. L. R.: Études de pathologic annamite en Cochinchina. Bull. de la soc. de pathol. exot. 1924. Nr. 6, p. 434—464. Ref. Zentralbl. f. Haut- u. Geschlechtskrankh. Bd. 15, S. 371. — Montpellier: (a) La syphilis nerveuse chez les indigènes d'Algérie. Ann. des maladies vénér. Tome 14, Nr. 1. 1919. Ref. Arch. f. Dermatol. u. Syphilis. Bd. 125, S. 931. 1920. (b) Au sujet des leukokératoses buccales rencontrées chez les indigènes musulmans de l'Algérie. Ann. des maladies vénér. 1920, Novbr. Ref. Dermatol. Wochenschr. 1921, S. 446. (c) Le problème de l'orientation de la syphilis chez les Nord-Africains. Presse méd. Jg. 34, p. 451—452. 1926. Ref. Zentralbl. f. Haut- u. Geschlechtskrankh. Bd. 20, S. 707. (d) Syphilis exotique. A propos d'un cas de tabès chez un indigène Algérien. Ann. des maladies vénér. Jg. 21. p. 836—846. 1926. Ref. Zentralbl. f. Haut- u. Geschlechtskrankh. Bd. 23, S. 260. — Morrow, Prince A.: Lotter from the Sandwich-Islands. Med. record. 1882. 27. 4. Ref. Arch. f. Dermatol. u. Syphilis. Bd. 21, S. 593—594. 1889. — Moskelow: Eine Hausepidemie der Syphilis. Protokoll d. russ. syphilidol. u. dermatol. Ges. Bd. 12, S. 41. 1897. — Motais, F.: Le tabes en Cochinchina. Bull. de la soc. de pathol. exot. Vol. 19. p. 81—86. 1826. Ref. Zentralbl. f. Haut- u. Geschlechtskrankh. Bd. 23, S. 112. — de Moulon: Nouvelles observations sur la nature et traitement de scherlievo. 1835. Zit. nach Zechmeister. — Mülertz, J. E.: Beiträge zur Erläuterung über die Natur und beste Heilmethode der Radesyge. Kopenhagen 1799. (Dänisch.) — Mukuotlan, Otto Effertz: Syphilis unter den tropischen Indianern. Wien. klin. Wochenschr. 1904. Nr. 5. Ref. in Monatshefte f. prakt. Dermatol. Bd. 39, S. 605. 1904. — Mulder, E. G.: Der Einfluß der modernen Kultur auf den Verlauf der Syphilis bei den Einwohnern von Soemedang (Java). Diss. Utrecht 1923. 164 Seiten. Ref. Zentralbl. f. Haut- u. Geschlechtskrankh. Bd. 11, S. 332—333. 1924. — Munk, Hans: Über die norwegische Radesyge. Handlungen d. kgl. schwedischen Akademie d. Wiss. 1815. 1. Hälfte. — Murell, Thomas: Die Syphilis bei den amerikanischen Negern. Journ. of the Americ. med. assoc. 1910. p. 846. Ref. Arch. f. Dermatol. u. Syphilis. Bd. 104, S. 160. 1910.

Näcke, P.: Syphilis und Dementia paralytica in Bosnien. Neurol. Zentralbl. 1906. Nr. 4, S. 157. Ref. Dermatol. Centralbl. Bd. 9, S. 249 u. Arch. f. Dermatol. u. Syphilis. Bd. 83, S. 475. 1907. — Nägelsbach, E.: (a) Die Syphilis in Westabessinien. Arch. f. Schiffs- u. Tropenhyg. Bd. 30, S. 121—131. 1926. Ref. Zentralbl. f. Haut- u. Geschlechtskrankh. Bd. 20, S. 209—210. (b) Zur Frage der exotischen Syphilis. Arch. f. Schiffs- u. Tropenhyg. Bd. 31, S. 179—182. 1927. Ref. Zentralbl. f. Haut- u. Geschlechtskrankh. Bd. 25, S. 478. — Neil, M.: Syphilis bei Negern der Südstaaten. Journ. of the Americ. med. assoc. 30. 9. 1916. p. 1001. Ref. Arch. f. Dermatol. u. Syphilis. Bd. 125, S. 829. 1920 u. Dermatol. Wochenschr. Bd. 72, S. 137—144. 1921 u. Zentralbl. f. Haut- u. Geschlechtskrankh. Bd. 1, S. 142. 1925. — Neisser, A.: (a) Münch. med. Wochenschr. 1896. Nr. 40. (b) Malignant syphilis. Ref. Arch. f. Dermatol. u. Syphilis. Bd. 51, S. 455. 1900. Zit. nach Hecht. — Neumann, J.: (a) Remarks on a case of the so-called skerljovo disease. London med. times a. gazette. Vol. 2, p. 221. 1884. (b) Über Skerljevo. Allg. Wien. med. Zeit. 1883. Zit. nach Zechmeister. (c) Demonstration i. d. Wien. dermatol. Ges. 24. 1. 1900. Arch. f. Dermatol. u. Syphilis. Bd. 52, S. 281—282. 1900. (d) Über endemische Syphilis der Gegenwart. Wien. med. Presse. 1901. Nr. 1 u. 2. Ref. Monatshefte f. prakt. Dermatol. Bd. 33, S. 543. 1901 u. Arch. f. Dermatol. u. Syphilis. Bd. 62, S. 458. 1902. (e) Der extragenitale syphilitische Primärwechsel in seiner klinischen und volkshygienischen Bedeutung. Wien. klin. Wochenschr. 1902. Nr. 39. Zit. nach Zarubin. (f) Über tertiäre Syphilis. Wien. med. Wochenschr. 1903. Nr. 29—32. Ref. Monatshefte f. prakt. Dermatol.

Bd. 38, S. 56—57. 1904. — Neumayer, Victor L. und Marianne: Drei Jahre amtlicher Syphilisbehandlung mit Salvarsan. Arch. f. Dermatol. u. Syphilis. Bd. 121, S. 820—894. 1915. — Nikitin, J.: Die Verbreitung der Syphilis im Nikolajewschen Kreise des Gouvernements Samara. Allwöchentl. russ. med. Zeitschr. 1896. Nr. 3. Ref. Monatshefte f. prakt. Dermatol. Bd. 24, S. 389. 1897. — Nikolski: (a) Einige Bemerkungen über Syphilisverbreitung unter der Bauernbevölkerung im Tambowschen Kreise. Wratsch. Bd. 7, Nr. 41, S. 735. 1886. Ref. Vierteljahrsschr. f. Dermatol. u. Syphilis. Bd. 19, S. 360. 1887. (b) Zur Frage über die extragenitale Infektion mit Syphilis beim Rasieren. Wratsch. 1891. Nr. 44. Ref. Monatshefte f. prakt. Dermatol. Bd. 14, S. 113—114. 1892. — Nogue, M.: La syphilis chez les indigènes du Sénégal. La lutte contre la syphilis à Dakar. Ann. d'hyg. publ. et de méd. lég. 1924. Nr. 3, p. 149—173. Ref. Zentralbl. f. Haut- u. Geschlechtskrankh. Bd. 13, S. 377—378.

Obosnenko: Materialien zur Beurteilung der Verbreitung der Syphilis und der venerischen Krankheiten unter der unbemittelten Bevölkerung Petersburgs. Westnik obsch. Gigiena. 1899. p. 161. Zit. nach Jordan. — Oczko: Die Syphilis in Krakau. 1581. S. 3. Zit. nach Krowczynski. — Ogilvie, George: Prof. v. Dühring-Paschas report on endemic and hereditary syphilis in Asia Minor. Brit. journ. of dermatol. a. syphilis. 1903. Nr. 1. Ref. Dermatol. Centralbl. Bd. 6, S. 247. — Okamura: Die Verbreitung der venerischen Krankheiten in Japan. Japan. Zeitschr. f. Dermatol. u. Urol. Bd. 2, Heft 3—4. 1902. Ref. Monatshefte f. prakt. Dermatol. Bd. 38, S. 346. 1904. — Okun: Die Bekämpfung der Geschlechtskrankheiten bei den Bauern. Venereologia und Dermatologia. 1925. Nr. 4. Ref. Dermatol. Wochenschr. 1925. S. 1873. — Omodei: Siehe Cambieri. Zit. nach Zechmeister. — Oppenheim: Über den Zustand der Heilkunde und über die Volkskrankheiten in der europäischen und asiatischen Türkei. 1838. — Ory: Recherches cliniques sur l'étiologie des syphilides malignes précoces. Paris 1875. Zit. nach Krowczynski.

Parfenenko: Über den Zusammenhang der extragenitalen Syphilisinfektion bei den Bauern mit Findlingsaußenpflege. Russ. Zeitschr. f. Haut- u. Geschlechtskrankh. 1913. Nr. 9—10. Ref. Arch. f. Dermatol. u. Syphilis. Bd. 119, 2, S. 98—99. 1915. — Paullin, J. E., H. D. Dausen und R. H. Wood: The incidence of syphilitic infection among the Negroes in the South, its influence in the sausation of disebility, and the methods, which are being used to comat the infection. Boston med. a. surg. journ. Vol. 197, p. 345—350. Ref. Zentralbl. f. Haut- u. Geschlechtskrankh. Bd. 26, S. 300. — Peričič, Božo: (a) Zur Kenntnis der sog. Skerljevo in Dalmatien. Wien. klin. Wochenschr. 1892. Nr. 51—52. Ref. Monatshefte f. prakt. Dermatol. Bd. 16, S. 289. 1893. (b) Pitanje o takozvanow „Skerljevo". Zadar 1893. Zit. nach Zechmeister. (c) Erfahrungen über die Syphilis und in der Syphilisbehandlung bei der Landbevölkerung Dalmatiens. Verhandl. d. 5. Kongr. d. dtsch. dermatol. Ges. i. Graz 1895. Arch. f. Dermatol. u. Syphilis. Bd. 34, S. 117. 1896. (d) Erfahrungen über die Syphilis. Wien. med. Wochenschr. 1896. Nr. 9. Ref. Monatshefte d. prakt. Dermatol. Bd. 23, S. 101—102. 1896 u. Dermatol. Zeitschr. Bd. 3, S. 770. — Pernhoffer, Gustav v.: Untersuchungen und Erfahrungen über das Krankheitsübel Skerljevo im kroatisch-istrianischen Küstenlande. Ein Beitrag zur Syphilislehre. Wien 1868. 8°. VIII u. 156 S. mit 1 Karte u. 2 Tab. Besprochen von F. J. Pick in Vierteljahrsschr. f. Dermatol. u. Syphilis. Bd. 1, S. 153—158. 1869. — Petersen, O. v.: (a) Über extragenitale Syphilisinfektion. Protokolle des Vereines St. Petersburger Ärzte, 14. 12. 1893. Nach Ref. in St. Petersburger med. Wochenschr. 1894. S. 67. ref. Arch. f. Dermatol. u. Syphilis. Bd. 32, S. 306. 1895. (b) Über die Maßregeln zur Bekämpfung der Syphilis in Rußland. Wratsch. 1895. Nr. 31, S. 865—867. Ref. Arch. f. Dermatol. u. Syphilis. Bd. 39, S. 147. 1897. (c) Enquête. Conf. internat. Bruxelles 1899. Cpt. rend. Tome 1, p. 266. — Petersen und Stürmer: (a) Militär-med. Wochenschr. April 1905. (b) Die Verbreitung der Syphilis, der venerischen Krankheiten und der Prostitution in Rußland. Berlin 1899. Zit. Arch. f. Dermatol. u. Syphilis. Bd. 54, S. 442. 1901. — Petrini-Galatz: La Roumanie méd. 1893. Nr. 2. Ref. Monatshefte f. prakt. Dermatol. Bd. 17, S. 411. 1893. — Pfefferkorn, W. G.: Über die norwegische Radesyge und Spedalskhed. Altona 1797. 8°. 40 Seiten. — Pfister, M.: Die syphilogenen Erkrankungen des Nervensystems in China. Zeitschr. f. d. ges. Neurol. u. Psychiatrie. Bd. 103, S. 455 bis 486. 1926. Ref. Zentralbl. f. Haut- u. Geschlechtskrankh. Bd. 22, S. 104—105. — Piljuschkin: Die Syphilis im Tskowschen Gouvernement. Ref. Russ. Journ. f. Hautkrankh. Bd. 3, S. 530. 1902. Zit. nach Jordan. — Pirlik, W. N.: Verlaufseigentümlichkeiten der Syphilis während der Hungerjahre. Wratschebnoje Djelo. Jg. 8, S. 307 bis 308. 1925. Ref. Dermatol. Zeitschr. Bd. 46, S. 244. 1926. Ausführlicher im Zentralbl. f. Haut- u. Geschlechtskrankh. Bd. 18, S. 90—91. — Plaut, F.: Paralysestudien bei Negern und Indianern. Ein Beitrag zur vergleichenden Psychiatrie. Mit einem Geleitwort v. Emil Kraepelin. Berlin 1926. 98 Seiten. Ref. Zentralbl. f. Haut- u. Geschlechtskrankh. Bd. 23, S. 112. — Polak: Zit. nach Rey. — Polethajew: Eine durch Schröpfköpfe hervorgerufene Syphilisepidemie. Wratsch. Ref. Vierteljahrsschr. f. Dermatol. u. Syphilis. Bd. 20, S. 690. 1890. — Popow: Sitzungsber. d. Gouvernements-Ärzterats Kursk 1884. S. 169.

Ref. Monatshefte f. prakt. Dermatol. Bd. 6, S. 856. 1887 u. zit. nach Jordan. — Pospelow,
A. J.: (a) Über extragenitale Syphilisinfektionen unter den Arbeitern Moskaus. Anz.
f. soz. Hyg., prakt. u. gerichtl. Med. Bd. 3. 1889. (Russisch.) Zit. nach Zarubin. (b) Arch.
f. Dermatol. u. Syphilis. Bd. 21. 1889. — Prantl: Die Krankheit von Scherliewo. Allg.
militär-ärztl. Zeitschr. 1864. Zit. nach Zechmeister. — Preisler, Oscar: Bibliotheca
medica Danica. I—VI. Lyngby 1919. (Nach Erläuterung von meinem Bruder, Dr. med.
Fr. Grön, liegt diese Arbeit, eine ausführliche Darstellung besonders der dänischen
Literatur über die Radesyge, nur in 3 maschinengeschriebenen Exemplaren vor, von denen
eines sich in der kgl. Bibliothek in Kopenhagen und ein anderes sich in der Nationalbibliothek
in Oslo, Norwegen, befindet.) — Proksch, J. K.: (a) Die Literatur über die venerischen
Krankheiten. Bonn 1891. III u. 103 Seiten. Suppl.-Bd. 1900. I u. 475 Seiten. (b) Die Geschichte
der venerischen Krankheiten. Bonn 1895. II u. 145 Seiten. (c) Beiträge zur Geschichte der
Syphilis. Bonn 1904. 54 Seiten. Ref. Monatshefte f. prakt. Dermatol. Bd. 40, S. 421
bis 422. (d) Geschichte der Geschlechtskrankheiten mit Anhang: Die geographische Verbreitung der Geschlechtskrankheiten. Handbuch der Geschlechtskrankheiten. Bd. 1,
S. 1—140. 1910. — Proteus: Le malattie sessuale dei paesi caldi. Rass. di studi sess.
Jg. 4, p. 11—14. 1914. Ref. Zentralbl. f. Haut- u. Geschlechtskrankh. Bd. 13, S. 95.

Rabitsch-Bey: (a) Ägypten und seine Krankheiten. Wien. klin. Wochenschr. 1895.
Nr. 50. Ref. Monatshefte f. prakt. Dermatol. Bd. 22, S. 444. 1896. (b) Die venerischen
Krankheiten in Ägypten. Wien. med. Wochenschr. 1900. Nr. 36—48. Ref. Monatshefte
f. prakt. Dermatol. Bd. 33, S. 183. 1901 u. Arch. f. Dermatol. u. Syphilis. Bd. 58, S. 415.
1901. — Rasch: Über das Klima und die Krankheiten im Königreich Siam. Virchows
Arch. f. pathol. Anat. u. Physiol. Bd. 140, Heft 2. 1895. Ref. Arch. f. Dermatol. u. Syphilis.
Bd. 39, S. 152—153. 1897. — Raynaud, L.: (a) Affections cutanées et vénériennes des ber-
bères de l'Aurès. Journ. des maladies cut. et syphilitiques. 1893. p. 65. Ref. Arch. f.
Dermatol. u. Syphilis. Bd. 30, S. 130—131. 1895 u. Monatshefte f. prakt. Dermatol. Bd. 17,
S. 150. 1893. (b) Revue des maladies cutanées et vénériennes chez les indigènes algériens.
Journ. des maladies cut. et syphilitiques. Tome 1897, Heft 2. Ref. Monatshefte f. prakt.
Dermatol. Bd. 25, S. 86. 1897 u. Arch. f. Dermatol. u. Syphilis. Bd. 42. S. 292—293. 1898.
Dermatol. Zeitschr. Bd. 4, S. 521. (c) Les maladies cutanées et vénériennes dans Marocco.
Journ. des maladies cut. et syphil. 1900. Nr. 12. Ref. Monatshefte f. prakt. Dermatol.
Bd. 12, S. 359. 1901. (d) Congrès internat. méd. à Lissabon 1906. Ref. Dermatol. Centralbl.
Bd. 3, S. 320. — Reber: Beitrag zur Geschichte der Syphilis. Korresp.-Blatt f. Schweizer
Ärzte. 1900. Nr. 36. — Rechotnikoff: Contagion syphilitique extragénitale. Soc. russe de
syphiligr. et de dermatol. 25. 1. 1892. Nach Journ. des maladies cut. et syphil. 1892,
p. 145. Ref. Arch. f. Dermatol. u. Syphilis. Bd. 27, S. 462. 1894. — Reed, Alfred:
Syphilis in China. Journ. of the Americ. med. assoc. 1915. p. 1383. Ref. Arch. f. Dermatol.
u. Syphilis. Bd. 122, S. 773. 1918. — Remlinger, P.: (a) Über die Geschlechtskrankheiten
und die Prostitution in Marokko. Ann. d'hyg. publ. et de méd. lég. 1913. Febr. Ref.
Arch. f. Dermatol. u. Syphilis. Bd. 117, S. 459. 1914. (b) Versuch einer Nosologie in Marokko.
Ann. d'hyg. publ. et de méd. lég. Tome 119. 2, p. 213. 1915. — Reuss: Analekten zur älteren
Geschichte der Arzneikunde in Bayern. Med. Korresp.-Blatt bayer. Ärzte. 1840, S. 318
bis 320. Zit. nach Geigel. — Rex, Achilles: Spyrocolon and Syphilis in Greece. Med.
news. Vol. 71, Nr. 24. 1897. Ref. Monatshefte f. prakt. Dermatol. Bd. 17. 1898. S. 360
u. Arch. f. Dermatol. u. Syphilis. Bd. 51, S. 456—457. 1901. — Rey, H.: De la syphilis
suivant les races et les climats. Ann. de dermatol. et de syphiligr. 1880. S. 684. Ref.
Vierteljahrsschr. f. Dermatol. u. Syphilis. Bd. 13, S. 145—147. 1881. — Riddell, William R:. La maladie de la baie de St. Paul. Urol. a. cut. review. Vol. 27, p. 145—150.
Ref. Dermatol. Wochenschr. 1923. S. 644 u. Zentralbl. f. Haut- u. Geschlechtskrankh.
Bd. 9, S. 368. — Rigler: Die Türkei und ihre Bewohner. Wien 1852. Bd. 2, S. 123. —
Robertson: Syphilis in Negroes. Lancet 28. 1. 1888. Ref. Vierteljahrsschr. f. Dermatol.
u. Syphilis. Bd. 20, S. 448. 1888. — Rona, S.: Gyogyászet 1890. Nr. 50. Ref. Monats-
hefte f. prakt. Dermatol. Bd. 12, S. 462—463. 1891. — Rosenquist, A. J.: (a) Zur Statistik
der extragenitalen syphilitischen Infektion. Bibliothek d. Arztes. 1898. Nr. 6. (Russisch.)
Zit. nach Zarubin. (b) Augenblicklicher Stand des Kampfes mit der Syphilis in Rußland.
Moskau 1903. (Russisch.) Ref. Monatshefte f. prakt. Dermatol. Bd. 38, S. 468. 1904. —
Rosentul, M.: Syphilis unter den Kalmücken. Dtsch. med. Wochenschr. 1924. Nr. 29,
S. 986 (mit 1 Zeichnung). Ref. Dermatol. Zeitschr. Bd. 44, S. 368 u. Dermatol. Wochenschr.
1924, S. 1554—1555. — Rosser, C.: Clinical variations in negro proctology. The venereal.
factor. Journ. of the Americ. med. assoc. Vol. 87, p. 2084—2086. 1926. Ref. Zentralbl.
f. Haut- u. Geschlechtskrankh. Bd. 23, S. 277. — Rossow: Noch ein Fall von Primäraffekt des Auges. Russki Westnik Dermatologii. Vol. 1, Nr. 5. 1924. Ref. Dermatol.
Zeitschr. Bd. 63, S. 206. — Rosumowsky: Zur Frage der Bekämpfung der Syphilis und
der venerischen Erkrankungen in den Städten. Russ. Zeitschr. f. Haut- u. Geschlechtskrankh. 1913. Nr. 7—8. Ref. Arch. f. Dermatol. u. Syphilis. Bd. 117, S. 728. 1914. —
Rothschu: Syphilitische Familiengeschichten aus Zentralamerika. Berl. klin. Wochenschr.

1907. Nr. 30. Ref. Monatshefte f. prakt. Dermatol. Bd. 46, S. 44. 1908 u. Arch. f. Dermatol. u. Syphilis. Bd. 90, S. 306. 1908. — Ruge, H.: Der Einfluß hochfieberhafter Infektionskrankheiten auf den Verlauf der Lues. Münch. med. Wochenschr. Jg. 74, p. 838—841. 1927. Ref. Zentralbl. f. Haut- u. Geschlechtskrankh. Bd. 25, S. 228—229.

Salle: Siehe Decrop. — Salomon, H.: Die Ursachen der größeren Häufigkeit der Tabes und Paralyse bei den Kulturvölkern. Dtsch. med. Wochenschr. 1925. Nr. 46, S. 1897 bis 1899. Ref. Zentralbl. f. Haut- u. Geschlechtskrankh. Bd. 19, S. 789. 1925. — Sampson, D. G.: Siehe Wender. — Sandberg, Dina: Die Syphilis im russischen Dorfe. Arch. f. Dermatol. u. Syphilis. Bd. 31, S. 389—408. 1895. — Sawin: Die Morbidität an Syphilis unter der männlichen Bevölkerung Astrachans. Med. Obosrenje 1895. Nr. 2, S. 115. Zit. nach Jordan. — Schbankov, D. N.: Materialien über die Verbreitung der Syphilis und der venerischen Krankheiten im Gouvernement Smolensk 1896. Zit. nach Zarubin. — Schein-Vogel, E.: Untersuchungen über die Verbreitung der venerischen Krankheiten. Profilaktičeskaja medicina. Jg. 5, S. 108—122. 1926. Ref. Zentralbl. f. Haut- u. Geschlechtskrankh. Bd. 21, S. 912. — Scheube, B.: Di venerischen Krankheiten in den warmen Ländern. Med. Woche Berlin 1901 u. Leipzig 1902. Ref. Monatshefte f. prakt. Dermatol. Bd. 35. S. 382—383. 1902. — Schierbeck: Über Syphilis auf Island. Brief zu Edm. Lesser. Arch. f. Dermatol. u. Syphilis. Bd. 23, S. 37—41. 1891. — Schmalz, Wilh.: Über die Einschleppung von Geschlechtskrankheiten und Malaria durch unsere aus Rußland heimkehrenden Gefangenen. Dtsch. med. Wochenschr. 1919. Nr. 11. Ref. Arch. f. Dermatol. u. Syphilis. Bd. 133, S. 168—169. 1921. — Schroedter, F: Die Syphilis bei den Eingeborenen Südwest-Afrikas. Diss. Leipzig 1908. Zit. nach Heim. — Schubert: Reise in Schweden und Norwegen. Bd. 3, S. 168. Zit. nach P. Hanssen. — Schwarzmann, J.: Die Abteilung für Geschlechtskrankheiten in Dagestan. Venerologija i dermatologija. Jg. 1926, S. 644—650 (russisch). Ref. Zentralbl. f. Haut- u. Geschlechtskrankh. Bd. 22, S. 294. — Semlinow: Zur Frage der Vertung der Syphilis unter den Eisenbahnbediensteten und über die Maßregeln, dieselbe zu bekämpfen. Russ. Zeitschr. f. Haut- u. Geschlechtskrankh. Bd. 15, Heft 4. 1908. Ref. Monatshefte f. prakt. Dermatol. Bd. 46, S. 602. 1908. — Serebrjakow: Zur Statistik der venerischen Erkrankungen unter den vagabundierenden Prostituierten Moskaus. Sitzungsber. d. Moskauer venerol.-dermatol. Ges. Bd. 7, S. 25. 1898. Zit. nach Jordan. — Sézary, A.: (a) Pathogenie de la paralysie génerale et du tabes. Révue neurolog. L'année 28, p. 337—347. 1921. Ref. Zentralbl. f. Haut- u. Geschlechtskrankh. Bd. 2, S. 460—461. (b) Syphilis exotique et pathogénie de la syphilis nerveuse. Press. méd. 1926. Nr. 1, p. 4—6. Ref. Zentralbl. f. Haut- u. Geschlechtskrankh. Bd. 19, S. 775—776. (c) Syphilis exotique et syphilis nerveuse. Presse méd. Jg. 34, Nr. 29, S. 452—453. 1926. Ref. Zentralbl. f. Haut- u. Geschlechtskrankh. Bd. 20, S. 707. — Sézary, A. et J. Alibert: Deux cas de syphilis nerveux de l'Earopéen dus au virus africain indigène. Bull. et mém. de la soc. méd. des hôp. de Paris. L'année 38, p. 816—818. 1922. Ref. Zentralbl. f. Haut- u. Geschlechtskrankh. Bd. 6, S. 180. — Sezary A. et A. Barbé: Paralysie générale et paludisme. Bull. de la soc. franç de dermatol. et de syphiligr. Jg. 34, p. 316—318. 1927. Ref. Zentralbl. f. Haut- u. Geschlechtskrankh. Bd. 25, S. 594. — Shelby, W. D.: Venerische Krankheiten in unseren überseeischen Besitzungen mit einigen Bemerkungen über Verhütung und Behandlung derselben. Americ. journ. of dermatol. a. genito-urinary dis. Vol. 1902. Heft 3. Ref. Monatshefte f. prakt. Dermatol. Bd. 35, S. 159. 1902. — Shuza-Kura (Japan): Zit. nach Sézary. — Sigmund, C.: Untersuchungen über die Skerljevoseuche und einigen damit verglichenen Krankheitsformen. Zeitschr. d. k. k. Ges. d. Ärzte zu Wien. 1855. S. 32, 87, 142. — Skatkin, N.: Die Verbreitung der Syphilis und ihre ambulatorische Behandlung in den dem Krankenhause am nächsten gelegenen Dörfern des Tschernogrjaschen Kreises im Gouvernement Moskau. Russ. Zeitschr. f. Hyg., gerichtl. u. prakt. Med. 1896. Nr. 5 bis 6. Ref. Monatshefte f. prakt. Dermatol. Bd. 24, S. 388. 1897. — Sobański, Zygemunt: Aus der Tätigkeit des staatlichen Ambulatoriums zur Bekämpfung der Syphilis in Huzululand. Warszawskie czasopismo lekarskie. Jg. 4, S. 650—652. 1927. Ref. Zentralbl. f. Haut- u. Geschlechtskrankh. Bd. 26, S. 762. — Sofer, L.: Die Bekämpfung der Geschlechtskrankheiten in Österreich, besonders in Galizien. Zeitschr. f. Bekämpfung d. Geschlechtskrankh. Bd. 6, Heft 10. Ref. Monatshefte f. prakt. Dermatol. Bd. 46, S. 335. 1908. — Solotawin: (a) Die Syphilis im Osminkschen Kreise. Wratsch. Bd. 17, S. 540. 1896. Zit. nach Jordan. (b) Die Syphilis im jamburgschen Kreise. Westnik obsch. Gigiena. 1903. Ref. Russ. Journal f. Hautkrankh. Bd. 6, S. 791. 1903. — Specanski, N. S.: Zur Statistik der Syphilis unter der Landbevölkerung des Gouvernements Moskau. Inaug.-Diss. Moskau 1901. Zit. nach Jordan u. Zarubin. — Speck, Edonid Leonard: (a) Syphilis in Ost-Sibirien. Diss. 1863. (Russisch.) (b) Oeuvres complets. Études médicales diverses (syphilis, prostitution). Französische Übersetzung von russisch durch Oelsnik u. de Kerilley. Paris 1896. 1312 Seiten. Zit. Monatshefte f. prakt. Dermatol. Bd. 25, S. 50. 1897 u. Dermatol. Zeitschr. Bd. 4, S. 148—149. — Spindler, A.: (a) Geschichte der Syphilis in Reval. Arch. f. Dermatol. u. Syphilis. Bd. 128, S. 79—199. 1921. Ref. Dermatol. Wochenschr. 1921. S. 759. (b) Zur Statistik der

Geschlechtskrankheiten in Estland. Eesti Arst. Jg. 1, S. 181—186. 1922. Ref. Zentralbl. f. Haut- u. Geschlechtskrankh. Bd. 5, S. 540—541. — Sporischius: Idaea medici etc. Frankfurt 1582. Zit. nach v. Zeissl. — Ssuteseff: Zur Frage der Häufigkeit der venerischen Krankheiten in den letzten Jahren. Mosk. med. Journ. 1922. S. 74. Ref. Dermatol. Zeitschr. Bd. 63, S. 201—202. 1925. — Ssyskin, S.: Venerologische Expedition in das autonome Kalmückengebiet. Venerologija i dermatologija. Jg. 1927, S. 907—915 (russisch). Ref. Zentralbl. f. Haut- u. Geschlechtskrankh. Bd. 26, S. 761. — Steiner, Gabriel: Siehe Wilmans. — Stepanow: Bericht über die Erforschung des Gesundheitszustandes der Ostjaken des Narymgebiets. Vortrag in der russisch. syphilidol. u. dermatol. Ges. 28. 1. 1895. Wratsch. 1895. Nr. 40. Zit. nach Tarnowsky: Monatshefte f. prakt. Dermatol. Bd. 23, S. 435. 1896. Stern, Bernhard: Medizin, Aberglaube und Geschlechtsleben in der Türkei. Berlin 1903. Ref. Monatshefte f. prakt. Dermatol. Bd. 37, S. 216. 1903. — Stravino: Il contagio venereo nella provincia di Terra di Lavoro. Giorn. ital. d. malatt. vener. e d. pelle. 1886. Nr. 6. Ref. Vierteljahrsschr. f. Dermatol. u. Syphilis. Bd. 19, S. 612. 1887. — Struve, L. A.: Über Diät-, Entziehungs- und Hungerkur. Zit. nach Borge u. P. Hanssen. Ref. Edinburgh med. journ. 1822. — Sudhoff, Karl: (a) Die ersten Maßnahmen der Stadt Nürnberg gegen die Syphilis in den Jahren 1496 u. 1497. Arch. f. Dermatol. u. Syphilis. Bd. 116, S. 1—30. 1913. (b) Sorge für die Syphiliskranken und Luesprophylaxe zu Nürnberg in den Jahren 1498 bis 1505. Arch. f. Dermatol. u. Syphilis. Bd. 118, S. 285—318. 1913. — Suttina: Zur Kenntnis der Skerljevo, Elephantiasis pudendarum skerljevitica. Wien. med. Presse. Bd. 25, Nr. 1, 8, 13, S. 15, 147, 401. Ref. Monatshefte f. prakt. Dermatol. Bd. 3, S. 304. 1884 u. Vierteljahrsschrift f. Dermatol. u. Syphilis. Bd. 17, S. 378. 1885. — Suzon, R.: Ein ärztlicher Bericht aus Tananariva. Journ. des maladies cut. et syphiligr. Vol. 1894. Nr. 2. Ref. Monatshefte f. prakt. Dermatol. Bd. 19, S. 35—36. 1894.

Tagawa, K.: A stastistic observation of the venereal diseases in Ishikawa prefecture, Japan. Japan. Zeitschr. f. Dermatol. u. Urol. Bd. 22, Heft 7. 1922. Ref. Dermatol. Zeitschrift. Bd. 61, S. 73. 1924. — Tapelsen, S.: Die Bedeutung des Dispensaires auf dem Lande bei der Syphilisbekämpfung. Venerologija i dermatologija. Jg. 1926, S. 807—821 (russisch). Ref. Zentralbl. f. Haut- u. Geschlechtskrankh. Bd. 23, S. 458. — Tarnowsky, Bernhard: (a) Syphilis maligna. Monatshefte f. prakt. Dermatol. Bd. 23, S. 435. 1896. (b) La syphilis en Russie. Cpt. rend. du 12. congrès international de méd. Moscau 1897. p. 7—11 (avec une carte). Ref. Dermatol. Zeitschr. Bd. 4, S. 722. 1897. — Tepljaschin: Syphilitische Infektion durch Auslecken des Auges. Wratsch. 1887. Nr. 17. Ref. Vierteljahrsschr. f. Dermatol. u. Syphilis. Bd. 19, S. 1138. 1887 u. Monatshefte f. prakt. Dermatol. Bd. 6, S. 770—771. 1887. — Thesen, O.: Brief aus Madagaskar. Norw. Magazin f. Ärztewiss. Jg. 82, S. 777 f. 1891. Ref. Arch. f. Dermatol. u. Syphilis. Bd. 25, S. 204. 1893. — Thinn, George: Syphilis in China. Edinburgh med. journ. Vol. 14, July. — Thiroux, A.: Le tabès chez les indigènes dans les colonies françaises. Bull. de la soc. de pathol. exot. Tome 16, p. 475—476. Ref. Zentralbl. f. Haut- u. Geschlechtskrankh. Bd. 12, S. 109. — Thorn, Burton Peter: Syphilis and degeneration. Journ. of nervous and mental diseases. Vol. 53, p. 8—17. 1921. Ref. Zentralbl. f. Haut- u. Geschlechtskrankh. Bd. 1, S. 63—64. — Trebitsch: Dermatologische Beobachtungen aus West-Grönland. Arch. f. Dermatol. u. Syphilis. Bd. 91, S. 217—218. 1908. — Truhart: Über die Verbreitung der Lues in Livland. St. Petersburg. med. Wochenschrift. 1895. Nr. 11. Ref. Monatshefte f. prakt. Dermatol. Bd. 22, S. 90. 1896 u. Wratsch. Bd. 16, S. 632. 1895. Zit. nach Jordan. — Tschapin: Über Syphilis und einige andere Krankheiten im Koinscher Kreise des Tomskischen Gouvernements. Russ. Journ. f. Hyg., gerichtl. u. prakt. Med. 1895. Nr. 11. Ref. Monatshefte f. prakt. Dermatol. Bd. 22, S. 181 u. Bd. 23, S. 101. 1896.

Uruena, Gonzales: Quelques observations sur la syphilis à Mejiko. Congr. internat. med. Lisbonne 1896. Ref. Dermatol. Centralbl. Jg. 9, S. 319—320.

Vougt, Isak: (a) Dissertatio inauguralis sistens observationes in exanthema arcticum vulgo radesyge dictum. Gryphiae 1811. Zit. nach Danielssen u. Boeck. (b) Die neuesten Nachrichten von der Radesyge in Norwegen und Schweden. Ann. d. ges. Med. v. Hecker. Bd. 3. 1811. Zit. nach Grünfeld.

Webb, W. Leslie und Margaret Holiday: Signs and symptoms in letal Syphilis in Buganda. Transact. of the roy. soc. of trop. med. a. hyg. Vol. 21, p. 39—48. 1927. Ref. Zentralbl. f. Haut- u. Geschlechtskrankh. Bd. 25, S. 486—487. — Wein: Über extragenitale Syphilisinfektion. Moskowskij Medizinski- Journal. Jg. 7, S. 28—34. 1927. Ref. Zentralbl. f. Haut- u. Geschlechtskrankh. Bd. 24, S. 675. — Welander, Ed.: (a) Zur Geschichte der venerischen Krankheiten in Schweden. 1898. 259 Seiten. (Schwedisch.) (b) Wie kann man der Verbreitung der venerischen Krankheiten entgegenarbeiten? Vortrag, gehalten i. d. Ges. d. schwed. Ärzte i. Stockholm 1903. Ref. Dermatol. Centralbl. Bd. 6, S. 281. (c) Beiträge zur Geschichte der venerischen Krankheiten in Schweden. 2. erweiterte Aufl. 1905. 325 Seiten. (Schwedisch.) — Wender, Louis and D. G. Sampson: Neurosyphilis in Panama. A résumé of the admissions to Corozal-hospital for five years. Journ. of nervous and mental diseases. Vol. 58, p. 525

bis 553. 1923. Ref. Zentralbl. f. Haut- u. Geschlechtskrankh. Bd. 12, S. 483. — Wibmer, K.:
Das Spyrocolon, eine neue Krankheit im nördlichen Griechenland. Orig.-Aufsatz in Schmidts
Jahrbücher. Bd. 30, S. 305. 1841. — Willemoers: Über den Sibbens. Dän. Bibliothek
f. Ärzte 1810. Zit. nach Ehlers. — Wilmanns, Karl: Lues, Tabes, Paralyse. Münch.
med. Wochenschr. 1925. Nr. 12, S. 496—497. Ref. Zentralbl. f. Haut- u. Geschlechtskrankh.
Bd. 17, S. 680 u. Klin. Wochenschr. 1925. Nr. 23, 24. S. 1097—1101 u. 1145—1150. Ref.
Zentralbl. f. Haut- u. Geschlechtskrankh. Bd. 18, S. 418 u. Dermatol. Zeitschr. Bd. 67,
S. 92—93. 1926. — Wilmanns, Karl und Gabriel Steiner: Syphilis und Metasyphilis.
Historisch-geographisch-pathologische Feststellungen u. Erwägungen. Zeitschr. f. d. ges.
Neurol. u. Psychiatrie. Bd. 101, S. 875—894. Ref. Zentralbl. f. Haut- u. Geschlechtskrankh.
Bd. 20, S. 472—473. — Wirpscha: Über Syphilis in Ssamara in den Jahren 1876/78.
Ssamara 1887. 40 Seiten. (Russisch.) Ref. Vierteljahrsschr. f. Dermatol. u. Syphilis.
Bd. 20, S. 447—448. 1888. — Wodyński: Über Sektionsbefunde bei Luetischen. Verhandl.
d. 8. Kongr. d. dtsch. dermatol. Ges. in Serajevo, 1903. Arch. f. Dermatol. u. Syphilis.
Bd. 72, S. 112—113. 1904. — Wood, vgl. Paullin. — Woodruff: Diseases of Northern
California Indians. Med. record. Vol. 39, Nr. 4. Ref. Arch. f. Dermatol. u. Syphilis.
Bd. 25, S. 203. 1893.

Zarubin, Valentin: Über extragenitale Syphilisinfektion. Arch. f. Dermatol. u.
Syphilis. Bd. 85, S. 293—322. 1907. — Zechmeister, Hugo: Über die endemische Syphilis
in Dalmation und im westlichen Kroatien. Ein Schlußwort zur sog. Skerljevofrage.
Wien 1903. Mit einer Karte. S.-A. aus der Wochenschrift: Das österreichische Sanitäts-
wesen. Beilage zu Nr. 25. 18. 6. 1903. Besprochen. Arch. f. Dermatol. u. Syphilis.
Bd. 73, S. 471—475. 1905. — Zeissl, Hermann v.: (a) Lehrbuch der konstitutionellen
Syphilis. Erlangen 1864. S. 314. (b) Lehrbuch der Syphilis und der mit dieser verwandten
örtlichen Krankheiten. I. Teil. 2. vermehrte Aufl. Erlangen 1871. S. 296—301. —
Zeissl, Max v.: Über Skerljevo. Ein Reisebericht. Vierteljahrsschr. f. Dermatol. u.
Syphilis. Bd. 19, S. 297. 1887. Ref. Monatshefte f. prakt. Dermatol. Bd. 6, S. 485. 1887. —
Zamlinow, W. J.: Über die Verbreitung der Syphilis auf den Eisenbahnlinien und die
Ziele ihrer Bekämpfung. Journ. russe des maladies cut. 1908. Ref. Arch. f. Dermatol.
u. Syphilis. Bd. 97, S. 146. 1907. — Zenarro: Dissertatio de Scherlievo. 1835. Zit. nach
Zechmeister. — Zimmermann, Ernest L.: A comparative study of syphilis in whites
and in negroes. Arch. of dermatol. a. syphilol. Vol. 4, p. 75—88. 1921. Ref. Zentralbl.
f. Haut- u. Geschlechtskrankh. Bd. 2, S. 594. — Žirovčič, Ivo: (a) Die sanitären Verhältnisse und Einrichtungen in Kroatien und Slavonien. 1900. (b) Izvještaji upragnova odbora
županije ličko-krbavske. 1896. (c) Liečnički izvještaj obče javene zemaljiske bolnice u
Šibeniku. 1893—1894. (d) Izvješce upraviteljstva gradske javene bolnice u Karlovcu za
godine. 1898—1900. Zit. nach Zechmeister. — Zur Verth: Die Syphilis der Europäer
in den tropischen Gegenden der ostamerikanischen Küste. Arch. f. trop. Hyg. Bd. 8. 1904.
Ref. Monatshefte f. prakt. Dermatol. Bd. 39, S. 604—605.

Die Syphilis in den Tropen.

Von

P aul M anteufel -Düsseldorf.

Mit 14 Abbildungen.

Die Syphilis gehört zu den sog. „kosmopolitischen" Infektionskrankheiten, d. h. die Möglichkeit ihrer epidemischen oder endemischen Verbreitung zeigt im Gegensatz zu den „tropischen" Infektionskrankheiten keinerlei Abhängigkeit von der geographischen Lage des Landes zum Äquator. Ihr Vorkommen ist insonderheit sowohl in äquatorialen als auch in polaren Gegenden der bewohnten Erde festgestellt.

Der Äquator durchläuft Südamerika in der Höhe von Ekuador und Nordbrasilien, Afrika in der Höhe des Kongogebietes und des Viktoria-Nyanzasees, läßt das asiatische Festland nördlich liegen und verläuft dann weiter in der Höhe der Sundainseln und der ozeanischen Inselgruppen der Südsee, das Festland von Australien südlich lassend. In vielen von diesen Ländern ist die Syphilis stark verbreitet, und zwar ist kein einziger der vier an der *geographischen* (zwischen den beiden Wendekreisen liegenden) Tropenzone beteiligten Weltteile von endemischer Syphilis verschont geblieben. Der *klimatische* Tropengürtel, der die Orte mit einem Temperatur-Jahresmittel von 20^0 C begrenzt, reicht bekanntlich über die Wendekreise nach Norden und Süden beträchtlich hinaus, und zu diesem klimatischen Tropengebiet gehören fast ganz Afrika, ganz Arabien, Südpersien (nach Norden bis Teheran), Afghanistan, Vorder- und Hinterindien, Südchina (nach Norden bis Kanton), das französische Indochina, Siam, die malaiische Halbinsel mit Singapore, die Philippinen, der größte (nördliche) Teil von Australien und die zahlreichen kleinen Inseln im Stillen Ozean mit Ausnahme von Neuseeland. Die gemäßigte Zone ist nur auf der nördlichen Halbkugel bis zum 66. Grad von Menschen bewohnt. Dieser Grad, der nördliche Polarkreis, läuft durch Alaska, das nördlichste Kanada, schneidet das südliche Grönland und die Nordspitze von Island und geht dann nördlich der schwedischen Stadt Haparanda bzw. der russischen Stadt Archangelsk durch das nördlichste Sibirien. Entsprechend der geringen Bevölkerungsdichte dieser nördlichsten Gegenden der gemäßigten Zone liegen von dort auch spärliche Mitteilungen über die Verbreitung der Syphilis vor, aber man weiß z. B. nach Hirsch, daß sie in Alaska und Britisch-Kolumbien weitverbreitet ist.

Mit der Feststellung, daß die Syphilis kosmopolitische Verbreitungsmöglichkeiten hat, ist aber nicht gesagt, daß sie gegenwärtig auch in allen bewohnten Ländern der Erde wirklich vorkommt. Zum Beispiel soll sie nach A. Hirsch auf Grönland, Island und der Insel Miquelon vor Neufundland aus unbekannten Gründen nicht verbreitet oder mindestens sehr selten sein, trotz dauernder Möglichkeit ihrer Einschleppung. *Auch bezüglich der Tropenländer sind die Angaben über das genaue Verbreitungsgebiet der Syphilis ziemlich abweichend und zum Teil sogar widersprechend.*

Das Verständnis dieser Unstimmigkeiten ergibt sich aus mancherlei naheliegenden Gründen. In erster Linie handelt es sich vielfach (s. oben) um Gebiete mit teilweise sehr geringer Bevölkerungsdichte, die von der Zivilisation noch nicht so vollständig erschlossen sind, daß ausreichende statistische Unterlagen zur Verfügung stehen oder Anspruch auf Zuverlässigkeit erheben können.

Entsprechend der geringen Bevölkerungsdichte ist auch die Zahl der wissenschaftlich vorgebildeten Ärzte in diesen Ländern gering, und das Vertrauen der Eingeborenen zu ihnen ist noch nicht überall so groß, daß die vorkommenden Krankheitsfälle in der Regel zur Kenntnis der Ärzte oder Behörden kommen. Viele der bekanntgegebenen Beobachtungen über Vorkommen und Verlauf von Krankheiten und im besonderen der Syphilis in den Tropen beruhen deshalb auf recht oberflächlichen Kenntnissen von Land und Leuten, viele nur auf Laienbeobachtungen von Forschungsreisenden, die sich durch ungenaue Kenntnis der sonstigen in Betracht kommenden Krankheiten und Verwechslung der Syphilis mit anderen ähnlichen Krankheitserscheinungen (Lepra, Framboesie, Ulcus tropicum, Orientbeule, Madurafuß u. dgl.) erklären. Nimmt doch u. a. FINGER beispielsweise an, daß die Syphilis in Europa schon vor der Entdeckung Amerikas verbreitet gewesen und fälschlich als Aussatz bezeichnet worden sei. So unterliegt es jetzt auch nach der neuesten Darstellung von PLEHN und MENSE (1924) gar keinem Zweifel mehr, daß manche früher als zuverlässig angesehenen ärztlichen Mitteilungen über tertiäre Syphilis, z. B. in Kamerun (HALLENBERGER, ZIEMANN) und auch in den anderen tropischen Kolonien Deutschlands eigentlich als Tertiärerscheinungen der Framboesie (Yaws, Pian) zu buchen sind. Solche Verwechslungen sind in der Tat auch bei großer ärztlicher Tropenerfahrung sehr leicht möglich und ein Ausdruck der mindestens außerordentlich nahen verwandtschaftlichen Beziehungen dieser beiden Krankheiten, auf die später noch zurückzukommen sein wird.

Manche Autoren mit eigenen tropischen Erfahrungen — ich nenne besonders R. RUGE — vertreten den Standpunkt, daß die Geschlechtskrankheiten im allgemeinen und die Syphilis im besonderen, wie die meisten übrigen Seuchen, in den warmen Ländern stärker verbreitet sind als in der gemäßigten Zone. Dabei muß aber meines Erachtens in Rücksicht gezogen werden, daß die Grundlagen für diese Angaben oft auf Beobachtungen in tropischen Hafenorten und sonstigen größeren Verkehrszentren zurückgehen, in denen sich verständlicherweise mehr Ärzte praktisch und wissenschaftlich betätigen als in den weniger bevölkerten oder abgelegenen Gebieten, und in diesen Hafenplätzen und Mittelpunkten des Verkehrs pflegen die Geschlechtskrankheiten auf der ganzen bewohnten Erde eine stärkere Verbreitung zu zeigen. Es wäre trügerisch, diese Beobachtungen verallgemeinern zu wollen und für das ganze Hinterland der betr. Hafenstädte als gültig anzusehen. Auch die Krankheitsursachen-Statistik in den Städten der warmen Zonen ist im ganzen nicht sehr verläßlich, zumal sie sich häufig nicht auf die gesamte Bevölkerung bezieht, sondern auf einzelne Gruppen derselben, wie farbige und weiße Soldaten, Plantagen- und Eisenbahnarbeiter, Schulkinder und Missionsangehörige. Ganz unzuverlässig scheint mir als Maßstab für die Beurteilung der Verbreitung einer bestimmten Krankheit in den Tropen die Beteiligung der *nicht* bodenständigen weißen und farbigen Bevölkerungskreise in dem betreffenden Lande zu sein. Ebenso wie in den Ländern der gemäßigten Zone die Küstenplätze und großen Verkehrszentren sowie bestimmte Bevölkerungsschichten in diesen (z. B. Seeleute und Soldaten) stärker von der Syphilis heimgesucht sind als abseits gelegene ländliche Gebiete, findet man auch in den tropischen Ländern große Unterschiede in dieser Hinsicht, und es kann jetzt so viel gesagt werden, daß manche von der europäischen Kolonisation noch wenig berührten Völkerschaften in den Tropen (z. B. in Afrika) ursprünglich die aus der europäischen Geschichte bekannte Geschlechtskrankheit „Syphilis" nicht gekannt und erst infolge der fortschreitenden Kolonisation Bekanntschaft mit ihr gemacht haben (PLEHN in Duala, eigene Beobachtungen in Ostafrika). *Weder die von der einen Seite angenommene Begünstigung noch die von der anderen festgestellte Behinderung der Syphilis-*

*verbreitung in den Tropen ist also notwendigerweise auf die tropische Lage an
sich zurückzuführen, sondern beruht auf anderen Faktoren, die teilweise auch in
den gemäßigten Klimaten die Stärke der Syphilisverseuchung bestimmen.*

Aus den oben genannten Gründen dürfte sich eine Erklärung für die vorliegenden Unstimmigkeiten bezüglich der Verbreitung der Syphilis in den
einzelnen Ländern der äquatorialen Zone leicht ergeben. Jedenfalls ist aber
mit einer gewissen Sicherheit festgestellt, daß auch in den Tropen einzelne
Gegenden, beispielsweise die Inseln der Samoa-Fidji und Tongagruppe — das
gleiche berichtet GENNER noch neuerdings von der Insel Nias in Niederländisch-
Indien — sich bisher ziemlich frei von Syphilis gehalten haben. Nach HALLEN-
BERGER beruhen jedenfalls die Angaben über eine „erschreckende Zunahme"
der Syphilis in Südkamerun auf Verwechslung mit Framboesie.

Wo aber immer in den Tropen Syphilis von den auf der Ausbildung und
Erfahrung in Kulturländern fußenden Ärzten beobachtet worden ist, da sind
auch gewisse Eigentümlichkeiten in den Erscheinungsformen und im Verlauf
der Krankheit aufgefallen, die von den heimischen Krankheitsbildern erheblich
abweichen. Im ganzen handelt es sich bei der Syphilis in den Tropen um
das Krankheitsbild, das im gleichen Bande dieses Handbuchs von GRÖN als
eigentümlich für die „endemische" Syphilis vergangener Jahrhunderte in den
europäischen Ländern ausführlich geschildert worden ist, z. B. die „Radesyge"
in Skandinavien, die „Sibbens" in Schottland und die „Skerljewo" in den
Balkanländern, d. h. um *Besonderheiten, die vornehmlich in der starken Betonung der
äußerlich sichtbaren Erscheinungen, häufiger extragenitaler Infektion, der trotz
fehlender cder unzulänglicher Behandlung geringen Gefährdung des Lebens der
Kranken, geringer Übertragung auf die Descendenz und der stark zurücktretenden
oder an vielen Stellen ganz fehlenden visceralen Lues sowie der metaluischen
Folgezustände, namentlich der progressiven Paralyse, liegen.* Die Angaben von
EFFERTZ und ROTSCHUH über relativ erscheinungsarme Syphilis bei den
Indianern von Mittelamerika und Mexiko stehen jedenfalls in einem auffälligen
Gegensatz zu der Regel, daß die tropische Syphilis sich bei den bodenständigen
Eingeborenen durch einen erscheinungs*reichen* Verlauf dokumentiert. *Ich möchte
als weitere Eigentümlichkeit noch die auffällig günstige Beeinflußbarkeit der
Krankheit durch spezifische Mittel, namentlich die Salvarsanpräparate, nennen,
die ich bei den Eingeborenen Ostafrikas beobachtet habe, und die ja auch für die
Salvarsantherapie der Framboesie im ganzen gilt* (BÄRMANN 1927). Auch die
gute Verträglichkeit ambulant gegebener Salvarsankuren, die übrigens von
MOURADIAN auch bei Armeniern und von ORPHANIDÈS bei Türken beobachtet
worden ist, scheint mir gegenüber den mannigfachen „Salvarsanschäden"
Europas bemerkenswert.

Die oben genannten Besonderheiten des Krankheitsbildes treffen allerdings nur
für die *bodenständige* Bevölkerung der tropischen Länder zu, nicht aber für die eingewanderten Bevölkerungskreise, insbesondere nicht für die weiße Bevölkerung.
Weder bei den Europäern, die sich vorübergehend in den Tropen aufhalten, noch
bei denen, die durch längeren Aufenthalt besser akklimatisiert sind, finden sich
die für die Syphilis der eingeborenen Tropenbewohner eigentümlichen Erscheinungen. Vielmehr muß hier an die verschiedenen Mitteilungen über einen besonders bösartigen und der Behandlung trotzenden Verlauf der Syphilis bei den
eingewanderten Tropenbewohnern erinnert werden. Da es sich in diesen Fällen
meist um Erkrankungen von Männern handelt, die durch Geschlechtsverkehr
mit eingeborenen Weibern erworben sind, ist die Vermutung geäußert worden,
daß hier eine Pathogenitätssteigerung des Syphilisvirus durch Rassenwechsel
zum Ausdruck kommt. Die Richtigkeit dieser Erklärung scheint mir aber
nicht sicher zu beweisen, da in diesen Fällen auch Schädigungen der Kon-

stitution durch Strapazen oder überlangen Tropenaufenthalt und sekundäre Mischinfektionen mitwirken können, von denen man ja weiß, daß sie auch den Verlauf anderer „kosmopolitischer" Infektionskrankheiten in den Tropen ungünstig beeinflussen, z. B. den des Typhus. PLEHN und MENSE jun. (1924) *wollen überhaupt von einem besonders stürmischen Verlauf der Europäersyphilis in den Tropen nichts wissen.* ROTSCHUH wiederum neigt in einer zusammenfassenden Arbeit über die Syphilis in den mittelamerikanischen Staaten Guatemala, San Salvador, Honduras, Nicaragua, Costarica und Panama zu der Annahme eines verschiedenen Verlaufs der Syphilis bei den verschiedenen Menschenrassen dieser Länder: Gutartigkeit bei den Urwaldindianern, zunehmende Bösartigkeit bei den Mischlingen und Weißen. Er bezieht diese Unterschiede auf verschiedenartige, durch den Grad der Verseuchung entstehende Resistenzunterschiede bei den einzelnen Rassen, ohne allerdings dabei die Framboesie zu berücksichtigen, die in diesen Gegenden ebenfalls zu Hause ist. EFFERTZ sieht die Ursache des gutartigen Verlaufs der Syphilis bei den Indianern Mexikos in der jahrhundertelangen Durchseuchung der Nachkommen der Azteken.

Indes sind bezüglich dieser besonderen Eigentümlichkeiten der „exotischen" Syphilis abweichende Angaben vorhanden. Beispielsweise erklärt MC ARTHUR die *kongenitale* Syphilis als den meistverbreiteten Typus dieser Krankheit bei den von Syphilis stark mitgenommenen Eingeborenen in Betschuanaland (Südafrika), wo er die Krankheit als wesentlichste Ursache der Rassendegeneration bezeichnet. Es scheint mir aber nicht sicher, ob sich unter den kongenitalen Formen nicht auch viele extragenitale, im frühen Kindesalter erworbene Infektionen finden, wie sie bei endemischer Syphilis unzivilisierter Völker überall häufig beobachtet werden. Ferner wird auch die Seltenheit von Metalues in manchen warmen Ländern bestritten, beispielsweise in Ägypten (nach A. MARIE und H. RUGE), an einzelnen Stellen in Indien (in Poona nach BERKELEY-HILL) und in Nordafrika. In Nordafrika und in Niederländisch-Indien sollen die früher seltene Paralyse und Tabes neuerdings bedenklich zunehmen (VAN LOON, MULDER, HERMANS), ein Umstand, auf den später noch eingegangen wird.

Eine besonders eingehende klinische Beschreibung der „exotischen Syphilis" (in Nordafrika) hat LACAPÈRE gegeben. In dieser erwähnt er auch die in Europa wohl selten vorkommenden Komplikationen der tertiären Syphilis durch Mischinfektion mit Staphylokokken und Streptokokken, mit DUCREYschen Ulcus-molle-Bacillen, Favuspilzen und den Streptothricheen des Madurafußes (Mycetoma pedis).

Eine als Favusinfektion ansprechende Krankheitsform beschreibt auch FRASER bei den Eingeborenen von Betschuanaland, erklärt sie aber nicht für eine Mischinfektion, sondern als spezifisches papulo-pustulöses Syphilid der kongenitalen Lues, die in englischer Sprache white head oder in der Eingeborenensprache Witkop bzw. Dickwakwadi genannt wird. Was ich von diesen white head-Erscheinungen in Deutsch-Ostafrika gesehen habe, läßt mich zweifeln, ob es sich hier um spezifische syphilitische Erscheinungen handelt, insbesondere solche von kongenitaler Syphilis, weil die kongenitale Syphilis dort sehr selten war.

Im übrigen wird meines Erachtens mit Recht darauf hingewiesen [Bemerkungen von KAYSER zu einem Vortrage von HERMANS im Haag (Nederlandsch tijdschr. v. geneesk. Vol. 70, p. 2447. 1926)], daß manches, was LACAPÈRE von der arabischen Syphilis sagt, jeden Tropenarzt an Framboesie erinnert. Die gleiche Ähnlichkeit mit der Framboesie ergibt sich aus der Darstellung von GLÜCK in einem Vortrage in Hamburg bezüglich der Eigentümlichkeiten der endemischen Syphilis in Bosnien wie überhaupt bezüglich der Beschreibung jeder „endemischen" Syphilis (GRŌN, dieser Band S. 311 ff.).

In diesem Zusammenhange sei auch auf die *juxta-artikulären Knoten* (auch Malaien-Fibrome genannt) verwiesen, die als seltenere Besonderheiten in den Tropen und auch gelegentlich in Europa vorkommen und in den Tropen sowohl auf Syphilis als auch auf Framboesie bezogen werden können. NOGUE sah sie am Senegal und bezog sie auf Syphilis (Framboesie sei dort selten, eine Angabe, die H. ZIEMANN mit einem Fragezeichen versieht), das gleiche tut auch JESSNER und ZUR VERTH, während andererseits von H. ZIEMANN u. a. die Framboesie als gewöhnliche Ursache der juxta-artikulären Knoten angesprochen wird. MONTPELLIER läßt beide Ursachen zu. Soviel ich sehe, sieht neuerdings nur IKEGAMI die bei den juxta-artikulären Knoten gefundenen Spirochäten für eine besondere Art an [1].

Auch die tropische *Gangosa oder Rhinopharyngitis mutilans* entspricht ganz dem Bilde, das GRÖN von den tertiären Erscheinungen der endemischen Syphilis entwirft, während sie andererseits in den Tropen auch da häufig vorkommt, wo wenig Syphilis und viel endemische Framboesie herrschen [HALLENBERGER (1916)]. ZIEMANN (1925) schließt sich jedenfalls der Ansicht an, daß die reine Gangosa als tertiäre Framboesie zu deuten ist.

Auch bezüglich der früher genannten Besonderheiten unzweifelhafter Syphilis bei der bodenständigen Bevölkerung der Tropenländer hat man zunächst an das Rassenproblem als Erklärung gedacht und angenommen, daß die im Gefolge der kolonisatorischen Erschließung importierte Syphilis, wenn sie bei der betreffenden Eingeborenenbevölkerung auf einen „jungfräulichen" Boden trifft, mangels der in den Heimatländern der Syphilis vorhandenen Durchseuchungsresistenz nun einen von dem gewöhnlichen Bilde abweichenden akuten stürmischen Verlauf nimmt. Da man bekanntlich bei einer anderen, in Europa ebenfalls in der Regel chronisch verlaufenden Krankheit, nämlich bei der Tuberkulose, festgestellt hat, daß sie beim Eindringen in eine bisher undurchseuchte tropische Eingeborenenbevölkerung den Charakter einer akut verlaufenden Krankheit annimmt (WESTENHÖFER, LÖHLEIN, MANTEUFEL), so kann man diese Erklärungsweise nicht von vornherein als unbegründet bezeichnen. Indes ist eine eindeutige Beweisführung bei der Syphilis ungleich schwieriger als bei der Tuberkulose, weil man damit rechnen muß, daß Angehörige einer kulturell wenig entwickelten Eingeborenenbevölkerung in derartigen, das Leben nicht unmittelbar bedrohenden Erkrankungsfällen einen fremden Arzt sehr viel später und seltener zu Rate ziehen, als es Europäer oder Angehörige gehobener Farbigenrassen zu tun pflegen. Die kausale Behandlung unterbleibt also ganz oder setzt mindestens viel später ein und wird nach unseren Begriffen auch nicht so gründlich durchgeführt, wie es in den Vergleichsfällen bei Weißen und auf höherer Entwicklungsstufe stehenden Farbigen zu geschehen pflegt. In dieser Hinsicht würden die Verhältnisse bei der Syphilis und Tuberkulose in den Tropen also gleich liegen. Während sich aber bei der Tuberkulose der stürmischere Verlauf durch den rascheren Eintritt des Todes und den pathologisch-anatomischen Befund objektiv feststellen läßt, bedingt der stürmischere Verlauf der Syphilis bei einer tropischen Eingeborenenbevölkerung ganz im Gegensatz zur Tuberkulose einen *quoad vitam* gutartigeren Verlauf, der wohl auf der geringeren Belastung der Sterbeziffer durch Organsyphilis, kongenitale Syphilis und Metasyphilis beruht.

Die gelegentlich in der Tropenliteratur vorkommende gegensätzliche Angabe, daß sich bei den Eingeborenen der Tropen eine angeborene „Immunität"

---

[1] In der tropenmedizinischen Literatur wurde früher auch die als Gundu oder Anakré beschriebene meist symmetrische Auftreibung des Nasenbeins als eigentümliches Symptom der Framboesie angesehen. ZIEMANN bezweifelt neuerdings diesen Zusammenhang stark, da er in Kamerun trotz häufiger Framboesie niemals bodenständige Gunduerkrankung gesehen habe. Übrigens seien auch europäische Fälle der Krankheit bekannt.

gegen gewisse Krankheiten der gemäßigten Zonen fände, z. B. gegen Tuberkulose und Typhus, hat sich dagegen als ganz unzutreffend erwiesen. Eine derartige Immunität entbehrt auch bei der Syphilis jeder Begründung. *Mithin sind die tatsächlich aufgetretenen Zweifel, ob der abweichende Verlauf der Syphilis bei den Eingeborenen der Tropen weniger eine Rassen- oder klimatische Eigentümlichkeit als lediglich eine Folge der unterschiedlichen therapeutischen Behandlung wäre* (W. Gärtner, Finger, Wilmanns, Steiner, André, Pfister u. a.) *ebenfalls nicht unbegründet.*

Was die auffällige geringe Bedeutung der Metalues bei der tropischen Eingeborenenlues anlangt, so hat man diesen Umstand früher bekanntlich dahin gedeutet, daß die von den schädlichen Einwirkungen des Kulturlebens auf das Zentralnervensystem weniger mitgenommenen primitiven Völker im ganzen eine robustere Konstitution haben und dem Eindringen des Virus in die inneren Organe, und besonders in das Zentralnervensystem größeren Widerstand entgegensetzen. Diese Erklärung stammt noch aus einer Zeit, in der man die Metalues im großen und ganzen als eine Krankheit der Geistesarbeiter ansah, aber mit der genaueren Kenntnis der Verhältnisse und speziell der Negersyphilis in den Vereinigten Staaten von Nordamerika ist diese Erklärung nicht mehr vereinbar. Die in den Vereinigten Staaten lebenden Neger stammen zum großen Teil aus Afrika, von wo sie durch den Sklavenhandel herübergekommen sind, und zwar zu einer Zeit, als in ihren Heimatländern die Syphilis als Geschlechtskrankheit noch keine Volkskrankheit war. Anscheinend haben die früheren mannigfachen Freiheitsbeschränkungen der Sklaverei auch in Amerika ein gewisses Bollwerk gegen die Verbreitung der Syphilis unter diesen afrikanischen Negern gebildet, aber dieses Bollwerk ist später im Gefolge des Bürgerkrieges und der „Sklavenbefreiung" gefallen, und gegenwärtig ist die Syphilis unter den Negern in den Vereinigten Staaten angeblich mindestens ebenso und vielleicht noch etwas stärker verbreitet als unter den Angehörigen der anderen Rassen, besonders der Weißen [Plaut (1926)]. Mit dieser Zunahme der Syphiliserkrankungen hat aber auch die kongenitale Syphilis, die Syphilis der inneren Organe und die Metalues unter ihnen Eingang gefunden, und jetzt ist Tabes und Paralyse anscheinend eher mehr als weniger bei ihnen zu Hause, obwohl sich in der Art ihrer Beschäftigung im ganzen nicht viel geändert hat. Die Inanspruchnahme des Zentralnervensystems durch das Erwerbsleben kann also nicht der Grund für die Besonderheiten der tropischen Syphilis sein. Andererseits zeigen die gleichen Negerrassen in Westafrika trotz starker Zunahme der Syphilisverseuchung auch jetzt noch geringe Neigung zu metaluischen Erkrankungen, und ebenso liegen die Verhältnisse bei der Negerbevölkerung auf der Insel Kuba, wo die Syphilis jetzt ebenfalls arg verbreitet sein soll. Auch auf den Sundainseln ist Kraepelin vor Jahren die Seltenheit der Metalues unter den Eingeborenen aufgefallen. Wir haben also hier wieder einen Hinweis auf besondere Umstände, die den Verlauf der Syphilis bei der gleichen Rasse von Eingeborenen in den Tropen bedingen.

Man hat mithin auf irgendwelche Besonderheiten der Tropen zu fahnden, die den Verlauf der Syphilis bei den dortigen Eingeborenen bestimmen könnten.

Was zunächst die Abhängigkeit einer Krankheit vom Tropenklima anlangt, so muß man sich gegenwärtig halten, daß nach Rubner als „Klima" alle durch die Lage eines Ortes oder Landes bedingten Einflüsse auf die Gesundheit des Menschen zu bezeichnen sind. Diese klimatischen Einflüsse können nun in der Tat *auch innerhalb des geographischen Tropengürtels recht verschieden sein, denn es bedeutet einen großen Unterschied, ob ein Ort in der Niederung oder im Hochland, ob er in der Nähe des Meeres bzw. eines großen Flusses oder Binnensees liegt oder weitab vom Wasser, ob er am Abhang eines Gebirges liegt oder inmitten weiter offener Steppen.* Die durch die Verschiedenheit der Lage bedingten täglichen, monatlichen und jährlichen Temperaturschwankungen, die verschiedenen Niederschlagsmengen und der Grad der Luftfeuchtigkeit üben auch auf die Gesundheit des akklimatisierten Eingeborenen einer Tropengegend einen unterschiedlichen Einfluß aus, selbst wenn es sich um die gleiche Äquatorlage handelt. Wie groß z. B. die Temperaturunterschiede sein können, gibt eine Tabelle von STEUDEL wieder, in der zwei Orte in unserer früheren Kolonie Ostafrika miteinander verglichen sind: Daressalam liegt etwa 7 Grad südlicher Breite in Meereshöhe und Kwai etwa 5 Grad südlicher Breite in annähernd 2000 m Meereshöhe.

	Luftwärme-Jahresmittel	Monatsmittel		Differenzen von 2 und 3	Absolutes		Differenzen von 5 und 6	Mittlere tägliche Temperatur-schwankung	Relative Feuchtigkeit (Jahres-mittel)
		Höchstes	Niedrigstes		Maximum	Minimum			
	1	2	3	4	5	6	7	8	9
Berlin . . .	+ 8,50	+ 18,1	− 0,7	18,8	+ 37,0	− 25,0	62,0	7,5	75 %
Kwai . . .	+16,30	+ 18,8	+ 13,4	5,4	+ 30,6	+ 5,5	25,1	8,9	78 %
Daressalam	+25,30	+ 27,6	+ 22,6	5,0	+ 33,2	+ 16,8	16,4	6,9	83 %

Im Grunde kann man also von einem einheitlichen Tropenklima auch innerhalb der Wendekreise gar nicht reden, und es hat sich deshalb in der Tropenliteratur schon der Brauch herausgebildet, nur das Klima der tropischen Niederungen als Tropenklima zu bezeichnen.

Bezüglich der sog. Tropenkrankheiten wirkt sich diese klimatische Verschiedenheit ja sehr deutlich darin aus, daß viele Tropenkrankheiten in den Höhenlagen über 1000 m seltener werden und fast ganz unbekannt sind, beispielsweise die Malaria (weniger das Rückfallfieber), und ähnliches gilt von der tropischen „Schwesterkrankheit" der Syphilis, nämlich der Framboesie, von der in dem Handbuch der Tropenkrankheiten von MANSON-BAHR angegeben wird, daß ihr endemisches Vorkommen sich nur bis zu 1000 m Meereshöhe erstreckt. Dieser Angabe stehen nach BÄRMANN allerdings auch gegenteilige Beobachtungen über endemische Framboesie in Höhenlagen über 5000 Fuß entgegen. *Es wäre mithin gut denkbar, daß das Klima verschiedener Tropengegenden auch auf die Ausbreitung und den Verlauf der Syphilis verschieden einwirkte,* so daß hier ein weiterer Grund für die widersprechenden Angaben über die Eigentümlichkeiten der tropischen Syphilis läge. Aber andererseits muß doch betont werden, daß irgendwelche Beweise für die Annahme, daß das Tropenklima an sich einen so tiefgreifenden Einfluß auf den Verlauf der Syphilis bei den Eingeborenen in den Tropen ausübt, nicht vorhanden sind.

Wir müssen also nach weiteren Ursachen suchen, die diese Besonderheit der Eingeborenensyphilis in den Tropen bedingen könnten, und da kommen nach dem gegenwärtigen Stande der Kenntnis nur drei Umstände ernstlich in Frage:

1. Besonderheiten des Syphiliserregers in den Tropen,
2. Besonderheiten, die durch die tropischen Volkskrankheiten bedingt sind,
3. die ärztliche Versorgung der Eingeborenen in den Tropenländern.

Zu 1. Den Anlaß zu dieser Erklärungsweise haben bekanntlich die viel erörterten Arbeiten von C. LEVADITI und A. MARIE gegeben, die auf Grund von experimentellen Übertragungen menschlicher Syphilis auf Kaninchen verschiedene Erscheinungsformen dieses Impfeffektes bei verschiedenen menschlichen Erkrankungsfällen feststellten und danach die einzelnen Syphilisvira in solche von „dermotropem" Charakter und solche von „neurotropem" Charakter einteilen zu können glaubten. Die letzteren unterscheiden sich von den ersteren bei der experimentellen Übertragung auf Kaninchen hauptsächlich durch geringere und mehr oberflächliche Erscheinungen an der Impfstelle, die von dem gewöhnlichen Bilde des harten Schankers abweichen. Wie schon aus der Bezeichnung hervorgeht, soll das neurotrope Virus mit der geringen Affinität zur Haut eine gesteigerte Affinität zum Zentralnervensystem verbinden und in dem befallenen Organismus eine Bereitschaft zu Erkrankungen an Neurolues und Metalues erzeugen. Fournier und Schwartz haben sich dieser Auffassung von Levaditi-Marie angeschlossen, und Marie hat dann weiter in einer Arbeit die von zahlreichen Autoren bemerkte relative Seltenheit der Neurolues und Metalues bei den Eingeborenen in Nordafrika mit dem Vorherrschen von dermotropem Syphilisvirus zu erklären versucht. Abgesehen davon, daß die Richtigkeit der experimentellen Beobachtungen von Levaditi und Marie auf Zweifel gestoßen ist (Klarenbeek u. a.) ist auch die Deutung in Deutschland im großen und ganzen abgelehnt worden (Plaut, Wilmanns), und es scheint in der Tat auch sehr gezwungen, gerade in Nordafrika, wo seit alter Zeit eine beständige Berührung und Vermischung der Bewohner von Europa und Afrika stattgefunden hat, das Vorherrschen eines bodenständigen dermotropen Syphilisvirus gegenüber dem in Europa vermeintlich vorherrschenden neurotropen Virus anzunehmen, zumal sich, wie bereits erwähnt, die im Geschlechtsverkehr mit afrikanischen Frauen erworbene Syphilis der französischen Männer im Verlauf ebenso neurotrop zeigt wie die in Frankreich erworbene Infektion. Auch für andere tropische Gegenden trifft diese Gezwungenheit der Virusdomination zu (Kirschner und van Loon in Batavia), so daß man Plaut und Wilmanns recht geben muß, wenn sie sagen, daß man über diese Theorie wohl zur Tagesordnung übergehen kann.

Zu 2. Zunächst wäre hier eine Hypothese von Daraszkiewicz, Salomon und Kolb zu erwähnen, die ein explosionsartiges Umsichgreifen der Paralyse auf die Einbürgerung der Schutzpockenimpfung zu Beginn des 19. Jahrhunderts zurückzuführen suchen. Im einzelnen wurde dabei an die Möglichkeit einer Sensibilisierung durch Neurovaccinewirkung gedacht oder daran, daß das Überstehen einer Variola die Bildung von Antikörpern gegen Syphilis fördert, mithin durch die Ausrottung der Variola im Gefolge der Schutzpockenimpfung dieser Schutz beseitigt würde, oder schließlich daran, daß die Schutzpockenimpfung direkt die Antikörperbildung bei der Syphilis und damit die restlose Ausheilung der Krankheit verhindert. Zu dieser Hypothese haben Plaut und Jahnel auf Grund von experimentellen Versuchen, Plaut und Groth später auch auf Grund von Beobachtungen in Nord- und Mittelamerika bereits in ablehnendem Sinne Stellung genommen, und jeder Tropenarzt, der die Ära der Pockenbekämpfung in den deutschen Kolonien Afrikas miterlebt hat, wird der Ansicht beipflichten können, daß sich ein stärkeres Umsichgreifen der Paralyse unter den Eingeborenen im Gefolge der Durchimpfung nicht bemerkbar gemacht hat. Auch während der vier schweren Kriegsjahre ist Paralyse und Tabes bei den Eingeborenen Deutsch-Ostafrikas eine ausgesuchte Seltenheit geblieben. Nach dem Reisebericht von Plaut ist auch auf Kuba bei intensiver Syphilisdurchseuchung der eingeborenen Negerbevölkerung im Gefolge der sehr energisch durchgeführten Schutzpockenimpfung keine Zunahme der Paralyse zu beobachten gewesen. Man kann also auch diese Theorie wohl als unfruchtbar bezeichnen.

Eine weitere Tropenkrankheit, die den Verlauf der Eingeborenensyphilis in den Tropen beeinflussen könnte, ist die tropische „Schwesterkrankheit" der Syphilis, die Framboesie [Pian (französisch) oder Yaws (englisch)]. In der deutschen Literatur findet man auch die Bezeichnung Polypapilloma tropicum. Der Erreger dieser Krankheit ist bekanntlich die 1905 von CASTELLANI entdeckte Spirochäte Treponema pertenue, die sich morphologisch von der vorher entdeckten Schwesterspirochäte Treponema pallidum nicht unterscheiden läßt.

Das Verbreitungsgebiet der Framboesie ist anscheinend auf die eigentliche Tropenzone beschränkt, aber auch hier betrifft die endemische Verseuchung mehr die tropischen Niederungen, wo sie dann allerdings so enorm sein kann, daß jeder Eingeborene sie einmal im Leben durchgemacht hat. Den Namen hat die Framboesie von dem eigenartigen Sekundärstadium, bei dem über den ganzen Körper gleichmäßig verteilte Papeln von fleischfarbenem himbeerartigem Aussehen auftreten (Framboise = Himbeere). Im übrigen handelt es sich auch hier um ein chronisches konstitutionelles Leiden — nicht etwa um eine lokale Dermatitis, wie ältere Autoren nach HIRSCH annehmen —, bei dem man einen Primäraffekt, ein sekundäres Exanthem und tertiäre Erscheinungen unterscheiden kann. Meist bekommt der Tropenarzt nur die sekundären und tertiären Formen zu Gesicht, während die Primäraffekte anscheinend oft übersehen werden oder jedenfalls kaum Anlaß zum Aufsuchen des Arztes bieten (Abb. 1)[1]. Sie sitzen, da die Framboesie meist in endemischer Form unter den Eingeborenen auftritt und deshalb gewöhnlich bereits die Kinder befällt, in der Regel extragenital und lassen die knorpelharte Infiltration des harten Schankers bei Syphilis vermissen. Der Hauptgrund, der bis vor kurzer Zeit Veranlassung geboten hat, Framboesie und Syphilis als artverschieden zu bezeichnen, ist aber der, daß

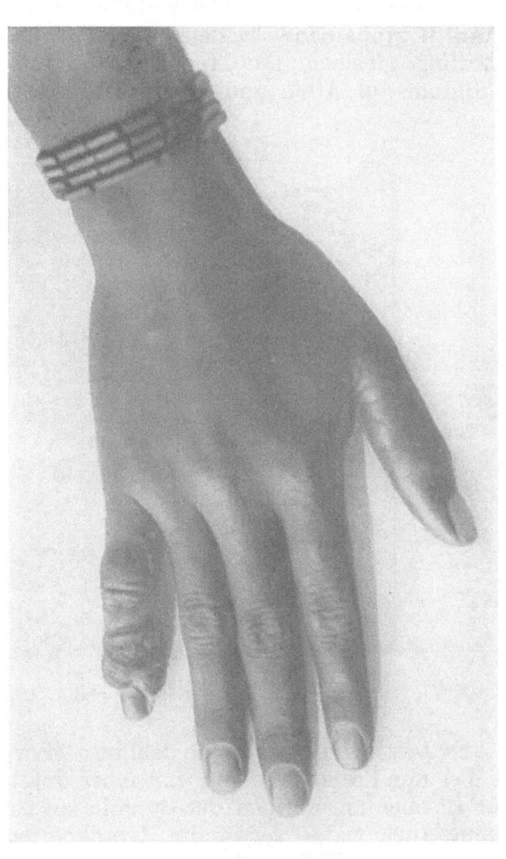

Abb. 1. Framboesie-Primäraffekt.
(SCHÜFFNER, Niederländ. Indien.)

Framboesiepatienten auf Syphilisinfektion mit einem typischen Primäraffekt reagieren sollen und umgekehrt (CHARLOUIS 1881 u. a.). Diese Beobachtungen bedürfen aber auf Grund der neueren experimentellen Ergebnisse einer Revision.

Wie außerordentlich verwirrend im ganzen trotz zahlreicher Arbeiten unsere Kenntnisse über das Vorkommen von Framboesie in den einzelnen Ländern und die Beziehungen etwa gleichzeitig vorkommender Syphilis und Framboesie sind, geht aus einer neueren ausführlichen kritischen Übersicht von STANNUS (1927) und einem Referat von MANSON-BAHR (1928) hervor, in der unsere ganze Unwissenheit über die Frage der Identität oder Verschiedenheit zutage tritt.

---

[1] Die Abbildungen verdanke ich sämtlich der Sammlung des Hamburger Instituts für Tropenkrankheiten.

Was zunächst das Exanthem anlangt, so kann, wie aus den beiliegenden Abbildungen hervorgeht, der sekundäre Framboesieausschlag abweichend von dem oben beschriebenen Aussehen häufig dem papulösen Syphilid ähnlich sein, andererseits sind auch makulöse roseolaartige Sekundärerscheinungen beobachtet worden; Schüffner sah bei seinen Framboesiefällen beispielsweise in $4^0/_0$ statt des typischen himbeerartigen Ausschlages eine Roseola. Andererseits ist auch das papulöse Syphilid der Tropen oft dem Sekundärexanthem bei Framboesie nicht unähnlich (Abb. 2—6). Man kann ferner im allgemeinen behaupten, daß die Unterscheidung der beiden „Schwesterkrankheiten" in *allen* Stadien große Schwierigkeiten bereiten kann, zumal auch die Erreger sich wie Zwillinge gleichen. Das Treponema pertenue läßt sich ebenso wie das Treponema pallidum auf Affen und Kaninchen übertragen.

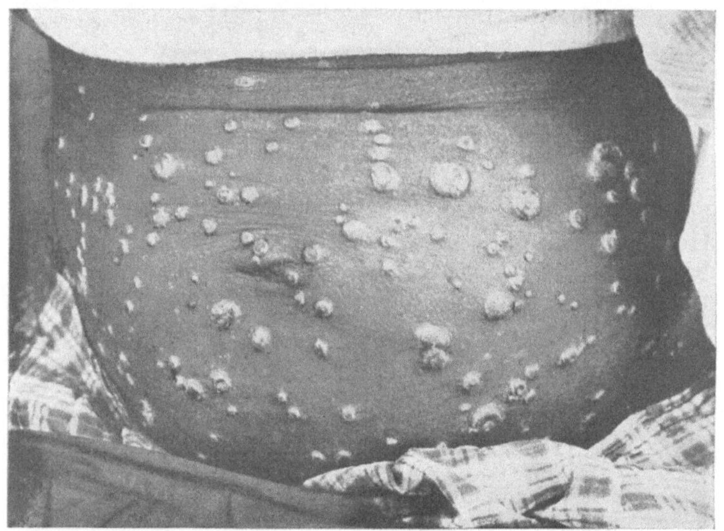

Abb. 2. Papulöses Syphilid. (Seibert, Südwestafrika.)

Es setzte nun bald eine lebhafte Erörterung ein über die Frage, ob man es bei der Framboesie nur mit einer durch die Tropen bedingten Veränderung der Erscheinungsformen der Syphilis zu tun hat, oder ob zwei artverschiedene, wenn auch nahe verwandte Krankheiten und Krankheitserreger vorliegen. Die für eine Differenzierung in Frage kommenden Unterschiede der beiden Krankheiten gehen aus der folgenden, dem Lehrbuch „Krankheiten und Hygiene der warmen Länder" von Ruge, Mühlens und zur Verth entnommenen Gegenüberstellung hervor:

Framboesie:	*Syphilis:*
1. Vorkommen nur in den Tropen und eventuell Subtropen.	1. Über die ganze Erde verbreitet.
2. Nicht hereditär.	2. Nicht selten hereditär.
3. Nur ausnahmsweise durch Geschlechtsverkehr erworben.	3. Meist beim Geschlechtsverkehr erworben.
4. Befallen sind besonders oft Kinder.	4. Meist geschlechtsreife Individuen.
5. Primäraffekt weich.	5. Harter Schanker.
6. Prototyp der Sekundärerscheinung ist die granulierende Papel.	6. Im Sekundärstadium meist makulöse Exantheme.
7. Die Papeln jucken. (?? Verf.)	7. Kein Jucken.
8. Schleimhauterscheinungen u. Iritis selten.	8. Beides relativ häufiger.

Framboesie:	*Syphilis:*
9. Keine Nerven- und Gehirnsymptome; keine Erkrankungen der inneren Organe.	9. Beides nicht selten.
10. Pathologische Anatomie: keine Wucherungen an den kleinen Gefäßen, Riesenzellen fehlen meist, Epidermis proliferiert stark.	10. Wucherungen an den Gefäßwänden ausgeprägt; Riesenzellen vorhanden; Epidermis ist nur beim breiten Kondylom in ausgeprägtem Maße beteiligt.
11. Treponemalagerung: In der Epidermis.	11. Im Bindegewebe, in Lymphspalten und Blutgefäßen.

Auf Grund dieser Unterschiede und insbesondere auf Grund von experimentellen Untersuchungen, bei denen sich ergab, daß syphilisgeheilte Tiere (und Menschen) für Framboesieinfektion empfänglich waren, und umgekehrt war man bis vor einigen Jahren der Ansicht, daß die Framboesie nicht als eine tropische Modifikation der Syphilis aufzufassen ist, sondern als eine zwar nahe verwandte, aber doch ganz artverschiedene Krankheit.

An dieser Auffassung sind neuerdings wieder Zweifel geäußert worden, und insonderheit ist die experimentelle Beweisführung durch die Immunitätsprüfung „über Kreuz" insofern ins Wanken geraten, als durch KOLLE und SCHLOSSBERGER der Nachweis geführt wurde, daß auch verschiedene *sichere* Pallidavira den Tieren in der Regel nur eine Immunität gegen eine Zweitimpfung mit homologem Pallidavirus (d. h. dem gleichen Virus, mit dem auch die Erstinfektion ausgeführt wurde), nicht aber auch gegen jedes andere heterologe Pallidavirus verleihen. Sie erzielten vielmehr mit heterologem Pallidavirus bis zu 60% klinisch positive Superinfektionen. Es ist also nicht möglich, auf eine Artverschiedenheit

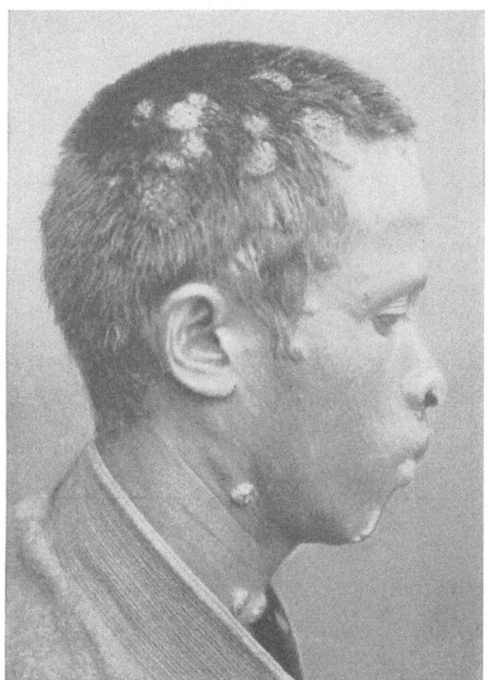

Abb. 3. Papulöses Framboesie-Exanthem. (SCHÜFFNER, Niederländ. Indien.)

der Krankheitserreger von Syphilis und Framboesie zu schließen, wenn auch die Infektion mit dem einen Syphilisvirus keine Immunität gegen andere Syphilisvira hinterläßt. Im übrigen haben die Untersuchungen von KOLLE und SCHLOSSBERGER auch die Tatsache einer scharfen Abgrenzung der Syphilis- und Framboesieimmunität gegeneinander nicht bestätigt, denn beispielsweise ist in einer Versuchsreihe von 7 Tieren die Framboesieimpfung auf syphilisimmunen Tieren (Virus Truffi) überhaupt nicht angegangen. Ebenso hat NICHOLS, der früher auch ein Anhänger der dualistischen Auffassung in dieser Frage war, in einer neueren experimentellen Arbeit den Beweis geführt, daß die Framboesieinfektion mindestens bei einem Teil der geheilten Tiere eine Immunität auch gegen Syphilis hinterläßt. In Versuchen von JAHNEL und LANGE hat sich ferner gezeigt, daß Paralytiker gegen Framboesieinfektion widerstandsfähig sind. Bei eigenen Versuchen, die ich mit WORMS ausgeführt und veröffentlicht habe, ist die Syphilis als Zweitinfektion auf abgeheilten

Framboesietieren in der Regel angegangen, die Framboesieinfektion als Zweitimpfung auf Syphilis dagegen selten. Da das von uns sowie von Jahnel
und Lange und von Kolle und Schlossberger benutzte Framboesievirus für
Kaninchen anscheinend weniger pathogen ist als die im Vergleich benutzten

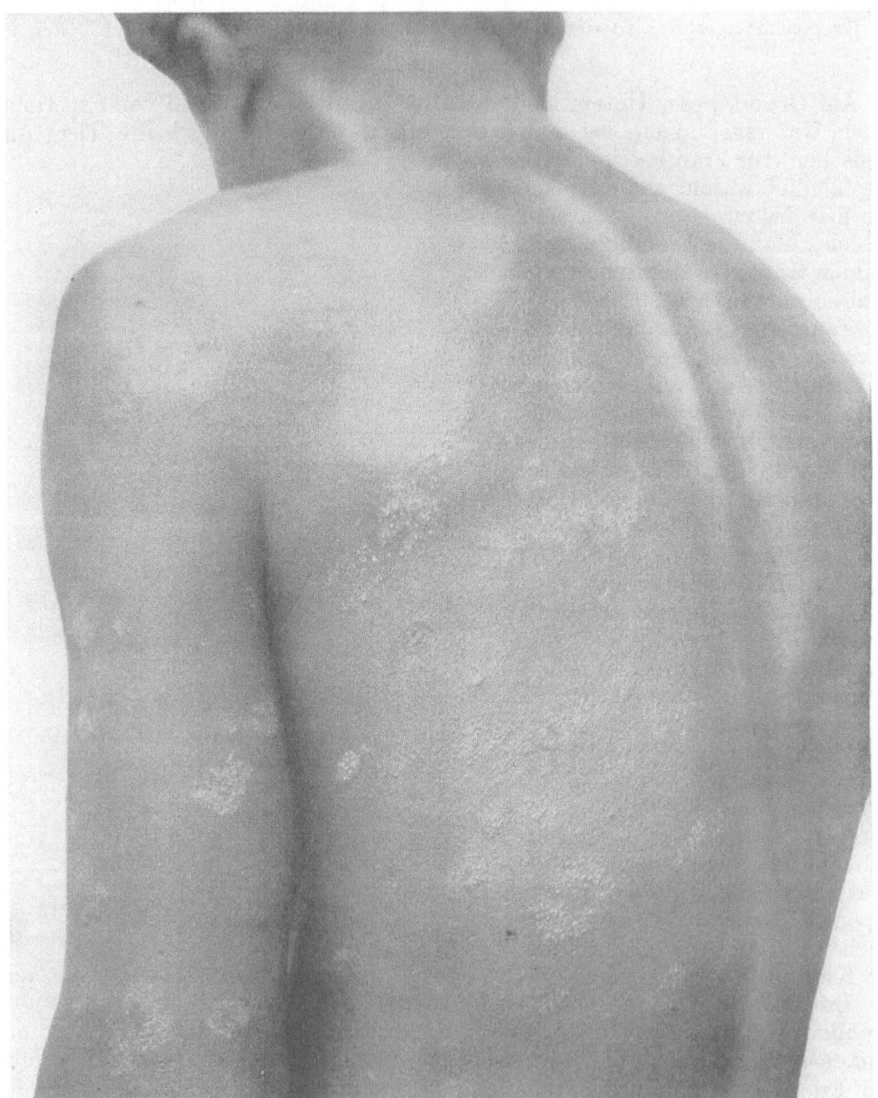

Abb. 4. Makulöses Framboesieexanthem. (Schüffner, Niederländ. Indien.)

Syphilisvira — beispielsweise gelingt der tierexperimentelle Nachweis von Spirochäten in den Drüsen bei Framboesie nach unseren Erfahrungen seltener —, so
glauben wir, aus dem Ausfall unserer Versuche nur schließen zu können, daß man
Kaninchen mit dem stärker kaninchenpathogenen Virus (Syphilisvirus Nichols)
wohl gegen das weniger pathogene, das Framboesievirus, immunisieren kann,
aber nicht umgekehrt. Möglicherweise werden die Versuche später auch einmal

anders ausfallen, wenn es gelingen sollte, dem Framboesievirus allmählich eine
stärkere krankmachende Fähigkeit für Kaninchen anzuzüchten, wie sie unsere
Syphilisstämme zur Zeit der Versuche bereits hatten. In einer neueren Mitteilung berichteten JAHNEL und LANGE, daß die Infektion eines Paralytikers
ihnen jetzt mit einem aus Niederländisch-Indien erhaltenen Framboesiestamm
geglückt sei. Anscheinend verhalten sich also die Framboesiespirochäten

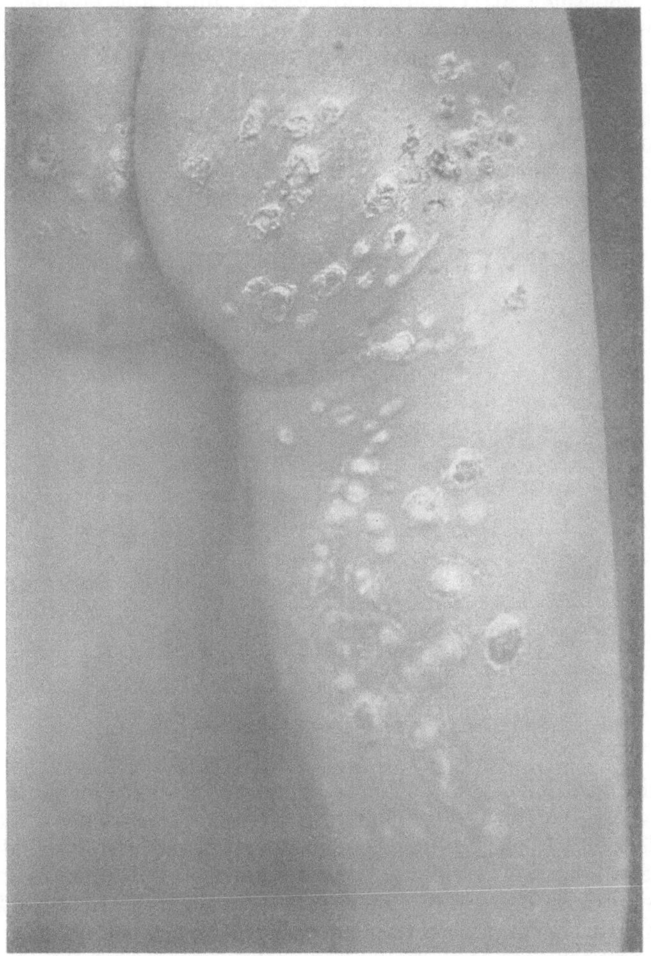

Abb. 5. Papulöses Framboesieexanthem. (SCHÜFFNER, Niederländ. Indien.)

ebensowenig homogen wie die Syphilisspirochäten[1]. Da ähnliche Verhältnisse
auch bei anderen Infektionsversuchen bereits festgestellt sind, beispielsweise
von MÖLLERS und von MANTEUFEL bei Recurrens, scheint die Beweiskraft
des Immunisierungsversuches „über Kreuz" als Artdifferenzierungsmittel für

---

[1] Wie aus der letzten Arbeit von JAHNEL und LANGE (Klin. Wschr. 1928, Nr. 45, 2133)
hervorgeht, ist das allerdings auch nur ein Ausnahmefall gewesen. Als Gesamtergebnis
ihrer Untersuchungen geben sie an, daß das Ausbleiben von Primäraffekten bei Paralytikern nach Impfung mit dem Framboesie-Nicholsstamm 5mal, nach Impfung mit einem
zweiten Framboesiestamm von PEARCE und BROWN (Y 2) 10mal und bei Impfung mit
einem dritten Sumatrastamm (VERVOORT) 11mal beobachtet sei.

verwandte Krankheitserreger in der Tat beschränkt und für die Abgrenzung der Framboesie und Syphilis nicht ausschlaggebend zu sein [Manteufel und Worms (1926), Manteufel und Herzberg (1927)]. Die älteren Versuche der Literatur sowie die neueren Ergebnisse von Matsumoto, Ikegami und Takasaki, die ihre abgeheilten Pallidakaninchen mit großer Leichtigkeit mit Trep. pertenue superinfizieren konnten, scheinen mir daher als Beweis für die Artdifferenzierung nicht stichhaltig zu sein.

Auch die sonstigen als Unterscheidungsmerkmale angegebenen Differenzen zwischen den Framboesie- und Syphiliserscheinungen des Kaninchens sind anscheinend nicht artcharakteristisch. In der ersten Zeit konnten wir bei dem von uns benutzten Framboesiestamm eine geringe Größenentwicklung der Hodengranulome mit einer Neigung zu rascher Abheilung beobachten. Statt der harten, bis zur Größe einer Pflaume zunehmenden Syphilome mit nachfolgender mächtiger Schankerbildung zeigten sich bei der Framboesieimpfung meist multiple kleinere Knötchen von Schrotkorngröße im Hodengewebe verteilt, die

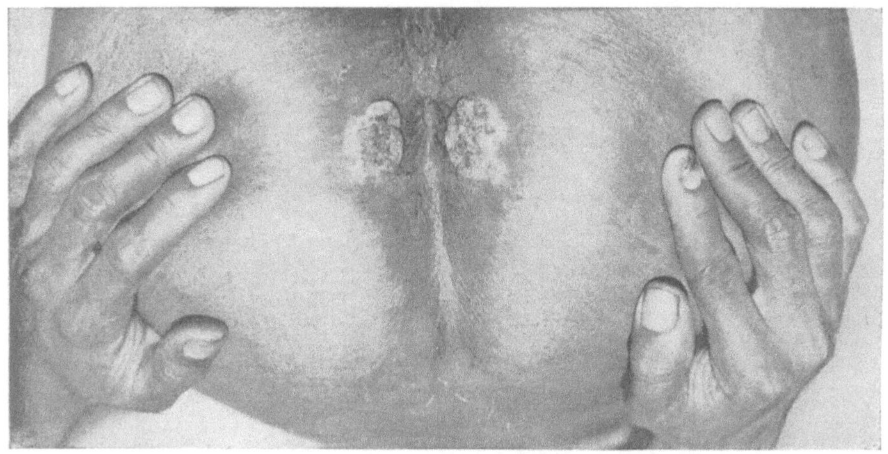

Abb. 6. Breite Kondylome bei Framboesie. (Schüffner, Niederländ. Indien.)

wenig Neigung zur Schankerbildung zeigten und im letzteren Falle dann keine harten Schanker, sondern oberflächliche Ulcera mit weicherer Randbildung als diese bildeten. Auch Pearce und Brown, neuerdings auch Jahnel und Lange (1928) haben auf ähnliche Unterschiede beim Kaninchen hingewiesen. Allmählich sind diese Eigentümlichkeiten des Framboesievirus aber bei unserem Virus in den Hintergrund getreten, so daß pflaumengroße Tumoren und tiefgreifende harte Schanker keine Seltenheit mehr waren. Eine Abgrenzung dieser Primärerscheinungen von denen der Kaninchensyphilis ist uns jetzt meist nicht mehr möglich, und ein wesentlicher Unterschied hat sich bisher nur darin erhalten, daß die Drüsen der infizierten Framboesietiere nach der Abheilung der manifesten Erscheinungen anscheinend nur ausnahmsweise verimpfbares Virus enthalten, was bei unseren kaninchenpathogenen Syphilisvira fast regelmäßig der Fall ist. Es handelt sich bei unserem damaligen Framboesievirus also um ein vorläufig noch weniger kaninchenpathogenes Virus, und es wäre auch ohne Annahme einer Artverschiedenheit der beiden Vira erklärlich, wenn man mit dem stärker pathogenen wohl gegen das weniger pathogene, aber nicht umgekehrt immunisieren könnte. *Jedenfalls sind, wie ich wiederhole, die Ergebnisse der Immunitätsprüfung über Kreuz, wie sie auch ausfallen, m. E. nicht als Beweismittel für oder gegen die Artverschiedenheit von Syphilis und Framboesie zu verwerten.*

Auch wenn man die in der obigen Zusammenstellung von RUGE, MÜHLENS und ZUR VERTH angeführten weiteren Unterscheidungsmerkmale zwischen Syphilis und Framboesie genauer unter die Lupe nimmt, erscheinen sie lange nicht so ausschlaggebend, wie es auf den ersten Blick den Eindruck erweckt. Zunächst kann man schon an dem Punkte, daß die Syphilis über die ganze Erde verbreitet sei, Kritik üben. Tatsächlich gibt es doch in den Tropen noch manche bevölkerten Gegenden weitab von den Verkehrstraßen der Zivilisation, wo die Syphilis noch nicht hingedrungen ist [Südnyassaland nach HOWARD (1908), Fidji-Inseln nach DE BOISSIÈRE (1904) und STIBBE (1912), Südkamerun nach JÄGER (1912) und HALLENBERGER (1916)]. Nach PARHAM hatte die Syphilis auf den Samoainseln trotz vielfacher Berührung der Bevölkerung mit der Umwelt 1925 noch keinen nennenswerten Boden gewonnen, während die Framboesie dort weitverbreitet ist. Aber auch außerhalb der Tropen gibt es syphilisfreie Länder, zu denen nach HIRSCH beispielsweise Island und Grönland trotz ihrer zahlreichen Berührungspunkte mit der Außenwelt gehören. Was die Begrenzung der Framboesie auf die Tropenländer anlangt, so muß andererseits daran erinnert werden, daß die von verschiedenen Forschern gegebenen Schilderungen der endemischen Syphilis, wie aus der Abhandlung von GRÖN zu entnehmen ist, ganz ebenso auf das Krankheitsbild der Framboesie passen. Dazu gehört die häufige extragenitale Infektion, die ausgesprochen papulösen Hauteruptionen der Sekundärperiode, die ausgeprägten tertiären Erscheinungen am Knochengewebe, die geringe Heredität und die geringe Beteiligung der inneren Organe und des Zentralnervensystems. Nach dem oben angeführten Referat von MANSON-BAHR soll auch PATRIK MANSON an die Möglichkeit gedacht haben, daß das Krankheitsbild der Framboesie früher auch in Europa bekannt gewesen, und daß die frühere schottische endemische Syphilis „Sibbens" von Seeleuten aus Westindien eingeschleppt worden sei. Auch die Seuche, von der die Israeliten bei ihrem Abzuge aus Ägypten unter Moses befallen worden sind, deutet dieser Autor und Andere mit ihm als Framboesie. *Wenn die Framboesie so selten durch den Geschlechtsverkehr erworben wird, so kann das auch damit erklärt werden, daß bei endemischem Vorkommen die herangewachsenen Personen der Bevölkerung im Stadium der Geschlechtsreife meist bereits eine oder mehrere extragenitale Infektionen in der Kindheit überstanden und dadurch Immunität erworben haben. Auch die „endemische" Syphilis der außertropischen Länder ist bekanntlich eine häufige Erkrankung des Kindesalters und mangelt der Bezeichnung als Geschlechtskrankheit.* Man kann nach diesen Ausführungen, nachdem die experimentellen Stützen der Artdifferenzierung bedenklich erschüttert worden sind, ganz gut die alte Annahme von HUTCHINSON wieder zur Erörterung stellen, daß die Framboesie nichts anderes ist als eine modifizierte Erscheinungsform der endemischen Syphilis [BORY (1924)], die zwar im Klima der tropischen Ebenen sehr in den Vordergrund tritt, aber viel weniger an die klimatische Tropenzone gebunden ist als allgemein angenommen wird.

Aus einer ergiebigen Aussprache, die neuerdings im Anschluß an Referate von MANSON-BAHR und STANNUS über die Beziehungen zwischen Syphilis und Framboesie stattgefunden hat (1928) ergibt sich, daß man gegenwärtig auch in England von der Artverschiedenheit beider Krankheiten viel weniger überzeugt ist, als es vor 20 Jahren der Fall war.

Für die unitaristische Auffassung spricht beipielsweise auch der Umstand, daß die serodiagnostischen Methoden (Wassermannsche Reaktion, Flockungs- und Trübungsreaktionen) keine Differenzierung der beiden Krankheiten gestatten.

Obgleich man in den tropischen Framboesieländern zahlreiche schwere, spontan nicht heilende Tertiärformen dieser Krankheit zu sehen bekommt, besteht doch anscheinend quoad vitam eine günstige Prognose, und damit stimmt auch die überaus günstige Heilungstendenz bei der Behandlung mit Salvarsanpräparaten überein (eigene Beobachtung, BÄRMANN, FLU, SCHÜFFNER, WINKEL u. a.): soweit man in Anbetracht der geringeren Möglichkeit, bei den Behandelten eine längere Beobachtungskontrolle durchzuführen, überhaupt urteilen kann, sind die Framboesieformen durch Salvarsan viel rascher und leichter zu beeinflussen als die syphilitischen Erscheinungsformen in den zivilisierten Ländern. Auch hier findet sich also wieder ein Berührungspunkt der Framboesie mit der endemischen Syphilis unzivilisierter Länder, in denen wir die gleiche Gutartigkeit und Heilungstendenz sehen. PARHAM [zitiert nach NICHOLS (1925)] hat neuerdings auf Grund der amerikanischen Beobachtungen in Samoa die Behauptung aufgestellt, daß eine von endemischer Framboesie durchseuchte Bevölkerung gegen Syphilis widerstandsfähig ist, auch wenn sie viel mit bodenfremder Syphilis in Berührung kommt. An anderer Stelle dieser Arbeit ist auch darauf hingewiesen, daß seltsamerweise diejenigen tropischen Länder, in denen die Syphilis bisher nicht Fuß fassen konnte, von endemischer Framboesie heimgesucht sind. *Dieser Auffassung, daß die beiden Schwesterkrankheiten sich gegenseitig ausschließen, stehen allerdings auch vielfache andere Beobachtungen über das gleichzeitige Vorkommen von Syphilis und Framboesie bei der gleichen Eingeborenenbevölkerung gegenüber.* Allerdings muß man dabei berücksichtigen, daß die Hochlandbevölkerung eines Tropenlandes in der Regel nicht von endemischer Framboesie heimgesucht wird, also auch keine Widerstandsfähigkeit gegen Syphilis erwerben könnte.

BUTLER und PETERSON (1927) führen deshalb für beide Krankheiten, die sie auf Haiti nebeneinander gesehen haben, den einheitlichen Namen Treponematosis ein. Sie sehen in der Framboesie nichts anderes als die unbehandelte, und deshalb mehr auf die ländlichen Bezirke beschränkte Erscheinungsform der tropischen Syphilis.

Wie man sich auch vorläufig zu diesen Anschauungen über den gegenseitigen Ausschluß von Framboesie und Syphilis und die Möglichkeit, daß es sich lediglich um Variationen des gleichen Virus handelt, stellen mag, da sie durchaus des Widerspruchs noch nicht entbehren, so ist doch sicher, daß die syphiliformen und framboesieformen Erscheinungen der beiden Krankheiten oder des hypothetischen gemeinsamen Virus häufig schwer voneinander zu unterscheiden sind und zu Verwechslungen und irreführenden Bezeichnungen Veranlassung gegeben haben. Was meine eigenen Erfahrungen im tropischen Ostafrika anlangt, so ist mir das ganz sicher bezüglich der vielen tertiären Erscheinungen an den Knochen, insbesondere an den Gesichtsknochen, die man unter dem Bilde der Gangosa und Rhinopharyngitis mutilans zusammenzufassen pflegt (Abb. 7—14). Diese Erscheinungen sind sicherlich in vielen wissenschaftlich verwerteten Abhandlungen als tertiäre Syphilis bezeichnet worden, während sie mit dem gleichen Recht der Framboesie zuzurechnen sind (HALLENBERGER und H. ZIEMANN). Andererseits wäre aber mindestens verständlich, daß die Syphilis, wenn sie eine von der Framboesie zwar artverschiedene, aber dieser doch sehr nahe verwandte Krankheit darstellt, innerhalb einer von Framboesie endemisch verseuchten Bevölkerung andere Erscheinungsformen zeigt als bei einer Bevölkerung des gleichen Tropenlandes, die infolge klimatischer Bedingungen nicht an der endemischen Framboesieverseuchung und an der dadurch erworbenen Resistenzerhöhung teilhat. *Die Beobachtung des Nebeneinander-Vorkommens beider Krankheitsformen in der gleichen Gegend kann also auch nicht ohne weiteres als Beweis für die Artverschiedenheit der beiden Krankheiten angesehen werden.*

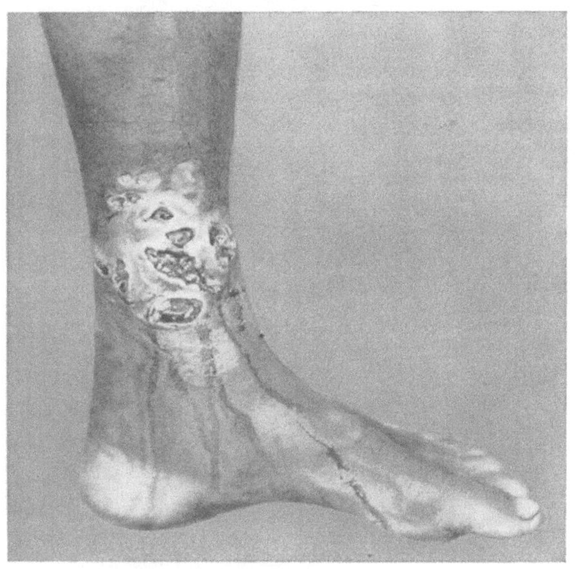

Abb. 7. Tertiäre Syphilis. (VAN DYKE, Niederländ. Indien.)

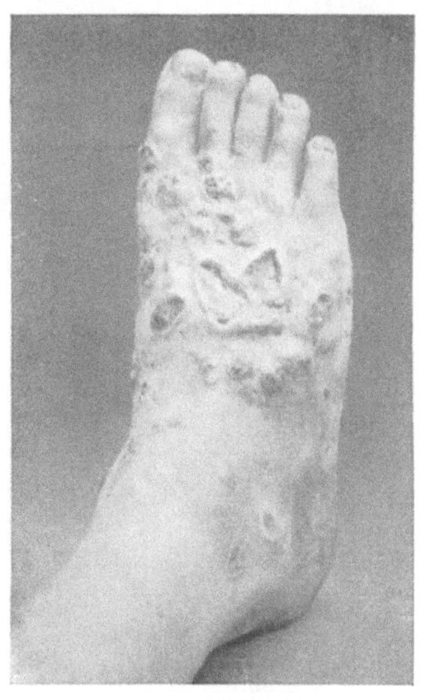

Abb. 8. Tertiäre Framboesie.
(SCHÜFFNER, Niederländ. Indien.)

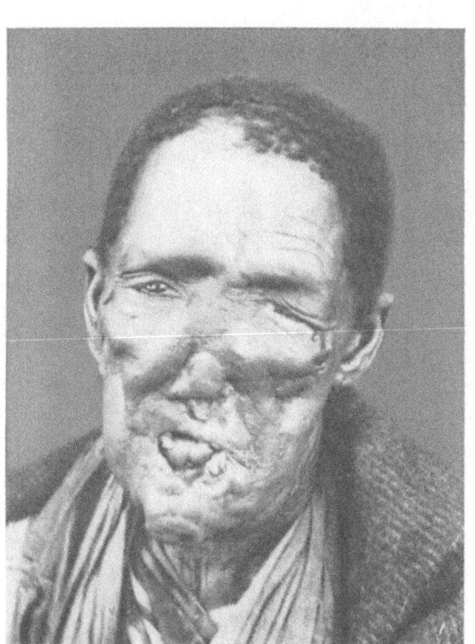

Abb. 9. Tertiäre Syphilis.
(SEIBERT, Südwestafrika.)

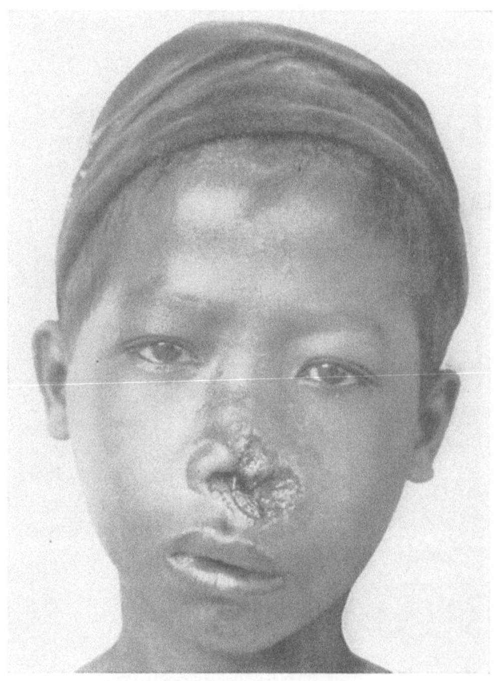

Abb. 10. Gangosa oder tertiäre Framboesie.
(VAN DYKE, Niederländ. Indien.)

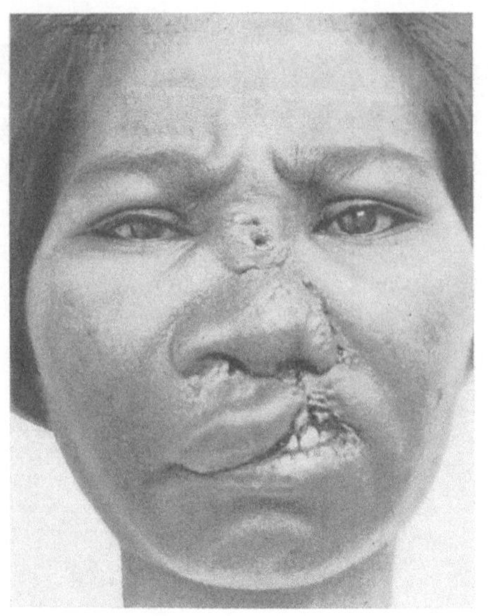

Abb. 11. Tertiäre Syphilis.
(VAN DYKE, Niederländ. Indien.)

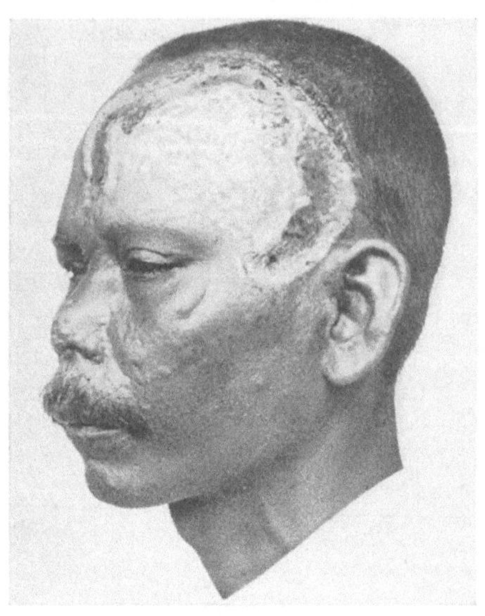

Abb. 12. Tertiäre Framboesie.
(VAN DYKE, Niederländ. Indien.)

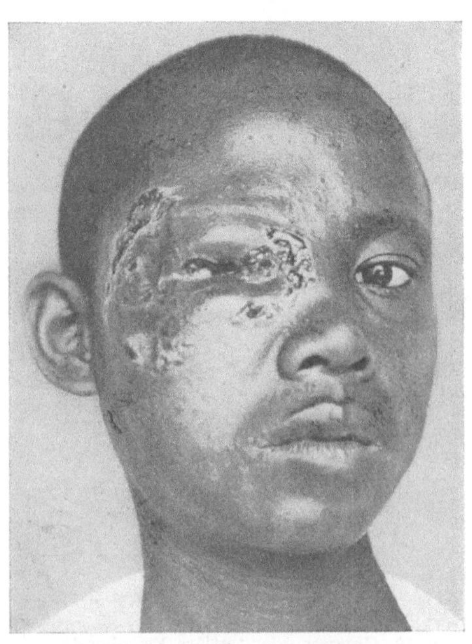

Abb. 13. Tertiäre Framboesie.
(VAN DYKE, Niederländ. Indien.)

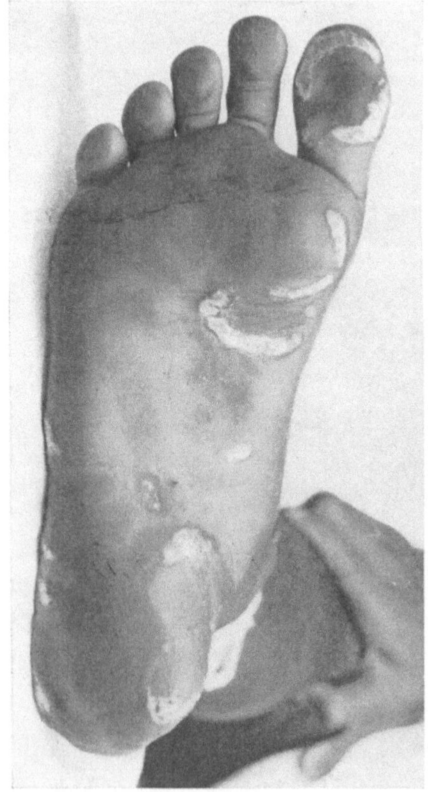

Abb. 14. Tertiäre Framboesie.
(VAN DYKE, Niederländ. Indien.)

Nach dem gegenwärtigen Stande der Immunitätsforschung braucht eine allergische Reaktion auf den Syphilisinfekt sogar nicht einmal auf eine vorausgegangene Erkrankung an der artverwandten Framboesie zurückzugehen, sondern kann vielleicht auch durch ganz heterogene Begleitinfektionen erfolgen, wie beispielsweise Malaria und Recurrens. Hat man doch durch die Paralysetherapie mittels Malariaimpfung nach WAGNER v. JAUREGG und die entsprechende Therapie der Frühsyphilis nach KYRLE die Vorstellung gewonnen, daß die Malaria- und ebenso die Recurrensinfektion (PLAUT und STEINER) weniger vermöge der Fiebererzeugung als vielmehr vermöge spezifischer Heilungs- und Immunisierungsvorgänge die Heilung luischer und metaluischer Krankheiten fördert, und *es liegt deshalb die Vorstellung nicht so fern, daß in einem Lande, in dem diese beiden Krankheiten endemisch vorkommen, und zwar in erster Linie die Malaria mit ihrem chronisch intermittierenden Verlauf, der Charakter der Syphilisinfektion verändert zu werden vermag.* Es mag dabei zunächst dahingestellt bleiben, ob durch diese Mischinfektionen die Resistenz des Zentralnervensystems gegen das Syphilisvirus erhöht wird, oder ob nur die Durchlässigkeit der Meningen für die Medikamente der Syphilistherapie gesteigert und dadurch eine leichtere medikamentöse Heilung der Veränderungen am Zentralnervensystem herbeigeführt wird. Wie bereits erwähnt ist, ist die besonders gute Wirksamkeit des Salvarsans (Quecksilber wurde dagegen nach den Erfahrungen in Deutsch-Ostafrika von den eingeborenen Negern auffällig schlecht vertragen) eine der besonderen Eigentümlichkeiten sowohl der tropischen Syphilis als besonders der Framboesie.

Bekanntlich gehören auch gerade Malaria und Recurrens neben der Framboesie zu denjenigen tropischen Infektionen, die den diagnostischen Wert der Wassermannschen Reaktion und der anderen serodiagnostischen Methoden bei Syphilis beeinträchtigen (BÖHM, HEINEMANN, HEHEWERTH und KOP). Daß eine Differentialdiagnose von Framboesie und Syphilis auf serodiagnostischem Wege unmöglich ist, wurde bereits gesagt, sonderlich bei den auch klinisch so wenig verschiedenen tertiären Formen, und was die Malaria und Recurrens anlangt, so scheint doch wenigstens im akuten Fieberstadium eine positive unspezifische Beeinflussung der Seroreaktionen die Regel zu sein (BÖHM, JACOBSTHAL und ROCHA LIMA). Weniger übereinstimmend lauten allerdings die Angaben bezüglich der *chronischen* Malaria, von der HEINEMANN annimmt, daß auch sie zu der größten Vorsicht bei der Diagnose auf Lues mahnt; HEHEWERTH und KOP sagen im gleichen Sinne, daß eine Malaria auch 3 Monate nach einem Anfall die Seroreaktion unspezifisch positiv beeinflussen kann und deshalb nicht im Sinne von Lues gedeutet werden darf. Nach diesen Autoren ist es jedenfalls ein Irrtum von weittragender Bedeutung, daß sich die unspezifische Malariaumstimmung der Seroreaktion zeitlich eng an den Malariaanfall halte. Wenn diese Ansicht zutrifft, dann muß man jedenfalls zu der Meinung kommen, daß die serodiagnostischen Methoden in der Eingeborenenpraxis tropischer Länder nicht nur bei Berücksichtigung eines möglichen Framboesiefehlers, sondern auch wegen des Malariafehlers, mit dem man ja bei allen Eingeborenen in tropischen Ländern rechnen muß, einen recht bescheidenen Wert besitzen. Meine eigenen Erfahrungen mit den serodiagnostischen Reaktionen bei Lues in den Tropen sprechen allerdings durchaus gegen die Richtigkeit der Ansicht von HEINEMANN, daß chronische Malaria einen positiven „Wassermann" macht. Weitere Literaturangaben findet man in H. ZIEMANN: Monographie der Malaria 1924. ZIEMANN faßt hier seine Ansicht über die Beziehungen zwischen Malaria und Seroreaktion auf Syphilis folgendermaßen zusammen: Danach muß man wohl annehmen, daß die von HEINEMANN beobachteten weitgehenden „Malariafehler" bei chronischer Malaria andere Fehler sind, vielleicht Framboesiefehler.

Auch Asbelew hat neuerdings eigene Erfahrungen mitgeteilt, nach denen eine chronische Malaria die Brauchbarkeit der Wassermannreaktion für die Syphilisdiagnose nicht beeinträchtigt.

In den tropischen Ländern, die von der Lepra heimgesucht werden, kommt bekanntlich bei der Seroreaktion auf *Syphilis* noch ein Leprafehler hinzu, der sich allerdings hauptsächlich bei den tuberösen Formen dieser Krankheit, weniger aber bei der Lepra nervosa zeigt. Das ist um so auffallender, als die Tuberkulose der gemäßigten Zonen keinen so ausgesprochenen Tuberkulosefehler der serodiagnostischen Syphilismethode bedingt.

Manche Autoren wollen allerdings von einer gegenseitigen Beeinflussung der Malaria und Syphilis in diesem Sinne nichts wissen (Nägelsbach, Fuchs, Wilmanns) und es wird von diesen besonders darauf hingewiesen, daß auch in malariafreien Tropengegenden die Metalues eine Seltenheit sei.

Zu 3. Wir haben nun noch die Ansichten derjenigen Autoren zu erörtern, die alle Eigentümlichkeiten der exotischen Syphilis dadurch erklären wollen, daß die Krankheit in den betreffenden Ländern in der Regel sich selbst überlassen bleibt, und, wenn überhaupt, dann nur in ganz oberflächlicher Weise einer kausalen Behandlung unterliegt. In Deutschland sind die hauptsächlichsten Vertreter dieser Ansicht Finger, W. Gärtner, die Psychiater K. Wilmanns und G. Steiner. Die genannten Autoren sind der Ansicht, daß die Syphilis in der ganzen zivilisierten Welt im Laufe der Zeit ihren Charakter mehrfach geändert habe. Diese Wandlung ist nach Wilmanns besonders seit der Wende des Jahrhunderts und seit der Salvarsanära — die seit 1911 zu rechnen ist — auffällig. Finger hat seine Auffassung auf Grund seiner langjährigen eigenen Erfahrungen in der gleichen Klinik, die bis 1878 zurückreichen, folgendermaßen zusammengefaßt: Die Syphilis hat ihren Charakter als Hautkrankheit abgestreift und die Berechtigung, in einer „Hautklinik" behandelt zu werden, eingebüßt." Diese Änderung macht sich nach den Beobachtungen französischer Forscher in Nordafrika und auf Madagaskar, und holländischer Ärzte in Sumatra und Java auch bereits bei den dortigen Eingeborenen bemerkbar (Montpellier, Hermans, Mulder). Es sei zu erwarten, daß sich diese Wandlung mit der Zeit auch bei der tropischen Framboesie zeigen werde, wenn erst der Einfluß der modernen Seuchenbekämpfung durch Salvarsan und andere spezifische Präparate mehr zur Auswirkung und in die Erscheinung getreten sein werde. Die moderne Seuchenbekämpfung der Syphilis bewirke zwar eine Verminderung der manifesten Krankheitsformen und der Neuinfektionen, verändere aber den Charakter der endemischen Syphilis in der Richtung, wie man sie in den Großstädten und Verkehrszentren Europas bereits seit längerer Zeit zu sehen gewohnt sei. Die tropische Syphilis wäre nach diesen Autoren nichts anderes als der Ausdruck einer endemischen Syphilis der wenig von der Zivilisation und der dort geltenden ärztlichen Behandlungsnormen durchdrungenen Länder aller Zonen und habe mit den Tropen als solchen oder mit den endemischen Tropenkrankheiten nicht das mindeste zu tun. Lediglich die energische Behandlung der Früherscheinungen in den zivilisierten Ländern, und namentlich in den großen städtischen Verkehrszentren sei die Ursache, daß die Syphilis eine Armut an äußerlichen Erscheinungen und eine Neigung zu metasyphilitischen Erkrankungen zeige, während sie in unzivilisierten Gegenden, wo wenig oder nur oberflächlich behandelt wird, reich an äußeren Erscheinungen sei und dadurch die nachfolgenden syphilitischen Erkrankungen der inneren Organe, des Gefäß- und Nervensystems verhindere. In diesem Zusammenhang gehören auch Beobachtungen von Bärmann (1927), daß in seiner Klientel auf Sumatra im Verlauf der letzten Jahre häufiger Fälle von Framboesie zur Beobachtung kommen, die fast alle der Frühperiode angehören (Kinder) und nicht oder nur träge auf Salvarsan reagieren und deutliche äußere Erscheinungen vermissen lassen. PLAUT macht gegen diese Auffassung darauf aufmerksam, daß die von allen Seiten berichtete Erscheinungsarmut der Indianersyphilis bisher trotzdem nicht die Disposition zu Metasyphilis geschaffen habe.

Die Ausführungen dieser Abhandlung klingen mithin in ein Non liquet aus, dessen restlose Aufklärung weiterer Forschung überlassen bleiben muß.

Literatur.

ANDRÉ, CH.: A propos de la syphilis nerveuse exotique. Lyon. méd. Tome 139, p. 683. 1927. Ref. Zentralbl. f. Haut- u. Geschlechtskrankh. Bd. 25, S. 355. 1927. — ASBELEW, W. N.: Ein Beitrag zur Wa.R. bei Malaria. Zentralbl. f. Bakteriol., Parasitenk. u. Infektionskrankheiten. Bd. 96, S. 114. 1926.

BÄRMANN, G.: Framboesie. Handbuch der pathogenen Mikroorganismen von KOLLE-KRAUS-UHLENHUTH. 3. Aufl. Bd. 7. Lieferung 13. Jena, Wien, Berlin 1927. — BÄRMANN, G. und W. SCHÜFFNER: Die Framboesie-Syphilis-Gruppe. Arch. f. Schiffs- u. Tropenhyg. Bd. 16, Beiheft 4, S. 41. 1912. — BÄRMANN und WETTER: Die Wassermann-W.-Br.-Reaktion in den Tropen. Münch. med. Wochenschr. 1910, S. 2131. — BÖHM, W.: Malaria und Wa.R. Arch. f. Schiffs- u. Tropenhyg. Bd. 13, Beiheft. 1909. — DE BOISSIÈRE, M. R.: Filiariasis and yaws in Fiji. Journ. of trop. med. a hyg. 1904, p. 180. — BORY, L.: Le pian, affection parasyphilitique ou syphilis primitive. Progrès méd. 1924, p. 393. Ref. Trop. diss. bull. Tome 22, p. 547. 1925. — BUTLER, C. S. and E. PETERSON: Treponematosis as seen in the rural. population of Haiti. Journ. of laborat. a. clin. med. Vol. 12, p. 670. 1927. Ref. Zentralbl. f. Haut- u. Geschlechtskrankh. Bd. 25, S. 227. 1927.

DARASZKIEWICZ, L.: Zum Rätsel der Paralyse. Allg. Zeitschr. f. Psychiatrie u. psych.-gerichtl. Med. Bd. 83, S. 53. 1925.

FINGER, E.: (a) Wandlungen im Krankheitsbilde und in der Behandlung der Syphilis. Wien. klin. Wochenschr. 1925, S. 27. (b) Die Haut als Abwehrorgan. Vortrag i. d. Ges. d. Ärzte i. Wien 18. 3. 1927. Ref. Münch. med. Wochenschr. 1927. Nr. 16, S. 704. FOURNIER, L. et A. SCHWARTZ: Pluralité des tréponèmes. Ann. de l'inst. Pasteur. Tome 37, p. 183. 1923. — FRASER, A. R.: (a) A specialised favoid scalp condition peculier to the syphilitic nativ of South-Africa. Brit. journ. of dermatol. a. syphilis. Vol. 34, p. 267. 1922. Ref. Zentralbl. f. Haut- u. Geschlechtskrankh. Bd. 6, S. 472. 1922/23. (b) Witkop. Med. journ. of South-Africa. Vol. 20, p. 282. 1925. Ref. Trop. dis. bull. Vol. 23, p. 27. 1926. — FUCHS, E.: Ärztliches aus Abessinien. Wien. klin. Wochenschr. 1926. S. 1220.

GÄRTNER, W.: Über die Häufigkeit der progressiven Paralyse bei kultivierten und unkultivierten Völkern. Zeitschr. f. Hyg. u. Infektionskrankh. Bd. 92, S. 341. 1921. — GENNER, V.: Sur l'étiologie des nodosités juxta-articulaires. Ref. Zentralbl.1 f. Haut- u. Geschlechtskrankh. Bd. 19, S. 523. 1925. — GLÜCK: Über die klinischen Eigentümlichkeiten der endemischen Syphilis in Bosnien. Arch. f. Dermatol. u. Syphilis. Bd. 138, S. 214. 1922. — GRÖN: Endemische Syphilis. Dieses Handbuch der Haut- u. Geschlechtskrankheiten. Bd. 17.

HALLENBERGER: Die Framboesia tropica in Kamerun. Arch. f. Schiffs- u. Tropenhyg. Bd. 20, Beiheft 3, S. 153. 1916. — HEHEWERTH, F. H. and W. A. KOP: The Wassermann test in patients affected with malaria. Journ. of hyg. Vol. 19, p. 277. 1921. — HEINEMANN, H.: (a) Vergleichende Blutuntersuchungen mit den Methoden von WASSERMANN, SACHS-GEORGE und MEINICKE. Arch. f. Schiffs- u. Tropenhyg. Bd. 25, S. 80 u. 323. 1921. (b) Einige Fragen der praktischen Syphilis- und Tuberkulosediagnostik im tropischen Lande. Arch. f. Schiffs- u. Tropenhyg. Bd. 29, S. 316. 1926. — HERMANS, E. H.: Die Syphilis in Niederländisch-Ost-Indien. Arch. f. Schiffs- u. Tropenhyg. Bd. 31, S. 2. 1927. — HIRSCH, A.: Handbuch der historisch-geographischen Pathologie. 2. Aufl. Bd. 2. Stuttgart 1883. — HOWARD, O.: Tertiary yaws. Journ. of trop. med. a. hyg. 1. July 1908.

JACOBSTHAL und ROCHA LIMA: Vergleichende Untersuchungen über die Wa.R. bei Malaria. Dermatol. Wochenschr. Bd. 58, S. 39. 1914. — JÄGER: Beiträge zur Rassenhygiene aus dem Bezirk Ebolowa (Kamerun). Arch. f. Schiffs- u. Tropenhyg. Bd. 16, S. 339. 1912. — JAHNEL, FR. und JOH. LANGE: (a) Ein Beitrag zu den Beziehungen zwischen Framboesie und Syphilis. Münch. med. Wochenschr. 1925. S. 1452. (b) Framboesie, Syphilis, Paralyse. Zeitschr. f. d. ges. Neurol. u. Psychiatrie. Bd. 106, S. 416. 1926. (c) Ein weiterer Beitrag zur Frage der Immunitätsbeziehungen zwischen Framboesie und Syphilis. Münch. med. Wochenschr. 1927. S. 1487. (d) Syphilis und Framboesie im Lichte neuerer experimenteller Untersuchungen. Klin. Wochenschr. 1928, Nr. 45, S. 2133. — Jessner, M.: Über syphilitische juxtaartikuläre Knotenbildungen. Arch. f. Dermatol. u. Syphilis. Bd. 152, H. 1. 1926.

Kirchner, L. und van H. F. Loon: Zur Malariabehandlung der progressiven Paralyse in den Tropen. Klin. Wochenschr. 1924. S. 2001. — Klarenbeck, A.: (a) Experimentelle Untersuchung mit einer beim Kaninchen spontan vorkommenden und dem Tr. pallidum ähnlichen Spirochäte. Zentralbl. f. Bakteriol., Parasitenk. u. Infekrionskrankh., Orig. Bd. 86, S. 472. 1921. (b) Über das spontane Vorkommen der dem Syphilisparasiten ähnlichen Spirochäte beim Kaninchen (Tr. pallidum var. cuniculi). Zentralbl. f. Bakteriol., Parasiten. u. Infektionskrankh., Orig. Bd. 87, S. 203. 1922. — Kolb: Zum Rätsel der Paralyse. Allg. Zeitschr. f. Psychiatrie u. psych.-gerichtl. Med. Bd. 84, S. 275. 1926. — Kolle, W. und K. Laubenheimer: Zur Frage des Rückganges der Syphilis und der Änderung ihres Charakters. Dtsch. med. Wochenschr. 1927. S. 3. — Kolle, W. und H. Schloss-berger: Experimentelle Studien über Syphilis und Recurrensspirochätose. Mitt. V. Dtsch. med. Wochenschr. 1926. S. 1245.

Lacapère, G.: La syphilis chez les indigènes de l'Afrique du nord. Ann. des maladies vénér. Tome 17, p. 321—493, 561—734. 1922. Ref. Zentralbl. f. Haut- u. Geschlechtskrankheiten. Bd. 7, S. 274. u. Bd. 8, S. 519. 1923. — Levaditi, C. et A. Marie: Sur le tréponème de la paralysie générale. Ann. de l'inst. Pasteur. Tome 33, p. 741. 1919. — Löhlein, M. J.: Bemerkungen zur vergleichenden Pathologie der Kamerunneger. Arch. f. Schiffs- u. Tropenhyg. Bd. 16, Beiheft 9, S. 643. 1912.

Manson-Bahr, Ph.: (a) Mansons tropical diseases. 7. Aufl. London 1921. (b) Yaws Brit. Journ. vener. dis. Vol. 4, p. 44. 1928. — Manteufel, P.: Vorarbeiten für eine Tuberkulosebekämpfung in Deutsch-Ostafrika. Arch. f. Schiffs- u. Tropenhyg. Bd. 18, S. 711. 1914. — Manteufel, P. und K. Herzberg: Beiträge zur experimentellen Syphilis-forschung. Mitt. F., Kaninchenframboesia. Abhandl. a. d. Geb. d. Auslandskunde. Reihe D. Bd. 26. Festschr. z. 70. Geburtstage von B. Nocht. Hamburg 1927. — Manteufel, P. und W. Worms: Beiträge zur experimentellen Syphilisforschung. Mitt. E. Zentralbl. f. Bakteriol., Parasitenk. u. Infektionskrankh. Bd. 102, S. 23. 1927. — Marie, A.: (a) L'aliéna-tion mentale en Égypte au cours des derniers trente ans. Bull. de l'acad. de méd. Tome 88, p. 154. 1922. Ref. Zentralbl. f. Haut- u. Geschlechtskrankheiten. Bd. 7, S. 349. 1923. (b) La légende de l'immunité des Arabes syphilitiques, rélativement à la paralysie générale. Rev. de méd. 1906. p. 389. Ref. Arch. f. Schiffs- u. Trophenhyg. Bd. 11, S. 626. 1906. — Mc. Arthur, D. C.: Syphilis, as we see it among the natives of Bechuanaland todey. Americ. journ. of syphilis. Vol. 7, p. 569. 1923. Ref. Zentralbl. f. Haut- u. Geschlechts-krankh. Bd. 2, S. 146. 1924. — Montpellier, J.: (a) Nodosités juxtaarticulaires. Ref. Zentralbl. f. Haut- u. Geschlechtskrankh. Bd. 20, S. 86. 1926. (b) Le problème de l'orien-tation de la syphilis chez les Nord-Africains. Presse méd. 1926. Nr. 29. (c) Syphilis exoti-que. Ann. des mal. vénér. Tome 21, p. 836. 1926. — Mulder, D. G.: Der Einfluß der modernen Kultur auf den Verlauf der Syphilis bei den Einwohnern von Soemedang (Java). Diss. Utrecht 1923. Ref. Zentralbl. f. Haut- u. Geschlechtskrankh. Bd. 11, S. 332. 1924. — Müller, A.: Framboesie und Syphilis. Dtsch. med. Wochenschr. 1923. S. 309.

Nägelsbach, E.: (a) Die Syphilis in West-Abessinien. Arch. f. Schiffs- u. Tropenhyg. Bd. 30, S. 121. 1926. (b) Zur Frage der exotischen Syphilis. Arch. f. Schiffs- u. Tropenhyg. Bd. 31, S. 179. 1927. — Nichols, J.: Exp. immunity in syphilis and yaws. Americ. journ. of trop. med. Vol. 5, p. 429. 1925. — Nogue, M.: La syphilis chez les indigènes du Sénégal. Ann. d'hyg. côlon. Tome 2, p. 149. 1924. Ref. Zentralbl. f. Haut- u. Geschlechts-krankh. Bd. 13, S. 377. 1924.

Orphanidès, E.: La résistance des differentes races aux arsénobenzènes. Ann. des maladies vénér. Tome 19, p. 510. 1924. Ref. Zentralbl. f. Haut- u. Geschlechtskrankh. Bd. 15, S. 250. 1925.

Parham, J. C.: The relation between syphilis and yaws, as observed in american Samoa. Americ. journ. of trop. med. Vol. 2, p. 341. 1922. — Pearce, L. and W. Brown: Destinitive characteristics of infections produced by tr. pertenue in the rabbit. Journ. of exp. med. Vol. 41, p. 673. 1925. — Pfister, M.: Syphilis: Central nervous system and antisyphilitic treatment. China med. journ. Vol. 39, p. 688. 1925. Ref. Trop. dis. bull. Vol. 23, p. 24. 1926. — Plaut, F. und F. Jahnel: (a) Die progressive Paralyse — eine Folge der Schutz-pockenimpfung? Münch. med. Wochenschr. 1926. S. 396. (b) Schutzpockenimpfung, Syphilis-verlauf und Paralyse im Lichte tierexperimenteller Untersuchungen. Münch. med. Wochen-schrift. 1926. S. 515. — Plehn, A.: Über den gegenwärtigen Stand der Frambösiefrage. Arch. f. Schiffs- u. Tropenhyg. Bd. 16, Beiheft, S. 317. 1912. — Plehn, A. und K. Mense: Die tropischen Hautkrankheiten (Framboesie, juxtaartikuläre Knoten, Gundu, Syphilis). Menses Handbuch der Tropenkrankheiten. 3. Aufl. Bd. 2, S. 614. Leipzig 1924. — Powell, A.: Framboesia, history of its introduction in India etc. Proc. med. sect. of trop. dis. Vol. 16, p. 13. 1923. Ref. Tropical diseases. Bull. Vol. 20. p. 835. 1923.

Rotschuh, E.: Die Syphilis in Zentralamerika. Arch. f. Schiffs- u. Tropenhyg. 1908. H. 4.

Salomon, H.: Die Ursachen der größeren Häufigkeit der Tabes und Paralyse bei den Kulturvölkern. Dtsch. med. Wochenschr. 1925. S. 1897. — Schiffer, W.: Die Sp. pertenuis und das klinische Bild der Framboesia tropica. Münch. med. Wochenschr. 1907. S. 1364. — Sobernheim, G.: Spirochätenbefunde bei den sog. Malayenfibromen. Zentralbl. f. Bakteriol., Parasitenk. u. Infektionskrankh. Bd. 93, S. 260*. 1924. — Stannus, H. S.: Yaws and syphilis. A critical review. Trop. dis. bulletin. Vol. 23, p. 1. 1926. — Steiner, G.: Zur Pathogenese der progressiven Paralyse. Arch. f. Psychiatrie u. Nervenkrankh. Bd. 74, S. 457. 1925. — Stibb, E. Ph.: A clinical note on yaws in the pacific. South-Afric. med. record. Vol. 10, p. 418. 1912.

Thiroux, A.: Le tabès chez les indigènes dans les colonies françaises. Bull. de la soc. de pathol. exot. Tome 16, p. 475. 1923. Ref. Zentralbl. f. Haut- u. Geschlechtskrankh. Bd. 12, S. 309. 1924.

Warnock, J.: 16. annual report of Egypt. gov. hospital for the insane. Ref. Lancet. 1912. S. 778. — Wilmanns, K.: (a) Lues, Paralyse, Tabes. Klin. Wochenschr. 1925. S. 1145. (b) Die Wandlung der Syphilis. Zentralbl. f. Haut- u. Geschlechtskrankh. Bd. 22, S. 1. 1927. — Wilmanns, K. und G. Steiner: Syphilis und Metasyphilis. Zeitschr. f. d. ges. Neurol. u. Psychiatrie. Bd. 101, S. 875. 1926. Ref. Zentralbl. f. Haut- u. Geschlechtskrankh. Bd. 20, S. 332 u. 472. 1926. — Winkel, Ch. W. F.: Die Bekämpfung der Framboesia tropica. Arch. f. Schiffs- u. Tropenhyg. Bd. 30, Beiheft 1, S. 184. 1926.

Ziemann, H.: (a) Neueres aus dem Gebiet der Infektionskrankheiten, der Parasitologie und der tropischen Pathologie. Med. Klinik. 1927. S. 65. (b) Zur Frage der Rhinopharyngitis mutilans. Med. Klinik. 1925. S. 1965. (c) Malaria und Schwarzwasserfieber. Menses Handbuch der Tropenkrankheiten. 3. Aufl. Bd. 3, S. 313—316. Leipzig 1924. (d) Beitrag zur „Gundu-Frage" bei Affen und Menschen. Abh. a. d. Geb. d. Auslandskunde. Reihe D. 1927. S. 2—618. (Festschrift Nocht.) — Zur Verth, M.: Zum Problem der juxtaartikulären Knotenbildungen. Arch. f. Schiffs- u. Tropenhyg. Bd. 29, S. 400. 1925.

Die Diagnose der erworbenen Syphilis.

Von

E. FINGER-Wien.

Noch vor relativ kurzer Zeit, nicht mehr als zwei Dezennien, war die Diagnose
der Syphilis eine rein klinische, ja meist eine klinisch-topische. Die klinisch-
morphologischen Charaktere und der Sitz insoferne, als die syphilitischen Erscheinungen erfahrungsgemäß gewisse Prädilektionsstellen haben, an denen
sie sich häufiger vorfinden, waren Gegenstand differentialdiagnostischer Erwägungen. Hierzu kam in den Fällen älterer Syphilis noch die Aufgabe, den
Verlauf der Erkrankung, Sitz der Infektion, vorausgegangene und abgelaufene
Erscheinungen auf Grund eventuell vorhandener Erscheinungen oder deren
Spuren, Resten, zu rekonstruieren und dieses Gebäude eventuell durch eine
minutiöse, bis in das Detail gehende Anamnese zu vervollständigen und zu
stützen. Narbe oder Pigmentierung als Residuum des Initialaffektes, eine
universelle indolente multiple Drüsenschwellung, die in einer Region besonders
betont, auf den Sitz des Initialaffektes im Lymphgebiet derselben hinwies,
eine besonders ausgeprägte schmerzlose, derbe Schwellung der Cubitaldrüsen
(v. SIGMUND), disseminierte größere oder kleinere Pigmentierungen am Stamm
und an den Extremitätenbeugen, als Rückstände eines papulösen Syphilides,
münzengroße, runde oder rundliche Pigmentierungen mit in der Mitte etwas
keloidartig erhöhtem narbigen Zentrum am weiblichen Genitale, großen Labien,
am Scrotum, um den After, als Reste luxurierender Papeln, ein Leukoderma
nuchae oder universale, eine areoläre Alopecie, Synechien und Verziehungen
der Pupille als Reste abgelaufener Iritis waren willkommene Zeichen etwas
rezenterer latenter Lues. Jedes derselben konnte den Anknüpfungspunkt und
Ausgang für anamnestische Erörterungen geben.

Lagen Momente vor, die die Annahme älterer Lues, sei es der Haut oder
innerer Organe berechtigt erscheinen ließen, dann wurde neben Untersuchungen
in dem oben ausgeführten Sinne auf Residuen älterer Lues gefahndet. Die
Lippen- und Mundschleimhaut wird auf eine Psoriasis mucosae untersucht,
scheibenförmige, pigmentlose, im Zentrum gewulstete, an der Peripherie dünnere,
von einem scharf umschriebenen, schmalen Pigmentsaum eingeschlossene
Narben können von Hautgummen, genetzte und gestrickte Narben von Tuber-
cula cutanea herrühren. Die oberflächlich liegenden Knochen, Stirne, Schädelknochen, Claviculae, Sternum, Rippen, Radius, Ulna werden auf Verdickungen,
Tophi, untersucht und auch hier wieder jeder Befund zum Ausgangspunkt
anamnestischer und diagnostischer Erörterungen gemacht.

Durchaus nicht selten gelang es, aus einer Summe an und für sich geringfügiger Symptome, zuweilen gemeinsam mit der Anamnese, welche die zeitliche
Folge der einzelnen Erscheinungen feststellte, ein Gebäude zu konstruieren,
die Lues des Patienten mit Sicherheit zu bestimmen, oder wenigstens im

Zusammenhalt mit dem Charakter der eben zur Diskussion stehenden Erscheinungen deren syphilitische Natur zweifellos zu machen.

Die letzten zwei Jahrzehnte brachten einen wesentlichen Umschwung, indem durch die Entdeckung der Spirochaeta pallida und der Sero- und Liquorreaktion drei positive Momente in die Diagnose eingefügt wurden, von denen man meinen könnte, daß sie alle anderen diagnostischen und differentialdiagnostischen Erwägungen überflüssig machen, denn dort, wo Spirochaete, Sero- und Liquorreaktion positiv sind, dort ist Syphilis, wo sie negativ sind, ist keine Syphilis, könnte man meinen. Und doch ist dieser Satz unrichtig, indem wohl dessen erster, nicht aber der zweite Teil zutrifft, da negative Befunde nichts beweisen und auch hundert Negationen keine Affirmation geben. Und so ist jener Standpunkt, welcher die erwähnten Laboratoriumsdiagnosen glatt an Stelle der früheren klinischen setzen will, unrichtig, er ist sogar in einem gewissen Sinne gefährlich. Früher hatte der Arzt für seine klinische Diagnose, welche die Basis seines therapeutischen Handelns bildete, allein die volle Verantwortung, dieser Umstand machte ihn vorsichtig, schärfte seine Beobachtung. Heute ist diese Verantwortung zwischen Arzt und Laboratorien geteilt, das Laboratorium ist indifferent, weil für das ärztliche Handeln nicht verantwortlich, der Arzt wird entlastet und damit leichtsinniger, weil er die Rückendeckung des Laboratoriums hat. Aber gerade, weil die negativen Ergebnisse des Laboratoriums eben als negative nicht verläßlich sind, das „Nichthandeln" auf Grund derselben für den Kranken und damit auch den Arzt verhängnisvoll werden könnte, dürfen die Methoden klinischer Untersuchung niemals durch die Laboratoriumsuntersuchung glatt ersetzt werden, es ist als einzig richtiger Weg nur der zu bezeichnen, *daß die minutiöse klinische Untersuchung wie früher geübt werde, die Laboratoriumsmethoden zu deren Unterstützung herangezogen werden,* wobei ein negativer klinischer wohl durch den positiven Laboratoriumsbefund korrigiert werden kann, positiver klinischer durch negativen Laboratoriumsbefund aber nie widerlegt wird. Nun ist aber andererseits zuzugeben, daß die klinischen Erscheinungen, die ja nichts anderes sind als individuell differente Reaktionen verschiedener Organismen auf den gleichen Reiz, auch trotz der Gleichheit des Reizes verschieden sein können, wie ja die Erscheinungen jeder Erkrankung innerhalb eines Rahmens von großer Gesetzmäßigkeit große individuelle Schwankungen zeigen können, jede Diagnose vom objektiven Standpunkte aus wesentlich dadurch erschwert wird, daß einmal verschiedene ätiologische Momente Reaktionen auslösen können, die sich klinisch, ja auch mikroskopisch völlig gleichen, also für ätiologisch identisch gehalten werden könnten, während andererseits dasselbe ätiologische Moment je nach dem biologisch differenten Zustand, indem sich der Organismus zu verschiedenen Zeiten findet, Reaktionen auslösen kann, die sich klinisch kaum gleichen, also kaum ätiologisch zu identifizieren wären.

Wenn nun also die klinischen Erscheinungen der Syphilis aller Stadien meist so typisch sind, daß deren Diagnose keine Schwierigkeit bereitet, so gibt es auf der anderen Seite Fälle, in denen die Diagnose trotz genauester Analyse kaum über den Rahmen des „wahrscheinlich" hinausgeht und alle Hilfsmittel nicht ausreichen, die Diagnose unbedingt sicher zu stellen. Nicht so selten sind Fälle, die auf den ersten Eindruck, bei nur flüchtiger Betrachtung völlig eindeutig scheinen und erst bei genauerem Eingehen sich als kompliziert und schwierig erkennen lassen, wie etwa Chancre redux und Reinfektion. Aber gerade dieser Umstand muß uns bei Analyse jedes einzelnen Falles vorsichtig machen, vor Übereilung bewahren, zur Anwendung aller verfügbaren Mittel und Methoden in jedem einzelnen Falle veranlassen.

Wenn wir nun an die systematische Betrachtung jener Erscheinungen gehen, bei denen besondere diagnostische Erwägungen am Platze sind, so sei zunächst die *verdächtige Erosion* genannt, d. h. eine Erscheinung, die in der Weise in Szene tritt, daß der Patient mit der Befürchtung, sich infiziert zu haben, zum Arzt kommt und die Untersuchung, ob eine Infektion vorliegt oder nicht, beantwortet werden soll. Die Untersuchung ergibt tatsächlich das Vorhandensein einer oder mehrerer Erosionen, die klinisch keine besonderen Erscheinungen aufweisen. Hier wird nun die Frage, wann die Erosion entstand, zunächst zu erwägen sein. Der Patient gibt meist an, sich die Erosion beim letzten Coitus, vor wenigen Tagen, zugezogen zu haben. Theoretisch gibt es aber zwei Möglichkeiten. Der Kranke hat sich tatsächlich die Erosion erst vor einigen Tagen zugezogen, oder aber er hat sich schon vor zwei, drei Wochen infiziert, die erste Laesio continui, die zur Infektion führte, aber übersehen und die gegenwärtige Erosion entstand durch Erodierung des in Bildung begriffenen Initialaffektes. Im ersten Falle ist die Erosion frisch rot, unregelmäßig, schnittförmig usw., im zweiten Falle, da die Kuppe eines seichten Infiltrates erodiert wurde, meist rundlich. Vielleicht ist aber auch schon gegen die blutrote, frische Erosion die bräunlich-rote Farbe des beginnenden Initialaffektes, wenn auch nur rudimentär ausgebildet. Die sichere Untersuchung gibt nur das Mikroskop, der erodierte beginnende Initialaffekt gibt im Dunkelfeld meist zahlreiche Spirochaetae pallidae, die frische Erosion keine. Aber aus dem Fehlen der Spirochaete kann natürlich kein Schluß auf die Diagnose des Affektes gezogen werden. Dies führt zur Aufwerfung der Frage, wann ist die *Spirochätenuntersuchung* vorzunehmen und was für Affekte sind zu untersuchen. Der Facharzt, der über die entsprechende Übung und die nötigen Behelfe verfügt, kann natürlich jeden Affekt untersuchen, doch ist hier Vorsicht nötig. Es ist natürlich, daß nur Affekte untersucht werden sollen, bei denen die Wahrscheinlichkeit eines positiven Befundes da ist, wenn nicht, muß diese Tatsache, „daß man, da der Affekt zu frisch, zu wenig charakteristisch sei, kaum einen Erfolg erwarten könne, aber die Untersuchung doch vornehmen wolle", dem Patienten eindringlich mitgeteilt werden. Die Patienten sind meist schon über den Nachweis der Syphilisspirochäte ebenso wie über die Seroreaktion orientiert, haben aber meist die falsche Auffassung, daß das negative Resultat beider Untersuchungen Syphilis *ausschließe*, sind also meist geneigt, die Bedeutung derselben zu übertreiben und einen Affekt, dessen Untersuchung einmal negatives Resultat gab, weiter nicht zu beachten, damit zu vernachlässigen. Noch vorsichtiger mit der Wahl des Zeitpunktes muß jener Arzt sein, der den Patienten nicht selbst untersucht, sondern ihm die Kosten der Laboratoriumsuntersuchung zumutet, dabei aber auf Psyche und materielle Lage des Kranken Rücksicht nehmen muß.

Was hier von der Untersuchung der sogenannten verdächtigen Erosion gilt, gilt aber auch von allen jenen Affekten, welche einen syphilitischen Primäraffekt einleiten, demselben vorausgehen können. Nicht so selten zeigt der Patient wenige Tage post coitum eine *Herpeseruption,* Bläschengruppen oder auf Grund dieser entstandene Erosionen. Oder er hat die nötige Reinigung post coitum unterlassen und zeigt eine *Balanitis simplex* mit mehr minder zahlreichen Erosionen. Die Untersuchung der ganz frischen Affekte wenige Tage post coitum gibt nur eine geringe Aussicht auf positiven Befund. In der Literatur stehen sich positive und negative Resultate gegenüber. Jene Untersucher, welche auf zahlreiche positive Ergebnisse hinweisen können, befürworten möglichst frühzeitige Untersuchung; zweifellos ist, daß diese positiven Resultate ganz individuell sind. Davon kann sich jener überzeugen, der wie wir akademischen Lehrer zahlreiche junge Ärzte beobachtet und sieht, wie der eine geschicktere und geduldige positive Ergebnisse aufweist, die dem minder geschickten, minder geduldigen versagt sind. Im allgemeinen kann wohl gesagt werden, daß die Ergebnisse in frischen, unspezifischen Läsionen selten, nur Zufallsbefunde sind.

Erst wenn, während die anderen Erosionen des Herpes, der Balanitis verheilen, sich eine oder die andere Erosion besonders herausheben, statt zu heilen sich vergrößern, einen dunkleren Farbenton, lackartigen Glanz annehmen, was etwa frühestens dem 14.—16. Tag post infectionem entspricht, wird der Befund reichlich und eindeutig positiv.

Ziemlich dasselbe gilt auch bezüglich des Ulcus molle. Auch im Eiter des jungen, noch stark eitrig zerfallenden Ulcus molle ist der Nachweis der Spirochaeta pallida ein Zufallsbefund, erst wenn der eitrige Zerfall desselben abzunehmen beginnt, der Grund sich reinigt und eleviert, ist in den sogenannten gemischten Fällen der Spirochätenbefund ein häufigerer.

Mag es sich nun um eine verdächtige Erosion, einen Herpes, eine balanitische Erosion oder ein Ulcus molle handeln, so ist die Aussicht auf einen eventuellen positiven Erfolg, das Gelingen des Nachweises der Spirochaeta pallida nur dann gegeben, wenn die betreffende Affektion noch keiner Behandlung, aber insbesondere nicht der Einwirkung von Jodoform, Jod, Quecksilberpräparaten usw. ausgesetzt war. Ist dies der Fall, dann hat die Untersuchung nicht sofort, sondern erst dann zu erfolgen, wenn die differente Behandlung für mindestens 48 Stunden durch eine indifferente, Kochsalzlösung, sterile Gaze usw. ersetzt wurde.

Für alle diese Fälle aber hat zu gelten, daß einmaliges negatives Ergebnis nichts gilt, die Untersuchung dann nach wenigen Tagen bei stets indifferenter Behandlung zu wiederholen, dabei aber darauf zu achten ist, ob innerhalb der Zeit der Beobachtung die verdächtige Affektion sich deutlicher im Sinne eines klinischen Primäraffektes entwickelt oder aber im Gegenteil Tendenz zu Rückbildung und Ausheilung zeigt. Ersterer Umstand spricht natürlich für, letzterer nicht unbedingt gegen die Diagnose eines beginnenden Primäraffektes. Ob und wie groß die Zahl völlig unspezifischer Initialaffekte ist, wie von manchen Seiten (KÖNIGSBERGER, RIECKE usw.) angegeben wird, entzieht sich unserer Einschätzung. Nach eigener Erfahrung halte ich deren Zahl beim Mann für minimal, beim Weibe für etwas häufiger.

Schwieriger, ja überhaupt nicht zu stellen ist die Diagnose bei Kombination Initalaffekt mit *Balanitis gangraenosa,* da hier die Symptome des Initialaffektes ganz durch die Balanitis verdeckt werden. Nur die Drüsenpunktion und wiederholte Seroreaktion in geringen Zeitabständen kann uns davor schützen, von dem Auftreten eines syphilitischen Exanthems überrascht zu werden.

Wesentlich schwieriger als die Diagnose des genitalen ist die des extragenitalen Initialaffektes sowohl wegen des klinischen Bildes, als deshalb, weil dabei weniger an Syphilis gedacht wird als bei genitalem Sitz der fraglichen Affektion, weil wir aber bei extragenitalen Affekten vielfach noch mehr auf die klinischen Erscheinungen angewiesen sind, der Spirochätennachweis häufiger im Stich läßt. Dies gilt insbesondere von den Initialaffekten an den Tonsillen, in deren Abstrich sich die verschiedensten Spirochäten (Vincent, Sp. dentium) vorfinden. Es muß genügen, hier zu erinnern, unter wie verschiedenen klinischen Bildern extragenitale Initialaffekte verlaufen. An den Tonsillen als fieberhafte Anginen mit diphtheroidem Belag, als Tonsillitis ulcerosa, an den Lippen als Herpes und schwer heilende Rhagaden, an den Fingern als Panaritium, an den Brustwarzen als Rhagaden usw.

Der Initialaffekt heilt in vielen Fällen aus, ohne ein deutliches Residuum zu hinterlassen. In anderen Fällen bleiben Narben zurück, die allerdings kein für ihre Provenienz unbedingt sicheres Zeichen darbieten. Immerhin wird eine Narbe am Genitale, die so seicht ist, daß sie fast nur als Pigmentierung imponiert, die scharf rund oder oval ist, sei es in toto bräunlich pigmentiert ist, oder nur einen pigmentierten Rand zeigt, der eine pigmentlose, leicht atrophische, zentrale, rundliche Narbe einschließt, bei der Betrachtung des ganzen Befundes am Kranken als ein „Verdachtsmoment mehr" einzuschätzen sein.

Eine wesentliche Stütze für die Diagnose Initialaffekt bildet die *multiple indolente regionäre Skleradenitis.* Nicht zu vergessen ist, daß dieselbe bei Sitz des Initialaffektes beim Weibe an der Vaginalportion sowie dem obersten Drittteil der Vagina fehlt, andererseits nicht nur beim Initialaffekt, sondern auch bei der Balanitis erosiva et gangraenosa vorkommt, durch Prurigobubonen, pastöse Skleradenitis (Lymphogranulomatose?) vorgetäuscht werden kann. Maßgebender als der rein klinische Befund ist der *Nachweis der Spirochaeta pallida im Drüsenpunktat.* Positiver Befund ist natürlich unbedingt maßgebend, doch gilt hier dasselbe, was bezüglich des Nachweises der Spirochaeta in den verschiedenen Affekten gilt, daß das Gelingen oder Mißlingen großenteils etwas Individuelles ist, in der Person des einzelnen Untersuchers, dessen manuellem Geschick, Ruhe, Geduld liegt, wodurch sich auch die ungleichen Ergebnisse an verschiedenen Stellen erklären.

Liegt der Befund eines scheinbar klinisch typischen Initialaffektes vor, so dürfen wir nicht vergessen, daß in den letzten zwei Jahrzehnten zwei schon den früheren Syphilidologen bekannte Erscheinungen häufiger sind, der *Chancre redux,* der Pseudochancre induré, die chancriforme Papel einer-, die *Reïnfektion* andererseits. Handelt es sich auch in beiden Formen um Syphilis, so kann doch die Auseinanderhaltung beider nicht nur wissenschaftlich, sondern auch praktisch, vor allem aus psychischen Motiven wichtig und notwendig werden. Wie schon aus der Darstellung FOURNIERs hervorgeht, sind die von ihm geprägten Bilder des Chancre redux, des Pseudochancre induré und der chancriformen Papel klinisch dem syphilitischen Initialaffekt so sehr ähnlich, daß eine Unterscheidung auf Grund der klinischen Analyse desselben meist zu keinem Resultate führt. Das Natürlichste wäre, die diagnostischen Laboratoriumsmethoden in Anwendung zu bringen, doch diese, wenn auch mit großer Wahrscheinlichkeit in einer oder der anderen Richtung für oder gegen verwendbar, geben doch oft kein eindeutiges Ergebnis. Wohl spricht der Nachweis reichlicher Spirochäten für einen Initialaffekt, das Fehlen oder der Befund nur spärlicher Spirochäten für eine Rezidivform älterer Lues, aber auch in zweifellosem Initialaffekt, besonders älteren, stößt der Spirochätennachweis zuweilen auf Schwierigkeiten. Der Ausfall der Seroreaktionen gibt noch weniger Anhaltspunkte. Derselbe ist in beiden Fällen im Beginn, den ersten Wochen negativ, um dann allmählich bis zu hohen Werten positiv zu werden. Und so müssen wir uns nach anderen diagnostischen Momenten umsehen.

Was zunächst den Sitz betrifft, macht das Auftreten des zweiten chancriformen Affektes in der Narbe des ersten gewiß in erster Linie den Eindruck, daß es sich um ein Wiedererwachen des ersten Affektes handelt, insbesondere, wenn die Zeit des Auftretens des zweiten der Abheilung des ersten Affektes bald nachfolgt. Aber zwingend, beweisend, ist diese Überlegung nicht, denn die Erscheinung läßt stets die Deutung zu, daß die erste Lues ausgeheilt, die zweite Infektion in der Narbe nach der ersten zustande kam, weil diese sich leichter erodiert und so zu neuerlicher Infektion prädisponiert. Nicht anders steht es, wenn der zweite Affekt in der Nachbarschaft des ersten sitzt. Die chancriforme Rezidive entsteht von Spirochäten, die längere Zeit latent liegen bleiben, um bei Änderung der örtlichen Immunitätsverhältnisse auszukeimen. Wenn nun von dem Primäraffekt die Spirochätenschwärme „fischzugartig" durch die Lymphspalten und Lymphgefäße einwandern, klingt die Dichte dieser Schwärme vom Initialaffekt aus nach der Peripherie ab. Es werden also dem Initialaffekt zunächst am leichtesten Keime zurückbleiben, die nach einiger Zeit auskeimen und wenn der örtliche biologische Zustand entspricht, eine chancriforme Rezidive erzeugen, ein Umstand, der bei der Differentialdiagnose wesentlich ins Gewicht fällt. Wenn HECHT und GENNERICH und ZIMMERN diese Erwägung mit dem Einwand ablehnen, daß auch der zweite Initialaffekt, also Reïnfektion, sich überlegungsgemäß häufig in der Nähe des ersten finden werde, so ist diese Feststellung erst recht dazu angetan, die Unterscheidung von Reïnfektion und chancriforme Rezidive zu erschweren, ja unmöglich zu machen, denn es ist klar, daß, wenn zwei Affekten klinisches Aussehen und gleiche Prädilektionsstellen zukommen, sie schwerer auseinanderzuhalten sind, als wenn man nachweisen kann, daß sie sich durch verschiedene Prädilektionsstellen unterscheiden.

Das Alter der vorhergegangenen Lues, die Zeit, die zwischen dem Initialaffekt und der zweiten fraglichen Erscheinung verlief, spielt insoferne eine Rolle, als je später der zweite Affekt nach dem ersten auftrat, desto wahrscheinlicher die Affektion als Reïnfektion angesehen werden kann.

In Fällen, in denen die Angaben des Patienten Anspruch auf Verläßlichkeit erheben können, wird der sichere Ausschluß einer möglichen Reïnfektion natürlich für chancriforme Papel sprechen.

Auch das Maß der Behandlung der ersten Infektion spielt eine Rolle insoferne, als eine sehr energische Behandlung der ersten Infektion eine Reïnfektion wahrscheinlicher macht, das Auftreten einer chancriformen Rezidivpapel aber doch nie vollständig ausschließt.

Und so können wir heute als zweifellos echte Reïnfektion nur die Fälle zweiter Infektion nach gelungener Abortivkur ansehen, also jene Fälle, in denen es gelang, einen noch seronegativen Primäraffekt durch frühzeitig einsetzende energische Behandlung auszuheilen, unter der Voraussetzung, daß tatsächlich Patient während der ganzen Dauer der Behandlung seronegativ blieb. Hier können wir wohl voraussetzen, daß, wenn auch Spirochäten zweifellos schon in die Blutbahn gelangten, es ihnen aber doch noch nicht gelang, sich im Gewebe zu verankern, also auch die Ausbildung einer chancriformen Rezidive durch Auskeimen lebensfähiger, liegen gebliebener Spirochäten ausgeschlossen ist. Jene Forderung, die früher als sicherer Beweis einer Reïnfektion angesehen wurde, dahin gehend, daß sich an das Auftreten des zweiten Affektes eine multiple Skleradenitis und in der klassischen Zeit ein hämatogen entstandenes syphilitisches Exanthem anschließen müsse, hat heute keine Beweiskraft mehr, da wir wissen, daß auch nach einer chancriformen Papel eine frische Roseola aufzutreten vermag. Denn haben sich unter dem Einfluß von Zeit und Behandlung einmal die Immunitätsverhältnisse des Organismus so geändert, daß derselbe fähig ist, auf die örtliche Proliferation und von dieser ausgehende Generalisation des Virus mit Induration, Skleradenitis, Roseola zu reagieren, dann wird diese Reaktion in ganz gleicher Weise erfolgen, ob der örtliche Proliferationsherd seine Entstehung von der ersten Infektion her in loco liegen gebliebenen oder erst mit einer zweiten Infektion neu hinzugekommenen Spirochäten verdankt, und wir haben kein Mittel, diese zwei zu demselben Erfolg führenden Wege auseinanderzuhalten. Die Annahme einer Reïnfektion wird dann an Wahrscheinlichkeit gewinnen, wenn der zweite Affekt fernab vom Orte der ersten Infektion sitzt.

Eine weitere außerordentlich wichtige und schwierige Frage ist die der *latenten Infektion,* d. h. die Beantwortung der Frage, ob ein Individuum, das sich mit größter Wahrscheinlichkeit oder zweifellos der Gefahr einer Infektion aussetzte, sich infizierte oder nicht. In erster Linie kommen hier die Frauen jener Männer in Betracht, die sich vor Wochen bei einem außerehelichen Verkehr infizierten und seither bis zum Augenblick der Feststellung der Infektion bzw. des Initialaffektes wiederholt mit ihren Frauen verkehrten. Hier ist zunächst an die Möglichkeit zu denken, daß die Frau sich zur Zeit der ersten Untersuchung noch im ersten Inkubationsstadium befindet, die Untersuchung ist also zunächst klinisch in kurzen Intervallen so lange zu führen, bis seit dem letzten Geschlechtsverkehr mindestens sechs Wochen verstrichen. Saß der Initialaffekt beim Manne genital, dann ist wohl in erster Linie das weibliche Genitale zu untersuchen, man vergesse aber nicht, daß auch ehelicher Verkehr eine Immissio penis in os nicht ausschließt, untersuche also stets auch die Mundhöhle. Die Untersuchung muß sehr genau, bei guter Beleuchtung vorgenommen werden, die Vaginalportion betrachtet, die Falten der Vagina mit dem Spiegel ausgeglichen werden. Dem Orificium urethrae, den Krypten neben demselben, der Mündung der Bartholinschen Drüse, den Karunkeln, der hinteren Kommissur schenke man besondere Aufmerksamkeit. Stets trachte man mit der Öse etwas Sekret aus der Urethra und der Cervix zu gewinnen, das im Dunkelfeld auf Spirochäten untersucht (Dora Fuchs), wie wir auch an unserer Klinik bestätigen konnten, zuweilen trotz klinisch absolut negativen Befundes doch positives Ergebnis hat. Eine verdächtige Lymphdrüse ist zu punktieren und auf Spirochaeta pallida zu untersuchen und diese Untersuchung, wie gesagt, nicht einmal, sondern wiederholt in kurzen Intervallen vorzunehmen. Dasselbe gilt von wiederholten Seroanalysen.

Was nun die *Seroanalyse,* sei es Wassermann oder eine oder mehrere Fällungsreaktionen (Sachs-Georgi, Meinicke, Müller) betrifft, so gibt weder das negative noch das positive Ergebnis, für sich allein betrachtet, eine unbedingt richtige Diagnose, sondern diese kann nur auf Grund genauer klinischer Untersuchung, Anamnese, vorausgegangener Therapie und der Seroanalyse geschöpft werden. Zunächst schließt eine *negative* Blutprobe Syphilis nicht aus. Dies ist einmal der Fall beim frischen, nicht über sechs Wochen alten Initialaffekt, der zur Zeit seines Beginnes und seiner Entwicklung bis zu einem Höhepunkt regelmäßig von negativer Seroreaktion begleitet ist. Diese Tatsache kann nicht oft genug betont werden. Immer und immer wieder stößt man auf Fälle, in denen Ärzte bei fraglichem frischen Initialaffekt zu Rate gezogen, die Diagnose vom Ergebnis der Seroreaktion abhängig machen und bei negativem Ergebnis dem Patienten die Affektion als bedeutungslos hinstellen. Dieses Vorgehen, bei dem die günstige Zeit für die abortive Behandlung ungenützt versäumt und dem Kranken ein nicht unerheblicher Nachteil zugefügt wird, kann nicht genug verurteilt werden. Weiters ergibt die Untersuchung des Blutes unmittelbar oder bald nach einer Behandlung häufig ein negatives Ergebnis, das zuweilen bald wieder in ein positives umschlägt. Ist dies in den Phasen der Latenz häufig, so kann auch eine sekundäre Rezidive, insbesondere kurz nach einer energischen Behandlung mit negativer Seroreaktion einhergehen oder wenigstens zur Zeit des Auftretens der Rezidive das Serum negativ sein, erst später in die positive Phase umschlagen. Auch bei Lues maligna ist die Analyse des Serum nicht selten negativ. Ebenso zeigt die latente Lues nicht so selten eine negative Reaktion. Auch bei Patienten mit tertiären Erscheinungen ist die Seroreaktion nicht so selten negativ. Aus dem Gesagten erhellt, daß die negative Seroreaktion das Bestehen einer Syphilis nicht ausschließt.

Was nun die *positive* Seroreaktion betrifft, so wird dieselbe in äußerst seltenen Fällen, Malaria, Scarlatina, Ulcus molle (?) durch eine nicht syphilitische Erkrankung bedingt und ist auch hier nur vorübergehend. Die positive Reaktion zeigt daher Syphilis, also nach allgemeiner Ansicht einen Spirochätenherd an. Aber diese Anzeige ist keine topische, bezieht sich also nicht unbedingt auf etwa vorhandene Krankheitsherde. So kann, um nur ein Beispiel heranzuziehen, trotz positiver Seroreaktion ein ulceröser Affekt der Zunge ein Carcinom und kein Gumma sein. Es ist also die Frage Syphilis dann nur aus zwei Momenten zu beäntworten, aus der positiven Seroreaktion gemeinsam mit den klinischen Symptomen des fraglichen Affektes, wobei nicht selten beide diese Momente nicht ausreichen, die noch zu besprechende Luetinreaktion, histologische Untersuchung nach Probeexcision zur Entscheidung der Diagnose heranzuziehen sind. Bei bestehenden sekundären Früh- oder Rezidiverscheinungen, bei tertiären Symptomen ist bei ersteren regelmäßig, bei letzteren nur in einem Teil der Fälle die Seroreaktion positiv. Hier handelt es sich um Fälle, in denen die Syphilis meist durch Anamnese, vorausgegangene Behandlung, Nachweis klinischer Erscheinungen festzustellen ist. Hiezu kommt aber eine Gruppe von Fällen, in denen wir mit der positiven Seroreaktion nichts anzufangen wissen. Bei systematischer Untersuchung großer Reihen von Individuen stößt man auf eine nicht so geringe Zahl von Fällen, in denen eine isolierte positive Seroreaktion als zufälliger Befund festgestellt wird, die Anamnese und genaueste klinische Untersuchung aber absolut negativ ist. Es handelt sich hier um Individuen jeden Alters, kräftige junge Männer, Frauen, die trotz positiver Seroreaktion nie einen Abortus, kurz vorher zwei, drei gesunde Kinder mit negativer oder auch positiver Seroreaktion ohne Erscheinungen frischer oder abgelaufener Syphilis haben. Weiters Fälle, die etwa nach dem folgenden Typus verlaufen: Erste Generation: Vater oder Mutter vor Jahren Tabes oder Paralyse. Zweite Generation: Tochter 50 bis 60 Jahre alt, stets gesund, nie abortiert, Seroreaktion komplett positiv. Dritte Generation: Mehrere Kinder derselben im Alter von 20—40 Jahren, stets gesund, kräftig, Seroreaktion komplett positiv. In der Literatur figuriert bereits eine gewisse Zahl dieser Fälle als Syphilis in der dritten Generation. Wenn man diese Bezeichnung akzeptiert, dann handelt es sich aber um eine eigentümlich verlaufende „stumme Infektion", mit der wir um so weniger etwas anzufangen wissen, als die Seroreaktion in diesen Fällen meist durch keine Therapie beeinflußbar ist.

Die Frage, ob es sich in diesen Fällen tatsächlich um eine „stumme Infektion" handelt, ist allerdings nicht so einfach, ja sie ist vielmehr überhaupt nicht sicher zu beantworten, da ja auch ein völlig negativer Befund eben als negativ keine Gewähr gibt. Selbstverständlich muß aber die diesbezügliche Untersuchung eine eingehende sein, alle modernen Hilfsmittel in Anwendung bringen und das Augenmerk auf alle jene Organe richten, die erfahrungsgemäß Prädilektionssitz der Syphilis sind. Neben der Blut und Liquoruntersuchung, der Inspektion von Haut und Schleimhaut nach floriden Zeichen oder Resten solcher, der besonders genauen Untersuchung der Genital-, Perigenital-, Analregion, Kopfhaut (krustöse Papeln, Alopecie), Handteller, Fußsohlen, Abtastung der palpablen Lymphdrüsen, wäre an die Punktion einer etwa vergrößerten Drüse (Spirochäten), ja auch an eine intratestikuläre Impfung des Punktates auf den Kaninchenhoden zu denken, eventuell an mikroskopische Untersuchung einer exzidierten Drüse. Die langen Röhrenknochen sind genau abzutasten, ob sich nicht ein abnormer Höcker, eine frische, noch schmerzhafte oder eine alte schmerzlose Auftreibung findet, an deren Feststellung sich anamnestische Anfragen anknüpfen ließen. Das Nervensystem, besonders auch Auge und Ohr, erfordern genaue Untersuchung, Leber, Milz, Niere sind physikalisch und auf ihre Funktion zu prüfen. Besondere Aufmerksamkeit ist dem Herzen und den großen Gefäßen zuzuwenden, physikalische Untersuchung, Blutdruckmessung, Röntgenaufnahme von Herz und Aorta nicht zu vergessen. Nachdem in den langen Röhrenknochen Gummen (Spontanfraktur) nicht so selten sind, wären auch diese einer genauen Röntgenaufnahme zu unterziehen.

In den Fällen von später, vulgo tertiärer Lues, in denen die Seroreaktion unverläßlich ist, erscheint als Korrelat die *Luetin*-Reaktion, die bei bestehenden

tertiären Erscheinungen nahezu regelmäßig positiv ist, aber auch im Latenzstadium dieser positiven Ausschlag gibt. Was dieselbe bedeutet, sei nur an
einem Beispiel illustriert. Frau von 40 Jahren zeigt einen retrobulbären Tumor
eines Auges. Anamnese negativ, Blut- und Liquorbefund negativ, Luetin
gibt stark positive Reaktion, antiluetische Therapie bringt Heilung. Allerdings
darf auch hier nicht vergessen werden, daß die Reaktion keine topische ist,
nur den *biologischen Zustand* tertiärer Allergie anzeigt, also positiv sein kann,
obwohl die fragliche Erscheinung, derentwegen sie vorgenommen wurde,
nicht luetischer Natur ist, während auf der anderen Seite die sogenannten
parasyphilitischen Erscheinungen, Tabes, Paralyse, Aortitis mit negativer
Luetinreaktion einhergehen, wobei bei vorgerückter Tabes auch die Seroreaktion
negativ, bei Paralyse stets, bei Aortitis meist positiv ist, während andererseits
auch ein Zungencarcinom mit positiver Sero- und Luetinreaktion einhergehen
kann, wenn es bei einem Tertiärsyphilitiker sich etwa auf dem Boden einer
Psoriasis mucosae syphilitica entwickelt.

Als letzte ist endlich die *Liquoruntersuchung* hinzugekommen, deren Ergebnis
ebenso wie das der anderen Untersuchungen nur im Zusammenhalt mit dem
Gesamtbefund richtig erfaßt werden kann. So ist eine positive Liquorreaktion
im Frühstadium des Syphilis nicht unbedingt ernst aufzunehmen, da wir
wissen, daß dieselbe in einer nicht geringen Zahl von Fällen spontan schwindet.
Viel ernster ist ein positiver Liquorbefund bei älterer, über 4—5 Jahre alter
Lues, da diese doch, wenn auch nicht für jeden Fall, so doch für etwa die Hälfte
der Fälle die drohende Tabes oder Paralyse oder Gehirnsyphilis anzeigt, da
er uns sagt, daß sich eine latente Leptomeningitis abspielt, deren Erreger im
weiteren Verlauf in die graue Substanz einzudringen vermögen. Daß diese
latente Leptomeningitis eine syphilitische ist, wird *nur* durch die positive
Wa.R. des Liquors sowie durch die charakteristische Zacke bei Goldsol- oder
Mastixreaktion erwiesen. Von allen diesen Reaktionen pflegen die colloidalen
am längsten zu halten, also noch Lues anzuzeigen, wenn alle anderen klinischen
und serologischen Symptome bereits schwanden. Auch im Spätstadium der
Syphilis ist der Liquor nicht zu selten positiv, zeigt eine latente Leptomeningitis
an, kann aber im Zusammenhalt mit geringen nervösen oder psychischen
Symptomen, lancinierenden Schmerzen bei noch erhaltenen Sehnenreflexen,
leichten oculopupillaren Störungen, einer scheinbar isolierten Blasenparese,
beginnender Impotenz, eine beginnende Tabes, bei leichten Charakterände-
rungen aufgeregten oder mehr stuporösen Charakters, Andeutungen von
Silbenstolpern, Größenwahn, einem rasch vorübergehenden paralytischen
Insult das „Wetterleuchten" einer Paralyse andeuten, zwei Momente, die
diagnostisch um so wichtiger sind, als entsprechende Therapie heute diese
frischen Symptome noch zum definitiven Schwund bringen kann.

Als eine weitere, zur Differentialdiagnose zu verwendende Untersuchung
wäre die *Biopsie,* Excision und histologische Untersuchung zu nennen, die
aber auch hier meist nicht für sich allein, sondern nur im Zusammenhalt mit
dem Gesamtbefund für die Diagnose zu verwerten ist. Die Biopsie wird zunächst
wohl meist angewendet, wenn die Unterscheidung zwischen malignem Tumor
und Syphilis getroffen werden soll und ist, wenn die Excision genügend tief
griff und das Mikroskop charakteristische Elemente einer Neubildung aufweist, ausschlaggebend; finden sich im Objekt banale Entzündungserscheinungen, dann pflegt doch die charakteristische Veränderung der Blut- und
Lymphgefäße, die Beimischung von Plasmazellen zu den Lymphocyten für
Syphilis charakteristisch zu sein, ebenso der doch nur im Primär- und frühen
Sekundärstadium leichtere Nachweis von Syphilisspirochäten im Schnitte. Besteht einmal Granulationsgewebe, dann ist die Differenzierung gegenüber

der Tuberkulose durchaus nicht leicht. Zunächst ist zu betonen, daß auch die Tuberkulose durchaus nicht immer den typischen Aufbau zeigt, einfach entzündliche Veränderungen im frühen Stadium, sowohl bei dem papulonekrotischen Tuberkulid, dem Erythème induré *Bazin*, dem BOECKschen *Lupoid* sich vorfinden, die erst später tuberkuloiden Bau zeigen, daß aber andererseits auch bei Syphilis sich ein tuberkuloides, ja ein im Bau echt tuberkulös erscheinendes Gewebe vorfinden kann, so daß die Unterscheidung auch für den geübtesten Pathologen schwer wird, ja unmöglich sein kann. Endlich ist nicht zu vergessen, daß es an der Haut: Nase, an der Schleimhaut: weicher Gaumen, Bilder gibt, bei denen klinisch Tuberkulose und Syphilis schwer auseinanderzuhalten sind, die biologischen Reaktionen sowohl für Tuberkulose als für Syphilis alle gleichsinnig ausfallen, bei antiluetischer Therapie nur ein Teilerfolg, eine Besserung, aber keine Heilung zu erzielen ist, so daß es sich tatsächlich um eine gleichzeitige örtliche Symbiose von Syphilis und Tuberkulose zu handeln scheint (JADASSOHN, MUCHA, ARNING, HERXHEIMER u. a.). Daß dem so sei, dafür scheint eben auch der erwähnte Umstand zu sprechen, daß unter antiluetischer Behandlung diese Erscheinungen nur gebessert, nicht geheilt werden, ein Umstand, der allerdings auch durch Insuffizienz der natürlichen Abwehrkräfte des Organismus und nur ungenügende Anregung derselben durch die Behandlung gedeutet werden könnte. Das Tierexperiment, das in einem solchen Falle beiden Möglichkeiten gerecht werden müßte, also sowohl in der Impfung eines Meerschweinchens intraperitoneal, als eines Kaninchens intratestikulär bestehen müßte, wird wohl nur aus wissenschaftlichen Gründen herangezogen, hat wegen der relativ langen Dauer der Inkubation in beiden Fällen praktisch kaum eine Bedeutung. Auch die Tatsache, daß bei einer Zahl von Impftieren die Impfung „abnorm" verläuft und von diesen „Nuller"-Tieren erst von verschiedenen Organen hergestellter Brei auf neue Tiere verimpft werden müsse, um die „stummen" von den „negativen" Impfungen zu sondern (MULZER), erschwert diese Art der Diagnose wesentlich. GROEDEL und HUBERT empfehlen die *interferometrische Blutuntersuchung* für die Feststellung syphilitischer Organerkrankung und geben an, daß in Fällen von Syphilis mit negativer Seroreaktion das Blutserum dieser Patienten Substrate von „luetischer Leber und Milz" mittels der Interferometermethode in erhöhtem Maße abbaut. Diese diagnostische Methode ebenso wie die Untersuchungen bezüglich der Syphilisdiagnose durch Nachweis der Gangbildungen in den Kernen der weißen Blutzellen mittels der *Ringgoldfärbung* (vgl. ANTONI, MULZER, NATHAN, WICHMANN) bedürfen ebenso der Bestätigung und des weiteren Studiums als die Angabe SSOROKINS, daß bei frischen Initialaffekten im Blute konstant eine Monocytose ohne Verschiebung der Neutrophilen nach links auftrete.

Endlich sei noch jenes diagnostische Hilfsmittel genannt, das als seinerzeit erstes in der Erkennung fraglicher syphilitischer Prozesse zur Anwendung kam, der *Diagnose ex juvantibus,* d. h. daß man in einem der Diagnose Syphilis verdächtigen Falle sofort antiluetische Behandlung einleitete und aus deren Erfolg oder Mißerfolg die Wahrscheinlichkeitsdiagnose bestätigt oder verworfen fand. Aber auch diese Methode ist nicht unbedingt verläßlich, kann nur im Zusammenhalt mit klinischem Bild und anderen Untersuchungsmethoden richtige Resultate geben. Zunächst ist, wenn die fraglichen Krankheitserscheinungen während der Behandlung schwinden, stets die Frage zu erörtern, ob dieser Schwund *auch durch die Behandlung* bedingt wurde, es sich nicht etwa um Erscheinungen handelt, die spontan schwinden oder durch neben der Behandlung einhergehende Momente zum Schwunde gebracht wurden, bzw. es sich um Krankheitserscheinungen handelt, die, ohne durch

Lues bedingt zu sein, doch auf die antiluetische Medikation ansprechen. So ist bekannt, daß auch der genuine polyartikuläre Rheumatismus auf Joddarreichung gut reagiert, sich bessert. Cerebrasthenische Erscheinungen, die den Eindruck einer beginnenden Paralyse oder Lues cerebri erwecken könnten, bessern sich zuweilen auf Salvarsan, d. h. auf Arsen ganz wesentlich. Dann wissen wir, daß die verschiedenen Formen der Lues, je nach Sitz und Alter, auf differente Medikation verschieden reagieren. So sprechen im Frühstadium der Lues die neuralgischen Schmerzen, die entzündlichen Prozesse am Periost, Gelenken, Sehnenscheiden auf Jod oder Mirion gut an, die exanthematischen und frühen internen Prozesse, so vor allem die Nephrose und Nephritis, reagieren nicht auf Jod oder Mirion, wohl aber auf Quecksilber, Bismut, Salvarsan oder eine Kombination beider, während die Spätformen — Tabes, Paralyse ausgenommen — meist auf alle Antiluetika, sei es allein, sei es in Kombination gut ansprechen.

„Die Syphilis ist der Affe unter den Krankheiten" pflegte mein alter Lehrer v. Sigmund zu sagen, und dieser Wahrspruch, vor mehr als 50 Jahren getan, ist heute noch ebenso richtig. Die Syphilis kann unter den verschiedensten Symptomen auftreten, daher ist es Pflicht des Arztes, in *jedem* nicht völlig klar und offen daliegenden Falle *an Syphilis zu denken.* Zahlreiche diagnostische Irrtümer sind nicht dadurch bedingt, daß man die Syphilis nicht *erkannt,* sondern dadurch, daß man nicht an dieselbe *gedacht* hat.

Die Prognose der erworbenen Syphilis.

Von

OSCAR ROSENTHAL-Berlin.

Die Syphilis ist heilbar. So klar und eindeutig wie dieser Ausspruch lautet, so sehr bedarf er, wie die folgenden Ausführungen ergeben werden, der Einschränkung und der Erläuterung.

Die erste Schwierigkeit liegt schon darin, welche Deutung man dem Worte *Heilung* zuteil werden läßt.

Dieser Begriff hat seit den Zeiten von HUTCHINSON, der denjenigen Syphilitiker für geheilt ansah, der mit oder ohne Behandlung einen Anfall überstanden hatte und frei von äußeren Symptomen war — eine Ansicht, die sich sehr bald als irrig herausgestellt hatte —, besonders auch durch die neueren Untersuchungsmethoden vielfache Wandlungen erfahren.

Im Prinzip darf man unter Heilung nicht ein Verschwinden der lokalen, allgemeinen und nachweisbaren Merkmale, sondern nur eine absolute Befreiung aller Gewebe des gesamten Organismus von dem betreffenden Infektionsträger, also in dem vorliegenden Falle ein Absterben und Verschwinden aller Spirochäten in ihren bekannten und eventuell noch auffindbaren Formen, mithin eine *absolute Sterilisierung* des Körpers verstehen.

Daß diese Forderung berechtigt ist, darüber besteht kein Zweifel.

Ebenso sicher ist aber auch die Tatsache, daß diese *absolute Heilung* im rein biologischen Sinne durchführbar ist und in einer großen Reihe von Fällen zustande kommt. Nur erhebt sich sofort die praktische Frage, welches oder welche untrüglichen Erkennungsmittel sind imstande, diese absolute Heilung zu beweisen. Mit anderen Worten, unter welchen Umständen darf der Arzt — und das ist der Schwerpunkt, um den es sich handelt — seinem Kranken die eingetretene Heilung mit Sicherheit bestätigen und schriftlich bescheinigen.

Die hierbei in Betracht kommenden Momente bedürfen einer eingehenden Besprechung.

Zunächst soll aber in Kürze der innig damit zusammenhängenden Frage näher getreten werden, ob eine *Selbstheilung* der Syphilis möglich ist. Wenngleich NEISSER an einer solchen zweifelte, weil er sie bei Tieren nie beobachtet hatte, so ist sie theoretisch durchaus denkbar und wird auch praktisch von Syphilidologen vergangener Perioden und der heutigen Zeit unbedingt zugegeben, was auch mit meiner Erfahrung übereinstimmt.

Wenn die Abwehrkräfte des betreffenden Organismus, d. h. die immunisierenden Substanzen genügend stark sind, um der Infektion Herr zu werden, so sind alle Bedingungen für eine spontane Heilung erfüllt.

Gar nicht selten ist auch das Vorkommnis, das jedem älteren Praktiker begegnet, daß er nach langen Jahren aus irgend einer Veranlassung frühere Kranke bei *absolutem Wohlbefinden* wiedersieht, die er nach früheren und noch mehr nach den heutigen Anschauungen als ungenügend behandelt betrachten muß. Am relativ häufigsten beobachtete der Verfasser einen derartigen guten Verlauf, worauf auch schon Kaposi hinwies, nach *einer Inunktionskur,* die im allgemeinen nur als ein nicht ausreichendes Unterstützungsmittel für die schon vorhandenen Abwehrkräfte gelten kann. Mithin kommt jede *Heilung* nach *einer* Kur — ganz frühzeitige Abortivkuren vielleicht ausgenommen — einer Selbstheilung ziemlich nahe.

Ferner dürfte es der richtigen Beurteilung wegen notwendig sein, den Verlauf und den Charakter der Syphilis in kurzen Umrissen zu skizzieren.

Die Syphilis ist eine ausgesprochen *chronische* Krankheit, die mit Ausnahme von gewissen periodischen Entwicklungen *keinen typischen* Verlauf nimmt. Zwischen den in unregelmäßigen Zwischenräumen auftretenden Erscheinungen liegen die sogenannten *Latenzperioden,* in denen objektive Symptome — über die Bewertung der Wassermannschen Reaktion wird später eingehend gesprochen werden — nicht nachweisbar sind. Fünf bis zehn bis dreißig und noch mehr Jahre verbringt der Kranke in scheinbar vollständiger Gesundheit. Petrow berichtet über einen Fall von 42 jähriger, Goldschmied von 52 jähriger und Boas sogar von 62 jähriger Latenz. Ich selbst habe einen Kranken beobachtet, bei dem sich nach 43 Jahren, während deren er nie aus meinen Augen kam und inzwischen mehrfach Großvater geworden war, ein lokales Rezidiv einstellte. Nach einer abgeheilten Sycosis parasitaria trat ein unzweifelhaftes tubero-serpiginöses Syphilid der Unterlippe auf.

Nach einem mehr oder minder großen Zwischenraum zeigen sich also plötzlich ohne irgendwelche Vorboten mehr oder minder schwere Störungen, deren Bedeutung von der Wichtigkeit und der Wiederherstellbarkeit des oder der befallenen Organe, von der Behandlung, der Konstitution und nicht zuletzt von den persönlichen Eigenschaften des betreffenden Kranken abhängt.

Diese verschiedenen Faktoren werden später eingehender gewürdigt werden.

Hierzu tritt noch das nicht zu unterschätzende Moment, daß bei der außerordentlich langen Dauer der Krankheit nur mit seltenen Ausnahmen ein Kranker durchwegs unter Aufsicht und in Behandlung *eines und desselben Arztes* bleibt.

Das sind außer der Chronizität des Leidens die natürlichen Folgen der Freizügigkeit und der fluktuierenden Verhältnisse der Großstädte, in denen doch die Hauptherde der Syphilis zu suchen sind. Schließlich, und das ist von ganz besonderer Bedeutung, ist bisher *kein* Merkmal bekannt, das für den *weiteren Verlauf* des Leidens im gegebenen Falle als sicherer Fingerzeig verwertet werden kann.

Deshalb sind gerade die sogenannten *benignen* Fälle diejenigen, die für die Zukunft am gefährlichsten sind. Der anscheinend günstige Verlauf in den ersten Jahren versetzt Patienten und Arzt in den falschen Glauben einer relativ schnellen Heilung. Gewiß gibt es ohne jeden Zweifel eine *gutartige Syphilis,* aber wir haben kein Mittel, um sie zu erkennen. Deshalb besteht auch im allgemeinen die große Gefahr in der *nicht ausgiebigen,* nicht über Jahre hinaus ausgedehnten Behandlung. Hier ist Optimismus nicht angebracht. Lieber eine oder mehrere Kuren zu viel als eine zu wenig. Die *ungenügend* Behandelten liefern bei weitem den *größten* Prozentsatz derjenigen Patienten, bei denen später mehr oder minder schwere Erkrankungen des Zentralnervensystems, der Sinnes- und visceralen Organe und des Knochengerüstes auftreten.

Kurzum, der *chronische, wechselvolle* und *heimtückische* Verlauf — auch die sog. *Syphilis d'emblée* ist hierfür ein Beweis — die *anscheinend freien* Zwischenräume von mitunter unheimlicher Länge, die zahlreichen und sich widersprechenden *Ausnahmen* und die *Unzulänglichkeit* in der *Beobachtung* machen es unendlich schwer, eine Gesetzmäßigkeit zu finden und festzulegen. Und schon diese

Tatsachen genügen, um zu zeigen, mit welchen Hindernissen die Aufstellung einer *Prognose* im gegebenen Falle zu kämpfen hat.

Wenn wir jetzt auf die einzelnen Stadien der Syphilis näher eingehen, so ist zuvörderst hervorzuheben, daß der *Primäraffekt* an sich und auch die längere oder kürzere Dauer der ersten *Inkubationszeit*, entgegen früherer Annahme, keinerlei Rückschluß auf den weiteren Verlauf der Gesamtsyphilis gestatten, mithin an sich prognostisch belanglos sind. Höchstens beobachtet man mitunter bei oberflächlichen, erosiven Primäraffekten in der Eruptionsperiode geringfügige Exantheme, ebenso wie bei ausgedehnten, zum Zerfall oder zur Gangrän neigenden Schankern ein papulo-pustulöser Ausschlag mit Neigung zur Ulceration folgt; aber regelmäßig ist das keinesfalls und, wie gesagt, für die Vorhersage von keinem abwägbaren Vorteil.

Man hat auch behauptet, daß der *extragenitale* Schanker für das betreffende Individuum verhängnisvoller sei und einen schwereren Verlauf erwarten lasse. Diese Meinung, die schon theoretisch keine Stütze findet, ist durch die klinische Beobachtung widerlegt.

Auch soll der Schanker an irgend einem Teil des Kopfes, „*le chancre céphalique*", häufiger zu Erkrankungen des Zentralorgans Veranlassung geben, weil, wie man annahm, in diesen Fällen die Spirochäten auf dem Wege der Lymphbahnen leichter zu den Meningen gelangen können. Diese Möglichkeit ist nur zuzugeben, wenn der primäre Schanker seinen Sitz im Naseninnern, auf den Tonsillen oder an der hinteren Rachenwand hat, während bei der Lokalisation an der Zunge, den Lippen und dem Kinn das Virus zu den abwärts liegenden Lymphdrüsen seinen Weg nimmt (FINGER).

Ist die Diagnose des Primäraffektes durch Auffindung von Spirochäten sichergestellt und die Infektion des Blutes noch nicht nachweisbar, so sichert die jetzt allgemein übliche *kombinierte Abortivbehandlung* einen relativ hohen Prozentsatz der Heilung, d. h. eine *sehr günstige Prognose*. 90—100%, wie v. WASSERMANN, FRITZ LESSER, MUTSCHLER u. a. behaupten, treffen aber sicher nicht zu. Hier eine genauere Zahl anzugeben, ist wegen der Kürze der bisherigen Beobachtungszeit noch unmöglich. Jedenfalls würde das Resultat aber unbedingt ein besseres sein als es in Wirklichkeit ist, wenn sich nicht maßgebende Autoren, ihrer früheren Erfahrungen über die langen, hinterhältigen Latenzperioden uneingedenk, mit zwei bis höchstens drei Kuren begnügen würden. So behauptet z. B. LANGE, daß ihm eine Reihe von Fällen zur Verfügung stehen, bei denen nach längerer Zeit ein positiver Liquorbefund den Beweis lieferte, daß die Abortivkuren mißlungen waren.

Sehr günstig lauten die neueren Statistiken von E. HOFFMANN. Aus dem allerdings noch nicht genügend großen Material von 455 Fällen ergibt sich, daß bei seiner maximalen Frühbehandlung mit 1—3 und *mehr* Kuren nach einer Reihe von Jahren weniger als 10% liquorkrank befunden wurden, daß aber bei ungenügender Behandlung die Liquorerkrankung bis zu 80% ansteigen kann.

Die intensive Frühbehandlung — und hier verdient das Salvarsan wegen seiner schnellen Einwirkung auf die oberflächlichen, spirochätenhaltigen Erscheinungen an erster Stelle genannt zu werden — ist auch *sozial* für die Syphilis als Volksseuche von hoher prognostischer Bedeutung, da sie die *Infektiosität des einzelnen Falles* herabsetzt.

Natürlich ist der Erfolg um so wahrscheinlicher, je *früher* mit der Behandlung begonnen wird. Nicht selten wird aber der günstigste Moment versäumt, besonders bei *extragenitalen, atypischen, unbedeutenden* und *gemischten* Schankern.

Allerdings hat es auch nicht an *Gegnern* der *Abortivbehandlung* gefehlt.

Die Argumente, die sie anführen, beruhen darauf, daß eine energische Frühbehandlung Haut und Schleimhaut verhindert, ihre natürlichen immunisierenden Eigenschaften zu entfalten, indem die von E. Hoffmann als *Esophylaxie* bezeichnete Schutzfunktion der Haut verloren geht. Infolgedessen sollen mehr viscerale Erkrankungen zur Beobachtung kommen, eine bisher nicht bewiesene Behauptung, die an späterer Stelle eingehender besprochen wird. Lange drückt sich so aus, daß durch die Behandlung das Maximalstadium übersprungen wird und die Infektion aus dem Initial- sofort in das Residualstadium übergeht. Diese Überlegungen verdienen jedenfalls Beachtung, denn man muß zugeben, daß die *sekundären* und die schweren *tertiären* Formen *abgenommen* haben. Finger zieht hieraus den Schluß, daß man zur Vermehrung der Abwehrkräfte die *spezifische* Behandlung mit *nicht spezifischen*, fiebererregenden Reizmitteln verbinden solle.

Jedenfalls geben die vorhergehenden Erwägungen und Tatsachen einen vollen Grund, um die *Prognose bei der Abortivbehandlung* vorsichtig zu stellen und nicht zu vergessen, daß man zwar aus praktischen Gründen die klinische Einteilung in eine erste und in eine zweite Inkubationsperiode anerkennen muß, daß aber die Allgemeininfektion, ohne daß der experimentelle Nachweis gelingt, schon frühzeitig erfolgt.

Die klinischen Symptome der *sekundären* Periode, so intensiv und ausgebreitet sie auch sein mögen, ob sie gar nicht oder häufiger rezidivieren, dürfen *nicht* für die *Prognose*, sondern nur für die Therapie als Fingerzeig dienen.

Von den Exanthemen galten einige Morphen, wie z. B. die *varicellenähnlichen* und die *lichenoiden* Syphilide als besonders schwer und ungünstig, vor allem die letzteren, da sie, natürlich neben den anderen Formen, mitunter bei Tuberkulösen vorkommen. Therapeutisch sind sie zwar im allgemeinen schwerer zu beeinflussen, aber deshalb sind sie noch kein Zeichen eines später ungünstigeren Verlaufes und damit keine Veranlassung zu einer schlechteren Vorhersage.

Auch die geringe Ausbildung resp. das *Fehlen geschwollener* Drüsen in der ersten resp. der sekundären Periode wurde vielfach als ein *Signum mali ominis* (Edm. Lesser) gedeutet. Man sieht z. B. mitunter bei anämischen und mangelhaft genährten Individuen sehr verbreitete Erscheinungen an der Haut und der Schleimhaut und dabei eine sehr geringfügige Anschwellung der Drüsen. Von der Erwägung geleitet, daß der natürliche Schutzwall mangelhaft funktioniere resp. vollständig versage, glaubte man zu dieser schlechteren Auffassung der Gesamtlage berechtigt zu sein. Und doch, besonders therapeutisch richtig geleitet, nehmen derartige Fälle meist einen absolut normalen, günstigen Verlauf.

Viel eher ist eine wirkliche, stark entwickelte *Panadenitis*, nicht nur der zumeist zunächst gelegenen, inguinalen und der gewöhnlich anschwellenden, wie z. B. der cervicalen, brachialen und occipitalen, sondern auch der viel seltener in die Erscheinung tretenden Drüsen, z. B. der axillaren und subpectoralen von Bedeutung für die Vorhersage. In derartigen Fällen sollte man annehmen, daß die Filter des Organismus besonders gut funktionieren. Diese starke Reaktion muß unbedingt als ein Zeichen besonders schwerer Infektion betrachtet werden. Die Drüsen verschwinden zum Teil nie wieder oder nur nach recht langer Zeit der Behandlung. Ihre Träger bedürfen daher sorgsamster Überwachung, sonst ist die *Prognose* mehr als *zweifelhaft*.

Auf die funktionellen *Herzstörungen* in der Sekundärperiode, worauf schon vor vielen Jahren Renvers und O. Rosenthal hingewiesen haben, wurden und wird viel zu wenig geachtet. In neuerer Zeit regten Delbanco und v. Kapf an, die Erkrankungen des Herzens in diesem Stadium schon frühzeitig, bevor eigentliche Beschwerden vorhanden sind, mit Hilfe des Elektrokardiogramms aufzufinden. Dagegen wurde auf die *meningealen* Reizerscheinungen in diesem frühen Stadium von vielen Autoren die Aufmerksamkeit hingelenkt (FOURNIER, LANG, FINGER u. a.). Aber nur *sehr selten* konnte in diesen Fällen später Lues cerebri oder Metalues beobachtet werden.

Kurzum *kein klinisches* Symptom in der *frühen* Periode der Syphilis gestattet einen sicheren *Rückschluß* auf einen späteren *schweren* Verlauf.

Über den Wert der *serologischen* Methoden wird später im Zusammenhang berichtet werden.

Was die Ursachen der *kürzeren* oder *längeren Latenzperioden* anbetrifft, so sind hierfür die verschiedensten Erklärungen versucht worden. Theoretisch sind die Bedingungen leicht aufzustellen: eine gelegentliche Verminderung der allgemeinen oder örtlichen Abwehrkräfte, hierdurch Vermehrung der Spirochäten oder ihrer Toxizität und damit ein Wiederauftreten eines sichtbaren Krankheitsprozesses. Jedenfalls steht es fest, daß die *Spirochäten*, von denen man biologische Involutionsformen, wie sie bei den Malariaplasmodien vorkommen, bisher nicht kennt, *jahrelang* mit *Beeinträchtigung ihrer Virulenz* im Körper schlummern können. Ein positiver Beweis ist dadurch gegeben, daß es gelang, sie noch in *alten Narben* aufzufinden. Als sichere Abwehrkräfte dieser Periode ist bisher nur die *Fibrosis*, die Bindegewebsbildung, nachgewiesen, die die Spirochäten isoliert und dadurch unschädlich macht.

Vielleicht geht auch eine *Einhüllung* der Spirochäten in *lipoide* Substanzen im Sinne von BERGEL vor sich. Jedenfalls spricht die klinische Beobachtung dafür, daß mit den Jahren eine allmähliche *Abschwächung* der *Infektiosität* vor sich geht.

Welches sind aber die Momente, die dieses Latenzstadiumm unterbrechen und so aus der *stummen, schlummernden, inaktiven* wieder eine *aktive* Syphilis machen ?

Die hierfür angegebenen vielfachen Erklärungen sollen kurz aufgeführt werden.

An erster Stelle sind leichte und schwerere *Traumen* und *Reizungen* der verschiedensten Art zu nennen, von denen die letzteren im Grunde genommen nichts anderes als leichte Verletzungen sind. Das Kapitel „*Reizung* und *Syphilis*" hatte bereits im vorigen Jahrhundert eine so allgemeine Anerkennung gefunden (H. ZEISSL, KAPOSI), daß TARNOWSKY daraufhin eine mit RICORDscher Ätzpaste ausgeführte „Cauterisatio provocatoria" zu diagnostischer und prognostischer Bedeutung erheben wollte — eine Ansicht, die sich sehr bald als irrig herausstellte.

Seltsamerweise wurde diese, wie eben erwähnt, auf klinischen Tatsachen festgelegte Beobachtung in den letzten Jahren wieder mehrfach bezweifelt, vor allem von THIBIERGE in seiner gerichtlich-medizinischen Studie über Lues und Provokation, so daß von verschiedenen Autoren neuere den Einwurf widerlegende Vorkommnisse veröffentlicht wurden (MILIAN und PÉRIN, CLÉMENT-SIMON, DITTRICH u. a.). Auch HELLER ist der Ansicht, daß die Erfahrungen des Weltkrieges über die Frage „Syphilis und Trauma" ziemlich negativ sind. Diese Meinung dürfte keine reichliche Unterstützung finden. Habe ich doch unter anderem einen Fall von Paralyse nach einer Verschüttung und einen Fall von schwerer Gehirnlues nach Schützengrabentätigkeit beobachtet. Kurzum die Erfahrung lehrt, daß chemische, physikalische, mechanische und bakterielle Einwirkungen der mannigfaltigsten Art bei dem Auftreten von syphilitischen Symptomen der verschiedensten Systeme und bei dem Wiederauftreten an denselben Stellen, den Locis minoris resistentiae, als Gelegenheitsursachen eine entscheidende Rolle spielen können.

Man kann sogar bei der stummen Syphilis der Frauen die *Gravidität* in gewissem Sinne als Trauma betrachten, das die schlummernde oder die unbekannte Syphilis an das Tageslicht bringt. Theoretisch läßt sich vermuten, daß die durch die Traumen hervorgerufenen Gefäßstörungen Veranlassung geben, die Immunität der betroffenen Gewebe herabzusetzen und die Virulenz resp. die Aktivität ruhender Spirochäten zu steigern.

In zweiter Reihe sind die Herzgifte, *der Alkohol* und das *Nicotin* zu erwähnen. Beide wirken sowohl auf das *sekundäre* Stadium (schwere Haut- und Schleimhaut-Erkrankungen und lokale Reizungen, wodurch das kontagiöse Stadium verlängert wird), als auch auf den *späteren* Verlauf (Leukoplakie und viscerale Lokalisationen, vor allem im Gefäßsystem und in der Leber) deletär ein und *verschlechtern* die Prognose.

Zu bemerken ist aber, daß der Gebrauch des Alkohols den jeweiligen individuellen Verhältnissen angepaßt werden muß. Denn man sieht nicht, daß die *absolute Abstinenz* einen günstigen Verlauf der Syphilis verbürgt.

In der Mehrzahl der Fälle sind aber die *allgemeinen* oder *lokalen Momente*, die zur Unterbrechung des Latenzstadiums Veranlassung geben, *nicht* bekannt, so daß man nur *konstitutionelle, individuelle* Eigenschaften, über die man nichts Näheres weiß und die man auch großenteils nicht ausfindig machen kann, voraussetzen muß.

Um die *Verschiedenartigkeit* des *Verlaufes* zu erklären, ist man zu der Annahme gelangt, daß die einzelnen *Spirochätenstämme verschiedene Eigenschaften* und eine *verschiedene Toxizität* besitzen. So ist Diday der erste gewesen, der auf eine *Syphilis à virus nerveux* hingewiesen hat. Diese Hypothese, der Erb und Nonne zustimmten und die Levaditi und Marie durch Tierversuche zu beweisen suchten, hat viele Anhänger. Klinisch wurde sie hauptsächlich durch die häufiger vorkommende *konjugale* Tabes und Paralyse gestützt. Ferner soll dieses Virus seine höhere Affinität zum Nervensystem schon in der Frühperiode dadurch zu erkennen geben, daß diejenigen Kranken, die später von Metalues befallen werden, nur *geringfügige* oder selten rezidivierende *Hauterscheinungen* zeigen, wodurch die Beobachtung der alten Schule von der Wechselwirkung zwischen Haut und inneren Organen eine Bestätigung finden würde. Hiergegen sind folgende Tatsachen anzuführen.

Die klinische *Konfrontation* beweist auf das deutlichste, daß ein bestimmter Krankheitstyp (z. B. Syphilis maligna) sehr selten bei einem anderen Menschen die gleiche klinische Form erzeugt.

Den Beobachtungen von familärer Tabes stehen mindestens ebenso zahlreiche gegenüber, die das Gegenteil beweisen. Nonne beobachtete sehr selten eine gleichartige Erkrankung beider Ehegatten.

Nicht nur *bestimmte*, sondern *alle* Spirochätenstämme sind wohl im gegebenen Falle neurotrop. Hierfür spricht der wechselvolle Verlauf der Syphilis bei den verschiedenen Individuen.

Auch deuten die *Liquorveränderungen* in der Frühperiode, besonders wenn nebenbei *lokale klinische* Symptome bestehen, auf die Wahrscheinlichkeit hin, daß die *Meningen*, die doch bei jeder Erkrankung des cerobrospinalen Systems in Mitleidenschaft gezogen werden, ergriffen sind.

Die *Wechselwirkung* von Haut und Nervensystem, worauf später noch zurückzukommen sein wird, ist bei Syphilis *nicht* erwiesen.

Schließlich werden bei ausgedehnter *Neurosyphilis* nicht nur in einem früheren Stadium, sondern auch gleichzeitig Erkrankungen *anderer* Organe oder Systeme beobachtet.

Mithin ist die *Annahme* der *Stammesvarietäten* noch nicht bewiesen, wahrscheinlich aber *hinfällig*. Nur die *Konstitution* und die *individuellen Bedingungen* der Anpassung resp. der Resistenz bestimmen, abgesehen von dem wichtigen Faktor der Therapie, den Verlauf der Krankheit.

In neuester Zeit hat WIRZ darauf hingewiesen, daß die „Lues nervosa" nicht einem Virus nerveux, sondern der Zivilisation zuzuschreiben ist, die ein Organ — die Haut — vernachlässigt (Kleidung und Lebensweise) und in der Ausübung seiner esophylaktischen Funktionen hindert. —

Die *tertiäre Periode (Spätsyphilis)*, die von der sekundären zeitlich nicht immer zu trennen ist, umfaßt mit wenigen Ausnahmen die Fälle von schwerer und stummer Syphilis, sowie fast alle Erkrankungen der visceralen Organe und des Nervensystems.

Im allgemeinen gelangt die Mehrzahl der tertiären Prozesse vom dritten Jahre an nach erfolgter Ansteckung, größtenteils später, mitunter aber erst nach vielen Dezennien zur Beobachtung. Die Prognose im einzelnen Fall ist im allgemeinen um so ungünstiger, je schneller sich die tertiären Erscheinungen an das sekundäre Stadium anschließen, je größer die Neigung zu fortschreitendem Zerfall und je wichtiger für den Körper das Organ ist, das ergriffen wurde.

Klar und eindeutig für die Vorhersage liegen die Fälle von *galoppierender, unversöhnlicher* Syphilis *(Syphilis implacable)*, bei denen alle Behandlungs-methoden versagen und innerhalb weniger Wochen fortschreitende nervöse und viscerale Erscheinungen bei unbeeinflußbaren positiven Blutserum- und Liquorreaktionen einen traurigen Ausgang herbeiführen. Diese Fälle sind glücklicherweise unendlich selten. Die Ursache scheint, wie bei der gleich zu besprechenden bösartigen Form der Syphilis, nicht in einem besonders gearteten Virus, ·sondern vor allem in der Konstitution des betreffenden Individuums zu liegen.

Unter *bösartiger, maligner* Syphilis versteht man solche Fälle, bei denen unter häufigen Rückfällen schon frühzeitig tertiäre Symptome auftreten, ferner solche, bei denen auf der Haut oder Schleimhaut oder im Knochensystem fort-schreitende, rasch zum Zerfall neigende Efflorescenzen vorhanden sind, weiterhin solche, die auf die verabreichten, mitunter schlecht vertragenen Medikamente wenig reagieren (therapieresistente Syphilis) und schließlich solche, bei denen bei progressiver syphilitischer Kachexie ein lebenswichtiges Organ, wie das Nervensystem, frühzeitig befallen oder wie z. B. ein Hirnnerv dauernd zerstört wird.

Die durch die Lokalisation bedingten schweren Formen werden als *Syphilis gravis* bezeichnet.

Wie schon gesagt, ist eine *besondere Art des Krankheitserregers* als *Ursache nicht* anzunehmen, da die Gegenüberstellung von Kranken· klar erwiesen hat, daß die maligne Syphilis nicht von einer gleichartigen Infektionsquelle zu stammen braucht und umgekehrt die von einer bösartigen Syphilis erzeugte Infektion normal verläuft.

Auch sind in der *Mehrzahl* der Fälle *akute* oder *chronische Allgemeinerkran-kungen*, wie Tuberkulose, Diabetes und Malaria oder Alkoholismus, Alter, Unterernährung, schlechte hygienische Verhältnisse und ähnliche Momente ätiologisch nicht heranzuziehen, da auch ganz kräftige Individuen, bei denen keinerlei Diathesen bestehen, von Syphilis maligna befallen werden. Die Ursache liegt meist in einer *individuellen Disposition*, mit anderen Worten, sie ist größten-teils unbekannt. Aber prognostisch sind diese *malignen* Formen, die in den letzten Jahren seltener geworden sind, in der überwiegenden Mehrzahl der Fälle ebenso wie alle sog. tertiären Symptome *nicht* von *vornherein ungünstig* zu beurteilen, da sie bei rechtzeitiger richtiger Behandlung einen günstigen Verlauf nehmen können.

Wirklich *bösartig* sind nur diejenigen schweren Fälle, die einer *Behandlung nicht mehr zugänglich* sind oder bei denen dauernde Funktionsstörungen zurück-bleiben.

Die *latente* Syphilis ist bereits vorher gewürdigt worden.

Es würde den Rahmen dieser Zeilen bei weitem überschreiten, jede einzelne tertiäre Erkrankung des Gesamtorganismus prognostisch zu besprechen, besonders da darüber in den betreffenden Kapiteln berichtet wird, nur die häufigsten Affektionen der wichtigsten Organe bedürfen einer besonderen, wenn auch nur kursorischen Erwähnung.

Vor allem ist die Tatsache festzulegen, daß sich im Laufe der beiden letzten Jahrzehnte in immer steigendem Maße das *klinische* Bild des *tertiären* Stadiums *vollständig gewandelt* hat.

Die früher so häufig gesehenen *gummösen* und *ulcerösen Prozesse* auf der *Haut* und an den *Knochen* haben bedeutend abgnommen und sind nur noch in den Krankenzentren, den Krankenhäusern, häufiger anzutreffen. Dagegen ist den Erkrankungen *des cardio-vasculären Systems,* besonders der *Aorta (Mesaortitis ascendens)* auf luetischer Grundlage und den Erkrankungen des *Nervensystems,* besonders der *Tabes* und *Paralyse,* eine allseitige größere Aufmerksamkeit zu Teil geworden. Die Ursache liegt darin, daß nach der Ansicht einer Anzahl von Autoren die Erkrankungen des Gefäßsystems, die beim männlichen Geschlecht ungefähr doppelt so häufig wie bei den Frauen vorkommen, sowohl nach klinischen als auch nach Sektionsergebnissen eine beträchtliche Zunahme zeigen sollen (Hubert, Wittgenstein und Brodnitz, Bruhns, Lindlau, Jungmann, Stadler, Port, Schrumpf u. a.).

Bei den *klinischen* Untersuchungen schwankt die Zahl der Erkrankungen zwischen $50-70^0/_0$. E. Fränkel (Hamburg), gestützt auf die Protokolle seiner *Autopsien,* hat schon im Jahre 1911 auf eine *Vermehrung* der *Aortitiden* hingewiesen und diese Beobachtung durch später aus seinem Institute erfolgte Veröffentlichungen noch weiter gestützt (Gürich). Im ganzen liegen die Resultate von ungefähr 70 000 Sektionen aus den verschiedensten deutschen Städten vor, deren Ergebnisse darin gipfeln, daß über $80^0/_0$ der gestorbenen Syphilitiker an Erkrankungen des Gefäßsystems, insbesondere der Aorta, zugrunde gehen (Gürich, Jungmann und Hall, Langer, Goldschmied u. a.). Von geringfügigen Narben angefangen, die an harmlosen Stellen ihren Sitz haben und solchen an den Abgangsstellen der Coronararterien bis zu Insuffizienzen und Aneurysmen mit ihren Folgezuständen und den verschiedensten Komplikationen wurden von den einzelnen Autoren Befunde auf dem Sektionstisch erhoben.

Nach Berechnungen von J. Heller *erkrankt* etwa jeder *sechste* Syphilitiker, und jeder *zwölfte geht* direkt oder indirekt an *Aortitis zugrunde.*

Dem gegenüber stehen anderweitige Beobachtungen, durch welche eine Zunahme nicht nur geleugnet, sondern sogar eine Verminderung dieser Systemerkrankung festgestellt wird (Bauer, Krehl u. a.). So hat auch Heuck auf Grund des Sektionsmaterials im Krankenhause von München-Schwabing einen Rückgang der Aortitis nachgewiesen. Jedenfalls ist der Zeitpunkt noch nicht gekommen, um ein entscheidendes Urteil über diese Frage abzugeben, wobei nicht außer acht gelassen werden darf, daß eine Anzahl einschlägiger Fälle gar keine oder eine ungenügende Behandlung durchgemacht haben.

Auch eine *Zunahme* der *Aortitis* als Begleiterscheinung der *Tabes* und der *Paralyse* — über diese Affektionen wird später besonders gesprochen werden — wurde von Psychiatern und inneren Klinikern behauptet (Coenen, Frisch, Löwenberg, Goldscheider, Copolla, Weygandt, Deneke u. a.). Bei der Häufung der Beobachtungen aber, die zeitlich mit der Salvarsanära in Verbindung gebracht wurden, lag es natürlich nahe, daß die *derzeitige antisyphilitische Behandlung* mit *Bevorzugung* des *Salvarsans* als Ursache für die Veränderung des Luescharakters und als Schuld für die Abwanderung von der

Haut auf das Gefäß- und Nervensystem herangezogen wurde (Gürich, Ostmann, Graf u. a.).

Auch sollte sich der *Zwischenraum* zwischen *Ansteckung* und dem *ersten Auftreten* der Aortaerkrankung gegen früher in auffallender Weise vermindert haben (H. Schlesinger u. a.). Diese Behauptungen sind bisher unbewiesen. Was besonders das *Salvarsan* anbetrifft, so ist zuvörderst anzuführen, daß, wie bereits gesagt, schon im Jahre 1911, also bevor von irgend einer späteren Einwirkung dieses Medikamentes gesprochen werden konnte, E. Fränkel eine Vermehrung der Aortitiden beobachtet hatte.

Hierzu kommt, daß von seiten der Kliniker diesen Erkrankungen, die infolge der *neueren diagnostischen Hilfsmittel* (Blutserum- und Liquoruntersuchungen, Röntgenaufnahme, Elektrokardiogramm) schneller und sicherer erkannt werden, eine größere Aufmerksamkeit zuteil wird. Ferner ist durch sehr zahlreiche Beobachtungen in der Literatur festgelegt, welche Erfolge gerade die *moderne* Therapie bei den Herz- und Gefäßaffektionen erzielt.

Auch dürfen nicht die Schädigungen psychischer und vor allem physischer Art außer acht gelassen werden, denen die jetzige Generation in den vergangenen zwanzig Jahren ausgesetzt war. Jedenfalls herrscht aber in ganz überwiegendem Maße die Ansicht vor, der fast alle *deutschen Universitätslehrer des Faches* und mit ihnen eine Anzahl anerkannter *ausländischer* und *deutscher Dermatologen,* sowie die *Union internationale contre le péril vénérien* in diesem Jahre Ausdruck verliehen haben, daß die energische *kombinierte Behandlung,* d. h. *Salvarsan, Quecksilber* oder *Wismut* am sichersten die Ausbreitung der Syphilis eindämmt und vor den späteren, schweren Folgen den besten Schutz gewährt. Aber ein ganz theoretischer Gedanke möge hier vielleicht doch am Platze sein. Er stützt sich auf folgende Tatsachen. Die in den ersten Jahren nach der Entdeckung des Salvarsans relativ häufigen *Neurorezidive,* die auf seine unzureichende Zufuhr zurückgeführt wurden, sind in der ganzen Welt sehr viel seltener geworden und werden an vielen Orten überhaupt nicht mehr beobachtet — seit Einführung der Kombinationstherapie, eine schon mehrfach ausgesprochene Ansicht, die Verfasser teilt.

Ferner die *absolute, reine* Salvarsantherapie, die nicht nur in der Frühperiode, sondern in *allen* Stadien der Syphilis angewendet wurde, ist bis auf ganz verschwindende Ausnahmen allerorts aufgegeben. Nun sind doch Arsenik und Syphilis *Gefäßgifte,* die, wie die Pachymeningitis haemorrhagica gelehrt hat, gemeinsam deletär wirken können. Wäre es daher nicht denkbar, daß, wenn wirklich eine *vorübergehende* Zunahme der Aortitiden festgestellt werden sollte, sie zum Teil mit der *ersten, jetzt verlassenen* Periode der *reinen* Salvarsanbehandlung in Zusammenhang steht. — Eine Annahme, die dem Verfasser der Erwähnung wert erscheint.

Die *Prognose* der *Aortitis* hängt mit der *rechtzeitig gestellten Diagnose* zusammen, worüber bei Gelegenheit des Abschnittes über die klinische Untersuchung eingehender zu sprechen sein wird.

Die unbedeutenden, bei Sektionen gefundenen Narben geben jedenfalls den untrüglichen Beweis der Heilbarkeit. Mithin ist die *Prognose* der *Anfangsstadien* der Aortitis (Infiltration und Granulation) eine absolut *günstige.*

Aber auch die *späteren* Stadien — ein nicht unbeträchtlicher Teil derartig Kranker überschreitet das sechzigste Lebensjahr — sind durch eine *individualisierende intermittierende* Therapie, wie sie heute im allgemeinen angewendet wird, der Heilung resp. der Besserung fähig, die allerdings infolge häufiger Kombination mit *Arteriosklerose* und vor allem infolge frühzeitigen Übergreifens auf die *Coronararterien* bedeutend beeinträchtigt werden. Das

Aneurysma ist im allgemeinen unmittelbar prognostisch weniger ungünstig zu bewerten als die *Aorteninsuffizienz.*

Also von der Lokalisation, dem Stadium des Prozesses sowie von den schon vorhandenen oder zurückbleibenden Funktionsstörungen ist, abgesehen von der Behandlung und den hygienischen Verhältnissen, die *weitere Zukunft* des betreffenden Kranken abhängig. Man darf aber auch nicht außer acht lassen, daß derartige, in ihrem Gefäßsystem mehr oder minder geschädigte Menschen viel leichter *anderen Erkrankungen* oder *toxischen* und *psychischen Einwirkungen* erliegen, die von anderen gefäßgesunden Individuen ertragen und überwunden werden.

Ebenso wie die Aortitis nimmt auch die gewöhnlich im späteren, tertiären Stadium auftretende *isolierte* Blutgefäßerkrankung, die an sich doch für die Syphilis charakteristisch ist, besonders die durch Verdickungen und Schmerzhaftigkeit kenntliche Phlebitis und die *Thrombo-phlebitis nodularis* bei frühzeitiger Diagnose einen günstigen Verlauf.

Wie schon erwähnt, haben die *tertiären*, gummösen und ulcero-serpiginösen Prozesse der *Haut* und des *Knochensystems* beträchtlich abgenommen. Aber selbst *spätere*, nach einer Reihe von Jahren auftretende und infolge unterlassener Behandlung mitunter sehr ausgedehnte *Ulcerationen* beeinflussen den übrigen Organismus in kaum wahrnehmbarer Weise und schwinden oft bei einfachster spezifischer Therapie. —

In ähnlicher Weise geben auch *schwerere Knochenerkrankungen*, sei es, daß sie vom Periost, was häufiger der Fall ist, oder vom Mark ihren Ausgang nehmen, keine Veranlassung zu *ungünstiger* Prognose. Von der *frühzeitigen, richtigen Diagnose* und der *entsprechenden individuellen Behandlung* hängt auch hier der günstige Verlauf ab. —

Das gleiche gilt ebenfalls von den spezifischen Erkrankungen der *Baucheingeweide* (Leber, Nieren, Magen, Bauchspeicheldrüse).

Auch die syphilitischen Späterkrankungen der *Leber* kommen jetzt viel seltener zur Beobachtung als in früherer Zeit.

Der *Icterus syphiliticus* wird in allen Stadien beobachtet vor oder zugleich mit dem ersten Ausschlag, allein oder im Verein mit Rezidiverscheinungen, und auch als Folge der Behandlung. Am häufigsten tritt er im sekundären Stadium auf und umfaßt hier die allermildesten Fälle bis zur *akuten gelben Leberatrophie,* die bei leichter Erkrankung noch heilbar ist. Das zeitweise häufigere Auftreten dieser Affektion hängt zum Teil auch mit anderen Faktoren (Malaria, Salvarsan u. a.) als mit der Lues allein zusammen. Da der Ikterus nur als ein *Symptom* gewertet werden darf, so ist seine Prognose abhängig vom Stadium und den Begleiterscheinungen. Auch bei der Leber gilt der Satz, daß, je weiter der Prozeß fortgeschritten und je weniger er noch rückbildungsfähig ist, desto mehr verschlechtert sich die Prognose.

Eine ausgedehnte *Lebercirrhose* als Folge nicht erkannter gummöser Erkrankung dieses Organs ist selbstverständlich in ihrem Verlauf und noch mehr in ihren Folgezuständen irreparabel.

Die frühzeitige Erkrankung der *Nieren* durch Syphilis — in der überwiegenden Mehrzahl der Fälle liegen nur *Nephrosen* vor — trägt einen gutartigen Charakter, hat keinen schädlichen Einfluß auf den Verlauf des Leidens und ist daher im allgemeinen als prognostisch günstig aufzufassen. Die *akute syphilitische Nephritis* ist sehr selten, aber der Behandlung zugängig und vollkommen heilbar. Des Genaueren wird darüber und über die weiteren Erkrankungen dieses Organs an anderer Stelle berichtet werden.

Vom *Magen*, bei dem der *Pylorus* der häufigste Sitz der Affektion ist, soll hier nur angeführt werden, daß die *gummöse* Tumorbildung wegen der Gleichheit der klinischen Symptome und häufigen Ähnlichkeit des röntgenologischen Bildes mit *Carcinom* verwechselt wird. Ich selbst habe mehrere einschlägige Fälle vor dem Messer des Chirurgen und einer ungewisseren Zukunft schützen können.

Die Diagnose der *Pancreatitis syphilitica* begegnet großen Schwierigkeiten, weil sie meist mit Lebersyphilis vergesellschaftet ist und leicht mit *Neubildungen* und der *chronisch indurativen Entzündung* verwechselt werden kann. Ich habe einen Fall mitbeobachtet, bei dem der Chirurg eine Laparotomie nicht beendete, da er die Diagnose Carcinom des Pankreas stellte. Eine erst später vorgenommene Wassermannsche Reaktion besserte die Prognose um ein beträchtliches.

Kurzum, bei allen diesen Organen hängt, wie schon gesagt, das Heil des Kranken mit der *rechtzeitigen ätiologischen* Erkenntnis und dem entsprechenden *individualisierenden Heilplan* zusammen. Über alle Einzelheiten muß auf die betreffenden Kapitel dieses Handbuches hingewiesen werden.

Das gleiche gilt von der *Arthritis* syphilitica, die unter dem Bilde eines akuten oder eines chronischen Gelenkrheumatismus verlaufen kann.

Einer etwas eingehenderen Besprechung bedarf noch die *Neurolues*, obgleich deren gesamter Fragenkomplex ebenfalls in einem besonderen Abschnitt eingehend gewürdigt wird. Aber, um das Bild der Prognose zu vervollständigen, muß ihrer auch hier Erwähnung geschehen.

Die Untersuchungsmethoden des *Blutserums* und des *Liquor* werden erst an späterer Stelle bei Erörterung der für eine Heilung in Betracht kommenden Momente in ihrem Werte für die Prognose beleuchtet werden.

Auch von den spezifischen Erkrankungen des *Nervensystems* im besonderen von der *Tabes* und *Paralyse* ist behauptet worden, daß sie in den letzten Jahren zugenommen haben (WILMANNS, JUNGMANN u. a.). NONNE steht auf dem Standpunkt, daß sie seit Einführung der neuen Behandlungsmethode nicht seltener geworden sind. Dagegen sind eine große Anzahl von Autoren entgegengesetzter Meinung (KRAEPELIN, BONHOEFFER, DREYFUS, SAHACHIRO HATA u. a.). Jedenfalls eine Einigkeit ist über diese Frage bei den Neurologen nicht vorhanden.

Was besonders die *Paralyse* anbetrifft, so wird von einer Reihe sehr erfahrener Psychiater aus vielen Ländern, besonders aus England, über eine mehr oder minder beträchtliche Abnahme berichtet. Bei der großen Schwierigkeit, eine die vielfachen, verschiedenen Gesichtspunkte berücksichtigende und einwandfreie *Statistik* aufzustellen, ist es vor der Hand unmöglich, ein auf große Zahlen gestütztes, sicheres Urteil abzugeben.

Eine größere Übereinstimmung herrscht seit langen Jahren über die auch durch mehrfache, zwar in dem Prozentsatz nicht immer gleichlautende Statistiken (VOIGT u. a.) gestützte Ansicht, daß die *überwiegende Mehrzahl* der an *Paralyse* und *Tabes* erkrankenden Personen im Frühstadium *gar keine* oder *eine ungenügende* Behandlung durchgemacht haben (NONNE, EHRLICH u. v. a.). Hierbei ist zu bemerken, daß der Begriff „ungenügend" nur einen ganz relativen Wert hat. Da der Erfolg einer Behandlung auf einer zutreffenden Individualisierung beruht, so ist es folgerichtig und entspricht auch der klinischen Beobachtung, daß eine Therapie in dem einen Falle zum Erfolge führt, während sie bei anderen Kranken versagt, ja unter Umständen schädliche Folgen hervorruft. Unter diesem Gsichtswinkel ist auch die einseitig eingestellte *maximale Salvarsan*therapie zu beurteilen, ebenso wie auch die Ansicht der „Anbehandlung" mit kleinen Dosen von Salvarsan einer dementsprechenden Richtigstellung bedarf.

Demgegenüber sind die einer *früheren* Periode angehörenden Angaben anderer Autoren (LEYDEN, SCHUSTER, KRON u. a.) anzuführen, daß auch eine *gute* Behandlung den *späteren* Ausbruch der *Tabes* nicht verhindere, und daß sogar unter Umständen z. T. eine *übermäßige Quecksilberbehandlung* mehr Schaden als Nutzen bringt (Wernicke, Hermann Cohn). In beiden Behauptungen liegt ein Kern Wahrheit. Diese sog. „gute" Behandlung war eben für die betreffende Individualität nicht ausreichend oder nicht zweckentsprechend gewesen und eine unzweckmäßige, chronisch unterhaltene Quecksilberzufuhr, die mehr das Augenmerk auf die Krankheit als auf den Kranken richtet, wie man in vergangenen Epochen häufiger vorging, kann zerstörend auf das Nervensystem wirken.

Als *herrschende* Meinung der *heutigen* Zeit kann man den Satz aussprechen, daß *zur Verhütung späterer Erkrankungen* des Zentralnervensystems eine *ausgiebige*, dem betreffenden Kranken angepaßte — *nicht* die *intensivste* — Behandlung die richtigste Maßnahme bedeutet. Sie ist zwar der geeignetste, aber nicht der absolut sichere Schutz gegen das spätere Auftreten von Metalues.

Auch darüber scheint eine überwiegende Übereinstimmung der Beobachter zu bestehen, daß, während in früherer Zeit bei der größeren Zahl der Erkrankungen an Tabes der *Zwischenraum* zwischen Infektion und dem Auftreten der ersten Erscheinungen im allgemeinen 10—15 Jahre betrug, in dem letzten Dezennium häufiger eine *beträchtliche Verkürzung* eingetreten ist. Besonders hervorgetreten soll diese Tatsache in Fällen von *reiner Salvarsanbehandlung* sein. Ein Beweis für diese Behauptungen ist aber noch nicht erbracht.

Einen prognostischen Rückschluß von der *Meningitis* in der *Eruptions-*, d. h. in der *Frühperiode*, die gewöhnlich günstig verläuft und von der später noch einmal die Rede sein wird, auf eine nach einer *Reihe von Jahren* auftretende *Neurolues* zu ziehen, hat sich im allgemeinen als abwegig herausgestellt.

Auch der Zusammenhang einer *Alopecia specifica* selbst in den schwersten Formen mit einer *Meningitis* ist nicht erwiesen (White und Belote) und in der Majorität der Fälle sicherlich nicht zutreffend.

Schon in der alten Medizin, wovon schon die Rede war, und besonders in der Dermatologie war ein gewisser antagonistischer Zusammenhang zwischen *Haut* und *inneren Erkrankungen* angenommen worden und hatte auch eine gewisse prognostische und therapeutische Nutzanwendung gefunden.

Dementsprechend wurde auch vielfach, in letzter Zeit besonders von Finger, Bruck u. a. darauf hingewiesen, daß *Tabiker* und *Paralytiker* im Verlaufe ihrer Erkrankung keine oder nur geringe Erscheinungen auf der Haut und den Schleimhäuten zeigen. Nur *geringe* Abwehrkräfte sollen sich hierbei ebenso wie auf der Haut auch in den inneren Organen bilden und so eine mangelhafte Entwicklung der Immunvorgänge herbeiführen.

Die von Lange hierfür gegebene Erklärung, die sich auf einen Unterschied zwischen *diffuser* und *circumscripter* Lues stützt, entbehrt noch des Beweises.

Wenngleich für die eben angeführte praktische Erfahrung manche Einzelbeobachtung sprechen mag, so bedarf die an sich sehr schwierige Frage noch der völligen Klarstellung. Jedenfalls ist es nicht angebracht, auf derartigen, gelegentlichen Vorkommnissen einer Wechselwirkung bestimmte Theorien aufzubauen oder gar eine Gesetzmäßigkeit herleiten zu wollen. Auch die Untersuchungen des Liquor bieten für die antagonistische Ansicht keinen Stützpunkt (Fleischmann, Kyrle, Lange, Bruck). Veranlassen nicht gerade die Fälle, die mit keinen oder leichten Hauterscheinungen verlaufen, den Arzt zu einer weniger energischen Behandlung? Keineswegs ist es aber gerechtfertigt, die naheliegende, umgekehrte Schlußfolgerung zu ziehen, nämlich daß starke Hauterscheinungen vor dem späteren Auftreten von Erkrankungen des Zentralnervensystems bewahren.

Kurzum, für die *Prognose* ist dieser Fragenkomplex *noch nicht* spruchreif.

Im besonderen ist zu erwähnen, daß die *Hirnlues*, die eigentlich eher in das Gebiet der Gefäß- als in das der Nervensyphilis gehört, von vornherein *keine ungünstige* Prognose zu stellen Veranlassung gibt. Maßgebend sind hierbei das *Stadium* der Krankheit, das *Alter* des Patienten und seine *Konstitution*. Am relativ günstigsten verläuft sie bei Kranken im Alter von 20—40 Jahren, während sich die Vorhersage bei fortschreitenden Altersveränderungen des Gefäßsystems mehr und mehr verschlechtert. Auch ist die Prognose weniger günstig, wenn die Lues im ersten oder zweiten Stadium einen bösartigen Charakter annimmt.

Die *frühe, spezifische Meningitis* ist, wie schon gesagt, in der überwiegenden Mehrzahl der Fälle prognostisch günstig zu beurteilen, sie ist von allen interkraniellen Erkrankungen am ehesten einer energischen Behandlung zugängig.

Eine *latente*, eigentlich *nur histologisch* nachweisbare *Meningitis*, die sich klinisch höchstens nur durch Kopfschmerzen zu erkennen gibt, aber durch Untersuchung der Cerebrospinalflüssigkeit aufgedeckt wird, kann von *gewisser prognostischer* Bedeutung werden, wenn sich aus diesem Anfangsstadium später Tabes oder Paralyse entwickelt (BABINSKI, WIDAL u. a.). Der Zusammenhang ist aber oft sehr schwer zu beweisen.

Die *Tabes* entwickelt sich in ihrem Anfangsstadium aus einer *Perineuritis* des spinalen Wurzelgebietes, die sich an eine spezifische Meningitis anschließt und auf die Nerven der Hirnbasis übergreift. Die *Prognose* der *Tabes* hängt von der *rechtzeitigen* Erkennung und der systematisch durchgeführten, *individualisierenden* Behandlung ab. Man kann damit in einer großen Anzahl von Fällen sehr erfreuliche Resultate erzielen. Nur ausnahmsweise ist trotz frühzeitigen therapeutischen Eingreifens eine fortschreitende Verschlimmerung nicht aufzuhalten.

Wenngleich der Verlauf ein außerordentlich verschiedener ist, so kann doch, man kann das mit Bestimmtheit behaupten, in *jedem Stadium* der Entwicklung ein *Stillstand* eintreten oder erreicht werden.

Aus einer Reihe einschlägiger Kranker, die ich zum Teil viele Jahre zu beobachten Gelegenheit hatte, sei der folgende Fall kurz angeführt.

Im Jahre 1901 konsultierte mich ein Herr im Alter von 29 Jahren in einem Zustande von höchster psychischer Depression. Er hatte sich 10 Jahre vorher infiziert und nur eine wenig energische Behandlung durchgemacht. Wegen verschiedener Beschwerden hatte er einen Tag, bevor er zu mir kam, unseren damaligen ersten Neurologen aufgesucht. Dieser hatte dem Hausarzt gegenüber die Diagnose Tabes ausgesprochen, den Kranken vor jeder spezifischen Kur gewarnt und ihm empfohlen, evtl. eine Badekur in Oeynhausen durchzumachen. Der Patient hatte den Eindruck, daß ihm nicht mehr zu helfen sei. Ich konstatierte minimale Patellarreflexe, Ungleichheit der Pupillen, Reaktionen vorhanden, aber sehr träge und leichtes Schwanken bei geschlossenen Augen. Ich ließ den Patienten mehrere Jahre hintereinander energische Schmierkuren durchmachen, die ersten zwei in Bettlagerung, und außerdem Bäder und Jod gebrauchen. Alle Symptome bildeten sich zurück, der Kranke hatte wieder frischen Lebensmut gefaßt. Dann verlor ich ihn aus dem Gesichtskreis. Als 47jährigen Mann im Jahre 1918 sah ich ihn wieder. Er war verheiratet und hatte mehrere gesunde Kinder. Die letzten drei Jahre hatte er den Feldzug zum Teil in Rußland als Radfahrer mitgemacht. Er war in bester körperlicher und geistiger Verfassung. Die Patellarreflexe waren sehr gering. Schwanken war nicht mehr vorhanden. Der von einem angesehenen Augenarzt aufgenommene Befund lautete: „Bis auf eine Pupillenträgheit ist kein Befund vorhanden, der mit der alten Lues in Zusammenhang zu bringen ist."

Jedenfalls besteht bei der *Tabes* in einem recht *hohen Prozentsatz* die Neigung, *stationär* zu bleiben und nicht fortzuschreiten.

Die Fälle von *abortiver* resp. *rudimentärer* Tabes (Formes frustes) gehören absolut nicht zu den Seltenheiten. Hierzu sind in erster Linie die häufigen der *präataktischen* Periode angehörenden Beobachtungen von *isolierter, reflektorischer Pupillenstarre* zu rechnen. Der Vorschlag, eine *Prätabes* als Vorstadium von der Tabes abzutrennen (v. WITTGENSTEIN), hat praktischə

Folgerungen bisher nicht gezeitigt. Spontanheilungen von Nervenlues sind von Dreyfus, Kyrle, Pette beschrieben worden.

Als ein Paradigma hierfür kann der Fall von Maas gelten:

Im Jahre 1909 wurde bei einem Kranken eine schwere Tabes festgestellt, die nach 12 Jahren *ohne* Behandlung eine außerordentliche Besserung zeigte. Parästhesien, Doppelt-sehen, Blasenbeschwerden, Gürtelgefühl, Unsicherheit in den Beinen, Malum perforans und verschiedene Sensibilitätsstörungen waren verschwunden, die Potenz war wieder-gekehrt und die lanzinierenden Schmerzen hatten nachgelassen.

Bei der *Prognose* der Tabes, ebenso wie für ihre *Entstehung*, ist noch zu berück-sichtigen, daß *körperliche* und vor allem *geistige* Überanstrengungen *nicht* als Momente von besonders *schädlichem* Einfluß nachgewiesen sind, unbedingt aber der Mißbrauch des *Alkohols* und des *Nicotins*, und zwar als direkte oder indirekte Gefäßgifte. Die *individuellen* Eigenheiten der Konstitution, sowie der *somatische* Verlauf der Infektion dürften am ehesten als die entscheidenden Faktoren in Betracht zu ziehen sein.

Die angeborene *Schwäche* und *Reizbarkeit* des *Nervensystems* der sogenannten *Neuropathen* bedingen aber ebenso wenig eine Prädisposition zur Tabes als einen besonders schweren Verlauf. Genaue systematische Untersuchungen stehen hierüber allerdings noch aus.

Dagegen ist in den *degenerativen* Formen die Prognose selbstverständlich schlechter. Ob die Behandlung mit *Phlogetan* (Fischer, Stein), mit anderen fiebererregenden Mitteln der *parenteralen* Therapie oder mit *Recurrens-* resp. *Malariaübertragung* auch in diesen vorgeschritteneren Stadien günstigere Heil-resultate erzielen wird, ist Sache der Zukunft.

Die *Paralyse* galt bisher als unheilbar und die *Prognose* infolgedessen als *hoffnungslos*, da alle bisherigen Behandlungsmethoden versagt hatten.

Erst die *unspezifische moderne Fieberbehandlung*, vor allem aber die im Jahre 1917 von Wagner-Jauregg eingeführte Impfung mit dem *Malariaerreger* stellte demgegenüber einen beträchtlichen Fortschritt dar. In einem gewissen Prozentsatz der Fälle wurde der Verlauf im günstigsten Sinne beeinflußt. Die über dieses Vorgehen erschienene Literatur, sowie der ganze damit in Zusammen-hang stehende Fragenkomplex werden an der gegebenen Stelle in diesem Hand-buch eine eingehende Besprechung finden.

Nur folgende Momente, die für die *Prognose* in Erwägung zu ziehen sind, seien hier kurz zusammengestellt. Die bisherigen Erfolge werden *im allgemeinen* als *günstig* hingestellt. Aber abgesehen davon, daß der *körperliche* Allgemein-zustand mancher Kranken die Anwendung dieser Methode *unmöglich* macht, sind auch Fälle bekannt, bei denen diese Behandlung *vollständig versagte*. Hierzu kommt, daß die Übertragung der Malariaplasmodien ein *recht energischer, nicht ungefährlicher* Eingriff ist, den mancher Paralytiker nicht überstanden hat.

Auch ist es klar, daß die Besserung nur so weit erzielt werden kann, als nicht schon vorher durch die tiefe und disseminierte Encephalitis schwere, *nicht wieder ausgleichbare* Zerstörungen des Nervengewebes herbeigeführt sind. Es ist das stets *dieselbe Erscheinung* in der *gesamten Syphilispathologie*. Auf diesen Faktor ist es auch zurückzuführen, daß in nicht seltenen Fällen das *psychische* Verhalten nach der Kur *unverändert* blieb, während sich der all-gemeine *körperliche* Zustand bedeutend *besserte*. Auch ergaben bei einer Reihe von Kranken die *sero-* und *cytologischen* Untersuchungen, daß die Behandlung nach dieser Richtung hin *keinen* Erfolg gehabt hatte, so daß diese Kranken trotz einer vielleicht längeren Remission der Gefahr ausgesetzt bleiben, bei dem früheren oder späteren Wiederaufflackern des Prozesses zugrunde zu gehen (Hauptmann). Infolgedessen wird, da sich die Malariabehandlung *nicht* als ein *spezifisches* Heilmittel, sondern mehr als ein *Heilfieber* im Bierschen Sinne herausgestellt hat, in neuerer Zeit neben der Malariaübertragung eine regelrechte spezifische Behandlung in Anwendung gezogen.

Schließlich darf man bei der objektiven Beurteilung dieser Behandlungsmethode nicht außer acht lassen, daß es nach NONNE nicht unwahrscheinlich ist, daß es eine Reihe von Fällen mit *abortiver* Paralyse gibt.

Jedenfalls wird ein endgültiges prognostisches Urteil über die Wirksamkeit der verschiedenen, kombinierten Behandlungsmethoden erst dann ausgesprochen werden können, wenn nicht mehr der unbestimmte dehnbare Begriff der *Remissionen* maßgebend ist, sondern durch eine umfangreiche, auf viele Jahre ausgedehnte Statistik die weitere *Lebensdauer* der Paralytiker festgelegt sein wird.

Was die übrigen spezifischen Erkrankungen des Nervensystems anbetrifft, so kann an dieser Stelle auf die betreffenden Abschnitte des Handbuches hingewiesen werden. Nur ganz kurz sei die syphilitische *Apoplexie* erwähnt, deren Prognose nicht so ungünstig ist, wie allgemein angenommen wird. Die schwersten Symptome gehen mitunter unter zweckentsprechender Behandlung erstaunlich schnell zurück. Aber typisch ist dieser Verlauf nicht.

Über das Zusammentreffen von *Lues* mit anderen akuten und chronischen *Infektions-* oder *Stoffwechselkrankheiten*, von denen ein Teil syphilitischen Ursprungs sind, sei folgende kurze Darstellung gegeben.

Fieberhafte Allgemeinerkrankungen, wie *Typhus, akute Exantheme, Cholera, Erysipel* und *Pneumonie* bewirken eine schnelle, aber nur vorübergehende Involution der Symptome der Syphilis, sowohl im primären als auch in den späteren Stadien. Ist die fieberhafte Krankheit überstanden, so kehren die syphilitischen Erscheinungen sofort oder erst nach einiger Zeit wieder und treten um so intensiver auf, je mehr der Organismus unter der Einwirkung der Allgemeinerkrankung gelitten hat. Unter diesen Umständen kann die Syphilis einen *unregelmäßigen* Verlauf nehmen oder ihren Charakter ändern, was natürlich *prognostisch* von Bedeutung ist. RUGE kommt auf Grund einer statistischen Studie von 187 im Tropeninstitut in Hamburg beobachteten Fällen zu der Schlußfolgerung, daß nach Überstehen einer fieberhaften Erkrankung die *Inkubationszeit* für *Lues III* gegen sonst etwas verkürzt, dagegen für die Beteiligung des Zentralnervensystems allem Anschein nach erheblich über den gewöhnlichen Zeitpunkt hinaus verschoben wird.

Malaria und *Syphilis* gelten nach allgemeinen Erfahrungen als ungünstiges Zusammentreffen, indem eine lang ruhende Malaria durch das Hinzutreten der Syphilis wieder aufgerüttelt wird, zu einer *bösartigen Anämie*, zu *akuter, gelber Leberatrophie* und zur Entwicklung *tertiärer* Erscheinungen führen kann.

Syphilis und manifeste *Tuberkulose* bestehen nicht selten nebeneinander. Man kann annehmen, daß in ungefähr $4^0/_0$ der Fälle beide Infektionskrankheiten gemeinsam vorkommen (ROQUE). Auf dem Sektionstische konnte an größerem Material ein Einfluß der Tuberkulose auf die Syphilis nicht festgestellt werden, was darauf zurückgeführt werden kann, daß die an florider Tuberkulose leidenden Kranken schon vor dem Auftreten tertiärer Symptome von Lues zugrunde gehen (LANDESBERGER).

Klinisch verhält sich die Sache bei gleichzeitigem Bestehen insofern anders, als sich im allgemeinen die *Tuberkulose verschlimmert*, die Lues aber in ihrem Fortschreiten *nicht beeinflußt* wird. Besonders ist die Beschleunigung des Verlaufes bei der Tuberkulose dann vorhanden, wenn sie zur Zeit der Infektion mit Lues einen aktiven, mehr oder minder fortschreitenden Charakter besitzt. Mitunter, aber keineswegs durchgängig, kann durch eine sehr vorsichtige antisyphilitische und streng individualisierende Behandlung diese verhängnisvollere Entwicklung aufgehalten werden. Zeitlich nahestehendes Auftreten von Lues und Tuberkulose übt besonders im jugendlichen Alter einen *verschlimmernden* Einfluß auf die *Tuberkulose* aus. Tritt die letztere aber erst lange Zeit nach der Ansteckung mit Syphilis, die sich also im Latenzzustand befindet, in ein aktiveres Stadium, so pflegt im allgemeinen eine Verschlechterung nicht einzutreten (SAMSON).

Erwähnung verdient nur noch die Tatsache, daß die klinische Unterscheidung von *Tuberkuliden* und *Syphiliden* wegen ihrer Ähnlichkeit den größten Schwierigkeiten begegnet und zu häufigen *diagnostischen* und *prognostischen* Irrtümern führt.

Zusammenfassend möge also wiederholt werden, daß bei einer Mischinfektion *eher* eine *Verschlimmerung* der *Tuberkulose* als der *Lues* zu erwarten ist. Allerdings sind hierbei der Allgemeinzustand und die Konstitution des betreffenden Kranken die bestimmenden Hauptfaktoren.

Bei dem gemeinschaftlichen Vorkommen von *Diabetes mellitus* und auch von *Diabetes insipidus* und *Syphilis* ist die *Prognose* um so günstiger, je eher ein ätiologischer Zusammenhang festgestellt werden kann. Hat aber die *Pankreatitis*, die auf eine primäre, spezifische Entzündung der Inselarteriolen zurückzuführen ist, erst eine dauernde Schädigung der LANGERHANSschen Zellen herbeigeführt, was bei länger bestehenden Erkrankungen der Fall ist, so wird selbst durch die *Insulin*behandlung neben der *spezifischen* Therapie nur eine symptomatische Besserung zu erzielen sein (PAULLIN und BOWCOCK).

Mehrere einschlägige Beobachtungen haben mich zu der ganz vagen Vermutung geführt, ob nicht ein gewisser Prozentsatz von Diabetes der *Jugendlichen* auf einer kongenitalen Lues der zweiten oder der dritten Generation beruht.

Bei dem Zusammentreffen von *Carcinom* und *Lues* ist zu beachten, daß in den Krebsstatistiken der Syphilis ein nicht zu unterschätzendes, prädisponierendes Moment zukommt (SACHS), besonders der Leukoplakie des Mundes.

Akute und *chronische Dermatosen* bedingen zwar keine Verschlimmerung der Prognose der Syphilis, können jedoch als Loci minoris resistentiae im Sinne von „Reizung und Syphilis" zur Bildung neuer spezifischer Symptome führen. Andere *chronische* Allgemeinerkrankungen verschlechtern die Prognose je nach dem Grade ihres störenden Einflusses auf den Gesamtorganismus.

Zwischen *Syphilis* und *perniziöser Anämie* konnte ein ätiologisches Verhältnis bisher nicht nachgewiesen werden. Die Lues verschlechtert unter Umständen die konstitutionellen Bedingungen, begünstigt bei vorhandener Disposition den Ausbruch der Krankheit und beschleunigt unbedingt den größtenteils deletären Verlauf (KRAL V. WINTERFELD).

Nachdem die einzelnen Stadien und die verschiedenen Organerkrankungen besprochen wurden, sollen im folgenden die Momente zusammengestellt werden, die als *Kriterien der Heilung* zu betrachten sind. Es sind die folgenden:

1. die klinische Untersuchung,
2. die Serumreaktionen,
3. die Untersuchung der Cerebrospinalflüssigkeit,
4. die gesunde Nachkommenschaft und das Ausbleiben der Infektion im Falle der Ehe,
5. die vorangegangene ausgiebige, individualisierende Behandlung und schließlich
6. die Reïnfektion.

Die einzelnen Punkte sollen, soweit es notwendig ist, eingehender gewürdigt werden.

Ganz kurz sei vorausgeschickt, daß *Statistiken*, die auf Massenbeobachtungen aufgebaut sind, zwar gewisse Gesetzmäßigkeiten festlegen können, aber für die

Heilbarkeit der Syphilis resp. für die *Prognose* ist dieses Auskunftsmittel *nicht* zu verwenden. Auf der einen Seite fehlen die genügenden, zuverlässigen Unterlagen und auf der anderen Seite sind zu viel unbekannte und ungleiche Momente vorhanden, die zu Fehlerquellen Veranlassung geben können. Auch ist die Beobachtungszeit der *aktuellen Behandlungsmethoden* — und daher sind die *Statistiken der Lebensversicherungsgesellschaften* jetzt fast wertlos — viel zu kurz, *um den bisher zusammengestellten Zahlen einen objektiven Wert zu verleihen.*

Eine genaue *klinische* Untersuchung, deren Bedeutung auch von hervorragenden Fachgenossen besonders im letzten Dezennium unterschätzt wird, gehört an die *erste* Stelle. Man braucht deshalb wahrlich nicht die epochemachenden Errungenschaften des Laboratoriums herabzusetzen, aber alle Fortschritte auf diesem Gebiete wiegen nicht die Erfahrung und die objektiven Ergebnisse des Klinikers auf, der selbstverständlich auch von den ihm zur Verfügung stehenden Hilfsmitteln Gebrauch macht. Allerdings verlangt eine eingehende Untersuchung auch dementsprechende Kenntnisse.

Die *Frühdiagnose* ist, wie gesagt wurde, für die Prognose von größter Bedeutung. Auf eine selbstverständlich sorgsame Erhebung der Anamnese nach allen Richtungen hin folgt die Besichtigung der gesamten *Hautdecke*, zu der ebensogut eine Untersuchung der Handflächen und Fußsohlen wie die des behaarten Kopfes gehört. Zu achten ist besonders auf das bei Frauen häufigere und manchmal mehrere Jahre bestehende *Leucoderma*, die Syphilide der *Vola manus* und der *Planta pedis*, die *psoriasiformen Syphilide* des Stammes und auf *kleinknotige*, in Gruppen angeordnete und *serpiginöse Efflorescenzen*. Auch *Narben* und *Pigmentationen* geben hierbei oft einen wertvollen Fingerzeig. Sehr wichtig ist die damit zusammenhängende Inspektion der sichtbaren *Schleimhäute* (Lippen, Zunge, Wangen, Tonsillen, Pharynx und Rectum).

Hieran schließt sich eine eingehende Palpation des *Lymphdrüsensystems*. Neben den Inguinal-, Cubital-, Nacken-, subpectoralen und suboccipitalen Drüsen ist besonders auf die Drüsen im Sulc. bicipital. intern., die häufig charakteristisch sind und recht lange bestehen bleiben, und auf die Drüsen auf und unter dem Proc. mastoideus zu achten. Sie sind unter Umständen von großer Bedeutung für die Prognose.

Bei der Untersuchung der *Gelenke* ist daran zu denken, daß die Syphilis relativ häufig das Sternoclaviculargelenk und das Kiefergelenk befällt.

Geht man dann zu den einzelnen Systemen und Organen über — denn jeder Syphilitiker muß als ein *Anwärter* für *ernste* Erkrankungen angesehen und als solcher überwacht werden — so ist bei der *Augenuntersuchung* zu beachten, daß die *Pupillendifferenz*, die bekanntlich die verschiedensten Ursachen haben kann, resp. die einseitige oder doppelseitige *Pupillenstarre* an sich *keineswegs prognostisch ungünstig* einzuschätzen sind. Sie brauchen nicht Zeichen eines *floriden* Prozesses zu sein, sondern sind sehr häufig nur Residuen eines zentral gelegenen, ausgeheilten Herdes, einer *rudimentären Tabes*. Der *Augenspiegel* ferner klärt nicht nur über die schwereren Veränderungen des *Augenhintergrundes* auf, sondern läßt bei Fehlen anderer Symptome mitunter degenerative, fortschreitende *Gefäßveränderungen* erkennen. Eine *Parese* der *inneren Augenmuskeln* ist für Lues typisch. Die *Stauungspapille* ist der Behandlung zugängig. Die *Sehnervenatrophie* kann, wie ich mehrfach beobachtet habe, zum absoluten Stillstand kommen.

Der Untersuchung des *Gefäßsystems* muß, was schon bei Besprechung des tertiären Stadiums des genaueren ausgeführt und betont wurde, besondere Wichtigkeit beigelegt werden. Durch genaue, wiederholte *perkutorische* und *auscultatorische* Untersuchungen — besonders bei Verdacht (Schmerzen unter der oberen Hälfte des Brustbeins, Aortalgie) muß auf ein systolisches Geräusch, den verstärkten II. Ton und eine Verbreiterung der Pars ascendens der Aorta geachtet werden — ist evtl. unter Zuhilfenahme der modernen *Röntgendiagnostik* und des *Cardiogramms* sicherlich die Diagnose frühzeitiger und viel häufiger zu stellen, als bisher geschehen ist. Es ist von größter Wichtigkeit, die ersten Störungen der *Aortitis* und der *Myokarditis* richtig zu deuten und nicht erst einen ausgeprägten Funktionsausfall, der auf irreparablen, sekundären anatomischen Schädigungen beruht, abzuwarten. Wenn das gelingt, ist die *Prognose* weit *günstiger*. Allerdings hängt es auch, wie schon erwähnt, im gegebenen Falle davon ab, ob sonstige Komplikationen von seiten des Gefäßsystems besonders von allgemeiner oder Coronar-Arteriensklerose vorhanden sind. Der Satz „der Mensch ist so alt wie seine Arterien" hat eine gewisse Berechtigung.

Zu beachten ist auch der *Blutdruck*, dessen Verschiedenheiten und Eigentümlichkeiten bei der Syphilis *noch nicht genügend* erforscht sind (Chiappini, Toinon). Man beobachtet mitunter *nach ausgiebiger Behandlung* eine *Erhöhung* desselben. Ob die *großen* Dosen der modernen Arsenikpräparate und ihre Einwirkung auf das Gefäßsystem hiermit in Zusammenhang gebracht werden können, ist eine noch ganz offene Frage.

Das *Nervensystem* (Störungen der verschiedensten Art, Reflexe) bedarf in gleicher Weise einer sorgsamen Kontrolle.

Daß eine eingehende *Urinuntersuchung* notwendig ist, braucht kaum erwähnt zu werden.

Wer sich diese gründliche Mühewaltung angewöhnt, wird im Durchschnitt ein *besseres* Urteil über die *Prognose* im einzelnen Fall abgeben können, als wer den *umgekehrten* Weg einschlägt und seine Maßnahmen von dem Ausfall der an erster Stelle gemachten Untersuchungen des Serums resp. des Liquor cerebrospinalis abhängig macht.

Zur klinischen Begutachtung gehört aber auch — und das ist wahrlich nicht das unwichtigste Moment — ein Urteil über die *Allgemeinkonstitution* der betreffenden Individualität. Wie treten ferner die *Abwehrkräfte* in die Erscheinung? Wie *reagiert* der Kranke auf die verschiedenen *Medikamente?* Und auf welche *Dosen?* Wie verhalten sich die *einzelnen Organe* diesen Dosen gegenüber? Die Beantwortung dieser Fragen gibt einen gewissen Fingerzeig in erster Linie allerdings für den einzuschlagenden Weg in der *Behandlung*, dann aber auch für die *Prognose*.

Man darf auch nicht außer acht lassen, daß *magere, schlecht genährte* und *anämische* Personen an sich noch keinen ungünstigen Verlauf der Krankheit erwarten lassen. Man sieht im Gegenteil mitunter bei anscheinend *gesunden* Menschen mit *gutem Fettpolster* und *kräftiger Muskulatur* das Auftreten schwererer Symptome, häufigere Rezidive und spätere ernste Folgekrankheiten.

Ein mehr oder minder günstiger *Nährboden* für die *Spirochäte* und eine stärkere oder schwächere *Antikörperbildung* spielen hierbei eine maßgebende Rolle. Schlechtere Prognose aber liefern *Alkoholiker* und *dekrepide* Menschen, während das *Alter an sich nicht immer* eine ungünstige Prognose bedingt.

Allerdings zeigt die im höheren Lebensalter erworbene Syphilis, die sog. *Lues senilis*, im primären Stadium mitunter eine gewisse Neigung zu entzündlicher Infiltration und Gangrän, und im sekundären Stadium zur Bildung von pustulösen, konfluierenden Efflorescenzen, aber mit Bezug auf Heilung nimmt sie gegenüber der Lues der mittleren und jüngeren Jahre eine besondere Stellung nicht ein (Stark). Auf die Bedeutung der Arteriosklerose ist schon mehrfach hingewiesen worden.

Im *Mannesalter* ist die Prognose die relativ günstigste, während die in der *Kindheit* und in der *Jugend* erworbene Syphilis wegen der Empfindlichkeit und Unstetigkeit im Stoffwechsel und in den gesamten Lebensbedingungen von Fall zu Fall zu beurteilen ist, im allgemeinen aber bei zweckentsprechenden Maßnahmen einen günstigen Verlauf nimmt.

Was das *Geschlecht* anbetrifft, so ist die Prognose beim *weiblichen* Geschlecht im allgemeinen günstiger als bei den Männern, hauptsächlich wohl infolge der im allgemeinen besser gestalteten äußeren Lebensverhältnisse und einzelner Charaktereigenschaften (geringere Schädlichkeiten der verschiedensten Art und größere Sorgsamkeit).

Die *Gravidität*, die in anderen Abschnitten dieses Werkes noch eingehender besprochen wird, bedarf auch an dieser Stelle, soweit die Mutter in Betracht kommt, einer kurzen Erörterung. Schon bei früherer Gelegenheit war ausgeführt worden, daß die Schwangerschaft oft erst nach vielen Jahren auf die Syphilis einen *reaktivierenden* Einfluß im Sinne eines *Trauma* ausübt und daher für die *Nachkommenschaft* in diesem Sinne gefährlicher ist. Allerdings hängt die *Prognose* für die *Mutter*, abgesehen von allen sonstigen in Betracht kommenden Momenten, von dem Verlauf und dem Stadium der *früheren* Infektion resp. dem Monat der Schwangerschaft, in dem die Ansteckung erfolgte, ab. Jedenfalls ist aber die Notwendigkeit oder die Zulassung einer *Unterbrechung der Schwangerschaft* wegen Gefährdung der Mutter nur mit seltensten Ausnahmen anzuerkennen. Denn die zahlreichen Fälle, in denen eine große Reihe von *Früh-*, *Fehl-* und *Totgeburten* mit allen ihren evtl. Zwischenfällen und Folgeerscheinungen durchgemacht wurden, liefern den besten Beweis, wie wenig die Gravidität als solche dem Organismus schadet.

Auch die *Lebens-* und *Beschäftigungsweise* ist bei der Stellung der *Prognose* in Betracht zu ziehen. Ohne auf spezielle Einzelheiten des Berufes einzugehen, die sich in jedem Falle von selbst ergeben, ist nur zu sagen, daß schwächende Momente, wie körperliche Überanstrengung, Entbehrungen, aufreibende geistige Arbeit und ungeregelte Lebensweise, soweit sie den Organismus in Mitleidenschaft ziehen und entkräften, sowie Mißbrauch und Excesse in Baccho et Venere einen verschlechternden Einfluß ausüben.

Bei dem klinischen Schlußurteil soll man aber nie vergessen, daß *eine noch so lange Latenzperiode* gegen Rückfälle keine absolute Gewähr leistet.

Wenngleich die *Wassermannsche Reaktion* als eine der genialsten und wertvollsten Errungenschaften der modernen Wissenschaft gelten kann und für praktische und wissenschaftliche Fragen einen ungeahnten Nutzen gebracht hat, so ist sie doch für die *Prognose* im einzelnen Fall nur mit äußerster Vorsicht zu verwenden.

Am meisten ist diese Beachtung in der *Frühperiode* notwendig, in der die Reaktion ohne und mit Behandlung von der negativen Phase in die positive umschlagen kann und umgekehrt. Aber das gleiche gilt auch für die *Spätperiode*, in der die Reaktion im allgemeinen beständiger ist und weniger häufig wechselt.

Die Gründe für die *geringere Verwertbarkeit* der Wa.R. für die *Prognose* sind mannigfacher Art.

Zuvörderst ist sie, darüber besteht kein Zweifel, *nicht* als *spezifische* Reaktion anzusprechen. Ein *positiver* Ausfall ist, wenn auch bei einigen Affektionen nur in *einem geringen Prozentsatz*, bei akuten Exanthemen, wie *Scharlach*, *Pocken*, bei vielen Infektionskrankheiten, wie *Malaria*, *Typhus abdominalis* und *exanthematicus*, *Recurrens*, *Influenza*, *Staphylokokkensepsis*, *Angina Plaut-Vincenti* (MÜHLPFORDT), bei Tropenkrankheiten, wie *Framboesie*, *Beri-Beri*, *Aleppobeule*, *Kala-Azar*, bei Medikamenten wie *Digitalis* und *Chloroform*, was ich selbst mehrfach zu beobachten Gelegenheit hatte, bei *Ulcus molle* und manchen Dermatosen, wie *Psoriasis*, *Pemphigus* — die Befunde bei diesen und anderen

Hautaffektionen sind in früheren Jahren vereinzelt erhoben worden und beruhen möglicherweise auf der noch mangelhaften Technik —, *Pityriasis rosea* (Mühl-PFORDT 1927), bei *nicht*-syphilitischen *Schwangeren* und *frischen Wöchnerinnen* und bei Unterernährung infolge von hochgradigem *Diabetes mellitus, Tuberkulose* einschließlich Hauttuberkuliden, *Sarcomatosis* usw. festgestellt worden. Kurzum, man beobachtete den positiven Ausfall nicht nur bei anderen *bakteriellen* Infektionen, sondern hauptsächlich auch bei *Konstitutionsveränderungen*, die, wie es scheint, zum Teil durch endokrine Störungen veranlaßt werden.

Diese Ausnahmen können natürlich immer wieder leicht zu *Irrtümern* Veranlassung geben, wie es auch namentlich früher häufig genug besonders bei den noch mangelnden Kontrolluntersuchungen geschehen ist.

Eine weitere Fehlerquelle besteht darin, daß der *positive* Ausfall der Reaktion erst in die Erscheinung tritt, wenn die Infektion eine *bestimmte graduelle Stärke* erreicht hat, möge man ihr Auftreten auf die Anwesenheit der Spirochäten selbst oder auf Veränderungen im Lipoidstoffwechsel oder auf eine der anderen theoretisch angenommenen Ursachen zurückführen. Man kann sagen, daß das Vorhandensein und die Stärke der Reaktion, wie Lange sich ausdrückt, von der *gesamten* im Organismus vorhandenen Syphilommasse abhängt. Mit anderen Worten: die *Grenze*, von der aus die Wa.R. einen *positiven* Ausfall ergibt, liegt *weit* entfernt von dem *Normalzustand* des Organismus. Man kann sich einen ungefähren Begriff davon machen, welchen Grad die *Spirochätenseptikämie* erreicht haben muß, ehe der Wassermannsche Indicator einen positiven Ausschlag gibt, wenn man bedenkt, daß nach den Untersuchungen von Kolle, der E. Hoff-MANNschen Schule und von Brown und Pearce die Spirochäten schon nach *weniger als 48 Stunden* in den benachbarten Lymphdrüsen nachzuweisen sind.

Ein weiterer Beweis einer *schnellen generellen Metastasierung* liegt ferner darin, daß schon bei einem früh auftretenden Primäraffekt *pathologische Liquorveränderungen* gefunden wurden.

Und schließlich sind schon bei *rezenter* Syphilis während des negativen Stadiums der Wa.R. *Übertragungsversuche auf Tiere* mit positivem Erfolg ausgeführt worden.

Hieraus ergibt sich die Tatsache, daß der *negative* Ausfall unter Umständen *absolut bedeutungslos* ist. Weiter ist hiernach der Schluß gerechtfertigt, daß, so sehr es vom biologischen Standpunkt aus wünschenswert wäre, die Komplementbindungsreaktion als *Einteilungsprinzip* nicht verwendet werden kann. Daher ist die von v. Wassermann vorgeschlagene *Trennung* in ein *seronegatives* und ein *seropositives* Stadium weder klinisch noch therapeutisch, am allerwenigsten aber *prognostisch* zu verwerten.

Des näheren versagt die Reaktion beim *Initialaffekt* und dem sog. *primären* Stadium vollständig. Man beobachtet sogar, wenngleich selten, ein *früheres* Auftreten der *sekundären* Symptome, als der *positive* Ausfall der Reaktion in die Erscheinung tritt.

Im *sekundären* Stadium, in der die Infektion im allgemeinen ihre maximale Stärke erreicht, ist die Wa.R. in beinahe $100^0/_0$ positiv. Aber auch hier kommen unzweifelhaft Versager vor.

Bei *tertiärer gummöser Hautlues* ist die Reaktion noch in der Majorität der Fälle positiv, sehr häufig aber negativ bei *visceraler* Lues, so bei Affektionen der Leber, der Nieren und des Pankreas, ferner bei Neurosyphilis und Tabes. Bei den beiden letzteren Erkrankungen liefert dann die *Liquoruntersuchung* in vielen Fällen ein positives Ergebnis.

Da die Affektionen der *parenchymatösen* Organe klinisch oft erst Symptome hervorrufen, wenn bereits ausgedehnte, oft irreparable Veränderungen (*Sequelae* im Sinne Hutchinsons) vorhanden sind, so ist die Möglichkeit des *Versagens* bei *aktiver* Syphilis lebenswichtigster Organe für die Prognose von um so größerer Bedeutung. Bei *Herz-* und *Gefäß*erkrankungen, besonders in den Anfangsstadien ist die Wa.R. wenig zuverlässig. Dagegen ist sie bei ausgebildeter *Insuffizienz* und sackförmigem *Aneurysma* der *Aorta,* bei denen eine Restitutio ad integrum ausgeschlossen ist, und auch bei *Augen-* und *Ohrenaffektionen* im allgemeinen fast stets positiv.

Ferner ist zu berücksichtigen, daß die Reaktion als solche ein so feiner und komplizierter Vorgang ist, daß sie zu vielfachen *Fehlerquellen* Veranlassung geben kann, was außerordentlich häufig besonders während des Krieges und der ersten Nachkriegsperiode vorgekommen ist (HELLER, O. ROSENTHAL). Infolgedessen verlangt es die Vorsicht, in Fällen, in denen der positive Ausfall der Reaktion das *alleinige* Symptom darstellt, vor der Festlegung der Prognose und vor dem Eingreifen einer therapeutischen Maßregel die Blutprobe nach kurzer Zeit *einmal* oder *mehrfach* und mit *mehreren* Extrakten zu wiederholen. Noch zweckmäßiger dürfte es sein, um jeden Fehler möglichst auszuschließen, in derartigen Fällen die Untersuchung in verschiedenen Laboratorien zu gleicher Zeit anstellen zu lassen. Dieses Vorgehen wird überflüssiger, wenn man zwecks Selbstkontrolle in jedem Falle die *Ausflockungsmethoden,* auf die wir gleich in Kürze noch zu sprechen kommen werden, in Anwendung zieht, was jetzt ziemlich allgemein geschieht. Allerdings eine absolute Sicherheit geben diese Reaktionen nicht. Da sie auf dem gleichen Prinzip wie die Wa.R. beruhen, so können sie dieselbe fehlerhafte Auskunft geben.

Besonders wichtig ist es auch für die *Prognose,* sich die Tatsache vor Augen zu führen, daß der *positive* Ausfall der Wa.R. nie die syphilitische Erkrankung irgend eines *bestimmten Organs* beweist, sondern nur die Möglichkeit des Ergriffenseins dieses betreffenden Organs durch Syphilis der kritischen Beurteilung des Untersuchers anheimgibt. Nach dieser Richtung sind die verderblichsten *Irrtümer prognostisch* und *therapeutisch* vorgekommen.

Als prägnantes Beispiel soll hier auf die *Differentialdiagnose* von *tertiärer Glossitis* und *Carcinom* hingewiesen werden, das sich, wie früher erwähnt, in hohem Prozentsatz auf dem Boden der Leukoplakie oder einer interstitiellen tertiären Glossitis entwickelt. In diesen Fällen wird bei *positivem* Ausfall der Wa.R. eventuell bei Vernachlässigung oder falscher Deutung der histologischen Untersuchung die *Prognose günstiger* gestellt und durch zu lange ausgedehnte spezifische Behandlung der richtige Zeitpunkt zum chirurgischen Eingriff verpaßt.

Ebensowenig beweist die *positive* Reaktion irgend einer *Körperflüssigkeit* (Urin, Pleuratranssudat, Hydrocele- und Lumbalflüssigkeit, sowie aller anderen Sekrete) die Erkrankung der betreffenden Höhle oder des benachbarten Organs. Also auch im *Liquor* cerebrospinalis, der zu denselben Irrtümern wie das Blutserum Veranlassung geben kann, liefert der *positive* Ausfall der Reaktion keinen Beweis für die Erkrankung des Zentralnervensystems oder seiner Hüllen. Die gleichzeitige Vornahme der Wa.R. im Blut und im Liquor dürfte aber jedenfalls die Fehlerquellen nicht unbedeutend herabsetzen. In *allen* Fällen ist sie stets nur als ein *Symptom* zu deuten, das eine *Wahrscheinlichkeits*diagnose, die durch die *Klinik,* unter Umständen aber erst durch die *Therapie* befestigt wird, und dementsprechend auch eine Prognose ermöglicht.

Jedem Praktiker begegnen Fälle, bei denen nach einer vor vielen Jahren erfolgten Infektion die ganze Zeit hindurch ein anscheinend normaler Gesundheitszustand bestanden hat, und die als *alleiniges Symptom* eine *positive* Wa.R. zeigen. Die Schlußfolgerung scheint berechtigt, daß diese Individuen an irgend einer oder an mehreren Stellen, jedenfalls aber nicht an lebenswichtigen Organen *abgekapselte* Krankheitsherde beherbergen. Jedenfalls ist aber der *positive*

Ausfall nicht an die Anwesenheit von *freien Spirochäten* im Blute gebunden, sondern beruht viel eher auf einer durch Gewebsveränderungen hervorgerufenen Beeinflussung des *Lipoidstoffwechsels* (Stern).

Verschiedene Autoren (Fordyce, Harrison u. a.) haben aus dieser als *alleinigem* Symptom bestehenden positiven Reaktion — auch zur eventuellen Verbesserung der Prognose — die Folgerung gezogen, daß diese betreffenden Individuen *unbedingt weiter* behandelt werden müssen, schon um einem möglicherweise später eintretenden deletären Verlauf vorzubeugen.

Dieser Ansicht ist nach den von sehr vielen Seiten bestätigten *klinischen* Beobachtungen, die mit den meinigen übereinstimmen, *nicht* unbedingt zuzustimmen. Zuvörderst gelingt es in diesen sog. wassermann*festen* Fällen, die *positive* Reaktion öfter zeitweise, selten *dauernd* zu beseitigen. Ferner leiden diese Patienten körperlich unter den notwendig erscheinenden *energischen Kuren* und der damit einhergehenden *dauernden psychischen* Belastung viel mehr als unter dem Vorhandensein der positiven Wa.R., die unter diesen Umständen von manchen Autoren *prognostisch so gering* eingeschätzt wird, daß sie als „Schönheitsfehler" bezeichnet wird. Diese Anschauung ist sicherlich *auch nicht* gerechtfertigt.

Hierzu kommt, daß mehrfache Beobachtungen vorliegen, nach denen die Wa.R. nach einer solchen Kur einen stärkeren Ausschlag gab als vorher, so daß die Gefahr vorliegt, daß aus einer *stummen* eine *aktive* Syphilis hervorgerufen werden könnte.

Alle Entschlüsse und Schlußfolgerungen sind bei derartigen Kranken von der klinischen Untersuchung, der *individuellen Krankheitsgeschichte* und der *Gesamtkonstitution* abhängig zu machen.

Jedenfalls gibt das *alleinige* Vorhandensein einer *positiven* Reaktion *keineswegs* eine Veranlassung, eine *ungünstige* Prognose zu stellen, da sich die betreffenden Kranken einer vollständig gesunden Nachkommenschaft erfreuen und ein *relativ* hohes Alter erreichen können. Im allgemeinen überschreiten derartige Patienten *selten* oder nur um ein weniges das *biblische* Alter, da sie senilen Veränderungen und ihren Folgen, sowie interkurrenten Krankheiten gegenüber weniger widerstandsfähig sind als andere, die das Lebensglück vor Syphilis bewahrt hat. Und selbst wenn derartige Individuen deutliche circumscripte Residuen einer alten Lues zeigen, wie Leukoplakie, Ulcus cruris oder Pupillendifferenz, so ist die *Prognose* deswegen *kaum* eine *schlechtere*, nur muß sie mit größerem Vorbehalt ausgesprochen werden.

Allerdings darf man nicht vergessen, daß z. B. Fordyce in $90^0/_0$ aller *wassermannfesten* Fälle mit oder ohne begleitende Symptome, welche zur *Autopsie* kamen, Affektionen der Aorta, Warthin sogar in $100^0/_0$ spezifische Veränderungen in irgend einem Organ gefunden hat.

Man muß sich demgegenüber aber immer vor Augen halten, daß dem *positiven* Ausfall der Wa.R. bei *Aortitis prognostisch* insofern eine *geringere* Bedeutung zukommt, als er weder über das Stadium noch über die Schwere und den weiteren Verlauf der Krankheit irgend einen Fingerzeig abgibt. Wie leicht hierbei Irrtümer unterlaufen können, zeigt der Fall von Kaldewey:

Hierbei handelte es sich um einen Kranken mit *Herzinsuffizienz* und *positivem* Wassermann. Die Therapie bestand in kombinierter Behandlung von Salvarsan, Quecksilber und Jodkali. Die Sektion ergab, daß keine Lues bestanden hatte, sondern daß eine Endocarditis aortica und mitralis vorlag.

Wenn aber Fordyce die Ansicht vertritt, daß bei denjenigen *wassermannfesten* Fällen, bei denen die Reaktion schwindet und langsam wiederkehrt, eine Infektion des *Nervensystems* anzunehmen ist, so scheint auch dieser Schluß durch die klinische Beobachtung nicht genügend gerechtfertigt. Auf der anderen

Seite kann vielmehr sogar in den *wassermannfesten* Fällen, bei denen sich 15—20 Jahre nach der Infektion keinerlei Anzeichen von Nerven- und Gefäßerkrankungen gezeigt haben — denn in dieser Periode entwickeln sich, wie gesagt, Tabes und Paralyse am häufigsten —, eine *relativ günstige Prognose* gestellt werden.

Nach den vorangegangenen Ausführungen ist es klar, mit welcher äußersten Vorsicht der *negative* Ausfall der Wa.R., je nach dem Stadium und dem individuellen Verlauf *prognostisch* zu verwerten ist. Vor allen Dingen gibt es schließlich, wenngleich seltene Ausnahmefälle, die zu *keiner Zeit* und in *keinem Stadium* einen *positiven* Ausfall der Wa.R. zeigen. Trotzdem hier ein *Mangel* an *Abwehrkräften* angenommen werden muß, so braucht die Prognose deshalb noch *keine schlechte* zu sein. Ich habe eine Kranke mit *schwerer Meningitis* im sekundären Stadium behandelt, deren Serum, das in den verschiedensten, auch staatlichen Instituten untersucht wurde, *stets* eine *negative* Reaktion zeigte, und die absolut frei von Symptomen wurde. Meine Beobachtung erstreckte sich auf mindestens 15 Jahre. Und trotzdem ist, selbst wenn der Ausfall der Reaktion 15 Jahre hindurch und länger regelmäßig *negativ* war, dieser Befund zwar als ein günstiges Moment zu deuten, aber keineswegs mit *Heilung gleichbedeutend*. In der Literatur finden sich hierfür, wie schon ausgeführt wurde, zahlreiche Belege.

Jedenfalls ist, um Täuschungen zu entgehen, die *periodische* Wiederholung der Reaktion *Jahre hindurch* selbst nach ausgesetzter Therapie dringend zu empfehlen.

Je beständiger und je länger die *negative* Reaktion im Einklang mit den anderen Untersuchungsergebnissen andauert, desto eher, jedenfalls in der *Majorität der Fälle*, ist die *Prognose günstig* und mit Heilung gleichbedeutend.

Zu wieviel *Irrtümern* in der Diagnose, der Behandlung und der Prognose die falsche Einschätzung der *negativen* Blutserumreaktion geführt hat und noch immer führt, weiß jeder erfahrene Syphilidologe aus seiner Tätigkeit. Über einen eklatanten Fall berichtete LEREDDE.

Bei diesem Kranken wurde trotz *positiver klinischer* Erscheinungen wegen mehrfacher *negativer* Befunde im *Blut* und in der *Rückenmarkflüssigkeit* lange Zeit hindurch keine Kur vorgenommen.

Es wurde versucht, die der Wa.R. nach den vorhergegangenen Ausführungen *anhaftenden Mängel* durch anderweitige Methoden auszugleichen. In erster Linie sind hier die *Flockungs- und Trübungsreaktionen*, von denen vor allen die von SACHS-GEORGI und MEINICKE angegebenen genannt werden müssen, zu erwähnen, während alle übrigen (BRUCK, DOLD, HECHT, JACOBSTHAL, KADISCH, KAHN, KODAMA, MARCHIONINI, R. MÜLLER, VERNES, Sigmareaktion von DREYER und WARD u. a.) zum Teil nur Modifikationen sind, zum Teil nur lokalen oder theoretischen Wert haben.

Diesen Methoden gegenüber ist, nicht nur für die *Praxis*, sondern auch für die *Prognose*, die Wa.R. immer noch die *wertvollste*. Auch ihnen allen haftet *derselbe gemeinsame Nachteil* an, daß sie bei negativem Ausfall keinerlei Rückschluß gestatten. Sie kommen aber insofern, wie schon ausgeführt, in Betracht, als sie bei der gleichzeitigen Anstellung der Wa.R. als *Kontrollmaßregeln* von nicht zu unterschätzender Bedeutung sind.

Über die Unstimmigkeit in den Ergebnissen der verschiedenen serologischen Methoden und Verfahren hat auf Veranlassung des Völkerbundes GASTOU im Jahre 1925 einen eingehenden Bericht geliefert.

Zu erwähnen ist noch die mit *Kulturluetin* (NOGUCHI) oder mit *Organluetin* (O. FISCHER-KLAUSNER, BUSSON) angestellte *Luetinprobe*, eine nach manchen Autoren ebenfalls nicht spezifische allergische Hautreaktion. Wenn sie auch in bestimmten Stadien der Lues diagnostisch von gewissem Wert ist, so hat sie für die Prognose keine Bedeutung.

Die Jarisch-Herxheimersche Reaktion je nach ihrer Stärke prognostisch zu verwerten, hat sich nicht als gangbar erwiesen.

Hand in Hand mit diesen experimentellen Versuchen war man auch bemüht, den Kranken selbst für die Anstellung der Wa.R. durch *Reaktivierung* (Gennerich, Milian) oder *Provokation* (Vernes) empfindlicher zu machen. Bekanntlich gelingt es in einer gewissen Anzahl von Fällen, Luetiker im *seronegativen* Zustande nicht nur durch Salvarsan, sondern auch durch Einspritzung von Milch, Aolan (intramuskulär und intradermal), Typhusimmunserum, Wismut usw. *wieder seropositiv* zu machen, aber keineswegs in allen. Boas und Portman sind in jüngster Zeit auf Grund von Kontrolluntersuchungen sogar zu dem Resultat gekommen, daß die Methoden von Gennerich und Milian keinen Anhaltspunkt für die Annahme einer Reaktivierung geben. Ein *Versagen* dieser *Provokation*, was sehr häufig der Fall ist, beweist also nicht, daß bei dem betreffenden Kranken eine *Heilung* eingetreten ist.

Wenn man also die vorhergehenden Ausführungen noch einmal kurz zusammenfaßt, so muß man sagen, daß die Wa.R. für die *Prognose* nur von sehr bedingtem Wert ist und in jedem Fall der klinischen Auswertung bedarf. Sie gibt keinerlei Auskunft über den weiteren Verlauf. Das Urteil von Schwers aber, daß für den *erfahrenen* Praktiker die Anstellung der Wa.R. *unnötig* ist, kann nicht gutgeheißen werden, da es eine schwere Unterlassung wäre, eine *Prognose ohne genaue Kenntnis der Ergebnisse der Blutserumuntersuchung* bei einem Kranken aussprechen zu wollen.

Wenn wir jetzt zur Besprechung des *Liquor cerebrospinalis* übergehen, so kann es nicht die Aufgabe der folgenden Ausführungen sein, den Wert aller zur Verfügung stehenden *Methoden* (Zellzählung, Eiweißbestimmung nach Nissl, Nonne-Apeltsche und Pandysche Globulinreaktion, kolloidale Benzoe-, Goldsol- und Mastixreaktionen nach Emanuel und Kafka usw.) und ihre *Bedeutung* für die *Diagnose* und *Behandlung* zu erörtern und auch nicht die *Indikationen* festzulegen, in welchen Fällen die Liquordiagnostik ausgeführt werden muß, und in welchen man von ihr absehen kann. Vielmehr wird es mein Bestreben sein, bei den noch vorhandenen Widersprüchen in den Anschauungen diejenigen Momente auf dem Boden feststehender Tatsachen zusammenzustellen, die für die Festlegung der *Prognose* im gegebenen Falle von Bedeutung sein können.

Vor allen Dingen darf man nicht außer acht lassen, daß der Eingriff als solcher ein viel intensiverer ist als die Blutabnahme zur Wa.R.

Eicke hat im Jahre 1925 aus der Literatur 19 Fälle von infektiöser Meningitis, von denen 16 letal endeten, zusammengestellt, und Hammer hat erst in diesem Jahre (1928) einen Todesfall von spinaler Meningitis nach Lumbalpunktion veröffentlicht. Da sie auch sonst mitunter Fieber, persistierenden heftigen Kopfschmerz, Urinverhaltung, Erbrechen und Schwindel — Beschwerden, die unter der Bezeichnung „*Meningismus*" bekannt sind — hervorruft, so sollte sie trotz der mehrfachen instrumentellen Verbesserungen (Antoni, Krabbe, Wechselmann) ambulatorisch nicht vorgenommen und nicht als harmlos, wie es *vielfach* geschieht, bezeichnet werden. Auch findet die Zustimmung zu diesem Eingriff nicht selten bei den Kranken energischen Widerstand.

Hierdurch ist schon praktisch ein Unterschied zwischen *klinischen* und *ambulatorischen* Patienten gegeben. Eine lange Jahre fortlaufende, *regelmäßige* Kontrolle ist daher, abgesehen von dem nicht seltenen Auftreten einer Punktionshypochondrie mit viel größeren Schwierigkeiten als die häufige Ausführung der Wa.R. verknüpft und infolgedessen schwer durchführbar.

Benedek und Thurzo haben einen *Halskompressor* angegeben, mittels dessen die Venae jugulares zusammengepreßt werden; dadurch sollen die Beschwerden so gemildert werden, daß eine ambulante Ausführung der Lumbalpunktion ermöglicht wird.

Ob der in neuerer Zeit besonders von ESKUCHEN, BERING, E. HOFFMANN und anderen Klinikern empfohlene *Nackenstich* auch in der Sprechstunde vom praktischen Arzt ausgeführt werden kann und darf, entzieht sich vorläufig noch der Beurteilung. Allerdings ist auch bei diesem Verfahren größte Vorsicht geboten, denn bisher sind bereits sieben *Todesfälle* bei *Cisternenpunktion* in der Literatur bekannt. Hierzu kommt, daß die Lumbalpunktion bessere diagnostische Resultate liefert (MEMMESHEIMER, SCHÖNFELD).

Jedenfalls gewinnt die Zahl der Anhänger der Lumbalpunktion einen immer breiteren Boden — leider lassen auch hier die Enthusiasten, wie fast stets, Kritik und Objektivität vermissen —, aber auch an gewichtigen Gegenstimmen hat es nicht gefehlt.

Das *Für* und *Wider* soll, soweit es die *Prognose* betrifft, eingehende Würdigung finden.

Darüber besteht sicher kein Zweifel, daß, wenn Blutserum und Spinalflüssigkeit *dauernd negativ* reagieren, dieser Befund sowohl für die Prognose als auch für die Therapie von großer Bedeutung ist. Aber auch *diese beiden Momente zusammengenommen* sind *keine Bürgschaft* für eine *Heilung*. Also mit anderen Worten, der *negative* Ausfall der Untersuchungsmethoden der Lumbalflüssigkeit kann ebensowenig wie der des Blutserums als Beweis gelten, daß nicht in einem visceralen Organ oder an irgend einer anderen Stelle des Körpers eine „*inaktive*" Syphilis schlummert, die nicht später irgendwo, sogar im Zentralnervensystem, wieder zum Vorschein kommen könnte.

Andererseits dient das *positive* Ergebnis in der Rückenmarksflüssigkeit bei *negativem* Wassermann als ein *nicht zu unterschätzendes* Symptom, das eventuell von besonderem Wert ist.

Aber der *positive* Ausfall darf im allgemeinen *nicht* als ein Zeichen für die Erkrankung des *Zentralnervensystems* betrachtet werden. Und wiederum in Fällen mit *klinischen* Symptomen von seiten des *Nervensystems*, und gerade bei derartigen Kranken erwartet man ein bestätigendes Resultat, ergibt die Untersuchung nicht allzu selten einen *negativen* Ausfall, während das Umgekehrte, d. h. *positiver* Befund im Liquor und *mangelnde* klinische Symptome von seiten des Nervensystems, sehr viel häufiger ist. Also die Reaktionen des Liquors dienen ebensowenig wie die des *Blutserums* als *sicheres Symptom* einer lokalen oder im allgemeinen einer *Organerkrankung*.

Zum Beweise der obigen Ausführungen möchte ich über einen Fall berichten, der sich meinem Gedächtnis besonders eingeprägt hat:

Vor ungefähr 20 Jahren kam ein Patient zu mir, der mit syphilitischer Anamnese einen eigentümlichen Augenbefund darbot. Beide Pupillen hatten eine Weite von kaum Stecknadelkopfgröße und reagierten nicht auf Licht und Konvergenz. Sonstige Symptome waren nirgends auffindbar. Der Befund des Augenhintergrundes, mehrmals im Laufe der Jahre geprüft, ergab keinerlei Zeichen von Lues. Meine Prognose war dem Kranken gegenüber eine ernste, uneingestandenermaßen eine schlechte, denn in ähnlichen Fällen war von Neurologen die Diagnose drohende Paralyse gestellt worden. Der Verlauf war folgender: Der Wassermann war im Laufe der Jahre stets negativ, die Lumbalpunktion, zweimal in großem Zwischenraum ausgeführt, desgleichen. Klinische Symptome mit Ausnahme von nervösen Beschwerden verschiedenster Art (denn der Kranke hat außer mir noch eine Reihe von Spezialisten zu Rate gezogen und ist schon infolgedessen starker Neurastheniker) sind nicht aufgetreten. Die Behandlung bestand in einer geringen Anzahl von Einspritzungen von grauem Öl in immer größeren, allmählich mehrjährigen Pausen. Das Symptom blieb unverändert. Der Patient, jetzt im Alter von 50 Jahren (die Infektion liegt 30 Jahre zurück), ist noch heute wie damals als leitender Ingenieur tätig. Nach meiner Auffassung liegt ein Fall von abortiver Paralyse vor.

Die vielfach schon in den Frühstadien der Syphilis geforderten und ausgeübten intraspinalen Untersuchungen haben für die *Prognose keine* Bedeutung, weil der pathologische Befund, der während des Primärstadiums nicht selten, während des die Höhe der Infektion anzeigenden Sekundärstadiums beinahe regelmäßig erhoben wird — nach Dreyfus bestehen bei 80% aller Syphilitiker im Frühstadium mehr oder minder schwere pathologische Veränderungen des Liquors —, unter der eingeleiteten Behandlung schwindet und keinerlei Rückschluß auf die Schwere des Verlaufes oder auf eine spätere Erkrankung der Zentralorgane gestattet.

Im *sekundären* Stadium gibt es also *kein Symptom* oder *keine Lokalisation* der Lues, die nicht, und zwar in der überwiegenden Mehrzahl von einem pathologischen Liquor begleitet sein kann. Hieraus aber eine Folgerung auf das weitere Verhalten des Liquors zu ziehen, ist nicht angängig.

Schon bei Besprechung der *Neurolues* war ferner darauf hingewiesen worden, wie schwer ein *Zusammenhang* zwischen den Liquorveränderungen des *frühen* Stadiums mit denen der *späteren* Erkrankungen des Zentralnervensystems nachzuweisen sei. Wird doch in nicht ganz seltenen Fällen in dem Zeitraum, der dem Ausbruch der Neurolues vorhergeht, ein vollständig normaler Liquor beobachtet. Auch ist es keineswegs sichergestellt, daß jeder *Paralyse* ein pathologisches Verhalten des Liquors vorangeht (Bruck).

Bei der Erkrankung der *Visceralorgane* und der *tertiären* Affektionen anderer Systeme versagt die Untersuchung der Cerebrospinalflüssigkeit im allgemeinen nicht seltener als die Blutserumreaktionen, mithin ist ihr *prognostischer* Wert in diesen Fällen nur von *sehr problematischer* Natur.

Um auf die Erkrankungen des Zentralnervensystems, von denen schon kurz die Rede war, etwas genauer einzugehen, so sei zuvörderst wiederholt, daß bei Erkrankungen dieses Systems, z. B. bei *Gefäßerkrankungen der Meningen*, bei *Tabes im Anfangsstadium*, sowie in den späteren *degenerativen* Stadien, bei *Gumma* und *kleineren, circumscripten* Herden im *Hirn*, bei *syphilitischen Psychosen* und im *Endstadium* der *Paralyse* die *Spinalflüssigkeit negativ* sein kann, während der *Wassermann negativ* oder *positiv* ausfällt. Die Auswertung dieses scheinbar günstigen Momentes für die Prognose dürfte daher zu einer irrtümlichen Schlußfolgerung führen.

Bei *Paralyse* sind in 100%, bei entwickelter *Tabes* in der Majorität der Fälle pathologische Veränderungen in der Spinalflüssigkeit nachzuweisen.

Die *Goldprobe* in Verbindung mit einer genauen quantitativen Eiweißbestimmung soll auch die Möglichkeit geben, das *Anfangsstadium* einer *meningealen Neurosyphilis* zu erfassen, sowie bei dauerndem negativen Ausfall eine *Paralyse* auszuschließen resp. bei vorherigem positiven Befund eine Ausheilung anzunehmen (Lange, Fordyce). In neuester Zeit wird die kolloidale *Benzoereaktion* als die empfindlichste geschildert (Reyner).

Demgegenüber stehen die Angaben von Winn. Er beobachtete zwei Fälle von Paralyse mit positivem Lumbalbefund im Beginn der Erkrankung. Nach intraspinaler Behandlung wurde das Ergebnis dauernd negativ. Trotzdem traten später Parästhesien und Dementia paralytica auf. Zu welchem *Fehlschluß* in der Prognose hätte in diesen Fällen das *negative* Resultat verleiten können.

Von Wert kann bei *positivem* Ausfall die Untersuchung sein, wenn es sich um die *Differentialdiagnose* zwischen Lues oder multipler Sklerose oder Tumor handelt.

Jedenfalls dürfte im klinischen und serologischen *Latenzstadium*, je länger seine Dauer ist, der *negative* Ausfall in der Lumbalflüssigkeit auch als Unterstützung einer günstigen Prognose dienen.

Alles in allem also — das ergibt sich aus den vorhergehenden Ausführungen — ist die Lumbalpunktion, ebenso wie die übrigen biologischen Untersuchungsmethoden, an sich für die *Prognose* nur mit *allergrößter Vorsicht* zu verwenden und gewinnt nur an Bedeutung durch die Gegenwart resp. Abwesenheit anderer Symptome.

Kurzer Erwähnung bedarf hierbei die besonders in Amerika geübte SWIFT-ELLISsche Methode der direkten Einführung des Medikamentes in die Spinalflüssigkeit, die auch in Deutschland einen geringen Anhängerkreis gefunden hat.

Was den therapeutischen Wert der Methode für die Tabes und die Neurosyphilis anbetrifft, so stehen den günstigen Urteilen [SWIFT-ELLIS, FORDYCE, LANGE, THURZO, BRUNNER, FOERSTER (Breslau) u. a.] zweifelhafte (LIVINGSTONE, THOM u. a.) gegenüber. Andere Autoren lehnen sie ganz ab (MAPOTHER und BRATON, GARAI u. a.). Jedenfalls, und das ist der Zweck der vorstehenden kurzen Ausführungen, für die Prognose der *Tabes* — und um sie handelt es sich hauptsächlich — ist dieser Weg der Behandlung zur Zeit von *keinem nennenswerten* Einfluß.

Auch die *endolumbale* Behandlung mittelst *Doppelpunktion* nach GENNERICH, die vielfach verwendet wird, muß noch angeführt werden. NONNE hat die Methode aufgegeben, weil er mit ihr keine besseren Resultate erzielte und in einzelnen Fällen unheilbare Schädigungen erlebte.

Was die *gesunde Nachkommenschaft* als Bestätigung der Heilung anbetrifft — ein Thema, das in dem Kapitel über kongenitale Syphilis eingehende Besprechung findet —, so sei hier nur angeführt, daß auch dieses Moment *nicht beweiskräftig* ist. Denn trotz negativer Wa.R. und einer Reihe von gesunden Kindern können plötzlich wieder ein oder mehrere kranke Kinder zur Welt kommen.

Als sicherstes Zeichen der Heilung wurde vielfach das Auftreten einer *Reïnfektion* betrachtet, und daß eine solche vorkommt, darüber besteht kein Zweifel, wie jeder Syphilidologe aus eigener Erfahrung zu bestätigen in der Lage ist. Denn die theoretische Voraussetzung für eine neue Infektion, das *vollständige Verschwinden* der *Spirochäten* und der im Körper auftretenden *Schutzkörper*, findet in der Reïnfektion, wie man annahm, ihre praktische Bestätigung, obgleich diese, wie weiter unten ausgeführt wird, nicht das vollständige Verschwinden der Spirochäten zur Voraussetzung haben muß.

Auch *dieses Kriterium* hält einer *objektiven* Kritik *nicht immer* stand. Allerdings haben seit der Einführung des *Salvarsans* und der *Abortivbehandlung* die einschlägigen Veröffentlichungen in der Literatur beträchtlich zugenommen, was der intensiven Wirkung dieses Medikamentes zugeschrieben wurde. Aber abgesehen davon, daß auch früher Reïnfektionen bekannt waren und nur wegen der Schwierigkeit in der Beurteilung seltener publiziert wurden — GASKOYEN hatte schon im Jahre 1874 sechzig Fälle von Reïnfektion aus der Literatur zusammengestellt —, so darf man hierbei nicht übersehen, daß früher im allgemeinen die *Behandlung* erst mit dem *Auftreten* der *Sekundärerscheinungen* begonnen wurde, also zu einer Zeit, in der der Infektionsgrad des Organismus seinem Höhepunkt nahe war oder ihn erreicht hatte.

Vor länger als 10 Jahren stellte JOHN aus der RILLEschen Klinik 30 Fälle von Reïnfektion zusammen, die nur mit *Quecksilber* behandelt worden waren.

Die *klinische* Diagnose einer *Reïnfektion* begegnet, wie bekannt, großen Schwierigkeiten. *Pseudoprimäraffekte*, d. h. Verwechslungen mit *Ulcus redux*, einem *Monorezidiv, Erosionen*, schankerähnlichem *Gumma, sekundären ulcerösen* Prozessen und *Trauma* mögen häufig genug vorgekommen sein.

Besondere Vorsicht ist auch bei *kurzen Latenzperioden* geboten, da mehrjährige Symptomlosigkeit und vollständiger Negativismus keine zuverlässigen Beweise dafür sind, daß eine Syphilis geheilt ist. Die absolute Sicherheit dieses Kriteriums wird aber durch die Möglichkeit einer *Superinfektion* erschüttert.

Die *Tierexperimente* widersprechen sich nach dieser Richtung. Während
Neisser es als wahrscheinlich hinstellte, daß die Syphilis beim Tiere als auch
beim Menschen keine wahre *Immunität* hervorruft, sind Kolle und Manteufel
auf Grund ihrer Versuche am Kaninchen der Ansicht, daß nach der Heilung
eine wahre Immunität, wenigstens für eine geraume Zeit, eintreten kann, so
daß eine *Reinfektion* absolut *unmöglich* ist.

Dem widersprechen aber in erster Linie die *klinischen* Tatsachen beim
Menschen und auch *anderweitige* ältere und neuere (Pearce und Brown, Chesney
und Kemp u. a.) *experimentelle* Beobachtungen.

Die Möglichkeit der *Übertragung* von *Syphilis* auf einen *Syphilitiker* ist seit
langen Jahren bekannt. Buschke besonders — und sein Standpunkt dürfte
der richtige sein — vertritt auf Grund der Fingerschen Versuche am Menschen
und seiner zusammen mit Fischer an Affen vorgenommen Experimente die
Meinung, daß die *Superinfektion* von viel größerer Bedeutung und häufiger ist,
als der bisherigen allgemeinen Anschauung entspricht. Denn das Haften des
neuen Kontagiums kann unbedingt vor sich gehen, wenn sich die Syphilis in
irgend einem Teil des Körpers oder in irgend einem Organ lokalisiert hat und
die *Haut-* oder *Schleimhautimmunität* durch Abnahme oder Schwinden der Antikörper in seiner Gesamtheit oder nur in einem mehr oder minder begrenzten
Bezirk unterdrückt oder geschwunden ist. Der hierbei häufig als Beweis heran-
gezogene *negative* Ausfall der Wa.R. ist, wie schon ausgeführt wurde, besonders
wenn es sich um eine ältere Syphilis handelt, für sich von gar keiner Bedeutung.

Wenngleich die Fälle, in denen man nach einer erfolgten *zweiten* Infektion
das *Fortbestehen* der *ersten* Syphilis noch nachweisen oder vermuten kann, nicht
häufig sind, so sind doch einschlägige Beobachtungen in der Literatur vorhanden,
z. B. frische Infektion bei Tabes oder bei spezifischen Herz- und Gefäßaffektionen oder anderen tertiären Formen. In derartigen Fällen treten *primäre*
und *sekundäre zugleich* mit *chronischen* Symptomen der *tertiären* Periode in die
Erscheinung.

Chevalier hält sogar die Superinfektion im *sekundären* Stadium als Folge
einer Behandlung, die die Hautimmunität zerstört hat, für möglich. Lipschitz
hat zwei derartige Fälle veröffentlicht.

Mithin ist es angebrachter und vorsichtiger, von einer *neuen Ansteckung*
als von einer *Reinfektion* zu sprechen.

Also auch *dieses Kriterium läßt im Stich.*

Aus den vorhergehenden eingehenden Besprechungen der verschiedenen
Merkmale und Untersuchungsmethoden ergibt sich als zwingender logischer
Schluß, daß der *augenblickliche Stand* unseres Wissens weder vom *klinischen*
noch vom *serologischen,* noch vom *biologischen* Standpunkt aus einen Rückschluß auf die *absolute Heilbarkeit* der Syphilis gestattet. Mit anderen Worten,
alle Untersuchungsmethoden zusammengenommen sind mitunter ungenügend,
niemals unfehlbar und können objektiv keinen *zwingenden* Beweis dafür liefern,
daß im gegebenen Falle *alle Spirochäten* aus dem betreffenden Organismus
geschwunden sind. Über einen mehr oder minder hohen Grad der *Wahrscheinlichkeit* hinaus, der in glücklicherweise nicht seltenen Fällen der *Sicherheit nahe*
kommt, ist bei gewissenhafter Einstellung eine *Diagnose* auf Heilung und dementsprechend auch eine *absolut günstige Prognose* nicht zu stellen.

Die so naheliegende und immer wiederkehrende Frage des Kranken: „Bin
ich jetzt gesund?“ kann im gegebenen Falle trotz aller Fortschritte noch immer
nicht zur Zufriedenheit des *Patienten* und zur eigenen Befriedigung des *Arztes
beantwortet* werden.

Und wenn man erwägt, von welchen Umständen die *weitere Zukunft* eines
Syphilitikers abhängig ist, so muß man zu der Erkenntnis kommen, daß,

abgesehen von den *individuellen Konstitutionsbedingungen*, mancherlei *Zufälligkeiten* mitsprechen. Hierzu gehören an entscheidender Stelle der *erste* und mitunter noch die *später* zu Rate gezogenen Ärzte. In der Hauptsache sind aber die *Kenntnisse*, das *Wissen*, die *Erfahrung* und die *Geschicklichkeit* des ersten Ratgebers maßgebend. Von seiner Einstellung zu dem betreffenden Kranken, seiner Untersuchung und seinen Maßnahmen, seiner Menschenkenntnis und dementsprechend von seiner richtigen Beurteilung der betreffenden Individualität hängt sehr häufig die Zukunft des Kranken ab. Mit *Nachdruck* und *Takt* muß der *Ernst* der Erkrankung eingehend betont — die Gefahr, einen *Syphilophoben* heranzuzüchten, liegt hierbei sehr nahe — und die *Notwendigkeit* einer ausgiebigen, energischen Behandlung und einer jahrelangen ärztlichen Überwachung begründet werden.

Und deshalb seien, um irrigem Vorhersagen vorzubeugen, an dieser Stelle die feststehendsten Erfahrungssätze über den Verlauf der Syphilis kurz zusammengefaßt.

Das *Fehlen* von klinischen und serologischen *Erscheinungen* jeglicher Art bietet keine Gewähr und keinen Anhalt für den weiteren Verlauf einer syphilitischen Erkrankung und ist noch viel weniger mit Heilung identisch. Nach *Jahrzehnten anscheinend blühendster Gesundheit*, nach langen Jahren der *Latenz* können virulente Erscheinungen und schwerste Rezidive in irgend einem System auftreten.

Konstitution, Behandlung, wahrscheinlicherweise *Verschiedenheit in der Virulenz der Spirochätenstämme* und in ihren *Organaffinitäten* sind maßgebend für den Verlauf der Syphilis, die in *allen Stadien* zum *Stillstand* kommen kann.

Der Verlauf allein darf unter keinen Umständen den Maßstab für die Art und die Dauer der Behandlung bilden.

Der Ablauf der Infektion kann bei *analogen* Fällen, die eine *gleiche Behandlung* durchgemacht haben, ganz verschieden sein.

Die *Intensität* und die *Dauer* der Behandlung geben an sich keine sichere Garantie der Heilung.

Eine *Heilung* der Syphilis nach einer *einmaligen* Kur ist möglich, aber es ist dringend abzuraten, sich auf *eine* Kur zu *beschränken*.

Die *primäre* Syphilis im seronegativen Stadium — also die Frühdiagnose — gibt bei zweckentsprechender abortiver Behandlung in einem sehr hohen Prozentsatz, der nach den verschiedenen Autoren zwischen $75^0/_0 - 100^0/_0$ schwankt, Aussicht auf Dauerheilung.

Je *früher* die Behandlung begonnen hat, je *rationeller* sie durchgeführt wird, desto eher sind Spätwirkungen besonders auf das Nerven- oder Gefäßsystem zu vermeiden und desto geringer ist der Einfluß auf die Gesamtkonstitution.

Nicht die in den Anfangsstadien *schwer verlaufenden*, sondern die *gutartigen, scheinbar richtig behandelten* Syphiliserkrankungen führen nicht selten und unvorhergesehen zu leichteren oder schwereren Spätformen.

Die *Wa.R.* ist ein wertvolles Symptom, das eine große Anzahl von Fällen einer zweckentsprechenden Behandlung zuführt.

Die *Wa.R.* kann bei *klinisch* festgestellter Syphilis im Blut und im Liquor *negativ* sein, daher ist sie *kein zuverlässiges diagnostisches* und *prognostisches* Hilfsmittel. Wiederholter gleichzeitiger *negativer* Ausfall der Wa.R. und der Untersuchungsmethoden des Liquors sind *kein sicheres Zeichen* der Heilung.

Alle an sich wertvollen *Untersuchungsmethoden* des Laboratoriums bedürfen zur richtigen Bewertung einer vorangegangenen sorgsamen *klinischen* Untersuchung.

Die *Zukunft* des Syphilitikers ist *ungewiß* mit Bezug auf *sein Leiden* und wegen der *größeren Labilität* seines Organismus auch mit Bezug auf die Lebensdauer.

Und trotzdem ist in der großen *Mehrzahl* der Fälle — eine irgendwie genaue Statistik ist zur Zeit nicht denkbar — die Prognose *günstig*. Die Syphilis war *zu allen Zeiten heilbar* und ist auch zu allen Zeiten geheilt worden. Weder ist jeder Syphilitiker ein Anwärter auf spätere Tabes oder Paralyse, noch braucht er infolge seiner Infektion an Herz- und Gefäß- oder anderen visceralen Erkrankungen zugrunde zu gehen.

Ein weiteres Moment der Unsicherheit über sein Schicksal schafft der *Kranke selbst*, der aus Mangel an Verständnis, Charakterstärke oder aus Optimismus an falscher Stelle die ihm gegebenen Vorschriften mißversteht, zu seinen Gunsten deutet oder auch leicht geneigt ist, dem Arzt niedere Motive unterzulegen. Den Kranken also gilt es zu überzeugen, daß *trotz negativer* klinischer und serologischer Befunde eine weitere Behandlung und eine genügend lange Beobachtungszeit von dringendster Notwendigkeit sind. Die Fälle sind wahrlich nicht selten, in denen trotz Aufklärung *Leichtsinn* oder *Leichtlebigkeit*, *Scheu*, *falsch angebrachte Sparsamkeit*, geringe Intelligenz oder andere Ursachen den richtigen Zeitpunkt einer fortzusetzenden oder vorbeugenden Behandlung verpassen lassen.

Wie schon gesagt, ist die *Heilung* kein seltenes, sondern ein *häufiges* Vorkommnis.

Die sorgfältige, genügend *lange Beobachtung des Kranken* und evtl. seiner *Familie* sowie die *Erfahrung* des Arztes geben hierfür eine Gewähr.

Die Grundbedingung aber ist und bleibt die dem *Krankheitsfall entsprechende* Behandlung.

Und hier soll noch zum Schluß der *wichtigste*, aber auch vielleicht der *wundeste* Punkt für die Prognose berührt werden. Zwar werden alle mit der Therapie der Syphilis zusammenhängenden Einzelfragen in anderen Abschnitten dieses Handbuches eingehende Würdigung finden, aber es muß hier ausgesprochen werden, daß das Alpha und Omega jeder *Vorhersage die Behandlung* bleibt.

Welches ist aber *die* Behandlung?

Bei der Beantwortung dieser Frage muß man zuvörderst feststellen, daß, wenn man die verschiedenen, im Laufe der Jahrhunderte sogenannten bewährten älteren und modernen Methoden und die Ansichten der Autoren, deren klinische Erfahrung und experimentelle Studien allgemeine internationale Anerkennung gefunden haben, zusammenstellt, ein *Resultat* sich ergibt, das von einer *Einigkeit* und einer *Übereinstimmung weit entfernt* ist.

Kaum auf irgend einem anderen Gebiete unserer Disziplin herrscht mehr *Dogma* und *Schematismus*. Und die *Mode*, die Feindin der objektiven Kritik und der Wissenschaft überhaupt, verschafft sich auch in der Syphilidologie wie in der Gesamttherapie begeisterte Anhänger. So steht die Mehrzahl der Fachgenossen im Begriff, die mit dem *Quecksilber* in Jahrhunderten gemachten. fest begründeten Erfahrungen über Bord zu werfen, um das unbedingt angenehmere *Wismut*, über dessen Dauerwirkung noch Niemand ein Urteil abzugeben in der Lage ist, zu bevorzugen. Über die *Dosierung* der verschiedenen Mittel, sowie über die *Ausdehnung* und die *Zahl der Kuren* sind ebenfalls die Ansichten recht auseinandergehend.

Bei dieser geringen Übereinstimmung der Meinungen ist es daher zu verstehen, daß die einen durch *Steigerung der Dosen* (*Maximal*therapie), andere durch Verlängerung *[kontinuierliche Behandlung]* der Kuren (Almkvist) bessere Resultate zu erzielen hoffen. Schließlich gibt es in neuerer Zeit Autoren, die von der Tatsache ausgehen, daß es unmöglich ist, ein sicheres und unbestreitbares Urteil abzugeben, wann im Einzelfalle mit der Behandlung aufgehört werden kann. Infolgedessen empfehlen sie, den Syphilitiker *das ganze Leben* hindurch in bestimmten Zwischenräumen mit kleineren (CHEVALIER) oder größeren Dosen (FLANDIN) zu behandeln.

Zu erwähnen sind auch die seit einigen Jahren zur Steigerung der Abwehrkräfte im Gang befindlichen Versuche, die *spezifische* Behandlung mit *unspezifischen* Mitteln zu verbinden, wovon schon bei der Besprechung der Prognose der Paralyse die Rede war.

Von allen den bisher in Gebrauch gezogenen Fieber erregenden, parenteralen Heilmitteln, Vaccinen und Infektionserregern liegen eingehendere günstige Berichte, die sich auf das *primäre* und *sekundäre* Stadium erstrecken, nur für die *Impfung* mit *Malariaplasmodien* in Verbindung mit Salvarsan vor (KYRLE, FINGER).

Ob dieser Weg allgemeinere Billigung finden wird oder berechtigt (DELBANCO) oder überhaupt gangbar, ist augenblicklich unmöglich zu entscheiden.

Kurz erwähnt soll noch die stets wiederkehrende Erscheinung werden, daß, wenn ein neues Mittel empfohlen wird, oder die von einer Methode erhofften oder erwünschten Resultate ausbleiben, die *Zahl* der gegen bisher erprobte Medikamente oder Behandlungsarten *therapie-resistenten* Fälle in der Literatur zunimmt, was natürlich die Prognose im gegebenen Falle sehr verschlechtern würde. Als das Salvarsan seinen Siegeszug antrat, waren plötzlich eine große Anzahl Hg-resistenter Fälle in Beobachtung. In den letzten Jahren ist die Zahl der Veröffentlichungen über Salvarsan- resp. As-resistenter Fälle in der Zunahme begriffen (M. JESSNER, NATHAN, MASSIA und LACASSAGNE, BONNET u. a.).

Auf diese Tatsache näher einzugehen, ist hier nicht der Ort. Nur so viel möge gesagt werden, daß es *absolut therapie-resistente Fälle* in der Syphilisbehandlung nur ganz ausnahmsweise gibt und daß der eingeschlagene Weg, die Wahl des Medikamentes resp. des Präparates, die Dosierung und vor allem die mangelnde Individualisierung meistens als die schuldigen Faktoren anzusehen sind.

Kurzum, eine *sichere, absolut rationelle* Syphilistherapie bleibt noch ein Erfordernis.

Zwar wird jetzt von fast allen Ländern eine *Abnahme* der *Syphiliserkrankungen* (JADASSOHN) gemeldet. Die Majorität der Autoren ist geneigt, die Abnahme auf die Einführung der Abortivbehandlung und die reichliche Verwendung des Salvarsans, das unbedingt schon durch die beträchtliche *Herabminderung* der *Ansteckungsfähigkeit* im Kampfe gegen die Syphilis als *Einzel-* und als *Volkskrankheit* das wertvollste Mittel ist, zurückzuführen. Erst die Zukunft wird lehren, ob nicht die im Laufe der Jahrhunderte bereits mehrfach beobachteten sog. „*natürlichen*" oder *epidemiologischen Schwankungen* vorliegen (BUSCHKE, GUMPERT). Jedenfalls sind zur Beurteilung dieser Frage neben der Therapie noch eine ganze Reihe sozialer, periodischer, epidemiologischer und anderer zum Teil vielleicht noch unbekannter Momente in Betracht zu ziehen. Denn nach dem epidemiologischen Bericht des Völkerbundes vom Juni 1927 wird in verschiedenen Ländern — *Dänemark, Schweden* und *Amerika* — wieder eine Steigerung gemeldet, die allerdings von dem Berichterstatter des Völkerbundes selbst nicht für beträchtlich angesehen wird. Auch aus einigen anderen Ländern liegen Angaben, aber keine amtlichen, über eine wieder einsetzende Zunahme vor.

Zur Zeit ist jedenfalls die *Abortivbehandlung* resp. die *chronisch intermittierende* (FOURNIER, NEISSER), *individualisierende* (O. ROSENTHAL) *Kombinationstherapie*, also eine solche, die bei genauester Berücksichtigung der Konstitution und der persönlichen Eigenschaften eines jeden Kranken eklektisch neben den verschiedenen spezifischen Behandlungsmitteln und -methoden andere Medikamente und therapeutische, diätetische und hygienische Maßregeln in Betracht zieht, diejenige, welche am meisten anerkannt ist und in allen

Stadien der Syphilis die *beste* Prognose gewährt. Ob die von E. HOFFMANN geübte und auf Grund seiner Erfolge empfohlene *maximale Frühbehandlung*, die gewöhnliche Dosen von Salvarsan und Wismut resp. Quecksilber und zwei resp. drei Kuren bei rascher Folge in Anwendung zieht — unter *Abortivbehandlung* will HOFFMANN nur die erste, mit einem Schlage oder einer Serie von Einspritzungen durchgeführte Kur verstanden wissen — einen *wirklichen Fortschritt* bedeutet, darüber wird erst eine *spätere* Zeit ein Urteil abgeben.

Literatur.

ALMKVIST, J.: Kontinuierliche Syphilisbehandlung anstatt intermittierender auf Grund achtjähriger Erfahrung. Arch. f. Dermat. 150, H. 1, 179—194 (1926). — ANTONI: Nadel für Lumbalpunktion. Ugeskrift f. laeger. 86, Nr 48, 923 (1924). Sv. Läkartidn. 20, Nr 23, 529 (1923). — MACHAERAS ATHANAS: Zur Frage des Rückgangs der Syphilis und der Änderung ihres Charakters. Dermat. Wschr. 1928, Nr 18, 605.

BANCROFT, IRVING R.: Syphilis. Wann ist sie geheilt? California Med. 26, Nr 4, 489 bis 490 (1927). — BAUER: Über den Brustschmerz der Luetiker. Med. Klin. 1928, H. 10. — BENEDEK und THURZO: Zur Technik der suboccipitalen Punktion. Münch. med. Wschr. 1926, Nr 52, 2214. — BERGEL, S.: (a) Die Syphilis im Lichte neuer experimentell-biologischer und immuntherapeutischer Untersuchungen. Jena: Gust. Fischer 1925. (b) Die Allergie bei der Syphilis. Sitzgsber. Berl. dermat. Ges. 9. März 1926. Dermat. Z. 48, H. 5/6, 298. — Berl. Dermat. Ges. Syphilis und Trauma, Sitzg 22. Juni 1926 — BLASCHKO, A.: Betrachtungen über die individuelle Prognostik bei Syphilis. Arch. f. Dermat. 113, 143 (1912). — BOAS, H. (Kopenhagen): Ein Fall von aktiver Syphilis und positiver Wassermannreaktion 62 Jahre nach der Infektion. Verh. 5. Verslg. Nordisch. dermat. Ges. Stockholm. Juni 1922. — BOAS, H.: Fall von aktiver Syphilis 54 Jahre nach der Infektion. Verh. dänisch. dermat. Ges., Sitzg v. 1. Okt. 1924. — BOAS, H. und A. PORTMAN: Existiert die GENNERICH-MILIANsche Reaktivierung der Wa.R. Arch. f. Dermat. 156, H. 2, 308 (1928). — BOOTH, J. COOPER: Die Prognose bei syphilitischer Ansteckung. (Roy. Prince Alfred-Hosp. Sydney.) Urologic Rev. 31, Nr 11, 690—692 (1927). — BONNET, L. M.: Über die gegenwärtige Häufigkeit der arsenresistenten Lues. Lyon méd. 1927, Nr 36, 229—236. — BOOTH, J. COOPER: Prognose der Syphilisinfektion. Urologic Rev. 31, Nr 11, 690 (1927). — BROWN, W. H. and L. PEARCE: J. of exper. Med. May 33 (1921). — BRUCK, C.: Handbuch der Serodiagnose der Syphilis, 2. Aufl. Berlin: Jul. Springer 1924. — BRUCK, F.: Metasyphilis und Fehlen vorangegangener Hauterscheinungen. Münch. med. Wschr. 1927, Nr 5, 196. — BRUHNS, C.: (a) Der heutige Stand unserer Kenntnisse von der Aortensyphilis. Zbl. Hautkrkh. 1, H. 1/2 (1921). (b) Wird durch unsere jetzige Salvarsanbehandlung im Frühstadium der Syphilis die Gefahr späterer Aortitis und nervöser Metalues vermehrt? Med. Klin. 1927, Nr 7. (c) Ein Beitrag zur Frage: wie viele Syphilitiker erkranken später an Aortitis nebst einigen therapeutischen Bemerkungen. Med. Klin. 1926, H. 8. (d) Spätlues und Aortitis. Z. ärztl. Fortbildg. 1927, Nr 19, 613. — BRUNNER, TH.: Zur Behandlung der Tabes mit GENNERICHs Doppelpunktion. Schweiz. med. Wschr. 1926, Nr 47. — BRUNS: Erfahrungen über Heilungsaussichten bei Frühbehandlung der Syphilis. Dermat. Wschr. 78, Nr 24, 661 (1924). — BUSCHKE: Sitzg d. Berl. dermat. Ges. Dermat. Z. 48, H. 5/6, 308 (1926). — BUSCHKE und GUMPERT, M.: Zur Epidemiologie der vener. Krankheiten. Münch. med. Wschr. 1927, Nr 29, 1231.

CHATELLIER, L.: Perniziöse Anämie und Syphilis beim Erwachsenen. Ann. de Dermat. 6, H. 5 (1925). — CHEVALIER, PAUL: La guérison de la syphilis. Hôpital 14, Nr 173, 490 bis 494 (1926). — CHIAPPINI, E.: Der arterielle Druck bei der Syphilis. Arch. ital. Dermat. 1, H. 6 (Juli 1926). — CLÉMENT-SIMON: Über die traumatische Syphilis. Bull. Soc. franç. Dermat. Verslg. Straßburg 16. Mai 1926, 549. — COENEN, P.: Progressive Paralyse und Mesaortitis syph. Klin. Wschr. 1926, Nr 1, 22.

DELBANCO, ERNST: Zur frühzeitigen Diagnose der Herzlues. Dermat. Wschr. 1926, Nr 42, 1543. — Dtsch. dermatol. Ges. Zur Syphilisbehandlung. Zbl. Hautkrkh. 26, H. 2, 110 (1928). — DITTRICH, OTTO: Lues und Provokation. Arch. f. Dermat. 153, H. 1, 123 (1927). DREYFUS, GEORG: Sitzg. d. ärztl. Vereins Frankfurt a. M. Münch. med. Wschr. 1926, Nr 27, 1134. — DROUET, G.: Die Zukunft der Syphilitiker bei der modernen Behandlung. J. Méd. Paris 1926, Nr 15, 313.

EICKE: Lumbalpunktion. Zbl. Hautkrkh. 17, H. 11/12, 609 (1925). — ESKUCHEN, K.: Über die Punktion der Cisterna cerebello-medullaris. Klin. Wschr. 1923, Nr 40, 1830.

DE FAVENTO: Über die Heilung der Syphilis. Giorn. ital. Dermat. 1925, H. 2. — FELDEN, BOTHO F.: Allgemeine Betrachtungen bei dem Vorgehen gegen Syphilis. Urologic Rev. 30, Nr 5, 302—306 (1926). — FINGER, E.: (a) Unspezifische Therapie der sekundären und tertiären Syphilis. Wien. med. Wschr. **1926**, Nr 1, 6. (b) Wandlungen im Krankheitsbilde und in der Behandlung der Syphilis. Wien. klin. Wschr. **1925**, Nr 1, 27. — FINKELSTEIN, A.: Zur Frage der praktischen Bedeutung der Seroreaktionen bei Syphilis. Venerol. (russ.) **1924**, Nr 2. — FLANDIN, CH.: Heilt man die Syphilis? Bull. Méd. **40**, Nr 46, 1251—1253 (1926). — FLEISCHMANN: Dtsch. Z. Nervenheilk. **68/69**, 386; **70**, 178 (1921). — FORDYCE, JOHN A.: Die Prognose der Syphilis. Amer. J. med. Sci. **164**, Nr 3, 313—328 (1923). — FOUQUET, CHARLES: Wann mag man von der Heilung der Syphilis sprechen? Urologic Rev. **39**, Nr 7, 385—387 (1926). — FOURNIER, ALFRED: Wird man davon geheilt? Paris 1906.

GALLIOT, J.: Die unerbittliche Syphilis. J. Méd. Paris **1924**, Nr 3, 55—57. — GALLIOT: Ein neuer Fall von unerbittlicher Syphilis. J. Méd. Paris **1926**, Nr 9, 185—186. — GARAI, FRANK: Behandlung der metasyphilitischen Erkrankungen mit Silbersalvarsan und intravenösem Merkur. Amer. J. Syph. **9**, Nr 4, 723—737 (1925). — GASTOU, P.: Über die Unstimmigkeiten in den Resultaten bei den verschiedenen serologischen Methoden und Verfahren mit Bezug auf die Diagnose, Prognose und die Behandlung der Syphilis. Réunion Dermat. de Nancy, Sitzg v. 18. Juli 1925. — GENNERICH: Die Syphilis des Zentralnervensystems usw. Berlin: Jul. Springer 1921. — GERSTMANN: Die Malariabehandlung der progressiven Paralyse. Berlin: Jul. Springer 1925. — GLAWTSCHE: Was haben die neuen Methoden und Mittel in der Frage der Behandlung und Prognose der Syphilis ergeben? Dermat. Ges. Odessa. Dermat. Wschr. **1913**, Nr 43 u. 46. — GOLAY, J. und L. WEYL-Genf: Skizze über die allgemeine Pathologie der Syphilis. Ann. Mal. vénér. **19**, Nr 2 (Févr. 1924). — GOLDSCHMID: Diskussionsbemerkung. Münch. med. Wschr. **1926**, Nr 27, 1135. — GOLDSCHMIED: Ein Fall von aktiver Syphilis 52 Jahre nach der Infektion. Russk. Věstn. Dermat. **3**, Nr 3 (1925). — GRAF, H. W.: Beitrag zum Studium der frühzeitigen Aortitis luetica. Rev. Méd. **1926**, Nr 14, 855. — GRAVES, W. W.: Einige beinahe vergessene Prinzipien in der modernen Erkenntnis und Behandlung der Syphilis und des Syphilitikers. Amer. J. Syph. **8**, Nr 1 (January 1924). — GROSS, K. und E. STRANSKY: Zur Frage der Lumbalpunktionsschädigung. Wien. klin. Wschr. **1924**, Nr 40, 1012. — GUMPERT, M.: Epidemiologisches Ansteigen der Syphilis in neuerer Zeit. Dermat. Wschr. **1928**, Nr 39a, 1361. — GÜNSBERGER, O.: Die Individualisierung in der Luesbehandlung. **1928**. — GÜRICH: Über die syphilitischen Organveränderungen, die unter dem Sektionsmaterial der Jahre 1914—1924 angetroffen wurden. Münch. med. Wschr. **1925**, Nr 24, 982.

HAMMER, F.: Todesfall an Meningitis spinalis nach Lumbalpunktion. Dermat. Wschr. **1928**, Nr 14, 467. — HARRISON, L. W.: (a) Einige Prinzipien, die die Behandlung der Syphilis beherrschen. Urologic Rev. **30**, Nr 5, 295—302 (1926). (b) Die Prognose der Syphilis im Lichte der modernen Behandlungsmethoden. Brit. J. vener. Dis. **3**, Nr 4, 299—319. (1927). — HATA, SAHACHIRO: Über die Verhütung der Syphilis des Zentralnervensystems. Amer. J. Syph. **7**, Nr 4 (Okt. 1923). — HAUPTMANN: Wie können wir der Paralyse und der Tabes vorbeugen? Klin. Wschr. **1926**, Nr 16, 695—697. — HAZEN, H. H. (Washington): (a) Praktische Beobachtungen über Syphilis. Amer. J. Syph. **7**, Nr 3 (1923). (b) Spätresultate in der Syphilisbehandlung. J. amer. med. Assoc. **80**, Nr 25, 1838 (1923). (c) Syphilis, Abhandl. über Ätiologie, Pathologie, Diagnose, Prognose und Behandlung. 2. Aufl. **1928**. — HELLER, J.: (a) Kritisches zur modernen Syphilislehre. Berl. klin. Wschr. **1916**, Nr 35. (b) Die Prognose der Aortitis syph. auf Grund von Sektionsprotokollen. Münch. med. Wschr. **1926**, Nr 52, 2234. — HESS-THAYSEN, TH. E.: Untersuchungen über den prognostischen Wert der Wa.R. bei spätsyphilitischen Leiden. Acta med. scand. (Stockh.) **57**, Nr 6, 543—565. — HEUCK, M.: Wandlungen und Fortschritte in der Behandlung der Syphilis. Münch. med. Wschr. **1927**, Nr 35, 1483; Nr 36, 1552, Nr 37, 1592. — HOFFMANN, E.: (a) Über eine nach innen gerichtete Schutzfunktion der Haut (Esophylaxie). Dtsch. med. Wschr. **1919**, 1233. (b) Über die Bedeutung der Lumbalpunktion bei Syphilitischen, Dermat. Wschr. **43**, H. 5/6, 296 (1925). (c) Über die Möglichkeit der Ausrottung der Syphilis. Dermat. Z. **49**, H. 4, Dez. (1926). (d) Erstrebtes und Erreichtes bei der maximalen Frühbehandlung der Syphilis. 14. Kongr. dtsch. dermat. Ges. 1925. Arch. f. Dermat. **151**, 266—270 (1926). (e) Wie weit ist die Syphilis eine so gut wie sicher heilbare Krankheit geworden? Z. ärztl. Fortbildg. **1928**, Nr 8, 275; Nr 9, 311. — HOFFMANN, E. und E. HOFMANN: (a) Frühbehandlung der erworbenen Syphilis. Dermat. Z. **39**, 129—136 (1923). (b) Über die Aussichten der Frühheilung der Syphilis mittels kombinierter Chemotherapie. Dermat. Z. **45**, 253 (1925). (c) Ein Merkblatt über die Bedeutung der Lumbalpunktion bei Syphilis nebst Bemerkungen über moderne Syphilistherapie und Mesurol. Dermat. Z. **43**, 296 (1925). — HOFFMANN, HEINRICH und KONRAD ERIKA: Lumbalpunktion mit „dünner" Nadel. Med. Klin. **1926**, Nr 38. — HOPPE-SEYLER, G.: Über anatomische und chemische Pankreasveränderungen, besonders bei Diabetes infolge von Arteriosklerose und Syphilis. Münch. med. Wschr. **1924**, Nr 9, 260. — HUBERT: Über die Häufigkeit der Herzerkrankungen. Münch. med. Wschr. **1915**, 1314; **1918**, Nr 23. — HUDELO und RABUT: Sekundäre Rezidive und schankerähnliche Erscheinungen bei behandelten Syphilitikern. Presse méd. **1924**, Aug.-Sept.

Jadassohn: Syphilisrückgang und Salvarsan. Klin. Wschr. 1926, Nr 48. — Jordan, A.: (a) Über die Prognose der Syphilis. Klin. Med. (russ.) 1925, Nr 6. (b) Syphilis bei Eheleuten. Dermat. Wsch. 1928, Nr 40, 1578. — Jessner, Max: Über salvarsanresistente Syphilis. Z. ärztl. Fortbildg. 23, Nr 6, 176 (1926). — Jungmann und Hall: Entstehungsbedingungen der spätluetischen Gefäßerkrankungen. Klin. Wschr. 1926, Nr 16, 702—704.

Kaldewey: Über den Wert der Wa.R. bei Endokarditis. Dtsch. med. Wschr. 1923, Nr 14. — Kapff, W. v.: Zur frühzeitigen Diagnose der Herzlues. Dermat. Wschr. 1926, Nr 42, 1544. — Kemp und Chesney: Studien über experimentelle Syphilis. J. of exper. Med. 44 (1926). — Kleinschmidt, L.: Zur Frage des Einflusses toxischer Exantheme auf den Ablauf der Syphilis. Dtsch. med. Wschr. 1922, Nr 29, 981—982. — Kolle: Weitere Studien über Heilung der experimentellen Kaninchensyphilis. Dtsch. med. Wschr. 1924, Nr 37, 1235. — Kosinzew, M.: Über die Bedeutung prophylaktischer Arbeit des Neurologen usw. Arch. f. Dermat. 150, H. 3, 503 (1926). — Krabbe: Nadel für Lumpalpunktion. Ugeskr. Laeg. (dänisch), 86, Nr 44 831 (1924). — Kyrle, J.: (a) Lues gummosa und Liquorveränderungen. Arch. f. Dermat. 131, 69 (1921). (b) Die Malariabehandlung der Syphilis. Wien. klin. Wschr. 1924, Nr 43, 1105. (c) Über den derzeitigen Stand der Lehre von der Pathologie und Therapie der Syphilis. Wien: F. Deuticke 1924.

Landesberger, Max: Statistische Untersuchungen über den Einfluß der Lues auf die Tuberkulose. Virchows Arch. 241, 392—400 (1923). — Lange, Karl: Die Ergebnisse der Liquorforschungen usw. Dermat. Wschr. 1926, Nr 4/6. — Langer, Erich: Die Häufigkeit der luetischen Organerkrankungen, insbesondere der Aortitis luica. Münch. med. Wschr. 1926, Nr 43, 1782. — Leidi: Zum Thema der Abortivbehandlung der Syphilis. Giorn. ital. Dermat. 1925, H. 2. — Lelong, M. und Ch. Petot: Der syphilitische Diabetes. Rev. franç. Dermat. 1, Nr 11 (1925). — Leredde: Bull. Soc. franç. Dermat., Sitzg v. 8. Nov. 1923. — Leven: Frühbehandlung und Spätbehandlung der Lues. Dermat. Wschr. 1926, Nr 11. — Lindlau: Die Wa.R. bei internen Erkrankungen. Münch. med. Wschr. 1926, Nr 44, 1838. — Löwenberg: Parallelismus zwischen Paralyse und Aortitis. Klin. Wschr. 1924, Nr 13.

Maas, Otto: Zur Prognose der Tabes dorsalis. Z. Neur. 86 (1923). — Marburg, O.: Über die Beziehungen der Frühbehandlung der Syphilis zum Ausbruch von spez. Nervenkrankheiten. Münch. med. Wschr. 1923, Nr 12/13, 616. — Mariotti: Die Heilung der Syphilis. Giorn. ital. Dermat. 1925, H. 2. — Massia, J. Nicolas und Cacassagne: Über die zunehmende Häufigkeit der arsenresistenten Syphilis in der Gegend von Lyon. Bull. Soc. franç. Dermat. 1923, Nr 2. Sitzg v. 4. Febr. — v. Meisen: Syphilis und Chirurgie. Urologic Rev. 31, Nr 12, 753 (1927). — Memmesheimer, Alois M.: Zur Bewertung der Reaktion im suboccipital gewonnenen Liquor cerebrospinalis. Münch. med. Wschr. 1927, Nr 35. — Mibelli: Klinische und kritische Elemente zu den Thesen über die Abortivbehandlung. Giorn. ital. Dermat. 1925, H. 2. — Milian, G.: Aktivierung der Syphilis durch die antisyphilitische Behandlung. Rev. franç. Dermat. 4, H. 1 (1928). — Milian, G. und L. Brodier: Die Syphilis im Jahre 1928. Paris méd. 1928, Nr 9, 189—197. — Milian und Périn: Traumatische Syphilis. Bull. Soc. franç. Dermat., Sitzg v. 20. Mai 1926. — Moore, J. E. und A. Keidel: Studien über Familien-Nervensyphilis, ein klinischer Beitrag zur Frage des Neurotropismus. Dermat. Wschr. 1923, Nr 38, 128. — Moore und Kemp: Die Wa.R. bei behandelter Frühsyphilis. Bull. Hopkins Hosp. Juli 1926. — Mras, F.: Über den Wert von Provokationsverfahren bei latenter Syphilis. Wien. klin. Wschr. 1925, Nr 5, 140. — Mühlpfordt: Über die Notwendigkeit, die Bewertung der Wa.R. für Therapie und Prophylaxe einzuschränken. Dermat. Wschr. 85, Nr 27, 946—955 (1927 [Liter.]). — Mutschler: Zur Frage der Abortivfrühbehandlung. Arch. f. Dermat. 147, H. 1 (1924).

Nadel: Ein Beitrag zur syphilitischen Mischinfektion. Dermat. Wschr. 1924, Nr 28 (mit Literaturang.). — Nathan, E.: Über salvarsanresistente Syphilis. Klin. Wschr. 1927, Nr 45, 2147 u. Nr 46, 2194. — Nonne, Max: (a) Syphilis und Nervensystem. 5. Aufl. Berlin: S. Karger 1924. (b) Meine Erfahrungen über den Suboccipitalstich. Med. Klin. 1924, Nr 27. (c) Behandlung der Spät- und Metasyphilis. 88. Vers. dtsch. Naturf. u. Ärzte in Innsbruck, Sitzg 1924. Münch. med. Wschr. 1924, Nr 45, 1589.

Ostmann: Ergebnisse der Herzsektion bei 350 Paralytikern und 15 Tabikern. (Dtsch. med. Wschr. 1926, Nr 37, 1554.)

Paullin, J. E. und H. M. Bowcock: Behandlung der mit diabetischen Symptomen auftretenden Syphilis. J. amer. med. Assoc. 82, Nr 9, 702—705 (1924). — Pearce und Brown: Lymphdrüsen bei Kaninchensyphilis. J. of exper. Med. 1922, Januar. — Pette, H.: Betrachtungen zum Kapitel der frühsyphilitischen Erkrankungen des Zentralnervensystems. Med. Klin. 1923, Nr 33/34, 1147—1149. — Petrow, P. Ein Fall von unbehandelter, 42 Jahre lang latent verlaufener Syphilis. Venerol. (russ.) 1928, Nr 2. — Pfeiffer: Syphilis und Diabetes. Progr. med. 1922, Nr 32. — Pick, Walter: Über die

Bedeutung der Infektionsquelle für den weiteren Verlauf der Syphilis. Wien. med. Wschr. 1913, Nr 38. — PILCZ, A.: Die Therapie der Metalues. Münch. med. Wschr. 1923, Nr 8, 372. — POPE, C.: Beobachtungen bei Syphilis. Urologic Rev. 29, Nr 11 (Nov. 1925). — PORT: Über die Häufigkeit eines positiven Blutwassermann usw. Münch. med. Wschr. 1924, Nr 22, 712. — Prognose und Behandlung der Neurosyphilis. Brit. J. vener. Dis. 19, Nr 1, 14 (1928).

RAHLWES, G. und J. LOEWENSTEIN: Die ambulatorische Lumbalpunktion. Klin. Wschr. 5, Nr 23, 1034—1035 (1926). — RASCH, C. und SVEND LOMHOLT: Der Kampf gegen dieGeschlechtskrankheiten in Dänemark. Kopenhagen: Dyva & Jeppeson 1928. — RECKZEH: Beeinflußt eine syphilitische Infektion die Lebensdauer und Arbeitsfähigkeit? Ein Beitrag zur Prognose der Syphilis. Med. Klin. 1913, Nr 40. Ref. Wien. med. Wschr. 59, Nr 43, 1215 (1914). — REDLICH, EMIL: Schützt die Behandlung der Syphilis vor dem Auftreten der sog. Metalues? Wien. med. Wschr. 1923, Nr 14, 655; Nr 33, 1461. — REYNER, C. E.: Vergleichende Resultate der koll. Gold-, koll. Mastix- und koll. Benzoereaktion der Cerebrospinalflüssigkeit. Arch. of Dermat. 17, Nr 6 (1928). — RITTER, HANS: Über den Zusammenhang von Lues und Tuberkulose. Dermat. Wschr. 1924, Nr 49. — ROQUE, GERMAIN: Syphilis et la tuberculose pulmonaire. Lyon méd. 132, Nr 14, 635—646 (1923). — ROSENTHAL, O.: (a) Über Erkrankungen des Herzens im Verlaufe der Syphilis und der Gonorrhöe. Berl. klin. Wschr. 1900, Nr 47/48. (b) Individuelle Behandlung. Sitzungsber. d. Verein. f. inn. Med. 1893, 94; Dtsch. med. Wschr. 1893, Nr 6. (c) Therapie der Syphilis. Wien: Alfr. Hölder 1904, 138—141 u. 223. (d) Über einige wichtige Fragen bei der Behandlung geschlechtskranker Soldaten, besonders über die Bedeutung der Wa.R. Dermat. Z. 23, H. 2 (1916). (e) Militärärztliche Beobachtungen eines Dermatologen. A. Über die Bedeutung der Wa.R. Berl. klin. Wschr. 1917, Nr 8. (f) Die Selbstheilung der Syphilis und das Quecksilber. Berl. klin. Wschr. 1921, Nr 50 (mit Literaturang.). (g) Kombinierte Kur. Berl. med. Ges. 15. Febr. 1922. Med. Klin. 1922. — ROST, G. A.: Liquoruntersuchungen bei Syphilis. Dermat. Z. 23, H. 3/4. — RUGE, H.: Der Einfluß hochfieberhafter Infektionskrankheiten auf den Verlauf der Lues. Münch. med. Wschr. 1927, Nr 20, 838.

SACHS, O.: Lues und Carcinom. Wien. med. Wschr. 1924, Nr 52. — SAMSON, J. W.: Über den Einfluß der Lues auf Verlauf und Entstehung der Lungentuberkulose. Z. Tbk. 39, H. 3 (1924). — SARATZEANU: Der Wert der Wa.R. für die Behandlung und Prognose der Syphilis. Inaug.-Diss. 1912. Ref. D. M. 1914, Nr 51, 1421. — SCHÄBER: Über Liquoruntersuchungen bei Syphilis. Arch. f. Dermat. 134, 284—308 (1921). — SCHARNKE: Experimentelles, Klinisches und Therapeutisches zur Metaluesfrage. Zbl. Hautkrkh. 20, H. 1/2, 1—26. — SCHERBER, G.: Die Malariabehandlung der Syphilis. Wien. med. Wschr. 1925, Nr 48, 2641; Nr 49, 2705. — SCHLESINGER, H.: Syphilis und innere Medizin. II Th. Die Syphilis der Baucheingeweide 1926. III Th. Die Syphilis des Zirkulations- und Respirationstraktes und der innersekretorischen Drüsen. 1928. — SCHÖNFELD: Suboccipital- oder Lumbalpunktion bei Syphilis. Münch. med. Wschr. 1928, Nr 22, 942. — SCHOLZ, W.: Zur Statistik der tertiären Syphilis. Arch. f. Dermat. 147, H. 3 (1924). — SCHWERS, HENRI: (a) Der Bordet-Wassermann in der ärztlichen Praxis. Ann. Mal. vénér. 18, Nr 10/11 (1928). (b) Etwas über den Bordet-Wassermann. Ann. Mal vénér. 19, Nr 2 (Févr. 1924). — SPITZER: Konjugale Syphilis. Zbl. f. Hautkrkh. 12, 131 (1924). — STADLER: Die Klinik der syphilitischen Aortenerkrankung. Jena 1912. — STARK, H.: Über den Verlauf der nach dem 4. Lebensjahrzehnt erworbenen Syphilis. Dermat. Wschr. 1926, Nr 17, 578. — STEIN, F. W.: Phlogetan bei Tabes. Med. Klin. 1924, Nr 20, 673. — STOKES: Moderne klinische Syphilislehre. W. B. Saunders 1926.

THIBIERGE, G.: Verletzungen und Hautsyphilide. Medizinisch-gerichtliche Studie. Gaz. Hôp. 1925, Nr 5, 69—76. — TOINON: Arterielle Hypertonie und Syphilis. Inaug.-Diss. Paris 1926. Presse méd. 1926, Nr 97, 1530. — TOMMASI: Die Heilung der Syphilis. 21. Congr. della Soc. di Dermat. et Vener. Padua 20.—23. Dez. 1924. — TSCHLENOFF, M.: Geht die Syphilis zurück und verändert sich ihr klinisches Bild? Venerol. (russisch) 1928, Nr. 1. — Union internat. contre le péril vénérien. Entschließung. Mitt. dtsch. Ges. Bekämpfg Geschl.krkh. 26, Nr 6, 729 (1928).

VAJDO, K.: Die Syphilis und Lebensversicherung. Gyógyászat (ung.) 1924, Nr 9/10. — VECKI, V. G.: Ist Syphilis heilbar und kann sie ausgerottet werden? Arch. of Dermat. 6, H. 3, 318—331 (Sept. 1922). — VILLARET, M. und BLUM, P.: Zuckerharnruhr und Syphilis. Ann. Mal. vénér. 19, Nr 1, 1 (1924). — VOIGT, LEONHARD: Statistische Aufnahmen der Geschlechtskrankheiten in Nürnberg. Münch. med. Wschr. 1922, Nr 23.

WARTHIN s. FORDYCE. — WECHSELMANN, W.: Verbesserte Methode der Lumbalpunktion. Med. Klin. 1924, Nr. 50, 1761. — WHITE, U. J. und G. H. BELOTE: Syphilitische Alopecie: Ihre Beziehung zur Nervensyphilis. Arch. of Dermat. 13, Nr 3, 495 (1926). — WILMANNS, K. und G. STEINER: Syphilis und Metasyphilis. Z. Neur. 101, 875—894 (1926). — WINN, J.:

Paralyse bei negativem Lumbalbefund. Amer. J. Syph. April **1923**, Med. J. Nr 2. — Winterfeld, Hans v. Kral: Lues und perniziöse Anämie. Arch. f. Dermat. **143**, H. 1/2 (1923). — Wirtz: Zur Frage der „Lues nervosa". Dermat. Z. **53**, 726 (April 1928), Festschrift Erich Hoffmann. — v. Wittgenstein, Anneliese: Das Syndrom der Prätabes. Münch. med. Wschr. **1924**, Nr 9. — v. Wittgenstein und Brodnitz: Zur Häufigkeit der syphilitischen Herz- und Gefäßerkrankungen. (Statist. Erhebungen aus den Jahren 1911—1923. Münch. med. Wschr. **1924**, Nr 39, 1351. — Wolff, Carl: Über Hypertonie bei Lues. Dermat. Wschr. **1926**, Nr 52a (1911).

Zieler: Frühbehandlung und Frühheilung der Syphilis. Dtsch. med. Wschr. **1926**, Nr 49. — Zurhelle und Krechel: Liquorkontrolle maximaler Frühbehandlung mit Vergleichsuntersuchungen bei unbehandelter oder ungenügend behandelter Syphilis. Dermat. Z. **49**, H. 5 (1927).

Namenverzeichnis.

Die schrägen Zahlen verweisen auf die Literaturverzeichnisse.

Sachverzeichnis.

Druck der Universitätsdruckerei H. Stürtz A. G., Würzburg.